全国中医药行业高等教育经典老课本

普通高等教育"十一五"国家级规划教材

新世纪（第二版）全国高等中医药院校规划教材

新世纪全国高等中医药优秀教材

诊断学基础

（供中医类专业用）

主　编　戴万亨（成都中医药大学）

副主编　蒋梅先（上海中医药大学）

　　　　成战鹰（湖南中医药大学）

主　审　张海洲（南京中医药大学）

中国中医药出版社

·北　京·

图书在版编目（CIP）数据

诊断学基础/戴万亨主编.—北京：中国中医药出版社，2017.3（2019.9 重印）

全国中医药行业高等教育经典老课本

ISBN 978 - 7 - 5132 - 4032 - 1

Ⅰ. ①诊…　Ⅱ. ①戴…　Ⅲ. ①中医诊断学–中医学院–教材　Ⅳ.①R241

中国版本图书馆 CIP 数据核字（2017）第 035819 号

中国中医药出版社出版
北京经济技术开发区科创十三街 31 号院二区 8 号楼
邮政编码　100176
传真　010 64405750
山东润声印务有限公司印刷
各地新华书店经销

开本 850×1168　1/16　印张 42.25　字数 987 千字
2017 年 3 月第 1 版　　2019 年 9 月第 3 次印刷
书　号　ISBN 978-7-5132-4032-1

定价　98.00 元
网址　www.cptcm.com

如有印装质量问题请与本社出版部调换（010-64405510）

社长热线　010 64405720
购书热线　010 64065415　010 64065413
微信服务号　zgzyycbs

书店网址　csln.net/qksd/
官方微博　http://e.weibo.com/cptcm
淘宝天猫网址　http://zgzyycbs.tmall.com

全国高等中医药教材建设
专家指导委员会

普通高等教育"十一五"国家级规划教材
新世纪全国高等中医药院校规划教材

《诊断学基础》（新世纪第二版） 编委会

主　编　戴万亨（成都中医药大学）

副主编　蒋梅先（上海中医药大学）

　　　　　成战鹰（湖南中医药大学）

编　委　（以姓氏笔画为序）

　　　　　卢依平（河南中医学院）

　　　　　成战鹰（湖南中医药大学）

　　　　　闫平慧（陕西中医学院）

　　　　　陈建中（上海中医药大学）

　　　　　林无生（湖北中医学院）

　　　　　贯丽丽（山西中医学院）

　　　　　高　丽（新疆医科大学）

　　　　　蒋根娣（北京中医药大学）

　　　　　蒋梅先（上海中医药大学）

　　　　　韩力军（天津中医药大学）

　　　　　詹华奎（成都中医药大学）

　　　　　谭德英（长春中医药大学）

　　　　　戴万亨（成都中医药大学）

主　审　张海洲（南京中医药大学）

出版说明

“新世纪全国高等中医药院校规划教材”是全国中医药行业规划教材，由“政府指导，学会主办，院校联办，出版社协办”，即教育部、国家中医药管理局宏观指导，全国中医药高等教育学会和全国高等中医药教材建设研究会主办，全国26所高等中医药院校各学科专家联合编写，中国中医药出版社协助管理和出版。本套教材包含中医学、针灸推拿学和中药学三个专业共46门教材。2002年相继出版后，在全国各高等中医药院校广泛使用，得到广大师生的好评。

“新世纪全国高等中医药院校规划教材”出版后，国家中医药管理局、全国中医药高等教育学会、全国高等中医药教材建设研究会高度重视，多次组织有关专家对教材进行评议。2005年，在广泛征求、收集全国各高等中医药院校有关领导、专家，尤其是一线任课教师的意见和建议基础上，对“新世纪全国高等中医药院校规划教材”进行了全面的修订。“新世纪（第二版）全国高等中医药院校规划教材”（以下简称“新二版”教材）语言更加精炼、规范，内容准确，结构合理，教学适应性更强，成为本学科的精品教材，多数教材至今已重印数十次，有16门教材被评为“‘十二五’普通高等教育本科国家级规划教材”。

当今教材市场“百花齐放”“百家争鸣”，新版教材每年层出不穷，但仍有许多师生选用“新二版”教材。其中有出于对老主编、老专家的敬仰和信任，当时的编者，尤其是主编，如今已经是中医学术界的泰斗；也有些读者认为“新二版”教材的理论更为经典；还有部分读者对“绿皮书”有怀旧情结，等等。为更好地服务广大读者，经国家中医药管理局教材建设工作委员会、中国中医药出版社研究决定，选取“新二版”中重印率较高的25门教材，组成“全国中医药行业高等教育经典老课本”丛书，在不改动教材内容及版式的情况下，采用更优质的纸张和印刷工艺，以飨读者，并向曾经为本套教材建设贡献力量的专家、编者们致敬，向忠诚的读者们致敬。

热忱希望广大师生对这套丛书提出宝贵意见，以使之更臻完善。

国家中医药管理局教材建设工作委员会

中国中医药出版社

2017年2月

再版前言

"新世纪全国高等中医药院校规划教材"是全国唯一的行业规划教材。由"政府指导，学会主办，院校联办，出版社协办"。即：教育部、国家中医药管理局宏观指导；全国中医药高等教育学会及全国高等中医药教材建设研究会主办，具体制定编写原则、编写要求、主编遴选和组织编写等工作；全国26所高等中医药院校学科专家联合编写；中国中医药出版社协助编写管理工作和出版。目前新世纪第一版中医学、针灸推拿学和中药学三个专业46门教材，已相继出版3～4年，并在全国各高等中医药院校广泛使用，得到广大师生的好评。其中34门教材遴选为教育部"普通高等教育'十五'国家级规划教材"，41门教材遴选为教育部"普通高等教育'十一五'国家级规划教材"（有32门教材连续遴选为"十五"、"十一五"国家级规划教材）。2004年本套教材还被国家中医药管理局中医师资格认证中心指定为执业中医师、执业中医助理医师和中医药行业专业技术资格考试的指导用书；2006年国家中医、中西医结合执业医师、执业助理医师资格考试和中医药行业专业技术资格考试大纲，均依据"新世纪全国高等中医药院校规划教材"予以修改。

新世纪规划教材第一版出版后，国家中医药管理局高度重视，先后两次组织国内有关专家对本套教材进行了全面、认真的评议。专家们的总体评价是："本次规划教材，体现了继承与发扬、传统与现代、理论与实践的结合，学科定位准确，理论阐述系统，概念表述规范，结构设计合理，印刷装帧格调健康，风格鲜明，教材的科学性、继承性、先进性、启发性及教学适应性较之以往教材都有不同程度的提高。"同时也指出了存在的问题和不足。全国中医药高等教育学会、全国高等中医药教材建设研究会也投入了大量的时间和精力，深入教学第一线，分别召开以学校为单位的座谈会17次，以学科为单位的研讨会15次，并采用函评等形式，广泛征求、收集全国各高等中医药院校有关领导、专家，尤其是一线任课教师的意见和建议，为本套教材的进一步修订提高做了大量工作，这在中医药教育和教材建设史上是前所未有的。这些工作为本套教材的修订打下了坚实的基础。

2005年10月，新世纪规划教材第二版的修订工作全面启动。修订原则是：①有错必纠。凡第一版中遗留的错误，包括错别字、使用不当的标点符号、不规范的计量单位和不规范的名词术语、未被公认的学术观点等，要求必须纠正。②精益求精。凡表述欠准确的观点、表达欠畅的文字和与本科教育培养目的不相适应的内容，予以修改、精练、删除。③精编瘦身。针对课时有限，教材却越编越厚的反应，要求精简内容、精练文字、缩编瘦身。尤其是超课时较多的教材必须"忍痛割爱"。④根据学科发展需要，增加相应内容。⑤吸收更多院校的学科专家参加修订，使新二版教材更具代表性，学术覆盖面更广，能够全面反应全国高等中医药教学的水平。总之，希冀通过修订，使教材语言更加精炼、规范，内容准确，结构合理，教学适应性更强，成为本学科的精品教材。

根据以上原则，各门学科的主编和编委们以极大的热情和认真负责的态度投入到紧张的修订工作中。他们挤出宝贵的时间，不辞辛劳，精益求精，确保了46门教材的修订按时按质完成，使整套教材内容得到进一步完善，质量有了新的提高。

教材建设是一项长期而艰巨的系统工程，此次修订只是这项宏伟工程的一部分，它同样要接受教学实践的检验，接受专家、师生的评判。为此，恳请各院校学科专家、一线教师和学生一如既往关心、关注新世纪第二版教材，及时提出宝贵意见，从中再发现问题与不足，以便进一步修改完善或第三版修订提高。

全国中医药高等教育学会
全国高等中医药教材建设研究会
2006年10月

修订说明

《诊断学基础》是高等中医药院校本科生的必修课,是基础医学过渡到临床医学的"桥梁"。为适应新世纪高等中医药教学的需要,教育部委托国家中医药管理局统一规划、宏观指导,全国中医药高等教育学会、教材建设研究会具体负责,组织部分中医院校的有关专家编写了新世纪第一版《诊断学基础》。

编写是围绕着培养从事中医临床各科的高素质创新性人才来进行的。编写过程中,编委会除按照教材建设研究会的统一要求外,还采纳了许多师生的建议,认真制定编写大纲、教学大纲。在上版《诊断学基础》教材的基础上,进行了必要的补充和修改,力求体现科学性、先进性、启发性、简明性和实用性,突出学生必须掌握的基础理论、基本知识和基本技能,为学生知识、能力、素质的协调发展创造条件。

本教材出版3年多来,得到使用单位老师、学生和专家们的一致好评。随着时代发展、社会进步,诊断学基础方面的进展日新月异。我们虽已做了许多努力,但仍需不断完善和提高,使之成为具有时代特色、符合中医药院校教学实际的教材。全国高等中医药教材建设研究会、中国中医药出版社决定对"新世纪全国高等中医药院校规划教材"进行修订。

编委会在广泛征求使用本教材的老师、学生意见的基础上,认真学习了专家指导委员会对《诊断学基础》进行的全面评议意见。本着"缩编瘦身、完善内容、纠正差错"的原则,编委会对《诊断学基础》进行了认真负责的修订,力求体现科学性、先进性、启发性、简明性和实用性,突出学生必须掌握的基础理论、基本知识和基本技能,为学生知识、能力、素质的协调发展创造条件。编委会对整个教材的形式和内容进行深入细致的讨论,精简了某些不必要的重复;注重更新内容,及时反映新理论、新知识、新技术的进展,特别强调内容更新"一步到位"。

除超声诊断部分增加了长春中医药大学谭德英教授外,其余部分均由原编写者负责修订。症状诊断及检体诊断部分没有大的变动,但对其相关内容也进行了更新和修改,使之更切合中医药院校的实际。实验诊断部分,去掉了某些陈旧的实验项目,新增加了与之相关的新内容,对某些项目内容作了相应的精简。对器械检查部分的内容进行了更新,其中心电图诊断的图片也作了更新。影像诊断部分的内容及图片更新较多。第六篇病历与诊断方法部分的内容,按2002年卫生部、国家中医药管理局关于《医疗机构病历管理规定》进行了相应的变动。将原来每篇后列出参考文献改为书后列出。书中的诊断学术语列出了与之对应的英文名称,去掉了原来出现的某些疾病名、解剖名称的英文名称。删除了部分已经不常用的临床诊断技术。对临床检验参考值进行了增减和修订。去掉了中英文索引中不属于诊断学基础的内容,仍按中文拼音字母为序排列,以利于学生查阅。

教材编写分工如下(按编写内容为序):

戴万亨:绪论、问诊、基本检查法、一般检查、头部检查、颈部检查及胸部检查。

高　丽：常见症状（1～7节）、内镜检查。

成战鹰：常见症状（8～16节）、肺功能检查。

蒋梅先：心脏血管检查、病历与诊断方法。

韩力军：腹部检查，外生殖器、肛门及直肠检查。

贾丽丽：脊柱与四肢检查、神经系统检查。

詹华奎：血液检查、骨髓检查、尿液检查、粪便检查。

闫平慧：肝脏病常用实验室检查、肾功能检查、临床常用生化检查、常用免疫检查、临床病原体检查、痰液检查、浆膜腔穿刺液检查、脑脊液检查及生殖系统体液检查。

卢依平：心电图诊断。

蒋根娣：放射诊断。

林无生、谭德英：超声诊断。

陈建中：放射性核素诊断。

尽管编者作出了很大努力，但书中的缺点甚至错误都完全可能出现。敬请使用本书的老师、同学、读者，关心本书的专家学者，继续提出批评指正。

戴万亨

2006年8月8日

目 录

第三篇　实验诊断

第四篇　器械检查

第五篇　影像诊断

第六篇　病历与诊断方法

附　录

绪论

《诊断学基础》（diagnostics fundament）是研究诊断疾病的基本理论、基本技能和临床思维方法的课程。正确诊断疾病是临床医学的最基本任务之一，是预防和治疗疾病的前提。《诊断学基础》课程的基本任务是研究症状、体征、实验室及其他检查异常的发生发展规律、机制及建立诊断的思维程序，从而以科学的态度在各种情况下去认识疾病。《诊断学基础》的具体任务就是要求学生学习获取各种临床征象的方法，掌握收集这些临床资料的基本功，再应用所学过的基础医学理论阐明患者临床表现的病理生理基础，并提出可能的诊断。

《诊断学基础》是专门为学完《正常人体解剖学》《组织学与胚胎学》《生理学》《生物化学》《免疫学基础与病原生物学》《病理学》《药理学》等医学基础课程的学生，过渡到学习临床医学各门课程而设立的一门必修课。因而《诊断学基础》是基础医学与临床医学的桥梁，是打开临床医学大门的一把钥匙，也必然是临床各科的基础。

中医和西医在诊断疾病时因理论体系不同而各有特点，但面对的却是同一对象——患者。在科学日益发达的21世纪，单纯只看中医或只看西医的患者将越来越少，让我们感到必须掌握足够的西医诊断和治疗手段，才能更好地为病员服务。中医和西医的相互学习，相互促进，相互配合，取长补短，为中医、西医以及中西医结合的共同发展，提供了有利条件。中医学专业的学生学习《诊断学基础》的目的是要使他们能初步掌握西医诊断疾病的方法，为临床课学习奠定必要的基础，为丰富中医临床诊断手段服务。

一、《诊断学基础》的内容

患者的实际病情有时错综复杂，变化多端。临床医师通过问诊、体格检查、实验室及其他检查，将获取的资料进行科学的整理、分析、综合，提出符合客观实际的诊断。《诊断学基础》就是解决如何收集临床资料、分析综合、提出初步诊断（primary diagnosis）的一门课程。《诊断学基础》的内容很广，新的检查手段和方法不断涌现，本教材所涉及的只能是临床各科中最基本、最常见的内容，一些专业性较强的诊断技术将在毕业实习和毕业后的医疗实践中逐步掌握。本书主要包括以下内容：

（一）症状诊断

症状诊断（symptomatic diagnosis）包括问诊和常见症状。

1. 问诊（inquiry） 问诊是医师通过和患者或有关人员交谈，借以了解疾病的发生发展、诊疗过程，以及患者既往健康状况，从而提出临床判断的一种诊断方法。症状诊断主要是通过问诊来实现的。问诊是诊断疾病的第一步，很多疾病可从问诊得出诊断或为进一步诊断提供重要的线索。

2. 常见症状 患病时机体功能发生异常，患者主观感觉到的异常和不适，称为症状

(symptom)。症状常能较早提示疾病存在。临床上，患者出现异常感受时，有时尚不能检查出病理形态改变和实验室检查的异常，此时，症状可能成为疾病的唯一表现。研究症状发生的病因和机制，同一症状在不同疾病时的特点，可以帮助我们对疾病进行分析和判断，对形成初步诊断或印象起着主导作用。通过对常见症状的学习，使学生初步学会分析症状的病因、产生机制、临床表现、诊断和鉴别诊断要点。

（二）检体诊断

医师运用自己的感官或借助于简单的检查工具对患者进行检查，称为体格检查（physical examination)。通过体格检查来收集资料、认识疾病的诊断方法，称为检体诊断（physical diagnosis)。体格检查时的异常发现，称为体征（sign)。检体诊断的基本方法包括视诊、触诊、叩诊、听诊和嗅诊。体格检查的操作具有很强的技艺性，必须经过严格训练，才能达到动作轻柔、和谐、准确、娴熟。体格检查的结果正确与否，直接关系到诊断的正确与否，因而是建立正确诊断的关键。

详尽真实的病史和系统可靠的体格检查，可为患者病情作出初步诊断或为诊断提供线索。现代科学技术飞速发展，为我们诊断疾病提供越来越多的高、精、尖的仪器设备，但症状诊断和检体诊断仍然是最基本的诊断方法，是每个临床医师都必须熟练掌握的基本功。

（三）实验诊断

实验诊断（laboratory diagnosis）是通过物理、化学和生物学等实验室检查方法，对患者的血液、体液、排泄物、分泌物、组织细胞等标本进行检查，以获得疾病的病原体、组织病理形态改变或器官功能变化等资料，从而协助临床进行诊断和鉴别诊断、观察病情、制定防治措施、判断预后等的一种诊断方法。随着科学技术的飞速发展，各种现代化仪器设备相继问世，检查结果日益准确，检查范围不断扩大，实验诊断已成为临床诊断不可缺少的重要组成部分。但是，由于疾病的阶段性，标本的采集、转送和保存，检验方法的敏感性和特异性，仪器的精确程度，试剂的稳定性，技术人员操作水平等环节的不同，可能导致数据差异，因此，当实验室检查结果与临床其他表现不符时，必须结合临床资料全面分析或进行必要的复查。

（四）器械检查

器械检查（instrument examination）是临床常用的辅助检查方法，本书包括心电图检查、肺功能检查和内镜检查。

1. 心电图诊断（electrocardiogram diagnosis） 心脏激动时，将测量电极放置在心脏或人体表面的一定部位，用心电图机记录出来的心脏电变化的连续曲线，称为心电图。心电图主要用于诊断各种心律失常、心脏病变及危重患者的监护。

2. 肺功能检查（lung function examination） 可对受检者呼吸功能的基本状况作出评价，明确肺功能障碍的类型和程度，对明确诊断、指导治疗、判断疗效、评估胸腹大手术的耐受性等，都有重要意义。

3. 内镜检查（endoscopic examination） 内镜主要包括支气管镜、上消化道内镜、下消化道内镜、腹腔镜、膀胱镜等，共同特点为采用光学纤维传像，可曲性能好，视野大，图像清晰，操作方便，患者痛苦小，不仅能观察内部情况，还能取活检或摄像，必要时进行治疗。电子内镜改变了原有纤维内镜由光学纤维导光与窥视的性质，可清晰摄录腔内图像，通过电缆传递到图像处理中心，显示在电视荧光屏上，图像清晰逼真，可供多人同时观看。

（五）影像诊断（diagnostic imaging）

虽然各种成像技术的成像原理与方法不同，诊断价值与限度各异，但都是使人体内部结构和器官形成影像，从而达到诊断的目的，因而它们同属于影像诊断的范畴。

1. 超声诊断（ultrasonic diagnosis） 超声诊断是运用超声波的原理，对人体软组织的物理特性、形态结构与功能状态作出判断的一种非创伤性检查方法。超声诊断的优点是操作简便，动态实时，可多次重复，能迅速获得结果，对人体无害，一般不使用对比剂，且无特殊禁忌证。目前已广泛应用于临床各科。

2. 放射诊断（radiology diagnosis） 包括X线诊断、X线计算机体层成像（CT）、磁共振成像（MRI）、数字减影血管造影（DSA）等诊断技术。X线检查能验证其他检查所发现的问题，有时并能发现检体诊断及实验诊断难于觉察的病变。CT使传统的X线检查难以显示的器官及病变成像，且图像逼真、清晰，从而扩大了检查范围，提高了诊断准确率。MRI的三维成像和流空效应使病变定位诊断更为准确，并可观察病变与血管的关系。DSA对动脉的显示已达到或超过选择性动脉造影的水平。

3. 放射性核素诊断（radionuclide diagnosis） 利用放射性物质的示踪作用，可作脏器功能检查、脏器显像和体外放射分析。放射性核素对甲状腺、肝、肾、心、肺、脑、血液、骨骼等脏器的形态及功能状态都可作出判断，尤其是体外放射分析技术可以对极微量物质进行定量分析，已成为重要的研究手段和诊断工具。

除上述检查内容外，临床还有心向量图、心音图、心尖搏动图、颈动脉波图、肌电图等检查等，限于篇幅，本书未能涉及。

（六）病历与诊断方法

包括病历书写、诊断步骤和临床思维方法两部分。本书将介绍病历书写的格式、内容、要求及病历举例，诊断的方法、步骤、内容及临床思维方法。

病历（case history）是关于患者发病情况、病情发展变化、转归和诊疗情况的系统记录。书写完整而规范的病历是每个医师必须掌握的一项基本技能，病历书写的质量可以反映医疗质量和学术水平的高低，在书写病历的过程中医师的业务水平可得到不断提高。

诊断的过程就是认识疾病的过程，也是透过现象看本质的过程。要作出正确诊断，不仅需要足够的医学专业知识和技能，还必须有正确的诊断步骤和思维方法。诊断步骤包括调查研究、搜集资料，综合分析、提出诊断，反复实践、验证诊断3个步骤。临床思维方法是医师认识疾病和判断疾病过程中的推理和逻辑思维方法，也就是临床医师将疾病的一般规律运用到判断特定个体所患疾病的思维过程。

二、《诊断学基础》的重要性

临床诊断的确定，无论对患者还是对医师都是十分重要的和严肃的。确切的早期诊断能使患者及时得到正确治疗，从而达到中断自然病程，早日康复的目的；相反，诊断不清或不及时诊断甚至诊断错误，势必使病情由轻到重，由简单到复杂，进而危及患者生命。因此，学习《诊断学基础》课程对每个医务工作者都是十分重要的。

在教学过程中，必须经过《诊断学基础》的学习之后才能由基础课程过渡到临床课程的学习。因此，《诊断学基础》被认为是学习各种临床课程的“入门”或“桥梁”，是把基础学科的基本理论和知识具体地应用到临床实践的课程。医学生经过基础理论课程学习、《诊断学基础》学习、临床课程学习后，还要经过临床实习及多方面的临床实践，才能逐步成为一名合格的临床医师。

人体是一个完整的有机体，任何部分或系统的疾病都与整体和其他部分或系统相互影响，因此，无论哪一临床专业学科都不能完全脱离临床医学的整体而独立。在实际工作中，临床医学的基本理论在所有医学专业学科中都是一致的，因此，有关《诊断学基础》的基本理论和方法，不仅适用于内科，也适用于其他临床专业学科。《诊断学基础》的内容，包括搜集临床资料的步骤和方法，对症状、体征和各种实验室及其他检查的临床应用、结果评价、分析和推理等等，都是任何临床工作者必须学习和掌握的，因而也必然成为各临床学科的基础。

三、学习方法

1. 善于同患者交往 《诊断学基础》的教学方式与基础课有很大不同，除课堂教学、实验课外，大量的教学活动应在医院中进行。要学好《诊断学基础》，除必须掌握诊断的基本理论、基本知识、检查方法和临床思维程序外，还必须善于同患者交往。在教学活动中，必须要求学生耐心倾听患者的叙述，细心观察患者的病情变化；在体格检查、诊疗操作等过程中，必须关心体贴患者，切勿增加患者的痛苦和经济负担。取得患者的信任是取得患者与医师配合的先决条件，也是学好《诊断学基础》的先决条件。

2. 温故而知新 《诊断学基础》的内容是建立在基础课课程之上的，为加深理解，课后应对有关内容进行复习，使医学基础课与《诊断学基础》联系，加深对诊断学内容的理解记忆，融会贯通，以达到基本理论与临床实践相结合的目的。

3. 重视临床实践，提高动手能力 《诊断学基础》的另一特点是必须熟练地掌握临床上常用的各种检查方法，其中尤其是体格检查方法，而这些检查方法绝不是轻而易举就可以掌握的，它不仅是技术性的，而且也是艺术性的。为达到熟练掌握各种体格检查方法，必须在自己身上或同学之间反复练习正规系统的检查法，再到临床工作中反复实践，不断训练，逐步达到熟能生巧，学有所成。只有熟悉了人体正常生理状态下的各种表现后，才能更好地认识病态变化。正常与异常比较，使知识巩固，理解透彻，体会深刻。

临床上的众多体征如皮疹、紫癜、啰音、心脏杂音、肝脾肿大、锥体束征、脑膜刺激征等，虽可从录音、录像、多媒体等方式得到某些印象，但只有从患者身上才能真切地认识到和体会到，因而必须在反复的临床实践中，逐步学会。

4. 反复实践，逐步提高 《诊断学基础》的基本理论、基本知识和基本技能将贯穿临床工作的始终。学习过《诊断学基础》只是一个起点，需要经过反复实践、连续培训的过程，才能逐步学会病史采集、体格检查、实验室及其他检查的选择和结果解释、病历书写和临床思维方法，逐步提高诊断水平，真正达到《诊断学基础》成为临床各科共同基础的目的。

四、学习要求

学完本门课程后应达到：①能独立进行系统问诊，掌握常见症状的病因和临床意义。②能以规范化的手法系统、全面、有序地进行体格检查，掌握常见体征的临床意义。③掌握血、尿、粪常规检查及其他临床常用检验的目的、参考值和临床意义。④掌握心电图检查的适应证及操作，熟悉正常心电图及常见异常心电图的特点及临床意义。掌握肺功能检查及内镜检查的适应证。⑤掌握影像诊断的适应证，熟悉或了解其正常表现和异常表现的临床意义。⑥能书写出符合患者客观实际的、规范的完整住院病历。⑦根据病史、体格检查、必要的实验室及其他检查的资料，进行分析、综合、推理、归纳，提出初步诊断。

第一篇 症状诊断

第一章 常见症状

症状（symptom）是指患者主观感受到的异常或不适，如头痛、眩晕、呼吸困难、腹痛等。体征（sign）是指医师客观检查到的病态表现，如心脏杂音、腹部包块、皮疹等。有的体征患者自己能感觉到，医师也能检查到，所以既是症状又是体征，如发热、水肿等；也有患者无异常感觉，是通过客观检查才发现的，如心脏杂音、肝脾肿大等，所以广义的症状也包括某些体征。

症状和体征是疾病造成机体功能障碍或器质性变化的临床表现，是诊断疾病或鉴别诊断的重要线索和依据，也是反映病情的重要指标之一。本章仅对临床常见症状的病因与发生机制、临床表现和诊断意义加以扼要的阐述。

第一节 发 热

正常人保持恒定的体温，以适应正常生命活动的需要。体温的相对稳定是在体温调节中枢的调控下实现的。体温调节中枢的调节方式，目前大多以“调定点”学说来解释。正常成人体温维持在37℃左右，一昼夜上下波动不超过1℃。由于致热原的作用使体温调定点上移而引起调节性体温升高（超过0.5℃）时，就称之为发热（fever）。

如调定点并未发生移动，而是由于体温调节障碍（如脑出血所致的体温调节中枢损伤）、散热障碍（如皮肤鱼鳞病）以及产热器官功能异常（甲状腺功能亢进症）等，体温调节中枢不能将体温控制在与调定点相适应的水平上，是被动性体温升高，称为过热（hyperthermia）。

某些生理情况下也能出现体温升高，如剧烈运动、月经前期、心理性应激等，称为生理性体温升高。

通常，临床上把体温超过正常水平统称为发热。

发热是由发热激活物作用于机体后产生的。发热激活物包括外致热原（exogenous pyrogen）和某些体内产物。外致热原如细菌、病毒、真菌等，以及细菌毒素、炎症渗出物、无菌性坏死组织等；某些体内产物是指抗原－抗体复合物、某些类固醇产物等。这些发热激活物通过激活产内生致热原细胞（单核细胞、巨噬细胞、中性粒细胞等），使之形成和释放内生致热原而引起发热。

目前已明确的内生致热原（endogenous pyrogen，EP）又称白细胞致热原，主要包括白细胞介素 -1（IL -1）、肿瘤坏死因子（TNF）、干扰素（IFN）、白细胞介素 -6（IL -6）等。

【发生机制】

内生致热原并不是引起体温调定点上升的最终物质，而是通过血 - 脑屏障后作用于体温调节中枢，引起发热中枢调节介质的释放。发热中枢调节介质包括：①正调节介质：前列腺素 E（PGE）、Na^+/Ca^{2+} 比值、环磷酸腺苷（cAMP）、促肾上腺皮质激素释放激素（CRH）、一氧化氮（NO）。②负调节介质：精氨酸加压素（AVP）、黑素细胞刺激素（α - MSH）以及脂皮质蛋白 -1（lipocortin -1）。这些发热中枢调节介质才能使体温调节中枢的调定点上移。

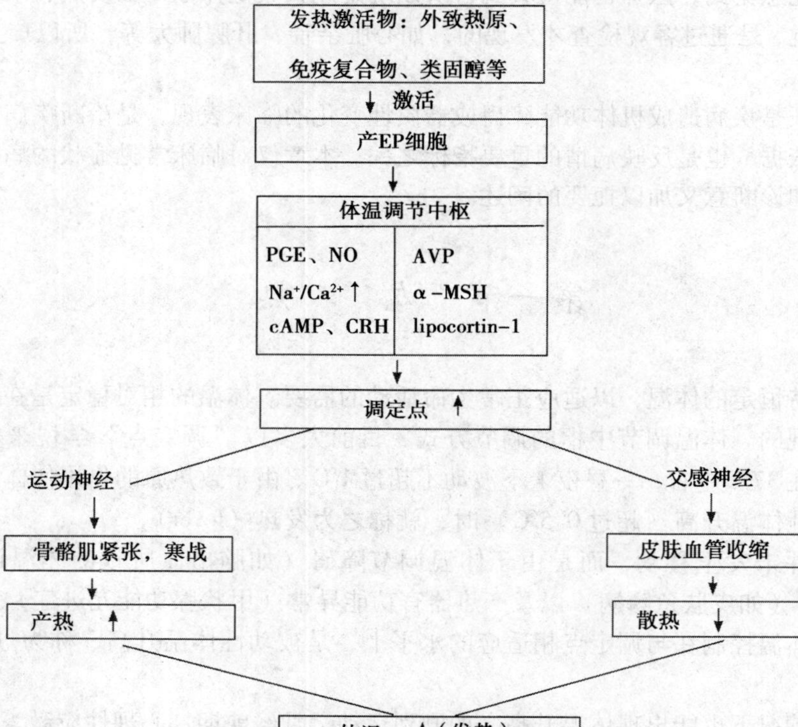

图 1 -1 发热激活物所致的发热机制示意图

体温调定点在发热中枢调节介质的作用下上调后，正常血液温度变为冷刺激，体温中枢发出冲动，引起调温效应器的反应。一方面通过运动神经引起骨骼肌紧张度增高，临床表现为寒战（rigor），使产热增加；另一方面通过交感神经系统引起皮肤血管及竖毛肌收缩，使排汗停止，散热减少。最终致使体温升高而引起发热（图 1 -1）。

因此，发热的三个基本机制是：①体温调定点上升（如细菌、病毒感染等）；②体温调节中枢直接受损（如颅脑外伤、出血、炎症、中暑、中毒等）；③产热过多（如癫痫持续状态、甲状腺功能亢进症等）或散热减少（如广泛性皮肤病、心力衰竭等）。前者为致热原所致，后两者为非致热原性发热。

【病因】

引起发热的病因很多，临床上可分为感染性与非感染性两大类，而以前者多见。

（一）感染性发热

各种病原体所引起的感染，不论是急性、亚急性或慢性，局部性或全身性，均可引起感染性发热（infective fever），见表 1－1。

表 1－1 感染性发热的常见疾病

病原体	疾病
病毒	病毒性上呼吸道感染、病毒性肝炎、流行性乙型脑炎、脊髓灰质炎、麻疹、流行性感冒、流行性腮腺炎、水痘等
细菌	伤寒、结核病、布鲁菌病、细菌性心内膜炎、肺炎链球菌性肺炎、猩红热、急性细菌性痢疾、丹毒、流行性脑脊髓膜炎等
支原体	肺炎支原体肺炎
立克次体	斑疹伤寒、恙虫病
螺旋体	钩端螺旋体病、回归热
真菌	放线菌病、念珠菌病、隐球菌病
寄生虫	疟疾、急性血吸虫病、阿米巴肝病

（二）非感染性发热（non－infective fever）

1. 无菌性坏死物质的吸收 ①机械性、物理性或化学性损害，如大手术后组织损伤、内出血、大面积烧伤等。②因血管栓塞或血栓形成而引起心肌、肺、脾等脏器的梗死或肢体坏死等。③组织细胞坏死与细胞破坏，如肿瘤坏死、白血病、淋巴瘤、溶血反应等。

2. 抗原－抗体反应 如风湿热、血清病、药物热、结缔组织疾病等。

3. 内分泌与代谢障碍 如甲状腺功能亢进症、严重脱水等。

4. 皮肤散热减少 如广泛性皮炎、鱼鳞癣以及慢性心力衰竭而引起低热。

5. 体温调节中枢功能失常 ①物理性：如中暑；②化学性：如重度安眠药中毒；③机械性：脑出血、脑外伤等，直接损害体温调节中枢，使其功能失常而发热。

6. 自主神经功能紊乱 由于自主神经紊乱，影响正常的体温调节过程，使产热大于散热，体温升高，属功能性发热，临床上常表现为低热。

（三）原因不明发热

发热期限超过 2～3 周，体温在 38℃以上，经完整的病史询问、体格检查以及常规实验室检查不能明确诊断者，称为原因不明发热（fever of unknown origin，FUO）。FUO 是一个初步诊断术语，在一段时间后可发现 FUO 多与感染、肿瘤性疾病、结缔组织－血管性疾病有关，少数仍诊断不明。

【临床表现】

正常成人的体温相对恒定，腋下温度波动于36℃～37℃之间。但不同个体的正常体温略有差异。儿童因基础代谢率较高，体温较成人稍高；老年人因基础代谢率偏低，体温较青壮年稍低。生理状态下，体温也有轻微的波动。如下午较早晨为高；剧烈运动、进食或劳动后稍高；妇女在月经前、妊娠期，体温也可升高0.5℃以上。生理性的体温波动范围一般不超过1℃。

（一）发热的临床分度

按发热的高低可分为：①低热：37.5℃～38℃；②中等度热：38.1℃～39℃；③高热：39.1℃～41℃；④超高热：41℃以上。现代研究证实，人类体温有上限存在，即使增加致热原的浓度，体温也不可能超过42℃。这是因为体温调节中枢的神经元对体温超过42℃没有反应。

（二）发热过程

发热一般可分为3个阶段。

1. 体温上升期 临床表现为疲乏无力、肌肉酸痛、畏寒或寒战、皮肤苍白并干燥无汗等症状。皮肤苍白是因为皮肤血管收缩，浅表血流减少，甚或伴有皮肤温度下降、散热减少所致。畏寒是由于体温调定点上移，原来的正常体温变成了“冷刺激”，中枢对“冷”信息起反应，发出指令经交感神经到达散热中枢，引起皮肤血管收缩和血流减少，导致皮肤温度降低，散热随之减少，出现畏寒。同时，指令到达产热器官，使产热增多，神经传出的冲动引起骨骼肌不随意的节律性收缩，发生寒战。另外，因竖毛肌收缩，皮肤可出现“鸡皮疹”。体温上升有两种方式：

（1）骤升型：体温在几小时内达39℃～40℃或以上，常伴有寒战，小儿易伴有惊厥。见于肺炎链球菌性肺炎、疟疾、败血症、流感、急性肾盂肾炎、输液反应或某些药物反应等。

（2）缓升型：体温于数日内缓慢上升达高峰，多不伴寒战。见于伤寒、结核病等。伤寒初期体温以阶梯状上升为特征。

2. 高热持续期 体温处于高峰，已达到体温调定点水平，体温调节中枢不再发放寒战冲动，故畏寒、寒战消失；皮肤血管由收缩转为舒张，临床表现为皮肤潮红而灼热，产热与散热在较高水平上保持平衡。由于体温增高，基础代谢率增高，病人呼吸加快加深，心率增快，可有出汗。此期可持续数小时（如疟疾）、数日（如肺炎、流感）或数周（如伤寒极期）。

3. 体温下降期 由于机体的防御作用及适当治疗，内生致热原的作用逐渐减弱、消失，EP及发热介质被清除，上升的体温调定点回降到正常水平，产热减少，散热增多，体温开始下降，恢复到与正常调定点相适应的水平。此期表现为出汗多、皮肤潮湿。降温的方式有两种：

（1）骤降：体温于数小时内迅速下降至正常，有时甚至可低于正常，伴有大汗。见于疟疾、肺炎链球菌性肺炎、急性肾盂肾炎及输液反应等。

（2）渐降：体温于数日内逐渐降至正常，如伤寒缓解期、风湿热等。

（三）热型

将不同时间测得的发热患者的体温数值分别记录在体温单上，通过将各体温数值点连接起来的曲线可观察到热型（pattern of fever）。许多发热性疾病都具有比较典型的热型，临床常见的热型有下列数种（图1－2）。

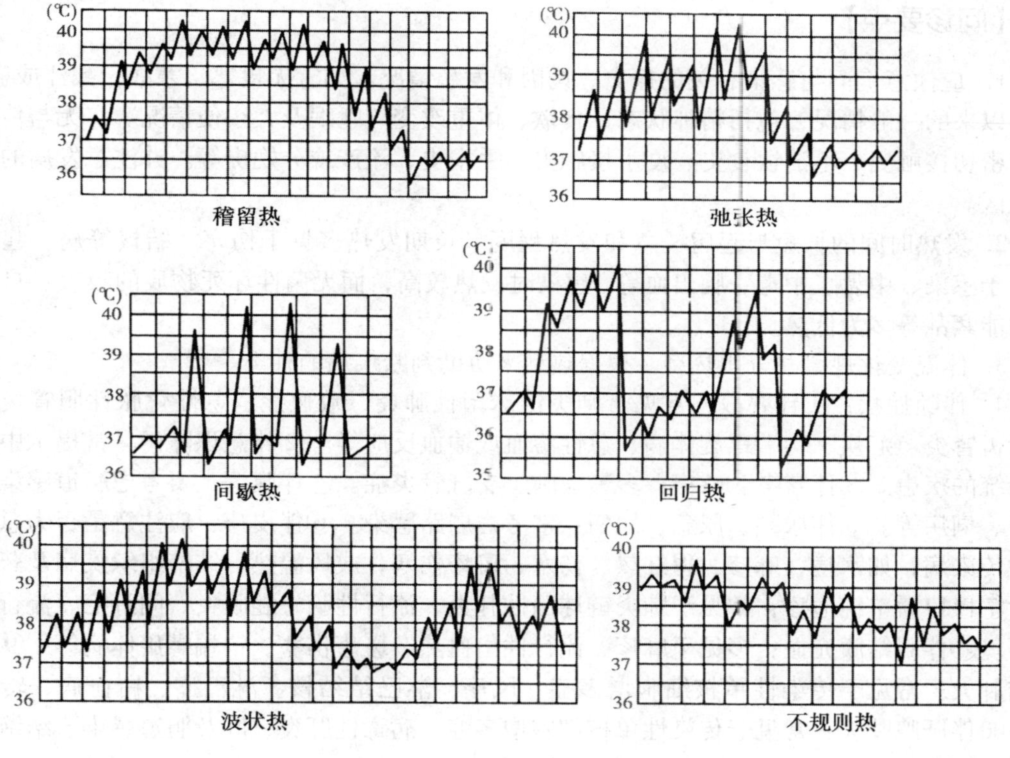

图1－2　不同热型示意图

1. 稽留热（continued fever）　体温持续于39℃～40℃以上，达数日或数周，24小时波动范围不超过1℃。见于肺炎链球菌性肺炎、伤寒等的发热极期。

2. 弛张热（remittent fever）　体温在39℃以上，但波动幅度大，24小时内体温差达2℃以上，最低时一般仍高于正常水平。常见于败血症、风湿热、重症肺结核、化脓性炎症等。

3. 间歇热（intermittent fever）　高热期与无热期交替出现，体温波动幅度可达数度，无热期（间歇期）可持续1日至数日，反复发作。见于疟疾、急性肾盂肾炎等。

4. 回归热（relapsing fever）　体温骤然升至39℃或以上，持续数日后又骤然下降至正常水平，高热期与无热期各持续若干日后即有规律地交替一次。见于回归热、霍奇金病、周期热等。

5. 波状热（undulant fever）　体温逐渐升高达39℃或以上，数天后逐渐下降至正常水平，数天后再逐渐升高，如此反复多次。见于布鲁菌病。

6. 不规则热（irregular fever）　发热无一定规律，可见于结核病、风湿热、支气管肺炎、渗出性胸膜炎、感染性心内膜炎等。

根据不同的热型有助于发热病因的诊断与鉴别诊断，但须注意，由于抗生素、解热镇痛抗炎药与糖皮质激素的广泛应用，可使一些疾病的热型变为不典型。此外，热型也和个体反应有关，年龄、营养状态均可影响热型。如老年人休克型肺炎时可仅有低热或无发热。

【问诊要点】

1. 应注意询问与感染有关的病史、诱因和发病情况。如有无畏寒、寒战，大汗或盗汗，患病以来的一般情况，包括精神状态、食欲、体重改变、睡眠及大小便情况。有无与传染病患者密切接触史、不洁饮食史、疫水接触史、手术史、流产或分娩史等。并注意发病的季节与地区。

2. 发热时间的长短与起病缓急和发热程度。长期发热多见于伤寒、结核等病。起病急多见于感染、中暑、中毒、脑出血等。感染时发热较高，而无菌性坏死物质的吸收、自主神经功能紊乱等多为低热。

3. 体温变化规律并分析热型。根据热型来协助判断疾病的种类。

4. 伴随症状：①伴寒战：常见于肺炎链球菌性肺炎、败血症、急性化脓性胆管炎、急性肾盂肾炎、疟疾、钩端螺旋体病、急性溶血或输血反应等。②伴意识障碍：常提示中枢神经系统的疾患。③伴咳嗽、咳痰：多考虑肺、支气管炎症。④伴腹泻：要考虑肠道感染，如肠炎、痢疾等。⑤伴尿频、尿急、尿痛：常考虑尿路感染。⑥伴皮疹：应注意是否为急性出疹性传染病，如水痘、麻疹、猩红热、伤寒、斑疹伤寒，或风湿热、结缔组织疾病及药物热等。⑦伴口唇单纯疱疹：常见于肺炎链球菌性肺炎、流行性脑脊髓膜炎、间日疟、流行性感冒等。⑧伴眼结膜充血：多见于麻疹、流行性出血热、斑疹伤寒、钩端螺旋体病等。⑨伴淋巴结肿大：常见于传染性单核细胞增多症、风疹、淋巴结结核、淋巴瘤、白血病、转移癌等。⑩伴肝脾肿大：常见于传染性单核细胞增多症、病毒性肝炎、肝及胆道感染、结缔组织病、白血病等。

【检查要点】

1. 观察面容 高热者可为急性热病容；伤寒为无欲状面容；休克时面容呈死灰色；结核病人为慢性面容；破伤风时则出现特殊苦笑面容。

2. 重点检查 皮肤、淋巴结、心、肺、肝、脾和神经系统。注意有无皮疹、意识障碍、周围循环衰竭等。

3. 实验室与器械及其他检查

（1）血常规检查：如白细胞增加，多考虑细菌性感染、白血病等；白细胞减少，多考虑病毒感染、伤寒、系统性红斑狼疮、再生障碍性贫血、恶性肿瘤及各种慢性炎症等。

（2）尿常规检查：注意尿蛋白及红、白细胞，怀疑尿路感染时应作中段尿培养。

（3）粪常规检查：必要时做致病菌的培养。

（4）有指征时作血涂片查疟原虫、回归热螺旋体、狼疮细胞等，或进行伤寒、钩端螺旋体等免疫学检查。

（5）必要时做血培养、脑脊液检查、骨髓检查、结核菌素试验等。

（6）疑为呼吸道感染应摄 X 线胸片，超声波检查有助于肝、胆、胰、肾等脏器病变的诊断，浆膜腔积液或深部脓肿等可进行诊断性穿刺。

第二节 疼 痛

疼痛（pain）是损害性刺激作用于机体时所产生的一种复杂的感觉，常伴有不愉快的情绪活动和机体的防御反应。疼痛是临床的常见症状，也是促使病人就医的主要原因。各种损害导致机体产生痛觉，因而痛觉是机体避开或除去损伤的一种信号。但强烈或持久的疼痛又会造成生理功能紊乱甚至休克。因此必须了解病因，明确诊断，恰当处理。

引起疼痛的刺激方式在各种组织有所不同。一般来说，引起皮肤痛的方式是戳刺、切割、挤压、烧伤等；胃肠对机械性牵拉、缺血、痉挛和炎症比较敏感，因而在黏膜发炎、平滑肌扩张或痉挛、肠系膜根部牵拉等常引起胃肠痛；骨骼肌疼痛是由于缺血、坏死、出血、结缔组织撕裂及长时间收缩等所引起；心绞痛与急性心肌梗死的疼痛是由于心肌缺血、缺氧，乳酸堆积刺激神经末梢所致；关节可因滑膜在高渗盐水或炎症作用下产生疼痛；动脉在针刺、强烈搏动（如偏头痛）或其他疾患（如蛛网膜下腔出血与颞动脉炎）时产生疼痛。

疼痛按发生的部位与传导途径不同可分为下列几种类型：

1. 皮肤痛（skin pain） 疼痛来自体表，定位明确，其刺激可分为机械性、化学性和温度性。皮肤损伤可发生两种不同性质的疼痛，首先出现的是一种尖锐的刺痛（快痛），继而在 1 ~2 秒后出现一种烧灼样痛（慢痛），称为“双重痛感”。如以止血带扎束肢体使神经组织缺血，然后戳刺皮肤，则刺痛消失，只感觉烧灼样痛。

2. 内脏痛（visceralgia） 内脏痛是内脏疾病的临床症状之一。内脏感觉纤维的数目较少，且多为细纤维，痛阈较高，一般强度的刺激不引起主观感觉。例如，在外科手术挤压、切割或烧灼内脏时，患者并不感觉疼痛。但在脏器活动较强烈时，则可产生内脏感觉，如胃的饥饿收缩、直肠和膀胱的充盈等均可引起感觉。因此，引起内脏痛的刺激主要是：内脏器官过度膨胀受到牵拉；平滑肌痉挛或强烈收缩，特别是当伴有局部缺血时；化学刺激和机械性刺激等均能引起内脏痛。发炎的脏器或组织对引起疼痛的刺激尤为敏感。内脏痛的感觉位于身体的深部，发生较慢而较持续，缺乏“双重痛感”，定位较不明确，痛区的边缘也难以确定。

3. 牵涉痛（referred pain） 当某些内脏器官发生病变时，常在体表的一定区域产生感觉过敏或痛觉，这种现象称为牵涉痛。牵涉痛的部位与病变的内脏有一定解剖相关性，即患病内脏的传入神经纤维和被牵涉皮肤部位的传入神经纤维由同一后根进入脊髓，故牵涉痛的部位对病变部位的判断有一定帮助。如胆囊疾病可出现右肩背部的牵涉痛，心绞痛除心前区及胸骨后的疼痛外还可牵涉至左上肢内侧等（图 1 –3）。

疼痛的部位常提示病变的所在，现将头痛、胸痛、腹痛分别简述如下。

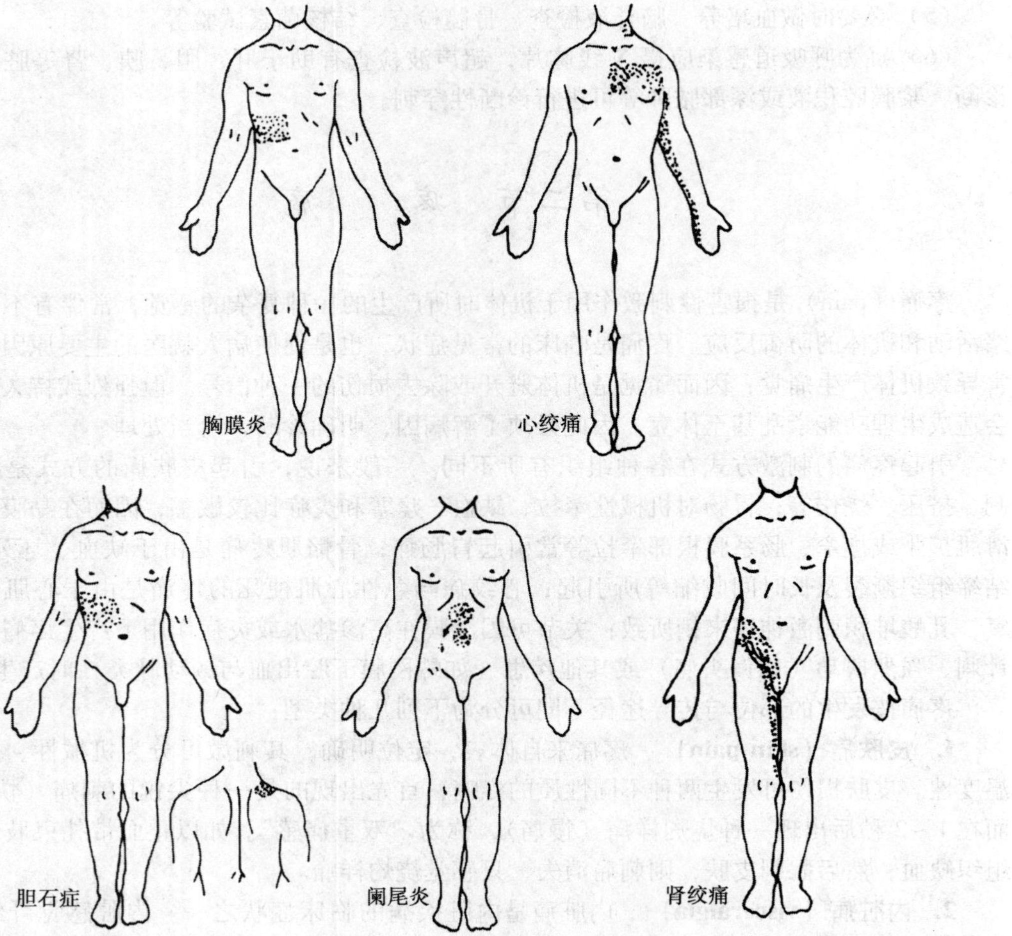

图 1-3 内脏疾病时牵涉痛的部位

一、头痛

头痛（headache）是指额、顶、颞及枕部的疼痛，是临床最常见的症状之一，其发生机制非常复杂。根据发病的缓急可分为急性头痛、亚急性头痛和慢性头痛。根据病因可分为：①特发性头痛，如偏头痛（migraine）、丛集性头痛（cluster headache）、紧张性头痛（tension headache）；②继发性头痛，如因外伤、感染、肿瘤等所致的头痛。

反复发作或持续的头痛可能是严重疾病的信号，如高血压、动脉硬化患者头痛突然加剧，尤其是伴呕吐时，须警惕为脑出血的先兆。某些疾病在病程中如头痛呈进行性加剧，常提示病情加重或恶化，应认真检查，明确诊断，及时治疗。

【病因】

1. 颅脑病变 ①感染：如脑膜炎、脑膜脑炎、脑炎、脑脓肿等。②血管病变：如脑出血、脑血栓形成、脑栓塞、蛛网膜下腔出血、高血压脑病、脑供血不足、脑血管畸形等。③占位性病变：如脑肿瘤、颅内转移癌、脑包虫病等。④颅脑外伤：如脑震荡、脑挫伤、硬膜下血肿、颅内血肿、脑外伤后遗症等。⑤其他：如偏头痛、丛集性头痛 、腰椎穿刺后头痛等。

2. 颅外病变 ①颈椎病及其他颈部疾病等。②神经痛：如三叉神经痛等。③眼、耳、鼻及牙齿疾病所致的头痛。

3. 全身性疾病 ①急性感染：如流感、伤寒、肺炎等发热性疾病。②心血管疾病：如高血压病、慢性心功能不全等。③中毒：外源性中毒如铅、酒精、一氧化碳、有机磷杀虫药、药物等中毒；内源性中毒如尿毒症等。④其他：中暑、低血糖、贫血、肺性脑病、系统性红斑狼疮、月经期及绝经期头痛等。

4. 神经症 如神经衰弱及癔症性头痛等。

【问诊要点】

1. 头痛的分类

（1）急性头痛：急性起病的头痛，病程在2周内，常提示颅内血管性疾病（如蛛网膜下腔出血、颅内动脉瘤或脑血管畸形出血）；若伴有发热者常见于感染性疾病（如脑膜炎）；急剧的头痛集中于一侧并伴一只眼睛疼痛提示急性青光眼。

（2）亚急性头痛：病程在3个月内，也可能是严重疾病的表现，特别是当头痛进行性加重时，必须询问近期有无颅脑外伤（如硬膜外血肿），有无发热或颈项强直（如亚急性脑膜炎），有无精神症状、呕吐、缓脉等（如原发或转移性脑瘤），有无动脉硬化等病史。

（3）慢性头痛：病程长于3个月。紧张性头痛是临床最常见的慢性头痛。青壮年长期的反复发作性头痛或搏动性头痛，多为血管性头痛（如偏头痛）或神经症。临床上大多数慢性头痛为良性的。

2. 头痛的特点

（1）头痛的部位：颅内或全身急性感染性疾病所致头痛，多为全头痛，呈弥散性，较少放射。蛛网膜下腔出血头痛常牵涉至颈部。反复发作的一侧眶后或额颞部搏动性头痛见于偏头痛、丛集性头痛。紧张性头痛位于双侧颈部或全头部。三叉神经痛的部位与其分支分布的范围有关。颅内疾病如脑炎、脑膜炎、脑肿瘤等引起的头痛常较弥散与深在，其部位不一定与病变部位相符合，但疼痛多向病灶同侧放射。颅外病变（眼、鼻、牙源性）多为浅表性头痛，位于刺激点或受累神经分布的区域内。高血压病引起的头痛多在额部或整个头部。神经性头痛部位不定，常呈弥漫性全头痛。

（2）头痛的性质：高血压性及血管性头痛多为胀痛、搏动性痛。蛛网膜下腔出血多表现为在剧烈活动中或活动后出现爆裂样局限性或全头部剧痛。颅脑损伤导致的头痛多为钝痛。紧张性头痛多为重压感、紧箍感。偏头痛多为一侧搏动性头痛或钻痛。三叉神经痛多呈电击样痛或刺痛。

（3）头痛的程度：一般分轻、中、重，但与病情的轻重并无平行关系，而与患者对痛觉的敏感性有关。一般以三叉神经痛、偏头痛、脑膜刺激征所致的头痛最为剧烈。高血压性头痛在血压极度升高时可发生严重头痛，常是高血压脑病或高血压性脑出血的先兆。鼻源性、牙源性的头痛多为中度。脑肿瘤疼痛在一个较长时间内多为轻度或中度。

（4）头痛发生的时间与规律：某些头痛可发生在特定时间，如颅内占位性病变往往清晨加剧，是睡眠后颅内压相对增高所致。高血压性头痛也常于晨间加剧，以后逐渐减轻。鼻窦炎可出现有规律的清晨头痛，与睡眠中鼻窦内脓液积蓄有关。丛集性头痛常在夜间发生。眼源性头痛在长时间阅读后发生。女性偏头痛常在月经期发作频繁。脑肿瘤所致头痛通常为慢性进行性，可有长短不等的缓解期。神经性头痛病程较长，有明显的波动性与易变性的特点。

（5）头痛加重或缓解的因素：如摇头、咳嗽、打喷嚏、用力排便等可使颅内压增高的动作，常使脑膜炎、脑肿瘤与血管性的头痛加剧。神经性头痛因精神紧张、焦虑、失眠等诱发或加重。腰椎穿刺后的头痛则因直立位而加重。低颅压性头痛立位时出现或加重，卧位时减轻或消失。颈肌急性炎症时的头痛可因颈部运动而加剧；慢性或职业性颈肌痉挛所致头痛，可因活动或按摩颈肌而逐渐缓解。麦角胺可使偏头痛缓解。

3. 头痛的伴随症状

（1）伴发热：体温升高与头痛同时出现者，常为急性感染、中暑等；急性头痛后出现体温升高，可见于脑出血、某些急性中毒、颅脑外伤等。

（2）伴剧烈呕吐：提示颅内压增高，如脑膜炎、脑炎、脑肿瘤等。头痛在呕吐后减轻者可见于偏头痛。

（3）伴剧烈眩晕：见于小脑肿瘤、椎－基底动脉供血不足、基底型偏头痛等。

（4）伴脑膜刺激征：见于脑膜炎、蛛网膜下腔出血。

（5）伴意识障碍：急性头痛伴意识障碍可见于颅内急性感染、蛛网膜下腔出血、一氧化碳中毒等；慢性头痛出现神志逐渐模糊，提示有发生脑疝的危险。

（6）伴癫痫发作：可见于脑血管畸形、脑寄生虫病或脑肿瘤等。

（7）伴视力障碍：多见于眼源性（如青光眼）和某些脑肿瘤。短暂的视力减退可见于椎－基底动脉供血不足发作。偏头痛发作时可伴有畏光、畏声等症状。

此外，详细询问患者的情绪、睡眠和职业状况，以及服药史、中毒史和家族史等，亦有重要意义。

【检查要点】

1. 全面详细的体格检查

（1）测体温、脉搏、呼吸、血压及观察面容：发热见于急性感染、中暑、某些急性中毒、脑出血后等；呼吸急促常见于心功能不全或急性高热。血压升高见于高血压病。急性面容见于脑出血、中暑、急性乙醇中毒、急性颠茄类中毒等。急性一氧化碳中毒者口唇呈樱桃红色。

（2）注意有无偏瘫、脑膜刺激征：伴偏瘫者为一侧性脑血管病；伴脑膜刺激征为脑膜炎、脑膜脑炎与蛛网膜下腔出血。

（3）神经系统与五官科检查：对头痛病因未明者，有指征时应作全面的神经系统检查以及口腔、眼（包括眼底）、耳、鼻、咽喉检查等。

2. 实验室及其他检查

（1）周围血象检查可提示有无化脓性炎症，尿毒症时血中肌酐、尿素氮明显增高。

（2）脑脊液（CSF）检查是诊断脑膜炎、蛛网膜下腔出血的重要诊断依据。

（3）血气分析：肺性脑病、一氧化碳中毒时有明显的改变。

（4）免疫学检查：脑寄生虫病时可作抗原皮内试验。

（5）脑电图检查：有助于癫痫、颅内占位性病变的诊断。

（6）影像学检查：包括 X 线摄片、脑动脉造影、电子计算机体层扫描（CT）、放射性核素脑扫描、脑超声波检查、数字减影血管造影（DSA）、磁共振（MRI）等，对脑血肿、脑脓肿、脑肿瘤、颅骨骨折、颅骨疾病、颈椎病、鼻窦炎等可提供有价值的诊断依据。

（7）必要时进行精神或心理检查。

二、胸痛

胸痛（chest pain）主要由胸部疾病所引起，各种刺激因子如缺氧、炎症、肌张力改变、肿瘤浸润、组织坏死以及物理、化学因子都可刺激胸部的感觉神经纤维产生痛觉冲动，并传至大脑皮质的痛觉中枢引起胸痛。有时腹腔疾病也可引起胸痛。胸痛是一个常见症状，因痛阈个体差异性大，故胸痛的剧烈程度与病情的轻重并不完全一致。

【病因】

1. 胸壁疾病　①皮肤及皮下组织病变：蜂窝组织炎、乳腺炎等。②肌肉病变：外伤、劳损、肌炎等。③肋骨病变：肋软骨炎、肋骨骨折、肋骨挫伤等。④肋间神经病变：肋间神经炎痛、带状疱疹等。

2. 心血管疾病　①冠心病：心绞痛、心肌梗死，尤其是急性冠脉综合征（包括不稳定型心绞痛、非 S－T 抬高心肌梗死和 S－T 抬高心肌梗死）等。②心包、心肌病变：心包炎、肥厚型心肌病等。③血管病变：胸主动脉瘤、主动脉夹层、肺梗死等。④心脏神经症。

3. 呼吸系统疾病　①支气管及肺部病变：支气管肺癌、肺炎、肺结核累及胸膜。②胸膜病变：胸膜炎、自发性气胸、胸膜肿瘤等。

4. 其他原因　①食管疾病：食管炎、食管癌等。②纵隔疾病：纵隔气肿、纵隔肿瘤。③腹部疾病：肝脓肿、胆囊炎、胆石症、膈下脓肿等。

【问诊要点】

1. 发病年龄与病史　青壮年胸痛，应注意结核性胸膜炎、自发性气胸、心肌炎、心肌病，40 岁以上者应多考虑心绞痛、心肌梗死与肺癌等。小儿与青少年胸痛如发生于夏秋季，须考虑流行性胸痛。此外，尚须问及既往有无心脏病、高血压病、动脉硬化病史，有无肺及胸膜疾病史和胸部手术史，有无大量吸烟史等。

2. 胸痛的部位　胸壁疾病所致的胸痛常固定于病变部位，局部常有压痛；胸壁皮肤炎症在罹患处皮肤伴有红、肿、热等改变。带状疱疹是成簇的水疱沿一侧肋间神经分布伴胸痛，疱疹不超过体表正中线。流行性胸痛时可出现胸、腹部肌肉剧烈疼痛，并可向肩、颈部放射。非化脓性肋软骨炎多侵犯第 1、2 肋软骨，患部隆起，但局部皮肤正常，有压痛。心绞痛与急性心肌梗死的疼痛常位于胸骨后或心前区，疼痛常牵涉至左肩背、左臂内侧达无名指及小指。食管、膈和纵隔肿瘤的疼痛也位于胸骨后，常伴进食或吞咽时加重。自发性气胸、急性胸膜炎和肺梗死的胸痛多位于患侧的腋前线及腋中线附近。

3. 胸痛的性质　带状疱疹呈阵发性的灼痛或刺痛。肌痛常呈酸痛。骨痛呈刺痛。食管炎常呈灼痛或灼热感。心绞痛常呈压榨样痛，可伴有窒息感。急性心肌梗死则疼痛更为剧烈并有恐惧、濒死感。干性胸膜炎常呈尖锐刺痛或撕裂痛，伴呼吸时加重，屏气时消失。原发性肺癌、纵隔肿瘤可有胸部闷痛。肺梗死为突然剧烈刺痛或绞痛，常伴有呼吸困难与发绀。

4．胸痛持续时间 平滑肌痉挛或血管狭窄缺血所致疼痛为阵发性，如心绞痛发作时间短暂，而心肌梗死疼痛持续时间长且不易缓解。炎症、肿瘤、栓塞或梗死所致疼痛呈持续性。

5．胸痛的诱因与缓解因素 心绞痛常因劳累、体力活动或精神紧张而诱发，含服硝酸甘油可迅速缓解，而对心肌梗死的胸痛则无效。心脏神经症的胸痛在体力活动后反而减轻。胸膜炎、自发性气胸的胸痛则可因深呼吸与咳嗽而加剧。胸壁疾病所致的胸痛常于局部压迫或因胸廓活动时加剧。食管疾病的胸骨后疼痛常于吞咽食物时出现或加剧。反流性食管炎的胸骨后烧灼痛，在服用抗酸剂后减轻或消失。

6．伴随症状 ①伴咳嗽、咳痰：见于气管、支气管、肺或胸膜疾病。②伴咯血：见于肺炎、肺脓肿、肺梗死或支气管肺癌。③伴呼吸困难：提示肺部较大面积病变，如肺炎链球菌性肺炎、自发性气胸、渗出性胸膜炎、过度换气综合征或其他重症心、肺疾病。④伴吞咽困难：提示食管疾病。⑤伴面色苍白、大汗、血压下降或休克：多考虑急性心肌梗死、主动脉夹层或大块肺栓塞等严重病变。⑥纵隔疾病所致胸痛常伴上腔静脉阻塞综合征。胸痛常见病因的鉴别，见表1－2。

表1－2 胸痛常见病因的鉴别

特点	胸壁疾病	胸膜病变	心绞痛、心肌梗死	食管、纵隔疾病
部位	固定于病变处。带状疱疹沿神经走向，不越过正中线	患侧腋中线肺底部位	胸骨后或心前区，可牵涉至左肩、左臂内侧	胸骨后
性质	隐痛或剧痛。带状疱疹呈刀割样痛或灼痛	干性胸膜炎为尖锐刺痛	压榨样伴窒息感，心肌梗死时更剧烈	食管炎为烧灼痛；纵隔肿瘤为闷痛
持续时间	不定。带状疱疹可持续数周	粘连性胸膜炎为长期钝痛	心绞痛短暂（＜15分钟），心肌梗死时长（数小时或数日）	纵隔肿瘤呈持续性且逐渐加重
影响因素	压迫局部或胸廓活动时加剧	咳嗽、深呼吸时加剧	心绞痛诱因明显，含硝酸甘油迅速缓解；心肌梗死诱因不明显，含硝酸甘油不缓解	吞咽食物时出现或加剧

【检查要点】

1．体格检查 测量体温、脉搏、呼吸、血压，注意胸腹部有无阳性体征。如急性白血病与慢性白血病急性变可有自发性胸骨痛与胸骨压痛；肋间神经痛沿肋间神经有明显触痛；胸膜炎时可检查到胸膜摩擦音（感）或有胸腔积液体征；自发性气胸患侧叩诊呈鼓音，听诊呼吸音减弱或消失；心包炎有心包摩擦音（感）等心脏体征。

2．实验室及其他检查

（1）血常规及血沉检查对鉴别感染与非感染、器质性与功能性疼痛有帮助。

（2）肌钙蛋白（Tn）、肌酸激酶（CK）及其同工酶、乳酸脱氢酶（LDH）及其同工酶的测定，有助于急性心肌梗死的诊断。

（3）胸穿或心包穿刺能证实胸腔或心包腔有无积液，并可作有关的实验室检查，血性积液常由恶性肿瘤引起，可发现肿瘤细胞。

（4）X线胸片检查可发现与胸痛有关的肋骨、脊椎、胸骨、纵隔、主动脉、心、肺与胸膜的病变；钡餐检查有助于发现上消化道疾病。

（5）超声检查可发现胆道结石及胆囊形态的改变。

（6）心电图检查对诊断心绞痛与心肌梗死有重要价值。

（7）放射性核素检查有助于冠心病及肺梗死的诊断。

3. 治疗性诊断 如胸壁局部病变作局部普鲁卡因封闭，胸痛可暂时消失，提示与心脏无关。含服硝酸甘油后，心绞痛迅速缓解，而对急性心肌梗死则无效。气胸患者可行诊断性胸腔穿刺，既可解除患者呼吸困难又可确诊。

三、腹痛

腹痛（abdominal pain）是临床上常见的症状，常是患者就诊的主要原因。多数由腹部脏器的疾病引起，但胸部疾病及全身性疾病也可引起。病变的性质有器质性和功能性之分。临床上一般分为急性腹痛与慢性腹痛。急性腹痛发病急，病情重，变化快，内科、外科、妇产科与儿科疾病均可引起急性腹痛，其中属外科范围者，临床上习惯称之为“急腹症”（acute abdomen or surgical abdomen）。急腹症是一类以急性腹痛为突出表现，需要早期诊断和紧急处理的腹部疾病。其特点为发病急，进展快，变化多，病情重，如延误诊断或治疗不当，将会给病人带来严重危害。慢性腹痛起病缓慢而病程较长，或由急性起病后转变为迁延性。由于发病原因比较复杂，对腹痛病人必须进行认真全面的体格检查和必要的辅助检查才能作出正确的诊断。

【病因】

1. 腹部疾病

（1）腹膜炎：由胃、肠穿孔引起者最常见。腹痛的特点为：疼痛一般位于炎症所在部位，腹痛常因加压、改变体位而加剧，呈持续性锐痛，病变部位有压痛、反跳痛与腹肌紧张，肠蠕动音减弱或消失。

（2）腹腔脏器炎症：如急性或慢性胃炎、肠炎、胰腺炎、阑尾炎和盆腔炎等。一般腹痛部位与病变脏器的体表投影相符。

（3）空腔脏器梗阻或扩张：如肠梗阻、胆石症、胆道蛔虫病、泌尿道结石梗阻等。腹痛常为阵发性剧烈绞痛。

（4）脏器扭转或破裂：如肠扭转、肠系膜或大网膜扭转、卵巢囊肿扭转，急性内脏破裂如肝脾破裂、异位妊娠破裂等。急性扭转及内脏破裂时可引起剧烈的绞痛或持续性疼痛。

（5）腹腔或脏器包膜牵张：如手术后或炎症后腹膜粘连；实质性脏器因病变肿胀，导致包膜张力增加而发生腹痛，如肝炎、肝淤血、肝癌等。

（6）化学性刺激：消化性溃疡，可因胃酸作用而发生刺痛或灼痛。

（7）肿瘤压迫与浸润：多见于演进中的腹腔恶性肿瘤压迫或浸润感觉神经而引起。

2. 胸腔疾病的牵涉痛 如肺炎、心绞痛、急性心肌梗死、急性心包炎、肺梗死、胸膜炎、食管裂孔疝等，疼痛可牵涉腹部，类似急腹症。

3. 全身性疾病 如尿毒症时毒素刺激腹腔浆膜引起腹痛。少数糖尿病酮症酸中毒可引起腹痛，酷似急腹症。铅中毒时则引起肠绞痛。

4. 其他原因 如荨麻疹时胃肠黏膜水肿，过敏性紫癜时的肠管浆膜下出血等。

【问诊要点】

1. 既往史及年龄 既往史对腹痛的病因诊断十分重要。如反复发作的节律性上腹痛病史有助于消化性溃疡的诊断；胆石症、泌尿道结石史，有助于胆绞痛、肾绞痛的诊断；既往急性阑尾炎、急性胰腺炎、急性胆囊炎、急性盆腔炎等病史，有利于各种炎性腹痛的诊断；结核性腹膜炎史与腹部手术史有利于腹膜粘连性腹痛的诊断；肠道寄生虫病史有助于肠道寄生虫病性腹痛的诊断。此外，儿童要多考虑肠道蛔虫症及肠套叠。青壮年则以消化性溃疡、阑尾炎多见。中老年人则应警惕恶性肿瘤的可能。

2. 腹痛部位 一般来说腹痛的部位常与投影于该部位的腹腔脏器病变一致。如胃及十二指肠疾病、急性胰腺炎疼痛多在中上腹部；肝、胆疾患疼痛位于右上腹；急性阑尾炎早期疼痛在脐周或上腹部，数小时后转移至右下腹；小肠绞痛位于脐周；结肠疾病疼痛多位于下腹或左下腹；膀胱炎、盆腔炎症及异位妊娠破裂，疼痛在下腹部；空腔脏器穿孔后引起弥漫性腹膜炎则为全腹痛。肺炎、心肌梗死等可因病变刺激相应脊髓节段的传入神经纤维出现牵涉性腹痛。也有腹痛呈弥漫性与不定位性，如结核性腹膜炎、腹膜转移癌、腹膜粘连、结缔组织病等。

3. 腹痛的性质与程度 消化性溃疡常有慢性、周期性、节律性中上腹隐痛或灼痛，如突然呈剧烈的刀割样、烧灼样持续性疼痛，可能并发急性穿孔；并发幽门梗阻者为胀痛，于呕吐后减轻或缓解。胆石症、泌尿道结石及肠梗阻的绞痛相当剧烈，病人常呻吟不已，辗转不安。剑突下钻顶样痛是胆道蛔虫梗阻的特征。肝癌疼痛多呈进行性锐痛。慢性肝炎与淤血性肝肿大（如右心衰竭、缩窄性心包炎）多为持续性胀痛。肠寄生虫病多呈发作性隐痛或绞痛。结肠病变常呈阵发性痉挛性痛，排便后常缓解。直肠病变的疼痛常伴里急后重。肝、脾破裂，异位妊娠破裂可出现腹部剧烈绞痛或持续性疼痛。持续性、广泛性剧烈腹痛伴腹肌紧张或板状腹，提示为急性弥漫性腹膜炎。

4. 诱发、加重或缓解腹痛的因素 胆囊炎或胆石症发作前常有进油腻食物史。急性胰腺炎发作前则常有暴饮暴食、酗酒史。急性出血性坏死性肠炎多与饮食不洁有关。服碱性药缓解者，见于十二指肠溃疡。部分机械性肠梗阻与腹部手术史有关。腹部受外部暴力的作用后出现腹部剧痛并有休克者，可能是肝、脾破裂所致。急性腹膜炎腹痛在静卧时减轻，腹部加压或改变体位时加重。胃黏膜脱垂病人左侧卧位时疼痛减轻，右侧卧位时疼痛加剧。胃下垂、肾下垂时，病人站立过久或运动后出现腹痛或腹痛加剧，在仰卧位或同时垫高髋部时疼痛缓解。胰头癌病人仰卧时出现疼痛或加剧，而在前倾坐位或俯卧位时缓解。反流性食管炎病人在躯体前屈时剑突下的烧灼痛明显，而直立时可减轻。肠炎引起的腹痛常于排便后减轻，而肠梗阻腹痛于呕吐或排气后缓解。

5. 腹痛的伴随症状 ①伴寒战、高热：提示急性炎症，可见于急性化脓性胆管炎、肝脓肿、腹腔脏器脓肿等。②伴黄疸：提示肝、胆、胰腺疾病，急性溶血等。③伴血尿：多见于尿路结石。④伴休克：常见于急性腹腔内出血、急性胃肠穿孔、急性心肌梗死、中毒性菌痢等。⑤伴呕吐、腹胀、停止排便排气：提示胃肠梗阻。⑥伴腹泻：提示为肠道炎症、吸收不良，亦见于慢性胰腺及肝脏疾病。⑦伴血便：急性者见于急性菌痢、肠套叠、绞窄性肠梗阻、急性出血性坏死性肠炎、过敏性紫癜等；慢性者可见于慢性菌痢、肠结核、结肠癌等；柏油样便提示上消化道病变；鲜血便提示下消化道病变。⑧伴反酸、嗳气：提示为慢性胃炎或消化性溃疡。

【检查要点】

1. 体温、脉搏、呼吸、血压及一般情况检查。

2. 急性腹痛病人不应忽视急性心肌梗死、下叶肺炎、带状疱疹等病变的可能，故应注意心、肺、皮肤检查。

3. 腹部检查　是重点内容，以触诊为主。应注意腹部压痛部位及有无反跳痛。触及腹部肿块时应鉴别所属脏器或组织，是炎症性还是非炎症性，是囊性还是实质性，是良性还是恶性，是在腹壁上还是在腹腔内。局灶性压痛、反跳痛及腹肌紧张提示腹膜炎症。腹痛、腹胀伴肠蠕动波及肠鸣音亢进要考虑机械性肠梗阻。腹胀而肠鸣音消失则是麻痹性肠梗阻的特征。有腹膜炎体征伴肝浊音界缩小或消失提示胃肠穿孔。腹痛、腹胀并有移动性浊音提示腹腔内脏器出血或积液。

4. 直肠检查　对诊断直肠与盆腔内炎性包块、血肿、脓肿、肿瘤、结肠套叠等有重要帮助。异位妊娠破裂时在直肠子宫凹陷处诊断性穿刺可抽出血性液体而确定诊断。

5. 实验室及器械检查

（1）血常规检查可区别急性腹痛为炎症性或非炎症性；血沉增快的慢性腹痛须注意腹腔结核、局灶性结肠炎、淋巴瘤、癌、结缔组织病的可能。

（2）尿常规检查异常，提示腹痛与泌尿系统疾病有关；尿糖与尿酮体阳性，有助于糖尿病酮症酸中毒的诊断；肾绞痛伴血尿常提示泌尿系结石；尿妊娠实验阳性有助于异位妊娠破裂的诊断。

（3）血清或尿淀粉酶明显增高，对诊断急性胰腺炎有确诊意义。

（4）大便常规检查发现蛔虫卵有助于蛔虫性肠梗阻、胆道蛔虫病的诊断；发现溶组织阿米巴有助于阿米巴肠病的诊断。血便提示结肠癌、痔疮等；粪便隐血试验阳性提示活动性消化性溃疡、肠结核、胃癌、结肠癌等的可能。细菌性痢疾粪便培养可检出痢疾杆菌。

（5）超声波检查能发现肝脾肿大、肝内占位性病变、胰腺炎症与肿瘤、胆道炎症与结石、腹内包块及其性质、部分尿路结石，以及确定异位妊娠，并可通过超声波定位进行诊断性腹腔穿刺。

（6）腹部X线平片检查可发现胆道、胰管与尿路结石，肠梗阻的肠内气液平面、肠胀气，胃肠穿孔的膈下游离气体；胃肠钡餐及钡剂灌肠能协助消化道疾病的诊断；肾盂、输尿管与膀胱造影可协助诊断泌尿系统疾病。必要时可进行CT检查。

（7）胃镜、结肠镜下直视及活体组织病理学检查对胃肠道疾病所致腹痛有重要诊断价值。

6. 剖腹探查　对疑为胃肠穿孔、脏器破裂及并发内脏出血、脏器扭转、脓肿、肿瘤及其他需手术治疗的疾病均可考虑。

第三节　咳嗽与咳痰

咳嗽（cough）是一种保护性反射动作，通过咳嗽反射能有效地清除呼吸道内的分泌物和从外界进入呼吸道内的异物。但长期、频繁咳嗽影响工作与休息，甚至加重心肺负担，促使感染扩散而失去保护意义。

咳痰（expectoration）是将呼吸道内病理性分泌物，借助咳嗽反射而排出口腔外的动作，属病态现象。

咳嗽是由于延髓咳嗽中枢受刺激引起。刺激可来自呼吸系统以外的器官，但大部分来自呼吸道黏膜，经迷走神经、舌咽神经和三叉神经的感觉纤维传入。传出神经纤维来自喉下神经、膈神经及脊神经，分别将冲动传到咽肌、声门、膈肌及其他呼吸肌，引起咳嗽动作。咳嗽首先是快速短促吸气，膈下降，声门关闭，随即呼吸肌、膈与腹肌快速收缩，使肺内压迅速升高，然后声门突然开放，肺内高压气流喷射而出，冲击声门裂隙而发生咳嗽动作与特别音响，呼吸道分泌物或异物随之排出。

【病因】

（一）咳嗽

1. 呼吸道疾病　从鼻咽部至小支气管整个呼吸道黏膜受到刺激时，均可引起咳嗽。呼吸道各部位，如咽、喉、气管、支气管黏膜受到刺激性气体（冷热空气、氯气、氨气及吸烟等）、各种炎症、粉尘、出血、肿瘤、异物等因素刺激，均可引起咳嗽。但是肺泡内分泌物在排入小支气管时才能引起咳嗽。

2. 胸膜疾病　胸膜炎或胸膜受刺激（如自发性气胸、胸腔穿刺）时，可引起咳嗽。

3. 心血管疾病　如二尖瓣狭窄或其他原因所致的肺淤血与肺水肿，肺泡及支气管内有浆液性或血性浆液性漏出物，可引起咳嗽；右心或体循环静脉栓子脱落引起肺栓塞时，也可引起咳嗽。

4. 中枢神经因素　随意性咳嗽起源于大脑皮质，皮质冲动传至延髓咳嗽中枢，引起咳嗽动作。大脑皮质也能在一定程度上抑制咳嗽反射。

5. 胃食管反流病　由于抗反流机制减弱，反流物的刺激和损伤，少数病人以咳嗽和哮喘为首发或主要症状。

（二）咳痰

正常支气管黏膜腺体和杯状细胞只分泌少量黏液，使呼吸道黏膜保持湿润。当咽、喉、气管、支气管或肺因各种原因（微生物性、物理性、化学性、过敏性）使黏膜或肺泡充血、水肿、毛细血管通透性增高和腺体分泌增多，渗出物（含红细胞、白细胞、巨噬细胞、纤维蛋白等）与黏液、浆液、吸入的尘埃等，一起混合成痰。在呼吸道感染时，痰中可检出病毒、细菌、肺炎支原体、立克次体、阿米巴原虫和某些寄生虫虫卵等。此外，在肺淤血和肺水肿时，因毛细血管通透性增高，肺泡和小支气管内有不同程度的浆液漏出，也会引起咳痰。肺水肿时咳痰常呈粉红色泡沫状。

【问诊要点】

1. 发病年龄与性别 婴幼儿呛咳要考虑是否有异物吸入。青壮年长期咳嗽须考虑肺结核或支气管扩张；对40岁以上长期吸烟的男性患者，则须考虑慢性支气管炎、肺气肿或肺癌；对青年女性患者则须注意支气管内膜结核等。

2. 咳嗽的性质

（1）干性咳嗽：指咳嗽无痰或痰量甚少。常见于急性咽喉炎、急性支气管炎初期、胸膜疾病、支气管异物、肺癌、二尖瓣狭窄等。

（2）湿性咳嗽：指带痰液的咳嗽。常见于慢性支气管炎、支气管扩张症、肺炎、肺脓肿、空洞型肺结核。

3. 咳嗽出现的时间与节律 ①突然发生的咳嗽，常见于吸入刺激性气体所致急性咽喉炎、气管与支气管异物。②阵发性咳嗽见于支气管异物、支气管哮喘、支气管肺癌、百日咳等。③长期慢性咳嗽见于慢性支气管炎、支气管扩张、慢性肺脓肿、空洞型肺结核等。④晨咳或夜间平卧时（即改变体位时）加剧并伴咳痰，常见于慢性支气管炎、支气管扩张和肺脓肿等病。⑤左心衰竭、肺结核夜间咳嗽明显，可能和夜间肺淤血加重及迷走神经兴奋性增高有关。

4. 咳嗽的音色 对提示诊断有一定意义。①声音嘶哑的咳嗽多见于声带炎、喉炎、喉癌，以及肺癌、扩张的左心房或主动脉瘤压迫喉返神经。②犬吠样咳嗽多见于喉头炎症水肿或气管受压。③无声（或无力）咳嗽可见于极度衰弱或声带麻痹的患者。④带有鸡鸣样吼声常见于百日咳。⑤金属调的咳嗽可由于纵隔肿瘤或支气管肺癌等直接压迫气管所致。

5. 痰的性质与量 痰的性质可分为黏液性、浆液性、脓性、黏液脓性、浆液血性、血性等。急性呼吸道炎症时痰量较少；支气管扩张、空洞型肺结核、肺脓肿等痰量常较多；支气管扩张与肺脓肿患者痰量多时，痰可出现分层现象：上层为泡沫，中层为浆液或浆液脓性，下层为坏死性物质。痰有恶臭气味者，提示有厌氧菌感染。

6. 伴随症状 ①伴发热：多见于呼吸道感染、胸膜炎、肺结核等。②伴胸痛：见于累及胸膜的疾病，如肺炎、胸膜炎、支气管肺癌、自发性气胸等。③伴哮鸣音：可见于支气管哮喘、喘息型慢性支气管炎、心源性哮喘、气管与支气管异物等，也可见于支气管肺癌引起的气管与大支气管不完全阻塞时。④伴呼吸困难：见于喉头水肿、喉肿瘤、慢性阻塞性肺疾病、重症肺炎以及重症肺结核、大量胸腔积液、气胸、肺淤血、肺水肿等。⑤伴体重减轻：需考虑肺结核、支气管肺癌。⑥伴咯血：常见于肺结核、支气管扩张、肺脓肿、支气管肺癌及风湿性二尖瓣狭窄等。⑦伴杵状指（趾）：见于支气管扩张、慢性肺脓肿、支气管肺癌等，也可见于部分先天性心脏病患者。

【检查要点】

1. 重点检查心肺 如心尖区隆隆样舒张中晚期杂音，提示二尖瓣狭窄。肺部触诊语颤增强，叩诊呈局限性浊音，听诊有管状呼吸音，提示肺实变；听诊两下肺散在湿啰音常见于急性或慢性支气管炎；双肺满布大、中、小水泡音可见于急性肺水肿；成人肺尖部（尤其一侧性者）局限性有响性水泡音常提示为肺结核；局限性持久性肺下部湿啰音见于支气管扩张症。

2. 实验室及器械检查

（1）痰细菌学检查（涂片、培养），对肺炎、肺结核等的诊断有重要帮助。肺吸虫病时痰涂片可发现肺吸虫卵。痰中发现癌细胞，能明确支气管肺癌的诊断。

（2）胸部X线透视及摄片检查，能确定肺部病变的部位与范围，有时还可以确定病变的性质。有指征时还须作CT、纤维支气管内镜检查等。

第四节 咯 血

咯血（hemoptysis）是指喉部以下的呼吸器官出血，经咳嗽动作从口腔排出。咯血前常有喉部作痒，血液随咳嗽而咯出。咯血量的多少随病因、病变性质及损伤血管的情况不同而异，少者可痰中带血，多则大口涌血，一次数百毫升。每日咯血量在100ml内者属小量咯血；咯血量在100~500ml者属中等量咯血；咯血量超过500ml者属大量咯血。大咯血是危及患者生命的急症，若血块阻塞呼吸道引起患者窒息则立即危及生命。窒息时，患者有濒死感觉，表情恐惧，喉头作响，随即呼吸浅速甚或骤停，一侧或双侧呼吸音消失，全身皮肤发绀，大汗淋漓，神志不清，大小便失禁等。大咯血还需与呕血（上消化道出血）相鉴别（表1－3）。

【病因】

引起咯血的原因很多，但以呼吸系统和循环系统疾病为主。

1. 支气管疾病 常见的有支气管扩张、支气管肺癌、支气管内膜结核和慢性支气管炎等。出血机制主要因炎症或肿瘤损害支气管黏膜或病灶毛细血管，使其通透性增高或破裂所致。

表1－3 咯血与呕血的鉴别

	咯血	呕血
病 史	肺结核、支气管扩张、肺癌、心脏病等	消化性溃疡、肝硬化等
出血前症状	喉部痒感、胸闷、咳嗽等	上腹不适、恶心、呕吐等
出血方式	咯出	呕出，可为喷射状
出血颜色	鲜红	棕黑色或暗红色，有时鲜红色
血内混有物	泡沫和（或）痰	食物残渣、胃液
黑 便	无（如咽下血液时可有）	有，可在呕血停止后仍持续数日
酸碱反应	碱性	酸性

2. 肺部疾病　常见的有肺结核、肺炎链球菌性肺炎、肺脓肿等，较少见的有肺梗死、恶性肿瘤转移、肺吸虫病等。肺结核为我国最常见的咯血原因。其出血机制为结核病使毛细血管渗透性增高，血液渗出，表现痰中带血丝、血点或小血块；如病变侵蚀小血管，使其破溃则引起中等量咯血；如空洞壁肺动脉分支形成的小动脉瘤破裂或继发结核性支气管扩张形成的小动静脉瘘破裂，则引起大量咯血，可危及生命。

3. 心血管疾病　较常见的是风湿性心脏病二尖瓣狭窄所致的咯血。某些先天性心脏病如房间隔缺损、动脉导管未闭引起肺动脉高压时，也可发生咯血。急性肺水肿时可咯粉红色泡沫痰。

4. 其他　血液系统疾病，如血小板减少性紫癜、白血病、血友病等；急性传染病，如肺出血型钩端螺旋体病、流行性出血热等均可引起咯血。

【问诊要点】

1. 病史　了解病人年龄，居住地，有无心、肺、血液系统疾病，有无结核病接触史等有助于诊断。要注意咯血诱因，既往咯血史，全身情况，有无吸烟史等。大咯血应与呕血相鉴别。青壮年咯血多见于肺结核、支气管扩张、风湿性心脏病二尖瓣狭窄等；中年以上，咯血痰或小量咯血，特别是有多年吸烟史的男性病人，除考虑慢性支气管炎外，尚须警惕支气管肺癌的可能性。并殖吸虫病（肺吸虫病）、流行性出血热、钩端螺旋体病等有严格的地区性，且并殖吸虫病患者有生食溪蟹、蝲蛄史。

2. 咯血的量及其性状　大量咯血常见于空洞型肺结核、支气管扩张和肺脓肿；中等量以上咯血可见于二尖瓣狭窄；其他原因所致的咯血量较少，或仅为痰中带血。咯血量较大而骤然停止可见于支气管扩张，因出血来自支气管动脉系统，压力高，出血量常较多，但动脉壁弹性好，收缩力强，可较快止血。血中混有黏液或脓性痰者，多系支气管或肺部炎症引起。咯粉红色泡沫痰为急性左心衰竭肺水肿的表现。血与痰相混者，常为肺和深部支气管的小血管破裂或炎症渗出的血，多见于肺炎。痰中带血多见于浸润型肺结核。多次反复少量咯血，要警惕支气管肺癌。

3. 咯血的伴随症状　①伴发热：可见于肺结核、肺炎链球菌性肺炎、肺脓肿、肺出血型钩端螺旋体病、流行性出血热、支气管肺癌等。②伴胸痛：可见于肺炎链球菌性肺炎、肺梗死、肺结核、支气管肺癌等。③伴呛咳：可见于支气管肺癌、肺炎支原体肺炎等。④伴脓痰：可见于支气管扩张、肺脓肿、空洞型肺结核并发感染、化脓性肺炎等。⑤伴皮肤黏膜出血：应考虑钩端螺旋体病、流行性出血热、血液病等。⑥伴黄疸：应考虑钩端螺旋体病、肺梗死及转移性肿瘤等。⑦伴进行性消瘦：多见于活动性肺结核与支气管肺癌。支气管扩张、肺囊肿与肺吸虫病人虽有反复咯血但全身情况尚佳。

【检查要点】

1. 排除口腔、咽、鼻部位出血　口腔与咽部出血易观察到局部出血灶。鼻腔出血多从前鼻孔流出，常在鼻中隔前下方发现出血灶，较易诊断。有时鼻腔后部出血量较多，可被误诊为咯血，如用鼻咽镜检查血液从后鼻孔沿咽壁下流，即可确诊。此外，还需检查有无鼻咽癌、喉癌、口腔溃疡、牙龈出血及咽喉炎的可能性。

2. 体格检查 注意观察有无黄疸、贫血、全身皮肤黏膜出血、杵状指（趾），心、肺有无异常体征，肝、脾与淋巴结有无肿大，有无体重减轻等。咯血开始时某侧呼吸音减弱或出现啰音，如止血后恢复正常，常表示该侧出血。

3. 实验室及其他检查

（1）痰液检查可发现结核菌、真菌、原虫、肺吸虫卵、癌细胞等。

（2）有指征时可作钩端螺旋体血清免疫反应、肺吸虫抗原皮内试验。

（3）血液常规、出凝血功能检查，必要时作骨髓检查，可明确出血性疾病的诊断。

（4）常规作胸部X线平片检查，必要时作CT检查，对胸肺疾病或心脏病的诊断有重要意义。胸部CT，特别是高分辨率CT可确诊支气管扩张。

（5）疑为先天性心脏病，需作超声心动图或右心导管检查。

（6）纤维支气管镜检查对原因未明的咯血提供诊断依据，并可在直视下进行活组织检查作病理学诊断。放射性核素扫描对肺栓塞、肺肿瘤的诊断常有帮助。

第五节　呼吸困难

呼吸困难（dyspnea）是指患者主观上感到空气不足，呼吸费力；客观上表现为呼吸频率、节律与深度的异常，严重时出现鼻翼扇动（nasal alae flap）、发绀（cyanosis）、端坐呼吸（orthopnea）及辅助呼吸肌参与呼吸活动。呼吸困难是呼吸功能不全及心功能不全的重要症状，由于通气不足、通气/血流比例失调、气体交换障碍以及肺淤血等所引起。

【病因】

引起呼吸困难的原因主要是呼吸系统和循环系统疾病。

1. 呼吸系统疾病

（1）肺部疾病：如肺炎链球菌性肺炎、肺淤血、肺水肿、肺不张、肺栓塞、细支气管肺泡癌等。

（2）呼吸道梗阻：如喉部炎症、水肿、肿瘤或异物所致的上呼吸道狭窄或梗阻；支气管哮喘、慢性阻塞性肺气肿所致下呼吸道痉挛或狭窄。

（3）胸廓活动障碍：如严重胸廓脊柱畸形、气胸、大量胸腔积液和胸廓外伤等。

（4）神经肌肉疾病：如脊髓灰质炎病变累及颈髓、急性多发性神经根炎和重症肌无力累及呼吸肌、药物（如氨基糖苷类）导致呼吸肌麻痹等。

（5）膈肌运动受限：如膈麻痹、高度鼓肠、大量腹水、腹腔巨大肿瘤、胃扩张和妊娠末期。

2. 心血管系统 各种原因所致的重度心力衰竭，特别是左心衰竭、心包填塞、原发性肺动脉高压等。

3. 中毒 如尿毒症、糖尿病酮症酸中毒、吗啡中毒、巴比妥类中毒、亚硝酸盐中毒、有机磷中毒和一氧化碳中毒等。

4. 血液病　如重度贫血、高铁血红蛋白血症和硫化血红蛋白血症等。

5. 神经精神因素　见于中枢神经系统病变，如脑出血、脑肿瘤压迫、脑外伤、脑炎、脑膜脑炎以及二氧化碳潴留所致呼吸功能障碍。精神因素所致呼吸困难如癔症等。

【发生机制】

1. 通气障碍　呼吸道阻塞（喉头水肿、喉头异物、慢性阻塞性肺疾病、支气管哮喘等）、胸廓与膈肌运动障碍（肋骨骨折、气胸等）时，因呼吸肌肌力减弱与活动受限，出现通气障碍，导致肺泡通气量降低、肺泡氧分压降低、二氧化碳潴留引起呼吸困难。

2. 弥散障碍　肺炎、重症肺结核、肺气肿、弥漫性肺纤维化、肺水肿、急性呼吸窘迫综合征等，可引起参与呼吸的肺泡减少，有效弥散面积减少，或肺泡膜厚度增加，出现弥散障碍，导致动脉血氧分压降低，引起缺氧。

3. 通气/血流比例失调　部分肺泡通气不足或部分肺泡血流不足等引起通气/血流比例失调，导致缺氧，引起呼吸困难。

4. 肺内动静脉分流增加　肺实变、肺淤血、肺不张和肺内动静脉瘘时，肺毛细血管混合静脉血流经无通气肺泡不能获得气体交换而流入肺静脉，发生低氧血症，引起呼吸困难。

【临床表现】

（一）肺源性呼吸困难

1. 吸气性呼吸困难　吸气显著困难，气道高度狭窄时呼吸肌极度紧张，胸骨上窝、锁骨上窝、肋间隙在吸气时明显凹陷，称为三凹征（three depressions sign），常伴有频繁干咳及高调的吸气性喘鸣音。见于各种原因引起的喉、气管、大支气管的狭窄与梗阻：①喉部疾患，如急性喉炎、喉水肿、喉痉挛、白喉、喉癌等；②气管疾病，如气管异物、支气管肿瘤或气管受压（甲状腺肿大、淋巴结肿大或主动脉瘤压迫）等。

2. 呼气性呼气困难　呼气显著费力，呼气时间延长而缓慢，伴有广泛哮鸣音。是由于肺组织弹性减弱及小支气管痉挛、狭窄，呼气时气流在肺泡和细支气管的阻力增大。常见于支气管哮喘、喘息型慢性支气管炎、慢性阻塞性肺气肿等。

3. 混合性呼吸困难　吸气与呼气均感费力，呼吸频率浅而快，常伴有呼吸音异常（减弱或消失），可有病理性呼吸音。是由于肺部病变广泛，呼吸面积减少，影响换气功能所致。见于重症肺炎、重症肺结核、大面积肺不张、大块肺梗死、大量胸腔积液和气胸等。

（二）心源性呼吸困难

主要由左心衰竭引起。左心衰竭发生呼吸困难的主要原因是肺淤血和肺泡弹性降低。其机制为：①肺淤血使气体弥散功能降低；②肺泡张力增高，刺激牵张感受器，通过迷走神经反射兴奋呼吸中枢；③肺泡弹性减弱，扩张与收缩能力降低，肺活量减少；④肺循环压力升高对呼吸中枢的反射性刺激。左心衰竭引起的呼吸困难，临床上主要有三种表现形式：

1. 劳力性呼吸困难　在体力活动时出现或加重，休息时减轻或缓解称之为劳力性呼吸困难（exertional dyspnea）。其发生机制：①体力活动时回心血量增多，加重肺淤血，造成肺毛细血管压力升高，肺顺应性降低，气道阻力增大。②体力活动时，心率加快，耗氧量增加，舒张期缩短，左心室充盈减少，加重肺淤血。③体力活动时，需氧量增加，因缺氧、二氧化碳潴留刺激呼吸中枢，发生呼吸困难。

2. 端坐呼吸 常表现为平卧时加重，端坐位时减轻，故被迫采取端坐位或半卧位以减轻呼吸困难的程度，称为端坐呼吸（orthopnea）。其发生机制主要是体位对心输出量和肺活量的影响：①平卧时，机体下半身的血液回流到右心增多，加重肺淤血、肺水肿；而坐位时血液由于重力作用，部分（可达15%）移至腹腔和下肢，使回心血量减少，减轻肺淤血。②坐位时膈肌下移，胸腔容积变大，肺活量增加，减轻呼吸困难。③坐位时因下垂性水肿，组织液回流减少，减轻肺淤血。

3. 夜间阵发性呼吸困难 左心衰竭时，因急性肺淤血常出现阵发性呼吸困难，多在夜间入睡后感到气闷而被憋醒，称为夜间阵发性呼吸困难（paroxysmal nocturnal dyspnea）。发作时，患者被迫坐起喘气和咳嗽，轻者数十分钟后症状消失，重者表现为面色青紫，大汗，呼吸有哮鸣声，咳浆液性粉红色泡沫样痰，查体两肺底湿啰音，心率增快，可出现奔马律。此种呼吸又称为心源性哮喘（cardiac asthma）。常见于高血压性心脏病、冠状动脉粥样硬化性心脏病、风湿性心瓣膜病、心肌炎等。其发生机制是：①患者平卧位时静脉血回流增多，且在白天因重力关系积聚在下垂部位组织间隙的水肿液吸收入血增多，使肺淤血、肺水肿加重。②卧位时膈肌上移，肺活量减少，发生呼吸困难。③入睡后迷走神经兴奋性相对升高，冠状动脉痉挛，支气管收缩，气道阻力增大。④入睡后中枢神经系统处于抑制状态，神经反射的敏感性降低，只有肺淤血比较严重、PaO_2 降到一定水平时，才足以刺激呼吸中枢，使患者突感呼吸困难而憋醒。

左心衰竭合并右心衰竭时，呼吸困难可减轻（肺淤血减轻），而发绀则可出现或加重。

（三）中毒性呼吸困难

1. 代谢性酸中毒 血中酸性代谢产物增多，强烈刺激呼吸中枢，出现深大而规则的呼吸，可伴有鼾声，称库斯莫尔（Kussmaul）呼吸，亦称酸中毒大呼吸。

2. 呼吸抑制药物 如吗啡、巴比妥类、有机磷农药中毒等引起呼吸中枢抑制、呼吸道痉挛及分泌物增加等，致呼吸减慢，也可呈潮式呼吸。

3. 急性感染 急性传染病如败血症、急性中毒性痢疾及各种原因引起的高热，由于机体代谢增加、体温增高及毒性代谢产物刺激呼吸中枢使呼吸加快。

4. 某些毒物 如一氧化碳中毒时，一氧化碳与血红蛋白结合成碳氧血红蛋白；亚硝酸盐中毒时，亚硝酸盐使血红蛋白转变为高铁血红蛋白，而失去携氧能力导致组织缺氧。氰化物中毒时，氰离子抑制细胞色素氧化酶的活性，影响细胞的呼吸作用，导致组织缺氧，引起呼吸加快。

（四）中枢性呼吸困难

重症颅脑疾病（如脑出血、颅内压增高、颅脑外伤），呼吸中枢因受增高的颅内压和供血减少的刺激，使呼吸变慢而深，并常伴有呼吸节律的异常，如呼吸遏止（呼吸突然停止)、双吸气（抽泣样呼吸）等。

（五）癔症性呼吸困难

癔症患者由于精神或心理因素的影响可有呼吸困难发作，其特点是呼吸非常频速（可达60~100次/分钟）和表浅，并常因换气过度而发生呼吸性碱中毒，出现口周、肢体麻木和手足搐搦，经暗示疗法，分散其注意力，或在睡眠中，可使呼吸困难减轻或消失。此外，还有一种呼吸，病人主观感到空气不足，偶尔出现一次深大呼吸，伴有叹气样呼气，在叹气之后自觉轻快，也属于神经症表现。

（六）其他

如重度贫血由于红细胞减少，红细胞携氧量降低，导致呼吸困难。在急性大出血或休克时，也可因缺血与血压下降刺激呼吸中枢而致呼吸困难。

【问诊要点】

1. 发病情况 注意询问是吸气性、呼气性，还是吸气、呼气均感困难，是突发性还是渐进性。一般突然发病者见于急性中毒、肺部急性感染、气胸、气管异物、支气管哮喘、急性左心衰竭等；缓慢发病者见于慢性呼吸道疾病，如肺结核、慢性阻塞性肺病、支气管扩张等。还应询问有无药物、毒物摄入及外伤史。

2. 发病诱因 劳累后出现呼吸困难，常是心功能不全的早期症状，亦可见于慢性阻塞性肺气肿、尘肺和先天性心脏病者。体位改变后呼吸困难加重，见于心功能不全（于卧位时加重）及一侧胸腔积液（向健侧卧位时加重）。

3. 伴随症状 ①伴发热：见于肺炎、肺脓肿、肺结核、胸膜炎、急性心包炎、神经系统疾病（炎症、出血）等；②伴咳嗽、咳痰：见于慢性支气管炎、阻塞性肺气肿并发感染、化脓性肺炎、肺脓肿等；③伴咯粉红色泡沫样痰：见于急性肺水肿；④伴大量咯血：常见于肺结核、支气管扩张；⑤伴心悸、下肢水肿：要考虑心脏疾患；⑥伴窒息感：可见于支气管哮喘、心源性哮喘、气管内异物及癔症等；⑦伴胸痛：见于肺炎链球菌性肺炎、渗出性胸膜炎、肺梗死、自发性气胸、支气管肺癌、急性心包炎、急性心肌梗死、纵隔肿瘤等；⑧伴昏迷：见于脑出血、脑膜炎、休克型肺炎、尿毒症、糖尿病酮症酸中毒、肺性脑病、急性中毒等。

【检查要点】

1. 观察呼吸频率、节律和深度的变化 呼吸频率加快见于呼吸系统疾病、心血管疾病、贫血、高热、癔症等；呼吸频率减慢是呼吸中枢受抑制的表现，见于麻醉药、安眠药中毒及颅内压增高。呼吸节律不规则是呼吸中枢衰竭的表现，表示病情严重。呼吸加深见于代谢性酸中毒；呼吸变浅见于肺气肿、脑外伤、呼吸肌麻痹等。

2. 重点检查胸肺和心脏 如有无桶状胸、语颤增强与减弱、病理性呼吸音、干湿性啰音等肺部体征；有无心律失常、心界扩大、心前区震颤、心脏杂音、奔马律等心脏体征。此外，也应注意有无肝脾肿大、腹部包块、腹水、水肿、杵状指（趾）等，对查出引起呼吸困难的原发疾病有帮助。

3. 实验室及其他检查

（1）血、尿、痰等常规检查：如血红蛋白、红细胞计数可诊断贫血；白细胞计数对感染性疾病有诊断价值；血糖、血尿素氮及肌酐测定，对糖尿病酮症酸中毒、尿毒症有诊断价值；痰直接涂片或培养可找到致病菌；中毒患者的呕吐物或排泄物毒理学分析等。

（2）可作血气分析以了解患者酸碱平衡状态及缺氧程度。当动脉血氧饱和度低于85%时可出现发绀。二氧化碳潴留时患者表现为呼吸浅表、头痛、多汗、周围血管扩张、皮肤潮湿红润等，严重时出现肌肉抽搐、扑翼样震颤、嗜睡、昏迷等。

（3）X线胸片，必要时作CT，观察气管、大支气管腔有无变窄或阻塞等。

（4）有指征时作纤维支气管内镜、心电图检查。

（5）肺血管造影、放射性核素肺扫描对肺栓塞、肺肿瘤的诊断有一定帮助。

（6）胸腔穿刺抽出积液或积气具有诊断与治疗的双重意义。

第六节　发　　绀

发绀（cyanosis）是指血液中脱氧血红蛋白增多，致使皮肤与黏膜呈青紫色的表现。但广义的发绀也包括少数由于异常血红蛋白衍化物（高铁血红蛋白、硫化血红蛋白）所致的皮肤黏膜青紫现象。发绀在皮肤较薄、色素较少和毛细血管丰富的部位（如口唇、鼻尖、颊部、耳垂）及距心脏较远的部位（手、足末梢）等处较易观察到。

【发生机制】

引起发绀的基本原因是由于血液中脱氧血红蛋白绝对含量增多所致。脱氧血红蛋白浓度可用血氧的未饱和度表示。正常动脉血氧未饱和度为5%，静脉内血氧未饱和度为30%，毛细血管中血氧未饱和度约为前二者的平均数。每1g血红蛋白约与1.34ml氧气结合。当毛细血管血液的脱氧血红蛋白量超过50g/L时，皮肤黏膜即可出现发绀。近年来，通过观察和分析发绀与动脉血氧饱和度（SaO_2）的关系，发现在轻度发绀者中，血红蛋白浓度正常，如$SaO_2 < 85\%$时，口腔黏膜和舌面的发绀已明确可辨，但在真性红细胞增多症时，SaO_2虽大于85%，亦会有发绀出现；相反，重度贫血（血红蛋白<60g/L）患者，即使SaO_2有明显降低，亦难发现发绀，因为血红蛋白量少，即使大部分被还原，也达不到使皮肤与黏膜呈现青紫色的临界值。可见临床所见发绀，有相当部分不能确切反映动脉血氧饱和度下降情况。

【病因与临床表现】

根据引起发绀的病因不同，可将发绀分为两大类。

1. 血液中脱氧血红蛋白增多

（1）中心性发绀：发绀的特点是全身性的，除四肢与面颊外，亦见于黏膜（包括舌及口腔黏膜）与躯干的皮肤，但皮肤温暖。它是由于心、肺疾病导致SaO_2降低引起。可分为：①肺性发绀：其发生机制是由于呼吸功能衰竭，通气或换气（通气/血流比例、弥散）

功能障碍，肺氧合作用不足，致体循环血液中脱氧血红蛋白含量增多而出现发绀。常见于各种严重呼吸系统疾病，如呼吸道（喉、气管、支气管）阻塞、肺部疾病（肺炎、阻塞性肺气肿、肺间质纤维化、肺淤血、肺水肿）和胸膜疾病（大量胸腔积液、自发性气胸）等。②心性混血性发绀：发绀机制是由于心与大血管之间存在异常通道，体循环动脉血与静脉血相混合，部分静脉血未通过肺进行氧合作用，即经异常通道分流混入体循环动脉血中，如分流量超过心输出量的1/3时，即可引起发绀。见于发绀型先天性心脏病，如法洛四联症、艾生曼格综合征等。

（2）周围性发绀：发绀是由于周围循环血流障碍所致。发绀特点是：常见于肢体末梢与下垂部位，如肢端、耳垂与鼻尖，这些部位的皮肤冰冷，若加温或按摩使其温暖，发绀可消退。这一特点有助于与中心性发绀相鉴别。此型发绀又可分为：①淤血性周围性发绀：如右心衰竭、缩窄性心包炎、局部静脉病变（血栓性静脉炎、上腔静脉综合征、下肢静脉曲张）等，发生机制是因体循环淤血，周围血流缓慢，氧在组织中消耗过多所致；②缺血性周围性发绀：常见于重症休克，由于周围血管痉挛收缩，循环血容量不足，血流缓慢，周围组织缺氧，致皮肤黏膜呈青紫色。此外，局部血循环障碍，如血栓闭塞性脉管炎、雷诺病、肢端发绀症、严重受寒等，由于肢体动脉阻塞或末梢小动脉强烈痉挛、收缩，可引起局部冰冷与发绀。真性红细胞增多症所致发绀亦属周围性，除肢端外口唇亦可发绀，由于红细胞过多，血液黏稠，致血流缓慢，周围组织摄氧过多，脱氧血红蛋白含量增高所致。

（3）混合性发绀：中心性发绀与周围性发绀并存。可见于心力衰竭，因肺淤血或支气管-肺病变，致肺内氧合不足以及周围血流缓慢，血液中的氧气在周围毛细血管内被组织摄取过多所致。急性低张力性缺氧，如快速登上4000米以上的高原时，可在1~4天内发生肺水肿，患者除了呼吸困难、血性泡沫痰外，尚有皮肤黏膜发绀等表现。

2. 血液中存在异常血红蛋白衍化物

（1）高铁血红蛋白血症：当血中高铁血红蛋白（methemoglobin）含量达30g/L时，即可出现发绀。此种情况可由于亚硝酸盐、氯酸钾、次硝酸铋等氧化剂中毒引起。发绀特点是急骤出现，暂时性，病情严重，经过氧疗青紫不减，静脉注射亚甲蓝溶液、硫代硫酸钠或大剂量维生素C均可使青紫消退。较常见于食用含有大量硝酸盐的变质蔬菜或腌菜后，经肠道细菌将硝酸盐还原为亚硝酸盐，导致高铁血红蛋白血症，称为肠源性发绀（enterogenous cyanosis），临床上表现为患者皮肤和黏膜呈咖啡色，类似于发绀的颜色。

自幼即有发绀，有家族史，而无心肺疾病及引起异常血红蛋白的其他原因，但分光镜检查发现高铁血红蛋白的患者，属先天性高铁血红蛋白血症。

（2）硫化血红蛋白血症：能引起高铁血红蛋白血症的药物或化学物质也能引起硫化血红蛋白血症，但先决条件是患者须同时有便秘或服用含硫的氨基酸药物在肠内形成大量硫化氢，作用于血红蛋白，而生成硫化血红蛋白。当血中含量达5g/L时，即可出现发绀。发绀的特点是持续时间长，可达几个月或更长。患者血液呈蓝褐色，分光镜检查可确定硫化血红蛋白的存在。

【问诊要点】

1. 发病年龄与起病时间 新生儿发绀最常见的原因是心肺部病变，主要见于肺不张或先天性心血管病（如法洛四联症）。青少年时期发绀提示先天性心血管病、严重风心病。成人和老年人的发绀多因肺部疾病引起。

2. 发绀部位与范围 发绀是周身性抑或局部性，如为周身性发绀，则当询问有无心悸、气急、胸痛、咳嗽、昏厥、尿少等心、肺疾病症状。周围性发绀则当注意是上半身抑或某个肢体或肢端，有无局部肿胀、疼痛、肢凉、受寒情况。如肢端发绀常见于末梢动脉痉挛、血管闭塞性脉管炎、雷诺病等。

3. 有关药物或化学物质摄入史 如无心、肺表现，发病又较急，则应询问有无摄取相关药物、化学物品、变质蔬菜和在持久便秘情况下过多食蛋类与硫化物病史。

4. 伴随症状 ①伴呼吸困难：突然发作的高度呼吸困难，常见于急性呼吸道梗阻、气胸等；活动时呼吸困难，常见于各种原因所致的心功能不全及肺疾患。②伴杵状指（趾）：说明发绀严重，病程较长，主要见于发绀型先天性心脏病及某些慢性阻塞性肺部疾病。③伴衰竭表现和意识障碍：常见于某些药物或化学物质急性中毒、休克、急性肺部感染或急性心功能不全等。

【检查要点】

1. 确定发绀的类型 重点检查皮肤、黏膜，注意发绀的程度与出现的部位，有无杵状指（趾）及呼吸困难，有无心、肺、血管疾病的体征及肝脾肿大，有无意识障碍等。

2. 实验室检查 血气分析可了解动脉血氧饱和度（SaO_2）和动脉血氧分压（PaO_2）。血中高铁血红蛋白、硫化血红蛋白可用分光镜检测。

3. 器械检查 发绀型先天性心脏病患者需做超声心动图、选择性心血管造影等检查。

第七节 心　悸

心悸（palpitation）是指患者自觉心跳或心慌，常伴有心前区不适感。体格检查可发现心率加快或减慢，心律规则或不规则，部分患者亦可正常。通常当心率加快时患者感到心脏跳动不适，心率缓慢时则感搏动有力。

【发生机制】

心悸发生机制尚未完全清楚，一般认为心脏活动过度或失常以及患者神经敏感性均是心悸发生的基础，常与心率、心律及心搏出量改变有关。心动过速时，舒张期缩短，心室充盈不足，当心室收缩时心室肌与心瓣膜的紧张度突然增加，可引起心搏增强而感心悸。心脏活动过度时，心室内压在心肌等长收缩期间迅速增高，心音（主要是第一心音）增强，收缩期缩短，喷射速度增快等，都可引起心悸。心律失常引起的心悸与心律失常出现及存在时间的长短有关，如过早搏动，在一个较长的代偿期之后的心室收缩，往往强而有力，会出现心悸。突然发生的阵发性心动过速心悸往往较明显，而慢性心律失常（如持续性心房颤动）可因逐渐适应而无明显心悸。心悸的发生常与精神因素有关，焦虑、紧张及注意力集中时易于出现。

【病因】

1. 心脏搏动增强 心脏收缩力增强引起的心悸，可为生理性或病理性。生理性者见于健康人在剧烈运动或精神受刺激后，也可因饮酒、浓茶、咖啡、大量吸烟后，或应用某些药物如肾上腺素、麻黄碱、咖啡因、阿托品、甲状腺素片等，但历时短暂，心悸程度与以上物品摄入量大小及个体神经敏感性有关。病理性者见于下列情况：

（1）心室肥大：高血压心脏病、风湿性主动脉瓣关闭不全或二尖瓣关闭不全等引起的左心室肥大，心脏收缩力增强，可引起心悸。动脉导管未闭、室间隔缺损因分流而进入相应心室的血液增多，增加心脏的工作量，也可引起心悸。

（2）心脏搏出量增加：高热或甲状腺功能亢进症时，基础代谢率与交感神经兴奋性增高，机体耗氧增加，导致心率加快、心搏量增加引起心悸。贫血时血液携氧量减少，器官及组织缺氧，机体为保证氧的供应，通过加快心率，增加搏出量来代偿，故引起心悸。此外，交感兴奋性增高、低血糖发作、嗜铬细胞瘤引起的肾上腺素分泌增多，也可发生心悸。

2. 心律失常

（1）心动过速：各种原因引起的窦性心动过速、阵发性室上性或室性心动过速等，均可发生心悸。

（2）心动过缓：严重房室传导阻滞（Ⅱ度、Ⅲ度房室传导阻滞）、窦性心动过缓或病态窦房结综合征，由于心率缓慢，舒张期延长，心室充盈度增加，心搏强而有力，引起心悸，尤其在心率突然变慢时感觉更明显。

（3）心律不齐：过早搏动、心房颤动等，由于心脏跳动不规则或有一段间歇，使病人感到心悸甚至有停跳感觉。

3. 心脏神经症 心脏本身并无器质性病变，是由自主神经功能紊乱所引起，多见于青年女性。临床表现除心悸外常有多种神经症状，如叹气样呼吸、心前区或心尖部隐痛、头晕、头痛、失眠等表现，心悸发作常与精神因素有关。β肾上腺素能受体功能亢进综合征也与自主神经功能紊乱有关，易在紧张时发生，除心悸、心动过速、胸闷、头晕外，尚可有心电图的一些改变，出现窦性心动过速、轻度ST段下移及T波平坦或倒置，易与心脏器质性病变相混淆。本病通过普萘洛尔试验可以鉴别，在应用普萘洛尔后，心电图可恢复正常，提示其改变为功能性。

心悸常见于心脏病患者，但心悸不一定有心脏病；反之，心脏病患者也可不发生心悸。

【问诊要点】

1. 病史和诱因 有无心脏病、内分泌、贫血、神经症等疾病史，有无嗜好浓茶、咖啡、烟酒情况，有无精神刺激史。

2. 发作特点 有无心前区痛、发热、头晕、头痛、晕厥、抽搐、呼吸困难、消瘦及多汗、失眠、焦虑等相关症状；心悸是偶发性还是经常性，偶发性常见于阵发性心动过速、过早搏动等，经常性多见于器质性心脏病；心悸呈突发突止者多见于阵发性心动过速。

3. 伴随症状 ①伴心前区痛：见于缺血性心脏病（如心绞痛、心肌梗死）、心肌炎、心包炎，亦可见于心脏神经症等。②伴晕厥或抽搐：见于严重房室传导阻滞、心室颤动或阵发性室性心动过速、病态窦房结综合征等。③伴发热：见于急性传染病、风湿热、心肌炎、心包炎、感染性心内膜炎等。④伴面色苍白、无力：可能是严重贫血所致。⑤伴呼吸困难：见于急性心肌梗死、心包炎、心肌炎、心力衰竭、慢性阻塞性肺疾病、重症贫血等。⑥伴消瘦及出汗：见于甲状腺功能亢进症。⑦伴失眠多梦：见于心脏神经症。

【检查要点】

1. 体格检查 以心脏检查为重点，注意心界是否扩大，心率快慢，心律是否规则，心音强弱，各瓣膜听诊区有无杂音。还应注意体温、脉搏、呼吸、血压，有无贫血，甲状腺有无肿大及血管杂音等。

2. 实验室检查 血常规，血沉，有指征时做抗“O”、血清心肌酶测定，有助于心肌疾病的诊断。血清三碘甲状腺原氨酸（T_3）、甲状腺素（T_4）、促甲状腺激素（TSH）测定有助于甲状腺功能亢进症的诊断。

3. 器械检查 常规做心电图，有指征时作 X 线胸部摄片、超声心动图、放射性核素甲状腺吸^{131}碘率测定等。

第八节 水 肿

过多的液体在组织间隙或体腔内聚积称为水肿（edema），其中发生于体腔内者，称为积液。水肿可分为全身性水肿（anasarca）和局部性水肿（local edema）两大类。

【发生机制】

人体体液总容量和组织间液容量是相对稳定的。当体内外液体交换和（或）血管内外液体交换平衡失调，导致体内钠、水潴留，过多的液体在组织间隙或体腔内聚积，从而产生水肿。

1. 体内外液体交换平衡失调——钠水潴留 某些疾病引起肾小球滤过率下降和（或）肾小管对钠、水重吸收增多，球-管平衡失调，导致钠水潴留。

（1）肾小球滤过率下降：①肾小球滤过面积明显减少：如各种肾炎。②有效滤过压下降：有效循环血量明显减少，如充血性心力衰竭、肾病综合征，由于肾血流量减少，引起入球小动脉收缩，从而降低有效滤过压。此外，尿路梗阻也可致有效滤过压下降。

（2）肾小管重吸收钠、水增多：①心房肽（ANP）分泌减少：ANP 有排钠利尿作用，有效循环血量减少，ANP 分泌减少，近曲小管对钠水的重吸收增加。②肾小球滤过分数增加：肾小球滤过分数 = 肾小球滤过率/肾血浆流量。充血性心力衰竭、肾病综合征等有效循环血量减少的疾病，因出球小动脉收缩比入球小动脉收缩明显，肾小球滤过率相对增高，导致肾小球滤过分数增加，于是近曲小管重吸收钠、水增多。③醛固酮、抗利尿激素增多：有效循环血容量下降或其他原因所致的肾血流量减少可导致醛固酮分泌增加，肝脏功能障碍可导致醛固酮灭活减少，两者均可导致醛固酮增加。醛固酮增加导致钠潴留，血浆渗透压增高，刺激抗利尿激素分泌增加。

2. 血管内外液体交换平衡失调——组织液增多 以下因素都可导致组织液形成增多，产生水肿。①毛细血管流体静压升高，如静脉回流受阻。②血浆胶体渗透压下降，如低蛋白血症。③毛细血管壁通透性增加，如炎症。④淋巴回流受阻，如丝虫病。

一般认为，在大多数全身性水肿中，钠、水潴留是产生水肿的主要机制。

【病因】

（一）全身性水肿

1. 心源性水肿（cardiac edema） 常见的病因有右心衰竭、缩窄性心包炎。水肿与下列因素有关：①心输出量减少，醛固酮、抗利尿激素分泌增多，心房肽分泌减少。②体循环回心血流受阻，静脉淤血，毛细血管流体静水压增高，引起组织液形成增多，出现水肿。水肿特点是下垂性水肿。水肿最早出现于踝内侧，经常卧床者则最早出现于腰骶部，这主要与重力效应有关。心源性水肿常伴有右心衰竭的临床表现，如颈静脉怒张、肝肿大、肝－颈静脉反流征阳性，严重者可出现胸水、腹水、心包积液、颜面浮肿。

2. 肾源性水肿（renal edema） 多由各种肾炎和肾病综合征等引起。水肿产生机制主要有：①肾小球滤过率下降，而肾小管重吸收钠、水增多。②大量蛋白尿致低蛋白血症，血浆胶体渗透压下降。③肾实质缺血激活肾素－血管紧张素－醛固酮系统，引起体内钠、水潴留。水肿特点：早期为早晨起床后出现眼睑或颜面水肿，以后发展为全身水肿。临床上常伴高血压、蛋白尿、管型尿、血尿等肾脏受损的表现。

3. 肝源性水肿（hepatic edema） 常见于各种病因引起的肝硬化、重症肝炎。腹水产生的机制有：①门静脉高压。②肝淋巴液生成增多：肝静脉压力低，管壁薄弱，故最易受增生的结缔组织和再生结节的挤压而扭曲、闭塞，使肝窦内的血液不易排出，肝窦内压因而增高。包括蛋白质在内的血浆成分进入肝组织间隙，成为肝淋巴液，过多的淋巴液从肝脏表面漏出，形成腹水。③低蛋白血症。④继发性醛固酮增多，钠、水潴留。⑤肾小球滤过率下降：大量血液“扣留”在近门静脉的脏器内，以致有效循环血量减少，肾小球滤过率下降。

水肿的主要表现为腹水，腹水出现前也常表现有轻度下肢水肿。肝源性水肿常伴有肝功能受损及门静脉高压等临床表现。

4. 营养不良性水肿（nutritional edema） 见于营养物质缺乏或慢性消耗性疾病引起的低蛋白血症和维生素 B_1 缺乏。水肿出现前常有消瘦，体重减轻。一旦及时补充了足够的蛋白质及维生素 B_1 后水肿迅速消退。

5. 内分泌源性水肿（edema of endocrinopathy） ①黏液性水肿：特点为非凹陷性，颜面及下肢较明显。常见于甲状腺功能减退症、垂体前叶功能减退症等疾病。②其他的内分泌源性水肿：皮质醇增多症、原发性醛固酮增多症、经前紧张综合征。

6. 其他 某些结缔组织疾病、妊娠高血压综合征、血清病、间脑综合征、特发性水肿、药物性水肿。

临床上心源性水肿与肾源性水肿常需鉴别，鉴别要点见表1－4。

表1－4 心源性水肿与肾源性水肿的鉴别

	肾源性水肿	心源性水肿
开始及蔓延	眼睑、颜面开始，蔓延及全身	低垂部开始，向上延及全身
发展速度	水肿发展迅速	水肿发展较缓慢
水肿性质	质软而移动性大	较坚实，移动性小
伴随症状	高血压、蛋白尿、血尿、管型尿	心脏扩大、颈静脉怒张、肝肿大、肝－颈静脉反流征阳性
超声检查	肾脏大小改变，肾实质弥漫性病变	心脏扩大或心包病变，下腔静脉增宽

（二）局部性水肿

常见的病因有：①各种组织炎症引起的局部红肿。如丹毒、蜂窝组织炎。②静脉阻塞，如静脉血栓形成、静脉炎、肿瘤压迫静脉。③淋巴回流受阻，如丝虫病、淋巴管炎、肿瘤压迫。④血管神经性水肿，常由变态反应所致。

【问诊要点】

1. 水肿开始的部位及蔓延情况。是否以腹水为主。

2. 既往疾病史，尤其是心、肝、肾、内分泌及结缔组织疾病史。是否有应用肾上腺皮质激素、睾丸酮、雌激素等药物史。

3. 伴随症状　①伴颈静脉怒张、肝－颈静脉反流征阳性，见于心源性水肿。②伴高血压、蛋白尿、血尿、管型尿，见于肾源性水肿。③伴肝掌、蜘蛛痣、黄疸、腹壁静脉曲张、脾肿大，见于肝源性水肿。④伴乏力、怕冷、毛发脱落、反应迟钝，见于黏液性水肿。⑤伴消瘦、贫血，见于营养不良性水肿。

4. 女性患者应注意水肿与月经、妊娠、体位的关系。

【检查要点】

1. 水肿特点　水肿为全身性或局部性，分布情况，是否凹陷，水肿是较易扩散或坚实不易扩散。

2. 全身体检　重点检查：①皮肤：有贫血者多见于肾源性水肿及营养不良性水肿。毛发枯燥而稀疏，皮肤苍黄而干燥者，见于甲状腺功能减退症。②心血管系统：心脏扩大、颈静脉怒张、肝－颈静脉反流征阳性者见于心源性水肿。③腹部：有无腹壁静脉曲张、肝脾肿大、肾区叩击痛。④局部水肿，如有红、肿、热、痛者，见于炎性水肿；可扪及条索状、疼痛的静脉者，见于静脉炎或血栓性静脉炎；淋巴管炎可发现肢体相应部位红线且疼痛。

3. 实验室检查　重点做尿液检查，肝、肾功能检查。必要时选择相应内分泌功能检查及自身抗体检查。

4. 器械检查 有指征地选择心血管的X线检查，心、肝、肾、血管超声检查。

第九节 恶心与呕吐

恶心（nausea）为上腹不适、欲呕的感觉。恶心常为呕吐前奏，多伴有流涎、皮肤苍白、出汗、心动过缓、血压下降等迷走神经兴奋症状。呕吐（vomiting）是指胃或部分小肠内容物反流，经食管从口腔排出体外的一种复杂的反射动作。无恶心与呕吐协调运动，胃内容物经食道、口腔溢出体外，称反食。反食而再行咀嚼下咽者为反刍。这些都与呕吐不同，易于区别。

恶心常伴呕吐，但二者均可单独出现。呕吐可将胃内有害物吐出，具有一定的保护作用。但反复、持续剧烈的呕吐会导致水电解质与酸碱平衡紊乱及营养障碍，有时还会引起食管贲门黏膜撕裂（即 Mallory - Weiss syndrome）。神志不清者，呕吐物易误吸造成吸入性肺炎，甚至窒息而危及生命，应予高度重视。

【发生机制】

呕吐由延髓的两个位置相邻而功能不同的中枢控制。一个是呕吐中枢，为神经反射中枢，可引起呕吐动作。它接受内脏、躯体、大脑皮质、前庭器官以及化学感受器触发带的传入冲动，产生呕吐反射。另一个为化学感受器触发带，其本身不能产生呕吐反射动作。它接受多种药物、化学物、内生代谢物（如吗啡、洋地黄、雌激素、氮芥、硫酸铜、氮质血症、酮体）的刺激，引起兴奋，产生神经冲动，并将冲动传入呕吐中枢，再引起呕吐动作。呕吐过程为内脏与躯体的协调反射运动，首先是胃窦及幽门区收缩与关闭，胃逆蠕动，胃体与胃底张力减低，继而贲门开放，最后膈肌、肋间肌及腹肌突然收缩，腹压骤增，迫使胃内容物通过食道、咽部而排出体外。

【病因】

许多疾病都可引起恶心与呕吐，通常按产生机制不同，大致分以下四类。

（一）反射性呕吐

1. 消化系统疾病 是引起反射性呕吐最常见的一类病因。

（1）胃肠病变：胃源性呕吐如急性或慢性胃炎、急性食物中毒、消化性溃疡、胃肿瘤、幽门梗阻、非溃疡性消化不良等。胃源性呕吐的特点：常与进食有关，常伴有恶心先兆，吐后感轻松。肠源性呕吐如急性肠炎、急性阑尾炎、肠梗阻等。肠梗阻者常伴腹痛、肛门停止排便排气。

（2）肝、胆、胰与腹膜病变：如急性或慢性肝炎、急性或慢性胆囊炎、胆石症、胆道蛔虫、急性胰腺炎、急性腹膜炎等。它们的共同特点是有恶心先兆，呕吐后不觉轻松。

2. 呼吸系统疾病 百日咳、急性或慢性支气管炎、支气管扩张、肺炎、急性胸膜炎、肺梗死等。

3. 心脏血管疾病 如急性心肌梗死、充血性心力衰竭、急性心包炎、主动脉夹层分离等。

4. 泌尿生殖系统疾病 如泌尿系统结石、急性肾炎、急性肾盂肾炎、急性盆腔炎、急性输卵管炎等。

5. 其他 如急慢性咽炎、青光眼、屈光不正、急性鼻窦炎、急性中毒、令人嫌恶的景象与气味。

（二）中枢性呕吐

1. 中枢神经系统疾病 ①脑血管疾病：如高血压脑病、脑梗死、脑出血、椎-基底动脉供血不足等。②感染：如脑炎、脑膜炎、脑脓肿、脑寄生虫等。③各种病因引起的颅内高压。颅内高压呕吐的特点是呈喷射状，常无恶心先兆，吐后不感轻松。常伴剧烈头痛、血压升高、脉搏减慢、视神经乳头水肿。④其他：如偏头痛、颅脑外伤。

2. 全身疾病 ①感染。②内分泌与代谢紊乱：如早孕反应、甲状腺危象、Addison 病危象、糖尿病酮症酸中毒、尿毒症、水电解质及酸碱平衡紊乱等。③其他：如休克、缺氧、中暑、急性溶血。

3. 药物反应与中毒 药物反应如洋地黄、吗啡、雌激素、雄激素、环磷酰胺。中毒如有机磷农药中毒、毒蕈中毒等。

（三）前庭障碍性呕吐

常见于迷路炎、梅尼埃病、晕动病。常伴眩晕、皮肤苍白、血压下降、心动过缓等症状。

（四）神经性呕吐

常见于胃神经症、癔症等。常伴失眠、焦虑、抑郁、头痛等神经症症状。

【问诊要点】

1. 呕吐与进食的关系 进食后出现的呕吐多见于胃源性呕吐。如餐后骤起而集体发病见于急性食物中毒。胃炎、幽门痉挛、神经症的呕吐也常发生在进食后。幽门梗阻发生的呕吐多在餐后 6 小时以后。

2. 呕吐发生时间 晨间呕吐发生在育龄女性要考虑早孕反应。尿毒症、慢性乙醇中毒也常出现晨间呕吐。鼻窦炎、慢性咽炎常有晨起恶心与干呕。服药后出现呕吐应考虑药物反应。乘飞机、车、船发生呕吐常提示晕动病。

3. 呕吐特点 有恶心先兆，呕吐后感轻松者多见于胃源性呕吐。喷射状呕吐多见于颅内高压。无恶心，呕吐不费力，全身状态较好者多见于神经性呕吐。

4. 呕吐物性质 呕吐物呈咖啡色，见于上消化道出血。呕吐隔餐或隔日食物，并含腐酵气味，见于幽门梗阻。呕吐物含胆汁者多见于十二指肠乳头以下的十二指肠或空肠梗阻。呕吐物有粪臭者提示低位肠梗阻。呕吐物中有蛔虫者见于胆道蛔虫、肠道蛔虫。

5. 伴随症状 ①伴发热见于全身或中枢神经系统感染、急性细菌性食物中毒。②伴剧烈头痛见于颅内高压、偏头痛、青光眼。③伴眩晕及眼球震颤见于前庭器官疾病。④伴腹泻见于急性胃肠炎、急性中毒、霍乱等。⑤伴腹痛见于急性胃肠炎、急性胰腺炎、急性阑尾炎及空腔脏器梗阻等。⑥伴黄疸见于急性肝炎、胆道梗阻、急性溶血。⑦伴贫血、水肿、蛋白尿见于肾功能不全。

【检查要点】

1. 体格检查　以腹部为重点，注意有无胃肠蠕动波及胃型与肠型、肝脾肿大、压痛、反跳痛、腹肌紧张、肠鸣音异常、震水音等。神经系统应注意意识状态、瞳孔大小、脑膜刺激征及病理反射等。还应注意有无发热、黄疸、呼出异常气味。有指征时进行五官科检查。

2. 实验室检查　包括呕吐物检验，血、尿、大便常规检查。疑肝脏病变，可做肝功能检查；疑肾衰竭，应做肾功能检查；疑脑膜炎，应做脑脊液检查；疑内分泌代谢疾病，需做血液生化及内分泌功能检查。

3. 器械检查　消化道疾病可选择X线钡餐、内镜、超声检查。疑颅内占位性病变，可做头颅CT检查。疑前庭器官病变，可做前庭功能检查。

第十节　呕血与黑便

呕血（hematemesis）和黑便（melena）是上消化道出血的主要症状，而暗红或鲜红的便血则多提示下消化道出血。但上消化道出血，若出血量大、速度快，可出现红色大便；下消化道出血，若位置高（如高位小肠出血），停留时间长，也可出现黑便。

上消化道指屈氏韧带以上的消化道，包括食管、胃、十二指肠。临床上，上消化道出血包括食管、胃、十二指肠疾病、肝脏病变、门静脉高压及全身性疾病所致的上消化道出血，还包括胰腺、胆道出血及胃空肠吻合术后的空肠出血。

【病因】

1. 食管疾病　食管与胃底静脉曲张破裂、食管炎、食管癌、食管贲门黏膜撕裂、食管异物、食管裂孔疝。大出血者常见于食管与胃底静脉曲张破裂及食管异物刺穿主动脉。

2. 胃及十二指肠疾病　最常见的原因是消化性溃疡。非甾体类抗炎药及应激所致的胃黏膜病变出血也较常见。其他病因有胃肿瘤、急性及慢性胃炎、胃黏膜脱垂症、十二指肠炎等。

3. 肝、胆、胰的疾病　肝硬化、门静脉高压引起的食管与胃底静脉曲张破裂是引起上消化道出血的常见病因。胆道感染、胆石症、胆道肿瘤可引起胆道出血。胰腺癌、急性重症胰腺炎也可引起上消化道出血，但均少见。

4. 全身性疾病　①血液疾病：凡能引起凝血与止血功能障碍的疾病都可能引起上消化道出血，如白血病、再生障碍性贫血、血小板减少性紫癜、过敏性紫癜、弥散性血管内凝血（DIC）等。②急性传染病：肾综合征出血热、钩端螺旋体病、急性重症肝炎等。③其他：尿毒症、肺心病、结节性多动脉炎等。

引起上消化道出血的疾病很多，临床上前三位的病因分别是：消化性溃疡、食管与胃底静脉曲张破裂、急性胃黏膜病变。

【临床表现】

呕血与黑便是上消化道出血的主要表现，但临床表现的差异取决于出血的部位、出血的量及速度。一般说来，呕血者均伴有黑便，而黑便者不一定伴有呕血。幽门以下的出血常无呕血，血液经肠道时，血红蛋白中的铁与肠内硫化物结合成硫化铁而表现为黑便，更由于附有黏液而发亮，呈柏油样，故又称柏油样便（tarry stool）；而幽门以上的出血则往往兼有呕血。但是，如幽门以下的出血，量大且速度快，可反流入胃引起呕血。幽门以上的出血如量少，也可无呕血，而只表现为黑便；出血量大时，呕吐物为暗红色，甚至鲜红色或混有血凝块。胃内出血量少时，血红蛋白经酸作用后变成酸化正铁血红蛋白，呕吐物为咖啡色或棕褐色。尤其值得注意的是少数急性上消化道大出血的病人，早期无呕血及黑便，而表现为急性周围循环衰竭，应及时直肠指检，发现未排出的血便而早期作出诊断。

其他的表现与出血量多少有关。出血量大时，可出现贫血、发热及头昏、心悸、口渴、冷汗、晕厥、尿少、血压下降、脉搏增快等急性失血症状，还可出现血尿素氮浓度增高，即肠源性氮质血症。

【问诊要点】

1. 是否为上消化道出血 呕血应与咯血及口、鼻、咽喉部位出血鉴别。黑便应与食动物血、铁剂、铋剂等造成的黑便鉴别。

2. 估计出血量 出血量达 5ml 以上可出现大便隐血试验阳性。达 60ml 以上可出现黑便，胃内蓄积血量达 300ml 可出现呕血。出血量一次达 400ml 以上可出现头昏、眼花、口干、乏力、皮肤苍白、心悸不安、出冷汗，甚至昏倒。出血量达 800 ~ 1000ml 以上可出现周围循环衰竭。评估出血量还应参考呕血及便血量、血压及脉搏情况、贫血程度等。

3. 诱因 如饮食不节、饮酒及服用某些药物、严重创伤等。

4. 既往病史 重点询问有无消化性溃疡、肝炎、肝硬化以及长期服药史。

5. 伴随症状 ①伴慢性、周期性、节律性上腹痛，见于消化性溃疡。②伴蜘蛛痣、肝掌、黄疸、腹壁静脉曲张、腹水、脾肿大，见于肝硬化门静脉高压。③伴皮肤黏膜出血者，见于血液病及急性传染病。④伴右上腹痛、黄疸、寒战高热者，见于急性梗阻性化脓性胆管炎。

【检查要点】

1. 体格检查 进行系统全面的体格检查。首先注意体温、脉搏、呼吸、血压等生命体征。重点检查有无肝病面容、黄疸、出血点、毛细血管扩张、蜘蛛痣、肝掌，腹部有无腹壁静脉曲张、上腹部压痛、肝脾肿大及腹水。

2. 实验室检查 大便检查有助于上消化道出血的诊断。血常规有助于出血量的评估；白细胞及血小板减少，肝功能检查异常应考虑肝硬化、门静脉高压。必要时做肾功能及止血、凝血功能检查。

3. 器械检查 ①上消化道内镜检查：是当前诊断上消化道出血的首选方法，而且可用于出血的治疗。②腹部超声检查：对排除肝、胆、胰的疾病有帮助。③X 线钡餐检查：检查时间的选定仍有争议。过早可能引起再出血，过晚阳性率下降。一般主张出血停止数天后进行。不过目前多为上消化道内镜所取代。④选择性动脉造影：经内镜检查诊断仍不明时选用。

第十一节　腹　　泻

排便次数增多（>3 次/日）、粪便量增加（>200g/d）伴有粪质稀薄，甚至带有黏液、脓血，称为腹泻（diarrhea）。临床上分急性腹泻、慢性腹泻两大类，病程在 4 周以内为急性腹泻，4 周以上为慢性腹泻。

【发生机制】

腹泻发生的机制主要与肠蠕动过快、胃肠黏膜分泌亢进、肠黏膜炎症渗出及肠吸收不良有关。一般可归纳为以下几类：

1. 分泌性腹泻（secretory diarrhea）　胃肠黏膜分泌亢进所致。霍乱弧菌肠毒素引起的大量水样腹泻即属于典型的分泌性腹泻。产生机制为霍乱弧菌肠毒素激活肠黏膜细胞内的腺苷酸环化酶，促使环磷酸腺苷（cAMP）含量增加，使水与电解质分泌到肠腔增多，从而导致腹泻。胃泌素瘤、血管活性肠肽（VIP）瘤所致的腹泻也属分泌性腹泻。

2. 渗透性腹泻（osmotic diarrhea）　肠内容物渗透压增高，影响肠腔内水与电解质的吸收而致腹泻。如口服盐类泻药或甘露醇所致腹泻，乳糖酶缺乏症所致腹泻也属此类。

3. 吸收不良性腹泻（malabsorption diarrhea）　由于肠黏膜的吸收面积减少或吸收障碍所致。如短肠综合征、吸收不良综合征等。

4. 渗出性腹泻（exudative diarrhea）　由肠黏膜炎症渗出所致，见于各种肠道炎症，如细菌性痢疾、溃疡性结肠炎、克罗恩（Crohn）病、结肠癌并发感染等。

5. 动力性腹泻（motility diarrhea）　由肠蠕动增快引起，见于急性肠炎、甲状腺功能亢进症、类癌综合征、肠易激综合征等。

【病因】

（一）急性腹泻

1. **急性肠道疾病**　①各种病原微生物及寄生虫引起的急性肠道感染，如病毒性肠炎、急性细菌性痢疾、霍乱、空肠弯曲菌肠炎、侵袭性大肠杆菌肠炎、假膜性肠炎、急性出血性坏死性肠炎、白色念珠菌肠炎、急性阿米巴痢疾、急性血吸虫病等。②细菌性食物中毒，常见的有沙门菌属性、金黄色葡萄球菌性、变形杆菌性及嗜盐菌性食物中毒、肉毒中毒等。③其他：Crohn（克罗恩）病或溃疡性结肠炎急性发作、放射性肠炎、急性肠道缺血。

2. 急性中毒　如毒蕈、鱼胆、河豚、发芽马铃薯、有机磷、砷等中毒。

3. 全身性疾病　①急性全身感染：伤寒、副伤寒、急性病毒性肝炎、钩端螺旋体病、败血症等。②变态反应性疾病：过敏性紫癜、变态反应性胃肠病。③内分泌疾病：甲状腺危象、肾上腺皮质功能减退性危象。④药物副作用：如 5－氟尿嘧啶、利血平、新斯的明。⑤

其他：尿毒症、移植物抗宿主病。

（二）慢性腹泻

1. 慢性肠道感染 如慢性阿米巴痢疾、慢性细菌性痢疾、慢性血吸虫病、肠结核等。

2. 胃肠道肿瘤 结肠癌、直肠癌、结肠息肉、小肠淋巴瘤、胃泌素瘤、类癌综合征等。

3. 吸收不良性腹泻 吸收不良综合征、胰源性腹泻、肝胆源性腹泻、短肠综合征等。

4. 非感染性炎性病变 Crohn病、溃疡性结肠炎、放射性肠炎、缺血性肠炎、尿毒症性肠炎等。

5. 其他 甲状腺功能亢进症、肾上腺皮质功能减退症、糖尿病、肠易激综合征、药物性腹泻、艾滋病等。

总之，腹泻病因繁多且复杂，临床上，急性腹泻最常见的病因是急性肠道感染与细菌性食物中毒，慢性腹泻最常见的病因是肠道感染性疾病与肠道肿瘤。

【问诊要点】

1. 起病及病程 急起伴发热、腹泻次数多者见于急性肠道感染及细菌性食物中毒，而慢性腹泻常见于慢性肠道感染及消化道肿瘤。同餐后集体爆发者要考虑食物中毒。

2. 发病季节 急性腹泻发生于夏季与秋季者多见于急性肠道感染及细菌性食物中毒。

3. 诱因 不洁饮食史见于急性肠胃炎。进食虾、螃蟹、菠萝后发生腹泻，见于过敏性胃肠病变。长期服用广谱抗生素者要考虑真菌性肠炎及假膜性肠炎。

4. 大便情况 水样便见于急性肠胃炎。米泔样便见于霍乱。黏液脓血便见于细菌性痢疾、结肠癌、直肠癌。果酱样便见于阿米巴痢疾。粪便恶臭，呈紫红色血便，见于急性出血性坏死性肠炎。大便带黏液而无病理成分者见于肠易激综合征。

5. 伴随症状 ①伴发热，见于急性肠道感染、细菌性食物中毒、全身感染性疾病及炎症性肠病等。②伴腹痛，以感染性腹泻明显。小肠疾病的腹痛常在脐周，结肠疾病的腹痛则多在下腹部。③伴里急后重，常见于细菌性痢疾、左半结肠癌、直肠癌等。④伴腹泻与便秘交替，见于肠结核、结肠癌、结肠过敏。⑤伴明显消瘦，见于恶性肿瘤、肠结核、吸收不良综合征。⑥伴皮疹或皮下出血，见于伤寒、副伤寒、败血症、过敏性紫癜。⑦伴腹部肿块，见于胃肠道肿瘤、增殖型肠结核、血吸虫性肉芽肿、Crohn病。⑧伴关节痛或肿胀，见于炎症性肠病、肠结核、结缔组织疾病。

【检查要点】

1. 体格检查 ①一般检查：包括生命体征、脱水、营养、贫血情况以及皮肤有无黄染、潮红、出血，淋巴结有无肿大等。②腹部检查：注意腹部外形、腹部肿块、压痛、肠鸣音等情况。③直肠指检：尤其是慢性腹泻伴大便带血者。④其他：还要注意有无突眼、虹膜炎、关节红肿等。

2. 实验室检查 ①粪便检查：包括外观，镜检细胞、原虫、隐血，以及大便细菌培养、粪便脂肪检查。②疑小肠吸收不良性腹泻，应选择小肠吸收功能试验。③血液检查：包括血常规、电解质、肝肾功能检查。④血浆激素及介质检测：如甲状腺激素、前列腺素、5-羟色胺等。

3. 器械检查　腹部超声检查，无创、方便，对腹腔实质性脏器病变的诊断有帮助。疑消化道疾病，可选择X线钡餐、钡灌肠、肠镜及组织活检检查，尤其是慢性腹泻患者。

第十二节　黄　疸

血清总胆红素（total bilirubin，TB）浓度升高致皮肤、黏膜、巩膜黄染称黄疸（jaundice）。总胆红素在17.1～34.2μmol/L，常无黄疸出现，叫隐性黄疸（concealed jaundice）；总胆红素浓度超过34.2μmol/L，则可出现皮肤、黏膜、巩膜黄染，称为显性黄疸。临床上黄疸一般分为溶血性、肝细胞性、胆汁淤积性三种类型。先天性非溶血性黄疸较少见。

【胆红素的正常代谢】

生成胆红素的原料主要是血红蛋白的血红素。代谢过程包括非结合胆红素的形成及运输，肝细胞对非结合胆红素的摄取、结合及排泄，胆红素的肠肝循环及排泄（图1－4）。

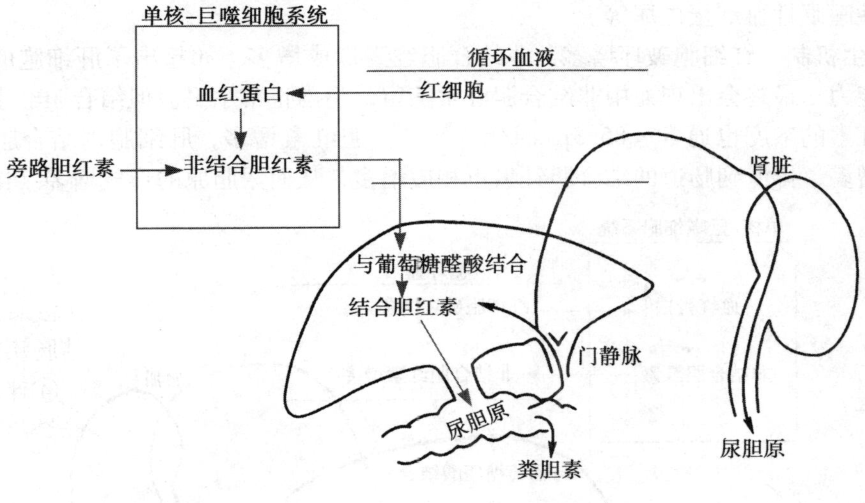

图1－4　胆红素的正常代谢

1. 胆红素的来源与形成　血液中衰老红细胞经单核－巨噬细胞系统吞噬、破坏，释放出来的血红蛋白分解成珠蛋白与血红素。血红素再转变为胆绿素，胆绿素最后转变为非结合胆红素（unconjugated bilirubin，UCB），这一部分占胆红素来源的80%～85%。另外的15%～20%来源于“旁路胆红素”，如骨髓幼稚红细胞的血红蛋白及来自肝脏中含有亚铁血红素的蛋白质。

2. 胆红素的运输　非结合胆红素系脂溶性，不溶于水，不能从肾小球滤出，故不出现于尿中。非结合胆红素需与血浆白蛋白结合，经血液循环到达肝脏。

3. 肝脏对胆红素的摄取、结合、排泄　随血液循环到达肝脏的非结合胆红素可被肝细胞摄取，进入肝细胞后与Y、Z两种蛋白结合，并被运送到肝细胞光面内质网的微粒体。在那里经葡萄糖醛酸转移酶的作用，与葡萄糖醛酸结合，形成结合胆红素（conjugated bilirubin，CB）。结合胆红素从肝细胞的毛细胆管面排出，随胆汁进入胆道，最后排入肠道。结合胆红素系水溶性，可通过肾小球，增多时可从肾小球滤过，从尿中排出。

4. 胆红素的肠肝循环及排泄 结合胆红素进入肠道后，由肠道细菌脱氢还原为尿胆原。大部分尿胆原氧化为尿（粪）胆素，成为粪便中的色素。小部分尿胆原被肠道吸收，经门静脉回到肝脏，其中的大部分再转变为结合胆红素，又随胆汁经胆道排入肠内，即胆红素的肠肝循环。另外的小部分尿胆原进入体循环由肾脏排出体外。

【病因、发生机制及临床表现】

一、溶血性黄疸

1. 病因

(1) *先天性溶血性贫血*：如遗传性球形红细胞增多症、珠蛋白生成障碍性贫血、蚕豆病等。

(2) *后天获得性溶血性贫血*：①自身免疫性溶血性贫血。②同种免疫性溶血性贫血，如误输异型血、新生儿溶血。③非免疫性溶血性贫血，如败血症、疟疾、毒蛇咬伤、毒蕈中毒、阵发性睡眠性血红蛋白尿等。

2. 发生机制 红细胞破坏增多，非结合胆红素形成增多，如超出了肝细胞的摄取、结合与排泄能力，最终会出现血中非结合胆红素潴留，超出正常水平。但结合胆红素一般不增高，总胆红素的浓度也通常 <85.5μmol/L。非结合胆红素增多，肝细胞内结合胆红素的形成代偿性增多，排泄到肠道的结合胆红素也相应增多，从而尿胆原的形成增多（图1-5）。

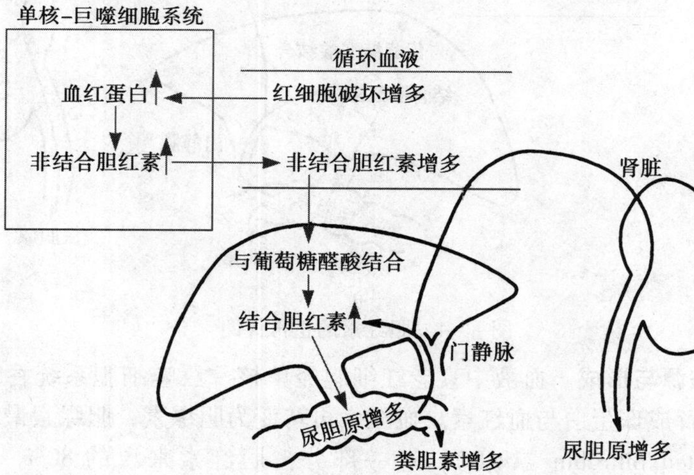

图1-5 溶血性黄疸的胆红素代谢

3. 临床表现 一般黄疸较轻，呈浅柠檬色。急性溶血时，起病急骤，出现寒战、高热、头痛、腰痛、呕吐，严重者出现周围循环衰竭及急性肾衰竭。慢性溶血主要表现为常有家族史，有贫血、黄疸、脾肿大三大特征。长期溶血，可并发胆道结石及肝功能损害。

4. 实验室检查 血清总胆红素增多，以非结合胆红素为主，结合胆红素一般正常。尿胆原增多，尿胆红素阴性。大便颜色变深。具有溶血性贫血的改变，如贫血、网织红细胞增多、血红蛋白尿、尿隐血试验阳性、骨髓红细胞系列增生旺盛等。

二、肝细胞性黄疸

1. 病因 肝脏具有很强的代偿能力，轻度损害时可不出现黄疸。但不论何种疾病，如引起肝细胞广泛损害时，则可发生黄疸，如病毒性肝炎、中毒性肝炎、肝硬化、肝癌、钩端螺旋体病、败血症、伤寒等。

2. 发生机制 肝细胞广泛性损害引起肝细胞对胆红素的摄取、结合及排泄能力下降，血中非结合胆红素潴留。肝细胞内形成的结合胆红素，部分可从损伤的肝细胞反流入血中，部分由于肝内小胆管阻塞而反流入血液循环，故血中结合胆红素也增多。剩下的部分仍经胆道排入肠道，从肠道吸收的尿胆原因为肝脏损害而转变为胆红素的部分减少，大部分经损伤的肝脏进入体循环并从尿中排除，故尿中尿胆原常增多。但如肝内胆汁淤积较明显时，进入肠道的胆红素少，形成的尿胆原少，尿中尿胆原也可不增多，甚至减少（图1－6）。

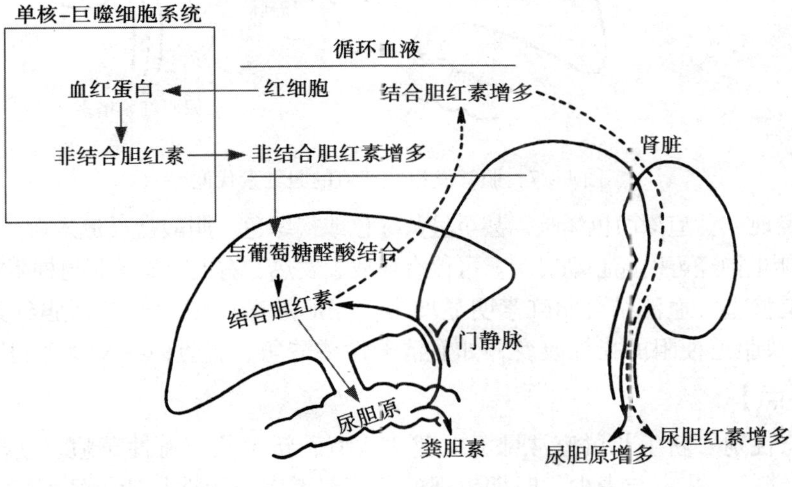

图1－6 肝细胞性黄疸的胆红素代谢

3. 临床表现 黄疸呈浅黄至深黄，甚至橙黄色。有乏力、食欲下降、恶心呕吐，甚至出血等肝功能受损的症状及肝脾肿大等体征。

4. 实验室检查 血清结合及非结合胆红素均增多。尿中尿胆原通常增多，尿胆红素阳性。大便颜色通常改变不明显。有转氨酶升高等肝功能受损的表现。

三、胆汁淤积性黄疸

1. 病因 胆道机械性梗阻及胆汁排泄障碍均可致胆汁淤积性黄疸。

（1）肝外梗阻性黄疸：常见于外科疾病，如胆道结石、胆管癌、胰头癌、胆道炎症水肿、胆道蛔虫、胆管狭窄等引起的梗阻。

（2）肝内梗阻性黄疸：如肝内胆管泥沙样结石、华支睾吸虫病、原发性硬化性胆管炎。

（3）肝内胆汁淤积：胆汁排泄障碍所致，而无机械性梗阻，常见于内科疾病，如毛细胆管型病毒性肝炎、药物性胆汁淤积、原发性胆汁性肝硬化、妊娠期特发性黄疸等。

2. 发生机制 胆道梗阻，梗阻以上的胆管压力增高，胆管扩张，最终肝内小胆管及毛细胆管破裂，胆红素随胆汁反流入血液，故血中结合胆红素增多，而非结合胆红素一般不升高。由于胆红素肠肝循环被阻断，故尿胆原减少，甚至消失（图1-7）。

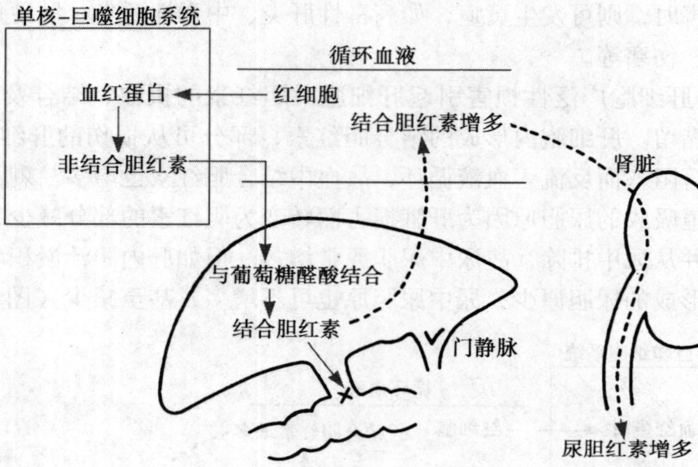

图1-7 胆汁淤积性黄疸的胆红素代谢

3. 临床表现 黄疸深而色泽暗，甚至呈黄绿色或褐绿色。胆酸盐反流入血，刺激皮肤可引起瘙痒，刺激迷走神经可引起心动过缓。可伴有寒战、发热、右上腹痛等胆道梗阻症状。

4. 实验室检查 血清结合胆红素明显增多。尿胆原减少或阴性，尿胆红素阳性。大便颜色变浅。反映胆道梗阻的指标改变，如血清碱性磷酸酶、脂蛋白-X及总胆固醇增高。

【问诊要点】

1. 年龄与性别 新生儿黄疸常见于生理性黄疸、新生儿溶血性黄疸、新生儿败血症及先天性胆道闭锁等。儿童与青少年时期出现的黄疸要考虑先天性与遗传性疾病。病毒性肝炎也多见于儿童及青年人。中年以后胆道结石、肝硬化、原发性肝癌常见。老年人应多考虑肿瘤。胆石症、原发性胆汁性肝硬化多见于女性；而原发性肝癌、胰腺癌多见于男性。

2. 原因与诱因 输血后早期出现黄疸见于误输异型血，晚期出现的则见于输血引起的病毒性肝炎。有无食鲜蚕豆及毒蕈史。有无服氯丙嗪、甲睾酮等药物及接触锑剂、氟烷等毒物。

3. 既往史 有无溶血家族史、病毒性肝炎及肝硬化病史，有无胆道结石史、酗酒史、血吸虫病史等。

4. 病程 黄疸急起者常见于急性病毒性肝炎、急性中毒性肝炎、胆石症、急性溶血。黄疸病程长者见于慢性溶血、肝硬化、肿瘤等。黄疸进行性加深者，见于胰头癌、胆管癌、肝癌。黄疸波动较大者常见于胆总管结石等。

5. 伴随症状 ①黄疸伴寒战、高热，多见于急性胆道梗阻、急性胆道感染、急性溶血、败血症、钩端螺旋体病等。②伴腹痛：右上腹阵发性绞痛，多见于胆道结石及胆道蛔虫病；

右上腹持续性疼痛，多见于急性肝炎、肝脓肿、肝癌等。③伴腰痛、血红蛋白尿见于急性溶血。④伴乏力、恶心呕吐、食欲下降，多见于肝细胞性黄疸。⑤伴皮肤瘙痒、心动过缓，多见于梗阻性黄疸。⑥伴贫血、脾肿大，常见于慢性溶血性贫血。

【检查要点】

1. 黄疸诊断的确立　需与服用阿的平及大量胡萝卜素等引起的皮肤黄染相鉴别。

2. 黄疸类型判断　通过病史、体格检查，再结合胆红素代谢的实验室检查结果，一般不难判断。三种黄疸的鉴别要点见表1-5。

表1-5　溶血性、肝细胞性、胆汁淤积性黄疸的鉴别

	溶血性黄疸	肝细胞性黄疸	胆汁淤积性黄疸
病　史	有溶血因素可查，有类似发作史	肝炎或肝硬化病史，肝炎接触史，输血、服药史	结石者反复腹痛伴黄疸，肿瘤者常伴有消瘦
症状与体征	贫血、血红蛋白尿、脾肿大	肝区胀痛或不适，消化道症状明显，肝脾肿大	黄疸波动或进行性加深，胆囊肿大，皮肤瘙痒
胆红素测定	UCB↑	UCB↑，CB↑	CB↑
CB/TB	<20%	>30%	>60%
尿胆红素	(-)	(+)	(++)
尿胆原	增加	轻度增加	减少或消失
ALT、AST	正常	明显增高	可增高
ALP	正常	可增高	明显增高
其他	溶血的实验室表现，如网织红细胞增加	肝功能实验检查结果异常	影像学发现胆道梗阻病变

3. 确定病变部位及病因　除常规的病史询问及体格检查外，溶血性黄疸应进行相应的溶血性贫血的实验室检查；肝细胞性黄疸应重点注意检查肝脾情况、肝功能、肝炎病毒检查、甲胎蛋白及肝脏超声、CT检查；梗阻性黄疸应注意胆囊有无肿大，胰腺有无肿大，血清碱性磷酸酶有无升高。确定梗阻部位及可能的原因需选择腹部肝胆胰脾超声、X线、经十二指肠镜逆行胰胆管造影（ERCP）、经皮肝穿刺胆管造影、CT等检查。

第十三节　尿频、尿急、尿痛

正常成人每天排尿4～5次，夜间0～1次，次数明显增多称尿频（frequent micturition）。有尿意而不能控制，急欲排尿叫尿急（urgent micturition）。而尿痛（dysuria）是指病人排尿时尿道有灼热感及疼痛，甚至耻骨部及会阴部疼痛。尿频伴尿急、尿痛则称膀胱刺激征（irritation symptoms of bladder），一般为病理性，常见于下尿路病变或受到刺激。

【病因及临床表现】

1. 生理性尿频 见于饮水多，出汗少，尤其在冬季。还可见于精神紧张及习惯性的尿频。生理性尿频不伴尿急、尿痛等症状，尿液检查结果为阴性。

2. 病理性尿频

(1) *尿频伴排尿量增多*：常见于糖尿病、尿崩症、急性肾衰竭多尿期、原发性甲状旁腺功能亢进症、原发性醛固酮增多症、精神性多尿。此类疾病的共同特点是多尿、多饮而无尿急、尿痛。

(2) *尿频而尿量不增多*：①刺激性尿频：常伴有尿急、尿痛，如尿路感染、尿路结核、膀胱及尿道结石。②膀胱容量减少：见于结核或严重炎症后的膀胱挛缩、膀胱占位病变、膀胱受压等。③下尿路梗阻：如前列腺增生症、尿道狭窄等，常伴有排尿困难。④神经源性膀胱：常伴真性尿失禁。⑤尿道综合征：如感染性尿道综合征、非感染性尿道综合征。⑥附近器官感染影响：如前列腺炎、精囊炎、附件炎、阑尾炎等。

3. 尿急、尿痛 尿急、尿痛常同时出现。如仅有尿急而无尿痛者常可能为精神因素所致。一般说来，排尿开始时出现的疼痛多见于尿道炎；排尿终末时出现疼痛加剧见于膀胱炎；而前列腺炎还会出现耻骨部、腰骶部及会阴部疼痛。

【问诊要点】

1. 排尿情况 排尿次数，每次排尿量，全日尿量，是否伴尿急、尿痛及排尿困难，尿液的性状及颜色。

2. 既往病史 重点询问结核、泌尿道感染、尿道结石、盆腔炎、糖尿病、神经系统受损等病史。

3. 伴随症状 ①伴发热，见于泌尿道感染、结核、急性盆腔炎、阑尾炎。②尿频伴多尿、烦渴、多饮者见于糖尿病、尿崩症、精神性多尿、原发性甲状旁腺亢进症、原发性醛固酮增多症。③伴脓尿见于泌尿道感染及结核。④伴血尿见于急性膀胱炎、膀胱肿瘤。⑤伴排尿困难见于前列腺增生症。⑥伴尿失禁见于神经源性膀胱。

【检查要点】

1. 体格检查 重点是泌尿系统的查体。肾区明显叩击痛及上尿路的体表处有压痛点，见于急性肾盂肾炎、肾积脓等。急性膀胱炎时，耻骨上区可有压痛。尿道口红肿，有分泌物甚至流脓者见于尿道炎。其他如睾丸、附睾、前列腺、盆腔及附件的检查也非常必要。

2. 实验室检查 血常规、尿液检查、尿细菌培养、前列腺液检查。如尿频伴多饮、多尿者，需选择血糖、胰岛素、醛固酮、抗利尿激素等内分泌实验检查。

3. 器械检查 腹部超声、腹部平片、静脉肾盂造影、膀胱镜等均可有选择地使用。

第十四节 皮肤黏膜出血

皮肤黏膜出血（mucocutaneous hemorrhage）是指皮肤、黏膜自发性出血或损伤后出血不易止血。它是出血性疾病的主要表现。此概念不包括血管遭受损伤（如外伤、手术、溃疡、静脉曲张、血管瘤等）而破裂所发生的局部出血。皮肤黏膜出血常由机体止血与凝血功能障碍引起，病因众多，正确的诊断常需借助实验室检查。

【病因与发生机制】

引起皮肤黏膜出血的病因繁多，按发生机制不同可分为以下 4 类：

（一）血管壁结构与功能异常

1. 先天性 如遗传性出血性毛细血管扩张症、血管性假性血友病、家族性单纯性紫癜等。

2. 获得性 过敏性紫癜、药物性紫癜、感染性紫癜、中毒性紫癜、结缔组织疾病、维生素 C 缺乏症、单纯性紫癜等。

血管是参与止血的重要因素。正常情况下血管破裂后，局部小血管发生收缩，使血管的破损伤口缩小或闭合。同时，血管受损，胶原暴露，启动内源性凝血及促使血小板在损伤部位黏附与聚集，从而发挥止血作用。当血管壁结构与功能异常时，不能发挥上述作用，从而导致皮肤黏膜出血。

（二）血小板数量与功能的异常

1. 血小板减少 ①生成减少：如急性白血病、再生障碍性贫血、感染或放疗及化疗后的骨髓抑制等。②破坏增多：如特发性血小板减少性紫癜、脾功能亢进等。③消耗过多：如弥散性血管内凝血、血栓性血小板减少性紫癜、溶血性尿毒综合征等。

2. 血小板增多 ①原发性：原发性出血性血小板增多症。②继发性：继发于慢性粒细胞性白血病、脾切除后等。

3. 血小板功能异常 ①遗传性：血小板无力症、血小板病（主要为血小板第 3 因子异常）。②获得性：继发于感染、药物、尿毒症、肝病等。

血小板在止血过程中的作用有：①形成血小板血栓，修复受损血管。②产生血栓素 A_2（TXA_2），收缩血管及诱导血小板聚集。③释放血小板第 3 因子（PF_3），形成凝血酶原激活物，参与凝血反应。④在一定的条件下，激活Ⅺ及Ⅻ因子，启动内源性凝血系统。如果血小板的数量与功能出现异常，必然导致止血及凝血功能障碍，引起出血性疾病。

（三）凝血功能障碍

凝血是在内源性或外源性凝血途径启动后所进行的有序的、逐级放大的、系列性的酶促反应。任何凝血因子或任何凝血环节出现障碍，均可导致凝血功能障碍，引起皮肤黏膜出血。

1. 先天性 血友病、遗传性凝血酶原缺乏症、遗传性纤维蛋白原缺乏症等。

2. 获得性 严重肝功能不全、尿毒症、维生素K缺乏症等。

（四）抗凝及纤维蛋白溶解异常

常见于某些中毒及抗凝药物过量，如毒蛇咬伤、敌鼠钠中毒、肝素使用过量、双香豆素过量、溶栓药过量等。

有些疾病发生的出血倾向是由多种因素引起，如弥散性血管内凝血，涉及血小板、凝血因子及纤维蛋白溶解等多个因素。

【临床表现】

出血性疾病除可表现为皮肤及黏膜出血点、紫癜、瘀斑及血肿外，还可出现牙龈出血、鼻出血、血尿、便血、月经过多等症状，严重的可发生内脏出血。

血管壁异常引起的出血，女性多见，家族史少见，皮肤紫癜常见，而皮肤大瘀斑、血肿、关节腔出血罕见，内脏出血及手术或外伤后渗血不止少见。血小板疾病的出血特点为女性多见，家族史罕见，皮肤紫癜、瘀斑多见，内脏出血常见，关节腔出血罕见，血肿及手术或外伤后的渗血不止可见。凝血功能障碍引起的出血常表现为男性多见，家族史多见，皮肤紫癜罕见，常见血肿、关节腔出血、内脏出血及手术或外伤后出血不止。

三种出血性疾病的临床鉴别见表1－6，但具体病因的确诊往往需相应的实验室检查。

表1－6　出血性疾病的临床鉴别

	血管疾病	血小板疾病	凝血功能异常
家族史	少见	罕见	常见
性　别	女性多见	女性多见	男性多见
病　程	短暂，反复	短暂，反复	常为终身性
皮肤紫癜	常见	多见	罕见
血　肿	罕见	可见	常见
关节腔出血	罕见	罕见	常见
内脏出血	罕见	常见	常见
月经过多	少见	常见	少见

【问诊要点】

1. 出血发生的年龄，患者的性别，有关家族史。
2. 有无药物过敏史、外伤史、感染及中毒史、肝肾疾病史。
3. 出血的部位、大小及特点，有无鼻出血、牙龈出血、关节腔出血、内脏出血。
4. 病程经过短暂或反复，还是终生经过。
5. 伴随症状　①对称性、荨麻疹样或丘疹样紫癜伴关节痛、腹痛多见于过敏性紫癜。②伴广泛性出血如鼻出血、牙龈出血、血尿、便血者，提示血小板异常引起的出血。③伴血肿、关节腔出血或关节畸形见于血友病。④伴发热见于急性白血病、再生障碍性贫血、急性原发性血小板减少性紫癜、急性传染病、重症感染性疾病。⑤伴贫血常见于白血病、再生障碍性贫血。

【检查要点】

1. 体格检查　①注意出血的部位、范围、分布，是否对称，有无血肿及关节腔出血。②有无肝、脾、淋巴结肿大。③有无黄疸、蜘蛛痣、腹水。④关节有无畸形，皮肤及黏膜有无异常扩张的小血管。⑤注意贫血程度及血压、脉搏情况。

2. 实验室检查　①止血与凝血功能的实验检查（见第十二章第三节）。②肝、肾功能检查。

第十五节　抽　　搐

抽搐（convulsion）指不自主地发作性成群骨骼肌收缩，常可引起关节运动和强直。抽搐大多是全身性的，当抽搐表现为肌群的强直性或阵挛性或二者兼有的收缩时，称惊厥。抽搐或惊厥发作时大多伴意识障碍，少数可不伴意识障碍。

惊厥与癫痫并非同一综合征，癫痫大发作的临床表现为惊厥，而有些类型的癫痫发作时，常无骨骼肌抽搐，而且惊厥除见于癫痫大发作外，其他许多疾病也可出现惊厥样发作，如破伤风、低钙惊厥、癔症性抽搐。另外，局部骨骼肌收缩，除见于局限性癫痫外大多不属抽搐范畴，如寒冷刺激导致的小腿肌肉痛性痉挛、神经症性或器质性面肌痉挛、儿童的习惯性抽搐等。

【病因】

一般可分为颅脑疾病及全身性疾病两大类。

（一）颅脑疾病

1. 感染性　如各种脑炎及脑膜炎、脑脓肿、脑寄生虫病等。

2. 非感染性　①外伤：产伤、脑挫伤、脑血肿等。②肿瘤：原发性肿瘤（如脑膜瘤、神经胶质瘤等）及转移性脑肿瘤。③血管性疾病：脑血管畸形、高血压脑病、脑梗死、脑出血等。④癫痫。⑤先天异常及变性疾病：如脑发育不全、小头畸形、脑积水、结节性硬化、多发性硬化、核黄疸等。

（二）全身性疾病

1. 感染性　全身的严重感染性疾病都可引起抽搐，如中毒性肺炎、中毒性菌痢、败血症、狂犬病、破伤风、小儿高热惊厥等。

2. 非感染性　①缺氧：如窒息、溺水、休克、肺心病等。②中毒：外源性中毒如药物（洛贝林、可拉明、阿托品、氨茶碱等）、化学物（苯、铅、砷、汞、乙醇、有机磷、有机氯）；内源性中毒如尿毒症、肝性脑病等。③代谢性疾病：如低血糖、低血钙等。④心血管疾病：如阿－斯综合征（Adams－Stokes syndrome）。⑤物理损伤：如中暑、触电等。⑥癔症性抽搐。⑦其他：妊娠高血压综合征、系统性红斑狼疮、脑血管炎、突然撤停安眠药或抗癫痫药等。

【发生机制】

抽搐的发生机制尚不完全清楚，可能与下述机制有关：

1. 异常放电 颅脑或全身疾病引起大脑皮质运动神经元的过度同步化放电，导致肌群收缩，典型的如癫痫大发作。

2. 其他 如低血钙惊厥是由于低血钙导致神经肌肉兴奋性增高所致；破伤风是由破伤风杆菌痉挛毒素所致。

【临床表现】

1. 全身性抽搐 抽搐大多为全身性，至少为双侧性。典型的临床表现如癫痫大发作，表现为突然出现尖叫，倒地，意识丧失，全身骨骼肌强直，呼吸暂停，发绀，眼球上窜，瞳孔散大，对光反射消失，继而发生全身性阵挛性抽搐，常伴大小便失禁。一般数分钟后发作停止，也有反复发作或呈持续状态者。

2. 局限性抽搐 一般见于局限性癫痫。表现为单侧肢体某一部分如手指、足趾，某一肢体，或一侧口角和眼睑的局限性抽搐，常无意识障碍，抽搐发作可扩散到整个半身甚至全身。

【问诊要点】

1. 发病年龄，有无家族史及反复发作史。

2. 发作情况，有无诱因及先兆、意识丧失及大小便失禁，发作时肢体抽动次序及分布。

3. 既往史，包括出生史、发育史、颅脑疾病史、长期服药史，有无心、肺、肝、肾及内分泌疾病史。

4. 伴随症状 ①伴高热，见于颅内与全身的感染性疾病、小儿高热惊厥等。注意抽搐本身也可引起高热。②伴高血压，见于高血压脑病、高血压脑出血、妊娠高血压综合征、颅内高压等。③伴脑膜刺激征，见于各种脑膜炎及蛛网膜下腔出血等。④伴瞳孔散大、意识丧失、大小便失禁，见于癫痫大发作。⑤不伴意识丧失，见于破伤风、狂犬病、低钙抽搐、癔症性抽搐。⑥伴肢体偏瘫者，见于脑血管疾病及颅内占位性病变。

【检查要点】

1. 体格检查 抽搐病因很多，几乎各系统的疾病均可引起抽搐，因此详细的体格检查十分必要。除必须检查体温、脉搏、呼吸、血压等生命体征外，应重点检查神经系统与心脏血管系统。神经系统应注意意识状态、瞳孔情况、眼底改变，有无神经系统定位体征、脑膜刺激征及病理反射。心脏血管检查应注意有无严重的心律失常及心肌功能受损等。

2. 实验室检查 包括血、尿、大便常规检查，脑脊液检查，肝、肾功能检查，血生化及内分泌功能检查。

3. 器械检查 包括心电图、超声心动图、脑电图检查，头颅的 X 线平片、CT 或磁共振等检查。

第十六节 意识障碍

意识是指中枢神经系统对体内、外刺激的应答力，包括觉醒状态及意识内容两个方面。清醒的意识表现为觉醒状态正常，有良好的定向力（包括对时间、空间、人物的判断力）；意识内容正常，即精神活动正常（包括知觉、记忆、思维、推理、判断、情感等）。颅脑及全身的严重疾病损伤大脑皮质及上行性网状激活系统，出现觉醒状态及意识内容异常，称为意识障碍（disorders of consciousness）。

【病因】

引起意识障碍的病因很多，一般都为严重的疾病。临床上可将意识障碍的原因分为颅脑疾病及全身疾病两大类。

1. 颅脑疾病 常见于各种颅内感染及非感染性严重病变。

（1）感染性：各种脑炎、脑膜炎、脑脓肿、脑寄生虫感染等。

（2）非感染性：①占位性病变：如脑肿瘤、颅内血肿、囊肿等。②脑血管疾病：如脑出血、蛛网膜下腔出血、脑栓塞、脑血栓形成、高血压脑病等。③颅脑外伤：如颅骨骨折、脑震荡、脑挫伤、颅内血肿等。④癫痫。

2. 全身性疾病 也可分感染性及非感染性两类。

（1）感染性：见于全身的各种严重感染性疾病，如伤寒、中毒型细菌性痢疾、重型肝炎、肾综合征出血热、钩端螺旋体病、中毒性肺炎、败血症等。

（2）非感染性：①心血管疾病：阿－斯综合征，重度休克等。②内分泌与代谢性障碍：甲状腺危象、黏液性水肿、肾上腺皮质功能亢进或减退、糖尿病昏迷（酮症酸中毒昏迷及高渗性昏迷）、低血糖、尿毒症、肝性脑病、肺性脑病以及严重水、电解质及酸碱平衡紊乱等。③中毒：有机磷、安眠药、乙醇、毒蕈、鱼胆、一氧化碳、海洛因等中毒。④物理性损伤：中暑、触电、淹溺、高山病、冻伤等。

【发生机制】

意识内容与大脑皮质功能有关，觉醒状态取决于“开关”系统，包括特异性上行投射系统（各种感觉传入通路的总称）及非特异性上行投射系统（上行性网状激活系统和上行性抑制系统）。上述各种颅脑及全身性的严重病变引起“开关”系统尤其是非特异性上行投射系统以及大脑皮质的广泛性损伤后，觉醒状态及意识内容就会出现异常，临床上会表现为以下各种类型的意识障碍。

【临床表现】

短暂的意识障碍如晕厥（syncope），是一种突发而短暂的意识丧失，不能维持站立而晕倒，常由大脑一过性广泛性供血不足所致。而临床上所说的意识障碍通常是指持续时间较长的意识障碍，一般可分为以下三类，即觉醒障碍、意识模糊和意识内容障碍。其中觉醒障碍又分为嗜睡、昏睡和昏迷，意识内容障碍又分为谵妄和醒状昏迷。

1. 嗜睡（somnolence） 是最轻的意识障碍，患者处于病理的睡眠状态，表现为持续性的睡眠。轻刺激如推动或呼唤患者，可被唤醒，醒后能回答简单的问题或做一些简单的活动，但反应迟钝。刺激停止后，又迅速入睡。

2. 昏睡（stupor） 患者近乎不省人事，处于熟睡状态，不易唤醒。虽在强刺激下（如压迫眶上神经）可被唤醒，但不能回答问题或答非所问，而且很快又再入睡。

3. 昏迷（coma） 意识丧失，任何强大的刺激都不能唤醒，是最严重的意识障碍。按程度不同可分为：

（1）浅昏迷：意识大部分丧失，强刺激也不能唤醒，但对疼痛刺激有痛苦表情及躲避反应，角膜反射、瞳孔对光反射、吞咽反射、眼球运动等都存在。

（2）深昏迷：意识全部丧失，对疼痛等各种刺激均无反应，全身肌肉松弛，角膜反射、瞳孔对光反射、眼球运动均消失，可出现病理反射。

4. 意识模糊（confusion） 是一种常见的轻度意识障碍，意识障碍程度较嗜睡重。具有简单的精神活动，但定向力有障碍，表现为对时间、空间、人物失去了正确的判断力。

5. 谵妄（delirium） 是一种以兴奋性增高为主的急性高级神经中枢活动失调状态。表现为意识模糊，定向力障碍，伴错觉、幻觉、躁动不安、谵语。谵妄常见于急性感染的高热期，也可见于某些中毒（急性酒精中毒）、代谢障碍（肝性脑病）等。

6. 醒状昏迷（coma vigil） 表现为“觉醒状态”存在，如双眼睁开，开闭自如，眼球无目的地运动，“觉醒－睡眠”周期保存或紊乱，而“意识内容”丧失。如持续性植物状态（persistent vegetative state，PVS）即“植物人”，是由于严重的脑部损伤后缺乏脑的高级神经活动而长期存活的一种状况。无意识内容活动，但病人处于觉醒状态，眼睛睁开，眼球无目的地运动，不会说话，不能理解别人的言语，生理反射存在。其预后大多死于并发症，仅少数人可恢复。

【问诊要点】

1. 发病情况 突然出现的意识障碍多为急性中毒、颅脑外伤、急性感染、脑血管疾病等。缓慢出现者见于肺性脑病、肝性脑病、尿毒症等。

2. 有无诱因及病因 如中毒、外伤、中暑、传染病接触史。

3. 既往史 如高血压、肺心病、肝硬化、慢性肾炎、糖尿病、癫痫等病史。

4. 伴随症状 ①伴发热：先发热后出现意识障碍见于严重感染性疾病；先出现意识障碍后出现发热见于体温调节中枢功能失常引起发热的疾病。②呼吸缓慢：见于呼吸中枢兴奋性下降，如吗啡或巴比妥类中毒、颅内高压等。③伴呼吸深大：见于尿毒症、糖尿病酮症酸中毒等。④伴瞳孔散大：见于酒精中毒、癫痫、低血糖昏迷等。⑤伴瞳孔缩小：见于海洛因、吗啡、巴比妥类、有机磷等中毒。⑥伴高血压：常见于脑出血、高血压脑病、肾炎、颅内高压等。⑦伴脑膜刺激征：见于各种脑膜炎及蛛网膜下腔出血等。

【检查要点】

1. 体格检查 ①一般检查应重点注意体温、脉搏、呼吸、血压、呼吸气味及皮肤黏膜有无黄疸、出血、发绀、皮疹等。②心脏应注意心率、心律、心音、杂音及心脏有无扩大等。③神经系统应注意意识障碍的程度、眼球运动、瞳孔大小、眼底情况、有无脑膜刺激征、肢体的运动、生理及病理反射等。

2. 实验室及其他检查 ①血、尿、大便常规检查。②脑脊液检查。③有选择地进行血液生化、血气分析、血培养等检查。④疑中毒时做毒物检查。⑤有指征时选择心电图、脑电图、CT、MRI 等检查。

第二章 问诊

问诊（inquiry）又称为病史采集（taking the medical history），是医师通过与患者或知情人交谈，详细了解疾病的历史与现状等临床资料，经过分析、综合、全面思考，提出初步临床判断的一种诊断方法。问诊之后，将患者的陈述加以归纳、整理，按规范格式书写成病史。

一、问诊的重要性

问诊是采集病史的重要手段，是诊断疾病的重要方法之一。建立正确诊断需要搜集多方面的临床资料，如病史采集、体格检查、实验室检查以及各种针对性更强的其他检查，但问诊是正确诊断的第一步。一个有丰富医学知识和临床经验的医师，通过问诊就能够对许多疾病作出相当准确的诊断，如慢性支气管炎、消化性溃疡、胆道蛔虫症、心绞痛、疟疾、癫痫等疾病，通过问诊即可基本确定。对那些问诊不能作出初步诊断的疾病，也可通过问诊得到进一步检查的线索。有时问诊比其他检查还显得重要，因为某些疾病尤其是在这些疾病的早期，机体处于功能性或病理生理改变阶段，患者可能只有头晕、乏力、食欲不振、疼痛、失眠、焦虑等自觉症状，而体格检查、实验室检查甚至某些特殊检查都可能没有阳性发现，此时，问诊所得的资料就成为唯一说明患者有病的根据，因而能更早地提供诊断依据。随着科学的不断发展，新的诊断技术不断出现，精密仪器和新的实验方法应用日益广泛，但是疾病的发生发展、诊治经过、药物疗效、既往病史及其他有关内容，只有通过问诊才能得到。忽视问诊，病史采集不全面、不详细、不确切，导致对病情了解片面、肤浅或错误，势必造成临床工作中的漏诊和（或）误诊。对病情复杂或诊断困难的患者，详细而深入的问诊尤为重要。

采集病史的过程是医患沟通，建立良好医患关系的重要时机。正确的问诊方法和良好的问诊技巧，将使患者感到医师的医术高明，亲切可信，从而有信心与医师合作，这对诊断、治疗疾病十分重要。

二、问诊的方法和注意事项

（一）问诊方法

问诊是诊断疾病的第一步，也是医师必须具备的基本功，必须在反复临床实践中学会。

1. 首先进行过渡性交谈 患者对医院环境和医师不了解以及临诊前的紧张情绪，在与医师交谈时，往往显得紧张、拘束而不能很好地表达自己的病情。为解除患者的不安心情，医师可先向患者作自我介绍，了解患者的要求与愿望，并表示愿意为解除他（她）的痛苦、满足他（她）的要求而竭尽全力，这样可以缩短医患之间的距离，使患者在宽松和谐的气氛中，平静地、有条不紊地陈述自己的病情。

2. 先问简单问题 开始与患者交谈时，先提一些简单问题，如“你哪儿不舒服？请把经过告诉我。”“你因为什么来看病？请把原因告诉我。”待患者对环境适应和心情平静后，再问需要思考和回忆才能回答的问题，如“你腹痛多久了？”“腹痛时还有什么其他不舒服？”逐渐让患者对病史和症状进行详细叙述。患者叙述时，一般不要打断患者的谈话，有时为了充实或确定患者所说的病情资料，也可插问几句。当患者谈话离开主题太远时，应根据患者所述病情的主要线索，灵活地加以启发，引导到与本病有关的问题上来。

以后的问诊才用更直接的选择性提问，要求患者回答“是”或“不是”，或者对提供的选择作回答，如“你曾经有过类似的疼痛吗？”“疼痛是阵发性的还是持续性的？”特别注意不要用责怪性的语言，如“为什么不早些到医院就诊？”“为什么不戒烟？”“为什么不坚持服药？”等。

3. 由主诉开始，逐步深入 一般应围绕主诉的症状，按诱发或缓解因素、性质、部位、严重性和时间特征的顺序进行问诊。如患者主诉发热，应问“发热在什么情况下发生？有减轻的办法吗？”“体温多高？”“发热多长时间？”“体温最高与最低都在哪些时候？”“除了发热还有什么不舒服？”“在什么地方诊治过？”“作过哪些检查？结果如何？”“经过些什么治疗？效果如何？”……

如患者主诉胸痛，应问“胸痛什么时候开始？”“能说出疼痛的特点和性质吗？”“过去有无类似发作？”“胸痛的部位在什么地方？”“疼痛时间有多久？”“有什么办法可以减轻疼痛吗？”“除疼痛之外还有什么不舒服？”“在其他医院看过吗？”……

4. 避免暗示性提问 当患者的回答与医师的想法有距离时不应暗示或逼问，以免患者在不甚解其意的情况下随声附和，从而使病史记录失真，为今后的诊断造成困难。暗示性提问是一种能为患者提供带倾向性的特定答案的提问方式，问题的措词已暗示了期望的答案。如不能问“头痛时伴有呕吐吗？”“上腹痛时向右肩放射吗？”“发热前有寒战吗？”而应当问“头痛时还有什么别的不舒服？”“腹痛时对别的地方有影响吗？”“发热前有什么不舒服？”暗示性提问的错误在于“先入为主”，即医师一开始就已经有一个假定诊断，提问只是为了证实其正确性。

5. 避免重复提问 提问时要注意系统性、全面性、目的性和必要性。医师应全神贯注地倾听患者的陈述和回答，很快抓住病人的主要病情经过。不能问了又问，杂乱无章地提问会使患者认为医师水平低，抓不住重点，从而失去对医师的信任。

6. 边提问、边思考 问诊过程中，医师要随时分析、综合、归纳患者所陈述的各种症状之间的内在联系，分清主次，去伪存真，从中辨别出患者的主要症状或主诉，对与主诉有关的重要内容要深入地询问清楚，并随时考虑排除某些疾病，保留某些疾病。当患者叙述曾患过某些疾病时，应详细询问当时的主要症状、诊断治疗经过及其反应，以推测其正确性。

（二）问诊注意事项

（1）对重危患者，在作扼要的询问和重点检查后，应立即进行抢救；紧急情况下应先抢救，在抢救中扼要询问。待病情趋于稳定后再作补充。

（2）医师对患者应当态度和蔼、亲切、体贴、耐心、考虑周到，要有高度的同情心和责任感，避免可能对患者发生不良影响的言语和表情。

(3) 语言要通俗易懂，不要采用有特定含义的医学术语，如“谵妄”、“隐血”、“里急后重”、“间歇性跛行”等。不恰当地使用医学术语，可能引起患者的误解。患者使用医学术语时，应详细地询问其确切含义。患者的方言俗语，也应仔细询问其含义。记录患者所述的药名和病名时应加引号标明。

(4) 问诊时应直接询问患者，只有患者对自己的病情体会得最清楚、最深刻，只有患者的亲身感受和病情变化的实际过程，才能为诊断提供客观依据。医师应让患者充分地陈述自己认为重要的病情和感受，切不可压抑患者思路、用医师自己的主观推测去代替患者的亲身感受。不能自己叙述病情的患者（如小儿、病重、意识不清等），需询问家属或最了解病情的亲友。为保证病史的可靠性，病情好转或意识清醒后，必须再直接询问患者加以补充或更正。

(5) 患者所持的有关病情介绍或病历摘要，可能是重要的参考材料，但主要应依靠医师自己的询问来获取第一手资料。

三、问诊内容

问诊的内容即住院病历所要求的内容，一般包括以下内容。

(一) 一般项目

一般项目（general data）包括姓名、性别、年龄（需写实足年龄，不可以“儿”或“成”代替）、籍贯（出生地）、民族、婚姻、住址、工作单位、职业、入院日期、记录日期、病史陈述者及其可靠性。若病史陈述者不是患者本人，则应注明陈述者与患者的关系。

(二) 主诉

主诉（chief complaints）是迫使患者就医的最明显、最主要的症状或体征及持续时间，也就是本次就诊的最主要原因。记录主诉时，应包括患者感觉最痛苦的一个或几个主要症状（或体征）的性质和持续时间。若主诉包括几个症状，应按发生的先后顺序排列。通常用一两句话加以概括，力求简明扼要。主诉要有显著的意向性，确切的主诉常可提供对某系统疾病的诊断线索。尽可能用患者自己的言词，不用医师的诊断用语。如“反复上腹隐痛 8 年，解黑大便 2 天”，“活动后心慌、气短 2 年，下肢水肿 1 周”，“进行性吞咽困难 1 月余”等主诉，基本上都符合上述要求。

病情简单、病程短者，主诉容易确定。病情复杂、病程长、症状体征变化多者，提取主诉则比较难，医师应当一面问诊，一面分析众多症状中哪个是主诉。患者诉说的主要症状可能不是患者所患疾病的主要表现，此时需要结合病史分析，选择出更贴切的主诉。

对当前无症状表现，诊断资料和入院目的又十分明确的患者，也可用以下方式记录主诉。如“血糖升高 2 月，入院进一步检查”，“发现胆囊结石 2 月，入院接受手术治疗”。

(三) 现病史

现病史（history of present illness）是病史中最重要的部分，包括现在所患疾病的最初症状、自开始到就诊时的全过程，即发生、发展、演变和诊治经过。采集现病史时可按下列程序进行。

1. 起病情况与患病时间 每种疾病的起病或发作都有各自的特点。有的疾病起病急骤，如脑栓塞、脑出血、心绞痛；有的疾病起病缓慢，如肺结核、风湿性心脏病、高血压病等；有的疾病起病隐袭，如肿瘤、结核病。疾病的发生常与某些因素有关，如激动、紧张和劳累可以诱发心绞痛或急性心肌梗死、脑出血和高血压危象，脑血栓形成常发生于夜间睡眠时，暴饮暴食可以诱发急性胰腺炎，而进不洁饮食则可引起急性胃肠炎等。

患病时间指起病到就诊或入院的时间。先后出现几个症状或体征时，需按时间顺序分别记录。时间长者可按年、月、日计算，起病急骤者可按小时、分钟计算。如“慢性咳嗽10年，进行性呼吸困难2年，下肢水肿6天”，“寒战、高热6小时，呼之不应30分钟”。

2. 主要症状的特点 主要症状基本上就是主诉的症状。其特点包括主要症状的部位、性质、持续时间、程度、缓解和加剧的因素。

（1）部位：主要症状的准确部位有助于确定病变的部位。一般说来，腹痛开始部位或疼痛最显著部位，往往与病变部位一致。如上腹部疼痛多为胃、十二指肠或胰腺的疾病；右下腹急性发作的疼痛则多为急性阑尾炎，若为妇女还应考虑到卵巢或输卵管疾病；若为胃、十二指肠穿孔，疼痛开始于上腹部，然后波及全腹。

（2）性质：同一症状有不同的性质，如腹痛有灼痛、刺痛、绞痛、隐痛、胀痛、刀割样痛等，咳嗽有干性咳嗽、湿性咳嗽、呛咳、犬吠样咳嗽等。症状性质不同，临床意义亦不同。如上腹的隐痛、灼痛可能是消化性溃疡，右上腹部的绞痛则可能是胆道疾病；急性咽喉炎、胸膜炎时为干性咳嗽，而慢性支气管炎、支气管扩张、肺脓肿时则为湿性咳嗽，会厌喉头疾患或气管受压则可出现犬吠样咳嗽。

（3）持续时间：如持续性腹痛，可能为炎性渗出物、空腔脏器内容物和血液刺激腹膜所致；阵发性腹痛，可能为空腔脏器平滑肌痉挛，如脐周疼痛可能为肠蛔虫病；持续性腹痛伴阵发性加剧，多为空腔脏器炎症与梗阻并存，如肠梗阻发生绞窄时。急性阑尾炎、急性胰腺炎的疼痛时间可能只有几小时，而消化性溃疡的上腹痛可反复发作，长达数年甚至更长。有的疾病有发作期和间歇期，如疟疾；有的疾病有急性发作期与缓解期，如慢性支气管炎。

（4）程度：指症状的严重程度。隐痛轻，可以忍受，如消化性溃疡；绞痛重，不可忍受，如胆绞痛、心绞痛。早晚短时间的咳嗽病情轻，持续不断的咳嗽病情重。同一疾病，24小时的痰量多者病情重，痰量少者病情轻。

（5）缓解和加剧的因素：如心绞痛因增加心肌耗氧量的因素而诱发，休息或含化硝酸甘油后缓解；吸烟可使支气管炎病情加重，而停止吸烟则可使其减轻；仰卧位可使肺淤血患者的呼吸困难加重，而端坐位则可使其减轻；向健侧卧位使胸膜炎、胸腔积液的疼痛或呼吸困难加重，而向患侧卧位则使疼痛或呼吸困难减轻。

3. 病因和诱因 问诊时，应尽可能地了解与本次发病的有关病因（如外伤、中毒、感染、遗传、变态反应等）和诱因（如气候变化、环境改变、情绪激动或抑郁、饮食起居失调等）。如细菌性痢疾、伤寒多有不洁饮食史；支气管哮喘可能与季节和接触过敏原有关；紧张、劳累、情绪激动、大量饮酒可能为心绞痛、急性心肌梗死、急性脑血管疾病的诱因；气候寒冷则可能是慢性支气管炎急性发作的诱因。患者对直接的或近期的病因和诱因容易提供，对远期的或病情复杂的病因和诱因则可能难以提供，并可能提供一些似是而非的或自以为是的原因，医师应当仔细分析后记录到病史中。

4. 病情的发展与演变 主要症状的变化或新症状的出现，都是病情的发展与演变。如慢性支气管炎患者，咳嗽、咳痰、喘息中任何一项明显加剧都提示患者处于急性发作期；如果有进行性加重的呼吸困难提示有慢性阻塞性肺气肿；吐大量脓臭痰（原有症状的变化）、大咯血（新症状出现）时，则提示患者并发有支气管扩张；当出现下肢水肿时则提示患者已进入慢性肺心病右心衰阶段。原有心绞痛的患者，如果心前区疼痛加重，休息和含化硝酸甘油不缓解，持续时间超过 30 分钟时，则应考虑急性心肌梗死的可能。肝硬化患者出现性格改变、情绪和行为的异常，则可能是发生了肝性脑病。

5. 伴随症状 在主要症状的基础上又同时出现的一些其他症状，称为伴随症状。伴随症状常是鉴别诊断的依据。如咯血可由多种病因引起，仅根据咯血这一症状难以确定其病因。但如大量咯血伴反复发作的发热、咳吐脓臭痰，可能为支气管扩张；咯血伴长期低热、盗汗、乏力、消瘦等结核中毒症状，可能为肺结核；咯血伴心悸、呼吸困难、二尖瓣面容，提示为风湿性心脏病二尖瓣狭窄。又如发热的病因很多，但若同时伴有右上腹疼痛及黄疸，应想到胆道感染的可能；发热伴有腰痛、膀胱刺激症状，则应想到尿路感染的可能；发热伴有咳嗽、胸痛、咯铁锈色痰，则使我们想到肺炎链球菌肺炎的可能。

一份好的病史不应放过任何一个主要症状之外的细小伴随症状，因为它们往往是明确诊断的重要线索。相反，按一般规律在某病应当出现的伴随症状而实际上没有出现时（如急性病毒性肝炎的患者巩膜无黄疸，肾炎患者无水肿等），也应记述在现病史中以备进一步观察，因为这些阴性表现往往具有重要的鉴别诊断价值。

6. 诊治经过 本次就诊前已接受过其他医疗单位诊治时，应当询问已经接受过什么诊断检查及检查结果，若已进行治疗则应询问使用过的药物名称、剂量、给药途径、疗程及其效果，以便为制定本次诊断治疗方案时参考。但不能用别人的诊断来代替自己的诊断。

7. 病程中的一般情况 病后的精神、体力状态、食欲及食量、睡眠、大小便、体重变化等情况也应详细询问，这对全面评价患者的预后以及采取什么辅助治疗措施，甚至对鉴别诊断都有重要的参考意义。

（四）既往史

既往史（past history）包括患者既往的健康状况和过去曾经患过的疾病（包括各种传染病）、外伤手术、预防接种、过敏史等，尤其是与现病有密切关系的疾病的历史。如冠心病的患者，应当询问过去是否有过高血压病、血脂异常、糖尿病等；对风湿性心脏病患者，应询问过去是否有反复咽痛、游走性关节痛等；对肝硬化的患者，应询问过去是否有过黄疸、营养障碍及酗酒史；气胸患者，应询问既往有无肺结核、慢性阻塞性肺疾病等。在记述既往史时，注意不要和现病史混淆。如现患肺炎，则不应把数年前也患过肺炎的情况写入现病史；而现患慢性支气管炎、慢性阻塞性肺气肿、慢性肺源性心脏病的患者，则应把历年来慢性支气管炎、慢性阻塞性肺气肿、慢性肺源性心脏病的发病情况记述于现病史中。对过去患过的传染病和地方病、外伤、手术、预防接种史以及对药物、食物和其他接触物的过敏史等，均应记录到既往史中。因为患过麻疹、百日咳、伤寒者，有持久免疫力而不会再患这些疾病；最近接种过伤寒菌苗的患者，则患伤寒的机会也不多；有青霉素过敏史的患者就不应再给青霉素治疗。此外，既往的手术、外伤及中毒史也常与现病有密切的因果关系。

既往史的记录，一般应按发病年月的先后顺序排列。

（五）系统回顾

系统回顾（review of systems）是对各系统进行详细询问可能发生的疾病，它是规范病历不可缺少的部分。系统回顾可以帮助医师在短时间内扼要地了解患者某个系统是否发生过疾病，以及这些已发生过的疾病与本次疾病之间是否存在因果关系，也有助于使患者回忆起既往病史而不致遗漏。系统回顾问诊提要如下：

1. 头颅五官　视力障碍、耳聋、耳鸣、眩晕、鼻出血、牙痛、牙龈出血、咽喉痛、声音嘶哑。

2. 呼吸系统　慢性咳嗽、咳痰、咯血、哮喘、呼吸困难、胸痛。

3. 循环系统　心悸、活动后气促、咯血、下肢水肿、心前区痛、血压增高、晕厥。

4. 消化系统　食欲减退、吞咽困难、恶心、呕吐、腹胀、腹痛、便秘、腹泻、呕血、便血、黄疸。

5. 泌尿生殖系统　腰痛、尿频、尿急、尿痛、排尿困难、血尿、尿量异常、夜尿增多、颜面水肿、尿道或阴道异常分泌物。

6. 血液系统　面色苍白、乏力、头昏眼花、皮肤黏膜出血、骨痛、淋巴结肿大、肝脾肿大。

7. 内分泌系统及代谢　食欲亢进、食欲减退、多汗、畏寒、多饮、多尿、双手震颤、性格改变、显著肥胖、明显消瘦、毛发增多、毛发脱落、色素沉着、性功能改变、闭经。

8. 肌肉骨骼系统　关节痛、关节红肿、关节变形、肌肉痛、肌肉萎缩、运动障碍。

9. 神经系统　头痛、眩晕、晕厥、记忆力减退、语言障碍、意识障碍、颤动、抽搐、瘫痪、感觉异常。

10. 精神状态　错觉、幻觉、思维障碍、注意障碍、定向力障碍、情绪异常、睡眠障碍。

（六）个人史

个人史（personal history）包括：①社会经历：出生地、居住地区和居留时间（尤其是传染病疫源地和地方病流行区）、受教育程度、经济生活和业余爱好。②职业和工作条件：工种、劳动环境、对工业毒物的接触情况及时间。③习惯与嗜好：起居与卫生习惯、饮食的规律与质量、烟酒嗜好与摄入量，以及异嗜癖和麻醉毒品等。④冶游史：有无不洁性交，是否患过淋病性尿道炎、尖锐湿疣、下疳等。

（七）婚姻史

婚姻史（marital history）包括未婚或已婚，结婚年龄，配偶健康状况，性生活情况，夫妻关系等。

（八）月经史及生育史

月经史（menstrual history）包括月经初潮年龄，月经周期和经期天数，经血的量和颜色，经期症状，有无痛经与白带，末次月经日期，闭经日期，绝经年龄。记录格式如下：

$$\text{初潮年龄}\frac{\text{行经期（天）}}{\text{月经周期（天）}}\text{末次月经时间或绝经年龄}$$

$$\text{例如：}14\ \frac{3\sim6\text{天}}{28\sim30\text{天}}\ 2002.\ 3.\ 18.\text{（或49岁）}$$

生育史（childbearing history）包括妊娠与生育次数和年龄，人工或自然流产的次数，有无死产、手术产、产褥热及计划生育状况等。对男性患者也应询问有无生殖系统疾病。

（九）家族史

家族史（family history）的内容包括询问双亲与兄弟姐妹及子女的健康状况，特别应询问有无患同样疾病者，有无与遗传有关的疾病以及传染病（communicable disease）。遗传性疾病（inherited disease）是因遗传因素而罹患的疾病，遗传物质可以是生殖细胞或受精卵内遗传物质结构或功能的改变，也可以是体细胞内遗传物质结构和功能的改变，如血友病、白化病、遗传性球形细胞增多症等。家族性疾病（familial disease）具有家族聚集现象，但不一定就是遗传性疾病，如糖尿病、精神病、高血压病、夜盲症、病毒性肝炎等。对已死亡的直系亲属要问明死因及年龄。某些遗传性疾病还涉及父母双方亲属，也需问明。若在几个成员或几代人中都有同样疾病发生，可绘出家系谱。

第二篇　检体诊断

通过体格检查来收集资料、认识疾病的诊断方法，称为检体诊断（physical diagnosis）。体格检查（physical examination）是医师运用自己的眼、耳、鼻、手等感官，或借助于简单的诊断工具如听诊器、叩诊锤、血压计等，来了解患者身体状况的一种最基本的检查方法。体格检查时的异常发现，称为体征（sign）。多数疾病通过体格检查，再结合病史可以作出初步临床诊断。

体格检查的基本检查方法有视诊、触诊、叩诊、听诊和嗅诊五种。只有熟练地运用这些方法，才能准确无误地发现体征，从而使检查结果具有临床诊断价值。尽管临床诊断的检查项目日渐增多，检查手段不断进步，但体格检查所获得的资料尚不能被其他方法所代替，因而检体诊断是每一位临床医师必须熟练掌握的最常用、最基本的诊断方法。

体格检查一般在病史采集完毕后进行。体格检查应在适当的自然光线、适宜的室温和肃静的环境中进行。病床或体检桌最好置于检查室的中央，以便检查者可进入患者的两侧。检查开始前检查者应剪短指甲并洗手，以减少疾病的传播。

体格检查时应注意以下几点：

1. 医师要仪表端庄，举止大方，态度和蔼，耐心，对患者要关心、体贴，必须具有高度的责任感和良好的医德修养。

2. 如患者为卧位，检查者应站在患者的右侧，一般用右手进行检查。

3. 体格检查时务必细致、准确、正规、全面而有重点。检查时依次暴露被检查部位，在一个体位做尽可能多的检查，力求系统全面，避免反复翻动患者。如病情严重不允许做详细检查时，应根据主诉和主要临床表现，做重点检查后立即进行抢救，待病情好转后，再做必要的补充检查。

4. 体格检查要按一定的顺序进行。通常先观察一般情况，然后依次检查头、颈、胸、腹、外生殖器、肛门直肠、脊柱、四肢和神经系统。

5. 在整个检查过程中，应关心、体贴患者。如检查时适当和患者说话，关心其病情，回答患者的某些问题，或对患者在体格检查中给予良好配合表示谢意等。这有助于消除患者的紧张情绪，也有助于建立良好的医患关系。

6. 对某些急性、慢性传染病患者进行体格检查时，应穿隔离衣，戴口罩和手套，并做好隔离、消毒工作。

7. 根据病情变化，及时发现新体征，以便补充或修正诊断，并采取相应的治疗措施。

第三章 基本检查法

一、视诊

视诊（inspection）是医师用视觉来观察患者全身或局部表现的诊断方法。视诊的适用范围很广，既能观察到全身的一般状态，如发育、营养、意识状态、面容与表情、体位、步态等，又能观察到局部的体征，如皮肤、黏膜、毛发、五官、头颈、胸部、腹部、脊柱、四肢、肌肉、骨骼关节等的外形。但对耳膜、眼底、胃肠黏膜等特殊部位，则需用检耳镜、眼底镜、内镜等仪器帮助检查。

在所有诊断方法中，视诊使用器械最少，最难学，但是得到的体征却最多。和其他方法比较，视诊完全取决于观察者丰富的知识、经验和基本技能。因为一般人只能看到它是什么，却不知道后面隐藏的是什么。例如，观察患者外表是否清洁干净、头发是否梳理、指甲是否修剪等，对判断患者的精神状态可提供有用的信息。

视诊时应注意以下几点：

1. 适宜的光源 视诊一般在间接日光下进行，亦可借助于灯光。但是观察黄疸和某些皮疹必须在自然光线下进行；观察搏动、肿物和某些器官的轮廓以侧面光为宜。

2. 正确的方法 检查应在温暖的检查室进行，根据检查需要，患者取适宜的体位，全身或部分裸露，并可配合做某些动作。视诊应按一定的顺序，全面、系统、细致地对比观察。若使用检耳镜、鼻镜、检眼镜等工具时，方法要正规，操作要熟练。

3. 结合其他检查方法 视诊不受条件限制，但应与触诊、叩诊、听诊、嗅诊等其他检查方法结合进行，使检查结果更具有临床意义。

二、触诊

触诊（palpation）是医师通过手的感觉进行判断的一种诊断方法。触诊可遍及身体各部，肛门、直肠、阴道也可用触诊进行检查，但以腹部的触诊更为重要。触诊可以进一步补充视诊所不能确定的体征，如温度、湿度、震颤、波动、摩擦感、移动度、压痛，以及包块的位置、大小、轮廓、表面性质、硬度等。

（一）触诊方法

手的感觉以指腹和掌指关节掌面的皮肤较为敏感，指腹皮肤最为敏感，因此触诊多用这两个部位。根据检查目的不同，触诊分为浅部触诊和深部触诊。

1. 浅部触诊（light palpation） 用一手轻轻放在被检查部位，利用掌指关节和腕关节的协同配合，轻柔地进行滑动触摸（图 3－1）。浅部触诊主要用于检查体表浅在病变，关节，软组织，浅部的动脉、静脉、神经，阴囊和精索等。浅部触诊不会引起肌肉紧张，患者无痛苦，因此对检查腹部有无压痛、抵抗感、搏动、包块和某些肿大脏器更为有利。

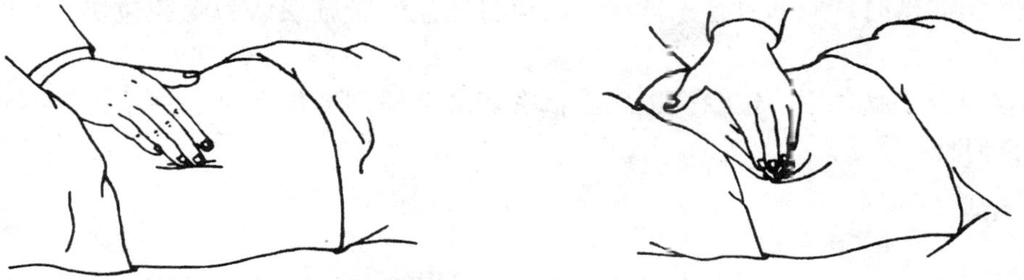

图 3-1　浅部触诊（左）及深部触诊（右）示意图

2. 深部触诊（deep palpation）　主要用于腹腔内病变和脏器的检查。嘱患者平卧，屈膝，以松弛腹肌，与患者谈话转移其注意力有助于腹肌松弛。检查者的手应当温暖，嘱患者张口平静呼吸，检查时用一手或两手重叠，由浅入深，逐渐加压以达深部（图 3-1）。根据检查目的和手法的不同又分为以下几种：

（1）深部滑行触诊（deep slipping palpation）：医师以并拢的示、中、环指末端逐渐加压到腹腔的脏器或包块上，作上、下、左、右滑动触摸。如为肠管或索条状包块，则应作与长轴相垂直方向的滑动触诊。滑动触诊主要适用于腹腔深部包块和胃肠病变的检查。

（2）双手触诊（bimanual palpation）：将左手置于被检查脏器或包块的后部，并将被检查部位推向右手方向，这样除可起到固定作用外，又可使被检查脏器或包块更接近体表以利于右手触诊。适用于肝、脾、肾、子宫和腹腔肿物的检查。

（3）深压触诊（deep press palpation）：以拇指或并拢的 2～3 个手指逐渐按压，探测腹部深在病变部位或确定腹腔压痛点，如阑尾压痛点、胆囊压痛点等。检查反跳痛时，在深压的基础上迅速将手抬起，并询问患者疼痛感觉是否加重或观察患者面部是否有痛苦表情。

（4）冲击触诊（ballottement palpation）：又称浮沉触诊法。以并拢的手指取 70°～90°角，置放于腹壁上相应部位，先作 2～3 次较轻的适应性冲击动作，然后迅速有力地向下一按，在冲击时即会出现腹腔内脏器在指端浮沉的感觉。适用于大量腹水而肝脾难以触及时。因急速冲击可使腹水在脏器表面暂时移去，脏器随之浮起，故指端易于触及肿大的肝、脾或腹腔内包块。该种触诊法会使患者不适，操作时应避免用力过大（图 3-2）。

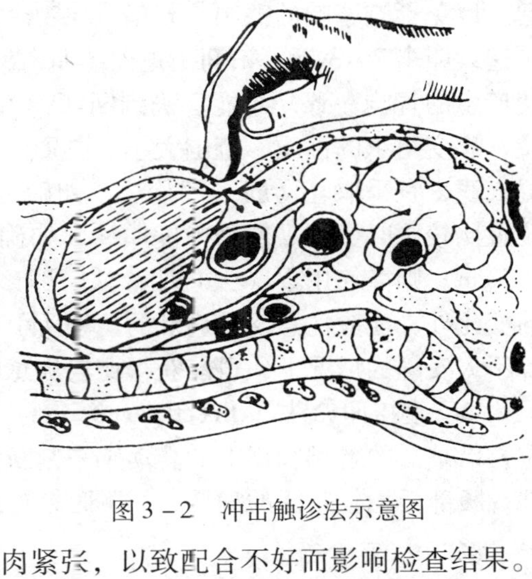

图 3-2　冲击触诊法示意图

（二）触诊注意事项

1. 检查前医师应向患者讲清检查目的和配合事项，检查时手要温暖、轻柔，避免患者精神和肌肉紧张，以致配合不好而影响检查结果。

2. 检查时医师与患者都应采取适宜的体位方能达到检查目的。如检查腹部时，医师应站在患者的右侧，面向患者，以便随时观察患者的面部表情；患者取仰卧位，双手置于体侧，双腿稍屈曲，腹肌放松。检查肝脏、脾脏或肾脏，有时也可嘱患者取侧卧位。

3. 检查下腹部时，应嘱患者先排尿，以免将充盈的膀胱误认为腹腔包块，有时还应排净大便。

4. 触诊时要手脑并用，边触摸边思索，密切结合解剖部位和毗邻关系，以明确病变的性质和来自何种脏器。

三、叩诊

叩诊（percussion）是用手叩击身体表面某部，使之振动而产生音响，传导至其下组织器官，然后反射回来，为检查者的触觉和听觉所接收，检查者根据振动和声响的特点来判断被检查部位的脏器有无异常的诊断方法。叩诊多用于确定肺尖宽度、肺下界、胸膜的病变及胸膜腔中液体或气体的多少、肺部病变的范围与性质，心界的大小与形状，肝、脾的边界，腹水的有无及多少，以及子宫、卵巢、膀胱有无异常等。

（一）叩诊方法

根据叩诊部位不同，将患者置于适宜的体位。如叩诊胸部时取坐位或卧位；叩诊腹部时常取仰卧位，如腹水量较少可嘱患者取肘膝位。叩诊时还应嘱患者充分暴露被检查部位，肌肉放松，并注意比较对称部位音响的异同。根据叩诊的手法与目的不同，通常又分为间接叩诊与直接叩诊两种叩诊方法。

1. 间接叩诊法（indirect percussion） 叩诊时左手中指第2指节紧贴于叩诊部位，其余手指稍微抬起，勿与体表接触；右手各指自然弯曲，以右手中指指端叩击左手中指第2指骨的前端。叩击方向应与叩诊部位的体表垂直，主要以活动腕关节与指掌关节进行叩诊，避免肘关节及肩关节参加活动。叩击动作要灵活、短促，富有弹性。叩击后右手中指应立即抬起，以免影响音响的振幅与频率。在一个部位每次只需连续叩击2~3下，如印象不深，可再连续叩击2~3下，不间断地连续叩击反而不利于对叩诊音的分辨。叩击用力要均匀适中，使产生的音响一致，才能正确判断叩诊音的变化。叩击力量的轻重，应根据不同的检查部位，病变组织的性质、范围大小、位置深浅等具体情况而定。如病灶或被检部位范围小或位置表浅，宜采取轻（弱）叩诊法，如确定心、肝的相对浊音界；当被检部位范围比较大或位置比较深时，则需使用中度叩诊，如确定心或肝的绝对浊音界；当病灶距体表较深（约达7cm）则需使用重（强）叩诊法。叩诊时还应注意对称部位的比较与鉴别，除注意音响的变化外，还应注意不同病灶的振动所引起的指下感觉差异，两者互相配合，即使在周围环境不太安静的情况下，也能获得比较满意的叩诊效果（图3-3、图3-4）。

2. 直接叩诊法（direct percussion） 用右手拇指以外的四指掌面直接拍击被检查部位，借拍击的音响和指下的震动感来判断病变情况的方法，称为直接叩诊法。本法适用于胸部或腹部面积较广泛的病变，如胸膜粘连或增厚、气胸、大量胸水或腹水等。

（二）叩诊音

被叩击部位的组织或器官因致密度、弹性、含气量以及与体表间的距离不同，叩击时可产生不同的音响，根据叩诊音的频率（高者音调高）、振幅（大者音响强）和是否乐音（有

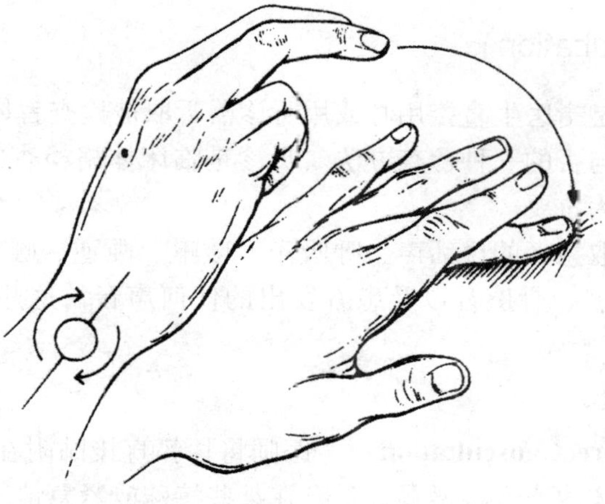

图 3－3　间接叩诊的技巧

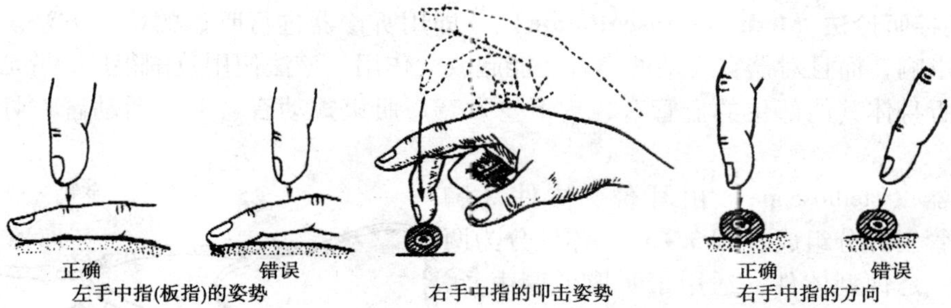

图 3－4　间接叩诊法正误图

规律地振动，音律和谐）的不同，临床上分为清音、鼓音、过清音、浊音和实音 5 种。

1. 清音（resonance）　是一种频率约为 100～128Hz，振动持续时间较长的音响，为不甚一致的非乐性叩诊音。清音是正常肺部的叩诊音，提示肺组织的弹性、含气量和致密度正常。

2. 浊音（dullness）　是一种音调较高、音响较弱、振动持续时间较短的非乐性叩诊音。浊音由叩击被少量含气组织覆盖的实质脏器时产生，如叩击被肺的边缘所覆盖的心脏或肝脏部分。病理状态下肺组织含气量减少（如肺炎）所表现的叩诊音，也为浊音。

3. 鼓音（tympany）　是一种和谐的乐音，如同击鼓声。与清音相比音响更强，振动持续时间也较长，在叩击含有大量气体的空腔器官时出现。正常见于左下胸的胃泡区及腹部；病理情况下，见于肺空洞、气胸或气腹等。

4. 过清音（hyperresonance）　属于鼓音范畴的一种变音，介于鼓音与清音之间，音调较清音低，音响较清音强，为一种类乐音。过清音的出现提示肺组织含气量增多、弹性减弱，临床常见于肺气肿。

5. 实音（flatness）　亦称重浊音或绝对浊音，音调较浊音更高、音响更弱、振动时间更短的非乐音。生理情况下见于叩击不含气的实质脏器，如心脏、肝脏；病理状态下，见于大量胸腔积液或肺实变。

四、听诊（auscultation）

体格检查中的听诊是指医生直接用耳或用听诊器听取被检查者体内各部在运动时发出的声音，来判断人体正常与否的一种检查方法。听诊是临床体格检查的基本技能和重要手段，对心、肺疾病的诊断尤为重要。

广义的听诊包括听取患者的说话声、呼吸声、咳嗽、呃逆、嗳气、肠鸣、呻吟、啼哭、呼（尖）叫、关节活动音、骨擦音以及患者发出的任何声音。这些声音对临床诊断有时会提供十分有用的线索。

（一）听诊方法

1. 直接听诊法（direct auscultation） 医师将耳郭直接贴附在被检查者的体表进行听诊，这种方法所听得的体内声音很微弱，只有在某些特殊或紧急情况下才采用。该法是听诊器未发明以前的古老听诊法。

2. 间接听诊法（indirect auscultation） 即用听诊器进行听诊的检体方法。不受被检查者体位影响，而且对器官运动的声音还能起放大作用。该法使用范围很广，除心、肺、腹外，还可听身体其他部位的血管音、皮下捻发音、肌束颤动音、关节活动音、骨折面摩擦音等。

听诊器（stethoscope）由耳件、体件（胸件）及软管三部分组成（图3－5）。体件分为两种类型：一是钟型体件，适用于听取低调声音，如二尖瓣狭窄的隆隆样舒张期杂音；一种是膜型体件，适用于听高调的声音，如主动脉瓣关闭不全的舒张期杂音。用听诊器进行听诊是临床医师必须掌握的基本功，必须勤学苦练，反复实践，才能达到掌握和熟练应用的目的。

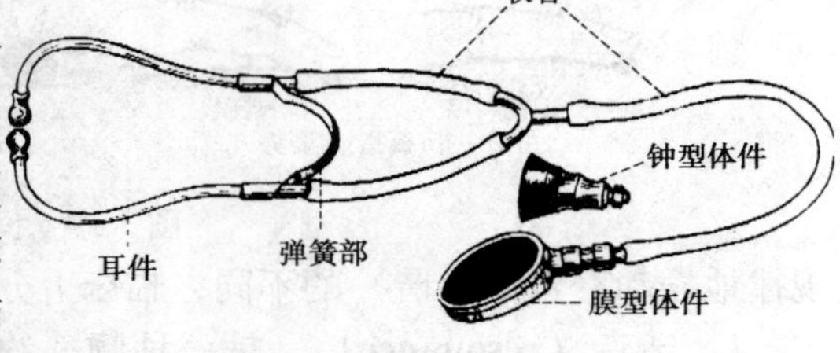

图3－5 听诊器模式图

（二）听诊注意事项

1. 环境应安静，温度要适宜，光线应充足，检查者和患者的位置都要舒适，患者不要紧张，肌肉要放松。如遇寒冷天气，应先将听诊器体件暖和，不要将冰冷的体件立刻安放在患者的体表上。

2. 选择体位要适当。一般多取坐位或卧位，有时需更换体位，有时还需患者适当运动之后再进行听诊检查。对衰弱患者，为减少患者翻身的痛苦，可使用膜型体件。

3. 被检查部位应充分暴露。切忌隔衣听诊，也不能使听诊器在衣服遮盖下摩擦或在胶管扭曲情况下听诊。应根据需要交替使用膜型和钟型体件。听诊时体件要紧贴听诊部位，避免缝隙或摩擦产生附加音。也不要用力过度，使患者感到不适。

4. 听诊要做到细心、耐心，注意力集中于被检查部位和器官所发出的声音。如听诊肺部时，仅注意肺部呼吸音及啰音等，暂时把心音忽略；听诊心脏时则相反。

五、嗅诊（smelling）

嗅诊是医师以嗅觉来判断发自患者的异常气味与疾病之间关系的一种诊断方法。异常气味多来自于皮肤、黏膜、呼吸道、胃肠道、呕吐物、排泄物、脓液与血液等。常见异常气味的临床意义如下：

1. 汗液味 正常人汗液无强烈刺激性气味。酸性汗味见于风湿热或长期服用水杨酸、阿司匹林等解热镇痛药物者。狐臭味见于臭汗症。脚臭味见于多汗者或脚癣合并感染。

2. 痰液味 正常痰液无特殊气味。如嗅到血腥味，见于大咯血的患者；恶臭味，提示支气管扩张或肺脓肿。

3. 脓液味 恶臭味应考虑气性坏疽的可能。

4. 呕吐物味 胃内容物略带酸味。粪臭味见于肠梗阻，烂苹果味并混有脓液见于胃坏疽，酒味见于饮酒和醉酒等，浓烈的酸味见于幽门梗阻或狭窄等。

5. 粪便味 腐败性臭味见于消化不良或胰腺功能不全，腥臭味见于细菌性痢疾，肝臭味见于阿米巴痢疾。

6. 尿液味 浓烈的氨味见于膀胱炎。

7. 呼气味 浓烈的酒味见于酒后或醉酒，刺激性蒜味见于有机磷农药中毒，烂苹果味见于糖尿病酮症酸中毒，氨味见于尿毒症，腥臭味见于肝性脑病。

8. 口腔气味 口臭见于口鼻部病变、肺脓肿、支气管扩张症、肺坏疽、消化不良、肝病、吸烟等。苦杏仁味见于苦杏仁、桃仁、氰化物等含氰苷及氰酸的食物、药物中毒等。血腥味见于体内大出血、维生素C缺乏等。

第四章 一般检查

一般检查（general examination）是对患者全身状态的概括性观察，常以视诊为主，但当视诊不能达到检查目的时，需配合使用触诊等检查方法。一般检查的内容包括：体温、脉搏、呼吸、血压等生命体征，以及发育与体型、营养、意识状态、面容与表情、体位、步态、皮肤、淋巴结等。

第一节 全身状态检查

一、体温（body temperature，T）

（一）体温测量及正常范围

人体的温度分为核心部位（肝脏、脑、肾、胰腺等）的体核温度和皮肤部位的体表温度。体核温度相对稳定，各部位之间差异小，但体核温度不易测试；体表温度不稳定，各部位之间差异大。临床上以口腔、直肠、腋下三个部位的温度表示体温，它们与深部温度相接近。体温度数以摄氏（℃）或华氏（℉）来表示。

两者的换算公式为：℃ =（℉ -32）×5/9。

1. 口腔温度（oral temperature） 将消毒过的口腔温度计（oral thermometer，简称口表）的水银柱甩到35℃以下，水银端置于舌下，紧闭口唇，不用口腔呼吸，以免冷空气进入口腔，影响口腔内的体温，测量5分钟后读数。正常值为36.3℃～37.2℃。口测法温度虽较可靠，但对婴幼儿及意识障碍者则不宜使用。

2. 肛门温度（rectal temperature） 患者取侧卧位，将直肠温度计（rectal thermometer，简称肛表）的水银柱甩到35℃以下，肛表水银端涂以润滑剂，徐徐插入肛门，深达肛表的一半为止，放置5分钟后读数。正常值为36.5℃～37.7℃。肛门温度一般较口腔温度高0.3℃～0.5℃。适用于小儿及神志不清的患者。

3. 腋下温度（axillary temperature） 擦干腋窝汗液（有汗会使腋温低），将腋窝温度计（axilla thermometer，简称腋表）的水银柱甩到35℃以下，温度计的水银端放在患者腋窝深处，嘱患者用上臂将温度计夹紧，放置10分钟后读数。正常值为36℃～37℃。腋测法较安全、方便，不易发生交叉感染。

正常人24小时内体温略有波动，一般情况下3:00～4:00最低，20:00～22:00最高，相差不超过1℃。生理状态下，运动或进食后体温稍高，老年人体温略低，妇女在月经期前或妊娠期略高。

致热原作用于体温调节中枢或体温调节中枢本身功能紊乱等原因，导致体温高于正常，称为发热（fever）。发热的临床分度如下：低热为37.5℃～38℃；中度发热为38.1℃～39℃；高热为39.1℃～41℃；超高热为41℃以上。体温低于正常，称为体温过低（hypothermia），见于休克、慢性消耗性疾病、年老体弱、严重营养不良、甲状腺功能减退以及在低温环境中暴露过久等。

（二）记录方法

将体温检测结果，按时记录到病历的体温记录单上，连成曲线，即为体温曲线（temperature curve）。许多发热性疾病，体温曲线的形状有一定的规律性，称为热型（fever type）。如疟疾、布鲁菌病、脓毒血症、结核病等，均各有其独特的热型。

（三）体温误差的原因

临床工作中，有时体温测量的结果与患者的全身状态不符，如不认真分析，会造成诊断和处理上的错误。常见的误差原因如下：

1. 测得体温较实际为低 ①消瘦、病情严重及神志障碍的患者测腋温时不能将温度计夹紧，使体温没有上升到实际高度。②温度计附近有使局部体温变冷的物体，如冰袋等。

2. 测得体温较实际为高 ①检查前未将温度计的水银柱甩到35℃以下。②温度计附近有使局部体温增高的物体，如热水袋等。③检测前以热水漱口或以热毛巾擦拭腋部等情况。

二、脉搏

脉搏（pulse，P）是由心脏节律性的收缩和舒张，主动脉内的压力一升一降，从而引起血管壁相应地出现扩张与回缩而形成。它能反映心率、心律、心脏收缩力和动脉管壁状态。脉搏的检查方法通常是以3个手指（示指、中指、环指）的指端来触诊桡动脉的搏动。如桡动脉不能触及，也可触摸肱动脉、颞动脉和颈动脉等。

1. 脉率（arterial pulse rate） 因年龄、性别、体力活动和精神状态不同而有一定的变动。正常成人，在安静状态下频率为60～100次/分钟。儿童较快，婴幼儿可达130次/分钟。老年人较慢，女性较男性快。此外，脉率在白昼较快，夜间睡眠时较慢。餐后、活动后或情绪激动时增快。病理状态下，发热、疼痛、贫血、甲状腺功能亢进症、心力衰竭、休克、心肌炎等，脉率增快；颅内高压、病态窦房结综合征、二度及以上窦房或房室传导阻滞，或服用强心苷、钙拮抗剂、β受体阻滞剂等药时，脉率减慢。临床上除注意脉率增快或减慢之外，还应注意脉率与心率是否一致。心律失常时，如心房颤动、频发早搏等，脉率少于同时计数的心率，这种现象称为脉搏短绌（pulse deficit）。

2. 节律（rhythm） 脉搏的节律是心搏节律的反映，正常人脉搏节律规整。某些正常儿童、青少年和成年人，表现为吸气时脉搏增快，呼气时减慢，屏住呼吸时则变整齐，称为呼吸性窦性心律不齐（respiratory sinus arrhythmia），属生理现象。心房颤动和过早搏动时，脉律皆不整齐。心房颤动时，脉搏节律完全无规律，同时有脉搏强弱不一和脉搏短绌，称为脉搏绝对不齐。Ⅱ度房室传导阻滞时，某些心房激动不能下传至心室，使心搏出现脱漏，脉搏亦相应脱落，脉律也不规则，称为脱落脉（dropped beats）。

3. 紧张度（tensity） 脉搏的紧张度与动脉收缩压高低有关。触诊脉搏时，以近端的手指按压桡动脉，并逐渐用力使远端手指触不到脉搏，近端手指完全阻断动脉所需的压力，即为脉搏的紧张度。

4. 强弱 脉搏的强弱决定于心搏出量、脉压和周围血管阻力大小。心搏量增加、周围血管阻力较小时，则脉搏强而大，称为洪脉（bounding pulse），见于高热、贫血、甲状腺功能亢进症、主动脉瓣关闭不全等。心搏量减少、脉压减少、周围动脉阻力增大时，脉搏减弱而振幅低，称为细脉（small pulse）或丝脉（thready pulse），见于心功能不全、休克、主动脉瓣狭窄等。

5. 动脉壁的弹性 正常人的动脉管壁光滑、柔软，并有一定的弹性。检查时医师用手指压迫动脉近心端使其血流阻断，则该动脉远心端管壁之搏动不能触及。若无论如何用力压迫动脉近心端，其远心端动脉仍能触及，则提示动脉硬化。动脉硬化程度严重者，动脉管壁不仅硬，且有迂曲或呈结节状。

三、呼吸

观察记录呼吸（respiration，R）的频率及节律，检测方法及临床意义见第七章第三节。

四、血压

体循环动脉血压简称血压（systemic blood pressure，BP）。血压是血液在血管内流动时，作用于血管壁的压力，它是推动血液在血管内流动的动力。心室收缩，血液从心室流入动脉，此时血液对动脉的压力最高，称为收缩压（systolic pressure）。心室舒张，动脉血管弹性回缩，血液仍缓慢继续向前流动，但血压下降，此时的压力称为舒张压（diastolic pressure）。收缩压与舒张压之差，称为脉压（pulse pressure）。一个心动周期中每一瞬间动脉血压的平均值，称为平均动脉压（mean arterial pressure）。粗略估计，平均动脉压 = 舒张压 + 脉压/3。

（一）测量方法

1. 直接测量法 用特制的导管经穿刺周围动脉，送入主动脉，导管末端经换能器外接床旁监护仪，自动显示血压。此法技术要求高，且属有创，仅适用于危重和大手术的患者。

2. 间接测量法 即现广泛应用的袖带加压法。此法常用的血压计有汞柱式、弹簧式和电子血压计，以汞柱式为最常用。临床上通常采用间接方法在上臂肱动脉部位测取血压值。

（1）诊所偶测血压：被检查者安静休息至少 5 分钟，在测量前 30 分钟内禁止吸烟和饮咖啡，排空膀胱。裸露右上臂，肘部置于与右心房同一水平（坐位平第 4 肋软骨，仰卧位平腋中线）。首次就诊者左、右臂的血压应同时测量，并予记录。让受检者脱下该侧衣袖，露出手臂并外展 45°，将袖带平展地缚于上臂，袖带下缘距肘窝横纹约 2～3cm，松紧适宜。检查者先于肘窝处触知肱动脉搏动，再将听诊器体件置于肱动脉上，轻压听诊器体件。然后用橡皮球将空气打入袖带，待动脉音消失，再将汞柱升高 20～30mmHg（1mmHg = 0.133kPa）后，开始缓慢（2～6mmHg/s）放气，心率较慢时放气速率也较慢，获取舒张压读数后快速放气至零。测压时双眼平视汞柱表面，根据听诊结果读出血压值。按照 Korotkoff 的五期法，当听到第一个声音时所示的压力值是收缩压（第 1 期）；继续放气，随后声音逐渐增强为第 2 期；继而出现柔和吹风样杂音为第 3 期；再后音调突然变低钝为第 4 期；最终声音消失为第 5 期。第 5 期声音消失时血压计上所示的压力值是舒张压（个别声音不消失者，可采用变音值作为舒张压并加以注明）。相隔 2 分钟重复测量，重复测量时应使汞柱下降到“0”点后再向袖带内打气。取两次读数的平均值记录，如果两次测量的收缩压或舒张压相差 >5mmHg，则相隔 2 分钟后再次测量，然后取三次读数的平均值。记录方法是：收缩压/舒张压，如 120/70mmHg。

某些情况下（如多发性大动脉炎、主动脉缩窄）需测下肢血压，测压方法同前。但测量下肢血压时，被检查者需采取俯卧位，气袖束于腘窝上部约 3 ~ 4cm 处，听诊器体件放在腘窝腘动脉搏动处。正常人两上肢血压可有 5 ~ 10mmHg 的差别，下肢血压较上肢高 20 ~ 40mmHg，但在动脉穿刺或插管直接测量时则无显著差异。

（2）自我测量血压：是受测者在家中或其他环境里给自己测量血压。在评价血压水平和指导降压治疗上，自我测量血压已成为诊所偶测血压的重要补充。一般而言，自测血压低于诊所偶测血压值，目前尚无统一的自测血压正常值，推荐 135/85 mmHg 为正常上限参考值。

（3）动态血压监测（ambulatory blood pressure monitoring，ABPM）：应使用符合国际标准的监测仪。一般监测 24 小时。通常设白昼时间为 6：00 ~ 22：00，每 15 分钟测血压 1 次；晚间为 22：00 ~ 次晨 6：00，每 30 分钟记录 1 次。迄今为止尚无公认的正常值或动态高血压诊断标准。推荐以下正常值参考标准：24 小时平均压 < 130/80mmHg，白昼平均压 <135/85mmHg，夜间平均压 <125/75mmHg。白昼血压有两个高峰，上午 6：00 ~ 10：00 和下午 16：00 ~ 20：00。凌晨 2：00 ~ 3：00 处于最低谷。所以 ABPM 曲线常呈“双峰一谷”。正常情况下，夜间血压均值比白昼血压均值低 10% ~ 20%，夜间血压较白昼血压下降 >10%，病人的动态血压曲线呈“勺形”。

ABPM 临床上可用于：诊断评价“白大衣高血压”（white coat hypertension）、顽固性高血压、血压波动幅度大等的患者；诊断发作性高血压和低血压；判断高血压的程度，了解血压变异性和血压昼夜规律，指导治疗和评价降压药物疗效。

（二）血压水平的定义和分类

根据《中国高血压防治指南》（2005 年修订版），决定采用下述标准（表 3 – 1）。

表 3 – 1 血压水平的定义和分类

类别	收缩压（mmHg）	舒张压（mmHg）
正常血压	<120	<80
正常高值	120 ~ 139	80 ~ 89
1 级高血压（轻度）	140 ~ 159	90 ~ 99
2 级高血压（中度）	160 ~ 179	100 ~ 109
3 级高血压（重度）	≥180	≥110
单纯收缩期高血压	≥140	<90

(三) 血压变异的临床意义

收缩压主要取决于心肌收缩力的大小和心搏出量的多少；舒张压主要取决于外周血管阻力的高低，外周阻力高舒张压高，外周阻力低舒张压低。

1. 高血压 未服抗高血压药情况下，收缩压≥140mmHg 和（或）舒张压≥90mmHg，即为高血压（hypertension）。如果只有收缩压达到高血压标准，则称为单纯收缩期高血压（systolic hypertension）。高血压绝大多数见于高血压病（亦称原发性高血压）；继发性高血压少见（约<5%），见于肾脏疾病、肾上腺皮质或髓质肿瘤、肢端肥大症、甲状腺功能亢进症、颅内高压、妊娠高血压综合征等所致的血压增高。

2. 低血压 血压低于 90/60mmHg 时，称为低血压（hypotension）。常见于休克、急性心肌梗死、心力衰竭、心包填塞、肾上腺皮质功能减退等，也可见于体质性低血压、体位性低血压、慢性消耗性疾病、营养不良、高山病等。

3. 脉压增大和减小 脉压>40mmHg 称为脉压增大，见于主动脉瓣关闭不全、动脉导管未闭、动静脉瘘、高热、甲状腺功能亢进症、严重贫血、老年主动脉硬化等。脉压<30mmHg 称为脉压减小，见于主动脉瓣狭窄、心力衰竭、低血压休克、心包积液、缩窄性心包炎等。

4. 上、下肢血压差异常 双上肢血压差大于 10mmHg 见于多发性大动脉炎、血栓闭塞性脉管炎、先天性动脉畸形等。下肢血压如等于或低于上肢血压，提示相应部位动脉狭窄或闭塞，见于主动脉缩窄、闭塞性动脉硬化、胸腹主动脉型大动脉炎、髂动脉或股动脉栓塞等。

五、发育与体型

人体生命过程的发展变化，总称发育（development）。发育的正常与否，通常以年龄与体格成长状态（身高、体重）、智力和性征（第一、第二性征）之间的关系来判断。发育正常时，年龄与体格、智力和性征的成长状态是相应的。健康者在成年以前每年可见体格不断成长，在青春期还可以出现一段成长速度特别迅速的时期，称为青春期急激成长期，属于正常的发育状态。正常发育与种族、遗传、内分泌、营养代谢、生活条件、体育锻炼等内外因素有密切关系。一般判断成人体格发育正常的指标为：胸围等于身高的一半，两上肢展开的长度（指距）约等于身高，身体上部长度（头顶至耻骨联合上缘的距离）与下部长度（耻骨联合上缘至足底的距离）也大致相等。如明显不对称或不成比例，即属于发育不正常。

体型（habitus）是身体各部发育的外观表现，包括骨骼、肌肉的成长与脂肪分布的状态等。临床上把正常人的体型分为三种。

1. 均称型（orthotopic type） 又称正力型，身体各部结构匀称适中，腹上角 90°左右。正常人多为此型。

2. 矮胖型（pyknic type） 又称超力型，按身高计，体重偏重，指距稍小，上身稍长，外形矮胖，体格粗壮，颈粗短，肩平，胸部宽阔，腹上角大于 90°。高血压病患者中，矮胖型多见。

3. 瘦长型（asthenic type） 又称无力型，与矮胖型相反，体高肌瘦，颈细长，肩垂，胸廓扁平，腹上角小于90°。肺结核等慢性消耗性疾病，瘦长型较常见。

临床上病态发育与内分泌的关系尤为密切。如在发育成熟前脑垂体前叶功能亢进时，体格异常高大，称为巨人症（gigantism）；反之，垂体功能减退时，体格异常矮小，称脑垂体性侏儒症（pituitary dwarfism）。甲状腺对体格发育具有促进作用，如小儿患甲状腺功能亢进症时，代谢增强，食欲亢进，使体格发育超过正常；如小儿患甲状腺功能减低，则体格矮小，智力低下，为呆小症（cretinism）。性腺分泌对体格发育也具有一定影响，如性早熟儿童，患病初期可较同龄儿童体格发育快，但可造成骨骺早期愈合，以致后期体格发育受到限制。同时性腺分泌与第二性征发育关系较为密切，某些疾病（如结核病、肿瘤）破坏了性腺分泌机能，则可发生性腺功能低下所致的第二性征改变，如男性患者出现"阉人"征（eunuchism）：上、下肢过长，骨盆宽大，无须，毛发稀少，皮下脂肪丰满，外生殖器发育不良，发音女声；女性患者则出现乳房发育不良，闭经，体格男性化，多毛，皮下脂肪减少，发音男声。幼年时营养不良可影响正常发育，如维生素D缺乏时可致佝偻病（rachitis）。

六、营养状态（state of nutrition）

营养状态与食物的摄入、消化、吸收和代谢等因素有关。营养过度可以引起肥胖，营养不良则可引起消瘦。营养状态是根据皮肤、毛发、皮下脂肪、肌肉的发育情况来综合判断的。最简便而迅速的方法是看皮下脂肪充实的程度，最适宜的检查部位是前臂的屈侧或上臂背侧下1/3。同时测量一定时间内体重的变化也是观察营养状态的方法之一。

（一）营养状态分级

1. 良好 皮肤黏膜红润，弹性良好，皮下脂肪丰满，肌肉结实，指甲、毛发润泽，肋间隙及锁骨上窝平坦，肩胛部和股部肌肉丰满。

2. 不良 皮肤黏膜干燥，弹性减低，皮下脂肪菲薄，肌肉松弛无力，指甲粗糙无光泽，毛发稀疏，肋间隙、锁骨上窝凹陷，肩胛骨和髂骨嶙峋突出。

3. 中等 介于良好与不良两者之间。

（二）常见的营养异常

1. 营养不良（malnutrition） 主要由摄食不足和（或）消耗增多所致，常见原因如下：①摄食障碍：多见于食管、胃肠道的病变，神经系统及肝、肾等内脏病变，引起严重的恶心、呕吐等。②消化障碍：由胃、肠、胰腺、肝、胆疾患，引起消化液或酶的生成减少，影响消化和吸收所致。③消耗增多：由于精神神经因素的影响，或活动性结核、恶性肿瘤、代谢疾病（如糖尿病）和某些内分泌疾病（如甲状腺功能亢进症）等所致的热量、脂肪和蛋白质消耗过多。长期消耗增多，体重减轻到不足标准体重的90%或体重指数<18.5时，称为消瘦（emaciation）。极度消瘦者称恶病质（cachexia）。

2. 肥胖（obesity） 肥胖是指体内脂肪堆积过多和（或）分布异常，体重增加，导致实际体重超过理想体重的20%的病理状态。其原因主要由于摄食过多，摄入量超过消耗量，过剩营养物质转化为脂肪积存于体内所致。内分泌、家族遗传、生活方式与运动、精神因素等皆有影响。理想体重（kg）=身高（cm）-105。体重指数是较常用的指标，体重指数=

体重（kg）/身高^2（m^2）。如体重指数≥24，称为超重；体重指数≥28，作为肥胖的标准。正常成人腰围：男性<85cm，女性<80cm，超过此值为中央性（又称腹型或内脏型）肥胖。

（1）单纯性肥胖：全身脂肪分布均匀，一般无异常表现，常有一定的遗传倾向。

（2）继发性肥胖：一般由内分泌疾病引起。如下丘脑病变所致的肥胖性生殖无能综合征，在女性表现生殖器发育障碍、闭经；在男性则表现为女性体型。肾上腺皮质功能亢进症，表现为向心性肥胖，以面部（满月面）、肩背部（水牛背）、腰腹部为著，而四肢不明显。甲状腺功能低下（黏液性水肿）则有毛发稀疏、皮肤干燥、月经异常、智能障碍。此外，2 型糖尿病、胰岛细胞瘤、功能性低血糖症等，亦可出现继发性肥胖。

七、意识状态

意识（consciousness）是大脑功能活动的综合表现，即指人对周围环境及自身的认识和反应能力。意识的内容即为高级神经活动，包括定向力、感知力、注意力、记忆力、思维、情感和行为等。影响意识最重要的结构是脑干上行性网状激活系统，它发放的兴奋向上传至丘脑的非特异核团，再由此弥散地投射至整个大脑皮层，对皮层的诱发电位产生易化作用，使皮层不断地维持觉醒状态，该结构损害即可导致意识障碍。其次是中枢整合机构。弥漫性的大脑皮层损害会引起意识水平下降。

检查意识状态，主要检查患者对周围环境和对自身所处状况的认识能力。检查者可通过与患者交谈来了解其思维、反应、情感活动、计算、记忆力、注意力、定向力（即对时间、人物、地点，以及对自己本身状态的认识能力）等方面的情况。对较为严重者应同时作痛觉试验（如重压患者眶上缘）、瞳孔对光反射、角膜反射、腱反射等，以判断有无意识障碍及其程度。对昏迷患者，重点注意生命体征，尤其是呼吸的频率和节律，瞳孔大小，眼底有无视乳头水肿、出血，有无偏瘫、锥体束征、脑膜刺激征等。

八、面容与表情

面容（facial feature）是指面部的面貌与气色；表情（expression）是指表现在面部或姿态上的思想感情。健康人面容润泽，表情自如。当患者有疾病时，常常出现痛苦、忧虑或疲惫的面容与表情。某些疾病还可使患者呈现特征性面容与表情。常见典型面容如下：

1. 急性（热）病容（acute illness face） 面色潮红，兴奋不安，有时面部与发际多汗，口唇干燥，呼吸急促，表情痛苦，有时鼻翼扇动，口唇疱疹。常见于急性感染性疾病，如肺炎链球菌肺炎、疟疾、流行性脑脊髓膜炎等。

2. 慢性病容（chronic illness face） 面容憔悴，面色晦暗或苍白无华，双目无神，表情淡漠等。多见于慢性消耗性疾病，如肝硬变、严重肺结核、恶性肿瘤等。

3. 贫血面容（anemic face） 面色苍白无华，唇舌色淡，表情疲惫，见于各种原因所致的贫血。

4. 肝病面容（liver disease face） 面颊瘦削，面色灰褐，额部、鼻背、双颊有褐色色素沉着，见于慢性肝病。

5. 肾病面容（nephropathy face） 面色苍白，眼睑、颜面浮肿，舌质淡，边缘有齿痕，见于慢性肾脏疾病。

6. 甲状腺功能亢进面容（hyperthyroidism face）　简称甲亢面容。眼裂增大，眼球突出，目光闪烁，呈惊恐貌，兴奋不安，烦躁易怒（图4-1）。见于甲状腺功能亢进症。

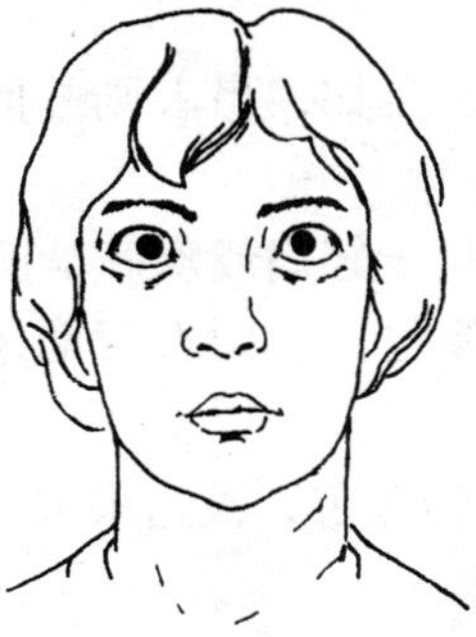

图4-1　甲亢面容

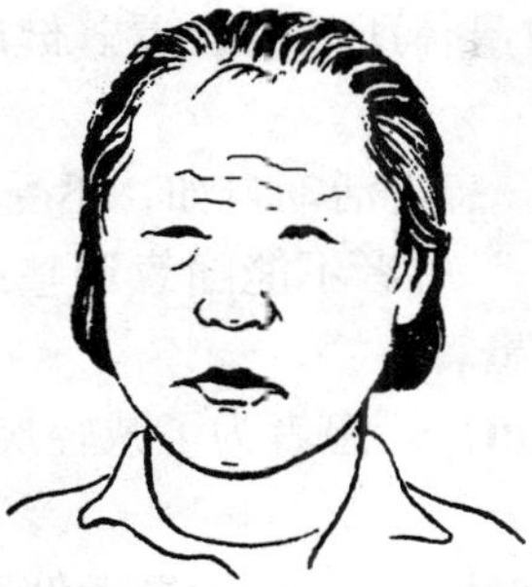

图4-2　黏液性水肿面容

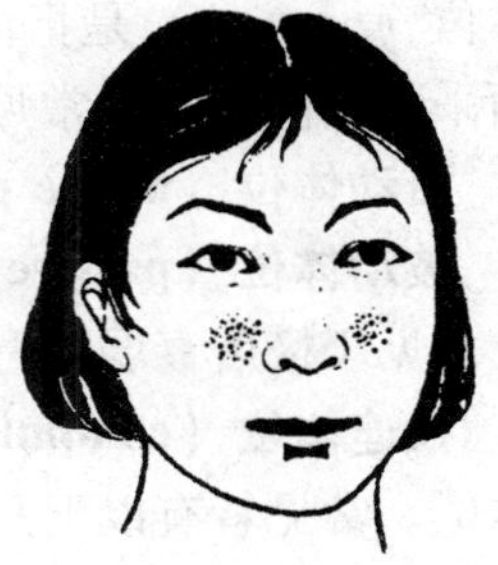

图4-3　二尖瓣面容

7. 黏液性水肿面容（myxedema face）　面色苍白，睑厚面宽，颜面浮肿，目光呆滞，反应迟钝，眉毛、头发稀疏，舌色淡、胖大。见于甲状腺功能减退症（图4-2）。

8. 二尖瓣面容（mitral face）　面色晦暗，双颊紫红，口唇轻度发绀。见于风湿性心瓣膜病二尖瓣狭窄（图4-3）。

9. 伤寒面容（typhoid face）　表情淡漠，反应迟钝，呈无欲状态。见于伤寒、脑脊髓膜炎、脑炎等高热衰弱患者。

10. 苦笑面容（sardonic feature）　发作时牙关紧闭，面肌痉挛，呈苦笑状。见于破伤风。

11. 满月面容（moon face）　面圆如满月，皮肤发红，常伴痤疮和小须。见于库欣综合征及长期应用肾上腺皮质激素的患者（图4-4）。

12. 肢端肥大症面容（acromegalic face）　头颅增大，脸面变长，下颌增大，向前突出，眉弓及两颧隆起，唇舌肥厚，耳鼻增大。见于肢端肥大症（图4-5）。

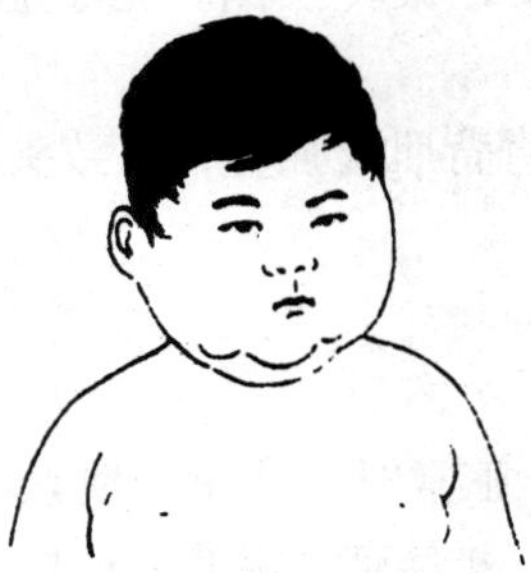

图4-4　满月面容

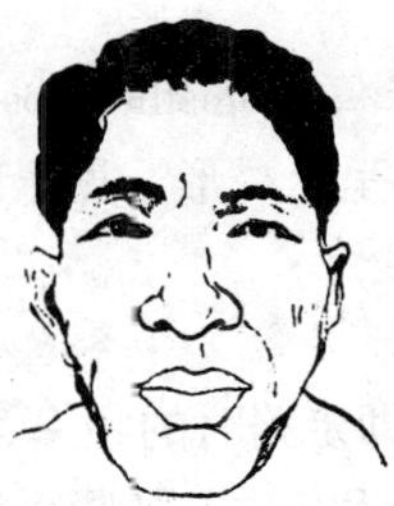

图4-5　肢端肥大症面容

13. 病危面容（critical face）　亦称Hippocrates面容。面色苍白或铅灰，眼窝凹陷，鼻梁、颧骨突起，表情淡漠，目光晦暗，面肌瘦削，唇干，皮肤干燥、松弛而无光泽。常见于大出血、休克、脱水及急性腹膜炎的患者。

14. 面具面容（masklike face） 又称“面具脸”。面肌运动减少，面部呆板，无表情，不眨眼，双目凝视，似面具样。常见于震颤麻痹，也可见于脑炎等。

九、体位

体位（position）是指休息状态时身体所处的位置。健康人体位自如，患者则常因病情不同而采取不同体位。常见体位如下：

1. 自动体位（active position） 患者活动自如，不受限制，见于轻病或疾病早期。

2. 被动体位（passive position） 患者不能随意调整或变换体位，需别人帮助才能改变体位。见于极度衰弱或意识丧失的患者。

3. 强迫体位（compulsive position） 患者为了减轻疾病所致的痛苦，被迫采取的某些特殊体位。常见者有以下几种：

（1）强迫仰卧位（compulsive dorsal position）：患者仰卧，双腿蜷曲，借以减轻腹部肌肉紧张。见于急性腹膜炎等。

（2）强迫俯卧位（compulsive prone position）：俯卧位可减轻脊背肌肉的紧张程度。常见于脊柱疾病。

（3）强迫侧卧位（compulsive lateral position）：患者侧卧于患侧，以减轻疼痛，且有利于健侧代偿呼吸。见于一侧胸膜炎及大量胸腔积液。

（4）强迫坐位（compulsive sitting position）：又称端坐呼吸（orthopnea）。患者坐于床沿上，以两手置于膝盖上或扶持床边。这种体位可使胸廓辅助呼吸肌易于运动，膈肌下降，肺容量增加，肺换气量增加，而且下肢静脉血不易回流到心脏，可以减少回心血量，减轻心脏负担和肺淤血。见于心肺功能不全的患者。

（5）强迫蹲位（compulsive squatting position）：患者往往在步行或其他活动的进程中，由于感到呼吸困难和心悸，而采取蹲踞体位或膝胸位以缓解症状。见于发绀型先天性心脏病。

（6）强迫停立位（compulsive standstill position）：在步行时心前区疼痛突然发作，患者常被迫立刻站立，并以右手按抚心脏部位，待稍缓解后，才离开原位。见于心绞痛。

（7）辗转体位（alternative position）：患者坐卧不安，辗转反侧。见于胆绞痛、肾绞痛、肠绞痛等。

（8）角弓反张位（opisthotonos position）：患者颈及脊背肌肉强直，以致头向后仰，胸腹前凸，背过伸，躯干呈反弓形。见于破伤风及小儿脑膜炎。

十、步态

步态（gait）即走路时的频率、节律、方式和姿态。正常时，儿童常跳跃小跑，青壮年矫健快速，老年人小步慢行。某些疾病可使步态发生变化，并具有一定的特征性。常见典型异常步态如下：

1. 痉挛性偏瘫步态（spastic hemiplegic gait） 瘫痪侧上肢呈内收、旋前，指、肘、腕关节屈曲，无正常摆动；下肢伸直并外旋，举步时将患侧骨盆抬高以提起瘫痪侧下肢，然后以髋关节为中心，脚尖拖地，向外划半个圆圈跨前一步，故又称划圈样步态。多见于急性脑血管疾病的后遗症（图4－6）。

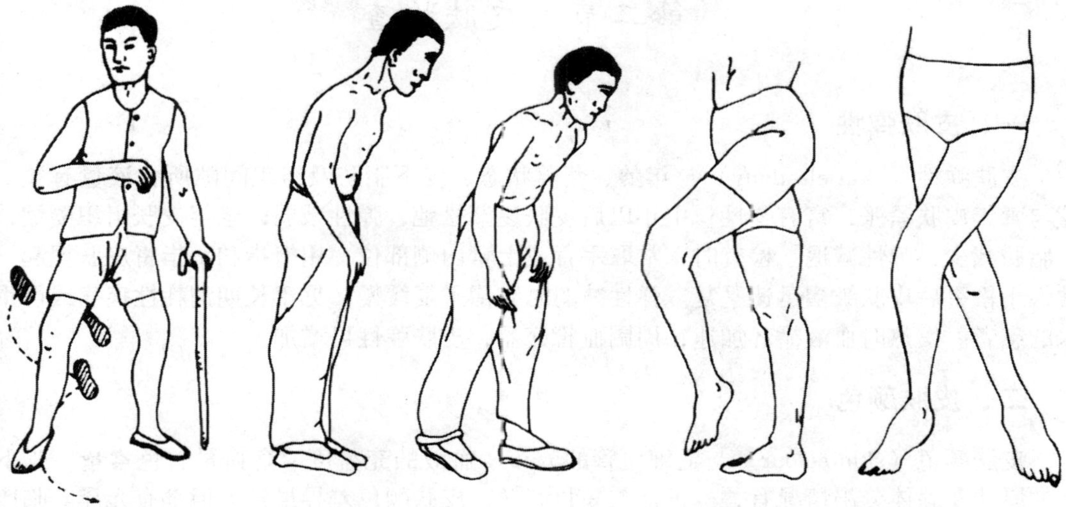

图4－6　步态异常

2. 剪刀步态（scissors gait）　双下肢肌张力增高，尤以伸肌和内收肌张力明显增高，双下肢强直内收，交叉到对侧，形如剪刀。见于双侧锥体束损害及脑性瘫痪等。

3. 醉酒步态（drunken gait）　行路时躯干重心不稳，步态蹒跚，摇晃，前后倾斜，似乎随时都会失去平衡而跌到，如醉酒状　见于酒精中毒或巴比妥中毒。

4. 小脑性步态（cerebellar gait）　小脑性共济失调患者行走时双腿分开较宽，呈阔基底步态。左右摇晃，常向侧方倾斜，走直线困难，状如醉汉。常见于多发性硬化、小脑肿瘤、脑卒中及某些遗传性小脑疾病。

5. 慌张步态（festinating gait）　步行时头及躯干前倾，步距较小，起步动作慢，但行走后越走越快，有难以止步之势，向前追赶身体而防止失去重心。见于震颤麻痹。

6. 跨阈步态（steppage gait）　由于踝部肌腱、肌肉弛缓，患足下垂，走路时足尖离地前，先将膝关节、髋关节屈曲，使患肢抬得很高才能起步，如跨越门槛之势。见于腓总神经麻痹出现的足下垂患者。

7. 蹒跚步态（staggering gait）　又称鸭步。走路时身体左右摇摆似鸭行。见于佝偻病、大骨节病、进行性肌营养不良或先天性双髋关节脱位等。

8. 间歇性跛行（intermittent claudication）　休息时无症状，行走稍久后发生缺血，以致下肢麻木、无力、酸痛，难以继续行走，被迫停止行进，经休息症状好转后重新起步行走，走走歇歇，故名。见于闭塞性动脉硬化、高血压动脉硬化等。

9. 共济失调步态（ataxic gait）　起步时一脚高抬，骤然垂落，且双目向下注视，两脚间距很宽，以防身体倾斜，闭目时不能保持平衡。见于小脑或脊髓后索病变，如脊髓痨。

第二节 皮肤检查

一、皮肤弹性

皮肤弹性（skin elasticity）与年龄、营养状态、皮下脂肪及组织间隙所含液量有关。儿童与青年皮肤紧张，富有弹性；中年以后皮肤逐渐松弛，弹性减弱；老年皮肤组织萎缩，皮下脂肪减少，弹性减退。检查时，常取手背或上臂内侧部位，用拇指和示指将皮肤捏起，正常人于松手后皮肤皱褶迅速平复。弹性减弱时皱褶平复缓慢，见于长期消耗性疾病或严重脱水的患者。发热时血液循环加速，周围血管充盈，皮肤弹性可增加。

二、皮肤颜色

皮肤颜色（skin colour）与毛细血管的分布、血液的充盈度、含血量、色素量、皮下脂肪的厚薄及腺体分泌情况有关。正常人黏膜红润，皮肤颜色差异虽较大但都有光泽。临床上常见的皮肤颜色异常如下：

1. 发红（redness） 皮肤发红是由毛细血管扩张充血、血流加速及增多所致。生理情况下见于饮酒、日晒、运动、情绪激动等。病理情况下见于发热性疾病，如肺炎链球菌肺炎、肺结核、猩红热以及阿托品和一氧化碳中毒等。一氧化碳中毒患者的皮肤、黏膜呈樱桃红色。皮肤持久性发红可见于库欣（Cushing）综合征及真性红细胞增多症。

2. 苍白（pallor） 皮肤黏膜苍白可由贫血、末梢毛细血管痉挛或充盈不足引起，常见于贫血、寒冷、惊恐、休克、虚脱以及主动脉瓣关闭不全等。只有肢端苍白者，可能与肢体血管痉挛或阻塞有关，如雷诺病、血栓闭塞性脉管炎。

3. 黄染 皮肤黏膜呈不正常的黄色，称为黄染（stained yellow）。皮肤黄染主要见于因胆红素浓度增高引起的黄疸。黄疸早期或轻微时见于巩膜及软腭黏膜，较明显时才见于皮肤。黄疸见于肝细胞损害、胆道阻塞或溶血性疾病。

过多食用胡萝卜、南瓜、橘子等，使胡萝卜素在血中的含量增加，可使皮肤黄染，但发黄的部位多在手掌、足底皮肤，一般不发生于巩膜和口腔黏膜。长期服用带有黄颜色的药物，如阿的平、呋喃类等也可使皮肤发黄，严重者可表现巩膜黄染，但这种巩膜黄染以角膜缘周围最明显，离角膜缘越远，黄染越浅，这是与黄疸鉴别的重要特征。

4. 发绀 发绀（cyanosis）是皮肤黏膜呈青紫色。主要因单位容积血液中脱氧血红蛋白增多（>50g/L）所致。发绀的常见部位为舌、唇、耳郭、面颊和指端。广义的发绀也包括少数由异常血红蛋白衍化物（高铁血红蛋白、硫化血红蛋白）所致的皮肤、黏膜青紫现象。参见第一章第六节。

5. 色素沉着 由于表皮基底层的黑色素增多，以致部分或全身皮肤色泽加深，称为色素沉着（pigmentation）。生理情况下，身体的暴露部分，以及乳头、腋窝、生殖器官、关节、肛门周围等处皮肤色素较深。如这些部位的色素明显加深，或其他部位出现色素沉着，则为病理现象。全身性色素沉着多见于慢性肾上腺皮质功能减退，有时也见于肝硬变、肝癌晚期、肢端肥大症、黑热病、疟疾等。使用某些药物如砷剂、抗癌药等，可引起不同程度的皮肤色素沉着。妇女在妊娠期，面部、额部可发生棕褐色对称性色素斑片，称为妊娠斑（cyasma）。老年人全身或面部也可发生散在的斑片，称老年斑（senile plaque）。

6. 色素脱失　色素脱失（achromodermia）指皮肤色素局限性或全身性减少或缺失。当缺乏酪氨酸酶导致酪氨酸不能转化为多巴而形成黑色素时，即可发生色素脱失。

（1）白癜风（vitiligo）：是后天性色素脱失的皮肤黏膜病，可能与遗传、自身免疫等因素有关。为多形性大小不等的色素脱失斑片，发生后可逐渐扩大，但进展较慢，无自觉症状，也不引起生理功能改变。

（2）黏膜白斑（leukoplakia）：是一种发生于口腔黏膜或女性外阴部黏膜的增生性白色角化性损害，呈圆形、椭圆形色素脱失斑片，面积一般不大。因可继发鳞癌，通常认为是一种癌前病变。

（3）白化症（albinism）：大多是常染色体隐性遗传性疾病，可能是患者组织中黑色素细胞内缺乏酪氨酸酶，因而不能形成黑色素。临床表现为皮肤呈白色或淡红色，毛发很白或为淡黄色，虹膜及瞳孔呈浅红色，并且畏光。

三、湿度与出汗

皮肤的湿度与汗腺分泌功能有关。在气温高、湿度大的环境里出汗增多是生理调节功能所致。病理情况下可有出汗增多，如风湿热、结核病、甲状腺功能亢进症、佝偻病、布氏杆菌病等。盗汗（夜间睡后出汗）见于肺结核活动期。冷汗（手脚皮肤发凉、大汗淋漓）见于休克与虚脱。无汗时皮肤异常干燥，见于维生素 A 缺乏症、黏液性水肿、硬皮病和脱水等。

四、皮疹

皮疹（skin eruption or tetter）常见于传染病、皮肤病、药物及其他一些物质的过敏反应，多为全身性疾病的表现之一，是临床诊断某些疾病的重要依据。检查时应注意皮疹出现与消失的时间、发展顺序、分布部位、形状及大小、颜色、压之是否退色、平坦或隆起、有无瘙痒（itch）和脱屑（desquamation）等。常见皮疹如下：

1. 斑疹（macula）　只是局部皮肤发红，一般不高出皮肤。见于麻疹初起、斑疹伤寒、丹毒、风湿性多形性红斑等。

2. 玫瑰疹（roseola）　是一种鲜红色的圆形斑疹，直径 2～3mm，由病灶周围的血管扩张所形成，压之退色，松开时又复现，多出现于胸腹部。对伤寒或副伤寒具有诊断意义。

3. 丘疹（papule）　直径小于 1cm，除局部颜色改变外还隆起皮面，为局限、充实的浅表损害，见于药物疹、麻疹、猩红热及湿疹等。

4. 斑丘疹（maculopapule）　在丘疹周围合并皮肤发红的底盘，称为斑丘疹。见于风疹、猩红热、湿疹及药物疹等。

5. 荨麻疹（urticaria）　又称风团块，是由于皮肤、黏膜的小血管反应性扩张及渗透性增加而产生的一种局限性暂时性水肿。主要表现为边缘清楚的红色或苍白色的瘙痒性皮肤损害，出现得快，消退也快，消退后不留痕迹。见于各种异性蛋白性食物或药物过敏。

五、皮下出血

病理情况下可以出现皮下出血（subcutaneous hemorrhage）。皮肤或黏膜下出血，出血面的直径小于2mm者，称为瘀点（petechia）。小的出血点容易和小红色皮疹或小红痣相混淆，但皮疹压之退色，出血点压之不退色，小红痣加压虽不退色，但触诊时可稍高出平面，并且表面发亮。皮下出血直径在3～5mm者，称为紫癜（purpura）；皮下出血直径>5mm者，称为瘀斑（ecchymosis）；片状出血并伴有皮肤显著隆起者，称为血肿（hematoma）。皮肤黏膜出血常见于造血系统疾病、重症感染、某些血管损害的疾病，以及某些毒物或药物中毒等。

六、蜘蛛痣

蜘蛛痣（spider angioma）是皮肤小动脉末端分支性扩张所形成的血管痣，因形似蜘蛛而得名（图4-7）。蜘蛛痣出现部位多在上腔静脉分布区，如面、颈、手背、上臂、前胸和肩部等处，大小可由针头大到直径数厘米不等。检查时除观察其形态外，可用铅笔尖或火柴杆等压迫蜘蛛痣的中心，如周围辐射状的小血管随之消退，解除压迫后又复出现，则证明为蜘蛛痣。蜘蛛痣的发生一般认为与雌激素增多有关。肝功能障碍使体内雌激素灭活能力减退，常见于慢性肝炎、肝硬化时。健康妇女在妊娠期间、月经前或月经期偶尔也可出现蜘蛛痣。慢性肝病患者手掌大、小鱼际处常发红，加压后退色，称为肝掌（liver palms）。肝掌的发生机制与蜘蛛痣相同。

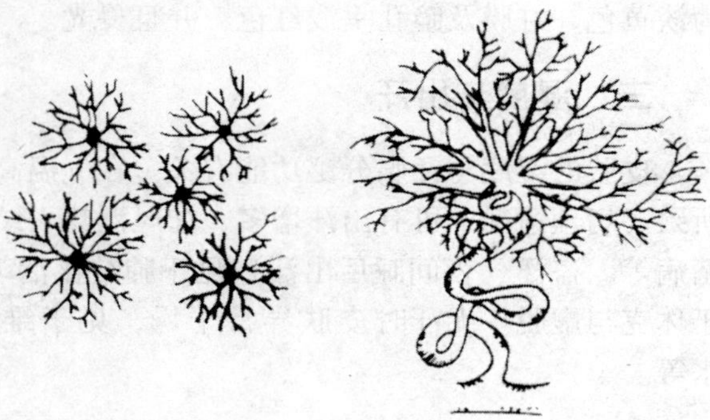

图4-7 蜘蛛痣

七、皮下结节

检查皮下结节（subcutaneous nodules）时注意大小、硬度、部位、活动度、有无压痛。位于关节附近或长骨骺端的圆形硬质小结，无压痛，多为风湿小结。位于皮下肌肉表层的豆状硬韧小结，可推动，无压痛，多为猪带绦虫囊蚴结节。如沿末梢动脉分布，可为结节多动脉炎。在指尖、足趾、大小鱼际肌处出现的豌豆大小的红色或紫色的痛性结节，称为Osler小结，常见于亚急性感染性心内膜炎。反复出现的游走性皮下结节，边界不清而水肿明显伴痒感，见于并殖吸虫（肺吸虫）病。无明显局部症状而生长迅速的皮下结节，见于肿瘤所致的皮下转移。

八、水肿

皮下组织的细胞内及组织间隙液体积聚过多，称为水肿（edema）。轻度水肿单靠视诊不易发现，一般体重增加5kg后方可发现。手指按压后凹陷不能很快恢复者，称为凹陷性水肿（pitting edema）。黏液性水肿及象皮肿（丝虫病所致）指压后无组织凹陷，称非凹陷性水肿。全身性水肿（anasarca）常见于肾炎和肾病、心力衰竭（尤其是右心衰竭）、失代偿期肝硬变和营养不良等；局限性水肿（localized edema）可见于局部炎症、外伤、过敏、血栓形成所致的毛细血管通透性增加，静脉或淋巴回流受阻。

九、皮下气肿

气体进入皮下组织，称为皮下气肿（subcutaneous emphysema）。皮下气肿时，外观肿胀如同水肿，指压可凹陷，但去掉压力后则迅速恢复原形。按压时引起气体在皮下组织内移动，有一种柔软带弹性的振动感，称为捻发感（subcutaneous crepitus）或握雪感。用听诊器体件按压皮下气肿部位时，可听到多个微小的“喳喳”样声音，类似用手指搓捻头发的声音，称为皮下气肿捻发音（subcutaneous crepitus）。临床见于肺部外伤或肢体有产气杆菌感染等。

十、毛发

毛发（hair）的颜色、曲直可因种族而不同，毛发的分布、多少和变化对临床诊断有辅助意义。男性体毛较多，阴毛分布呈菱形，以耻骨部最宽，上方尖端可达脐部，下方尖部可延至肛门前方。女性阴毛多呈倒三角形分布，体毛较少。人到中年以后由于毛发根部的血运和细胞代谢减退，头发可逐渐减少或色素脱失，形成秃顶或苍白。另外，家族遗传、营养状况和精神状态都可使毛发发生改变。

病理性毛发稀少（hypotrichosis）常见的原因有：①头部皮肤疾病：如脂溢性皮炎，呈不规则脱发，但以顶部为著。②神经营养障碍：如斑秃（alopecia areata），脱发多为圆形，范围大小不等，也有全秃者，发生突然，与精神因素有关，可以再生。③某些发热性疾病后：如伤寒可致弥漫性脱发。④某些内分泌疾患：如甲状腺功能减退症、垂体前叶功能减退等。⑤理化因素性脱发：如过量的放射线影响，某些抗癌药物（如环磷酰胺等）的使用。

某些疾病也可使毛发增多（hypertrichosis or hirsutism），如库欣综合征或长期使用肾上腺皮质激素者，女性患者除一般体毛增多外，还可呈男性体毛分布，生长胡须。

第三节 淋巴结检查

一般体格检查只能检查身体各部的表浅淋巴结。正常情况下，这些淋巴结很小，直径多为0.2~0.5cm，质地柔软，表面光滑，与邻近组织无粘连，不易触及，亦无压痛。检查表浅淋巴结时，应按一定的顺序进行，依次为：耳前、耳后、乳突区、枕骨下区、颌下、颏下、颈后三角、颈前三角、锁骨上窝、腋窝、滑车上、腹股沟、腘窝等。检查时如发现有肿大的淋巴结，应记录其数目、大小、质地、移动度，表面是否光滑，有无红肿、压痛和波动，是否有瘢痕、溃疡和瘘管等。同时应注意寻找引起淋巴结肿大的病灶。

一、检查方法

检查某部淋巴结时，应使该部皮肤和肌肉松弛，以利于触摸。

检查左颌下淋巴结时（图4－8），将左手置于被检查者头顶，以便能随时改变其头位而配合检查，使头微向左前倾斜，右手四指并拢，屈曲掌指及指间关节，沿下颌骨内缘向上滑动触摸。检查右侧时，两手换位，让被检查者向右前倾斜。

检查颈部淋巴结时，检查者站在被检查者背后，让患者的头向前倾，并稍向检查的一侧倾斜，然后用手指紧贴检查部位，由浅入深进行滑动触诊（图4－9）。

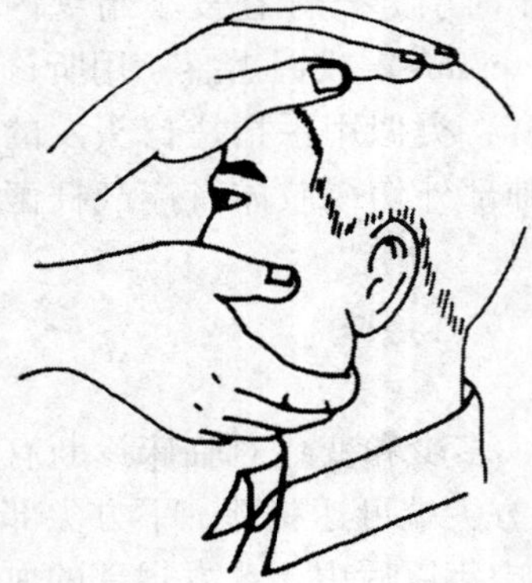

图4－8 左颌下淋巴结检查法

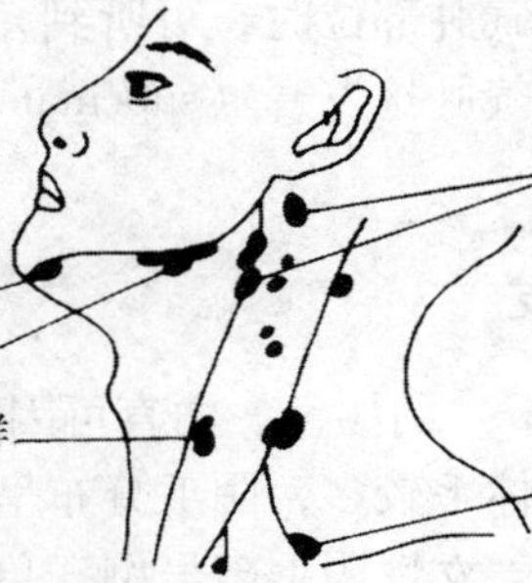

图4－9 颈部淋巴结群

检查锁骨上窝淋巴结时，检查者面对患者（可取坐位或仰卧位），用右手检查患者的左锁骨上窝，用左手检查其右锁骨上窝。检查时将示指与中指屈曲并拢，在锁骨上窝进行触诊，并深入锁骨后深部。

检查腋窝淋巴结时，用手扶被检查者前臂稍外展，医师以右手检查左侧腋窝，以左手检查右侧腋窝，由浅入深，直达腋窝顶部滑动触诊，然后依次触诊腋窝后、内、前及侧壁。(图4－10)。

检查滑车上淋巴结时，以左（右）手扶托被检查者左（右）前臂，以右（左）手在其肱骨上髁两横指许、肱二头肌内侧滑动触诊。

检查腹股沟淋巴结时，被检查者仰卧，检查者用手指在腹股沟平行处进行触诊。

二、浅表淋巴结肿大的临床意义

淋巴结肿大（lymph node enlargement）分为全身性与局限性。全身性淋巴结肿大指颈、腋窝及腹股沟等多数区域中，有两组以上的淋巴结同时肿大（图4－11）。局限性淋巴结肿大指局限于某一组的淋巴结肿大。

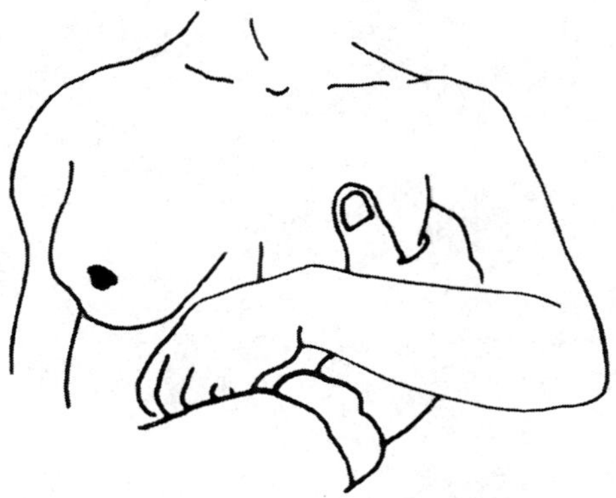

图 4－10 左腋下淋巴结检查法

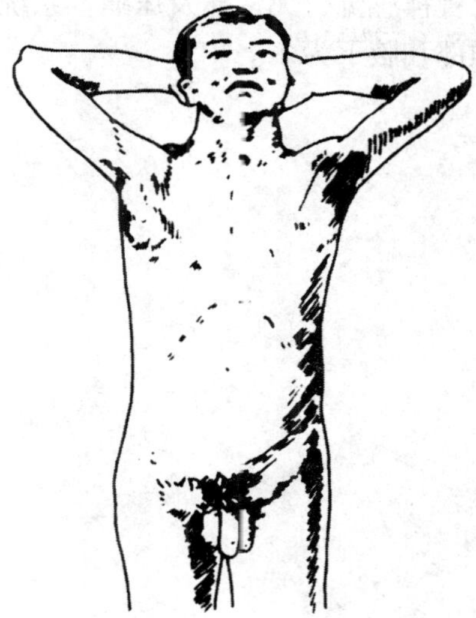

图 4－11 全身淋巴结肿大

（一）局限性淋巴结肿大

1. 非特异性淋巴结炎 一般炎症所致的淋巴结肿大多有触痛，表面光滑，无粘连，质不硬。颌下淋巴结肿大常由口腔内炎症所致；颈部淋巴结肿大常由化脓性扁桃体炎、齿龈炎等急慢性炎症所致；上肢的炎症常引起腋窝淋巴结肿大；下肢炎症常引起腹股沟淋巴结肿大。

2. 淋巴结结核 肿大淋巴结常发生在颈部血管周围，多发性，质地较硬，大小不等，可互相粘连或与邻近组织、皮肤粘连，移动性稍差。如组织发生干酪性坏死，则可触到波动感。晚期破溃后形成瘘管，愈合后可形成瘢痕。

3. 转移性淋巴肿结大 恶性肿瘤转移所致的淋巴结肿大，质硬或有橡皮样感，一般无压痛，表面光滑或有突起，与周围组织粘连而不易推动。左锁骨上窝淋巴结肿大，多为腹腔脏器癌肿（胃癌、肝癌、结肠癌等）转移；右锁骨上窝淋巴结肿大，多为胸腔脏器癌肿（肺癌、食管癌等）转移。鼻咽癌易转移到颈部淋巴结；乳腺癌最早经胸大肌外侧缘淋巴管侵入同侧腋下淋巴结；肺癌一般转移到同侧纵隔、支气管及颈部淋巴结；食管癌可向上或向下转移，上段食管癌常转移至锁骨上及颈淋巴结，中下段食管癌多转移至气管旁、贲门及胃左动脉旁淋巴结。

（二）全身淋巴结肿大

常见于传染性单核细胞增多症、淋巴细胞性白血病、淋巴瘤和系统性红斑狼疮。传染性单核细胞增多症可引起全身淋巴结肿大，以颈部最为常见，也可见于腋下、腹股沟，两侧不对称，肿大的淋巴结一般不超过3cm，无粘连及明显压痛，不化脓，常于热退数周后消退。淋巴细胞性白血病特别是慢性淋巴细胞白血病，可引起全身各处淋巴结皆肿大，但活动，不粘连，光滑，不硬，不痛，也不化脓溃破。淋巴瘤所致淋巴结肿大，常首先表现为颈部或锁骨上窝的无痛性淋巴结肿大，可以活动，也可互相粘连，融合成块，淋巴结坚实而有弹性，触诊有软骨样感觉，无疼痛及压痛。系统性红斑狼疮的淋巴结肿大为无痛性的轻度或中度肿大，以颈部和腋下为多。

第五章 头部检查

头部及其器官是人体最重要的外貌特征之一，是检查者最先和最容易见到的部分。

一、头颅

头颅检查应注意其大小、外形和运动情况。

1. 大小及形态 通常以头围来表示头颅的大小。头围是用软尺经眉间和枕骨粗隆绕头一周测得的周径。成人 54 ~ 58cm。婴儿出生后，随年龄增长头围逐渐增大，2 岁以内生长快，18 岁时达到成人大小。新生儿头围约 34cm，出生后 6 个月内增长 8cm，6 ~ 12 个月增长 3cm，第 2 年增长 2cm，第 3 ~ 4 年约增长 1.5cm，4 ~ 10 岁共增长约 1.5cm。到 18 岁时，可达 53cm 或以上，以后基本上不再变化。矢状缝和其他颅缝一般在出生后 6 个月内骨化，过早骨化会影响颅脑的发育。

头颅的形状大小异常可为某些疾病的特征，如：

（1）小颅（microcephalia）：后囟在出生时即已很小或已闭合，最迟约于出生后 6 ~ 8 周闭合。前囟常在出生后 12 ~ 18 个月内闭合，过早闭合可引起小头畸形，同时伴有智力发育障碍（痴呆症）。

（2）方颅（squared skull）：前额左右突出，头顶平坦呈方颅畸形（图 5 - 1）。见于小儿佝偻病、先天性梅毒。

（3）巨颅（large skull）：额、头顶、颞和枕部膨大呈圆形，颜面部相对很小，头皮静脉明显怒张。由于颅内高压，压迫眼球，形成双目下视、巩膜外露的特殊面容，称为落日现象（setting sun phenomenon），见于脑积水（图5 - 2）。

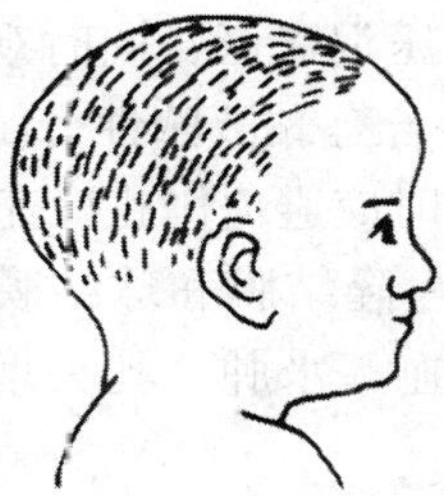

图 5 - 1 方颅

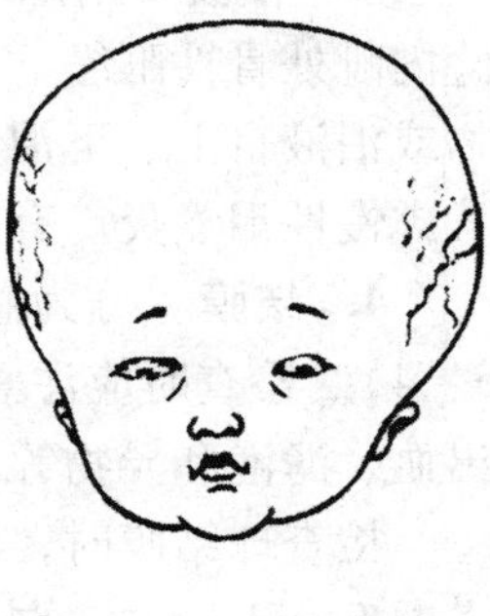

图 5 - 2 脑积水

此外，前囟隆起是颅内压增高的表现，见于脑膜炎、颅内出血等；前囟凹陷见于脱水和极度消瘦；前囟迟闭、过大，见于佝偻病、先天性甲状腺功能减退。

2. 头颅运动 正常人头部活动自如。头部活动受限，见于颈椎病；头部不随意颤动，见于帕金森病（Parkinson's disease）；与颈动脉搏动节律一致的点头运动，称 De Musset 征，见于严重主动脉瓣关闭不全。

3. 颜面 颜面的外观特征可概括为三个类型：即椭圆形、方形和三角形。下颌增大前凸，两颧和眉弓高凸，口唇增厚，可见于肢端肥大症；两侧腮腺肿大致耳垂被托起，颜面增宽，见于流行性腮腺炎。

二、头部器官

（一）眼

1. 眉毛 正常人的眉毛内侧和中部比较浓密，外侧部分较稀疏。如果外1/3眉毛过于稀疏或脱落，见于黏液性水肿和脑垂体前叶功能减退症。外侧部分特别稀少或脱落，应考虑麻风病。

2. 眼睑 眼睑皮肤薄而富于弹性，皮下组织疏松，组织液或血液易于在皮下积聚。检查时注意观察有无红肿、浮肿，睑缘有无内翻或外翻，睫毛排列是否整齐及生长方向，两侧眼睑是否对称，上睑提起及闭合功能是否正常。

（1）上睑下垂（ptosis）：双上眼睑下垂见于重症肌无力、先天性上眼睑下垂；单侧上眼睑下垂常见于能引起动眼神经麻痹的各种疾病，如脑炎、脑脓肿、蛛网膜下腔出血、白喉、外伤等。

（2）眼睑水肿（palpebral edema）：眼睑组织疏松，初发或轻度水肿常先出现在眼睑。眼睑水肿多见于肾炎、慢性肝病、贫血、营养不良、血管神经性水肿等。

（3）眼睑闭合不全（hypophasis）：双侧眼睑闭合不全常见于甲状腺功能亢进症；单侧眼睑闭合不全常见于面神经麻痹。

（4）睑内翻（entropion）：睑内翻是睑缘部朝眼球方向卷曲的一种位置异常。当内翻达到一定程度时，睫毛也必然随之倒向眼球，刺激角膜，称为倒睫（trichiasis）。以往常见于沙眼所致瘢痕形成，近年来则常见于睑结膜烧灼伤后的瘢痕形成。

3. 泪囊 请患者向外上看，检查者以双手拇指轻压下睑内眦处骨性眶缘下内侧，挤压泪囊区，同时观察有无分泌物或泪液自上、下泪点溢出。若有黏液脓性分泌物流出，应考虑慢性泪囊炎。有急性炎症时应避免作此检查（图5-3）。

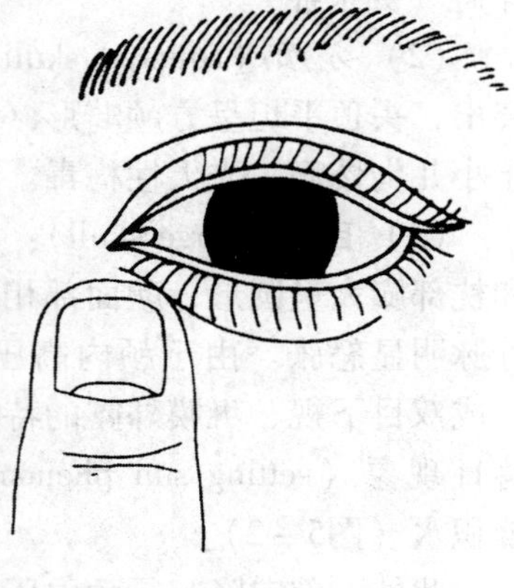

图5-3 泪囊检查法

4. 结膜 分为睑结膜、穹隆结膜和球结膜三部分（图5-4）。检查时应注意有无充血、水肿、乳头增生、结膜下出血、滤泡和异物等。

检查球结膜时，以拇指和示指将上、下眼睑分开，嘱病人向上、下、左、右各方向转动眼球。检查下眼睑结膜时，嘱被检查者向上看，拇指置于下眼睑的中部边缘，向下轻按压，暴露下眼睑及其穹隆结膜（图5-6）。

检查上眼睑结膜时需翻转眼睑。翻转要领为：检查左眼时，嘱被检查者向下看，用右手示指（在上方）和拇指（在下方）捏住上睑的中部边缘并轻轻向前下方牵拉，示指轻压睑板上缘的同时，拇指向上捻转翻开上眼睑，暴露上睑结膜，然后用拇指固定上睑缘。翻转眼睑时，动作要轻柔，以免引起被检查者的痛苦和流泪。检查后轻轻向前下牵拉上睑，同时嘱被检查者往上看，即可使眼睑恢复正常位置。检查右眼时用左手，方法同前。

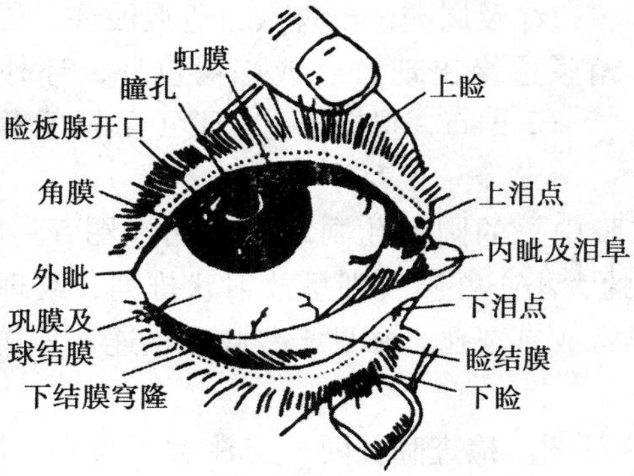

图5－4　眼的外部结构

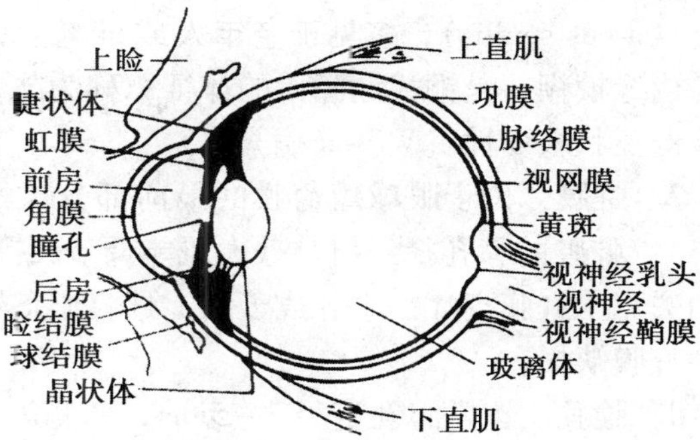

图5－5　眼球解剖图

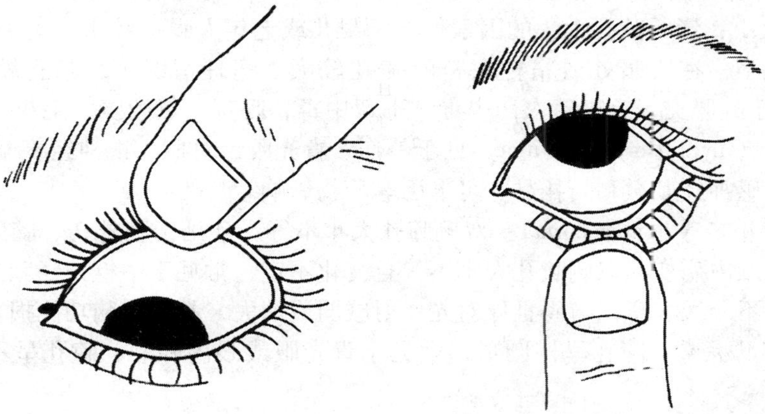

图5－6　巩膜及结膜检查

检查时，注意结膜的颜色，有无充血、水肿、乳头肥大、滤泡增生、瘢痕形成等。

结膜发红、水肿、血管充盈为充血，见于结膜炎、角膜炎、沙眼早期；结膜苍白见于贫血；结膜发黄见于黄疸；睑结膜有滤泡（半透明白色颗粒）或乳头（细小突起）见于沙眼；结膜有散在出血点，见于亚急性感染性心内膜炎；结膜下片状出血，见于外伤及出血性疾病，亦可见于高血压、动脉硬化；球结膜透明而隆起为球结膜下水肿，见于脑水肿或输液过多。

5. 巩膜　位于球结膜下。巩膜不透明，血管极少，故为瓷白色。患者有显性黄疸时，多先在巩膜出现均匀的黄染。应在自然光线下观察巩膜有无黄染。老年人内眦部的结膜下可有淡黄色脂肪积聚，但分布不均匀，常呈块状，可与之鉴别。仅在角膜周围出现黄染，见于血液中其他黄色色素增加，如胡萝卜素和阿的平等。

6. 角膜　检查角膜时用斜照光更易观察其透明度。检查时应注意角膜的透明度，有无白斑、云翳、溃疡、角膜软化和血管增生等。白斑和云翳如发生在角膜的瞳孔部可引起视力障碍；角膜溃疡常见于感染和外伤；角膜软化常见于小儿营养不良、维生素A缺乏；角膜血管增生常见于严重沙眼。由于类脂质沉积在角膜边缘及周围，出现灰白色混浊环，称为老年环（arcus senilis），多见于老年人或早老症；角膜边缘出现黄色或棕褐色环，环外缘清晰，内缘模糊，是铜代谢障碍的体征，称为凯－费（Kayser－Fleischer）环（角膜色素环），见于肝豆状核变性（Wilson 病）。

7. 虹膜 位于眼球葡萄膜的最前部分，虹膜中央的圆形孔洞即为瞳孔（图 5－4、图 5－5）。虹膜的瞳孔括约肌与散大肌能调节瞳孔的大小。虹膜纹理呈放射状排列，纹理模糊或消失见于虹膜炎症、水肿或萎缩；虹膜形态异常或有裂孔，常见于虹膜后粘连、外伤、先天性虹膜缺损。

8. 瞳孔 正常瞳孔直径 2～5mm，两侧等大等圆。检查瞳孔时，应注意其大小、形态、双侧是否相同、对光反射和调节反射是否正常。瞳孔缩小（瞳孔括约肌收缩）受动眼神经的副交感神经支配，瞳孔扩大（瞳孔开大肌收缩）受颈交感神经节的交感纤维支配。

（1）瞳孔大小：影响瞳孔大小的因素很多。婴儿或老年人瞳孔较小，青少年瞳孔较大。在光亮处瞳孔较小，在阴暗处或精神兴奋时瞳孔较大。病理情况下，瞳孔缩小（myosis）（＜2mm）常见于虹膜炎、有机磷农药中毒、毒蕈中毒，吗啡、氯丙嗪、毛果云香碱等药物影响；瞳孔扩大（mydriasis）（＞5mm）见于外伤、青光眼绝对期、视神经萎缩、完全失明、濒死状态、颈交感神经刺激和阿托品、可卡因等药物影响。

（2）瞳孔大小不等（anisocoria）：双侧瞳孔大小不等，常见于脑外伤、脑肿瘤、脑疝及中枢神经梅毒等颅内病变；双侧瞳孔大小不等且变化不定，常见于中枢神经和虹膜支配神经病变。如果瞳孔不等大、意识障碍且伴对光反射减弱或消失，常是中脑功能损害的表现。

（3）瞳孔形状异常：瞳孔呈椭圆形，常见于青光眼或眼内肿瘤；瞳孔呈不规则状，常见于虹膜粘连。

（4）对光反射（light reflex）：用手电筒照射瞳孔，观察其前后的反应变化（图 5－7）。正常人受照射光刺激后，双侧瞳孔立即缩小，移开照射光后双侧瞳孔随即复原。对光反射分为：①直接对光反射，即电筒光直接照射一侧瞳孔立即缩小，移开光线后瞳孔迅速复原；②间接对光反射，即用手隔开双眼，电筒光照射一侧瞳孔后，另一侧瞳孔也立即缩小，移开光线后瞳孔迅速复原。瞳孔对光反射迟钝或消失，见于昏迷病人。

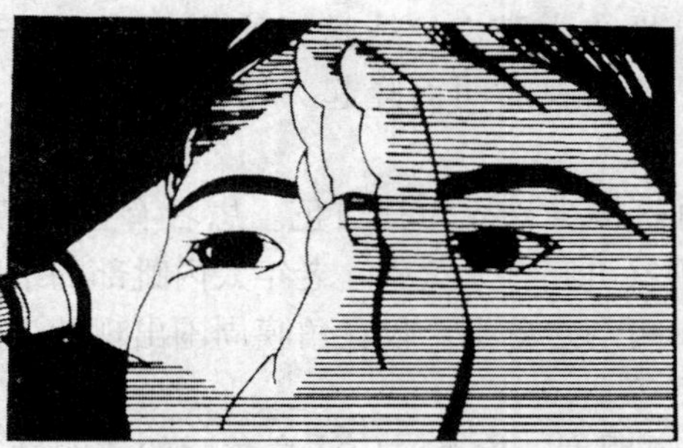

图 5－7　瞳孔对光反射检查法

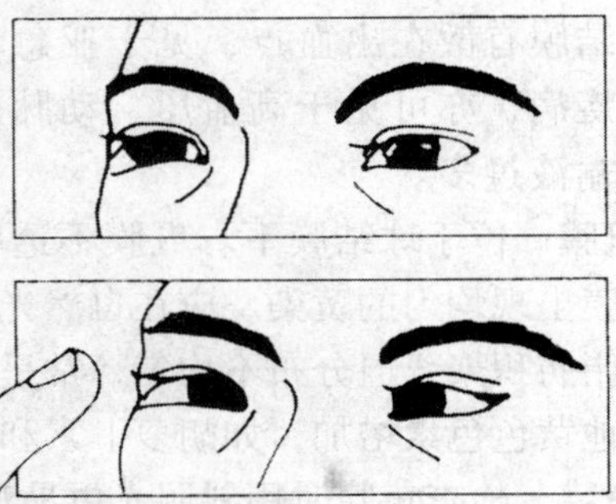

图 5－8　聚合反射检查法

（5）调节反射（accommodation reflex）与聚合反射（convergency reflex）：嘱被检查者注视 1m 以外的目标（通常为检查者的示指尖），然后逐渐将目标移至距被检查者眼球约 10cm 处，这时观察双眼瞳孔变化情况（图 5－8）。由看远逐渐变为看近，即由不调节状态到调节状态时，正常反应是双侧瞳孔逐渐缩小（调节反射）、双眼球向内聚合（聚合反射）。当动眼神经受损害时，调节和聚合（辐辏）反射消失。

9．眼球 检查时注意眼球的外形和运动。

（1）眼球突出（exophthalmos）：双侧眼球突出见于甲状腺功能亢进症。甲状腺功能亢进症时常伴有以下体征（图 5－9）：眼球下视时上眼睑不能相应下垂（Graefe 征）；瞬目减少（Stellwag 征）；目标由远处逐渐移近眼球时，双侧眼球内聚能力减弱（Mobius 征）和上视时无额纹出现（Joffroy 征）。

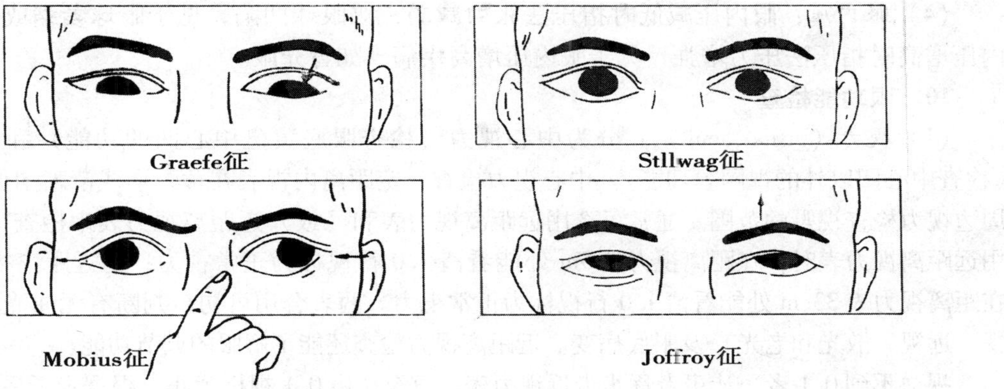

图 5－9 甲状腺功能亢进症的眼部体征

单侧眼球突出，多见于局部炎症或眶内占位性病变，偶见于颅内病变。

（2）眼球凹陷（enophthalmos）：双侧眼球凹陷见于重度脱水，老年人由于眶内脂肪萎缩而有双侧眼球后退。单侧眼球凹陷见于 Horner 综合征和眶尖骨折。

（3）眼球运动：医师左手置于被检查者头顶并固定头部，使头部不能随眼转动，右手指尖（或棉签）放在被检查者眼前 30～40cm 处，嘱被检查者两眼随医师右手指尖移动方向运动。一般按被检查者的左侧→左上→左下，右侧→右上→右下，共 6 个方向进行（图 5－10），注意眼球运动幅度、灵活性、持久性，两眼是否同步，并询问病人有无复视（diplopia）出现。眼球运动受动眼神经（Ⅲ）、滑车神经（Ⅳ）和展神经（Ⅵ）支配，这些神经麻痹时，会引起眼球运动障碍，并伴有复视。由于支配眼肌运动的神经或眼外肌本身的器质性病变所致的斜视，称为麻痹性斜视（paralytic squint），多由颅脑外伤、脑炎、脑膜炎、脑脓肿、脑血管病变、脑肿瘤所致。

嘱被检查者眼球随医师手指所示方向（水平或垂直）往返运动数次，观察是否出现一系列有规律的往返运动。双侧眼球出现一系列快速水平或垂直的往返运动，称为眼球震颤（nystagmus）。运动方向以水平方向多见，垂直和旋转方向很少见。自发的眼球震颤见于耳源性眩晕及小脑疾患等。

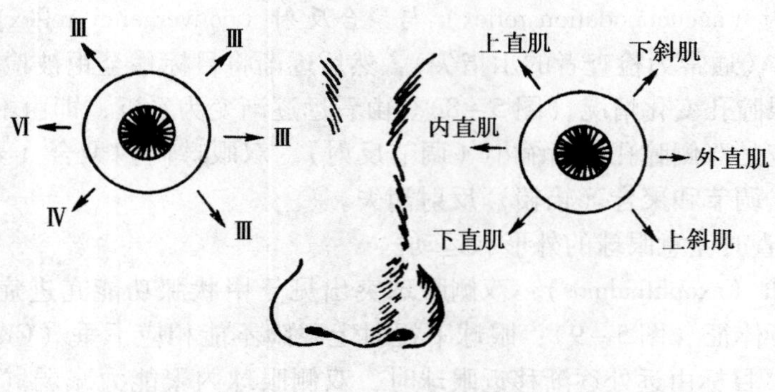

图 5－10 Ⅲ、Ⅳ、Ⅵ脑神经麻痹的眼球斜视位置

（4）眼内压：眼内压减低时指压法张力减弱，双眼球凹陷，见于眼球萎缩或脱水；眼内压增高时指压法压力增强，见于眼内压增高疾病，如青光眼。

10. 眼功能检查

（1）视力（visual acuity）：分为中心视力（检查眼底黄斑中心凹的功能）和周边视力（检查中心凹以外的视网膜功能）。中心视力检查一定距离内视表在黄斑形成清晰图像的能力；周边视力检查视野的范围。通常可选用远距离视力表和（或）近距离视力表来检查中心视力。用远距离视力表时，在距离视力表 5m 处能看清 1.0 行视标为正常视力；用近距离视力表时，在距离视力表 33cm 处能看清 1.0 行视标为正常视力。两表合用可初步判断有无屈光不正（近视、远视、散光和老光）及眼底病变。近距离视力检查还能了解眼的调节功能。

视力不到 0.1 者，让患者逐步走近视力表，直至认出 0.1 视标为止。根据走近后的距离换算视力，例如 2m 处才能看清 0.1，则视力为 $2/5 \times 0.1 = 0.04$。若走近 1m 不能辨认 0.1 者，则改为数手指。若手指近到眼前 5cm 分不清者，则改为手在患者眼前左右摆动。不能看到眼前手动者，在暗室内用手电筒照射眼睛，看到光亮为光感，不能看到光亮者为无光感。

（2）色觉（color vision）：色觉是检查患者对颜色的辨认能力，应在适宜的光线下进行。被检查者在距色盲表 50cm 处读出上面的数字或图像，如 5～10 秒内不能读出，则按色盲表的使用方法判断受检查者为色盲（对颜色识别能力缺乏）或色弱（对颜色识别能力减低）。色盲分为先天性和后天性两种类型。先天性色盲是遗传性疾病，以红绿色盲最常见；后天性色盲多由视网膜病变、视神经萎缩和球后视神经炎所致。

（3）视野（visual fields）：见第十一章神经系统检查。

11. 眼底检查 见第十一章神经系统检查。

（二）耳

1. 外耳

（1）耳郭：注意耳郭的外形、大小、位置和对称性，有无畸形、瘘管、结节、低垂耳等。血肿、瘢痕多提示外伤；耳郭上有触痛的小结，为尿酸盐沉积形成的痛风结节；耳郭红肿并有局部发热、疼痛，为局部感染；牵拉和触诊耳郭引起疼痛，提示炎症。

（2）外耳道：有黄色液体流出伴痒痛者为外耳道炎。外耳道有局限性红肿，触痛明显，牵拉耳郭或压迫耳屏时疼痛加剧，见于外耳道疖肿。外耳道有脓性分泌物、耳痛及全身症状，见于中耳炎。外耳道有血液或脑脊液流出，多为颅底骨折。耳闷、耳鸣应注意耵聍或异物堵塞，以及外耳道瘢痕狭窄。

2. 中耳　注意观察鼓膜有无病变。检查时先向后上牵拉耳郭，再插入耳镜进行观察，正常鼓膜呈灰白色，圆形光滑而平坦。鼓膜内陷常为中耳炎，化脓后鼓膜可外凸、穿孔、溢脓。胆脂瘤时可见溢脓并伴有恶臭。

3. 乳突　乳突位于外耳门后方，乳突内有许多腔隙，为乳突小房，乳突内腔与中耳道相通。化脓性中耳炎引流不畅时可蔓延到乳突而成乳突炎，表现为耳郭后皮肤红肿，乳突压痛，有时可见瘘管或瘢痕，严重时可导致耳源性脑脓肿或脑膜炎。

4. 听力　粗略检查时嘱被检查者闭目坐于安静的屋内，用手指堵塞一侧耳道，医师将一机械手表从1米以外逐渐移近被检查者耳部，直到被检查者听到声音为止，测量其距离。比较两耳的测试结果并与检查者（正常人）的听力进行比较。正常人在约1米处即可闻及表声。明显近于此距离才能闻及表声，提示听力减退。听力减退常见于耳道有耵聍或异物堵塞、局部或全身动脉硬化、听神经损害、中耳炎等。粗略检查发现听力减退患者，应考虑进行专科检查。

（三）鼻

1. 鼻的外形　观察鼻的外形时应注意其皮肤的改变。鼻梁部皮肤出现红色斑块，病损处高出皮面且向两侧面颊扩展为蝶形红斑，见于红斑狼疮；鼻部皮肤出现黑褐色斑点，见于日晒、肝脏病变或黑热病所致色素沉着；鼻部皮肤发红并有小脓疱或小丘疹，见于痤疮；鼻尖及鼻翼皮肤发红，并有毛细血管扩张、组织肥厚，见于酒糟鼻（rosacea）。

鼻梁塌陷而致鼻外形似马鞍状，称为鞍鼻（saddle nose），见于鼻骨骨折、鼻骨发育不全和先天性梅毒。鼻腔完全阻塞，鼻梁宽平如蛙状，为蛙状鼻（frog - shaped nose），见于肥大鼻息肉患者。

2. 鼻翼扇动（nose alae flap）　吸气时鼻孔开大，呼气时鼻孔回缩，是高度呼吸困难的表现。常见于大叶性肺炎、支气管哮喘、心源性哮喘等。

3. 鼻中隔　正常人的鼻中隔稍向一侧偏移，很少能恰在正中。鼻中隔向一侧或两侧偏曲或局部有突起，并引起鼻腔功能障碍或产生症状时，称为鼻中隔偏曲（deviation of nasal septum）；鼻中隔外伤、鼻中隔的骨或软骨发育不均衡为常见原因，也可由肿瘤或异物压迫鼻中隔引起。严重的高位鼻中隔偏曲可压迫鼻甲引起神经性头痛，弯曲部骨质刺激黏膜可导致鼻出血。

鼻中隔出现孔洞，称为鼻中隔穿孔（perforation of nasal septum）。检查时用小型电筒照射一侧鼻孔，对侧鼻孔有亮光透过，患者自己可听见鼻中有哨音，多见于鼻腔慢性炎症、外伤等。

4. 鼻黏膜及鼻腔分泌物　黏膜肿胀多见于急性鼻炎（常伴有鼻塞、流涕）；黏膜肿胀并有黏膜组织肥厚多见于慢性鼻炎；鼻黏膜萎缩，鼻甲缩小，鼻腔干燥、宽大，嗅觉减退或消失为慢性萎缩性鼻炎。在各种刺激下，鼻黏膜会产生过多分泌物。清稀无色的分泌物为卡他性炎症，黄或绿色的黏稠分泌物为化脓性炎症。

5. 鼻出血（epistaxis） 出血部位大多在鼻中隔前下方的易出血区，少数严重出血发生在鼻腔后部。单侧鼻出血多见于局部病变导致的血管损伤，如鼻和鼻窦外伤、鼻腔感染、鼻咽癌及鼻中隔偏曲。双侧鼻出血多由全身性病变引起，如：①感染性疾病的高热期、肾综合征出血热等；②血小板减少性紫癜、再生障碍性贫血、白血病、血友病等血液病；③高血压等血管病变；④维生素C、K、P等缺乏；⑤慢性肾衰竭、慢性肝脏疾病、风湿热；⑥妇女如发生周期性鼻出血，则应考虑子宫内膜异位症的可能。

6. 鼻窦 鼻窦是围绕鼻腔、藏于某些面颅骨或脑颅骨内的含气空腔。依其所在颅骨而命名，分别是额窦、筛窦、上颌窦和蝶窦，统称鼻窦。鼻窦的位置参见图5-11。窦内黏膜与鼻腔黏膜相连接，各有窦口与鼻腔相通，当引流不畅时易于发生炎症。鼻窦区压痛多为鼻窦炎，患者常可表现出慢性鼻塞、流涕和头痛。

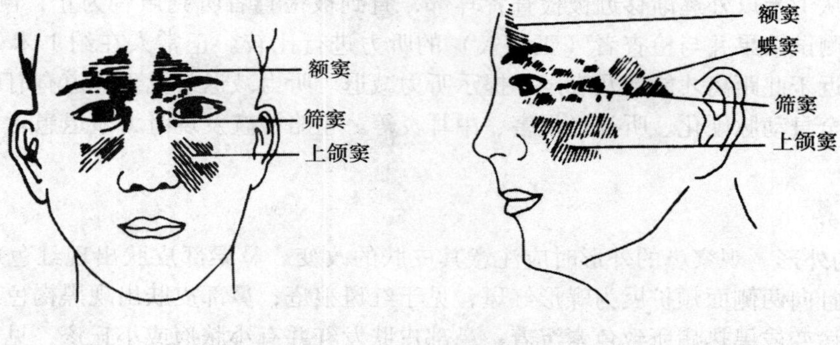

图5-11 鼻窦的正、侧面图

检查额窦压痛时，双手置于两侧颞部，双手拇指分别置于患者左右眼眶上缘内侧，用力向后上方按压。检查上颌窦压痛时，双手拇指置于被检查者颧部，其余手指分别置于被检查者的两侧耳后，固定其头部，双拇指向后方按压。检查筛窦压痛时，双手扶住被检查者两侧耳后，双侧拇指分别置于鼻根部与眼内眦之间，向后方按压。

蝶窦因解剖位置较深，不能在体表检查到压痛。

（四）口腔

1. 口唇 正常人的口唇红润而光泽。口唇苍白为毛细血管充盈不足或血红蛋白减少，见于贫血、主动脉瓣关闭不全或虚脱。唇色深红为毛细血管过度充盈，血流增快，见于急性发热性疾病。口唇与皮肤相交处发生成簇半透明小水泡，伴有痒或刺痛，多为单纯疱疹病毒感染（图5-12）。口唇单纯疱疹常伴发于肺炎链球菌肺炎、感冒、流行性脑脊髓膜炎、疟疾、使用某种药物后（如磺胺）等。口唇干燥并有皲裂，见于重度脱水患者。口角糜烂见于核黄素缺乏。口唇突然发生非感染性无痛性肿胀，见于血管神经性水肿。唇裂（兔唇）为口唇先天性畸形。口唇肥厚增大见于黏液性水肿、肢端肥大症。

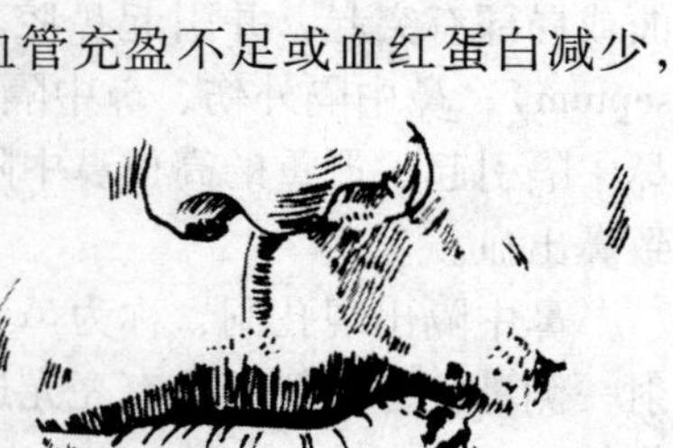

图5-12 唇部疱疹

口唇发绀为血中脱氧血红蛋白增加，血管重度收缩等所致。见于：①心脏内外有异常动、静脉分流通道，如法洛四联症、先天性肺动静脉瘘；②慢性阻塞性肺气肿、肺动脉栓塞；③心力衰竭、休克及暴露在寒冷环境；④真性红细胞增多症。

2. 口腔黏膜 正常人的口腔黏膜光洁呈粉红色。出现蓝黑色的色素沉着多见于肾上腺皮质功能减退。在相当于第二磨牙处的颊黏膜出现直径约 1mm 的灰白色小点，外有红色晕圈，为麻疹黏膜斑（Koplik spots），是麻疹的早期（发疹前 24～48 小时）特征。在黏膜下出现大小不等的出血点或瘀斑，见于各种出血性疾病或维生素 C 缺乏。口腔黏膜溃疡见于慢性复发性口疮，无痛性黏膜溃疡可见于系统性红斑狼疮。乳白色薄膜覆盖于口腔黏膜、口角等处，为鹅口疮（白色念珠菌感染），多见于体弱重症的病儿或老年患者，或长期使用广谱抗生素的患者。

3. 牙齿及牙龈 牙齿的所在部位可按以下方式表示：

上

右			左
	8 7 6 5 4 3 2 1	1 2 3 4 5 6 7 8	
	8 7 6 5 4 3 2 1	1 2 3 4 5 6 7 8	

下

其中：1 为中切牙，2 为侧切牙，3 为尖牙，4 为第一前磨牙，5 为第二前磨牙，6 为第一磨牙，7 为第二磨牙，8 为第三磨牙。

如 3┘ 为右上尖牙；┌7 8 为左下第二、三磨牙。

检查牙齿时，要注意有无龋齿、缺齿、义齿、残根，牙齿的颜色、形状。牙齿呈黄褐色，为斑釉牙，见于长期饮用含氟量高的水或服用四环素等药物后。切牙切缘凹陷呈月牙形伴牙间隙过宽，见于先天性梅毒。单纯性牙间隙过宽，见于肢端肥大症。

正常人的牙龈呈粉红色并与牙颈部紧密贴合。齿龈水肿及流脓（挤压牙龈容易查见），见于慢性牙周炎。牙龈萎缩，见于牙周病。牙龈出血可见于牙石、牙周炎、血液系统疾病及坏血病等。齿龈的游离缘出现灰黑色点线为铅线，见于慢性铅中毒。在铋、汞、砷中毒时，也可出现类似黑褐色点线状的色素沉着。

4. 舌 正常舌呈粉红色，大小厚薄适中，活动自如，舌面湿润，并覆盖着一层薄白苔。

（1）干燥舌：见于张口呼吸（鼻腔病变）、大量吸烟或服用阿托品类药物后。严重时舌面出现纵向裂纹，舌体缩小（可伴有皮肤干燥、弹性减退），见于严重脱水。

（2）舌体增大：短期舌体肿大见于舌炎、口腔炎、舌体蜂窝组织炎、血肿或血管神经性水肿；长期舌体增大见于呆小病（婴儿甲状腺功能减退症）、黏液性水肿、先天愚型和舌肿瘤。

（3）裂纹舌（wrinkled tongue）：舌面出现横向裂纹，见于先天愚型、核黄素缺乏（伴有舌痛）；如舌面出现纵向裂纹而无脱水的其他表现，应考虑梅毒性舌炎。

（4）地图舌（geographic tongue）：在舌面上出现边缘不规则的黄色上皮细胞堆积而成的隆起，数日间即可剥落恢复正常。如剥落后再形成新的黄色隆起，称为移行性舌炎，其发生原因尚未明确，也可由核黄素缺乏引起。

(5) 草莓舌 (strawberry tongue)：舌乳头肿胀、发红如同草莓，见于猩红热或长期发热的患者。

(6) 牛肉舌 (beefy tongue)：舌面绛红如同生牛肉，见于糙皮病（烟酸缺乏）。

(7) 镜面舌：亦称光滑舌 (smooth tongue)，舌体小，舌面光滑，呈粉红色或红色，无苔，见于恶性贫血（内因子缺乏）、缺铁性贫血或慢性萎缩性胃炎。

(8) 毛舌 (hairy tongue)：舌面上出现黑色或黑褐色毛，也称黑舌，见于体弱久病或长期大量应用抗生素等。

(9) 运动异常：舌体不自主偏斜见于舌下神经麻痹；舌体震颤见于甲状腺功能亢进症。

(10) 其他：舌色淡红见于营养不良或贫血；舌色深红见于急性感染性疾病；舌色紫红见于心、肺功能不全。

5. 咽部及扁桃体 咽部分为鼻咽、口咽和喉咽三个部分（图5-13）。

(1) 鼻咽：位于软腭平面以上，鼻腔之后。儿童时期这里的淋巴组织丰富，称为腺状体。到青春期前后，腺状体逐渐萎缩。腺状体过度肥大时，可引起鼻塞、张口呼吸及语音单调。鼻咽部出现血性分泌物，单侧持续性鼻塞，伴耳鸣、耳聋，单侧颈部包块等见于早期鼻咽癌。

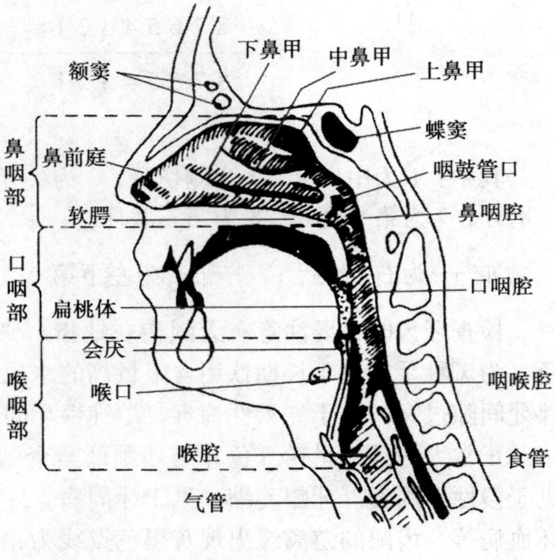

图5-13 鼻咽喉部矢状切面

(2) 口咽及扁桃体：口咽位于软腭平面之下，会厌上缘之上，前方经咽峡（上方由悬雍垂和软腭游离缘，下方由舌背，两侧由咽腭弓、舌腭弓围成的环形狭窄部分）与口腔相通。口腔和软腭向下延伸形成两层弓状黏膜皱襞，前面的一层是舌腭弓，后面的一层是咽腭弓，正中是悬雍垂，后方是咽后壁。正常情况下，扁桃体位于舌腭弓和咽腭弓之间的扁桃体窝中而不能被查见。

检查方法：嘱被检查者头稍向后仰，口张大并拉长发“啊”声，医师用压舌板在舌的前2/3与后1/3交界处迅速下压舌体，此时软腭上抬，在照明下可见口咽组织。

咽部充血红肿，分泌物增多，多见于急性咽炎。咽部充血，表面粗糙，并有淋巴滤泡呈簇状增生，见于慢性咽炎。扁桃体红肿增大，可伴有黄白色分泌物或苔片状易剥离假膜，是扁桃体炎。扁桃体肿大 (hypertrophy of tonsil) 分为三度：Ⅰ度肿大时扁桃体不超过咽腭弓；Ⅱ度肿大时扁桃体超过咽腭弓，介于Ⅰ度与Ⅲ度之间；Ⅲ度肿大时扁桃体达到或超过咽后壁中线（图5-14）。扁桃体充血红肿，并有不易剥离的假膜（强行剥离时出血），见于白喉。

(3) 喉咽：位于口咽和喉腔之间。它的前方经喉口与喉腔相通，后方经喉咽腔与食管相通，喉口和喉咽腔之间有会厌相隔（图5-15）。

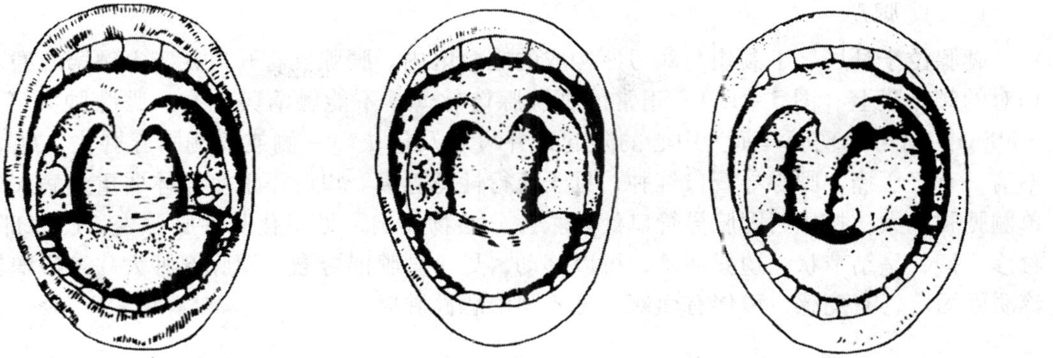

图 5－14 扁桃体肿大的分度

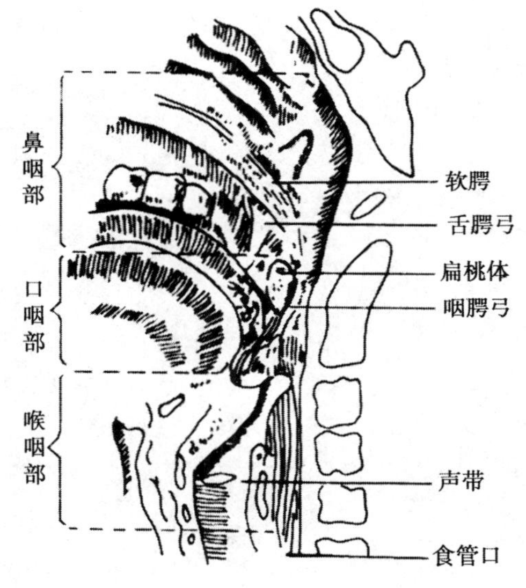

图 5－15 喉咽部矢状切面图

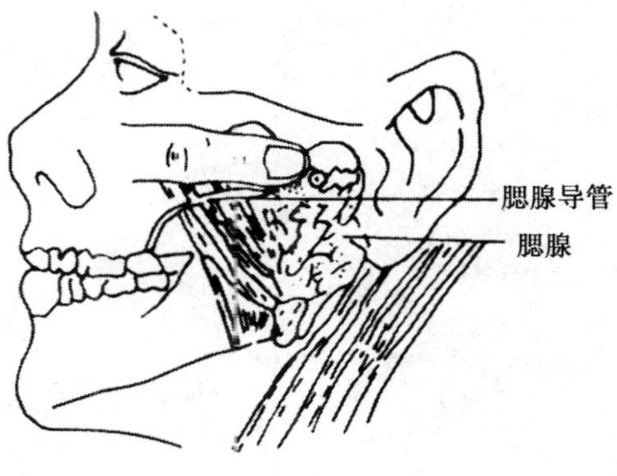

图 5－16 腮腺和腮腺导管位置

喉咽及其下方的喉部需用喉镜进行检查。

6. 喉 喉上通喉咽，下连气管，既是空气出入的通道，也是发音的主要器官。喉部病变的常见症状为疼痛、咳嗽、发音障碍。急性失音多见于喉部的急性炎症，慢性失音可见于喉结核或喉癌。喉返神经受损时，可出现声音嘶哑或失音。突然发生的窒息性呼吸困难可见于喉头水肿。

7. 口腔气味 健康人的口腔无特殊气味，在吸烟或进食后可留有气味。疾病引起口腔的特殊气味，称为口臭（ozostomia）。引起口臭的常见口腔病变为牙龈炎、牙周炎、牙龈脓肿、龋齿。尿臭味见于尿毒症，烂苹果味见于糖尿病酮症酸中毒，大蒜味见于有机磷农药中毒。

(五) 腮腺

腮腺位于耳屏、下颌角与颧弓所构成的三角区内。腮腺导管开口在与上颌第二磨牙牙冠相对的颊黏膜上（图5－16）。正常的腮腺腺体软薄，不能触清其轮廓。腮腺肿大（parotid swelling）时可出现以耳垂为中心的隆起，并可触及包块。一侧或双侧腮腺肿大，触诊边缘不清，有轻压痛，腮腺导管口红肿，见于流行性腮腺炎。口腔不卫生的体弱重症病人如出现单侧腮腺肿大，挤压后腮腺导管口处有脓性分泌物流出，见于化脓性腮腺炎。腮腺部肿大，触诊质韧，呈结节状，边界清楚，可以移动，见于腮腺混合瘤。腮腺部肿大并较快增长，触诊质硬固定，有痛感，可伴有面瘫，见于腮腺恶性肿瘤。

第六章 颈部检查

检查颈部时，让被检查者取坐位，暴露颈部和肩部。如果患者仰卧，也应充分暴露颈部和肩部。检查手法应轻柔，对可能患有颈椎疾病的被检者更应注意。

一、颈部外形

正常人颈部直立，左右对称。在患者颈部一侧有包块或斜颈时，则左右不对称。矮胖者颈较粗短，瘦长者则较细长。男性的甲状软骨上喉结比较突出，而女性的则不显著。胸锁乳突肌在转头时明显可见。正常人安静坐位时颈部静脉血管不显露。

颈部两侧都有两个三角区，即：①颈前三角：为胸锁乳突肌内缘、下颌骨下缘和前正中线之间的区域。②颈后三角：为胸锁乳突肌后缘、锁骨上缘和斜方肌前缘之间的区域。

二、颈部姿势与运动

正常人颈部伸屈、转动自如。如头部固定向一侧偏斜，称为斜颈（torticollis），常见于先天性颈肌挛缩、颈肌外伤、瘢痕挛缩。先天性斜颈者，病侧胸锁乳突肌粗短，头部扶正直立时病侧胸锁乳突肌胸骨端会立即隆起，是其特征性表现。头部不能抬起，见于严重衰竭的病人、重症肌无力、脊髓前角细胞炎、进行性肌萎缩。颈部活动受限伴有疼痛，常见于软组织炎症、颈肌扭伤、颈椎骨质增生、颈椎结核和肿瘤。颈部强直（nuchal rigidity）是脑膜刺激征的表现之一，见于各种脑膜炎、蛛网膜下腔出血等。

三、颈部皮肤与包块

注意颈部皮肤有无蜘蛛痣、疖、痈、结核及其他病变，如瘢痕、瘘管、神经性皮炎、银屑病等。

颈部包块的原因很多。良性肿块如甲状腺腺瘤、腮腺瘤、舌下囊肿和血管瘤等，恶性肿瘤如甲状腺癌、淋巴瘤、涎腺癌等；急慢性淋巴结炎、淋巴结结核等炎症；甲状腺舌骨囊肿、胸腺咽管囊肿、颏下皮样囊肿等。检查时应根据包块出现的部位、大小、质地、活动性、有无压痛、发生与增长的特点，以及全身情况来加以区别。

淋巴结肿大时，如质地不硬，有轻度压痛，可能为非特异性淋巴结肿大；如质地较硬，无压痛，伴有纵隔、胸腔或腹腔病变的症状或体征时，则应考虑恶性肿瘤的淋巴结转移；如为全身性无痛性淋巴结肿大，则多见于血液系统疾病。如包块为圆形，表面光滑，有囊样感，压迫能缩，则可能为囊状瘤。若颈部包块弹性大又无全身症状，则应考虑囊肿的可能。

四、颈部的血管

正常人安静坐位或立位时，颈外静脉塌陷，平躺时颈外静脉充盈并有搏动，无论患者采取平卧位、半坐位或坐位，胸骨角均在右心房中心之上约5cm。胸骨角线以ML表示；搏动性颈静脉血柱上端的水平线为零度水平线，用ZL表示；测量ML与ZL之间的距离，如ZL比ML高4cm或以上，即为颈静脉压升高（图6－1）。在坐位或半卧位（上半身与水平面形成45°）明显见到颈静脉充盈，称为颈静脉怒张（engorged jugular veins）（图6－2）。颈静脉怒张提示体循环静脉血回流受阻或上腔静脉压增高，常见于右心衰竭、缩窄性心包炎、心包积液及上腔静脉受压。

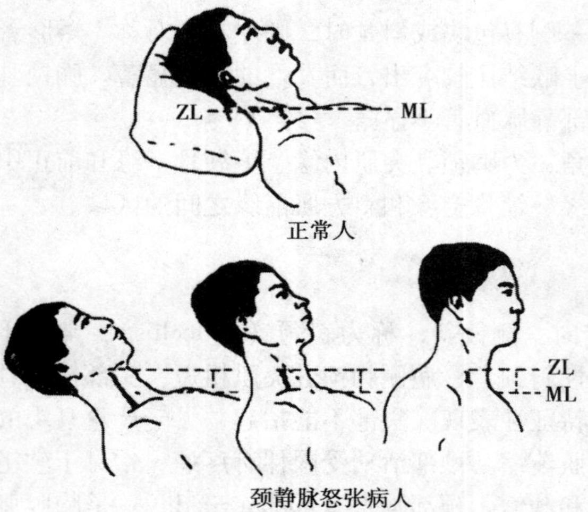

ZL：零度水平线；ML：胸骨角线

图6－1 颈静脉怒张观察法

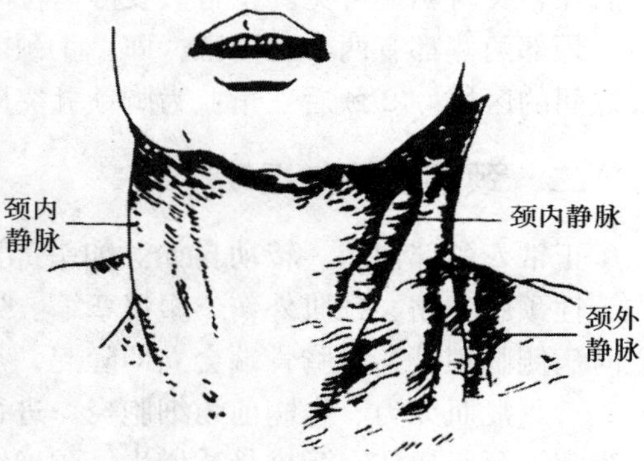

图6－2 颈静脉怒张

正常人在安静坐位或立位，颈动脉搏动微弱而不易看到。如能见到颈部血管明显搏动，应区别是颈动脉搏动（carotid pulsation）还是颈静脉搏动（jugular pulsation）。颈动脉搏动触诊时感到强劲有力，压迫颈外静脉下段搏动依然存在。颈静脉搏动弱而弥散，触诊无搏动感，压迫颈外静脉下段后搏动消失。

安静状态下出现明显的颈动脉搏动，提示心排血量增加或脉压增大的疾病，常见于发热、甲状腺功能亢进症、高血压、主动脉瓣关闭不全或严重贫血等。

颈静脉在心室收缩期显著地搏动，提示三尖瓣关闭不全。因为心室收缩时血液从高压的右心室通过关闭不全的三尖瓣口向右心房方向反流，致使颈静脉充盈明显；心室舒张时右心房内血液快速进入右心室，颈静脉内血液压力明显降低，颈静脉明显萎陷，形成搏动。

坐位或立位时，正常人颈静脉处可闻及柔和、低调、连续性静脉哼鸣（venous hum），锁骨上窝处最明显，平卧位或用手指压迫颈静脉时立即消失，是为生理性静脉血管音。在颈部大血管区如听到血管性杂音，收缩期明显，提示动脉硬化或大动脉炎导致血管管腔狭窄。

如在锁骨上窝处听到杂音，提示锁骨下动脉狭窄。

五、甲状腺

（一）检查方法

甲状腺形似“H”形，位于甲状软骨的下方两侧，中部以峡部相连，峡部位于环状软骨下方第二至第四气管环前面（图6-3），表面光滑，薄而柔软，重量约20~25g。正常甲状腺不易触及，女性青春期略有增大。

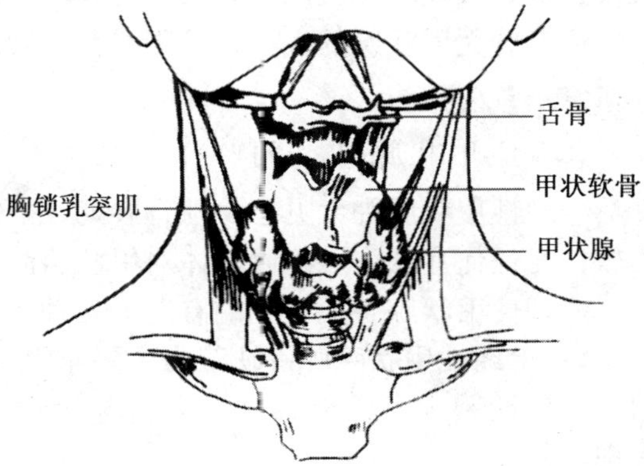

图6-3 甲状腺位置图

嘱被检查者双手放于枕后，头向后仰，观察甲状腺的大小和对称性。嘱被检查者做吞咽动作，则可见甲状腺随吞咽动作上下移动，常可据此将颈前的其他包块与甲状腺病变相鉴别。除视诊观察甲状腺的轮廓外，还应触诊进一步明确甲状腺的大小、轮廓和性质。

1. 从后面检查甲状腺 被检查者取坐位，医师站在被检查者身后，让被检查者颈部肌肉松弛，以利于触摸。将双手拇指放在被检查者颈后，其余四指触摸甲状软骨两侧。首先触摸位于气管环前面的甲状腺峡部，用示指从胸骨上切迹向上触摸，可感到气管前软组织，判断有无增厚。然后触摸甲状腺侧叶，一手示指、中指施压于一叶甲状软骨，将气管推向对侧，另一手拇指在对侧胸锁乳突肌后缘向前推挤甲状腺，示指、中指在其前缘触诊甲状腺（图6-4）。触到肿大的甲状腺时，如让被检查者做吞咽动作，甲状腺随之上下移动，可帮助判断。

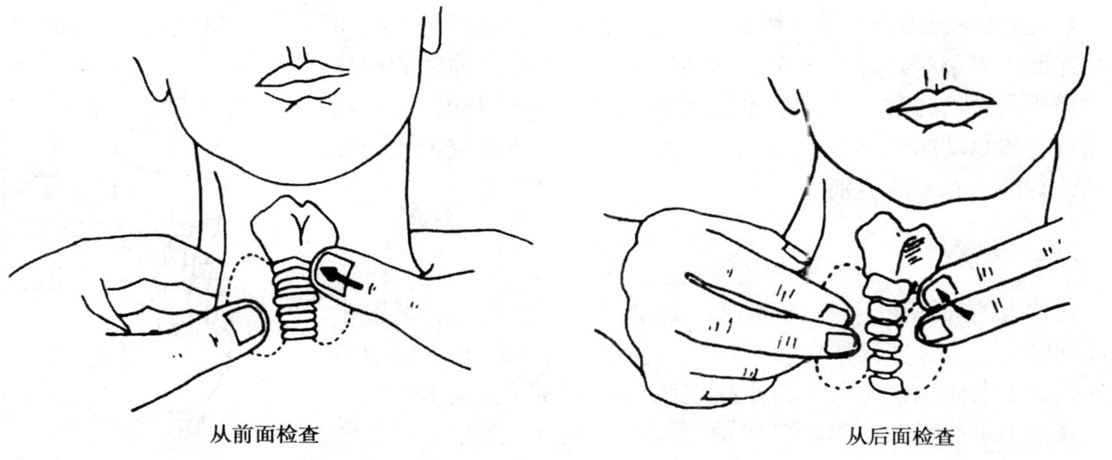

图6-4 甲状腺触诊法

2. 从前面检查甲状腺 被检查者坐位，医师站在被检查者对面。检查峡部时，用拇指从胸骨上切迹向上触摸。触摸甲状腺侧叶时，一手拇指施压于一侧甲状软骨，将气管推向对侧，另一手示指、中指在对侧胸锁乳头肌后缘向前推挤甲状腺侧叶，拇指在胸锁乳突肌前缘触诊，配合吞咽动作，重复检查，可触及被推挤的甲状腺。同样的方法可检查另一叶甲状腺。

触到甲状腺肿大时，用听诊器钟形体件直接放在肿大的甲状腺上，如听到吹风样收缩期血管杂音或收缩期加强的连续性血管杂音，称为甲状腺杂音（thyroid bruit）。

甲状腺肿大（goiter）分为三度：不能看出肿大但能触及者为Ⅰ度；既可看出肿大又能触及，但在胸锁乳突肌以内区域者为Ⅱ度；肿大超出胸锁乳突肌外缘者为Ⅲ度。

注意肿大甲状腺的大小，是否对称，硬度如何，有无压痛，是否光滑，有无结节、震颤和血管杂音。

（二）甲状腺肿大的临床意义

生理性甲状腺肿大见于女性青春期、妊娠或哺乳期，甲状腺轻度肿大，表面光滑，质地柔软，无任何症状。可能因机体对甲状腺激素需要量增加所致。

病理性甲状腺肿大常见的有以下几种：

1. 单纯性甲状腺肿 缺碘为主要原因，也可由致甲状腺肿物质或酶的缺陷引起。甲状腺呈对称性肿大，质地柔软，多为弥漫性，也可为结节性，常不伴有甲状腺功能亢进症表现。

2. 甲状腺功能亢进症 甲状腺呈对称性或非对称性肿大，质地多柔软。由于血管增多、增粗且血流加快，可听到连续性血管杂音并触及震颤。

3. 甲状腺肿瘤 甲状腺癌肿常呈不对称性肿大，表面凹凸不平，呈结节性，质地坚硬而固定，与周围组织发生粘连波及喉返神经、颈交感神经时，可引起声音嘶哑。甲状腺腺瘤呈圆形或椭圆形肿大，多为单发，也可多发，质地坚韧，无压痛。因大部分甲状腺癌发展较慢，体积较小时易与甲状腺腺瘤和颈前淋巴结肿大等相混淆。

4. 慢性淋巴细胞性甲状腺炎 多为对称性、弥漫性肿大，也可呈结节性肿大，与四周无粘连而边界清楚，表面光滑，质地坚韧而有弹性。肿大的腺体向后挤压颈总动脉时，可在腺体后缘触及颈总动脉搏动，而甲状腺癌常将颈总动脉包绕在癌组织内，腺体后缘不能触及颈总动脉搏动，有助于两者的鉴别。

六、气管

正常人的气管位于颈前正中部。检查方法：让被检查者取坐位或仰卧位，头颈部保持自然正中位置。医师分别将右手的示指和环指置于两侧胸锁关节上，中指在胸骨上切迹部位置于气管正中，观察中指是否在示指和环指的中间。如中指与示指、环指的距离不等，则表示有气管移位（tracheal displacement）（图6-5）。也可将中指置于气管与两侧胸锁乳头肌之间的间隙内，根据两侧间隙是否相等来判断气管有无移位。

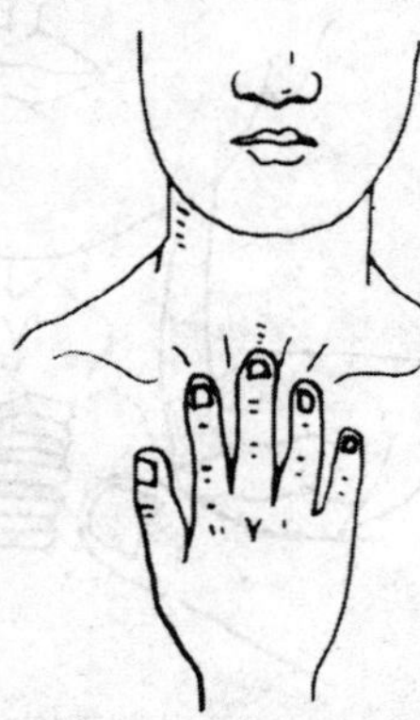

图6-5 气管移位检查法

检查气管是否移位，其实质是检查纵隔是否有移位，气管在纵隔之中，纵隔的移位必然会引起气管移位。故凡能引起纵隔移位的疾病均可导致气管移位。大量胸腔积液、气胸或纵隔肿瘤及单侧甲状腺肿大，可将气管推向健侧；肺不张、肺硬化、胸膜粘连等，可将气管拉向患侧。

主动脉弓动脉瘤时，因心脏收缩时瘤体膨大并向后下方挤压气管，因而可触及随心脏搏动而发生的气管向下曳动（Oliver 征）。

第七章 胸部检查

胸部检查的内容很多，重点是肺、胸膜、心脏及血管检查。检查应在温暖和阳光充足的环境中进行。尽量暴露全部胸部。根据病情和检查需要，被检查者可以采取坐位、卧位或其他特殊体位。检查应从前胸部开始，然后再检查两侧胸部及背部，全面系统地按视诊、触诊、叩诊和听诊的顺序进行。

第一节 胸部体表标志及分区

为标记胸廓内各脏器的轮廓和位置、体格检查时异常征象的部位和范围，常需借助胸廓上的一些自然标志和人工划定的垂直线来表示和记载。

一、骨骼标志

1. 胸骨角 胸骨体与胸骨柄的连接处所形成的微向前突起的角，称为胸骨角。胸骨角两侧与左、右第 2 肋软骨相连接，通常以此作为标记来计数前胸壁上的肋骨和肋间隙。气管分叉、第 4 胸椎下缘、上纵隔与下纵隔交界部，均位于胸骨角的水平。

2. 脊柱棘突 是背部后正中线的标志。第 7 颈椎棘突最为突出，低头时更加明显，为背部颈、胸交界部的骨性标志，其下即为第 1 胸椎棘突。临床上以此作为标志来计数胸椎棘突或胸椎。

3. 肩胛下角 肩胛骨位于后胸壁第 2 ~ 7 肋骨（或肋间隙）之间。肩胛冈及肩峰均易触及。肩胛骨最下端称为肩胛下角。被检查者取直立位，两手自然下垂时，肩胛下角平第 7 肋骨或第 7 肋间隙，或相当于第 8 胸椎水平。

4. 肋骨与肋软骨 两侧肋弓在胸骨下端汇合处所形成的夹角，称为胸骨下角，又称腹上角。正常约 70° ~ 110°，体型瘦长者腹上角较小，矮胖者腹上角较大，深吸气时可稍增宽。

二、胸部体表标志线

1. 前正中线（anterior midline） 通过胸骨正中的垂直线。

2. 锁骨中线（midclavicular line）（左、右） 通过锁骨胸骨端与锁骨肩峰端的中点所引的垂直线。成年男性和儿童，此线一般通过乳头。

3. 腋前线（anterior axillary line）（左、右） 通过腋窝前皱襞沿前侧胸壁向下的垂直线。

4. 腋后线（posterior axillary line）（左、右） 通过腋窝后皱襞沿后侧胸壁向下的垂直线。

5. 腋中线（midaxillary line）（左、右） 腋前线与腋后线等距离的平行线，即通过腋窝顶点的垂直线。

6. 肩胛线（scapular line）（左、右） 两上肢自然下垂时，通过肩胛下角所作的垂直线。

7. 后正中线（posterior midline） 通过脊柱棘突所作的垂直线或沿脊柱正中下行的垂直线。

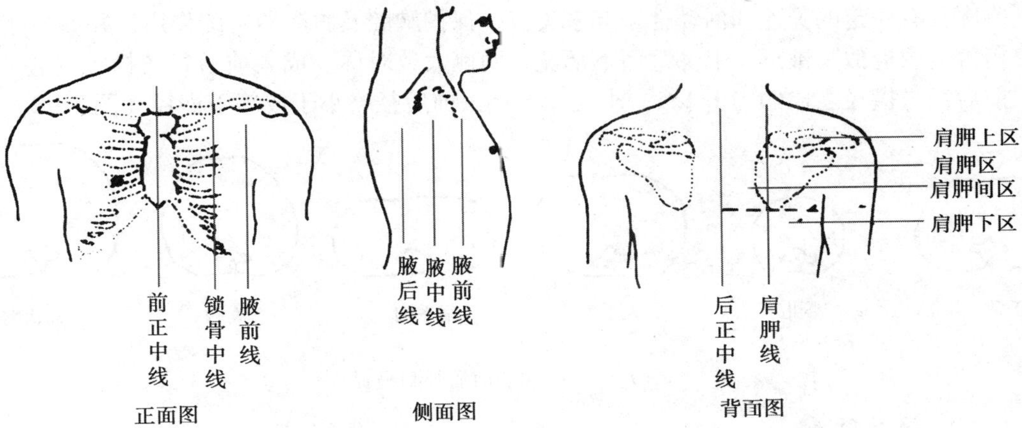

图 7－1 胸部体表标志线及分区

三、胸部分区

1. 腋窝（左、右） 为上肢内侧与胸外侧壁相连的凹陷部。

2. 胸骨上窝 为胸骨柄上方的凹陷部，正常时气管位于其后。

3. 锁骨上窝（左、右） 为锁骨上方的凹陷部，相当于两肺上叶肺尖的上部。

4. 锁骨下窝（左、右） 为锁骨下方的凹陷部，下界为第 3 肋骨下缘，相当于两肺上叶肺尖的下部。

5. 肩胛上区（左、右） 为背部肩胛冈以上的区域，其外上界为斜方肌的上缘。

6. 肩胛区（左、右） 上界为肩胛冈，下界为两肩胛下角连线，内侧为肩胛骨内缘，外侧为腋后线。

7. 肩胛间区（左、右） 两肩胛骨内缘之间的区域，后正中线将此区分为左、右两部。

8. 肩胛下区（左、右） 两肩胛下角的连线与第 12 胸椎水平线之间的区域，后正中线将此区分为左、右两部。

胸部体表横的标志，通常前胸壁以肋间隙，背部以胸椎棘突或肋间隙为标志。纵的标志则以人工划定的垂直线内、外多少厘米来表示。通过胸部的纵横标界及分区，便可说明胸腔内脏器的位置以及阳性体征的部位、大小及范围。例如，“心尖搏动在第 6 肋间左锁骨中线外1cm处，搏动范围直径为3cm”，“左锁骨下窝闻及细湿啰音”等。

第二节　胸廓、胸壁与乳房检查

一、胸廓

（一）正常胸廓

胸廓具有一定的弹性和活动性，起着支持、保护胸腔及腹腔器官的作用，并参与呼吸运动。正常胸廓近似圆锥形，上部窄而下部宽，两侧大致对称。成人前后径较横径（左右径）短，前后径与横径之比约为1:1.5，小儿和老年人前后径略小于或等于横径（图7-2）。

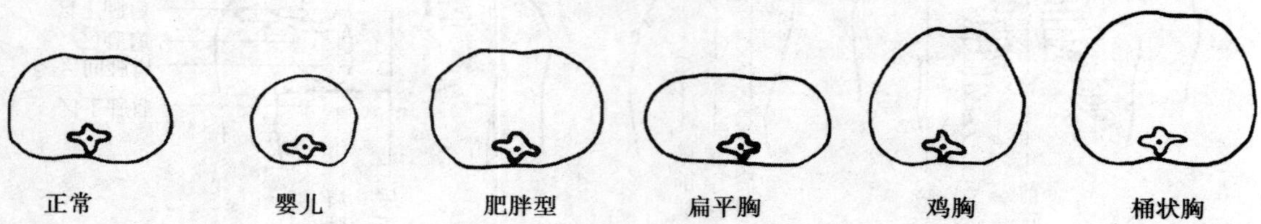

图7-2　胸廓的前后径与横径

（二）异常胸廓

1. 桶状胸（barrel chest）　胸廓的前后径增大，以至与横径几乎相等，胸廓呈圆桶形。肋骨的倾斜度减小几乎呈水平位。肋间隙增宽，有时饱满。锁骨上、下窝展平或突出，颈短肩高，腹上角增大呈钝角，胸椎后凸。桶状胸常见于慢性阻塞性肺气肿及支气管哮喘发作时，由两肺过度充气、肺体积增大所致；亦可见于一部分老年人及矮胖体型的人。

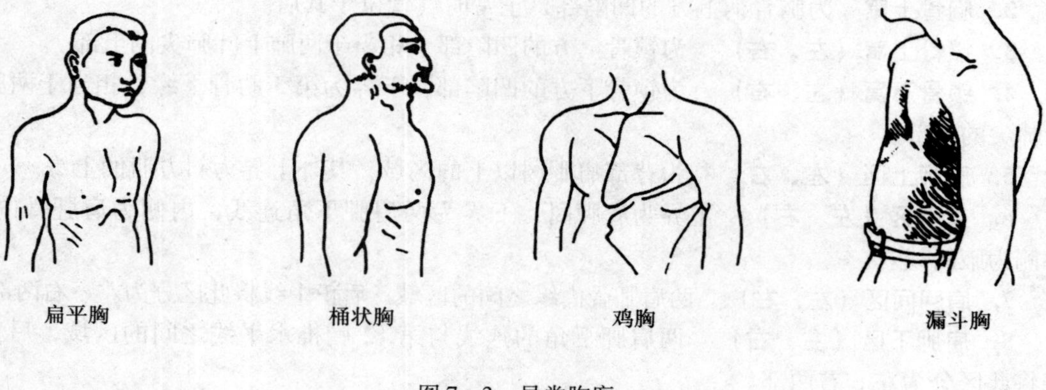

图7-3　异常胸廓

2. 扁平胸（flat chest）　胸廓扁平，前后径常不到横径的一半。肋骨的倾斜度增加，肋下缘较低，腹上角呈锐角。颈部细长，锁骨突出，锁骨上、下窝凹陷。见于瘦长体型者，也可见于慢性消耗性疾病，如肺结核等。

3. 佝偻病胸（rachitic chest）　又称鸡胸（pigeon breast），为佝偻病所致的胸部病变，多见于儿童。胸骨特别是胸骨下部显著前凸，两侧肋骨凹陷，胸廓前后径增大而横径缩小，胸廓上下径较短，形似鸡胸而得名。有时肋骨与肋软骨交接处增厚隆起呈圆珠状，在胸骨两侧排列成串珠状，称为佝偻病串珠（rachitic rosary）。前胸下部膈肌附着处，因肋骨质软，长期受膈肌牵拉可向内凹陷，而下部肋缘则外翻，形成一水平状深沟，称肋膈沟（即 Harrison groove）。

4. 漏斗胸（funnel chest）　胸骨下端剑突处内陷，有时连同依附的肋软骨一起内陷而形似漏斗，称为漏斗胸。见于佝偻病、胸骨下部长期受压者，也有原因不明者。

5. 胸廓一侧或局限性变形　一侧胸廓膨隆多伴有肋间隙增宽，若同时有呼吸运动受限，气管、心脏向健侧移位者，见于一侧大量胸腔积液、气胸、液气胸、胸内巨大肿物等；病侧呼吸功能严重障碍者，健侧可呈代偿性肺气肿而隆起。

局限性胸壁隆起见于心脏肥大、大量心包积液、主动脉瘤、胸内或胸壁肿瘤、胸壁炎症、皮下气肿等。

一侧或局限性胸廓凹陷多见于肺不张、肺萎缩、肺纤维化、广泛肺结核、胸膜增厚粘连、肺叶切除术后等。此时，因健侧代偿性肺气肿而膨隆，使两侧胸廓不对称的表现更加明显。

肋骨软骨炎常发生在肋骨与肋软骨交接处，可有一个或多个菱形痛性较硬包块，疼痛可持续数周至数月。

6. 脊柱畸形所引起的胸廓变形　脊柱前凸多发生在腰椎，对胸廓外形无影响。脊柱后凸畸形（驼背）多发生在胸椎，胸椎向后凸起，胸廓上下径缩短，肋骨靠拢，胸骨向内牵拉（图 7-4）。常见于胸椎结核、强直性脊柱炎、老年人、骨质软化症。脊椎侧凸畸形时，外凸侧肩高，肋间隙增宽，而对侧肋间隙变窄。见于胸椎疾患、长期姿势不正或发育畸形。

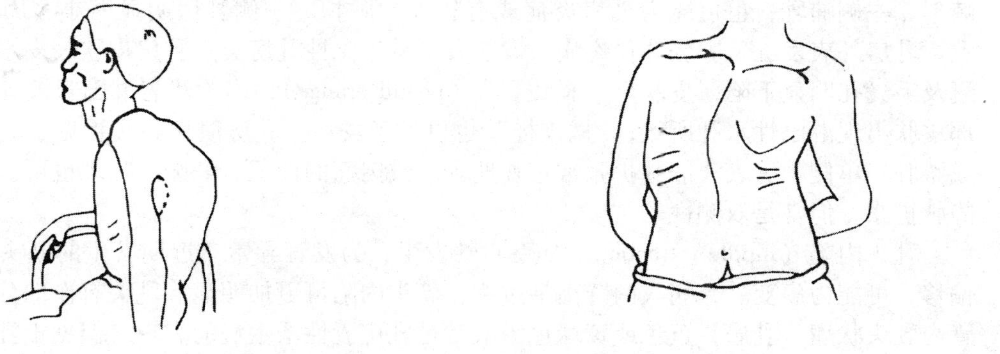

后凸　　　　侧凸

图 7-4　脊柱畸形引起的胸廓变形

上述各种情况均可导致胸腔内器官移位，严重者可引起呼吸、循环功能障碍。

二、胸壁

1. 胸壁静脉 正常胸壁无明显静脉可见。上腔静脉或下腔静脉回流受阻建立侧支循环时，胸壁静脉可充盈或曲张。上腔静脉受阻时，胸壁静脉的血流方向自上向下；下腔静脉受阻时，胸壁静脉的血流方向自下向上（静脉血流方向的检查方法见第八章腹部检查）。在哺乳期，女性乳房附近的皮下静脉可较明显。

2. 胸壁压痛 用手指轻压或轻叩胸壁，正常人无疼痛感觉。胸壁炎症、肿瘤浸润、肋软骨炎、肋间神经痛、带状疱疹、肋骨骨折等，可有局部压痛。骨髓异常增生时，常有胸骨压痛或叩击痛，见于白血病患者。

3. 肋间隙回缩或膨隆 吸气时肋间隙回缩提示呼吸道阻塞，因吸气时气体不能自由地进入肺内。肋间隙膨隆见于大量胸腔积液、张力性气胸或严重肺气肿。胸壁肿瘤、主动脉瘤、儿童期心脏明显肥大者，相应部位的肋间隙亦常膨出。

三、乳房

正常情况下，儿童及成年男性的乳房一般不明显，乳头一般位于锁骨中线第 4 肋间隙。女性乳房在青春期逐渐长大呈半球形，乳头也逐渐长大呈圆柱状。孕妇及哺乳期妇女的乳房增大，向前突出或下垂，乳晕扩大，色素加深，乳房浅表静脉可扩张。成年、老年妇女乳房多下垂呈袋状。

检查时光线应充足，前胸充分暴露，被检查者取坐位或仰卧位，必要时取前倾位。检查应按正确的顺序，除检查乳房外还应包括引流乳房部位的淋巴结。先视诊后触诊。

（一）视诊

注意两侧乳房的大小、对称性、外表、乳头状态及有无溢液等。正常女性坐位时，两侧乳房基本对称，但大小可略有差别，两乳头一般在同一水平。一侧乳房明显增大可能为先天畸形、一侧哺乳，也可能为乳房炎症或有较大的肿物。一侧乳房明显缩小多因发育不全所致。乳房外表发红、肿胀并伴疼痛、发热者，见于急性乳房炎。乳房皮肤表皮水肿隆起，毛囊及毛囊孔明显下陷，皮肤呈“橘皮样”（peaud'orange），多为浅表淋巴管被乳癌堵塞后局部皮肤出现淋巴性水肿所致；“橘皮样”也可见于炎症。乳房溃疡和瘘管见于乳房炎、结核或脓肿。单侧乳房表浅静脉扩张常是晚期乳癌或肉瘤的征象。妊娠、哺乳也可引起乳房表浅静脉扩张，但常是双侧性的。

乳头内陷（nipple retraction）如系自幼发生，为发育异常。近期发生的乳头内陷或位置偏移，可能为癌变。令病人两臂高举过头，乳头内陷可更加明显。乳头有血性分泌物见于乳管内乳头状瘤、乳癌；黄色或黄绿色溢液常是乳房囊性增生病的表现，偶见于乳癌；棕褐色溢液多见于乳管内乳头状瘤或乳房囊性增生病。

男性乳房发育，一般与激素失调有关，见于各种原因所致的睾丸功能不全（雌激素过多）、肝硬化所致的雌激素蓄积、肾上腺皮质激素分泌过多或雌激素分泌过多等。

（二）触诊

被检查者取坐位，先两臂下垂，然后双臂高举超过头部或双手叉腰再进行检查。先触诊检查健侧乳房，再检查患侧。检查者以并拢的手指掌面略施压力，以旋转或来回滑动的方式进行触诊，切忌用手指将乳房提起来触摸。按外上（包括角状突出）、外下、内下、内上、中央（乳头、乳晕）各区的顺序滑动触诊，然后检查淋巴引流部位：腋窝，锁骨上、下窝等处淋巴结（图7-5、图7-6）。

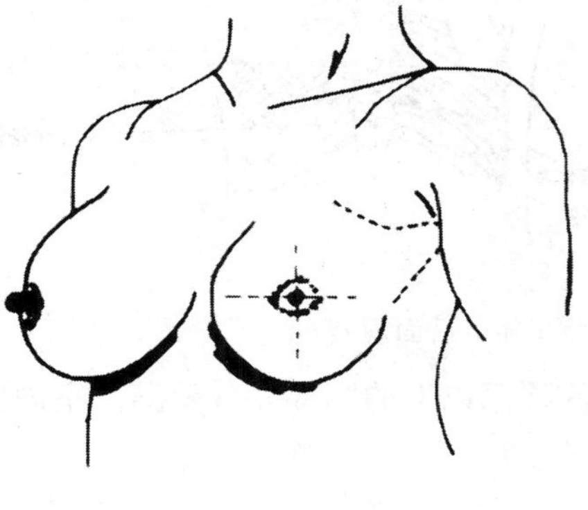

图7-5 乳房病变的定位

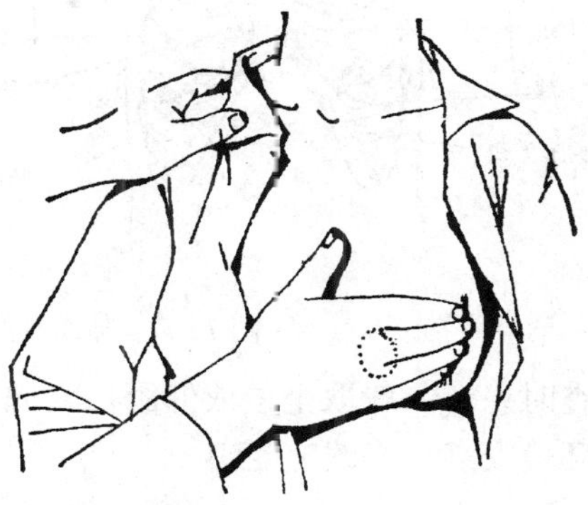

图7-6 以手掌的前半部触诊乳房肿块

正常乳房有一种细软的弹力感和颗粒感，青年女性的乳房较软并呈均一性，随年龄增长而有结节感，一般无压痛。如乳房变为较坚实而无弹性，提示皮下组织受肿瘤或炎症浸润。乳房压痛多系炎症所致，恶性病变一般无压痛。触及乳房包块时，应注意其部位、大小、外形、硬度、压痛及活动度。

急性乳房炎常发生于哺乳期妇女，尤其是初产妇更为多见。乳房红、肿、热、痛，常局限于一侧乳房的某一象限。触诊有明显压痛的硬块，患侧腋窝淋巴结肿大并有压痛，伴寒战、发热及出汗等全身中毒症状。周围血白细胞计数明显增高。

乳房肿块见于乳癌、乳房纤维腺瘤、乳管内乳头状瘤、乳房肉瘤、乳房囊性增生病、结核、慢性脓肿、乳管堵塞等。良性肿块一般较小，形状规则，表面光滑，边界清楚，质不硬，无粘连而活动度大。恶性肿瘤以乳癌最常见，多见于中年以上的妇女，肿块形状不规则，表面凹凸不平，边界不清，压痛不明显，质坚硬，早期恶性肿瘤可活动，但晚期可与皮肤及深部组织粘连而固定，易向腋窝等处淋巴结转移，尚可有“橘皮样”、乳头内陷及血性分泌物。

第三节 肺和胸膜检查

胸腔由胸廓和膈围成，上界为胸廓上口，下界借膈与腹腔分隔。纵隔位于胸腔中部，将胸腔分为左、右胸腔，分别容纳左、右肺。胸膜是覆盖于左右肺、胸壁内表面、纵隔侧面和膈上面的浆膜。覆盖在肺表面的胸膜，称为脏层胸膜；覆盖在胸廓内面、膈上面及纵隔侧面的胸膜，称为壁层胸膜。肺叶与肺叶之间由胸膜脏层分开，称为叶间隙。右肺中叶与下叶、右肺上叶与下叶（后面）、左肺上叶与下叶之间的叶间隙，称为斜裂；右肺上叶与中叶（前面）之间的叶间隙，称为水平裂（图7－7）。

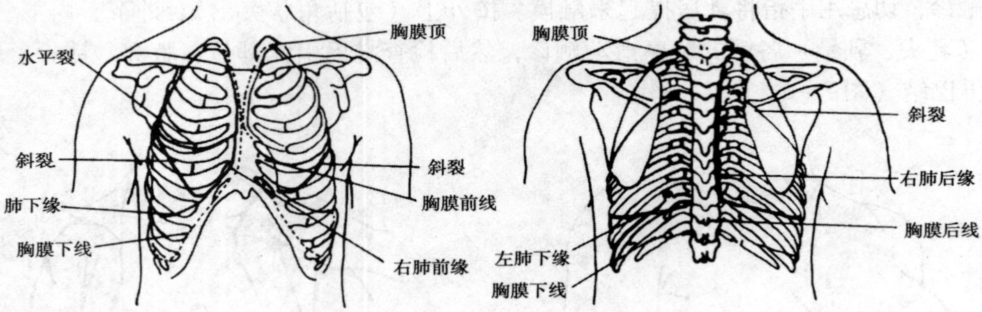

图7－7 肺及胸膜的体表投影（前、后面观）

检查时患者一般取坐位或仰卧位，脱去外衣，使腰部以上的胸部充分暴露。室内应舒适温暖，环境安静，光线充足。

一、视诊

（一）呼吸类型

呼吸时由于膈肌和肋间外肌的收缩和舒张，相应地引起腹壁和胸廓运动。吸气时，胸廓前部肋骨向上、向外扩张，膈肌收缩，使腹壁隆起；呼气时膈肌和肋间外肌舒张而还原。以胸廓（肋间外肌）运动为主的呼吸，称为胸式呼吸（thoracic breathing）；以腹部（膈肌）运动为主的呼吸，称为腹式呼吸（abdominal breathing）。实际上，胸部运动和腹部运动常同时存在，所谓胸式呼吸或腹式呼吸是以某部位运动更明显而言。

一般说来，成年女性以胸式呼吸为主，儿童及成年男性以腹式呼吸为主。肺炎、重症肺结核、胸膜炎、肋骨骨折、肋间肌麻痹等胸部疾患时，因肋间肌运动受限可使胸式呼吸减弱而腹式呼吸增强，即胸式呼吸变为腹式呼吸。腹膜炎、腹水、巨大卵巢囊肿、肝脾极度肿大、胃肠胀气等腹部疾病及妊娠晚期，因膈肌向下运动受限可使腹式呼吸减弱而胸式呼吸增强，即腹式呼吸变为胸式呼吸。若部分胸壁吸气时内陷、呼气时外凸，为反常呼吸（paradoxical breathing），见于多发性肋骨、肋软骨骨折或胸骨骨折。

（二）呼吸频率、深度及节律

平静状态下，健康人进行着有节律的、深度适中的呼吸运动。成人呼吸频率为12～22次/分钟，呼吸与脉搏之比为1:4。新生儿较快，可达44次/分钟，随年龄增长而逐渐减慢。

1. 呼吸频率变化 成人呼吸频率超过22次/分钟，称为呼吸过速（tachypnea）；见于剧烈体力活动、发热（体温每增高1℃呼吸增加4次/分钟）、疼痛、贫血、甲状腺功能亢进症、呼吸功能障碍、心力衰竭、肺炎、胸膜炎、精神紧张等。成人呼吸频率低于12次/分钟，称为呼吸频率过缓（bradypnea），见于深睡、颅内高压、黏液性水肿、吗啡及巴比妥中毒等。呼吸停顿、心跳仍存在，见于脑疝及其他能引起延髓麻痹的疾病，如感染性多发性神经炎等（图7－8）。

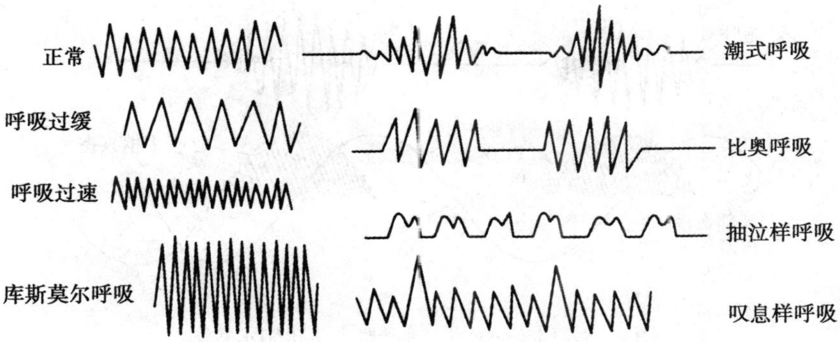

图 7-8 呼吸频率、深度及节律变化

2. 呼吸深度变化 呼吸幅度加深是呼吸中枢受到强烈刺激所致。剧烈运动时，因机体需氧量增加，呼吸可加深加快。突然发生情绪激动或紧张时，呼吸深而快，可有通气、换气过度而使动脉血 CO_2 含量降低，出现呼吸性碱中毒。此种病人可有口周及肢端发麻，肌肉颤动，重者可有抽搐、意识障碍。严重代谢性酸中毒时，病人可以出现节律匀齐，呼吸深而大（吸气慢而深，呼气短促），病人不感呼吸困难的呼吸，称为库斯莫尔（Kussmaul）呼吸，又称酸中毒大呼吸。库斯莫尔呼吸有利于排出较多的 CO_2，从而缓解代谢性酸中毒，见于尿毒症、糖尿病酮症酸中毒等疾病。呼吸浅快可见于肺气肿、胸膜炎、胸腔积液、气胸、呼吸肌麻痹、大量腹水、肥胖、鼓肠、麻醉剂或镇静剂过量等。

3. 呼吸节律变化 呼吸呈周期性暂停者，有潮式呼吸及间停呼吸。

（1）潮式呼吸（tidal respiration）：又称陈-施（Cheyne-Stokes）呼吸。潮式呼吸的特点是呼吸由浅慢逐渐变为深快，由深快逐渐变为浅慢，直至呼吸停止片刻（约5~30秒），再开始上述周期性呼吸，形成如潮水涨落的节律，故称为潮式呼吸。潮式呼吸的周期约为30~120秒。

发生机制是呼吸中枢对 CO_2 的敏感性降低，以及左心衰竭共同作用的结果。因为呼吸加深加快使肺通气量增加，呼出过多的 CO_2，肺泡气 CO_2 分压下降，血液中 CO_2 分压也下降，这种低 CO_2 分压的血液到达脑部，呼吸因缺少 CO_2 的刺激而受到抑制，于是变慢、变浅，甚至停止。呼吸停止又使肺部血液的 CO_2 分压升高，CO_2 分压升高了的血液缓慢到达脑部后又刺激呼吸中枢，使呼吸开始，并由浅慢而逐渐变为深快；深快呼吸使肺部血液 CO_2 分压降低，片刻之后，CO_2 分压降低的血液进入脑部，呼吸因缺少 CO_2 的刺激而又受到抑制，从而使呼吸再次变浅慢甚至停止。如此周而复始，形成潮式呼吸（图7-9）。

潮式呼吸多见于中枢神经系统疾病，如脑炎、脑膜炎、颅内压增高以及某些中毒，也见于心力衰竭（肺-脑循环时间延长）、缺氧及某些脑干损伤。有些老年人在深睡时也可出现潮式呼吸，可能是脑动脉硬化、脑供血不足的表现。

（2）间停呼吸（intermittent respiration）：又称比奥（Biot）呼吸，表现为有规律的深度相等的呼吸几次之后，突然停止呼吸，间隔一个短时间后又开始深度相同的呼吸，如此周而复始

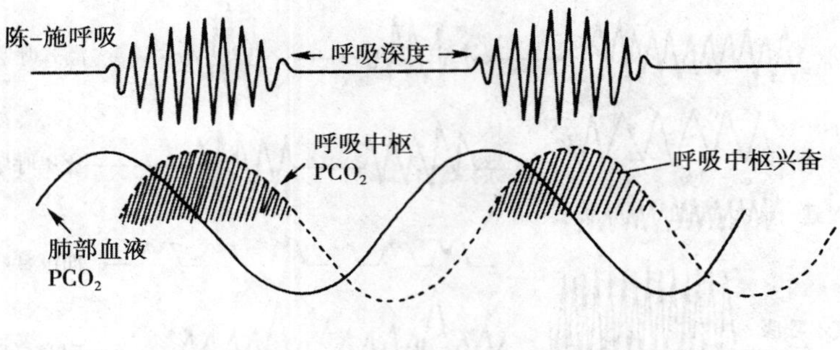

图 7-9 Cheyne-Stokes 呼吸产生机制示意图

(图 7-8)。周期持续时间约 10~60 秒。间停呼吸较潮式呼吸更严重，多发生于中枢神经系统疾病，如脑损伤、颅内高压、脑炎、脑膜炎等疾病，常为临终前的危急征象。

呼吸频率与节律不规则，且呼吸表浅、不匀，称为不规则呼吸（irregular respiration），见于中枢神经疾病及休克等严重疾病。双吸气也称抽泣样呼吸（sobbing respiration），表现为连续两次较短的吸气之后继以较长的呼气，类似哭泣后的抽泣，为中枢性呼吸衰竭的表现，主要见于颅内高压和脑疝前期。

某些患者自觉胸部发闷，间隔一段时间作一次大呼吸，称为叹息样呼吸（sighing respiration），转移其注意力时则呼吸正常，多为功能性改变，见于神经衰弱、精神紧张或忧郁的人。

（三）呼吸运动

检查时，通过观察对比两侧前胸和锁骨下区随呼吸而起伏的幅度来判定。被检查者可取平卧位或坐位。正常时，两侧呼吸运动对称。

1. 呼吸运动减弱或消失 局限性呼吸运动减弱或消失常见于大叶性肺炎、肺结核、肺脓肿、肺不张、肺肿瘤、少量胸腔积液、局限性胸膜增厚或粘连等。一侧呼吸运动减弱或消失常见于大量胸腔积液、气胸、显著胸膜增厚及粘连、一侧肺不张、一侧膈神经麻痹等。两侧呼吸运动减弱或消失最常见于慢性阻塞性肺气肿，也见于双侧肺纤维化、气胸、胸腔积液、胸膜增厚及粘连、呼吸肌瘫痪等。

2. 呼吸运动增强 局部或一侧呼吸运动增强见于健侧的代偿性肺气肿。双侧呼吸运动增强见于酸中毒大呼吸（深长呼吸）、剧烈运动等。

二、触诊

（一）呼吸运动

呼吸运动为呼吸时胸廓的活动度。在胸廓下部检查较易发现，因为呼吸时该处的活动幅度更大。检查前胸时，被检查者取坐位或仰卧位，检查者的左、右拇指展开在胸骨下端正中线相遇，两手掌及其余四指分开紧贴两侧前下胸部。让被检查者作深吸气运动，检查者的手即可感觉到被检查者的胸廓呼吸运动的范围及两侧呼吸运动是否对称，亦可从拇指移开后距前正中线的距离来加以判断。检查背部时，被检查者取坐位，检查者将两手掌面贴于肩胛下区对称部位，两手拇指在后正中线相遇，其余四指并拢放在腋下，同样可以观察呼吸运动的范围及两侧呼吸运动是否对称（图7－10）。胸廓扩张度增强或减弱的临床意义与视诊所见相同，只是触诊的检查结果可能更准确。

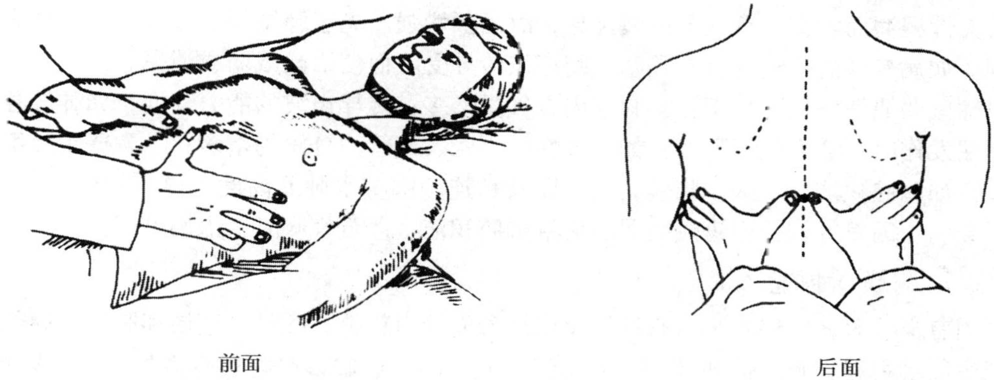

图7－10　胸廓扩张度的检查方法

（二）触觉语颤

检查者将两手掌或手掌尺侧缘平贴于病人胸壁两侧对称部位，让病人用低音调拉长说“一”字音或重复发“一、二、三”字音，这时检查者手掌所感觉到的震动，称为触觉语颤（tactile fremitus），简称语颤。检查者的手掌应轻轻平放在胸壁上（太紧会减弱胸壁的震动），自上而下、从内侧到外侧，再到背部，比较两侧对称部位的语颤是否相同。

触觉语颤的产生机制是由于发音时声带震动所产生的声波，沿气管、支气管及肺泡传导到胸壁，引起胸壁震动而使检查者感觉到（图7－11）。语颤传导有两个主要条件，即：①气管、支气管必须畅通；②胸膜的脏层及壁层必须接近。语颤的强弱与发音强弱（发音强则较强）、音调高低（音调低则较强）、胸壁厚薄（越薄则越强）等因素密切相关。

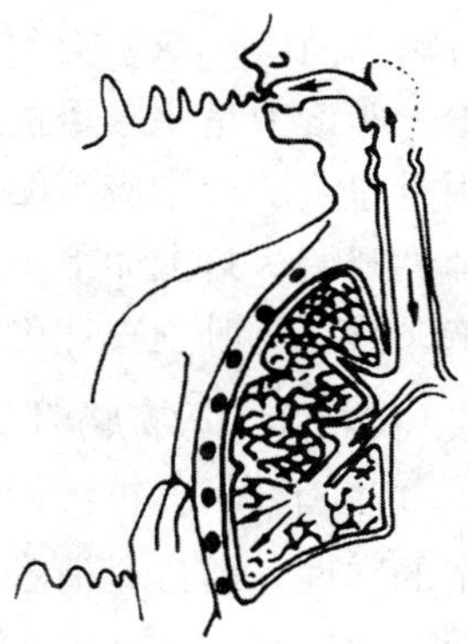

图7－11　触觉语颤示意图

正常情况下，因为支气管、肺的特定位置，肺组织的多少以及胸壁结构不同等因素，所以在胸部的不同区域，语颤的强弱有所不同。例如，前胸上部的语颤较下部强，因上部距声带更近；后胸下部较上部强，因上部覆盖有肩胛骨且肌层较下部厚；右上胸较左上胸强，因为右上肺较靠近气管，且右主支气管较粗、短而陡直。一般情况下，男性（音强调低）的语颤较女性强，成人（音强调低）较儿童强，瘦者因胸壁薄而强于胖者。

语颤增强常见于：①肺实变：肺组织内有炎性浸润等因素，使肺组织实变。传导声波的能力固体＞液体＞气体，故实变的肺组织传导声波的能力较正常肺组织强，当声波通过畅通的气管、支气管传到实变的肺组织，再传到胸壁时语颤增强。见于肺炎链球菌肺炎、肺梗死、肺结核、肺脓肿及肺癌等。②压迫性肺不张：肺受压后肺泡内含气量减少或不含气，导致肺组织密度增加，畅通的气管、支气管将声波传导到含气量减少而传导声波能力增强的肺组织，再传到胸壁时语颤增强。见于胸腔积液上方受压而萎瘪的肺组织及受肿瘤压迫的肺组织。③较浅而大的肺空洞：声波在空洞内产生共鸣而导致声波的振幅增大，且空洞周围肺组织多有炎性浸润而实变，有利于声波传导，故语颤增强。见于肺结核、肺脓肿、肺肿瘤所致的空洞。如病变区的支气管已被阻塞，则声波传导受阻而使语颤减弱或消失。

语颤减弱或消失主要见于：①肺泡内含气量增多：传导声波的能力降低，如肺气肿及支气管哮喘发作时；②支气管阻塞：如阻塞性肺不张、气管内分泌物增多；③胸壁距肺组织距离加大：如胸腔积液、气胸、胸膜高度增厚及粘连、胸壁水肿或高度肥厚、胸壁皮下气肿；④体质衰弱：因发音较弱而语颤减弱。大量胸腔积液、严重气胸时，语颤可消失。

（三）胸膜摩擦感

胸膜有炎症时，两层胸膜因有纤维蛋白沉着而变得粗糙，呼吸时壁层和脏层胸膜相互摩擦而产生震动引起胸膜摩擦感（pleural friction fremitus）。触诊时，检查者用手掌轻贴胸壁，令病人反复做深呼吸，此时若有皮革相互摩擦的感觉，即为胸膜摩擦感。胸膜的任何部位均可出现胸膜摩擦感，但以腋中线第5～7肋间隙最易感觉到，因为呼吸时该部位胸廓的活动度较大，脏层和壁层胸膜发生的位置改变大。胸膜摩擦感的临床意义同胸膜摩擦音。

三、叩诊

肺部叩诊时，采用间接叩诊法，被检查者通常取坐位也可卧位，放松肌肉，呼吸均匀。先检查前胸部，叩诊自锁骨上窝开始，然后从第1肋间隙逐一肋间隙向下进行叩诊。检查腋部时，让患者将上臂置于头顶，从腋窝开始向下叩至肋缘。检查背部时，让患者头低垂，上身略向前倾，双手交叉抱肘，先叩得肺上界宽度，然后叩诊从肺尖开始，逐一肋间隙向下叩诊。叩诊力量要轻重适宜，如欲发现范围较小、位置较浅表的病变，可用轻叩法；反之，可用重叩法。板指应平贴在肋间隙并与肋骨平行，叩诊肩胛间区时板指可与脊柱平行。叩诊自肺尖开始，自上而下，两侧对称部位要对比叩诊。当病人不能取坐位时，先仰卧位检查前胸，然后侧卧检查侧胸及背部。

（一）正常胸部叩诊音

前胸壁上，可以叩出清音、浊音、实音和鼓音。正常肺部含有适量空气，肺泡壁又有一定的弹性，叩诊呈清音。在肺与肝或心交界的重叠区域，叩诊时为浊音，又称肝脏或心脏的相对浊音区。叩诊未被肺遮盖的心脏或肝脏时为实音，又称心脏或肝脏的绝对浊音区。前胸左下方为胃泡区，叩诊呈鼓音，其上界为左肺下缘，右界为肝脏，左界为脾脏，下界为肋弓。该鼓音区的大小随胃内含气量的多少而变化。背部从肩胛上区到第9～11肋下缘，除脊柱部位外，叩诊都呈清音（图7－12）。

正常肺部的叩诊音虽为清音，但可有生理性变异，其音响强弱、音调高低与肺含气量的多少、胸壁厚薄以及邻近器官的影响有关。胸壁较厚者如胸肌发达、肥胖、乳房部位，叩诊稍浊。肺上叶体积较下叶小，含气量少，且上胸部的肌肉较厚，故胸上部的叩诊音较下部相

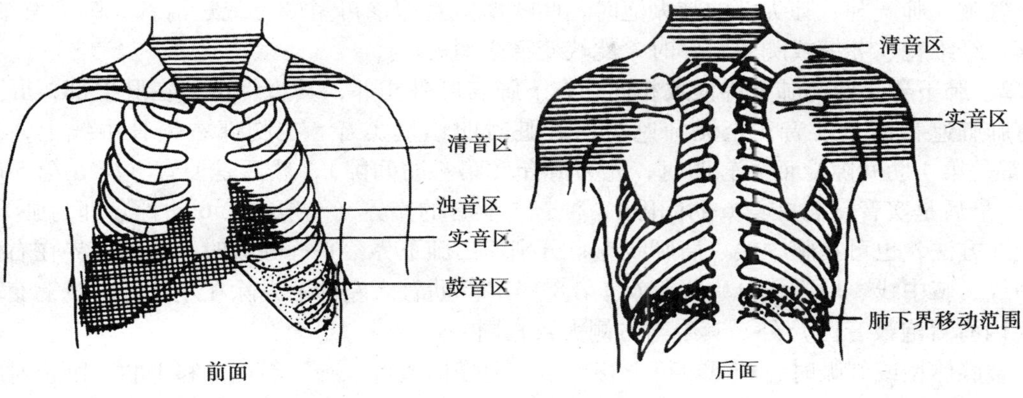

图 7－12　正常胸部叩诊音（前、后位）

对稍浊。由于右肺上叶较左肺上叶小、右肺尖位置又较低，惯用右手者前胸右上方肌肉较左侧更厚，故右肺上部叩诊音较左肺上部稍浊。背部的肌肉、骨骼（如肩胛骨）层次较多、较厚，故背部的叩诊音较前胸稍浊。

侧卧位检查背部时，脊柱暂时向卧侧稍凸，故上部的肋骨靠拢而相对较密集，在朝上一侧的肩胛下角处可出现叩诊音稍浊。去枕侧卧检查则无此变异。卧侧肋间虽较宽，但卧位时胸部与床面接触而声波振动受限，故近床面的胸部可叩得一条实音带，在该带的上方区域可叩出一浊音区，产生机制可能是侧卧位时，因为腹腔脏器压力的影响，上侧的肺下界向下移，下侧者则向上移，两者相差可达 3～4cm，故靠近床面一侧的膈肌抬高而叩诊稍浊（图 7－13）。为证实是体位的影响，可让被检查者卧于另一侧再进行检查。

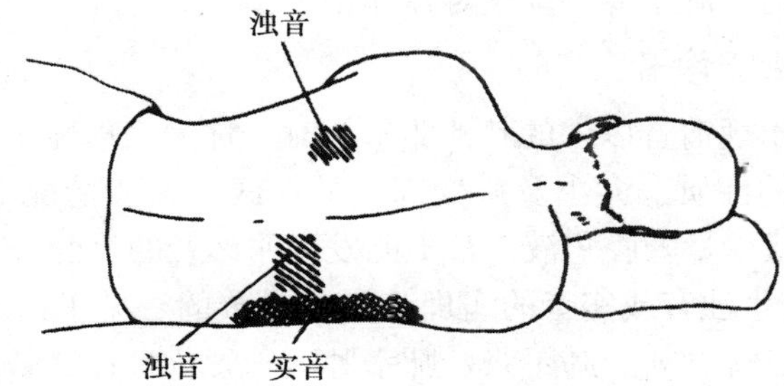

图 7－13　侧卧位的叩诊音

（二）肺部定界叩诊

1. 肺上界　肺尖近似圆锥形，在前胸约占锁骨内侧 1/3，上缘达锁骨上方约 3cm，在肩上缘叩诊呈清音，此清音带的宽度可认为是肺尖的宽度，又称 Kronig 峡。检查时，被检查者取坐位，检查者在背侧。自斜方肌前缘中央开始叩诊，此时为清音，逐渐向外侧叩诊，当清音变为浊音时，用笔作一记号，然后转向内侧叩诊，直到清音转为浊音时为止，并再作一记号，测量两者之间的距离。内、外界的宽度正常为 4～6cm，右肺尖位置较低且右肩部肌肉较厚，故右侧的宽度较左侧稍窄。

气胸、肺气肿、肺尖部的肺大泡时，此峡增宽且叩诊可呈鼓音或过清音。肺尖有结核、肿瘤、纤维化、萎缩或胸膜增厚时，此峡变窄或消失。

2. 肺下界 两侧肺下界大致相同。右下肺与肝脏相邻，其边缘覆盖在肝上部，肝上缘因有肺脏遮盖而呈浊音，至无肺遮盖的肝脏时叩诊呈实音。在胸部右锁骨中线上，自上（通常是第4肋间隙）而下轻叩时，先为清音（第4肋间隙），然后是浊音（常在第5肋间隙），最后是实音（常在第6肋间隙），浊音与实音的交界（一般在第6肋骨）即为肺下界。按上述方法，也可在腋中线、肩胛线上，分别叩出肺下界。平静呼吸时，右肺下界在右侧锁骨中线、腋中线、肩胛线分别为第6、第8、第10肋骨。左肺下界除在左锁骨中线上变动较大（因有胃泡鼓音区）外，其余与右侧大致相同。

矮胖体型或妊娠时，肺下界可上移1肋；消瘦体型者，肺下界可下移1肋。卧位时肺下界可比直立时升高1肋。病理情况下，肺下界下移见于肺气肿、腹腔内脏下垂；肺下界上移见于肺不张、肺萎缩、胸腔积液、气胸、胸膜增厚粘连，以及腹压增高所致的膈肌上抬如腹水、鼓肠、肝脾肿大、腹腔肿瘤、膈肌麻痹。胸腔积液和气胸时，肺下界上移而膈肌下移，液体或气体位于两者之间。下叶肺实变、胸腔积液、胸膜增厚时，肺下界不易叩出。

3. 肺下界移动度 叩诊时可在肩胛线或锁骨中线上，按上述方法叩得肺下界。嘱病人深吸气后屏住呼吸，重新叩出肺下界，用笔标记之；再嘱病人深呼气后屏住呼吸，叩出肺下界，用笔标记之。两个标记之间的距离即为肺下界移动度（inferior boundary mobility of lung）。

正常人，两侧肺下界移动度为6～8cm，表示胸腔光滑而无粘连，肺组织弹性良好。若肺组织弹性减退、胸膜粘连或膈肌移动受限，则肺下界移动度减小，见于阻塞性肺气肿、胸腔积液、气胸、肺不张、胸膜粘连、肺炎及各种原因所致的腹压增高。当胸腔大量积液、积气或广泛胸膜增厚粘连时，肺下界移动度难以叩出。

（三）胸部病理性叩诊音

正常肺部清音区如出现清音以外的其他叩诊音时，称为病理性叩诊音。病理性叩诊音的性质及范围取决于病变的性质、大小及病变部位的深浅。一般情况下，离胸部表面5cm以上、直径<3cm的病灶或少量胸腔积液，常不能发现叩诊音的改变。

1. 浊音或实音 产生浊音或实音的病理基础是一致的。见于：①肺组织含气量减少或消失：如肺炎、肺结核、肺梗死、肺不张、肺水肿、肺硬化等；②肺内不含气的病变：如肺肿瘤、肺包囊虫病、未穿破的肺脓肿等；③胸膜腔病变：如胸腔积液、胸膜增厚粘连等；④胸壁疾病：如胸壁水肿、肿瘤等。病灶广泛且浅表之肺实变、胸腔内巨大肿物等，叩诊呈实音；中等或中等以上胸腔积液的下部，叩诊也呈实音。病灶范围较小，或较深、积液量较少时，叩诊呈浊音。

2. 鼓音 产生鼓音的原因是肺部有大的含气腔，见于气胸及直径大于3～4cm的浅表肺空洞，如空洞型肺结核、液化破溃了的肺脓肿或肺肿瘤。

3. 过清音 为介于鼓音和清音之间的音响，见于肺内含气量增加且肺泡弹性减退者，如肺气肿、支气管哮喘发作时。

4. 其他

(1) 空瓮音：若空洞巨大（直径 >4 ~ 6cm），位置浅表且腔壁光滑，或为张力性气胸时，叩诊呈鼓音且具有金属性回响时，称为空瓮音（amphoric sounds）。此音有如以手指弹击充足气体的小皮球一样。

(2) 破壶音：当叩击浅表、开口又较小的肺部巨大空洞时，空气可从裂隙突然挤入支气管腔内，出现具有鼓音性质兼泄气性质的音响，称为破壶音（cracked - pot resonance）。破壶音的出现表明肺部有浅表的和外界有狭窄裂隙沟通的大空腔，见于肺结核大空洞和气胸。

(3) 浊鼓音：是一种兼有浊音及鼓音特点的混合性叩诊音。产生浊鼓音的原因是肺泡含气量减少和肺泡壁弛缓。肺泡含气量减少故叩诊呈浊音，弛缓的肺泡壁又为声波传导的良好介质，叩击力量稍大时，病灶内支气管腔中的空气也受振动而传导出来，故兼有鼓音。浊鼓音见于肺不张、肺炎的充血期或消散期、肺水肿等。胸腔积液汩音界上方受压的肺组织，叩诊亦呈浊鼓音，此音又称 Skodaic 叩响。

四、听诊

听诊肺部时，被检查者取坐位或卧位。听诊顺序一般由肺尖开始，自上而下，由前胸到侧胸和背部。听诊时要上下对比，左右对称部位对比。嘱被检查者微张口作均匀呼吸，必要时可作较深的呼吸或咳嗽几声后立即听诊。

（一）正常呼吸音

1. 支气管呼吸音（bronchial breath sound） 是由呼吸道吸入或呼出的气流在声门及气管、支气管内形成的湍流和摩擦所产生的声音。支气管呼吸音颇似将舌抬高后张口呼吸时所发出的“哈——”音。支气管呼吸音音强调高，吸气时弱而短，呼气时强而长。因为吸气为主动运动，声门较宽而使气体流速较快，故占时短；呼气为被动运动，声门较窄而使气体流速较慢，故占时长。

正常人在喉部、胸骨上窝、背部第 6 颈椎至第 2 胸椎附近，均可听到支气管呼吸音，越靠近气管的区域音响越强。如在肺部其他部位听到支气管呼吸音则为病理现象。

2. 肺泡呼吸音（vesicular breath sound） 肺泡呼吸音是在肺泡中形成的。吸气时，气流由气管经支气管进入肺泡，冲击肺泡壁，肺泡壁由弛缓变为紧张；呼气时，肺泡壁则由紧张变为迟缓。一般认为，肺泡壁的弹性变化和气流的振动是肺泡呼吸音的产生机制。肺泡呼吸音的声音很像上齿咬下唇呼吸时发出的“夫——”音，声音柔和而有吹风性质。肺泡呼吸音的吸气音较呼气音强，且音调更高。时限更长，因为吸气为主动运动，吸入气流较大，速度较快，肺泡维持紧张的时间较长。相反，肺泡呼吸音的呼气音较弱，且音调较低，时限较短。因为呼气为被动运动，呼出气流较小，速度较慢且逐渐减慢，在呼气末气流太小，声音太弱而听不到，故听诊时呼气音在呼气终止前声音即消失。

正常人，除了上述支气管呼吸音的部位和下述的支气管肺泡呼吸音的部位外，其余肺部都可听到肺泡呼吸音。

肺泡呼吸音的强弱与呼吸运动的深浅、肺组织的弹性、胸壁厚薄、年龄及性别等因素有关。呼吸运动愈深愈快，呼吸音愈强。老年人肺泡弹性差，故呼吸音较弱且呼气时间较长。

年龄愈小，胸壁愈薄，肺组织弹性愈好，则呼吸音愈清晰。男性因呼吸运动的力量较强且胸壁皮下脂肪较少，故肺泡呼吸音较女性强。消瘦者较肥胖者强。乳房下部、肩胛下区、腋窝下部，因胸壁肌肉较薄且肺组织较多故肺泡呼吸音较强；相反，肺尖及肺下缘则较弱。

3. 支气管肺泡呼吸音（bronchovesicular breath sound） 亦称混合呼吸音。支气管肺泡呼吸音是支气管呼吸音与肺泡呼吸音的混合音。吸气音和呼气音的强弱、音调、时限大致相等。一般说来，支气管肺泡呼吸音的吸气音与肺泡呼吸音的吸气音相似，而呼气音与支气管呼吸音的呼气音相似（图 7－14）。正常人在胸骨角附近，肩胛间区的第 3、4 胸椎水平及右肺尖可以听到支气管肺泡呼吸音。右肺尖含气量较少且右侧主支气管较粗、短、直，接近体表，所以在右肺上部的锁骨上、下窝处的呼吸音很像支气管肺泡呼吸音。

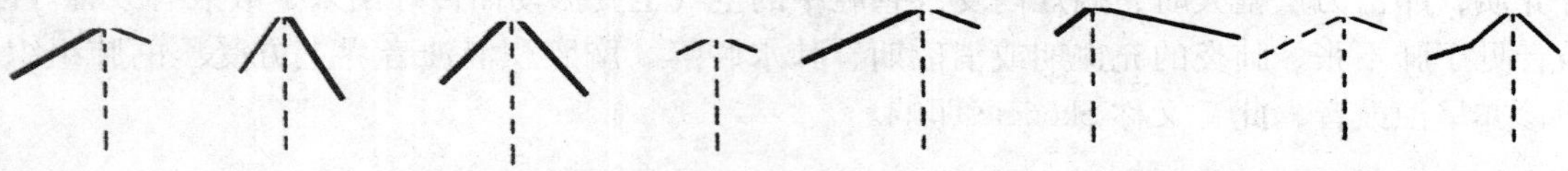

升支为吸气相，降支为呼气相。吸气与呼气之间的空隙为短暂间隙。线条粗细示音响强弱，长短示时间长短，斜线与垂线间的夹角示音调高低，角度小者音调高

图 7－14 各种呼吸音示意图

（二）病理性呼吸音

1. 病理性肺泡呼吸音 为肺脏发生病变时所引起的肺泡呼吸音减弱、增强或性质改变。

（1）*肺泡呼吸音减弱或消失*：可为双侧、单侧或局部的肺泡呼吸音减弱或消失，由进入肺泡内的空气量减少，气流速度减慢或声音传导障碍引起。常见于：①呼吸运动障碍：如全身衰弱、呼吸肌瘫痪、腹压过高、胸膜炎、肋骨骨折、肋间神经痛等。此时肺泡通气量减少，气流速度较慢，故肺泡呼吸音减弱。②呼吸道阻塞：如支气管炎、支气管哮喘、喉或大支气管肿瘤等。可因进入肺泡的空气量减少、气流速度减慢而使肺泡呼吸音减弱或消失。③肺顺应性降低：肺顺应性是指在外力作用下，肺组织的可扩张性。容易扩张者顺应性大，不易扩张者顺应性小。肺顺应性降低可使肺泡壁弹性减退，充气受限而使呼吸音减弱，如肺气肿、肺淤血、肺间质炎症等。④胸腔内肿物：如肺癌、肺囊肿等，因肺组织受压，空气不能进入肺泡或进入肺泡减少引起。⑤胸膜疾患：如胸腔积液、气胸、胸膜增厚及粘连等，由于胸廓呼吸运动受限，进入肺泡的气体量减少，气流速度减慢，以及声波传导障碍，均可使肺泡呼吸音减弱。大量胸腔积液、气胸时，肺泡呼吸音甚至可听不到。⑥胸壁增厚：如胸肌发达、胸壁水肿、肥胖等，因声波传导障碍而肺泡呼吸音可以减弱。

（2）*肺泡呼吸音增强*：与呼吸运动及通气功能增强，进入肺泡的空气流量增多，流速加快有关。双侧肺泡呼吸音增强见于运动、发热、甲状腺功能亢进症，因体内需氧量增加，使呼吸加深、加快；贫血、代谢性酸中毒时，可刺激呼吸中枢使呼吸深长，从而引起双侧肺泡呼吸音增强。肺脏或胸腔病变使一侧或一部分肺的呼吸功能减弱或丧失，则健侧或无病变部分的肺泡呼吸音可出现代偿性增强。

（3）呼气音延长：下呼吸道有部分梗阻或狭窄时，呼气时气道狭窄更明显而使呼气时间延长，常伴呼吸音粗糙。双肺肺泡呼吸音的呼气音延长见于支气管哮喘、喘息型支气管炎及慢性阻塞性肺气肿。局部呼气音延长见于局限性支气管狭窄或部分阻塞，如支气管肺癌。

（4）断续性呼吸音：又称齿轮性呼吸音（cogwheel breath sound）。表现为吸气音较强，有不规则的间歇而将吸气音分为若干节段，但每个节段的声音是均匀的。肺脏某一局部有小的炎性病灶或小支气管狭窄，空气断续地通过呼吸道进入肺泡，即形成断续性呼吸音。断续性呼吸音见于肺炎、肺结核、支气管肺癌、胸膜粘连等。当寒冷、疼痛、精神紧张时，可听到断续性肌肉收缩的附加音，但此音与呼吸无关，应注意区别。

（5）粗糙性呼吸音：为音调较高、音响不均匀且有粗糙感的呼吸音。多为黏膜水肿或炎性浸润而使支气管腔不光滑或狭窄，加之黏稠分泌物黏附于呼吸道表面，气流通过时引起漩涡或冲击黏稠分泌物而引起振动，使呼吸音变得粗糙。临床上，常见于支气管炎或肺炎早期。

2. 病理性支气管呼吸音　在正常肺泡呼吸音分布的区域内听到了支气管呼吸音，即为病理性支气管呼吸音，亦称管呼吸音。常由下列病变引起。

（1）肺组织实变：主要是炎症性肺实变。发炎的肺泡内充满渗出物及炎性细胞，气体无法进入肺泡则肺泡呼吸音不能形成。实变的肺组织传导声音的能力增强，使支气管呼吸音经畅通的气管、支气管以及实变的肺组织传导到胸壁表面而能听到。常见于大叶性肺炎实变期、肺结核（大块渗出性病变），也见于肺脓肿、肺肿瘤及肺梗死。实变部位范围越大、越表浅，则支气管呼吸音越强，反之，则较弱。

（2）肺内大空洞：当肺内大空洞与支气管相通，气流进入空洞产生漩涡振动或支气管呼吸音的音响在空腔内产生共鸣而增强，再加上空腔周围实变的肺组织有利于声波传导，因此，可以听到支气管呼吸音。常见于肺结核、肺脓肿、肺癌形成空洞时。

（3）压迫性肺不张：在胸腔积液、肺部肿块等情况下，肺组织受压发生肺不张时，肺组织致密且支气管畅通，支气管呼吸音可通过畅通的支气管、致密的肺组织传导到体表而听到。见于中等量胸腔积液的上方、大量心包积液时的左肩胛下区域以及肺肿块的周围。

3. 病理性支气管肺泡呼吸音　在正常肺泡呼吸音分布的区域内听到支气管肺泡呼吸音，称为病理性支气管肺泡呼吸音。常见于肺实变区域较小且与正常肺组织掺杂存在，或肺实变部位较深并被正常肺组织所遮盖，实变区的支气管呼吸音和正常肺组织的肺泡呼吸音，均可听到，两音一起形成混合呼吸音。肺组织轻度或不全实变，或胸腔积液上方有肺膨胀不全时，亦可产生混合呼吸音而听到病理性支气管肺泡呼吸音。

（三）啰音

啰音（rale）是伴随呼吸音的附加音。依声音性质不同，分为干啰音和湿啰音。

1. 干啰音（rhonchi）　又称连续性呼吸附加音，是一种持续时间较长的呼吸性附加音。由气流通过狭窄的支气管时发生漩涡，或气流通过有黏稠分泌物的管腔时冲击黏稠分泌物引起的震动所致（图7－15）。引起管腔狭窄的原因有支气管黏膜水肿、渗出或增厚，支气管平滑肌痉挛，管腔内肿瘤侵入，异物或分泌物使支气管部分阻塞，支气管外肿瘤或肿大的淋巴结压迫等。

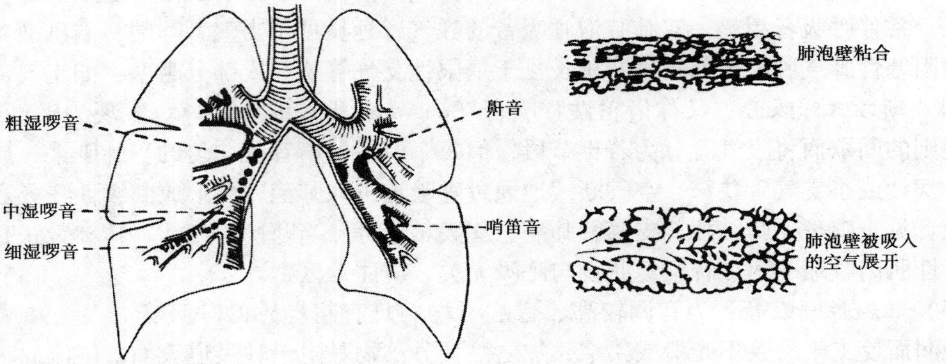

图7-15 啰音的发生机制

(1) 听诊特点：①吸气和呼气都可听到，但常在呼气时更加清楚，因为呼气时管腔更加狭窄；②性质多变且部位变换不定，如咳嗽后可以增多、减少、消失或出现，多为黏稠分泌物移动所致；③音调较高，每个音响持续时间较长；④几种不同性质的干啰音可同时存在；⑤发生于主支气管以上的干啰音，有时不用听诊器都可听到，称喘鸣（stridor）。

(2) 分类

1) 鼾音（sonorous rhonchus）：由气流通过有黏稠分泌物的较大支气管或气管时发生的振动和移动所产生，为一种粗糙的、音调较低的、类似熟睡时的鼾声的干啰音。

2) 哨笛音（sibilant rhonchi）：为气流通过狭窄或痉挛的小支气管时发生的一种高音调的干啰音。有的似吹口哨或吹笛声，称为哨笛音；有的呈咝咝声，称为飞箭音。

(3) 临床意义：干啰音是支气管有病变的表现。如两肺都出现干啰音，见于急慢性支气管炎、支气管哮喘、支气管肺炎、心源性哮喘等。局限性干啰音是由局部支气管狭窄所致，常见于支气管局部结核、肿瘤、异物或黏稠分泌物附着。局部而持久的干啰音见于肺癌早期或支气管内膜结核。

2. 湿啰音（moist rale，crackle）（水泡音） 又称不连续性呼吸附加音，是因为气道或空洞内有较稀薄的液体（渗出物、黏液、血液、漏出液、分泌液），呼吸时气流通过液体形成水泡并立即破裂时所产生的声音，很像用小管插入水中吹气时所产生的水泡破裂音，故也称水泡音。

(1) 听诊特点：①吸气和呼气都可听到，以吸气终末时多而清楚，因吸气时气流速度较快且较强，吸气末气泡大，容易破裂；②常有数个水泡音成串或断续发生；③部位较恒定，性质不易改变；④大、中、小湿啰音可同时存在；⑤咳嗽后湿啰音可增多、减少或消失，因咳嗽可使支气管、气管内的液体发生移动。

(2) 分类

1) 按支气管口径大小：可分为粗、中、细湿啰音。①粗湿啰音：又称大水泡音，产生于气管、大支气管或空洞内，多出现在吸气早期。见于肺结核空洞、肺水肿、昏迷或濒死的病人，也可见于支气管扩张症。昏迷或濒死的病人，因无力将气管内的分泌物咳出，呼吸时可出现大湿啰音，有时不用听诊器都能听到，称为痰鸣音。②中湿啰音：又称中水泡音，产生于中等大小的支气管内，多出现于吸气的中期。见于支气管肺炎、支气管炎、肺梗死、肺结核。③细湿啰音：又称小水泡音，发生在小支气管或肺泡内，多在吸气终末出现。常见于细支气管炎、支气管肺炎、肺结核早期、肺淤血、肺水肿及肺梗死等（图 7－16）。

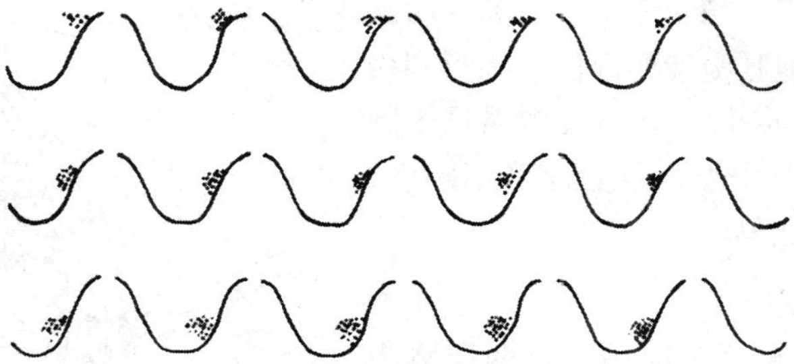

图 7－16　湿啰音示意图

2）按音响程度：分为响亮性和非响亮性湿啰音。①响亮性湿啰音：听来清楚、响亮、近耳。声音响亮是周围有良好的传导介质或因空洞的共鸣作用引起，见于肺炎或肺空洞。如果空洞内壁光滑或有液气胸时，响亮性湿啰音还可带有金属调。②非响亮性湿啰音：声音较弱而音调较低，似距耳较远。由病变周围有较多的正常肺组织，高音调声波大部分被含气肺泡吸收，传导过程中声波逐渐减弱且距胸壁较远所致。

（3）临床意义：湿啰音是肺与支气管有病变的表现。湿啰音两肺散在性分布，常见于支气管炎、支气管肺炎、血行播散型肺结核、肺水肿；两肺底分布，多见于肺淤血、肺水肿及支气管肺炎；一侧或局限性分布，常见于肺炎、肺结核（多在肺上部）、支气管扩张症（多在肺下部）、肺脓肿、肺癌及肺出血等。

3. 捻发音（crepitus）　又称为捻发性湿啰音或微小湿啰音，是一种极细而均匀的高音调的音响，很像用手在耳边捻搓一束头发所产生的声音，所以称捻发音。一般认为，捻发音是由未展开的或液体稍增多而互相黏合的肺泡，在吸气时被气流冲开而产生的细小爆裂音（图 7－15）。老年人、深睡或长期卧床者，因呼吸较浅，边缘部位肺泡充气不足而萎陷，深吸气时可在肺底听到捻发音，在数次深呼吸或咳嗽后则可消失，一般无特殊临床意义。持续存在的捻发音为病理性的，见于肺炎早期、肺结核早期、肺淤血、纤维性肺泡炎。

（四）听觉语音

当被检查者按平时说话的音调数“一、二、三”时，在胸壁上可用听诊器听到柔和而模糊的声音，即听觉语音（vocal resonance）。听觉语音的发生机制及临床意义与触觉语颤相同，但更敏感。被检查者声带振动产生的声波，经过气管、支气管、肺组织、胸膜及胸壁而传出，用听诊器便可听到（图 7－17）。正常时，在气管、大支气管附近（如胸骨柄和肩胛间区）听觉语音较强且清楚，右胸上部较左胸上部强，其他部位则较弱且字音含糊，肺底最弱。听觉语音减弱见于过度衰弱、支气管阻塞、肺气肿、胸腔积液、气胸、胸膜增厚或水肿。听觉语音增强见于肺实变、肺空洞及压迫性肺不张。

听觉语音增强、响亮，且字音清楚，称为支气管语音（bronchophony），见于肺组织实变，此时常伴有触觉语颤增强、病理性支气管呼吸音等肺实变的体征，但以支气管语音出现最早。

被检查者用耳语声调发“一、二、三”音，将听诊器放在胸壁上听取，正常能听到肺泡呼吸音的部位只能听到极微弱的声音，此即耳语音（whispered）。耳语音增强见于肺实变、肺空洞及压迫性肺不张。耳语音增强且字音清晰者，为胸耳语音，是肺实变较广泛的征象。

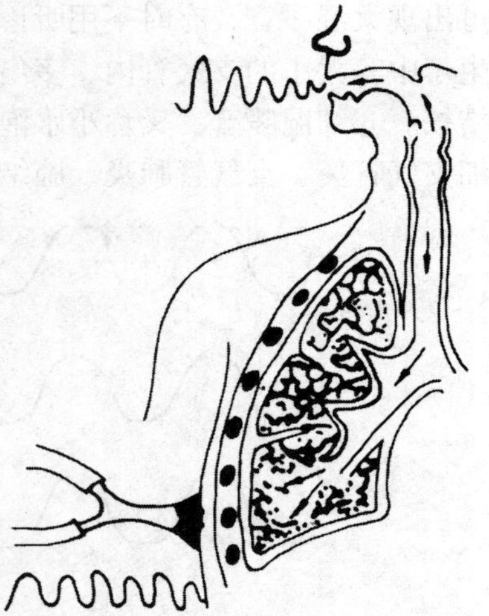

图 7－17　听觉语音示意图

（五）胸膜摩擦音

胸膜发生炎症时，表面粗糙，呼吸时脏、壁两层胸膜相互摩擦产生振动，触诊时有胸膜摩擦感，听诊时有胸膜摩擦音（pleural friction rub），以胸膜摩擦音更易被发现，即听到胸膜摩擦音不一定能触到胸膜摩擦感，触到胸膜摩擦感一定能听到胸膜摩擦音。

胸膜摩擦音颇似以手掩耳，用指腹摩擦掩耳的手背时听到的声音。胸膜摩擦音在吸气和呼气时皆可听到，一般以吸气末或呼气开始时较为明显。屏住呼吸时胸膜摩擦音消失，可借此与心包摩擦音区别。深呼吸或在听诊器体件上加压时胸膜摩擦音常更清楚。胸膜摩擦音可在短期内消失或重新出现，亦可持续存在数日或更久。胸膜摩擦音可发生于胸膜的任何部位，但最常见于脏层胸膜与壁层胸膜发生位置改变最大的部位——胸廓下侧沿腋中线处。

胸膜摩擦音是干性胸膜炎的重要体征，出现胸膜摩擦音时肯定有胸膜炎症存在。当胸腔积液较多时，将脏、壁两层胸膜分开后胸膜摩擦音消失，积液吸收后可再出现。

胸膜摩擦音见于：①胸膜炎症：如结核性胸膜炎、化脓性胸膜炎以及其他原因引起的胸膜炎症；②原发性或继发性胸膜肿瘤；③肺部病变累及胸膜：如肺炎、肺梗死等；④胸膜高度干燥：如严重脱水等；⑤其他：如尿毒症等。

五、常见呼吸系统病变的体征

1. 肺实变　肺实变是指终末细支气管以远的含气腔隙内的空气被病理性液体、细胞或组织所替代（图 7－18）。主要由炎症（如肺炎链球菌性肺炎、肺结核、肺脓肿）引起，也可见于肺梗死、肺肿瘤等。

视诊：两侧胸廓对称，但呼吸动度可呈局限性减弱或消失。

触诊：气管居中，触觉语颤增强。

叩诊：呈浊音，高度大块肺实变可呈实音。

听诊：肺泡呼吸音消失，可听到病理性支气管呼吸音、响亮性湿啰音、听觉语音增强及支气管语音。

2. 肺不张　肺泡内不含气或仅含少量气体时，肺组织萎陷，称为肺不张。阻塞性肺不

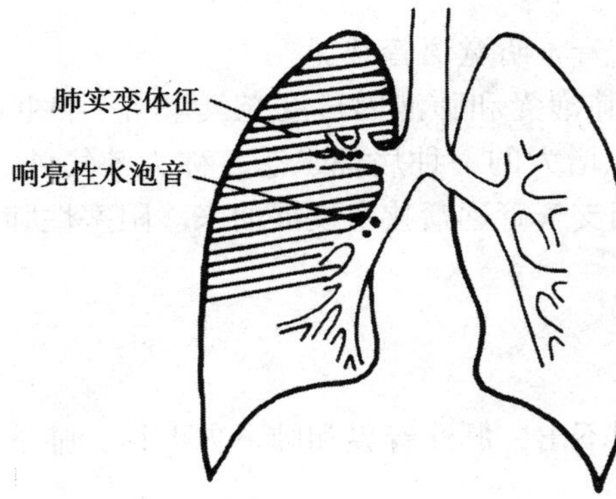

图 7－18　肺实变体征示意图

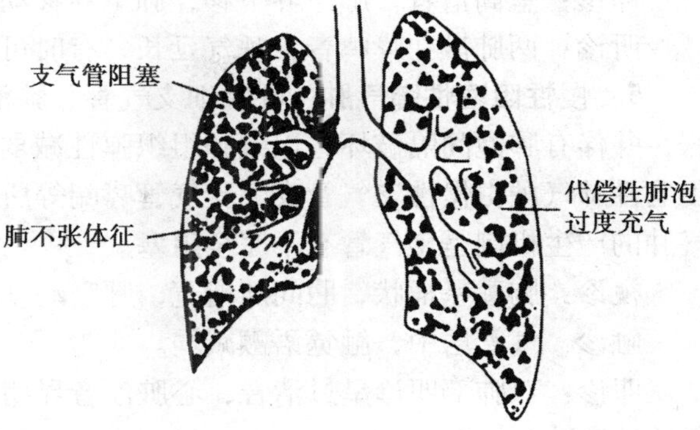

图 7－19　阻塞性肺不张体征示意图

张由支气管阻塞所致，最为多见；压迫性肺不张多因肺组织受到外部压迫所致，见于大量和中等量胸腔积液、大量心包积液、心脏过度肥大及肺内肿瘤等。

（1）阻塞性肺不张：面积较大的阻塞性肺不张（图 7－19）可有如下表现。

视诊：病侧胸廓下陷，肋间隙变窄，呼吸动度减弱或消失。

触诊：气管移向患侧，语颤减弱或消失。

叩诊：浊音或实音。

听诊：呼吸音消失，听觉语音减弱或消失。

（2）压迫性肺不张：积液等因素可使患侧胸廓饱满，气管向健侧移位。语颤可增强，其原因是压迫性肺不张时支气管畅通，能将声带产生的声波传导到不含气或含气量减少的肺组织，而不张的肺组织传导声波的能力增强，故语颤增强。叩诊呈浊音。同理，病人可有病理性支气管呼吸音及听觉语音增强。

3．肺水肿　过多液体在肺组织间隙与肺泡内积聚的现象，称为肺水肿。一般情况下，水肿液先在间质中积聚，称为间质性肺水肿，然后发展为肺泡性肺水肿。

视诊：呼吸过速，端坐呼吸，面色苍白，唇指发绀，极度焦虑，大汗，咳吐含泡沫的稀薄黏液痰，严重时可有大量粉红色泡沫痰从口鼻涌出。胸廓对称，呼吸动度减弱。

触诊：气管居中，呼吸动度减弱，语颤减弱。

叩诊：正常或浊音。

听诊：呼吸音减弱，双肺满布湿啰音，可有哮鸣音，听觉语音减弱或正常。

4．支气管哮喘　是由嗜酸粒细胞、肥大细胞和 T 淋巴细胞等多种炎症细胞参与的气道慢性炎症。患者对各种激发因子具有气道高反应性，并引起气道广泛可逆性阻塞。发作时细支气管平滑肌痉挛，黏膜水肿及分泌物增多。因支气管不完全阻塞，肺泡呈急性扩张状态，反复持久发作可形成慢性阻塞性肺气肿。缓解期无明显体征，发作时可出现下列体征。

视诊：呼气性呼吸困难，严重者端坐呼吸，唇指发绀，胸廓饱满，呼吸动度减弱。

触诊：气管居中，语颤减弱，呼吸动度减弱。

叩诊：呈高清音，肺下界下移，肺下界移动度减小。

听诊：两肺散在哮鸣音，呼气延长，有时可有湿啰音，听觉语音减弱。

5. 慢性阻塞性肺气肿 呼吸细支气管、肺泡管、肺泡囊和肺泡因过度充气呈持久性扩张，并伴有肺泡间隔破坏，以致肺组织弹性减弱、容积增大的一种病理状态，称为肺气肿。阻塞性肺气肿由慢性支气管炎、支气管哮喘等所致的细支气管逐渐狭窄发展而来。阻塞性肺气肿的产生机制是支气管有不完全阻塞。

视诊：胸廓呈桶状，肋间隙增宽，呼吸动度减弱。

触诊：气管居中，触觉语颤减弱。

叩诊：双肺部叩诊呈过清音，心脏浊音界缩小或叩不出，肝浊音界和肺下界下移，肺下界移动度减小。

听诊：肺泡呼吸音普遍减弱且呼气延长，听觉语音减弱，心音遥远。

6. 肺空洞 肺内病变组织发生坏死、液化，坏死组织经引流支气管而排出体外，在受损局部形成的带壁气腔，称为肺空洞。肺空洞常发生于肺结核、肺脓肿、原发性支气管肺癌。

视诊：胸廓正常或局部凹陷，局部呼吸动度减弱。

触诊：气管居中或偏向患侧，触觉语颤增强。

叩诊：较大的空洞呈鼓音。洞壁光滑时呈空瓮音；空洞与支气管相通时可呈破壶音。

听诊：病理性支气管呼吸音，响亮性湿啰音，听觉语音增强，支气管不通时语颤减弱。

7. 气胸 胸膜腔内有气体存在时，称为气胸。气胸的主要原因是肺结核、肺气肿时脏层胸膜破裂所致，也可见于胸部外伤、胸腔穿刺及针灸事故等。少量胸腔积气可无明显的体征或仅有呼吸音减弱。积气量多时出现明显的气胸体征（图 7－20）。

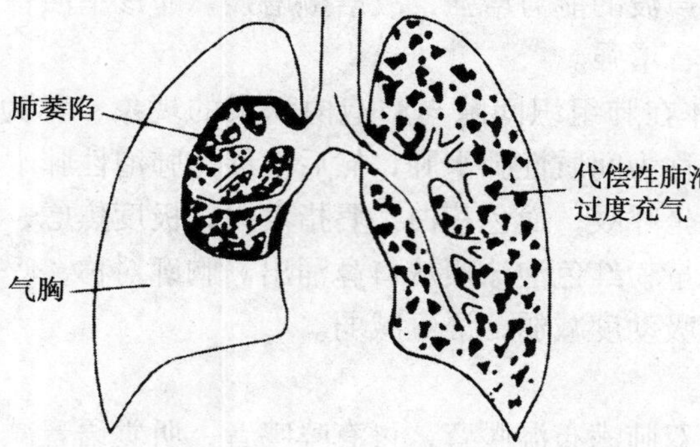

图 7－20 气胸体征示意图

视诊：患侧胸廓饱满，肋间隙增宽，呼吸动度减弱或消失。

触诊：气管被推向健侧，触觉语颤减弱或消失。

叩诊：患侧为鼓音，心脏向健侧移位，右侧气胸时肝上界下移，左侧气胸时心浊音界叩不出。

听诊：患侧呼吸音减弱或消失，听觉语音减弱或消失。

8. 胸腔积液（pleural effusion） 胸膜腔的脏层和壁层胸膜之间有过多的液体积聚，称为胸腔积液。胸腔积液量达300ml以上时，X线可检查证实。少量胸腔积液（300～500ml以下）者常无明显体征，中等量至大量胸腔积液（超过1500ml）时体征较明显（图7－21）。

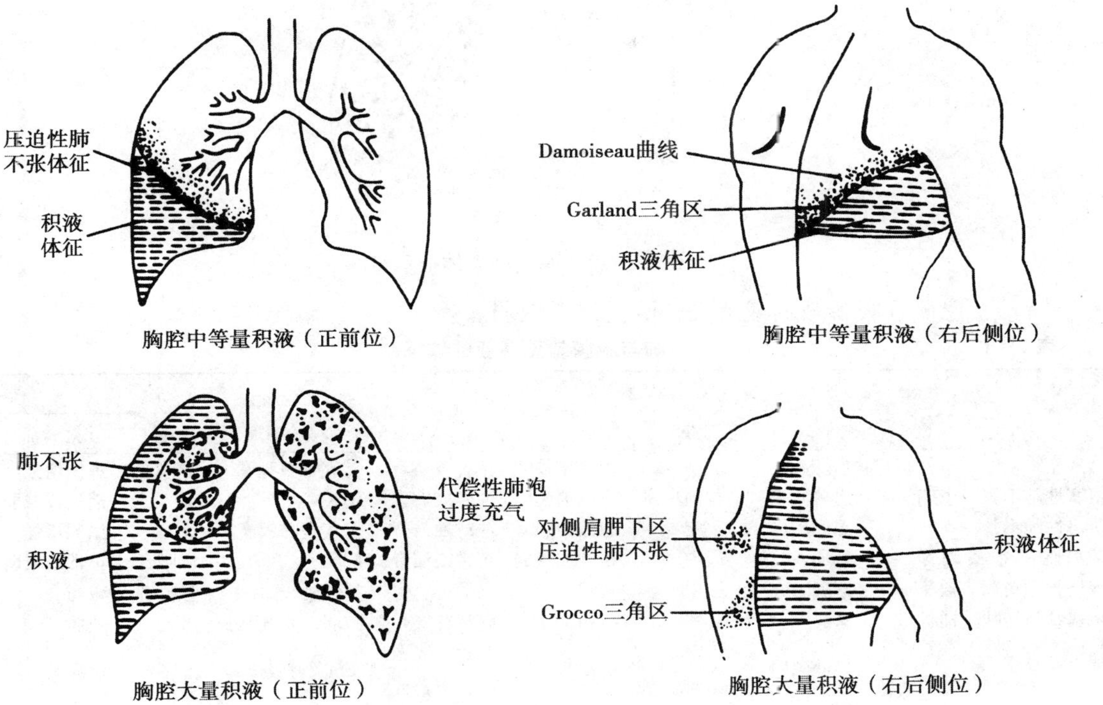

图7－21 胸腔积液体征示意图

视诊：肋间隙饱满，呼吸动度减弱，心尖搏动向健侧移位。

触诊：气管被推向健侧，患侧语颤减弱或消失。

叩诊：积液区叩浊，大量积液或脓性积液伴胸膜增厚时叩诊呈实音。患侧心界可叩不出，积液量多时心界向健侧移位。不伴胸膜增厚粘连的中等量积液的患者，可叩得积液区上界的Damoiseau线，积液区后上方的Garland三角区和积液区前上方的Skodaic叩响两个浊鼓音区，以及健侧后下方脊柱旁的Grocco三角区呈浊音等体征。

听诊：积液区呼吸音减弱或消失，听觉语音减弱或消失；液面上区域因为压迫性肺不张而听到病理性支气管呼吸音或病理性支气管肺泡呼吸音。

9. 胸膜增厚及粘连 主要为结核性胸膜炎的后遗症，也见于肺部炎症、脓胸等疾病。轻度胸膜粘连，胸壁可不变形。明显的胸膜增厚和粘连，胸壁有明显的塌陷，胸廓和膈肌活动受限，肺组织被压迫萎缩，纵隔被拉向患侧（图7－22）。

视诊：患侧胸壁下陷，肋间隙变窄，呼吸动度减弱或消失。

触诊：气管被拉向患侧，触觉语颤减弱。

叩诊：患侧呈浊音或实音。

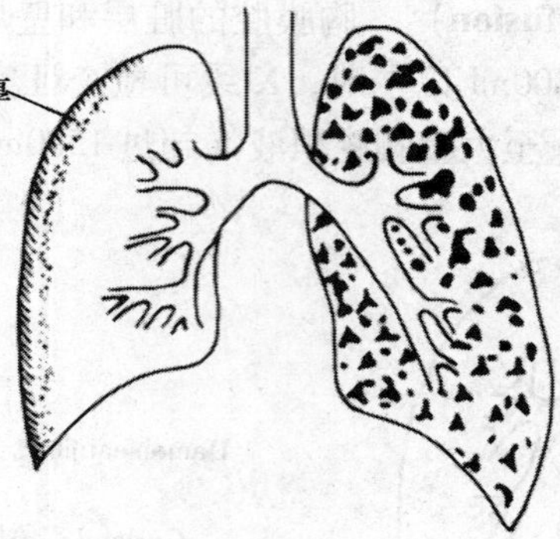

图7－22　胸膜增厚及粘连体征示意图

听诊：患侧呼吸音减弱或消失，听觉语音减弱。

表7－1　肺与胸膜常见病变的体征

	视诊		触诊		叩诊	听诊		
	胸廓	呼吸动度	气管位置	语颤		呼吸音	啰音	听觉语音
肺实变	对称	患侧减弱	居中	患侧增强	浊音或实音	支气管呼吸音	湿啰音	患侧增强
阻塞性肺不张	患侧凹陷	患侧减弱	拉向患侧	患侧消失	浊音或实音	消失	无	消失或减弱
压迫性肺不张	不定	患侧减弱	不定	患侧增强	浊或浊鼓音	支气管呼吸音	无	患侧增强
肺水肿	对称	减弱	居中	正常或减弱	正常或浊音	减弱	湿啰音	正常或减弱
支气管哮喘	桶状	减弱	居中	减弱	高清音	呼气延长	哮鸣音	减弱
阻塞性肺气肿	桶状	减弱	居中	减弱	高清音	减弱，呼气延长	多无	减弱
肺空洞	正常或部凹陷局	局部减弱	居中或偏向患侧	增强	鼓音、破壶音、空瓮音	支气管呼吸音	湿啰音	增强
气胸	患侧饱满	患侧减弱或消失	推向健侧	患侧减弱或消失	鼓音	减弱或消失	无	减弱或消失
胸腔积液	患侧饱满	患侧减弱	推向健侧	患侧减弱或消失	实音或浊音	减弱或消失	无	减弱或消失
胸膜增厚	患侧凹陷	患侧减弱	拉向患侧	患侧减弱或消失	浊音	减弱或消失	无	减弱或消失

第四节　心脏血管检查

心脏位于胸腔的中纵隔内，前方平胸骨体和第2～6肋骨，后方平第5～8胸椎。心脏前方大部分被肺和胸膜遮盖，仅下部一小三角形区域（心包裸区）借心包与胸骨体下半和左第4～6肋软骨相邻，后方邻食管和胸主动脉，下方邻膈，上方与出入心脏的大血管相连。心脏前面主要由右心室和右心房构成，小部分为左心室和左心房；后面主要为左心房，小部分为右心房；膈面主要为左心室，小部分为右心室；左侧面几乎完全由左心室构成，小部分为左心耳；右侧面由右心房构成。

心脏血管的视、触、叩、听诊检查，在判断有无心脏血管病以及心脏血管病的病因、部位、性质、程度等方面，仍然有着其他检查无法替代的作用。不少心血管疾病只要经过全面、细致、准确的体格检查，就可做出正确诊断；而某些心脏血管体征，如心音改变、心包摩擦音、奔马律、震颤、下垂性水肿、肝－颈静脉反流征、周围血管征等，即使应用X线、心电图、超声心动图等检查也不能发现，只有通过体格检查才能发现；此外，通过体格检查还可得到心脏有何种疾病的初步印象，也可由此决定进一步选择哪些必要的特殊检查。因此，临床医生必须十分重视心脏血管的视、触、叩、听诊检查，熟练掌握这些检查方法，准确查体，正确发现体征、认识体征，并能将阳性体征与症状有机联系，获得合理的解释。

心脏检查应具备以下条件：①安静环境，以利于听诊；②适当光线，最好来自于患者的左侧，便于视诊；③被检者一般取卧位，医师站在患者右侧；④有一副适耳的听诊器，具备膜型和钟型两种胸件。

一、心脏视诊

心脏视诊（cardiac inspection）时应争取患者的信任和配合，充分暴露胸部。一般取仰卧位，上身抬高30°，必要时可取左侧卧位，令患者左手上举过头，以观察心尖搏动。

（一）心前区隆起

心前区隆起（precordial bulge）是指胸骨下段与胸骨左缘第3～5肋软骨及肋间隙局部隆起。主要见于以下疾病：①某些先天性心脏病（如法洛四联症、肺动脉瓣狭窄等），在儿童时期患心脏病且心脏显著增大时，由于胸壁骨骼尚软，可致心前区隆起。②慢性风湿性心脏病伴右心室增大者。③伴大量渗液的儿童期心包炎。

此外还有心前区饱满（well－stacked precordium），可见于成人大量心包积液。胸骨右缘第2肋间或其附近有局部隆起，多为主动脉弓动脉瘤或主动脉扩张所致，常伴有搏动。

（二）心尖搏动

心脏收缩时，左心室心尖右内侧未被肺遮盖的一部分冲击心前区左前下方胸壁引起的局部向外搏动，称为心尖搏动（apical impulse）。

1. 正常心尖搏动 一般位于第5肋间隙左锁骨中线内侧0.5～1.0cm处，搏动范围的直径约2.0～2.5cm。一部分正常人可看不到心尖搏动（如胸壁较厚，或为乳房遮盖）。观察心尖搏动时，应注意其位置、范围、强度、节律及频率。

2. 心尖搏动的位置改变

（1）生理因素：①体位：如卧位时膈肌位置较坐位时稍高，心脏偏于横位，心尖搏动可稍上移；左侧卧位时，心尖搏动可向左移2～3cm；右侧卧位时，可向右移1.0～2.5cm。②呼吸：深吸气时膈肌下降，心尖搏动可下移至第6肋间；深呼气时膈肌上升，心尖搏动可向上移。③体型：矮胖体型、小儿及妊娠，心脏常呈横位，心尖搏动可向上外方移位，甚至移到第4肋间隙；瘦长体型者，心脏呈垂直位，心尖搏动可向下、向内移至第6肋间隙。

（2）病理因素：①心脏疾病：左心室增大时，心尖搏动向左下移位；右心室增大时，将左室推向左，心尖搏动向左移位。先天性右位心时，心尖搏动位于胸部右侧相应部位。②胸部疾病：凡能使纵隔及气管移位的胸部疾病，均可使心脏及心尖搏动移位。肺不张、粘连性胸膜炎时，由于纵隔向患侧移位，心尖搏动亦移向患侧；胸腔积液、气胸时，心尖搏动移向健侧。侧卧位时，如心尖搏动无移位，提示心包纵隔胸膜粘连的可能。胸廓或脊柱畸形时亦可影响心尖搏动的位置。③腹部疾病：大量腹水、肠胀气、腹腔巨大肿瘤，或妊娠等，使腹压增加而导致膈肌位置上升，心尖搏动位置向上外移位。

3. 心尖搏动强度及范围的改变

（1）生理性：胸壁厚或肋间隙窄者，心尖搏动弱且范围小；胸壁薄或肋间隙宽者，心尖搏动强且范围大。剧烈运动、精神紧张或情绪激动时，心尖搏动增强。

（2）病理性：甲状腺功能亢进症、重症贫血及发热等疾病，由于心排出量增多，心尖搏动增强。左心室肥大时，心尖搏动增强且范围较大。如心尖搏动强而有力，用手指触诊时，可使指端抬起片刻，称为抬举性心尖搏动（lift apical impulse），为左心室明显肥大的可靠体征。心包积液、左侧气胸或胸腔积液、肺气肿等情况下，心尖搏动减弱甚或消失。心肌炎、心肌病时，除心尖搏动减弱外常伴心尖搏动弥散（diffuse apex impulse）。大量心包积液时不仅心尖搏动减弱，且与心尖浊音界不一致，心尖搏动位于心浊音界内侧。

4. 负性心尖搏动 正常情况下，心脏收缩时心尖搏动向外凸起。如心脏收缩时心尖搏动反而内陷者，称为负性心尖搏动（inward apex impulse）。见于粘连性心包炎心包与周围组织有广泛粘连或右心室显著肥大者。

（三）心前区其他搏动

除心尖搏动外，在心前区尚可见到其他部位的搏动，称心前区搏动（precordial pulsation）。常见的有：①胸骨左缘第 2 肋间隙轻度收缩期搏动，可见于正常青年人；明显搏动可见于肺动脉高压。胸骨左缘第 2、3 肋间隙明显收缩期搏动见于肺动脉高压伴肺动脉扩张。②胸骨左缘第 3、4 肋间收缩期搏动见于右心室肥大。③胸骨右缘第 2 肋间隙收缩期搏动可见于主动脉弓动脉瘤或升主动脉瘤。④胸骨上窝搏动见于主动脉弓动脉瘤。

二、心脏触诊

心脏触诊（cardiac palpation）是用全手掌、手掌尺侧或指尖放在被检查部位，来触知心脏的搏动、震颤或心包摩擦感。触诊时压力要适当，以求达到良好效果。心尖搏动的触诊可先以全手掌，然后缩小到右手小鱼际或指尖，以确定心尖搏动的准确位置、强度和有无抬举性。震颤和心包摩擦感的触诊多数用小鱼际，但压迫胸壁的力量不宜过大。

（一）心尖搏动与心前区搏动

触诊可进一步证实视诊所见的心尖搏动及其他心前区搏动，并能确定其位置、范围、节律、频率及强度，尤其是视诊不能满意发现心尖搏动时，常需触诊才能确定。心尖搏动冲击手掌或指尖，标志着心室（脏）收缩期的开始，有助于确定第一心音，从而判断心音、震颤及杂音出现的时期。肺气肿或肺源性心脏病患者由于心脏呈垂位，在剑突下可触及右心室搏动。对于消瘦而有剑突下搏动者，需辨别是心脏搏动还是腹主动脉搏动，可用示指触诊来鉴别，如指尖顶端感觉到搏动则为心脏搏动，如指腹感觉到搏动，则为腹主动脉搏动。

（二）震颤

震颤（thrill）是用手触及的一种微细的震动感，其感觉类似在猫的颈部或前胸部所触及的震动感，故又称为“猫喘”，是器质性心血管疾病的特征性体征之一。它是血液经狭窄的瓣膜口或异常通道流至较宽广的部位所产生的湍流（turbulent flow）场或漩涡（vortices），使瓣膜、心室壁或血管壁产生振动，传至胸壁所致。震颤的强度与瓣膜狭窄的程度、血流速度及心脏两腔室间压力差的大小有关。一般情况下，瓣膜狭窄越重，血流速度越快，压力差越大，则震颤越强；但瓣膜过度狭窄，以致血流通过极少时，反而无震颤。

临床上，触诊有震颤的部位往往能听到杂音，但听到杂音时不一定能触及震颤。一般来说，触诊对低频振动敏感，而听诊对高频振动敏感。如振动的频率处于既可触知又可听到的范围时，则触及震颤的同时可听到杂音；如频率较高超过触诊所能触知的上限时，则仅能听到杂音而触不到震颤。

如能触及震颤则可以肯定心脏有器质性病变，多见于某些先天性心脏病及心脏瓣膜狭窄，瓣膜关闭不全时则少见。根据震颤出现的时期，可分为收缩期、舒张期及连续性震颤三种。与心尖搏动向前凸起同时出现的震颤为收缩期震颤；心尖搏动凸起后出现的震颤为舒张期震颤；整个收缩期及舒张期均可触及的震颤为连续性震颤。三种震颤出现的部位和临床意义见表7－2。

表7－2　心脏常见震颤的临床意义

时期	部位	临床意义
收缩期	胸骨右缘第2肋间	主动脉瓣狭窄
	胸骨左缘第2肋间	肺动脉瓣狭窄
	胸骨左缘第3、4肋间	室间隔缺损
	心尖部	重度二尖瓣关闭不全
舒张期	心尖部	二尖瓣狭窄
连续性	胸骨左缘第2肋间及其附近	动脉导管未闭

（三）心包摩擦感

正常心包腔内有少量液体，起润滑心包膜的作用。心包发生炎症时，心包纤维性渗出沉着在心包脏层与壁层表面上，心脏搏动时两层粗糙的心包膜相互摩擦产生振动，传至胸壁，可于心前区触知一种连续性震动感，即心包摩擦感（palpable pericardial rub）。心包摩擦感通常在胸骨左缘第4肋间最易触及，因该处的心脏表面无肺脏遮盖且接近胸壁。心包摩擦感在心脏收缩期和舒张期均可触及，但以收缩期明显。坐位稍前倾或深呼气末更易触及。如心包腔内有较多渗出液时，则心包摩擦感消失。有心包摩擦感时，患者常有严重胸痛；触及心包摩擦感的部位，常能听到心包摩擦音（pericardial friction sound）。

三、心脏叩诊

（一）叩诊方法

心脏叩诊（cardiac percussion）可以确定心脏和大血管的大小、形状及其在胸腔内的位置。检查时，病人仰卧位，平静呼吸。检查者用间接叩诊法，沿肋间隙从外向内、自下而上叩诊；用力要均匀，并应使用轻叩法。板指与肋间隙平行并紧贴胸壁（其余手指则离开胸壁），以叩打的正下方定浊音界。坐位时板指也可与肋间隙垂直或与心缘平行（图7－23）。

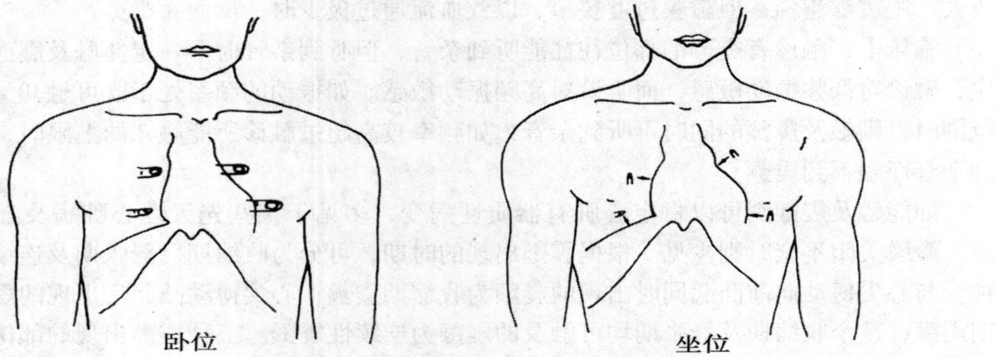

图7－23 叩诊心脏浊音界时板指的位置

叩诊心脏左界时，自心尖搏动所在的肋间隙开始，从心尖搏动外2～3cm处由外向内进行叩诊；如心尖搏动不明显，则自第6肋间隙左锁骨中线外的清音区开始。由外向内轻叩时，叩诊音由清音（resonance）变为浊音（dull resonance）表示已达被肺遮盖的心脏左缘，即为心脏相对浊音界。然后按肋间隙逐一上移，至第2肋间隙为止。各肋间隙的心脏相对浊音界即相当于心脏在前胸壁投影的左界。越过相对浊音界继续向内叩，当叩诊音由浊音变为实音时，表示已达未被肺遮盖的心脏的边界，称心脏绝对浊音界。心脏绝对浊音界内，主要是右心室。

叩诊心脏右界时，自肝浊音界的上一肋间隙开始，由外向内轻叩，直到由清音转为浊音或达到胸骨右缘为止，如此逐一按肋间隙叩诊至第2肋间隙。此时各肋间隙的心脏相对浊音界即相当于心脏在前胸壁上投影的右界。两侧心脏相对浊音界之间的区域，称为心浊音区（cardiac dullness area），它能反映心脏的大小和形状（图7－24）。对各肋间隙叩得的浊音界逐一作出标记，并测量其与前正中线的垂直距离。

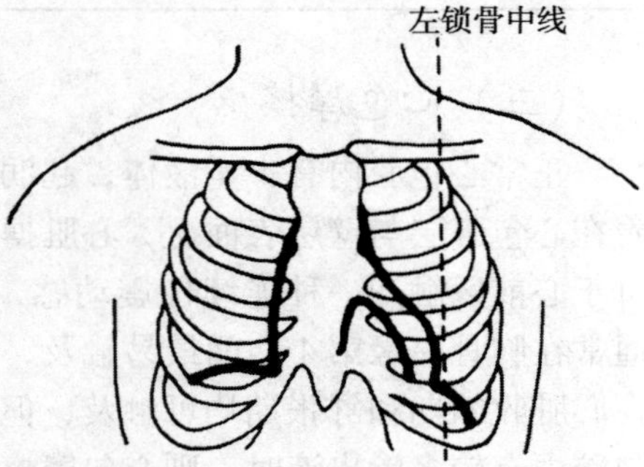

图7－24 心脏的相对浊音界和绝对浊音界

（二）正常心脏浊音界

正常成人的心脏浊音界（border of cardiac dullness）其右界几乎与胸骨右缘相合，但在第4肋间隙可位于胸骨右缘稍外方。正常成人心脏左界在第2肋间隙几乎与胸骨左缘相合，其下方则逐渐左移并继续向左下形成向外凸起的弧形。正常成人心脏左、右相对浊音界与前正中线的距离（cm）见表7－3。正常成人左锁骨中线至前正中线的距离为8～10cm。

表7－3　正常心脏相对浊音界

右（cm）	肋间隙	左（cm）
2～3	Ⅱ	2～3
2～3	Ⅲ	3.5～4.5
3～4	Ⅳ	5～6
	Ⅴ	7～9

（三）心浊音界各部的组成

心脏右界自第1肋间隙向下依次为上腔静脉、升主动脉，自第3肋骨上缘呈钝角稍斜向外下，相当于右心房，下端止于第6肋软骨与胸骨附着处。心脏左界于第2肋间隙处相当于肺动脉段，向下则心界延向左下方，为左心房的心耳部，再下则为左心室。心脏下界除心尖部分为左心室外，均由右心室构成。心脏上界相当于第3肋骨前端下缘的水平。位于第1、2肋间隙水平的胸骨部分的浊音区，一般称为心底（上）部浊音区，相当于大血管在胸壁上的投影区，其左界的主动脉结由主动脉弓构成。显著向外隆凸的左心室段与半球形突出的主动脉结之间的肺动脉段及左心耳部相对较凹陷，称为心腰部（cardiac lumbus）（图7－25）。

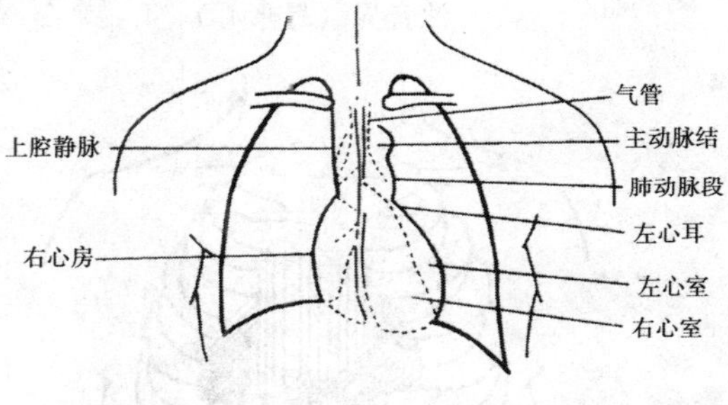

图7－25　心脏各部在胸壁上的投影

（四）心脏浊音界的改变及其临床意义

1. 心脏本身病变

（1）*左心室增大*：心脏浊音界向左下扩大，心腰部相对内陷，由正常的钝角变为近似直角，使心脏浊音区呈靴形（图7－26）。因常见于主动脉病变及主动脉瓣关闭不全，故称为主动脉型心脏，又称为靴形心（boot shaped heart）。亦可见于高血压性心脏病。

（2）*右心室增大*：轻度右心室增大只使心脏绝对浊音界扩大。显著右心室增大时，相对浊音界同时向左、右两侧扩大，但因心脏同时沿长轴顺钟向转位，故向左（而不是向左下）增大较为显著。常见于肺心病或单纯二尖瓣狭窄。

（3）*左心房增大或合并肺动脉段扩大*：可使胸骨左缘第3肋间隙心浊音界增宽（心腰部饱满或膨出），心尖稍向左增大，心脏浊音区外形呈梨形（图7－27），称为梨形心（pear shaped heart）。因常见于二尖瓣狭窄，故亦称为二尖瓣型心脏。

（4）*升主动脉瘤或主动脉扩张*：表现为第1、2肋间隙的浊音区增宽，常伴收缩期搏动。

（5）*左、右心室增大*：心界向两侧扩大，且左界向左下增大。见于全心功能不全，如扩张型心肌病、缺血性心肌病、弥漫性心肌炎等全心扩大时。

（6）*心包积液*：心浊音界向两侧扩大，且随体位改变而改变。坐位时心脏浊音界呈三角烧瓶形，卧位时心底部浊音界增宽，为心包积液的特征性体征（图7－28）。

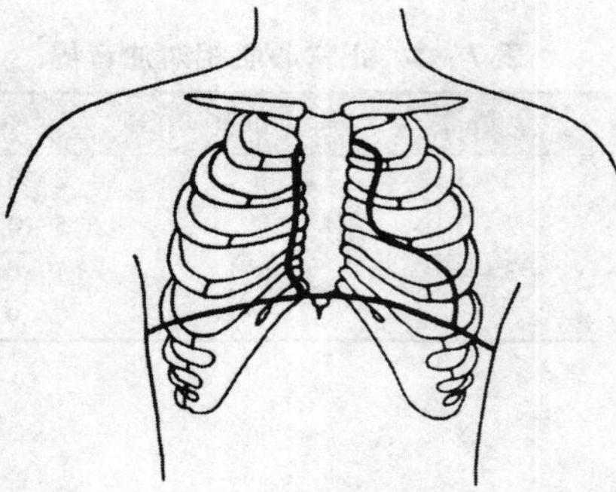

图 7－26 主动脉瓣关闭不全的心脏浊音界（靴形心）

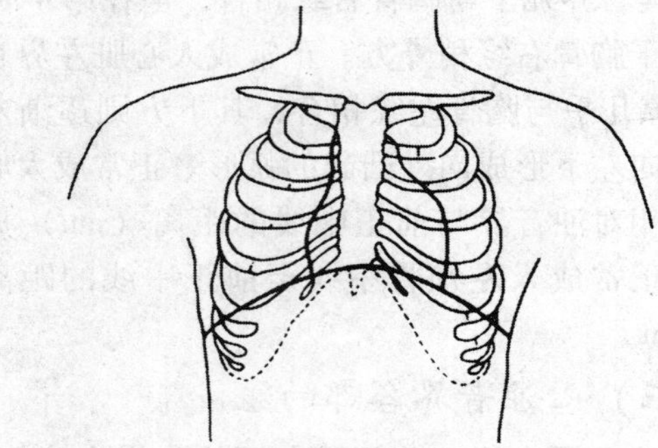

图 7－27 二尖瓣狭窄的心浊音界（梨形心）

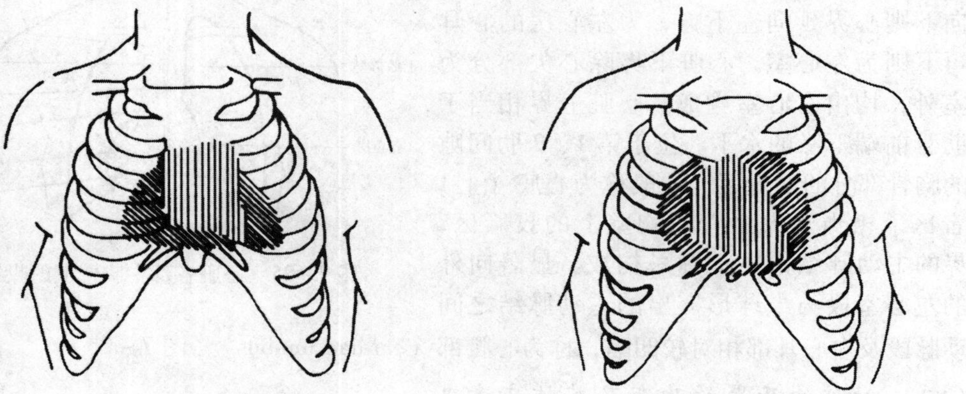

坐位　　平卧位

图 7－28 心包积液的心脏浊音界

2. 心外因素 心脏的邻近组织对心脏浊音界亦有明显影响。例如，大量胸腔积液、积气时，心浊音界向健侧移位，患侧心脏浊音界则可叩不清；胸膜增厚粘连和阻塞性肺不张则使心界移向患侧；肺气肿时，可使心脏浊音界变小或叩不清；肺实变、肺肿瘤或纵隔淋巴结肿大时，如与心脏浊音界连在一起，则真正的心脏浊音区亦无法叩出；腹腔大量积液或巨大肿瘤、妊娠后期等均可使膈肌上抬，心脏呈横位，致心界向左扩大。

此外，心脏的位置可因体位、体型、呼吸及脊柱或胸廓畸形等而变动，因而心脏浊音区亦可发生相应变化。

四、心脏听诊

心脏听诊（cardiac auscultation）在心脏检查中占有重要地位。通过听诊可获得心率、心律、心音变化及杂音等多种信息，为解剖诊断和病理生理分析提供依据。听诊时，病人可取平卧位或坐位，必要时可使病人改变体位，如左侧卧位听取心尖部二尖瓣狭窄的杂音，前倾坐位听诊主动脉瓣关闭不全的杂音等。

（一）心脏瓣膜听诊区

心脏各瓣膜所产生的声音沿血流方向传到胸壁最易听清的部位，称心脏瓣膜听诊区（cardiac auscultation area）。各瓣膜听诊区与瓣膜口在胸壁上投影的位置并不一致。常用的5个瓣膜听诊区如图所示（图7－29）。

1. 二尖瓣区 位于心尖搏动最强处，又称心尖区。一般情况下，位于第5肋间隙左锁骨中线内侧。心脏增大时，心尖可向左或左下移位；肺气肿或肺心病患者由于心脏呈垂位，心尖区可内移。

2. 主动脉瓣区 主动脉瓣有两个听诊区：①主动脉瓣区：位于胸骨右缘第2肋间隙，主动脉瓣狭窄时的收缩期杂音在此区最响；②主动脉瓣第2听诊区：位于胸骨左缘第3、4肋间隙，主动脉瓣关闭不全时的舒张期杂音在此区最响。

3. 肺动脉瓣区 在胸骨左缘第2肋间隙。

4. 三尖瓣区 在胸骨体下端近剑突偏左或偏右处。

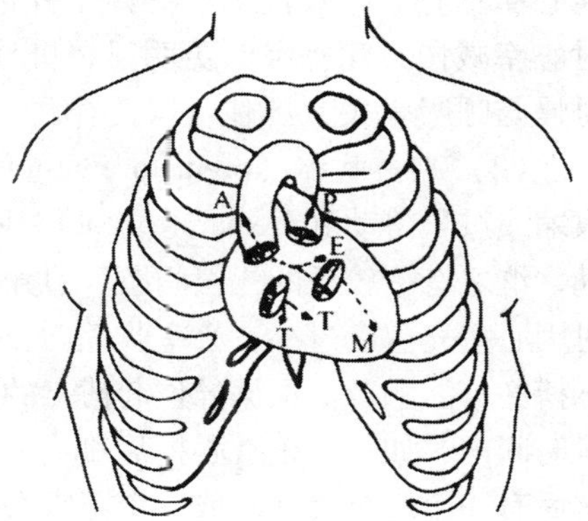

M：二尖瓣区 A：主动脉瓣区 E：主动脉瓣第二听诊区 P：肺动脉瓣区 T：三尖瓣听诊区

图7－29 心脏瓣膜的体表投影和听诊区

心脏各瓣膜区的听诊通常从心尖区开始，可按二尖瓣区→肺动脉瓣区→主动脉瓣区→主动脉瓣第二听诊区→三尖瓣区的顺序依次听诊，也可按其他顺序。但无论何种顺序均应不遗漏听诊区。对诊断未明者，有时还应听诊心前区其他部位，必要时也应听腋下、颈部或背部。

（二）听诊内容

1. 心率 每分钟心搏次数称为心率（heart rate）。数心率时，以第一心音（S_1）为准。正常成人心率为60～100次/分钟，女性稍快，老年人偏慢，3岁以下小儿常在100次/分钟以上。心率异常可见以下几种情况：

（1）窦性心动过速：成人窦性心律的频率超过100次/分钟，或婴幼儿超过150次/分钟，称为窦性心动过速（sinus tachycardia）。生理情况下可见于健康人体力劳动、运动、兴奋或情绪激动时及进食后；病理情况下，常见于发热、贫血、甲状腺功能亢进症、休克、心肌炎、心功能不全和使用肾上腺素、阿托品等药物后。

（2）窦性心动过缓：成人窦性心律的频率低于60次/分钟（一般不低于40次/分钟），称为窦性心动过缓（sinus bradycardia）。可见于长期从事重体力劳动的健康人和久经锻炼的运动员；病理情况下，可见于颅内高压、阻塞性黄疸、甲状腺功能减退症、病态窦房结综合征、高血钾以及强心苷、奎尼丁或β受体阻滞剂等药物过量。

（3）阵发性心动过速：心率超过160次/分钟者，应考虑为阵发性心动过速（paroxysmal tachycardia）。

（4）病态窦房结综合征：窦性心律低于40次/分钟者，应疑为病态窦房结综合征（sick sinus syndrome，SSS）可能。病态窦房结综合征的病人还可表现为窦房阻滞、窦性静止和心动过缓－心动过速综合征。

2. 心律 心脏跳动的节律，称为心律（cardiac rhythm）。正常人心律基本规则。由于某些生理和病理因素影响，心律可发生变化，因而出现各种心律改变，常见的有以下几种：

（1）窦性心律不齐（sinus arrhythmia）：根据与呼吸有无关系分为呼吸性和非呼吸性窦性心律不齐。呼吸性窦性心律不齐常见于健康青少年及儿童，表现为吸气时心率增快，呼气时心率减慢，深呼吸时更明显，屏住呼吸则心律变整齐。非呼吸性窦律不齐少见，心率时快时慢与呼吸无关，屏住呼吸心律仍不整齐，见于强心苷中毒或冠心病伴早期心力衰竭等。

（2）期前收缩（premature systole）：与基本节律比较起来提早发生的心脏搏动，称为期前收缩或过早搏动（premature beat）。听诊时发现在原来整齐的心律中突然提前出现一个心脏搏动，继之有一较长的代偿间歇，且第一心音（S_1）明显增强，第二心音（S_2）大多减弱。有时因心室充盈度过小，心室收缩时不能使半月瓣开启，S_2 可消失，听诊时只能听到 S_1，此时脉搏亦不能触及。根据异位起搏点的部位，可将早搏分为室性、房性和房室交界性 3 种。在一段时间内，如每个正常心搏后都有一个过早搏动，称为二联律（bigeminy）；如每两个正常心搏后有一个过早搏动，或一个正常心搏后有一成对早搏，均称为三联律（trigeminy）。

早搏可见于以下几种情况：①正常人情绪激动、过劳、酗酒、饮浓茶过多或大量吸烟等情况下；②各种心脏病、心脏手术、心导管检查等；③奎尼丁及强心苷等药物的毒性作用；④电解质紊乱（尤其是低血钾）；⑤自主神经功能失调。二联律、三联律则常见于各种心肌病变或强心苷中毒等。

（3）心房颤动（atrial fibrillation）：是由于心房肌内异位激动产生多折返子波（大约 4～6 个关键子波）的随机传播所致，也存在有局灶性房颤。房颤的听诊特点是：①心律绝对不规则；②S_1 强弱不等且无规律；③脉搏短绌（pulse deficit），即同时数心率和脉率时，心率快于脉率。心房颤动常见于二尖瓣狭窄、冠心病、甲状腺功能亢进症等，偶可见于无器质性心脏病者，原因不明，称为孤立性房颤（lone atrial fibrillation）。上述听诊特点亦可见于频发多源性房性过早搏动。

3. 心音

（1）正常心音：经心音图检查证实，正常心音有 4 个，按其在心动周期中出现的顺序，依次命名为第一心音（S_1）、第二心音（S_2）、第三心音（S_3）及第四心音（S_4）。通常听到的是 S_1 和 S_2，在儿童和青少年中有时可听到 S_3，一般听不到 S_4。如听到 S_4，多数属病理情况。

1）第一心音（S_1）：出现在心室等容收缩期，约在心电图 QRS 波后 0.02～0.04s，S_1 出现标志心室收缩期的开始。S_1 的产生机制主要是"瓣膜起源学说"：由心室收缩开始时二尖瓣、三尖瓣骤然关闭的振动所致。S_1 在心前区各部都可以听到，但以心尖部最强且清晰。S_1 的听诊特点是：音调低（频率 55～58Hz），强度较响，持续时间较长（0.1s）。

2）第二心音（S_2）：出现在心室等容舒张期，约在心电图 T 波的终末或稍后，S_2 出现标志着心室舒张期的开始。目前多数认为，S_2 的产生主要由心室舒张开始时，半月瓣（主、肺动脉瓣）突然关闭的振动所产生。S_2 包括两个主要成分：主动脉瓣关闭在前，形成该音的主动脉瓣成分（A_2）；肺动脉瓣关闭在后，形成该音的肺动脉瓣成分（P_2）。S_2 的听诊特点是：音调较 S_1 高而清脆（频率 62Hz），强度较弱，占时较短（约 0.08s）。S_2 在心前区均可听到，但以心底部最强。正常青少年 P_2 较 A_2 强（$P_2>A_2$）；中年人两者大致相等（$P_2=A_2$）；老年人则相反（$P_2<A_2$）。

3）第三心音（S_3）：出现在心室快速充盈期，血液自心房快速流入心室，使心室壁、房室瓣、腱索和乳头肌振动，产生 S_3。S_3 在 S_2 开始后0.12～0.18s，频率低，强度弱，占时短（0.05s）。通常在心尖部或其内上方，用钟型胸件听取较好。左侧卧位、深呼气末、运动后心跳减慢时、抬高下肢及增加腹压等情况下，均可使 S_3 增强。正常情况下只在儿童及青少年中可听到。40岁以上的人，如听到 S_3，多属病理现象，常提示心功能不全。

4）第四心音（S_4）：出现在心室舒张末期，约在 S_1 前0.1s（收缩期前）。S_4 的产生与心房收缩使房室瓣及其相关结构（房室瓣装置，包括瓣膜、瓣环、腱索和乳头肌）突然紧张、振动有关，故也叫心房音。正常时，此音很弱，一般听不到，如能听到，多位于心尖部及其内侧，为病理性 S_4。

正确区别 S_1 和 S_2 是心脏听诊最重要的一环。只有先确定 S_1、S_2，才能正确地判定心室的收缩期和舒张期，进而确定异常心音或杂音是在收缩期抑或舒张期。通常可根据以下几点来区别，见表7-4。

表7-4　　第一、二心音的区别

区别点	第一心音	第二心音
声音特点	音强，调低，时限较长	音弱，调高，时限较短
最强部位	心尖部	心底部
与心尖搏动及颈动脉搏动的关系	与心尖搏动和颈动脉的向外搏动几乎同时出现	心尖搏动之后出现
与心动周期的关系	S_1 与 S_2 之间的间隔（收缩期）较短	S_2 到下一心动周期 S_1 的间隔（舒张期）较长

当心尖部听诊难以区分 S_1 和 S_2 时，可先听诊心底部（较易区分），确定 S_1、S_2 后将听诊器的胸件逐渐向心尖部移动，并默诵此两心音的韵律，据此可判别心尖部两心音何为 S_1，何为 S_2（使用此法的先决条件是心律必须规则）。

(2) *心音的改变及其临床意义*

1）心音强度的改变：两个心音同时改变，以心外因素多见；一个心音的明显改变，多为心脏本身疾病所致（图7-30）。

两个心音同时改变：同时增强可见于胸壁较薄、劳动、情绪激动、甲状腺功能亢进症、发热、贫血等。同时减弱可见于肥胖、胸壁水肿、左侧胸腔积液、肺气肿、心包积液、缩窄性心包炎、甲状腺功能减退症、心肌炎、心肌病、心肌梗死、心功能不全及休克等。

第一心音改变：S_1 的强度与心肌收缩力、心室充盈度、瓣膜的弹性及关闭前瓣膜的位置等因素有关。一般来说，心肌收缩力强、心室充盈度小、关闭前瓣膜位置低且弹性好时，S_1 增强，反之则减弱。

S_1 增强可见于：①二尖瓣狭窄，血流自左心房进入左心室存在障碍，舒张期左心室血液充盈较少，心室收缩前二尖瓣尚处于最大限度的开放状态，瓣叶的游离缘远离瓣口，心室收缩时二尖瓣要经过较长的距离才合拢，产生较大振动，在心尖部产生高调而清脆的 S_1，常称为拍击性第一心音（accentuated first heart sound or flapping first heart sound）；②完全性房室传导阻滞，因房室分离而各自保持自己的节律，若心室收缩紧接在心房收缩之后发生，心室收缩前房室瓣也处于较大的开放状态，因而产生极响亮的 S_1，称为“大炮音”（cannon sound）；③发热、甲状腺功能亢进症及心室肥大、心动过速和心肌收缩力增强，都可使 S_1 增强。

S_1 减弱：①左心室舒张期过度充盈，使二尖瓣漂浮，心室收缩前二尖瓣瓣叶的游离缘已靠近瓣口，关闭时的振动小所致，见于二尖瓣关闭不全、P-R 间期延长、主动脉瓣关闭不全等。②心室内残留血量增多，二尖瓣位置过高，关闭时的振动小，见于主动脉瓣狭窄等。③心肌收缩力减弱，可以使 S_1 减弱，见于心肌炎、心肌病、心肌梗死、心力衰竭时。

S_1 强弱不等：①心房颤动和Ⅱ度房室传导阻滞时，当两次心搏相距近时 S_1 增强，相距远时则减弱。②完全性房室传导阻滞时，因为房室分离，心室内的充盈量变化不定，故 S_1 的强度经常变化。③有早搏时，提早搏动的 S_1 较窦性搏动的 S_1 明显增强。

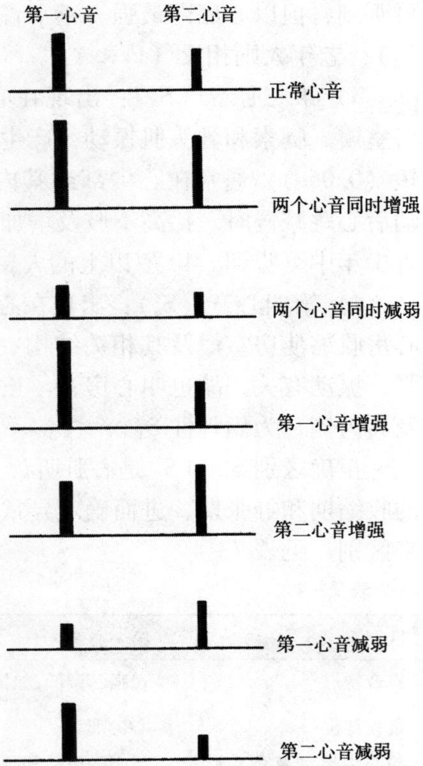

图 7-30 第一、二心音强度变化听诊图解

第二心音改变：S_2 的强度取决于主动脉和肺动脉内压力及半月瓣的解剖改变。S_2 的两个主要成分中，通常 A_2 在主动脉瓣区听诊最清楚，P_2 则在肺动脉瓣区听得最清楚。

S_2 增强：①A_2 增强：见于体循环阻力增高，血流量增多时。主动脉内压力高，主动脉瓣关闭有力，引起较大的振动，听诊可闻及 A_2 亢进，明显亢进的 A_2 可呈金属调，见于高血压病、主动脉粥样硬化等疾病。亢进的 A_2 可以向心尖区或肺动脉瓣区传导。②P_2 增强：见于肺循环阻力增高，肺血流量增加时。肺动脉压升高，可有 P_2 亢进，见于原发性肺动脉高压症、二尖瓣狭窄、左心功能不全、左至右分流的先天性心脏病（如室间隔缺损、动脉导管未闭）、慢性肺源性心脏病等。亢进的 P_2 也可向主动脉瓣区或胸骨左缘第 3 肋间隙传导，但不向心尖区传导。

S_2 减弱：①A_2 减弱：见于体循环阻力或压力降低，或血流量减少，如低血压、主动脉瓣狭窄或关闭不全引起的主动脉内压力降低。②P_2 减弱：则由于肺循环阻力或压力降低，见于肺动脉瓣狭窄或关闭不全。

2）心音性质改变：心肌有严重病变时，心肌收缩力明显减弱，致使 S_1 失去其原有特征而与 S_2 相似，同时因心搏加速使舒张期明显缩短而收缩期与舒张期的时间几乎相等，此时听诊 S_1、S_2 酷似钟摆的“滴答”声，称为钟摆律（pendulum rhythm）。如钟摆律时心率超过120次/分钟，酷似胎儿心音，称为胎心律（fetal rhythm），提示病情严重。以上两者可见于大面积急性心肌梗死和重症心肌炎等。

3）心音分裂：正常情况下，构成 S_1 的两个主要成分（二尖瓣、三尖瓣的关闭）是不同步的，三尖瓣的关闭略迟于二尖瓣0.02～0.03s；构成 S_2 的两个主要成分（主、肺动脉瓣关闭）也是不同步的，肺动脉瓣的关闭略迟于主动脉瓣0.03s。构成 S_1、S_2 的两个主要成分虽都不同步，但因非常接近，听诊时不能分辨而各呈单一心音。如左、右两侧心室活动不同步的时距较正常明显加大，组成 S_1、S_2 的两个主要成分间的时距延长，则听诊时出现一个心音分裂成两个声音的现象，称为心音分裂（splitting of heart sound）（图7－31）。

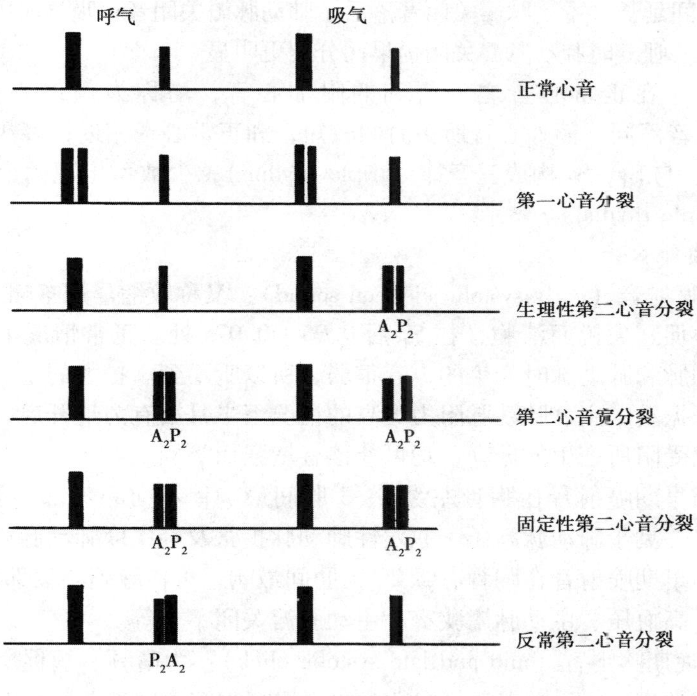

图7－31　心音分裂听诊图解

第一心音分裂：当左、右心室收缩明显不同步时，S_1 的两个成分相距 >0.03s，可出现 S_1 分裂。S_1 分裂在二、三尖瓣听诊区都可听到，但以胸骨左下缘较清楚。常见于：①心室电活动延迟：如完全性右束支传导阻滞。②机械活动延迟：如右心衰、先天性三尖瓣下移畸形（爱勃斯坦综合征，Ebstein syndrome）等，右室开始收缩的时间明显晚于左室；二尖瓣狭窄或左房黏液瘤时，二尖瓣关闭明显延迟。在生理情况下，偶见于儿童及青少年。

第二心音分裂：临床上较常见，由主、肺动脉瓣关闭明显不同步（>0.035s）所致。在肺动脉瓣区听诊较明显。可有以下几种情况：①生理性分裂（physiologic splitting）：多数人于深吸气末出现 S_2 分裂，呼气时（特别是坐位或立位时）分裂可消失，青少年更常见。这是因吸气末胸腔负压增加，右心的回心血量增多，右心室排血时间延长；同时，吸气时从肺毛细血管、肺静脉回到左心的血量减少，主动脉瓣关闭进一步提前，从而导致 S_2 分裂。②宽分裂

(wide splitting)：见于右室排血时间延长，肺动脉瓣关闭明显延迟（如完全性右束支传导阻滞、肺动脉瓣狭窄、二尖瓣狭窄等），或左心室射血时间缩短，主动脉关闭时间提前（如二尖瓣关闭不全、室间隔缺损等）时。③固定分裂（fixed splitting）：S_2 分裂不受呼吸的影响，称为 S_2 固定性分裂。如房间隔缺损时，吸气时上、下腔静脉回到右心房的血液增多，呼气时，因肺循环回流至左心房的血量增多，通过房间隔缺损处进入右心房的血液增多，故右心室血量在呼气、吸气时都几乎固定不变地增多，肺动脉瓣关闭亦固定不变地延迟，从而使分裂固定，不受呼吸的影响。④反常分裂（paradoxical splitting）或逆分裂（reserved splitting）：是指 S_2 明显分裂发生于呼气时，吸气时反而消失。见于主动脉瓣狭窄、左束支传导阻滞或左心功能不全时，由于左心室排血时间延长，主动脉瓣关闭音落后于肺动脉瓣关闭音；吸气时因肺动脉瓣关闭延迟而使分裂不明显，呼气时肺动脉瓣关闭提早而分裂更明显。

4. 额外心音 在正常心音之外听到的附加心音，均称为额外心音（extra cardiac sound）。与心脏杂音不同，额外心音所占时间较短，和正常心音相近；多数为病理性；大部分出现在 S_2 之后，与 S_1、S_2 构成三音律（triple rhythm）；少数可出现两个附加心音，则构成四音律（quadruple rhythm）。

（1）收缩期额外心音

1）收缩早期喷射音（early systolic ejection sound）：又称收缩早期喀喇音（click），为高频爆裂样声音，短促、尖锐而清脆，在 S_1 后 0.05～0.07s 处。正常情况下，左、右心室内血液被喷射到主动脉和肺动脉时产生的声音很弱，所以听不到。扩大的主、肺动脉在心室收缩喷血时突然扩张振动，主、肺动脉阻力增高的情况下半月瓣有力地开启，或狭窄的半月瓣在开启过程中突然受阻所产生的振动，均可使该音增强而听到。

肺动脉瓣收缩早期喷射音在胸骨左缘 2、3 肋间最响，不向心尖部传导，呼气时增强，吸气时减弱或消失。见于肺动脉高压、原发性肺动脉扩张及轻中度肺动脉瓣口狭窄。

主动脉瓣收缩早期喷射音在胸骨右缘 2、3 肋间最响，可传导到心尖部，不受呼吸影响。见于主动脉扩张、高血压、主动脉瓣狭窄、主动脉瓣关闭不全等。

2）收缩中、晚期喀喇音（mid and late systolic click）：为高频、短促、清脆的爆裂样声音，如关门落锁的“ka－ta”样声音。多数由二尖瓣在收缩中、晚期脱入左房，瓣膜突然紧张或腱索突然拉紧所致，因而又称腱索拍击音（tendon snap）。少数因心脏外组织受心脏搏动的影响而产生喀喇音，见于肋骨与肋软骨、肋软骨与胸骨、胸骨与剑突的交接处，心包粘连、左侧气胸、纵隔气肿及胸廓畸形等亦可引起。此音常随呼吸与体位的改变而变化，多在心尖部、胸骨下段附近和心前区听到。

收缩中、晚期喀喇音伴有收缩晚期杂音者，称为二尖瓣脱垂综合征（mitral valve prolapse syndrome），见于二尖瓣脱垂、乳头肌功能不全、肥厚型心肌病等。所听到的杂音则由血液反流左心房引起。一般说来，不伴收缩期杂音的中、晚期喀喇音是良性的，可无症状；伴有收缩期杂音者，常提示为病理性的。

（2）舒张期额外心音

1）奔马律：系在 S_2 后出现的响亮额外音，当心率快时与原有的 S_1、S_2 组成类似马奔跑时的蹄声，故称为奔马律（gallop rhythm）。按额外心音出现的时间将奔马律分为舒张早期奔马律、舒张晚期奔马律及重叠型奔马律。

舒张早期奔马律（protodiastolic gallop）：是最常见的奔马律。它出现在舒张期的前 1/3 与中 1/3 之间，与 S_3 出现的时间相同，是病理性 S_3，又称 S_3 奔马律或室性奔马律。关于其发生机制，多数学者认为是心室快速充盈期心房血液快速注入心室，引起张力和顺应性均很差的心室壁振动增强所产生。据来源不同，又可分为左室舒张早期奔马律和右室舒张早期奔马律。左室舒张早期奔马律在心尖部或其内上方听到，呼气末最响，它的出现提示左室功能低下、心肌功能严重障碍，常见于：①严重心肌损害时心室壁张力明显减弱，如心肌梗死、心肌炎、冠心病及多种心脏病所致的左心衰竭；②进入心室的血流增多，血流速度增快，见于二尖瓣关闭不全，或大量左至右分流和高心排血量状况（如心内心外的动静脉沟通、甲状腺功能亢进症、贫血、妊娠等）。右室舒张早期奔马律较少见，在胸骨左缘 3、4 肋间或胸骨下端左侧听到，吸气末最响。常见于右室扩张及右心衰竭，如肺动脉高压、肺动脉瓣狭窄或肺源性心脏病。

舒张早期奔马律出现的时期与生理性 S_3 相似，两者的区别是：①奔马律出现在严重器质性心脏病的病人，而 S_3 见于正常人，尤其是儿童和青少年。②奔马律时心率多超过 100 次/分钟，S_3 多发生在心率正常或稍慢时。③奔马律的 3 个心音时间间隔大致相等，性质相似，而 S_3 则距 S_2 相对较近，音调较低（图 7－32）。

舒张晚期奔马律（late diastolic gallop）：亦称收缩期前奔马律或房性奔马律，它由心房收缩的声音与 S_1、S_2 所组成。该额外心音实为加强的 S_4，心房增大时易于发生。产生机制为：心室壁顺应性降低或心室舒张末压增高时，心房为克服心室的充盈阻力而收缩加强所产生的异常心房音。此音出现在 S_1 之前，音调较钝。由左心病变引起者，病人左侧卧位心尖部最易听到，呼气末明显，多见于阻力负荷过重有心肌肥厚的心脏病（如高血压性心脏病、肥厚型心肌病、主动脉瓣狭窄等），以及严重心肌损害（如心肌梗死、心肌炎等）；由右心病变引起的舒张晚期奔马律则在胸骨左下缘处最清楚，常见于肺动脉瓣狭窄、肺动脉高压、肺心病及高心排血量状态。

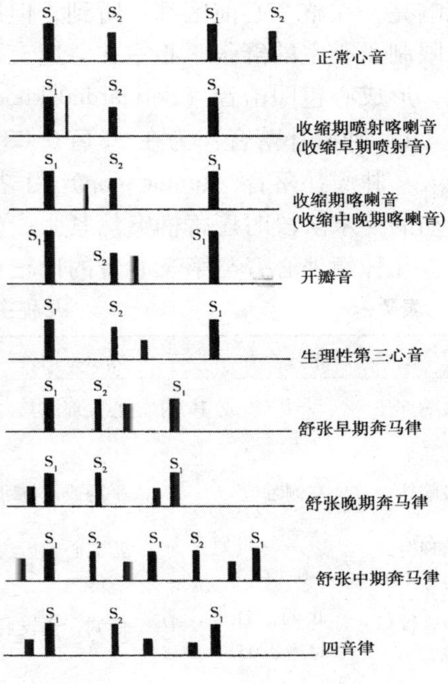

图 7－32　额外心音示意图

重叠型奔马律（summation gallop）：由舒张早期奔马律与舒张晚期奔马律在心率相当快时相互重叠所致。P－R 间期延长使加强的 S_4 在舒张中期出现，明显的心动过速使舒张期缩短，导致心室的快速充盈与心房收缩同时发生，结果上述两音重叠。用药物或刺激迷走神经的方法使心率减慢，可使重叠的两音分开，此时两音可能均听不到或只听到其中之一。重叠型奔马律见于左或右心功能不全伴有心动过速时，亦可见于风湿热有 P－R 间期延长及心动过速者，偶可见于正常人发生心动过速时。

如舒张早期奔马律与舒张晚期奔马律同时存在而不重叠，则听诊为4个心音，称舒张期四音律（diastolic quadruple rhythm），其声音犹如火车奔驰时车轮撞击铁轨所产生的“ke－le－da－la”音，故亦称火车头奔马律（locomotive gallop）。心率较快（100～110次/分钟）时可以听到。见于心肌病或心力衰竭、先天性心脏病Ebstein综合征等。

2）开瓣音：亦称二尖瓣开放拍击音（opening snap），出现在S_2之后约0.07s，听诊特点为音调高，历时短促而响亮、清脆，呈拍击样。见于二尖瓣狭窄时，左心房压力升高，心室舒张期血液自左心房迅速流入左心室时，弹性尚好的二尖瓣迅速开放后又突然受阻引起瓣叶振动所致的拍击样声音。二尖瓣开放拍击音一般在心尖部和胸骨左缘3、4肋间隙或两者之间较易听到，可传导至心底部，呼气时较响。它的出现表示狭窄的二尖瓣尚具有一定弹性，可作为二尖瓣分离术适应证的参考条件之一。当瓣膜有严重钙化或纤维化，以及伴有二尖瓣关闭不全时，此音消失。

3）心包叩击音：见于缩窄性心包炎，在S_2后约0.1s，中等频率，响度变化大，有时尖锐响亮，在整个心前区都可听到，但以心尖部和胸骨下端左缘处更清楚。这是因为缩窄的心包限制了心室的舒张，心室在急速充盈阶段突然舒张受阻而被迫骤然停止所引起的心室壁振动，形成心包叩击音（pericardial knock）。

4）肿瘤扑落音：为在S_2后0.08～0.12s出现的类似开瓣音的声响，见于心房黏液瘤的病人。肿瘤扑落音（tumor plop）由黏液瘤在舒张期碰撞心房壁，或在越过房室瓣向心室腔移动的终末阶段时瘤蒂柄突然紧张产生振动所致。

几种额外心音与第三心音的比较见表7－5。

表7－5　几种主要额外心音及第三心音比较

	第三心音	舒张早期奔马律	二尖瓣开放拍击音	心包叩击音
最响部位	心尖部或其内上方	心尖部或其内上方	心尖部和胸骨左缘第3、4肋间或两者之间	心尖部和胸骨下端左缘处
最响体位	左侧卧位	平卧或左侧卧位	平卧位或坐位	体位无影响
出现时间	第二心音后0.12～0.18s	第二心音后约0.15s	第二心音后约0.07s	第二心音后约0.1s
声音性质	低调，音弱，占时约0.05s	低调，音较响，心率快	高调，清脆，拍击样	中调，有时尖锐响亮
呼吸的影响	呼气末最响	呼气末最响	呼气时增强	呼气末，压迫肝脏后更响
产生机制	心室快速充盈期，心房内血液迅速进入心室，引起心室壁的振动	心室快速充盈期，心房内血液迅速进入扩大的张力很差的心室，引起心室壁的振动加强	病变的二尖瓣突然开放受阻或突然短暂的关闭而产生的振动	心室快速充盈期，心室舒张被迫骤然停止所引起的心室壁振动
临床意义	儿童及30岁以下的青年人	严重心肌损害、心力衰竭、大量左至右分流及高心排血量情况	器质性二尖瓣狭窄且瓣叶活动度尚好	缩窄性心包炎，也可见于心包积液

（3）*人工瓣替换术后异常音*：人工生物组织瓣替换术后，一般不产生额外音。但人工金属瓣替换术后则不但可引起心音的明显改变，还可产生一些异常音。①人工二尖瓣关瓣或开瓣喀喇音：在心动周期中，金属二尖瓣关闭和开放，均可引起喀喇音。关瓣喀喇音在心尖部听诊最清楚，可在相当于 S_1 处听到；而开瓣喀喇音在胸骨左下缘听诊最清楚，出现时间与二尖瓣开放拍击音的相当。②人工主动脉瓣开瓣及关瓣喀喇音：心动周期中，金属主动脉瓣开放和关闭亦可产生响亮的喀喇音。开瓣喀喇音在 S_1 之后出现，在心底部和心尖部都可以听到；而关瓣喀喇音主要在心底部听到，相当于 S_2 处出现。

5. 心脏杂音

心脏杂音（cardiac murmur）是在心音以外出现的一种具有不同频率、不同强度、持续时间较长的夹杂声音。心脏杂音可与心音分开或相连续，甚至完全掩盖心音。它对心脏瓣膜病及某些先天性心脏病的诊断有重要意义。

（1）*产生机制*：正常血流呈层流状态，中央部分流速最快，越远离中央部分越慢，边缘部分最慢。层流状态下的血流不发出声音。当心脏血管结构异常、血流动力学改变或血黏度变化，使层流变为湍流（或漩涡）冲击心壁或血管壁等，使之发生振动时即可产生杂音，具体机制如下（见图 7－33）。

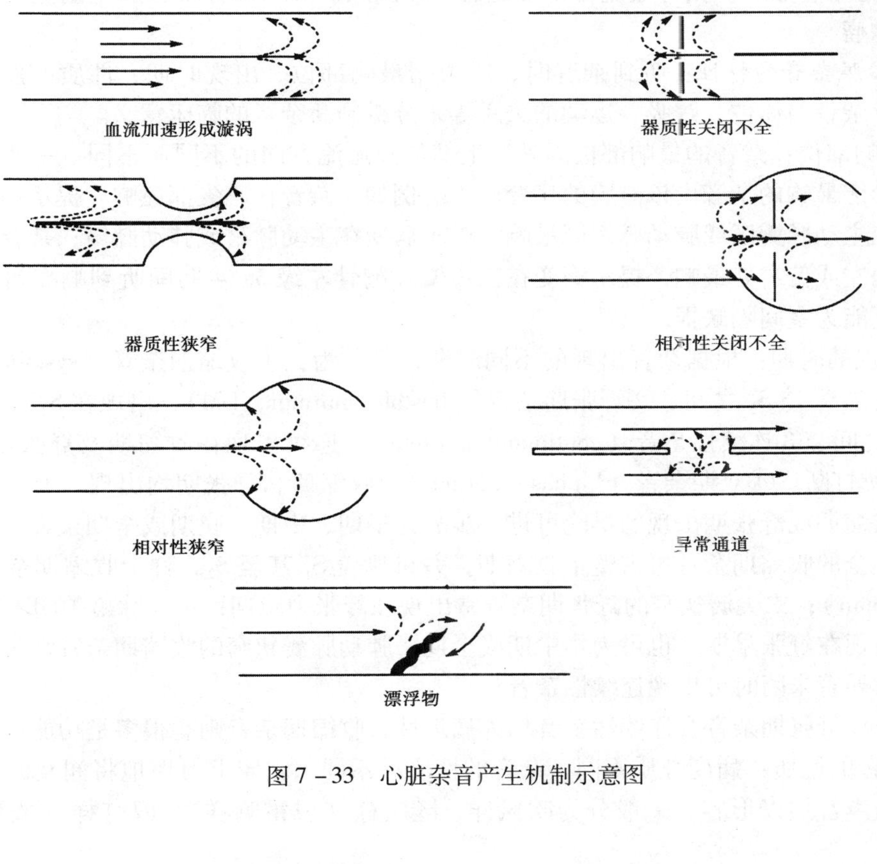

图 7－33 心脏杂音产生机制示意图

1）血流加速：血液在一定管径、一定黏度系数下，从层流变为湍流的速度是固定的。当血流加速达到或超过层流变为湍流的速度时，则产生湍流场，使心壁和血管壁产生振动，出现杂音。这种情况见于正常人运动后，发热、贫血、甲状腺功能亢进症等，如使血流速度增加到72cm/s以上时，即使没有瓣膜或血管病变也可产生杂音或使原来的杂音增强。

2）瓣膜口、大血管通道狭窄：血流通过狭窄部位产生湍流场而致杂音。器质性狭窄如二尖瓣狭窄、主动脉瓣狭窄、肺动脉瓣狭窄等。相对性狭窄是心室腔或大血管扩大所致的瓣膜口相对性狭窄，而瓣膜本身并无病变。

3）瓣膜关闭不全：血流通过关闭不全的瓣膜而反流，产生湍流场导致杂音。器质性关闭不全如风湿性二尖瓣关闭不全、主动脉瓣关闭不全等。相对性关闭不全时，瓣膜本身并无病变，可见于心室扩大使乳头肌及腱索向两侧推移（如扩张型心肌病）、乳头肌缺血使乳头肌或腱索张力不足而在心室最大排血期发生二尖瓣脱垂（如冠心病）、大血管扩张使瓣膜肌环扩大（如主动脉硬化、高血压病）等。

4）异常通道：心脏或大血管间存在异常通道，产生分流，形成湍流场而出现杂音。常见于室间隔缺损、动脉导管未闭及动静脉瘘等。

5）心腔内漂浮物：如心内膜炎时的赘生物或断裂的腱索扰乱血液层流，产生湍流场而出现杂音。

6）大血管腔瘤样扩张：血流自正常的血管腔流入扩大的部分时也产生湍流场而出现杂音，如动脉瘤。

（2）心脏杂音的特性：听到杂音时，应根据最响部位、出现时期、性质、强度、传导方向，以及杂音与体位、呼吸、运动的关系等来分析判断杂音的临床意义。

1）最响部位：杂音的最响部位因其产生部位及血流方向的不同而不同。一般来说，在某瓣膜听诊区最响的杂音由该瓣膜的病变产生。例如，杂音在心尖部最响，提示病变在二尖瓣；杂音在主动脉瓣区或肺动脉瓣区最响，提示病变在主动脉瓣或肺动脉瓣；杂音在胸骨下端近剑突偏左或偏右处最响，提示病变在三尖瓣。胸骨左缘3、4肋间听到响亮粗糙的收缩期杂音则可能为室间隔缺损。

2）出现的时期：根据杂音出现的不同时期，可分为：①收缩期杂音（systolic murmur，SM），出现在 S_1 与 S_2 之间。②舒张期杂音（diastolic murmur，DM），出现在 S_2 与下一心动周期的 S_1 之间。③连续性杂音（continuous murmur），连续出现在收缩期及舒张期的杂音，并不为 S_2 所打断。④双期杂音（biphase murmur），收缩期和舒张期均出现，但不连续。根据杂音在收缩期或舒张期出现的早晚可进一步分为早期、中期、晚期或全期杂音。例如，二尖瓣关闭不全的收缩期杂音可占整个收缩期，并可遮盖 S_1 甚至 S_2，称全收缩期杂音（holo-systolic murmur）；二尖瓣狭窄的舒张期杂音常出现在舒张中晚期；主动脉瓣关闭不全的舒张期杂音则出现在舒张早期，也可为早中期或全期；肺动脉瓣狭窄的收缩期杂音常为收缩中期杂音；动脉导管未闭时可出现连续性杂音。

临床上，舒张期杂音及连续性杂音均为病理性，收缩期杂音则有很多是功能性的。

3）杂音的性质：病变性质不同，杂音的性质亦不同。临床上习惯地将闻及的杂音用生活中听到的声音加以形容。一般分为吹风样、隆隆样（或雷鸣样）、叹气样（或泼水样）、机器声样及乐音样等。根据杂音的性质又分为粗糙、柔和。临床上可根据杂音发生的部位和性质，推断不同的病变。如心尖区粗糙的吹风样收缩期杂音，常提示二尖瓣关闭不全；心尖区舒张中晚期隆隆样杂音（rumbling murmur）是二尖瓣狭窄的特征性杂音；心尖区柔和而高调的吹风样杂音（blowing murmur）常为相对性二尖瓣关闭不全；主动脉瓣第二听诊区叹气样舒张期杂音（sighing diastolic murmur），见于主动脉瓣关闭不全；胸骨左缘第2肋间及其附近机器声样连续性杂音，见于动脉导管未闭；乐音样杂音听诊时其音色如海鸥鸣或鸽鸣样，常见于感染性心内膜炎及梅毒性主动脉瓣关闭不全。感染性心内膜炎时，由于赘生物生长或脱落、瓣膜穿孔、腱索断裂等，在病程中杂音性质会发生改变。

一般说来，器质性杂音常是粗糙的，而功能性杂音则较为柔和。

4）强度和形态：杂音的强度（响度）与下列因素有关：①狭窄程度：一般而言，狭窄越重杂音越强。但当极度狭窄以致通过的血流极少时，杂音反而减弱或消失。②血流速度：血流速度越快，杂音越强。③狭窄口两侧压力差：压力差越大，杂音越强。如风湿性二尖瓣狭窄伴心衰加重时，心肌收缩力减弱，狭窄口两侧压力差减小，血流速度减慢，杂音减弱甚至消失。当心功能改善使两侧压力差增大，血液加快，杂音又增强。④胸壁厚薄：胸壁薄者杂音较强，胸壁厚者杂音较弱。

收缩期杂音的强度一般采用 Levine 6 级分级法。此分级法也可用于舒张期杂音分级。

1 级——杂音很弱，所占时间很短，初次听诊时往往不易发觉，须仔细听诊才能听到。

2 级——较易听到的弱杂音，初听时即被发觉。

3 级——中等响亮的杂音，不太注意听时也可听到。

4 级——较响亮的杂音，常伴有震颤。

5 级——很响亮的杂音，震耳，但听诊器如离开胸壁则听不到，均伴有震颤。

6 级——极响亮，听诊器稍离胸壁时亦可听到，有强烈的震颤。

杂音强度的表示法是“2/6 级收缩期杂音”、“4/6 级收缩期杂音”等。一般而言，3/6 级和以上的收缩期杂音多为器质性的。但应注意，杂音的强度不一定与病变的严重程度成正比。病变较重时，杂音可能较弱；相反，病变较轻时也可能听到较强的杂音。因此，应该结合杂音的部位、性质、粗糙程度、传导远近等，来辨别其为功能性抑或器质性。

杂音的形态指在心动周期中杂音强度的变化规律。从心音图记录中，可以清楚地看到杂音的形态，通过听诊亦可加以辨别（图 7－34）。递减型杂音（decrescendo murmur），杂音由较强逐渐减弱，如主动脉瓣关闭不全的舒张期杂音。递增型杂音（crescendo murmur），杂音由弱渐强，如二尖瓣狭窄的舒张中晚期杂音。递增－递减型杂音（crescendo－decrescendo murmur），杂音由弱渐强，再由强渐弱，如主动脉瓣狭窄的收缩期杂音。动脉导管未闭时的连续性杂音在 S_1 后开始，先弱然后逐渐增强，到 S_2 处达最高峰，以后逐渐减弱，直到下一个 S_1 之前。一贯型杂音，强度大体保持一致，如二尖瓣关闭不全的收缩期杂音。

5）传导方向：杂音常沿着产生该杂音的血流方向传导，亦可借周围组织向外扩散。杂音越响亮传导的范围越广泛，且不同的杂音有不同的传导方向。

传导明显的杂音：二尖瓣关闭不全的收缩期杂音在心尖部最响，并向左腋下及左肩胛下角处传导；主动脉瓣关闭不全的舒张期杂音在主动脉瓣第二听诊区最响，并向胸骨下端或心尖部传导；主动脉瓣狭窄的收缩期杂音以主动脉瓣区最响，可向上传至右侧胸骨上窝及颈部；肺动脉瓣关闭不全的舒张期杂音在肺动脉瓣区最响，可传导至胸骨左缘第3肋间。

较局限的杂音：二尖瓣狭窄的舒张期杂音常局限于心尖部；肺动脉瓣狭窄的收缩期杂音常局限于胸骨左缘第2肋间；室间隔缺损的收缩期杂音常局限于胸骨左缘第3、4肋间；三尖瓣发出的杂音常局限于胸骨体下端近剑突稍偏右或稍偏左处。当右心室明显扩大而显著顺钟向转位时，三尖瓣关闭不全的杂音可在心尖区听到，但不会向左腋下或左肩胛下角处传导。

杂音传导越远，声音越弱，但杂音的性质仍保持不变。如果在两个瓣膜区听到不同性质和（或）不同时期的杂音时，应判断为两个瓣膜同时有病变。如果在心前区两个部位都听到同性质和同时期的杂音时，应判断杂音是来自一个还是两个瓣膜听诊区。其方法是将听诊器由一个瓣膜区向另一个瓣膜区逐渐移动，若杂音逐渐减弱则可能为杂音最响处的相应瓣膜有病变（寸移法）；如果杂音逐渐减弱，但当移近另一瓣膜区时杂音又增强，则可能为两个瓣膜均有病变。

6）与体位的关系：体位改变可使某些杂音减弱或增强，而有助于病变部位的诊断。例如，左侧卧位可使二尖瓣狭窄的舒张中晚期隆隆样杂音更明显；上半身前倾坐位可使主动脉瓣关闭不全的舒张期泼水样杂音更易于听到；仰卧位则使肺动脉瓣、二尖瓣、三尖瓣关闭不全杂音更明显；从卧位或下蹲位迅速起立，使瞬间回心血量减少，从而使二尖瓣、三尖瓣、主动脉瓣关闭不全和肺动脉瓣的杂音均减轻，而梗阻性肥厚型心肌病的杂音却增强（下蹲时减弱）。

7）与呼吸的关系：深吸气时胸腔内压下降，静脉回心血量增多，右心排血量较左心排血量增加，且深吸气时心脏沿长轴有顺钟向转位，使三尖瓣更接近胸壁，导致右心（三尖瓣、肺动脉瓣）的杂音增强；深呼气时胸腔内压上升使肺循环血液更多地回流入左心，且深呼气时心脏沿长轴有逆钟向转位，使二尖瓣更接近胸壁，导致左心（二尖瓣、主动脉瓣）的杂音增强。深吸气后紧闭声门，用力作呼气动作（乏氏动作，Valsalva maneuver）时，胸腔内压增加，回心血量减少，则经瓣膜产生的杂音减弱，而梗阻性肥厚型心肌病的杂音增强。

8）与运动的关系：运动后心率加快，增加循环血流量及流速，在一定范围内可使瓣膜狭窄所致杂音增强。例如，运动可使二尖瓣狭窄的舒张中晚期杂音增强。

（3）各瓣膜区杂音的临床意义

收缩期杂音

1）二尖瓣区：心尖部收缩期杂音可由器质性或相对性二尖瓣关闭不全引起，亦可能是功能性的。临床上以功能性多见。①器质性：见于风湿性或退行性心瓣膜病、二尖瓣脱垂、冠心病乳头肌功能不全等。杂音为吹风样，较粗糙，响亮，高调，多在3/6级以上，呈递减型，往往占全收缩期，可掩盖S_1，向左腋下传导，吸气时减弱，呼气时增强，左侧卧位时更清楚（图7－34）。②相对性：见于左心室扩张引起的二尖瓣相对关闭不全，如高血压性心脏病、急性风湿热、扩张型心肌病及贫血性心脏病等。杂音为3/6级以下柔和的吹风样收缩期杂音，传导不明显。③功能性：见于运动、发热、贫血、妊娠、甲状腺功能亢进症等。一般为2/6级或以下柔和的吹风样收缩期杂音，较局限，不传导，病因去除后杂音消失。部分健康人运动后出现二尖瓣区功能性收缩期杂音，休息后可以减弱或消失。

2）主动脉瓣区：为器质性或相对性主动脉瓣狭窄所致。①器质性：多见于各种病因的主动脉瓣狭窄。杂音为喷射性，响亮而粗糙，呈递增－递减型，沿大血管向颈部传导，常伴有收缩期震颤，可有收缩早期喷射音，伴 A_2 减弱（图 7－34）。②相对性：见于主动脉粥样硬化、高血压性心脏病等引起的主动脉扩张。杂音柔和或粗糙，常有 A_2 增强。

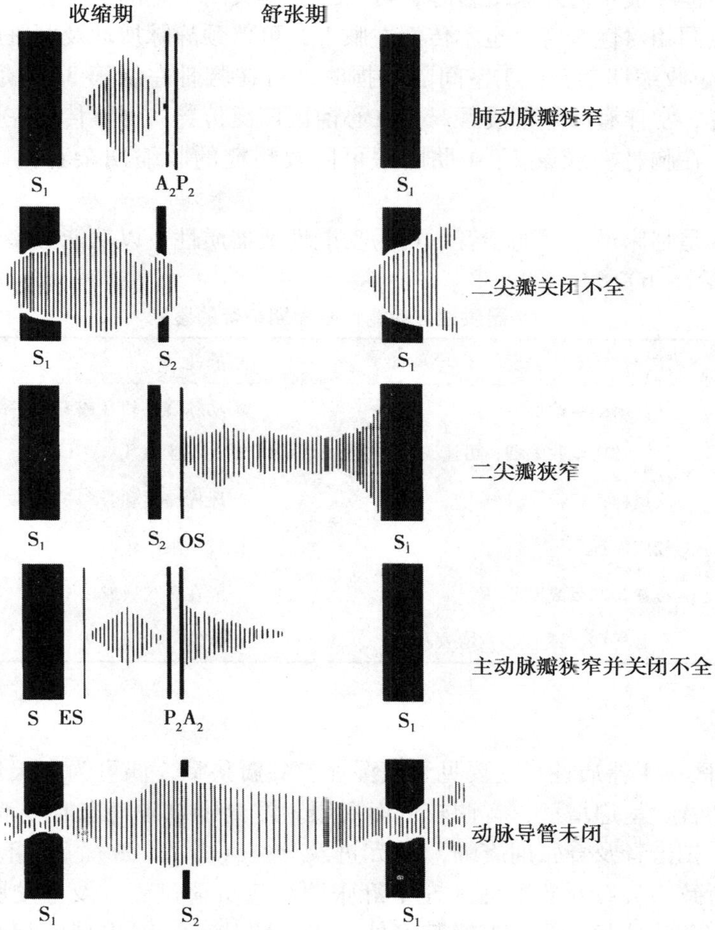

OS 为开瓣音，ES 为收缩期喷射喀喇音，

P_2 为第二心音肺动脉瓣成分、A_2 为第二心音主动脉瓣成分

图 7－34　常见瓣膜病杂音示意图

3）肺动脉瓣区：在此区出现的收缩期杂音可由器质性或相对性肺动脉瓣狭窄引起，但以生理性杂音多见。①器质性：见于肺动脉瓣狭窄，多为先天性。杂音呈喷射性，粗糙，强度在 3/6 级以上，呈递增－递减型，常伴收缩期震颤，可有收缩早期喷射音，且 P_2 减弱（图 7－34）。②相对性：见于二尖瓣狭窄、房间隔缺损等病，由于肺淤血或肺动脉高压导致肺动脉扩张引起的相对性肺动脉瓣狭窄。杂音时限较短，较柔和，伴 P_2 增强亢进。③功能

性：非常多见，尤其在儿童与青年中。柔和，呈吹风样，强度在2/6级以下，时限较短。在部分发热、贫血、甲状腺功能亢进症病人中亦可听到这一杂音，为一柔和而较弱的收缩期杂音，卧位吸气时明显，坐位时减弱或消失。

4）三尖瓣区：①相对性：见于右心室扩大导致的相对性三尖瓣关闭不全，如二尖瓣狭窄伴右心衰。为吹风样全收缩期杂音，多呈递减型，吸气时增强，右室明显扩大时杂音可传至左锁骨中线，但一般不向左腋下传导，可与二尖瓣关闭不全的杂音相鉴别。②器质性：极少见。听诊特点同相对性杂音，也不传至左腋下，可伴颈静脉搏动及肝脏收缩期搏动。

5）其他部位收缩期杂音：①室间隔缺损时，可在胸骨左缘第3、4肋间听到响亮而粗糙的收缩期杂音，常伴有收缩期震颤，可在心前区广泛传导，但不传向左腋下。②梗阻性肥厚型心肌病时，在胸骨左缘第3、4肋间常可闻及粗糙的收缩期杂音，该杂音也不向腋下传导。

收缩期杂音是临床最常见的杂音，可为功能性或器质性，以功能性多见，两者的鉴别具有重要意义（表7－6）。

表7－6　器质性与功能性收缩期杂音的鉴别

	器质性	功能性
部位	任何瓣膜听诊区	肺动脉瓣区和（或）心尖部
持续时间	长，常占全收缩期，可遮盖 S_1	短，不遮盖 S_1
性质	吹风样，粗糙	吹风样，柔和
传导	较广而远	比较局限
强度	常在3/6级或以上	一般在2/6级或以下
心脏大小	有心房和（或）心室增大	正常

舒张期杂音

1）二尖瓣区：①器质性：主要见于风湿性二尖瓣狭窄，偶可为先天性。为心尖部隆隆样舒张中晚期杂音，呈递增型，音调较低而局限，左侧卧位呼气末时较清楚，常伴有 S_1 亢进、二尖瓣开放拍击音及舒张期震颤，P_2 亢进及分裂（图7－34）。②相对性：主要为主动脉瓣关闭不全所致二尖瓣开放不良（左室舒张期容量负荷过高，及主动脉瓣反流入左心室的血流将二尖瓣前叶冲起，使二尖瓣基本处于半关闭状态）时出现的相对性狭窄的舒张期杂音，称为奥－弗杂音（Austin－Flint murmur）。此外，也见于其他原因所致的左心室扩大、二尖瓣口血流量增加等情况。相对性二尖瓣狭窄的舒张期杂音多为柔和的舒张中期杂音，不伴有 S_1 亢进、P_2 亢进、开瓣音或舒张期震颤。少数瓣膜退变纤维化、钙化的患者，因瓣叶僵硬，偶可致二尖瓣开放不良，产生心尖区舒张期杂音。

2）主动脉瓣区：①器质性：常见于风湿性主动脉瓣关闭不全，主动脉粥样硬化、退行性瓣膜病、梅毒、二叶式主动脉瓣、马方综合征及特发性主动脉瓣脱垂等所致的主动脉瓣关闭不全。为叹气样，递减型，可传至胸骨下端左侧或心尖部，前倾坐位，在主动脉瓣第二听诊区深呼气末屏住呼吸时最易听到，伴有 A_2 减弱及周围血管征。②相对性：常见于高血压、升主动脉或左心室扩张。杂音柔和，时限较短，以主动脉瓣区最清楚，伴 A_2 亢进。

3）肺动脉瓣区：器质性极少，多由相对性肺动脉瓣关闭不全所引起，常见于二尖瓣狭窄、肺心病等，伴明显肺动脉高压。杂音频率高，叹气样，柔和，递减型，卧位吸气末增强，紧接 S_2 肺动脉瓣成分后出现，常伴 P_2 亢进，称为格－斯杂音（Graham－Steell murmur），最易在胸骨左缘2、3肋间隙听到，可传至胸骨左缘第4肋间隙。

4）三尖瓣区：见于三尖瓣狭窄，极少见。局限于胸骨左缘第4、5肋间隙，低调隆隆样。

连续性杂音

常见于先天性心脏病动脉导管未闭，因主动脉内的血压无论是收缩期还是舒张期都高于肺动脉，因此，血液不断从主动脉经过未闭的动脉导管进入肺动脉产生湍流场，形成杂音。它是一种连续的、粗糙的类似机器转动的声音，在胸骨左缘第2肋间隙及其附近听到，向左锁骨下与左颈部传导。杂音在 S_1 后开始，呈递增型，至收缩晚期达高峰，与 S_2 连续（图7－34），往往掩盖 S_2，常伴有连续性震颤。连续性杂音亦可见于动－静脉瘘、主－肺动脉间隔缺损等，后者位置偏内而低。此外，冠状动－静脉瘘、冠状动脉瘤破裂也可出现连续性杂音，但前者杂音柔和，后者有冠状动脉瘤破裂的急性病史。

连续性杂音应与双期杂音相区别。双期杂音是指一个瓣膜区同时出现的收缩期杂音和舒张期杂音，但收缩期与舒张期之间有一间歇，且杂音性质多不相同；而连续性杂音其间并无间歇，杂音性质一致。

上述各种杂音中，由瓣膜器质性损害或心血管先天性、后天性变异所产生的杂音，称为病理性杂音。由心脏大血管扩张所致的瓣膜相对性狭窄或关闭不全所产生的相对性杂音，虽无瓣膜器质性病变，但仍属病理性的范畴。在心脏大血管均无器质性病变的健康人中所出现的杂音，称为生理性杂音。

6. 心包摩擦音 指心包炎时心包脏层与壁层由于生物或理化因素致纤维蛋白沉积而粗糙，在心脏舒缩过程中互相摩擦而产生振动传至胸壁，以听诊检查到的即为心包摩擦音（pericardial friction sound）。见于结核性、化脓性等感染性心包炎和急性非特异性心包炎，也可见于风湿性病变、急性心肌梗死、尿毒症、心包原发或继发性肿瘤和系统性红斑狼疮等非感染性情况。心包摩擦音音质粗糙，高音调，与心搏一致，似用指腹摩擦耳郭声，近在耳边，但有时较柔和；通常在胸骨左缘3、4肋间隙处较易听到；将听诊器体件向胸部加压时，可使摩擦音增强；病人采取坐位稍前倾，深呼气后屏住呼吸时易于听到。心包积液渗出较多时，由于两层心包被积液隔开，心包摩擦音即可消失。

心包摩擦音呈来回性，收缩期及舒张期均可听到，以收缩期较明显，且与呼吸无关。心包摩擦音与胸膜摩擦音的区别主要为屏住呼吸时胸膜摩擦音消失，但心包摩擦音则不消失，仍随心脏搏动而出现。

当胸膜炎累及壁层心包或壁层心包发炎累及胸膜时，可产生心包胸膜摩擦音。心包胸膜摩擦音在心脏左下界或心尖部听得最清楚，且深吸气时更明显，屏住呼吸和呼吸时均可听到。

五、血管检查

（一）视诊

1. 手背浅静脉充盈情况的检查 病人取坐位或卧位，令其将一手置于右心房同一水平（坐位平第4肋软骨，卧位时平腋中线），可见手背静脉充盈。然后令其以肩关节为轴心将手逐渐上举至一定高度时，即可见手背静脉充盈逐渐消失。此时，该手上举的垂直距离即大约为静脉压的高度。此法仅对已有静脉压增高者（如右心功能不全、渗出性或缩窄性心包炎、上腔静脉梗阻等）的静脉压增高程度的估计有一定参考价值。

2. 肝－颈静脉反流征 令患者半卧位，观察平静呼吸时的颈静脉充盈度，然后手掌以固定的压力按压病人腹部脐周部位，如见患者颈静脉充盈度增加，称为肝－颈静脉反流（hepatojugular reflux）征阳性，亦称为腹－颈静脉回流（abdominal－jugular reflux）征阳性，提示肝脏淤血，是右心功能不全的重要早期征象之一。其发生机制是病人的肝脏因腹压增高而间接受压时，可使回流至下腔静脉和右心房的血量增加，但因右心房淤血或右心室舒张受限，不能完全接受回流的血量，因而颈静脉血量增多，充盈更加明显。肝－颈静脉反流征阳性亦可见于渗出性或缩窄性心包炎。

3. 毛细血管搏动征 用手指轻压病人指甲床末端，或以干净玻片轻压病人口唇黏膜，如见到红白交替的、与病人心搏一致的节律性微血管搏动现象，称为毛细血管搏动征（capillary pulsation）阳性。主动脉瓣关闭不全时可见到这一现象，其他脉压增大的疾病，如重症贫血、甲状腺功能亢进症等，亦可出现毛细血管搏动现象（图7－35）。

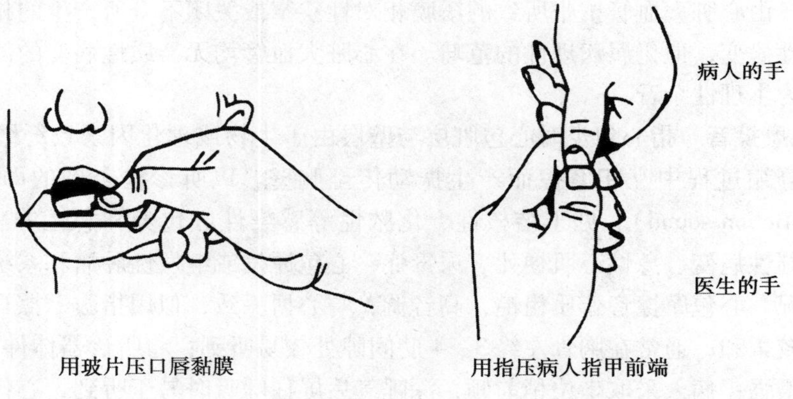

图7－35 毛细血管搏动征检查法

（二）触诊

血管触诊包括动脉和静脉，这里仅叙述动脉的触诊。触诊脉搏时，必须选择较浅表的动脉，一般均检查桡动脉，必要时可检查颞动脉、耳前动脉、肱动脉、股动脉、足背动脉等。通常用示指、中指及环指的指腹（互相靠拢）平放于近手腕处桡动脉上，进行细致触诊。首先应注意对比两侧脉搏的大小及出现的时间是否相同。生理情况下，两侧差异很小。某些病理情况下可有明显差异。如上肢无脉型多发性大动脉炎时，两侧桡动脉强弱大小不等；主动脉弓动脉瘤时，左侧脉搏的出现可能较右侧为晚。

检查脉搏时，还需注意脉搏的速率、节律、紧张度、动脉壁的情况（见第四章一般检查）以及脉搏的形状。临床常见的异常脉搏形状如下：

1. 水冲脉（water－hammer pulse）　脉搏骤起骤降，急促而有力。脉波图上可见脉波上升支骤起达到高于正常的高度，其顶峰持续时间极短，降支骤然下陷。这是由于左心室排血时，周围动脉的充盈阻力极低，病人血压表现为收缩压增高或偏高，舒张压降低而脉压增大。常见于主动脉瓣关闭不全、发热、甲状腺功能亢进、严重贫血、动脉导管未闭等。检查时，检查者用手紧握患者手腕掌面，使自己掌指关节的掌面部位紧贴患者桡动脉，将患者的上肢高举过头，则水冲脉更易触知。

2. 交替脉（pulsus alternans）　为一种节律正常而强弱交替的脉搏。测量血压时常可遇到轻搏与重搏间有5～30mmHg的压力差。目前认为产生交替脉的机制可能是由于患者左心室肌收缩不协调，当部分心肌纤维发生收缩，部分心肌仍处于相对不应期，恢复时间延长则产生弱脉；全部左心室肌收缩则产生强脉。它的出现表示心肌受损，为左室衰竭的重要体征。见于高血压心脏病、急性心肌梗死或主动脉瓣关闭不全等。

3. 重搏脉（dicrotic pulse）　指在正常的脉搏后面均有一次较微弱的重搏脉搏可触及。正常脉波的降支上可见一切迹（代表主动脉瓣关闭），其后有一重搏波，此波一般不能触及（图7－36）。在某些病理情况下，此波增高而可以触及，即为重搏脉。产生机制可能是在血管紧张度降低的情况下，心室舒张早期主动脉瓣关闭，主动脉内一部分血液向后冲击已关闭的主动脉瓣，由此产生的反冲力使重复上升的脉波增高而被触及。重搏脉可见于伤寒或其他可引起周围血管松弛、周围阻力降低的疾病。

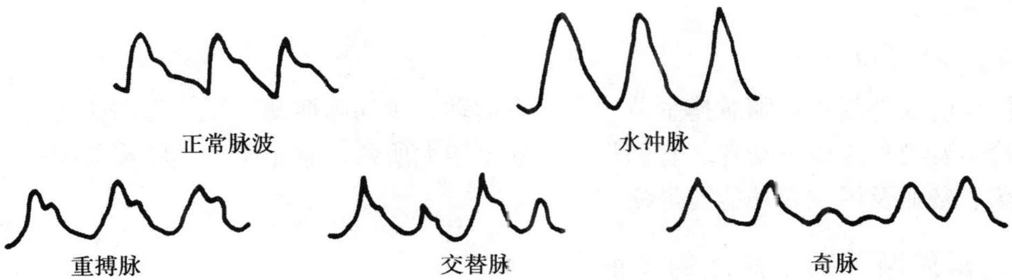

图7－36　各种脉搏波形

4. 奇脉（pulsus paradoxus）　指吸气时脉搏明显减弱或消失的现象，又称为吸停脉。常见于心包积液和缩窄性心包炎时，是心包填塞的重要体征之一；亦可见于喉部狭窄和重度支气管哮喘等情况。不太明显的奇脉只有在听诊血压时方能发现，即在吸气时动脉音减弱或消失，或收缩压在吸气期较呼气期降低10mmHg以上，均可确定存在奇脉。

奇脉的产生与左心室搏出量的变化有关。正常人，吸气时肺循环血容量增加，同时胸腔负压加大，体循环血液向右心的回流亦相应增加，右心排血量增加，故从肺循环回到左心的血量并无明显改变，周围脉搏的大小无明显变化。心包填塞时，吸气使胸腔负压增加，肺血容量增加，血液贮留在肺血管内，而心包填塞使心脏舒张受限，致体循环的血液向右心室回流不能相应地增加，右心室排血量不足以补偿肺血容量的增加，使肺静脉血回到左心部分减少，出现吸气时脉搏减弱或消失。此外，吸气时膈肌下降，牵扯紧张的心包，使心包腔内压力更加增高，左心室充盈进一步减少亦可致脉搏减弱。

5. 无脉（pulseless） 即脉搏消失，见于严重休克及多发性大动脉炎。多发性大动脉炎使某一部位动脉闭塞而致相应部位脉搏消失（如上肢无脉症型、下肢无脉症型多发性大动脉炎）。此外，也可见于血栓闭塞性脉管炎，多发生于下肢动脉，可见一侧胫后或足背动脉的脉搏减弱或消失。主动脉缩窄时，下肢脉搏可较上肢明显减弱甚至触不到。

（三）听诊

1. 正常动脉音 在颈动脉及锁骨下动脉上可听到相当于 S_1 与 S_2 的两个声音，称为正常动脉音。此音在其他动脉处听不到。

2. 枪击音与杜氏双重杂音 主动脉瓣关闭不全时，将听诊器体件放在肱动脉或股动脉处，可听到"嗒——、嗒——"音，称为枪击音（pistol shot sound），这是由于脉压增大使脉波冲击动脉壁所致。如再稍加压力，则可听到收缩期与舒张期双重杂音，称为杜氏双重杂音（Duroziez sign），这是脉压增大时血流往返于听诊器胸件所造成的人工动脉狭窄处所引起的。有时在甲状腺功能亢进症、高热、贫血的病人，亦可听到枪击音及杜氏双重杂音。

3. 其他血管杂音 ①在甲状腺功能亢进症病人肿大的甲状腺上，可听到病理性动脉杂音，此音常为连续性，但收缩期较强；②主动脉瘤时，在相应部位可听到收缩期杂音；③动-静脉瘘时，在病变部位可听到连续性杂音；④主动脉狭窄时，收缩期杂音可传至右侧颈动脉处；⑤多发性大动脉炎上肢无脉型，可在两侧锁骨上及颈后三角区听到收缩期杂音；⑥肾动脉狭窄时，可在腰背部及腹部听到收缩期杂音；⑦主动脉缩窄时，可在背部脊柱左侧听到收缩期杂音。

（四）周围血管征

周围血管征包括头部随脉搏呈节律性点头运动、颈动脉搏动明显、毛细血管搏动征、水冲脉、枪击音及杜氏双重杂音。它们都是由脉压增大所致，常见于主动脉瓣关闭不全，亦可见于发热、贫血及甲状腺功能亢进症等。

六、常见循环系统病变的体征

1. 二尖瓣狭窄 二尖瓣狭窄时，舒张期左心房的血液进入左心室发生障碍，导致左心室的充盈量减少，左心房过度充盈，房内压增高，左心房代偿性扩张与肥厚。左心房压升高又可使肺静脉及肺毛细血管发生扩张和淤血，由于肺循环阻力增加与后期的肺小动脉硬化导致肺动脉高压。肺动脉高压导致右心室负荷加重而发生代偿性肥厚与扩张，最后导致右心功能不全。

视诊 二尖瓣面容，心尖搏动向左移，可有中心性发绀（central cyanosis），严重右心衰时可出现周围性发绀。

触诊 心尖搏动向左移，心尖部可触及舒张期震颤，肝脏肿大，肝-颈静脉反流征阳性，下肢可有凹陷性浮肿。

叩诊 轻度狭窄时心界可正常；随狭窄加重，心浊音界呈梨形。

听诊 心尖部 S_1 亢进，有较局限的、递增型隆隆样舒张中晚期杂音，左侧卧位时更清楚；可伴有二尖瓣开放拍击音。肺动脉瓣区 P_2 亢进，并可出现分裂；可有相对性收缩期杂音。当肺动脉高压、肺动脉扩张所致相对性肺动脉瓣关闭不全时可听到 Graham Steell 杂音。右室明显扩大引起相对性三尖瓣关闭不全时，可在三尖瓣区听到吹风样收缩期杂音。由于慢性肺淤血，肺底可出现湿啰音。

2. 二尖瓣关闭不全 二尖瓣关闭不全时，在左心室收缩过程中，部分血液经关闭不全的二尖瓣口反流入左心房，使其充盈度及压力增加而发生代偿性扩张与肥厚。左心室在舒张期除接受正常由左心房流入的血液外，还需容纳由左心室反流入左心房的血液，左心室的容量负荷加重，因而引起代偿性扩张及肥大。

视诊 心尖搏动向左下移位，搏动增强，发生心衰后搏动减弱。

触诊 心尖搏动向左下移位，可呈抬举性。重度关闭不全者可触及收缩期震颤。

叩诊 心浊音区向左下扩大，后期亦可向右扩大。

听诊 心尖部 S_1 减弱；心尖部有 3/6 级或以上较粗糙的吹风样全收缩期杂音，范围较广，向左腋部或左肩胛下角处传导，并可掩盖减弱的 S_1。心尖部常有 S_3。

3. 主动脉瓣狭窄 主动脉瓣狭窄情况下，心室收缩时自左心室流至主动脉的血流受阻，引起左心室肥厚和扩张；左心室搏出量减少，致收缩压降低、脉压变小。

视诊 心尖搏动可向左下移位，较局限。

触诊 心尖搏动向左下移位，呈抬举性，主动脉瓣区可触及收缩期震颤，脉细。

叩诊 心浊音区正常或向左下扩大。

听诊 主动脉瓣区有高调、粗糙的递增－递减型收缩期喷射性杂音伴震颤，向颈部传导。由于左室射血时间延长，可有 S_2 逆分裂。心尖部 S_1 减弱；A_2 减弱，甚至消失。左心室显著肥厚致舒张功能减退、顺应性下降时，左房为增加排血而收缩明显加强，可在心尖区闻及 S_4。

4. 主动脉瓣关闭不全 主动脉瓣关闭不全时，在心室舒张期左心室同时接受来自左心房和从主动脉反流的血液，使其舒张期容量负荷增大，引起左心室代偿性扩张和肥厚，并可产生相对性二尖瓣关闭不全。由主动脉反流至左心室的血液可将二尖瓣前叶冲起，阻止其开放，从而可产生相对性二尖瓣狭窄。心搏出量增加使收缩压升高，舒张期主动脉内血液反流入左心室致舒张压降低，结果脉压增大而导致周围血管征。

视诊 颜面较苍白，可见点头运动，颈动脉搏动明显，心尖搏动向左下移位且范围较广，毛细血管搏动征阳性。

触诊 心尖搏动向左下移位并呈抬举样，有水冲脉及毛细血管搏动征等。

叩诊 心界向左下扩大，而心腰不大，心浊音界呈靴形。

听诊 心尖部 S_1 减弱，A_2 减弱或消失。主动脉瓣区及主动脉瓣第二听诊区闻及叹气样递减型舒张期杂音，以主动脉瓣第二听诊区更明显，并可向心尖部传导。有相对二尖瓣关闭不全时，心尖部可听到柔和的吹风样收缩期杂音。如有相对性二尖瓣狭窄，心尖部可听到奥－弗杂音。可听到股动脉枪击音及杜氏双重杂音。

5. 心包积液 心包积液仅为小量时对心脏及血流动力学无明显影响。但如积液迅速增加或逐渐增加至大量时均可引起心包腔内压力增高，致使心脏舒张受限，从而进入心脏的血液减少，心排血量亦下降，心房内压及心室舒张期压力、体循环静脉压及肺循环静脉压均增高。

视诊 前倾坐位，呼吸困难。颈静脉怒张，深吸气时更明显而出现库斯莫尔征（Kussmaul sign）。心尖搏动减弱或消失。

触诊 心尖搏动减弱或触不到，若能触及则在心脏浊音界之内；脉搏快而小，有奇脉；肝-颈静脉反流征阳性；少量积液时可有心包摩擦感。

叩诊 心浊音界向两侧扩大，卧位时心底部浊音界增宽，坐位时则心尖部增宽。

听诊 心音弱而遥远，心率快，少量积液时可听到心包摩擦音，偶可闻及心包叩击音。

其他 如大量心包积液时心脏向后压迫左侧肺组织，引起左肺下叶不张，可有 Ewart 征，表现为左肩胛下角处触觉语颤增强，叩诊呈浊音，听诊有支气管呼吸音。

6. 心力衰竭 据心力衰竭发生部位及临床表现分为左心衰竭、右心衰竭及全心衰竭。

（1）*左心衰竭*：主要病理生理改变为肺循环淤血，严重者可发生肺水肿。常见于左心室负荷过重的疾病，如高血压性心脏病、主动脉瓣病变、二尖瓣关闭不全、冠心病等；也可见于左房负荷过重者，如风湿性二尖瓣狭窄、慢性房颤发生心房重构而左房明显扩大者。

视诊 不同程度的呼吸急促，发绀，高枕卧位或端坐位，心尖搏动向左下移位。

触诊 心尖搏动向左下移位，严重者有交替脉。

叩诊 心浊音区可向左下扩大，单纯二尖瓣狭窄则表现为心腰部浊音区扩大。

听诊 心率增快，心尖部 S_1 减弱，可闻及舒张期奔马律，P_2 亢进并有分裂。双侧肺底部可听到对称性湿啰音，心衰程度越重，湿啰音范围越大，偶可有少量哮鸣音；急性肺水肿时，全肺可满布湿啰音或伴哮鸣音。

此外，还有基础心脏病的体征。

（2）*右心衰竭*：主要病理生理变化为体循环静脉淤血。多继发于左心衰竭，单纯右心衰竭多见于肺源性心脏病及某些先天性心脏病。

视诊 周围性发绀（peripheral cyanosis），颈静脉怒张，下垂性水肿，淤血性肝硬化者可有巩膜、皮肤黄染。

触诊 肝肿大并有压痛，肝-颈静脉反流征阳性，下肢和（或）尾骶部凹陷性浮肿，严重者可全身性浮肿。

叩诊 心浊音界向左扩大，也可向右扩大，可有胸水体征（右侧为多）及腹水体征。

听诊 心率快，胸骨左缘第3、4、5肋间隙或剑突下闻及吹风样收缩期杂音和右室舒张期奔马律。

此外，还有基础心脏病的体征。

（3）*全心衰竭*：病理生理变化为同时具有肺淤血和体循环静脉淤血。大多由左心衰发展为右心衰，从而表现为全心衰竭。亦可见于心肌炎、心肌病等左、右心同时受累的疾病。

临床表现为左心衰竭及右心衰竭的综合，但两者的程度可能不同，常以一侧心力衰竭为主；由左心衰竭发展而来者，当右心衰出现时，原有的左心衰体征会有所减轻。

表 7－7　　常见循环系统病变体征

病变	视诊	触诊	叩诊	听诊
二尖瓣狭窄	二尖瓣面容，心尖搏动略向左移，中心性发绀	心尖搏动向左移，心尖部可触及舒张期震颤	心浊音界早期稍向左，以后向右扩大，心腰部膨出，呈梨形	心尖部 S_1 亢进，心尖部较局限的递增型隆隆样舒张中晚期杂音，可伴开瓣音，P_2 亢进、分裂，肺动脉瓣区 Graham Steell 杂音，三尖瓣区收缩期杂音
二尖瓣关闭不全	心尖搏动向左下移位	心尖搏动向左下移位，可呈抬举性	心浊音界向左下扩大，后期亦可向右扩大	心尖部 S_1 减弱，心尖部有 3/6 级或以上较粗糙的吹风样全收缩期杂音，范围广泛，常向左腋下及左肩胛下角传导，并可掩盖 S_1，P_2 亢进、分裂，心尖部可有 S_3
主动脉瓣狭窄	心尖搏动向左下移位	心尖搏动向左下移位，呈抬举性，主动脉瓣区收缩期震颤	心浊音界向左下扩大	心尖部 S_1 减弱，A_2 减弱或消失，可听到高调、粗糙的递增－递减型收缩期杂音，向颈部传导，可有收缩早期喷射音，甚至 S_2 逆分裂
主动脉瓣关闭不全	颜面较苍白，颈动脉搏动明显，心尖搏动向左下移位且范围较广，可见点头运动及毛细血管搏动征	心尖搏动向左下移位并呈抬举性，有水冲脉	心浊音界向左下扩大，心腰明显，呈靴形	心尖部 S_1 减弱，A_2 减弱或消失，主动脉瓣第二听诊区叹气样递减型舒张期杂音，可向心尖部传导，心尖部可有柔和的吹风样收缩期杂音，也可有 Austin－Flint 杂音，可有动脉枪击音及杜氏双重杂音
心包积液	前倾坐位，呼吸困难，颈静脉怒张，心尖搏动减弱或消失	心尖搏动减弱或消失，脉搏快而小，有奇脉，肝－颈静脉反流征阳性，可有心包摩擦感	心浊音界向两侧扩大，并可随体位改变而变化，相对浊音界与绝对浊音界几乎一致	心音遥远，心率快，有时可听到心包摩擦音

第八章 腹部检查

腹部检查运用视、触、叩、听诊等方法，其中以触诊最为重要。为减少触诊、叩诊对胃肠蠕动的影响，引起肠鸣音发生变化，也可按视、听、叩、触诊的顺序进行，但在记录病历时仍按视、触、叩、听诊顺序（为使其格式统一）。检查时应先由正常部位开始，逐渐移向病变部位。腹腔脏器较多，正常解剖位置常有变异，且相互重叠，关系复杂，较难辨别。故正确诊断腹部疾病，除依赖完整病史和体征外，有时需辅以必要的实验室、X 线、超声波、CT、内镜、磁共振成像等检查。

一、腹部体表标志与分区

腹部的范围：内部上方以膈肌为顶，下方以骨盆为底。外部前面上起肋弓下缘和剑突基底，下至耻骨联合及腹股沟；后面以肋骨、脊柱、骨盆壁及骶骨为支架；左右两侧上方为第 10 肋或第 11 肋下缘，下为髂嵴。

（一）体表标志

为便于准确地描述腹部症状和体征的位置，常用以下体表标志：①肋弓下缘：由第 8 ~ 10 肋软骨构成肋弓，其下缘为体表腹部上界；②脐：为腹部中心，平于 3 ~ 4 腰椎之间；③腹股沟韧带：两侧腹股沟韧带与耻骨联合上缘共同构成体表腹部下界；④腹上角：为两侧肋弓至剑突根部的交角；⑤腹中线：为前正中线延伸至耻骨联合；⑥腹直肌外缘：相当于锁骨中线的延续；⑦髂前上棘：髂棘前方突出点；⑧肋脊角：背部两侧第 12 肋骨与脊柱的交角（图 8 – 1）。

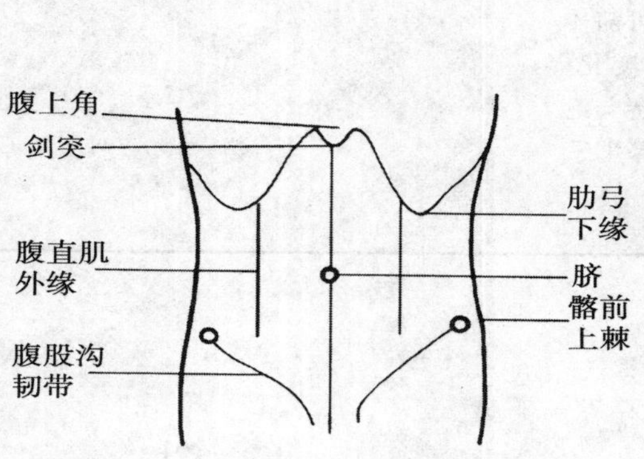

图 8 – 1 腹部前面体表标志

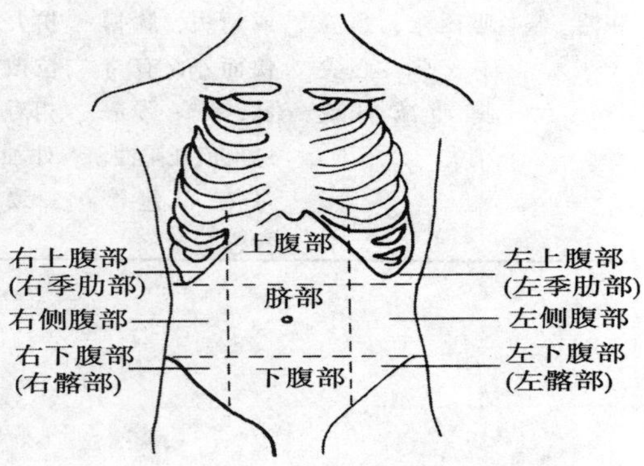

图 8 – 2 腹部体表九区法分区示意图

（二）腹部分区

1. 九区法 用两条水平线和两条垂直线将腹部分成为九个区。上水平线为两侧肋弓下缘最低点的连线，下水平线为两侧髂前上棘连线。两条垂直线为通过左右髂前上棘至腹中线连线的中点所作的垂直线。自上而下将腹部分成九区，是目前常月的腹部分区法。各区脏器的分布及各区命名如下（图8－2）。

（1）左上腹部（左季肋部）：胃、脾、结肠脾曲、胰尾、左肾上腺、左肾。

（2）左侧腹部（左腰部）：降结肠、空肠或回肠、左肾下部。

（3）左下腹部（左髂部）：乙状结肠、女性左侧卵巢及输卵管、男性左侧精索、淋巴结。

（4）上腹部：肝左叶、胃幽门端、十二指肠、胰头和胰体、大网膜、横结肠、腹主动脉。

（5）中腹部（脐部）：大网膜、下垂的胃或横结肠、十二指肠下部、空肠和回肠、输尿管、腹主动脉、肠系膜及淋巴结。

（6）下腹部：回肠、输尿管、乙状结肠、胀大的膀胱、增大的子宫。

（7）右上腹部（右季肋部）：肝右叶、胆囊、部分十二指肠、结肠肝曲、右肾上腺、右肾。

（8）右侧腹部（右腰部）：升结肠、空肠、部分十二指肠、右肾下部。

（9）右下腹部（右髂部）：盲肠、阑尾、回肠下端、淋巴结、女性右侧卵巢及输卵管、男性右侧精索。

2. 四区法　以脐为中点，画一水平线与垂直线，将腹部分为左上腹部、左下腹部、右上腹部、右下腹部四区。各区脏器分布及各区命各如下（图8－3、图8－4）。此法简单，但腹部病变定位不很准确，故临床常用分区较细、定位准确的九区法。

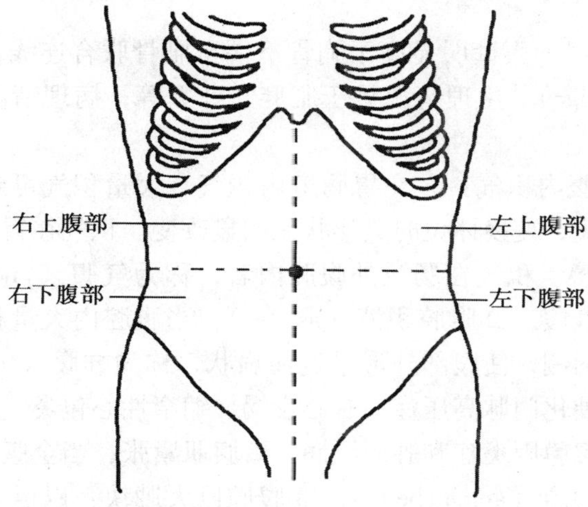

图8－3　腹部体表四区法分区示意图

二、视诊

腹部视诊时，室内要温暖，患者应取仰卧位，暴露全腹，医师站在患者右侧，一般自上而下按一定顺序全面视诊。有时为发现腹部外形异常，可略微以不同角度仔细视诊。光线应充足适宜，因灯光下不易辨别皮肤黄染等变化，故以自然光线为佳。当观察腹部体表蠕动

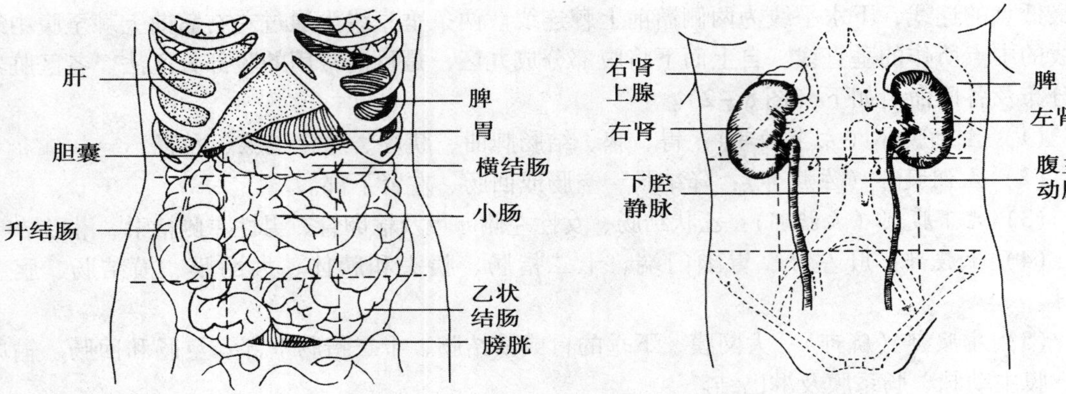

图 8-4 腹部脏器位置分布图

波、脏器轮廓、搏动及包块时，以侧面光线为宜。

腹部视诊的主要内容包括：腹部外形、呼吸运动、腹壁静脉、皮疹、疝和腹纹、胃肠型及蠕动波等。

(一) 腹部外形

正常成人仰卧时，腹部外形对称，前腹壁大致与自胸骨下端到耻骨联合的连线相平，称为腹部平坦。前腹壁稍内凹或低于此线者，称为腹部低平，常见于消瘦者。前腹壁圆凸或稍高于此线者，称为腹部饱满，见于小儿及肥胖者。上述均属正常范围。但若腹部明显膨隆或凹陷者则有病理意义。

1. 腹部膨隆 仰卧时前腹壁明显高于胸骨下端至耻骨联合连线，外形呈凸起状，称为腹部膨隆（abdominal bulge）。生理情况见于肥胖、妊娠等；病理情况下由于病因不同又分为全腹膨隆和局部膨隆。

(1) 全腹膨隆：①腹内积气：多在胃肠道内积气，大量积气可致全腹膨隆，腹部呈球形，两侧腰部膨出不明显，变换体位时其形状无明显改变。积气在胃肠道内者，见于各种原因所致的肠梗阻或肠麻痹。积气在肠道外腹腔内者，称为气腹（pneumoperitoneum），见于胃肠穿孔或治疗性人工气腹。②腹腔积液（ascites）：当腹腔内大量积液时，在仰卧位液体因重力作用下沉于腹腔两侧，使腹部外形呈宽而扁状，称为蛙腹（frog belly）。坐位时下腹部明显膨出。常见于肝硬化门脉高压症、右心衰竭、缩窄性心包炎、肾病综合征、结核性腹膜炎、腹膜转移癌等。腹膜因炎症和肿瘤浸润，致腹肌紧张，当全腹膨隆时脐部较突出，腹形常呈尖凸状，也称为尖腹（apical belly）。③腹腔巨大肿块：以巨大卵巢囊肿最常见，腹部呈球形膨隆而以囊肿部位较明显。当全腹膨隆时，为观察其程度和变化，需定期在同等条件下测量腹围以资比较。方法：嘱病人排尿后平卧，用软尺在脐水平绕腹一周，测得的周长即为腹围（abdominal perimeter），以厘米计。

(2) 局部膨隆：局部腹膨隆常因炎性包块、胃肠胀气、脏器肿大、腹内肿瘤、腹壁肿瘤和疝等所致。视诊时应注意膨隆的部位、外形，有无搏动，是否随呼吸运动或体位改变而移位。

左上腹膨隆见于脾肿大、巨结肠或结肠脾曲肿瘤。上腹部膨隆见于肝左叶肿大、胃扩张、胃癌、胰腺囊肿或肿瘤。右上腹膨隆见于肝肿大（淤血、脓肿、肿瘤）、胆囊肿大及结肠肝曲肿瘤。腰部膨出见于患侧大量肾盂积水或积脓、多囊肾、巨大肾上腺瘤。中腹部膨隆见于腹部炎性包块（如结核性腹膜炎引起的肠粘连）、脐疝等。左下腹部膨隆见于降结肠肿瘤、干结粪块（灌肠后消失）。下腹部膨隆多见于妊娠、子宫肌瘤等所致的子宫增大、卵巢囊肿、尿潴留等。尿潴留时排尿或导尿后膨隆消失。右下腹部膨隆见于阑尾周围脓肿、回盲部结核或肿瘤、克罗恩病（Crohn disease）等。

局部膨隆呈长形者，多见于肠梗阻、肠扭转、肠套叠和巨结肠症等所致的肠道病变；呈圆形者，常见于炎性包块（有压痛且边缘不规则）、囊肿或肿瘤；膨隆伴搏动可为动脉瘤，也可能由压在动脉上的肿大脏器或肿块传导其搏动；膨隆随呼吸移动，多为膈下脏器或其肿块；膨隆随体位改变而移位明显者，可能为卵巢囊肿等带蒂的肿块、游走肿大的脾或肾、肠系膜或大网膜上的肿块。腹膜后脏器肿块，一般不随体位改变而移位。腹压增加时出现局部膨隆，而卧位或腹压减低后消失者，见于腹股沟、脐、手术瘢痕等部位的疝。

为鉴别局部肿块是位于腹壁上还是腹腔内，可嘱患者双手托头枕部，从仰卧位作起坐动作，使腹壁肌肉紧张，如肿块被紧张的腹肌托起而更为明显，提示在腹壁上，如肿块被紧张的腹肌所遮盖，而变得不清楚或消失，提示在腹腔内。

2. 腹部凹陷 仰卧时前腹壁明显低于胸骨下端至耻骨联合的连线，称为腹部凹陷（abdominal retraction）。根据凹陷的范围分全腹凹陷和局部凹陷两种。

（1）全腹凹陷：常见于严重脱水、明显消瘦及恶病质等。严重者前腹壁几乎贴近脊柱，肋弓、髂嵴和耻骨联合尤为显露，全腹呈舟状，称为舟状腹（scaphoid abdomen），见于恶性肿瘤、结核、糖尿病、神经性厌食及甲状腺功能亢进症等慢性消耗性疾病的晚期。弥漫性腹膜炎的早期因腹肌痉挛性收缩，膈疝时腹内脏器进入胸腔，均使全腹凹陷。全腹凹陷在吸气时出现，见于上呼吸道梗阻和膈肌麻痹。

（2）局部凹陷：不多见，可由腹壁瘢痕收缩引起。

（二）呼吸运动

儿童和成年男性以腹式呼吸为主，而成年女性则以胸式呼吸为主。腹式呼吸减弱见于急性腹痛、腹膜炎、腹水、腹内巨大肿块或妊娠。腹式呼吸消失见于消化性溃疡穿孔所致急性腹膜炎或膈肌麻痹等。腹式呼吸增强较少见，常由肺部或胸膜疾病等使胸式呼吸受限所致。

（三）腹壁

1. 腹壁静脉 正常时腹壁静脉一般不显露。较瘦者或皮肤较薄而松弛的老年人，有时隐约可见腹壁静脉显露，但不迂曲，呈较直的条纹，仍属正常。当门静脉循环障碍或上下腔静脉回流受阻导致侧支循环形成时，则腹壁静脉呈现扩张、迂曲状态，称为腹壁静脉曲张（engorged veins in the abdominal wall）。检查腹壁曲张静脉的血流方向，有利于鉴别静脉阻塞的部位。

鉴别血流方向的方法：选择一段没有分支的腹壁静脉，医师将右手示指和中指并拢压在该段静脉上，然后用一手指紧压并向外移动，挤出静脉中的血液，到一定距离时放松该手指，另一手指仍紧压不动，观察挤空的静脉是否快速充盈，如迅速充盈，则血流方向是从放松手指端流向紧压的手指端。再用同法放松另一手指，观察血流方向（图 8-5）。

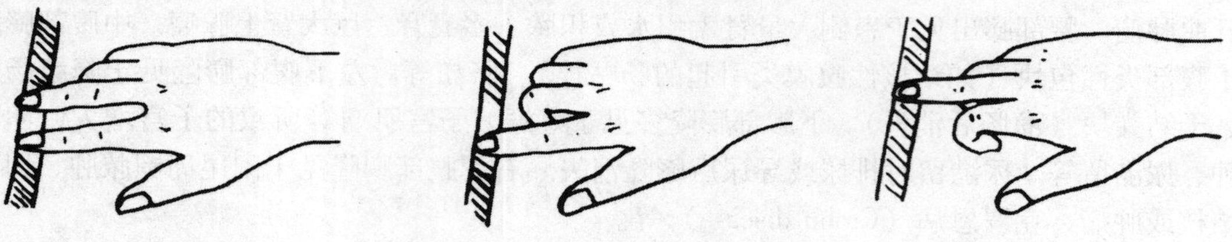

图 8-5 鉴别静脉血流方向示意图

A：医师用中指、示指并拢紧压曲张的静脉，中指向上移动挤出血液；B：放松中指，静脉不充盈，说明血流方向是自下而上，反之如静脉充盈，说明血流方向是自上而下；C：如重复 A 检查法，放松示指，静脉充盈快，说明血流方向是自下而上

正常时脐水平线以上的腹壁静脉血流自下而上经胸壁静脉和腋静脉而进入上腔静脉，脐水平线以下的腹壁静脉血流自上而下经大隐静脉而进入下腔静脉。门静脉阻塞有门脉高压（portal hypertension）形成侧支循环时，腹壁曲张的浅静脉以脐为中心向周围伸展，血流方向是从脐静脉（此时出生后胚胎时脐静脉闭塞而形成的肝圆韧带再通）经脐孔进入腹壁曲张的浅静脉流向四方（图 8-6A）。上腔静脉阻塞时，上腹壁或胸壁曲张的浅静脉，血流转向下方进入下腔静脉（图 8-6B）。下腔静脉阻塞时，曲张的浅静脉多分布在腹壁的两侧，有时在股外侧及臀部，脐以下的腹壁浅静脉血流方向转向上方进入上腔静脉（图 8-6C）。

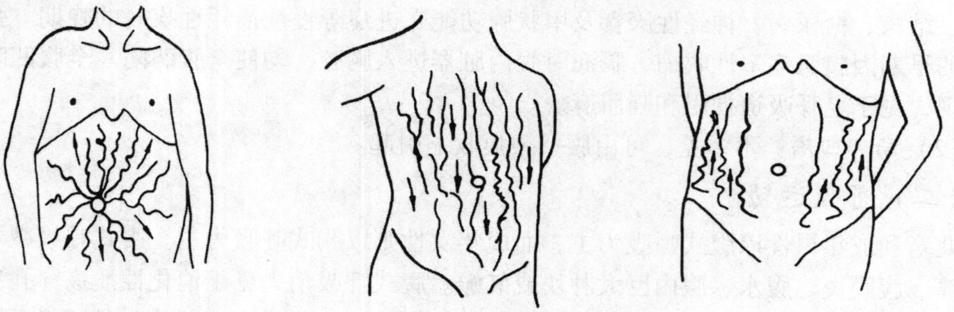

图 8-6 腹壁静脉曲张

A：门静脉受阻时，曲张静脉的血流方向正常；B：上腔静脉受阻时，曲张静脉血流向下；C：下腔静脉受阻时，曲张静脉血流向上

2. 皮肤改变

（1）皮疹：发疹性高热疾病或某些传染病及药物过敏等常引起充血性或出血性皮疹。如伤寒的玫瑰疹，最早而且常仅出现于上腹部皮肤。疱疹局限在一侧的肋间、腹部或腰部且沿脊神经走行分布，常提示带状疱疹。

（2）腹纹（abdominal marking）：白纹因长期腹部膨胀，使腹壁真皮层的结缔组织张力增高而断裂，使之呈银白色。多分布于下腹部和髂部，见于经产妇（又称妊娠纹）、过度肥胖者和曾患腹水者。紫纹（purplish striae）因皮质激素引起蛋白质分解增强和被迅速沉积的皮下脂肪膨胀所致，紫纹处的真皮萎缩变薄，其上覆盖一层薄薄的表皮，加之此处皮下毛细血管网丰富，红细胞较多，故呈紫色条纹。常分布于下腹部和臀部，亦可见于肩背部或股外侧，是皮质醇增多症的常见征象。

3. 脐的状态 正常时脐与腹壁相平或稍凹陷。脐稍凸出见于少年或腹壁菲薄者；脐明显凸出见于高度腹胀或大量腹水时；当腹内压显著增加并有脐组织薄弱时，脐部膨出形成脐疝（umbilical hernia）。脐深凹见于腹壁脂肪厚者；当有粘连性结核性腹膜炎时脐内陷；脐内陷，分泌物呈浆液性或脓性，有臭味，多为炎症所致。脐有分泌物呈水样，有尿臊味，是脐尿管未闭征象；脐部溃烂，可能为化脓性或结核性感染所致；脐部溃疡如果坚硬、固定而凸出，多为癌性；脐部皮肤变蓝色，见于腹壁或腹腔内出血。

4. 疝 任何脏器或组织离开了原来的部位，经人体正常或不正常的薄弱点或缺损、空隙进入另一部位即为疝（hernia）。腹部疝可分为腹外疝和腹内疝两大类，以腹外疝多见。腹外疝是腹腔内容物经腹壁或骨盆薄弱点或孔隙向体表突出而形成。如脐疝多见于大量腹水者、经产妇或婴幼儿；股疝（femoral hernia）位于腹股沟韧带中部，女性多见；腹股沟斜疝（indirect inguinal hernia）则偏于内侧，男性斜疝可下降至阴囊；手术瘢痕愈合不良者可有切口疝；先天性双侧腹直肌闭合不良可有白线疝；疝嵌顿可引起急性腹痛。因疝在直立位或用力咳嗽时明显，仰卧时可缩小或消失，所以必要时可嘱病人变换体位或咳嗽时再行检查。腹内疝是由脏器或组织进入腹腔内的间隙囊内而形成，如网膜孔疝，较少见。

5. 蠕动波 胃肠蠕动过程中呈现出波浪式运动，称为蠕动波（peristalsis）。当胃肠道发生梗阻时，梗阻近端的胃或肠段饱满而隆起，可显出各自的轮廓，称胃型或肠型（gastral or intestinal pattern）。正常人腹部一般看不到蠕动波及胃型和肠型，有时在腹壁菲薄或松弛的老年人、极度消瘦者或经产妇可能见到。幽门梗阻时，因胃的蠕动增强（除腹壁过度肥厚者外），可见到较大的胃蠕动波自左肋缘下向右缓慢推进，即为正蠕动波。有时还可见到自右向左运行的逆蠕动波。脐部出现肠蠕动波见于小肠梗阻。严重梗阻时，脐部可见横行排列呈多层梯形的肠型和较大肠蠕动波。结肠梗阻时，宽大的肠型多出现于腹壁周边，同时盲肠多胀大呈球形。观察蠕动波时，需选择适当角度，也可用手轻拍腹壁诱发后察看。

6. 上腹部搏动 上腹部搏动（epigastric pulsation）大多由腹主动脉搏动传导而致，正常时见于较瘦者。病理情况下，上腹部明显搏动见于腹主动脉或其分支的动脉瘤及肝血管瘤。右心室增大时，上腹部于吸气时可见明显搏动。严重三尖瓣关闭不全时，在上腹部可见淤血肿大的肝脏搏动。

三、触诊

触诊是腹部检查最主要的方法，它不仅可以进一步确定视诊所见，补充未见的体征，还可为叩诊、听诊提示重点。

（一）触诊方法及注意事项

触诊时患者一般取仰卧位，头垫低枕，双手自然平放于躯干两侧，双腿屈曲并稍分开，使腹肌松弛，嘱患者张口缓慢做腹式呼吸，使膈下脏器上下移动以便检查。肝脏、脾脏触诊时，还可分别采取左、右侧卧位；肾脏触诊时可取坐位或立位；触诊腹部肿瘤时可取肘膝位。医师应位于患者右侧，面对患者，前臂与腹部表面在同一水平。触诊时指甲剪短，手要温暖，动作轻柔，由浅入深，先从健康部位开始，逐渐移向病痛区。一般自左下腹部开始逆时针方向顺序对腹部各区仔细进行触诊，边触诊边观察患者的反应与表情，以进行比较。对精神紧张或有痛苦者，可采取边触诊边与患者交谈的方式，转移其注意力以减少腹肌紧张。

触诊方法见第二篇第三章基本检查法。

（二）触诊内容

1. 腹壁紧张度（abdominal wall tensity） 正常人腹壁触之柔软，有一定张力，但较易压陷，称腹壁柔软。正常时某些人因怕痒等引起腹肌自主性痉挛，称肌卫增强，可在诱导或转移注意力后消失。某些病理情况可使全腹或局部腹壁紧张度增加或减弱。

（1）*腹壁紧张度增加*：全腹壁紧张度增加常见以下情况：①急性胃肠穿孔或实质脏器破裂所致急性弥漫性腹膜炎，因炎症刺激腹膜引起腹肌反射性痉挛，腹壁常有明显紧张，甚至强直硬如木板，称为板状强直（board - like rigidity）。②结核性腹膜炎时，因炎症发展缓慢，对腹膜刺激不强，且有腹膜增厚，肠管和肠系膜粘连，故全腹紧张，触之犹如揉面的柔韧之感，不易压陷，称为面团感（dough sensation）或揉面感。面团感还见于癌性腹膜炎。③肠胀气、腹内大量腹水者，因腹腔内容物增加，触诊腹壁张力较大，但无腹肌痉挛和压痛。

局部腹壁紧张见于该处脏器的炎症累及腹膜所致，如急性胰腺炎出现上腹或左上腹壁紧张，急性胆囊炎可出现右上腹壁紧张，急性阑尾炎常出现右下腹壁紧张。

（2）*腹壁紧张度减低*：触诊腹壁松软无力，失去弹性，为腹壁紧张度降低。全腹紧张度减低见于经产妇、体弱的老年人、慢性消耗性疾病及大量腹水放出后的患者。全腹紧张度消失见于重症肌无力和脊髓损伤所致腹肌瘫痪。局部腹壁紧张度减低不多见，可由局部的腹肌瘫痪或缺损而致。

2. 压痛及反跳痛 正常腹部无压痛及反跳痛，重按时仅有压迫感。触诊时，由浅入深进行按压，如发生疼痛，称为压痛（tenderness）。在检查到压痛后，手指稍停片刻，使压痛感趋于稳定，然后将手突然抬起，此时如患者感觉腹痛骤然加剧，并有痛苦表情，称为反跳痛（rebound tenderness）。反跳痛的出现，提示炎症已累及到腹膜壁层，当突然松手时腹膜被牵拉引起疼痛。腹壁紧张，同时伴有压痛和反跳痛，称为腹膜刺激征（peritoneal irritation sign），是急性腹膜炎的重要体征。压痛多由腹壁或腹腔内病变所致。如腹部触痛在抓捏腹壁或仰卧起坐时明显，多考虑较表浅的腹壁病变，否则多为腹腔内病变。腹腔内的病变常因脏器的炎症、结石、淤血、破裂、扭转、肿瘤等病变所致，其压痛部位及临床意义需结合腹部各区组织脏器及疼痛性质来考虑。压痛局限某一部位时，称为压痛点。某些疾病常有位置较固定的压痛点，如：①阑尾点，又称麦氏（Mc Burney）点，位于右髂前上棘与脐连线外

1/3 与中 1/3 交界处，阑尾病变时此处有压痛；②胆囊点，位于右侧腹直肌外缘与肋弓交界处，胆囊病变时此处有明显压痛。腹部常见疾病压痛点的位置见图8－7。

3. 液波震颤　检查时患者仰卧，医师用手掌面贴于患者腹壁一侧，以另一手并拢屈曲的四指指端迅速叩击腹壁另一侧，如腹腔内有大量游离液体（3000ml 以上）时，贴于腹壁的手掌就可感到液波的冲击，称为液波震颤（fluid thrill）或波动感（fluctuation）。为防止腹壁震动造成的错觉，可让另一人将手掌尺侧缘轻压于患者脐部腹中线上，即可阻止腹壁震动的传导（图8－8）。

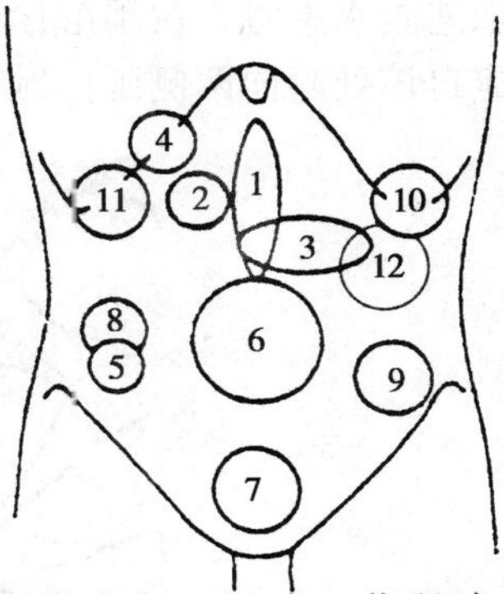

1. 胃炎或溃疡　2. 十二指肠溃疡　3. 胰腺炎或肿瘤　4. 胆囊　5. 阑尾炎　6. 小肠疾病　7. 膀胱及子宫病变　8. 回盲部炎症、结核　9. 乙状结肠炎症或肿瘤　10. 或结肠脾曲病变　11. 肝或结肠肝曲病变　12. 胰腺炎的腰部压痛点(背面)

图8－7　腹部常见疾病的压痛点

4. 腹内器官触诊

（1）肝脏触诊：检查时患者取仰卧位，双腿稍屈曲，使腹壁松弛，腹壁软薄者或肝下缘较表浅易触时，常用右手单手触诊。医师位于患者右侧，将右手掌平放于患者右侧腹壁上，腕关节自然伸直，四指并拢，掌指关节伸直，以示指前端的桡侧或示指与中指指端对着肋缘，自髂前上棘连线水平、右侧腹直肌外侧开始自下而上，逐渐向右季肋缘移动。嘱患者作慢而深的腹式呼吸运动，触诊的手应与呼吸运动紧密配合。随患者吸气，右手在继续施压中随腹壁隆起抬高，但上抬速度要慢于腹壁的隆起，并向季肋缘方向触探肝缘。呼气时，腹壁松弛并下陷，触诊手应及时向腹深部按压，如肝脏肿大，则可触及肝下缘从手指端滑过。若未触及，则反复进行，直至触及肝脏或肋缘。

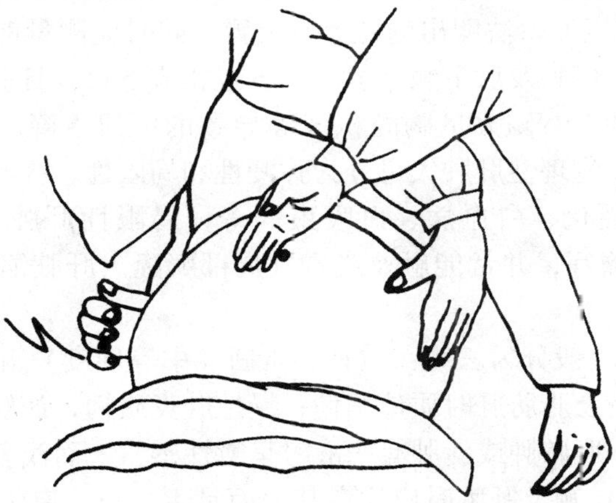

图8－8　液波震颤检查法

为提高触诊效果，可用双手触诊法。医师右手位置同单手触诊法，用左手掌托住患者右后腰，左手拇指张开置于右肋缘，在吸气的同时，左手向前推，使肝下缘紧贴前腹壁下移，并限制右下胸扩张，以增加膈肌下移的幅度，如此，随吸气下移的肝下缘就更易碰到迎触的右手指（图8-9）。用上述方法，还应在腹中线上由脐平面到剑突区域（肝左叶）进行触诊。如遇腹水患者，双手触诊不能触及肝脏时，也可用沉浮触诊法。在腹部某处触及肝下缘后，应自该处起向两侧延伸触诊，以了解整个肝脏和全部肝下缘的情况。

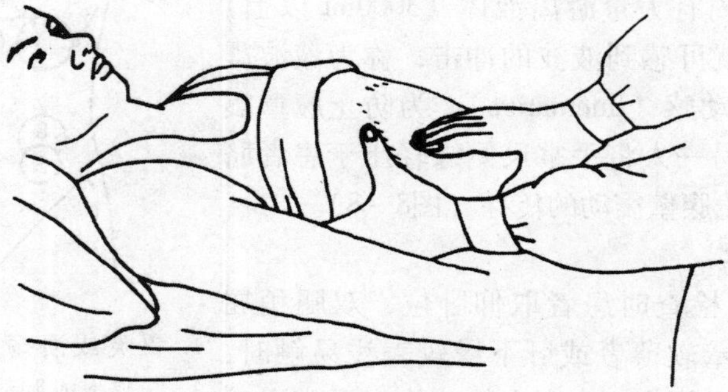

图8-9 肝脏触诊法

正常成人的肝脏一般触不到，但腹壁松弛的瘦者于深吸气时可触及肝下缘，多在肋弓下1cm以内，剑突下如能触及肝左叶，多在3cm以内。2岁以下小儿的肝脏相对较大，易触及。正常肝脏质地柔软，边缘较薄，表面光滑，无压痛和叩击痛。触及肝脏后，应详细描述以下几点。

1）大小：记录肝脏大小，一般在平静呼吸时，测量右锁骨中线肋下缘至肝下缘垂直距离（以厘米计），并注明以叩诊法叩出的肝上界位置。同时应测量前正中线剑突下至肝下缘垂直距离。肝脏下移时，可触及肝下缘，但肝上界也相应下移，且肝上下径正常，见于腹壁松弛、内脏下垂、肺气肿、右侧大量胸腔积液等导致的膈肌下降。肝肿大（hepatomegaly）时，肝上界正常或升高。病理性肝肿大可分为弥漫性和局限性。弥漫性肝肿大见于肝炎、脂肪肝、肝淤血、早期肝硬化、白血病、血吸虫病等；局限性肝肿大见于肝脓肿、肝囊肿（包括肝包虫病）、肝肿瘤等，并常能触及或看到局部膨隆。肝脏缩小见于急性和亚急性肝坏死、晚期肝硬化。

2）质地：肝脏质地一般分为三级：质软、质韧（中等硬度）和质硬。正常肝脏质地柔软，如触口唇；急性肝炎及脂肪肝时质地稍韧；慢性肝炎质韧，如触鼻尖；肝硬化质硬，肝癌质地最硬，如触前额。肝脓肿或囊肿有积液时呈囊性感，大而浅者可能触到波动感。

3）表面形态及边缘：触及肝脏时应注意其表面是否光滑，有无结节，边缘是否整齐及厚薄。正常肝脏表面光滑，边缘整齐且厚薄一致。肝炎、脂肪肝、肝淤血表面光滑，边缘圆钝；肝硬化表面不光滑，呈结节状，边缘不整齐且较薄；肝癌、多囊肝表面不光滑，呈不均匀的粗大结节状，边缘厚薄也不一致；巨块型肝癌、肝脓肿及肝包虫病表面呈大块状隆起。

4）压痛：正常肝脏无压痛。当肝包膜有炎性反应或因肝肿大被绷紧，则肝有压痛。急性肝炎、肝淤血时常有弥漫性轻度压痛；较表浅的肝脓肿有局限性剧烈的压痛。

5）搏动：正常肝脏触不到搏动。由炎症、肿瘤等引起的肝肿大未压迫到腹主动脉或右心室增大未向下推压肝脏时，也触不到搏动。如果触到肝脏搏动，应鉴别是肝脏本身的扩张性搏动还是传导性搏动。医师将右手放于肝前面，左手放于肝后面（或右外表面），嘱患者暂停呼吸，即可感到肝脏呈开合样搏动，则为肝脏本身的扩张性搏动，见于三尖瓣关闭不全。因右心室收缩期搏动随血液返流到右心房、下腔静脉而传导至肝脏，使其呈扩张性搏动。如仅右手被推向上，左手无感觉，则为传导性搏动，见于肝肿大压在腹主动脉上（向前搏动）和右心室增大（向下搏动）。当右心衰竭引起肝淤血肿大时，用手压迫肝脏可使颈静脉怒张更明显，称肝－颈静脉反流征阳性。

6）肝区摩擦感：需用触诊法检查，嘱患者作腹式呼吸运动，医师将右手掌面轻贴于肝区，正常时掌下无摩擦感，肝周围炎时因其表面与邻近腹膜有炎性渗出物而变得粗糙，两者相互摩擦产生震动可用手触知，为肝区摩擦感。如用听诊器听到时，为肝区摩擦音。

由于肝脏病变性质不同，物理性状也各异，故触诊时需逐项仔细检查，以了解肝脏下缘的位置、表面、质地、边缘及搏动等，综合判断其临床意义。如急性肝炎时肝脏可轻度肿大，质稍韧，表面光滑，边缘钝，有压痛。慢性肝炎时肝脏肿大较明显，质韧或稍硬，压痛较轻。肝硬化早期肝常肿大，晚期则缩小变硬，表面呈结节状，边缘较薄，无压痛。肝癌时肝脏逐渐肿大，质坚硬如石，表面呈大小不等的结节状或巨块状，高低不平，边缘不整，压痛明显。脂肪肝所致肝肿大，质软或稍韧，表面光滑，无压痛。肝淤血时肝脏可明显肿大，质韧，表面光滑，边缘圆钝，有压痛，以肝－颈静脉反流征阳性为其特征。

（2）*胆囊触诊*：触诊法与肝脏触诊相同。正常胆囊不能触及。胆囊肿大（gallbladder enlargement）时，在右肋下腹直肌外缘处可触及一梨形或卵圆形、张力较高、随呼吸而上下移动的肿块，其质地和压痛视病变性质而定。如急性胆囊炎因胆囊渗出物潴留所致胆囊肿大，呈囊性感，有明显压痛；壶腹周围癌等因胆总管阻塞，胆汁大量潴留所致胆囊肿大，呈囊性感而无压痛；胆囊结石或胆囊癌因胆囊内有大量结石或癌肿所致胆囊肿大，有实体感。胆囊触痛检查法：医师将左手掌平放于患者右胸下部，先以左手拇指指腹用适度压力勾压右肋下部胆囊点处，然后嘱患者缓慢深吸气（图 8－10）。在深吸气时发炎的胆囊下移时碰到用力按压的拇指引起疼痛，患者因疼痛而突然屏气，为墨菲征（Murphy sign）阳性，又称胆囊触痛征，见于急性胆囊炎。此检查法对于未明显肿大到肋缘以下的胆囊炎，不能触及胆囊时更有意义。在胰头癌压迫胆总管导致阻塞，出现黄疸进行性加深，胆囊显著肿大，但无压痛，称为库瓦西耶征（Courvoisier sign）阳性，又称无痛性胆囊增大征阳性。当胆总管结石导致阻塞，因胆囊常有慢性炎症，囊壁因纤维化而皱缩，且与周围组织粘连而失去移动性，虽然黄疸明显，但胆囊常不肿大。

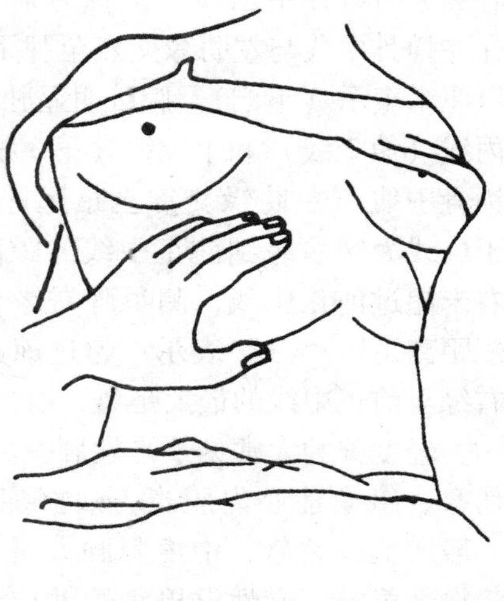

图 8－10　墨菲征检查法

（3）*脾脏触诊*：正常脾脏不能触及。内脏下垂、左侧大量胸腔积液或积气时，膈肌下降，使脾向下移而可触及。除此之外能触及脾脏，则提示脾肿大（splenomegaly）。脾脏明显肿大而位置较表浅时，用单手浅部触诊即可触及。如肿大的脾脏位置较深，则用双手触诊法进行检查。患者仰卧，双腿稍屈曲，医师左手绕过患者腹部前方，手掌置于患者左腰部第7～10肋处，将脾从后向前托起。右手掌平放于上腹部，与肋弓成垂直方向，以稍弯曲的手指末端轻压向腹部深处，随病人腹式呼吸运动，由下向上逐渐移近左肋弓，直到触及脾缘或左肋缘（图8－11）。脾脏轻度肿大而仰卧位不易触及时，可嘱患者改换右侧卧位，患者右下肢伸直，左下肢屈髋、屈膝，用双手触诊较易触及。触及脾脏后应注意其大小、质地、表面形态、有无压痛及摩擦感等。

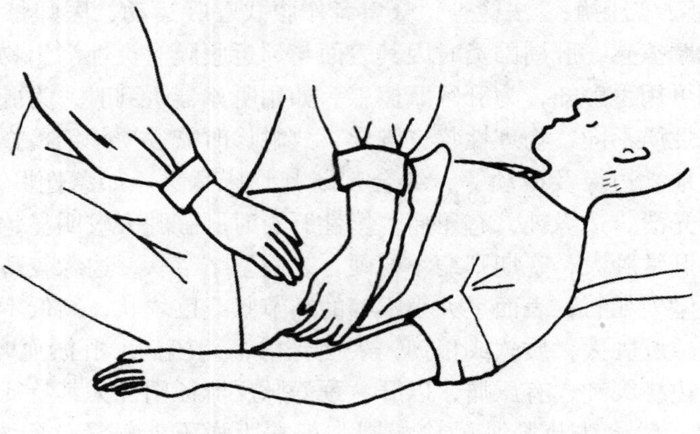

图8－11 脾脏触诊法

临床上常将脾肿大分为三度：深吸气时脾脏在肋下不超过3cm者为轻度肿大；超过3cm但在脐水平线以上，为中度肿大；超过脐水平线或前正中线为高度肿大，又称巨脾。中度以上脾肿大时其右缘常可触及脾切迹，这一特征可与左肋下其他包块相区别。

脾肿大的测量方法如下（图8－12）：当轻度脾肿大时只作甲乙线（又称为第1线）测量，即在左锁骨中线与左肋缘交点至脾下缘的垂直距离，以厘米表示（下同）。脾脏明显肿大时，应加测甲丙线（第2线）和丁戊线（第3线）。甲丙线为左锁骨中线与左肋缘交点至最远脾尖之间的距离。丁戊线为脾右缘到前正中线的距离，如脾肿大向右未超过前正中线，测量脾右缘至前正中线的最短距离，以“－”表示；超过前正中线则测量脾右缘至前正中线的最大距离，以“＋”表示。

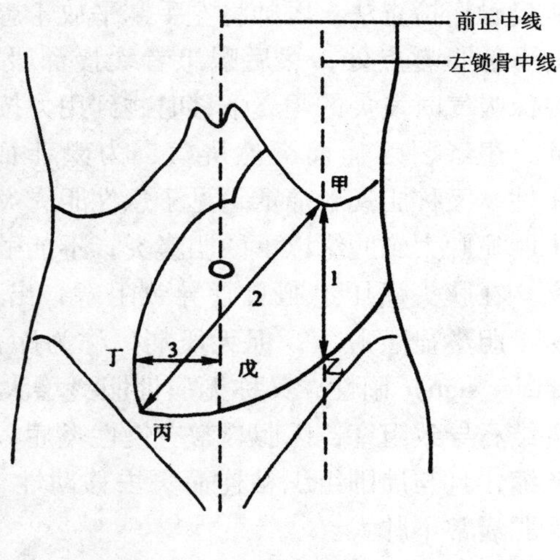

图8－12 脾肿大测量方法

轻度脾肿大常见于慢性肝炎、粟粒型肺结核、伤寒、感染性心内膜炎、败血症和急性疟疾等，一般质地较柔软；中度脾肿大见于肝硬化、慢性溶血性黄疸、慢性淋巴细胞性白血病、系统性红斑狼疮及淋巴瘤等，一般质地较硬；高度脾肿大，表面光滑者见于慢性粒细胞性白血病、慢性疟疾等，表面不平而有结节者见于淋巴瘤等。脾囊肿时，表面有囊性肿物。脾脓肿、脾梗死和脾周围炎时，由于脾包膜常有纤维素性渗出物，并累及腹膜壁层，故可触到摩擦感且压痛明显。

（4）肾脏触诊：肾脏触诊常用双手触诊法。患者可取仰卧位或立位。仰卧触诊右肾时，嘱患者双腿屈曲并作较深的腹式呼吸。医师位于患者右侧，将左手掌放在其右后腰部向上托（触诊左肾时，左手绕过患者前方托住左后腰部），右手掌平放于被检侧季肋部，以微弯的手指指端放在肋弓下方，随患者呼气，右手逐渐深压向后腹壁，与在后腰部向上托起的左手试图接近，双手夹触肾。如未触及肾脏，应让患者深吸气，此时随吸气下移的肾脏可能滑入双手之间被触知。如能触及肾脏大部分，则可将其在两手间夹住，同时患者常有类似恶心或酸痛的不适感。有时只能触及光滑、圆钝的肾下极，它常从触诊的手中滑出（图 8 – 13）。

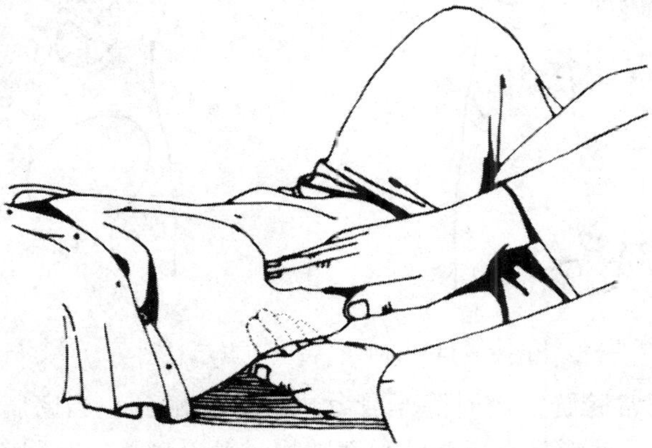

图 8 – 13　肾脏双手触诊示意图

若患者腹壁较厚或配合不当，以致右手难以压向后腹壁时，可采用反击触诊法。即在患者吸气时，用左手手指向右手的方向有节律地冲击后腰部，如肾脏下移至两手之间时，右手则有被顶举之感（也可相反地用右手指向左手方向作冲击动作）。检查左肾时，也可位于患者左侧进行，左右手的位置和检查右肾时相反。如仰卧位未触及肾，还可嘱患者取坐位或立位，腹肌放松，医师位于患者侧面，双手前后配合触诊肾脏。在肾下垂或游走肾时，立位较易触到。

触及肾脏时应注意其大小、形状、质地、表面状态、敏感性和移动度等。正常肾脏表面光滑而圆钝，质地结实而富有弹性，有浮沉感。正常人肾脏一般不能触及，身材瘦长者有时可触及右肾下极。肾脏代偿性增大、肾下垂及游走肾常被触及。如在深吸气时能触及 1/2 以上的肾，即为肾下垂。肾脏明显下垂并能在腹腔各个方向移动时，称为游走肾。有时左肾下垂易误认为脾肿大，右肾下垂易误认为肝肿大，应注意鉴别。肾脏肿大见于肾盂积水或积脓、肾肿瘤及多囊肾等。肾盂积水或积脓时，其质地柔软，富有弹性，有波动感；肾肿瘤则质地坚硬，表面凹凸不平；多囊肾时，不规则增大的肾脏，有囊性感。

当肾脏和尿路疾病，尤其是炎性疾病时，可在一些部位出现压痛点（图 8 – 14）：①季肋点：在第 10 肋骨前端；②上输尿管点：在脐水平线上腹直肌外缘；③中输尿管点：在两侧髂前上棘水平腹直肌外缘，相当于输尿管第二狭窄处（入骨盆腔处）；④肋脊点：在背部脊柱与第12肋所成的夹角顶点，又称肋脊角（costovertebral angle）；⑤肋腰点：在第12肋与腰肌外缘的夹角顶点，又称肋腰角。季肋点压痛提示肾脏病变。输尿管有结石、化脓性或结核性炎症时，在上或中输尿管点出现压痛。肋脊点和肋腰点是肾脏一些炎症性疾病如肾盂肾炎、肾结核或肾脓肿等常出现压痛的部位。如炎症深隐于肾实质内，可无压痛而仅有叩击痛。

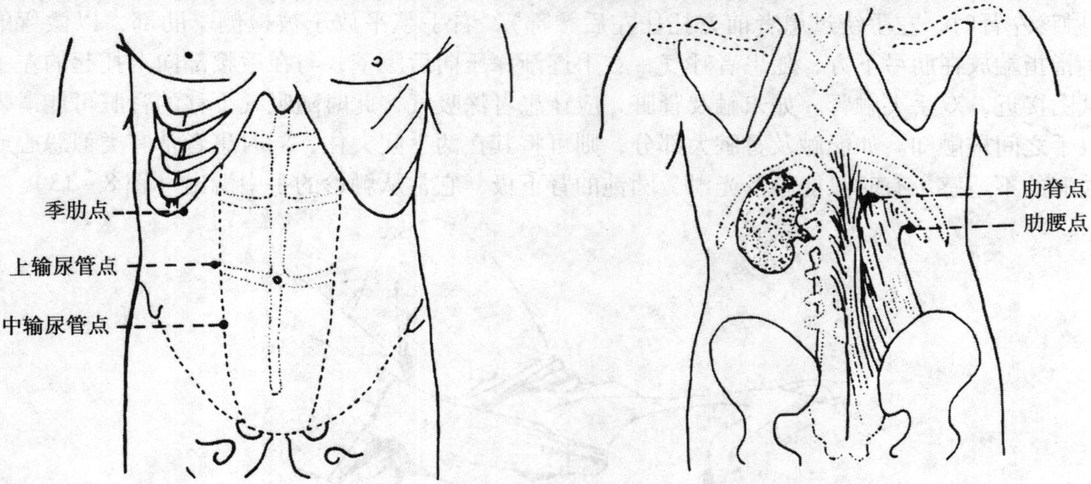

图8-14 肾脏疾病压痛点示意图

（5）*膀胱触诊*：正常膀胱空虚时隐于骨盆内，不易触到。当膀胱充盈胀大时，超出耻骨上缘，可在下腹部触及圆形具有压痛的弹性肿物。触诊膀胱一般用单手滑行触诊法。在患者仰卧屈膝情况下，医师位于其左侧，以右手自脐开始向耻骨方向触摸，触及包块后应详查其性质，以便鉴别其为膀胱、子宫或其他肿物。膀胱胀大多由积尿所致，呈扁圆形或圆形，触之有囊性感，不能被推移，按压并有尿意，排尿或导尿后缩小或消失。以此可与妊娠子宫、卵巢囊肿、直肠肿物等常见耻骨上区包块相鉴别。

膀胱胀大常见于尿道梗阻、脊髓病变所致的尿潴留，也见于昏迷、腰椎或骶椎麻醉后、手术后局部疼痛的患者。

（6）*胰腺触诊*：胰腺位于腹膜后，位置较深，横于上腹部相当于第1、2腰椎处，且正常胰腺质软，故不能触及。胰头约位于腹中线偏右，胰体、胰尾在腹中线左侧。胰腺病变的体征可出现于上腹部。在上腹中部或左上腹有横行带状压痛和腹壁紧张，并涉及左腰部，提示急性胰腺炎；如同时有左腰部皮下瘀血而发蓝，则提示急性出血性胰腺炎。上腹部触及质硬而无移动性肿物时，如为横行索条状，应考虑为慢性胰腺炎；如呈坚硬块状，表面似有结节不光滑，则可能为胰腺癌。在上腹部肝下缘或左季肋部触及囊性肿物，如果位置固定，表面光滑，无压痛，多为假性胰腺囊肿。胰头癌时，可出现库瓦西耶征阳性（即无痛性黄疸）。

5. 正常腹部可触到的脏器或组织 正常时除可触及瘦弱者和经产妇的右肾下缘及儿童的肝下缘外，尚可触及以下脏器，应与病理性包块区别。

（1）*腹直肌肌腹与腱划*：在腹肌发达者，于腹壁中上部可触及隆起、略呈圆形、较硬的腹直肌肌腹与其间横行凹沟的腱划，在前正中线两侧对称，位置较表浅，于抬头腹肌紧张时更明显，可与腹壁肿物及肝脏区别。

（2）腹主动脉：腹壁薄软者，在脐或偏左的深部，可触及搏动的腹主动脉，按压时可有微痛。

（3）腰椎椎体与骶骨岬：腹壁薄软及瘦弱者，在脐附近前正中线位常可触及第3～5腰椎椎体或骶骨岬，呈骨质硬度，自腹后壁向前突出，有时可触及腰椎上腹主动脉的搏动。易将其误认为后腹壁肿瘤。

（4）横结肠：正常较瘦者上腹部可触及，为一可移动中间稍向下弯曲的横条状物，光滑柔软，腊肠样粗细。当内脏显著下垂时，横结肠呈"U"字向下弯曲，可达脐部或以下。

（5）乙状结肠：正常乙状结肠用滑行触诊法常可触及，位于左下腹近腹股沟韧带处，呈光滑索条状，可向左右移动，而无压痛。当有干结粪块贮留时，可触及较粗索条状或类圆形包块，有轻度压痛，易误认为肿瘤。为鉴别可在肿块部位皮肤上做标志，隔日复查，如于排便或洗肠后包块移位或消失，即可明确。

（6）盲肠：部分较瘦者在右下腹麦氏点内侧稍上部位可触到盲肠。正常时触之如圆柱状，其下部为梨状扩大的盲端，表面光滑，稍能移动，无压痛。

6. 腹部包块（abdominal masses）　在腹部如触到上述脏器以外的包块，应视为异常，多有病理意义。包括肿大的脏器、炎性组织、肿大的淋巴结、囊肿，以及良性或恶性肿瘤等。当触及时必须注意以下几点：

（1）部位：腹部某部位包块，一般多源于该区脏器的病变。

（2）大小：应准确测量包块的纵径、横径和前后径，前后径难以测出时可粗略估计，然后以厘米表示，如3cm×5cm×2cm。明确大小以便进行动态观察。如肿块大小变异不定，甚至消失，则可能是痉挛、充气的肠襻所致。

（3）形态：应注意包块的形态，轮廓是否清楚，表面是否光滑，边缘是否规则，有无切迹等。如脾脏明显肿大时可有切迹；在右上腹触及边缘光滑的卵圆形包块，应考虑胆囊肿大。

（4）质地：实质性包块，质地可能柔软、中等硬或坚硬，见于炎症、结核和肿瘤。如为囊性，触之柔软，见于脓肿或囊肿等。

（5）压痛：炎性包块压痛明显，如肝炎、肝脓肿、阑尾周围脓肿。而肿瘤的压痛则轻微或不明显。

（6）搏动：触及腹正中线附近膨胀性搏动的包块时，应考虑腹主动脉或其分支的动脉瘤。而腹主动脉附近的包块，可因传导而触及搏动，应予鉴别。

（7）移动度：肝、胆囊、胃、脾、肾或其包块，可随呼吸而上下移动。肝和胆囊的移动度最大，不易用手固定。如肿块能用手推动者，可能源于胃、肠或肠系膜。游走肾、游走脾及带蒂的包块，移动范围广且距离大。局部脓肿或炎性包块及腹腔后肿瘤，一般不能移动。

（8）与邻近器官的关系：触及包块还应确定与邻近皮肤、腹壁和脏器的关系。如能将包块与皮肤单独捏起，表示该包块与腹内脏器组织无关。如该处皮肤不能捏起或反而出现牵缩性凹陷，表示该包块与腹壁之间有粘连。腹壁包块在患者从仰卧起坐时，触及仍清楚；如为腹腔内包块，则多不能触及。腹膜内位的包块，常可推动，较易触及；而腹膜后（外位）的包块，除明显肿大可触及外，一般因部位较深，不易触及，也不能推动。如包块与邻近组织粘连，不易推动，压痛明显，以炎症的可能性最大。如包块边界清楚，质地不坚，表面光滑，压痛不明显，移动度较大，可能为良性肿瘤；如包块边界模糊，质地坚硬，表面不平，移动度差，则多为恶性肿瘤。

四、叩诊

腹部叩诊的主要作用是借以了解某些脏器的大小和叩痛，胃与膀胱的扩大程度，胃肠道充气情况，腹腔内有无积液、积气和包块等。还可验证和补充视诊与触诊所得的结果。腹部叩诊可采用直接叩诊法和间接叩诊法，但一般常采用较为可靠的间接叩诊。

（一）腹部叩诊音

正常腹部除肝、脾所在部位叩诊呈浊音或实音外，其余部位均为鼓音。鼓音明显，范围增大，可见于胃肠高度胀气、胃肠穿孔所致气腹和人工气腹。肝、脾或其他实质性脏器极度肿大，腹腔内大量积液或肿瘤时，鼓音区缩小，病变部位可出现浊音或实音。

（二）肝脏及胆囊叩诊

以叩诊定肝上下界时，一般是沿右锁骨中线、右腋中线和右肩胛线，由肺区往下叩向腹部，当清音转为浊音时，即为肝上界，此处相当于被肺遮盖的肝顶部，故又称肝相对浊音界；再往下轻叩，由浊音转为实音时，此处肝脏不被肺遮盖，直接贴近胸壁，称肝绝对浊音界；继续往下叩，由实音转为鼓音处，即为肝下界。定肝下界时，也可由腹部鼓音区沿右锁骨中线或前正中线向上叩，当鼓音转为浊音处即是。由于肝下界与胃和结肠等重叠，很难叩准，故常用触诊或叩听诊法确定。一般叩得的肝下界比触得的肝下界约高 1～2cm，但肝缘若明显增厚，则叩诊和触诊结果较为接近。体型对肝脏位置有一定影响，均称型者正常肝上界在右锁骨中线上第 5 肋间，下界位于右季肋下缘。右锁骨中线上肝浊音区上下径之间的距离约为 9～11cm；在右腋中线上肝上界在第 7 肋间，下界相当于第 10 肋骨水平；在右肩胛线上，肝上界为第 10 肋间，下界不易叩出。瘦长型者肝上下界均可低一个肋间，矮胖型者则可高一个肋间。

病理情况下，肝浊音界向上移位见于右肺不张、右肺纤维化、气腹及鼓肠等；肝浊音界向下移位见于肺气肿、右侧张力性气胸等。肝浊音界扩大见于肝炎、肝脓肿、肝淤血、肝癌和多囊肝等；膈下脓肿时，因肝下移和膈升高，肝浊音界也扩大，但肝脏本身未增大；肝浊音界缩小见于急性肝坏死、晚期肝硬化和胃肠胀气等；肝浊音界消失代之以鼓音者，多因肝表面有气体覆盖所致，是急性胃肠穿孔的一个重要征象，亦可见于人工气腹、腹部大手术后数日内、间位结肠（结肠位于肝与膈之间）等。

肝区叩击痛对肝炎、肝脓肿有一定的诊断意义。

胆囊位于深处，且被肝脏覆盖，叩诊不能检查胆囊的大小，只能检查胆囊区有无叩击痛。胆囊区叩击痛是胆囊炎的重要体征。

（三）胃泡鼓音区

胃泡鼓音（Traube）区位于左前胸下部肋缘以上，呈半圆形，因胃底含气而形成，叩诊呈鼓音。其上界为膈及肺下缘，下界为肋弓，左界为脾脏，右界为肝左缘。正常时此区的大小与胃内含气量的多少有关，还受邻近器官和组织病变的影响。此区明显扩大见于幽门梗阻等；明显缩小见于左侧胸腔积液、心包积液、脾肿大及肝左叶肿大等；此区鼓音消失而转为实音常由胃内充满食物或液体所致，见于进食过多导致急性胃扩张或溺水者。

（四）脾脏叩诊

脾浊音区宜采用轻叩法，在左腋中线自上而下进行叩诊。正常脾浊音区在该线上第 9 ~ 11 肋间，宽约 4 ~ 7cm，前方不超过腋前线。脾浊音区缩小或消失见于左侧气胸、胃扩张及鼓肠等；脾浊音区扩大见于脾肿大。

（五）肾脏叩诊

主要检查肾脏有无叩击痛。正常时肾区无叩击痛。检查时，患者取坐位或侧卧位，医师以左手掌平放于患者肾区（肋脊角处），右手握拳用轻到中等力量叩击手背。在肾炎、肾盂肾炎、肾结石、肾周围炎及肾结核时，肾区常有不同程度的叩击痛。

（六）膀胱叩诊

在耻骨联合上方进行叩诊。膀胱空虚时，因小肠位于耻骨上方遮盖膀胱，故叩诊呈鼓音，叩不出膀胱的轮廓。膀胱充盈时，耻骨上方叩出圆形浊音区。妊娠的子宫、卵巢囊肿或子宫肌瘤等，该区叩诊也呈浊音，应予鉴别。腹水时，耻骨上方叩诊可呈浊音区，但此区的弧形上缘凹向脐部，而膀胱胀大的浊音区弧形上缘凸向脐部。排尿或导尿后复查，如为浊音区转为鼓音，即为尿潴留而致的膀胱胀大。

（七）腹水的检查

当腹腔内有较多游离液体（在 1000ml 以上）时，如患者仰卧位，液体因重力作用多积聚腹腔低处，含气的肠管漂浮其上，故叩诊腹中部呈鼓音，腹部两侧呈浊音；在患者侧卧位时，液体随之流动，叩诊上侧腹部转为鼓音，下侧腹部呈浊音。这种因体位不同而出现浊音区变动的现象，称移动性浊音（shifting dullness）。它是发现腹腔内有无积液的重要检查方法。如果腹水量少，用上述方法不能查出时，可嘱患者取肘膝位，使脐部处于最低位，由侧腹部向脐部叩诊，如由鼓音转为浊音，则提示有腹水的可能。也可让患者排空膀胱后取立位，自耻骨联合上缘向脐部叩诊，如下腹部积有液体，耻骨上方则呈浊音，浊音的上界呈一水平线，此水平线以上为浮动的肠管，故叩诊为鼓音。

巨大卵巢囊肿患者，腹部可出现大范围浊音，易误为腹水，其鉴别如下：①患者仰卧时，卵巢囊肿所致的浊音常位于腹中部，而鼓音在腹部两侧（因肠管被挤压至两侧所致），且浊音不呈移动性，与腹水相反（图8－15）；②尺压试验（ruler pressing test）：即患者仰卧时，医师将一硬尺横置于腹壁上，两手将尺下压，如尺发生节奏性跳动，则为卵巢囊肿（系由腹主动脉的搏动经囊肿传至硬尺所致）。如硬尺无此种跳动，则为腹水。

五、听诊

（一）肠鸣音

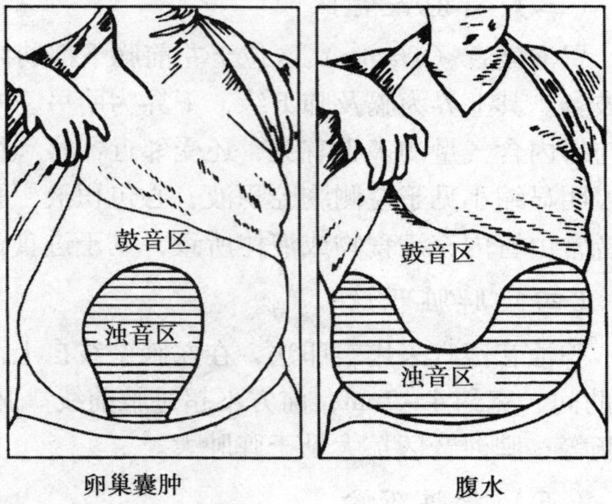

图 8－15　卵巢囊肿与腹水叩诊鉴别图

肠蠕动时，肠管内气体和液体随之而流动，产生一种断断续续的咕噜声（或气过水声），称为肠鸣音（gurgling sound）或肠蠕动音。正常时肠鸣音大约每分钟4～5次，在脐部听得最清楚。当肠蠕动增强，但音调不特别高亢，肠鸣音超过每分钟10次，称肠鸣音频繁，见于服泻药后、急性肠炎或胃肠道大出血等。如肠鸣音次数多，且呈响亮、高亢的金属音，称肠鸣音亢进，见于机械性肠梗阻，系由肠腔梗阻积气增多而扩大，肠壁被胀大变薄且极度紧张，与亢进的肠鸣音产生共鸣所致。肠鸣音明显少于正常，或3～5分钟以上才听到一次，称肠鸣音减弱或稀少，见于老年性便秘、电解质紊乱（低血钾）及胃肠动力低下等。如持续听诊3～5分钟未闻及肠鸣音，称肠鸣音消失或静腹，见于急性腹膜炎或各种原因所致的麻痹性肠梗阻。

（二）振水音

患者仰卧，医师用耳凑近患者上腹部或将听诊器体件放于此处，然后用稍弯曲的手指以冲击触诊法连续迅速冲击患者上腹部，如听到胃内液体与气体相撞击的声音，称为振水音（succussion splash）。也可用双手左右摇晃患者上腹部以闻及振水音。正常人餐后或饮入多量液体时，上腹部可出现振水音。但若在空腹或餐后6～8小时以上仍有此音，则提示胃内有液体潴留，见于胃扩张、幽门梗阻及胃液分泌过多等。

（三）血管杂音

正常腹部无血管杂音。腹部血管杂音对诊断某些疾病有一定价值。血管杂音有动脉性杂音和静脉性杂音。动脉性杂音常位于中腹部或腹部一侧。如在上腹部的两侧出现收缩期血管杂音，常提示肾动脉狭窄，见于年轻的高血压患者。左叶肝癌压迫肝动脉或腹主动脉时，亦可在包块部位闻及吹风样血管杂音。中腹部收缩期血管杂音提示腹主动脉瘤或腹主动脉狭窄，前者于该处触及搏动性包块，后者则搏动减弱，严重者触不到足背动脉搏动，下肢血压低于上肢。下腹两侧出现收缩期血管杂音，应考虑髂动脉狭窄。静脉性杂音为连续的嗡鸣音，无收缩期与舒张期性质。此音多于脐周或上腹部出现，尤其是在腹壁静脉显著曲张时，常提示肝硬化所致门静脉高压侧支循环的形成，压迫脾脏此嗡鸣音可增强。

（四）摩擦音

在肝周围炎、胆囊炎、脾梗死或脾周围炎等累及局部腹膜的情况下，于深吸气时，可在各相应部位听到摩擦音（friction sound）。

（五）搔弹音

听诊腹部搔弹音（scratch sound）的变化，可用于协助测定肝下缘和微量腹水及扩张的胃界。

1. 肝下缘的测定 当肝下缘触诊不清楚时，可辅以听叩诊法确定。患者仰卧，医师位于其右侧，用左手示指、中指将听诊器体件按压于剑突下肝左叶上，左手拇指按压于右锁骨中线与右肋缘的交点作为标志。右手掌面向上，无名指与小指屈曲，示指、中指半伸，中指稍向上用力，示指则往下紧擦过中指，以示指端弹击腹壁，沿右锁骨中线自脐部向上轻弹。搔弹处未达肝缘时，仅听到弱而远的声音；当搔弹达肝脏表面腹壁时，则听到响亮而近耳的声音，此变音之处，即为肝下缘所在。因肝脏为实质性脏器，对声音的传导优于空腔脏器之故。此法还可用于鉴别右上腹肿物是否为肿大的肝脏。

2. 微量腹水的测定 用听弹法。患者取肘膝位数分钟，使腹水积于腹内最低处的脐区，用听诊器的膜型体件贴于此处，医师用手指轻弹一侧腹壁并静听其声音。然后手指重复轻弹原部位，而体件则向对侧腹部移动，当声音突然减弱时，体件所在处即为腹水边缘。此检查法可查出少至120ml游离腹水。

六、腹部常见疾病的体征

（一）肝硬化

肝硬化（cirrhosis of liver）是一种常见的慢性进行性肝病。早期患者面色萎黄，于面部、颈部及上胸部可见毛细血管扩张、蜘蛛痣及肝掌，肝脏轻度肿大，质地偏硬，表面光滑，压痛不明显，脾脏可触及。晚期患者面色灰暗，皮肤、巩膜多有黄疸，男性患者乳房发育，压痛。肝脏缩小变硬，表面呈结节状。脾中度肿大，下肢出现浮肿。除上述肝功能障碍表现外，并有以下门静脉高压表现。

1. 腹水 由于腹水出现之前，多发生肠内胀气，腹水出现后则表现为腹胀，腹壁紧张度增加。患者立位时下腹部膨隆，仰卧时则腰部膨隆，呈蛙腹状；叩诊有移动性浊音，大量腹水时有液波震颤，有时可见脐疝。由于膈肌抬高和呼吸运动受限，可发生呼吸困难和心悸。腹水压迫下腔静脉可引起肾淤血及下肢浮肿。部分患者伴有胸水，系通过自腹腔进入胸腔的膈淋巴管或经瓣性开口进入胸腔所致。

2. 静脉侧支循环的形成与开放 腹腔内脏的静脉血流，主要由门静脉经肝脏而到下腔静脉。肝硬化时，门静脉回流受阻，压力升高，促使门静脉与体静脉之间侧支循环的形成（图8－16），门静脉血则由此直接进入体静脉。主要的侧支循环有三条：①经胃冠状静脉、食管静脉、奇静脉而入上腔静脉。当侧支循环在食管下端和胃底部的黏膜下高度发展时，可形成静脉曲张。常因腹内压突然升高或进食粗糙食物，而致曲张静脉破裂，发生呕血等大出血的危险。②经脐静脉（肝圆韧带）、腹壁静脉、胸廓内静脉与上腔静脉相连，可形成脐周及腹壁静脉曲张，但血流方向正常。有时在剑突下或脐上可闻及静脉嗡鸣音。③门静脉系统的直肠上静脉与腔静脉系统的直肠下静脉及肛门静脉吻合，明显扩张时形成痔核，易破裂引起便血。

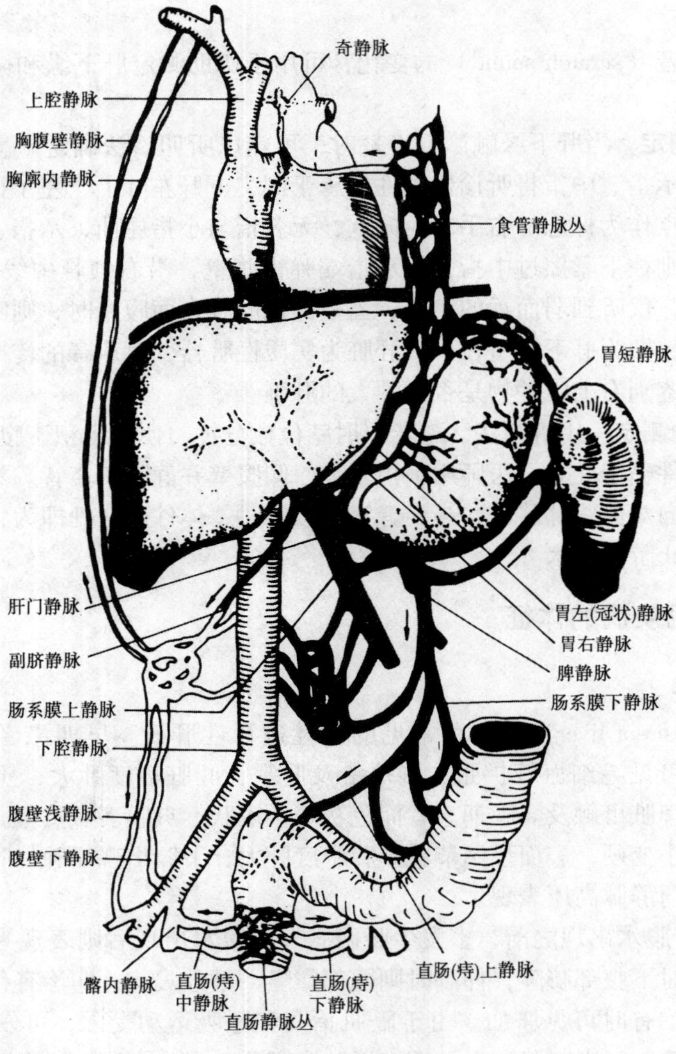

图 8－16 门静脉梗阻时侧支循环图

3. 脾肿大 由于门静脉高压，脾脏淤血肿大，继而发生纤维增生，故高度肿大，质地变硬，还可引起脾功能亢进（hyperspleniam）而导致全血细胞减少。如发生脾周围炎，可使左上腹部隐痛或胀痛。当上消化道出血时，脾脏可暂时缩小，甚至不能触及。

（二）幽门梗阻

幽门梗阻（pyloric obstruction）多由消化性溃疡，尤其是十二指肠球部溃疡引起幽门反射性的痉挛、充血、水肿或瘢痕收缩所致。患者主要症状为饭后饱胀感，反复呕吐大量发酵的隔日食物，呕吐后感觉舒适。主要体征全身表现为消瘦和脱水，腹部检查可发现空腹时上腹部饱满和胃型、蠕动波及逆蠕动波，并出现振水音。

（三）急性腹膜炎

当腹膜受到细菌感染或化学物质（如胃液等消化液）的刺激时，即可发生急性腹膜炎症，称为急性腹膜炎（acute peritonitis）。

急性弥漫性腹膜炎患者常呈急性危重病容，表情痛苦，冷汗，呼吸频速表浅。咳嗽、呼吸、转动体位均使腹痛加剧，患者被迫采取仰卧位，双下肢屈曲。在毒血症后期，患者因高热、失水、不能进食和酸中毒等情况，表现为精神抑郁，面色灰白，皮肤及舌面干燥，眼球及两颊内陷，脉搏频数而无力。腹部检查可见腹壁运动受限，腹式呼吸明显减弱或消失。当腹腔渗出液增多及肠管发生麻痹时，可显示腹部膨胀。触诊全腹出现典型的腹膜刺激征——腹壁紧张、压痛及反跳痛。溃疡穿孔时，可出现板状强直。如腹腔内有较多游离液体时，可叩出移动性浊音。胃肠穿孔时气体进入腹腔以及肠麻痹，叩诊肝浊音区缩小或消失，听诊肠鸣音减弱或消失。

急性局限性腹膜炎时典型的腹膜刺激征局限在病变部。如局部已形成脓肿或炎症使附近的大网膜及肠襻粘连成团，则该处可触及压痛明显的包块。

（四）急性阑尾炎

急性阑尾炎（acute appendicitis）是指阑尾的急性细菌性感染，为急腹症中最常见的疾病。其主要症状是腹痛。早期阑尾炎常有低热，在炎症未累及腹膜壁层时，压痛可于上腹部或脐周围出现，且位置不固定。起病数小时后，右下腹部麦氏点有显著而固定的压痛及反跳痛，这是诊断阑尾炎的重要依据。医师加压于患者左下腹并突然松手时可引起右下腹痛，称为结肠充气试验阳性，这是由于内脏的移动和结肠内气体被压，逆行至盲肠冲击发炎的阑尾所致。嘱患者左侧卧位，双腿伸直，当使伸直的右腿向后过伸时引起右下腹痛，称为腰大肌征阳性，提示盲肠后位的阑尾炎。当阑尾炎并发坏死、穿孔时，右下腹压痛及反跳痛更为明显，并有局部腹壁紧张。形成阑尾周围脓肿时，可触及压痛明显的包块。阑尾炎时直肠指诊可有局部明显触痛。

（五）急性胆囊炎

急性胆囊炎（acute cholecystitis）是由于胆囊管阻塞、化学性刺激和细菌感染引起的急性胆囊炎症性疾病。患者多呈急性病容，常取右侧卧位。呼吸表浅而不规则，一般中度发热，严重者可有失水及虚脱征象。有轻度或显著黄疸时，常提示合并胆总管结石或间质性肝炎。右上腹部稍膨隆，腹式呼吸受限，右肋下胆囊区有腹壁紧张、压痛及反跳痛，墨菲征阳性。伴胆囊积脓或胆囊周围脓肿者，于右上腹部可触及包块。如引起胆囊穿孔或胆汁性腹膜炎，可出现急性弥漫性腹膜炎的表现。

（六）急性胰腺炎

急性胰腺炎（acute pancreatitis）是由胰酶激活后引起胰腺组织自身消化所致的急性化学性炎症。按病理通常分为两型。

1. 轻症（水肿型） 急性病容，表情痛苦，一般患者有不同程度的腹胀，无腹壁紧张与反跳痛。上腹部或左上腹部有中度压痛，但常与主诉腹痛不相符。

2. 重症（出血坏死型） 除上述水肿型一般表现外，往往有休克体征。起初上腹部有明显腹壁紧张、压痛及反跳痛。出现弥漫性腹膜炎时，则全腹有典型的腹膜刺激征。由于腹膜炎与出血可叩出移动性浊音。因肠麻痹而出现明显腹胀和肠鸣音减弱或消失。当胰腺及胰周围大片坏死、渗出或并发脓肿时，上腹部可触及包块。部分以胰头病变为主的患者可有黄疸。少数患者因胰酶及坏死组织液穿过筋膜与肌层，渗入腹壁皮下，可见胁腹皮肤或脐周皮肤呈青紫。

（七）肠梗阻

肠内容物在肠道内通过受到障碍时，称为肠梗阻（intestinal obstruction）。患者呈危重病容，表情痛苦，脱水貌，呼吸急促，脉搏增快甚至休克。腹部膨胀，腹壁紧张，有压痛。绞窄性肠梗阻有反跳痛；机械性肠梗阻时，可见肠型及蠕动波，听诊肠鸣音亢进，呈金属性音调；麻痹性肠梗阻时视诊无肠型，听诊肠鸣音减弱或消失。

第九章 外生殖器、肛门和直肠检查

外生殖器、肛门和直肠检查对临床诊断和治疗具有重要意义，是全面体格检查不可缺少的一部分。应对患者说明检查的目的、方法和重要性。男医师检查女患者时，须有女医护人员陪同。

一、外生殖器检查

（一）男性外生殖器检查

被检查者暴露下腹部，双下肢取外展位，先检查外生殖器（阴茎和阴囊），然后用直肠指诊法检查内生殖器（前列腺及精囊）。

1. 阴茎　阴茎前端膨大部分称为阴茎头。阴茎的皮肤在冠状沟前向内翻转覆盖在阴茎头上，称为包皮。阴茎的海绵体充血后使其变粗、变硬，称为勃起（erection）。

（1）包皮：成人阴茎松弛时，包皮不应掩盖尿道口，上翻后可被退到冠状沟，露出阴茎头。包皮长过阴茎头但上翻后能露出阴茎头，称为包皮过长（prepuce redundant），易引起炎症或包皮嵌顿，甚至成为致癌因素。若包皮上翻后不能露出阴茎头或尿道口者称为包茎（phimosis），可由先天性包皮狭窄或炎症后粘连而致。

（2）阴茎头与冠状沟：正常阴茎头与冠状沟表面红润光滑，质地柔软。若看到结节或触及硬结，伴暗红色溃疡，易出血者，应疑为阴茎癌。晚期阴茎癌呈菜花状，表面覆盖有腐臭味的灰白色坏死组织。冠状沟处发现单个椭圆形硬质溃疡称为下疳（chancre），愈合后留有瘢痕，见于梅毒。尖锐湿疣的好发部位也在冠状沟。

（3）尿道口：检查时以中指和无名指夹持阴茎，用拇指和食指将尿道口分开。正常尿道外口呈竖鱼口形，分开后见尿道口黏膜红润、清洁，无分泌物。如淋球菌或其他病原体感染引起尿道炎时尿道口红肿，附有分泌物或有溃疡，并沿尿道有触痛。尿道口狭窄见于先天性畸形或炎症引起粘连。尿道口位于阴茎腹面见于尿道下裂。

（4）阴茎大小：正常成人阴茎长约7～10cm。成人阴茎过小（婴儿型）见于垂体功能或性功能减退；儿童外生殖器呈成人型见于肾上腺皮质肿瘤或睾丸间质细胞瘤。

2. 阴囊　为多层组织构成。皮色深暗，多皱褶，富有汗腺及皮脂腺，外有少量阴毛。检查时患者应取立位或仰卧位，两腿稍分开。医师将两手拇指置于阴囊前面，其余手指放在阴囊后面，双手同时触诊，以资对比。应按精索、睾丸、附睾顺序检查。

阴囊是腹膜的延续部分，由隔膜分为左右两囊，各含精索、睾丸和附睾。一侧阴囊明显下垂或增大，不伴皮肤颜色改变者，见于精索静脉曲张、腹股沟斜疝、鞘膜积液和睾丸肿瘤等。阴囊皮肤肿胀发亮，达到透明程度，称阴囊水肿，见于全身水肿，也可由局部炎症、过敏反应、静脉回流受阻等而致。阴囊水肿，皮肤粗厚呈象皮状，称为阴囊象皮肿（chyloderma)，见于丝虫病引起的淋巴管炎或淋巴管阻塞。

(1) 精索：位于附睾上方，由输精管、提睾肌、血管、神经、淋巴管等组成。正常呈柔软的索条状，上下粗细一致，约1～2mm，无挤压痛。急性炎症时，精索有挤压痛及局部皮肤红肿。沿精索若触到类似蚯蚓缠绕一起的索条，可捏瘪，为精索静脉曲张。输精管有硬结，呈串珠状改变，见于输精管结核。附睾附近的精索触及硬结，多由丝虫病引起。如沿精索触到表面光滑的长圆形或椭圆形囊性肿物，可能为鞘膜积液（睾丸鞘膜积液、精索鞘膜积液）、腹股沟斜疝或睾丸肿瘤。鉴别可用透光试验：用不透明的纸片卷成圆筒，一端放在肿大的阴囊部位，在其对侧用手电筒紧贴皮肤照射，从纸筒的另一端观察，如阴囊被照亮，呈红色、均质的半透明状，则为阳性，见于鞘膜积液；阴性（不透光）者为腹股沟斜疝或睾丸肿瘤。

(2) 附睾：位于睾丸后外侧，上端膨大，下端细小如囊锥状。精子产生后排移到附睾中成熟。急性附睾炎时肿痛明显。慢性附睾炎时，可触及附睾肿大，有结节，稍有压痛。附睾结核时，可触及附睾肿胀，呈结节状硬块，常伴有输精管增粗，呈串珠状。晚期结核灶与阴囊皮肤粘连，破溃后形成瘘管，经久不愈。

(3) 睾丸：呈椭圆形，微扁，表面光滑柔韧，两侧大小一致。如阴囊内未触及睾丸，可能为隐睾、睾丸未发育或因提睾肌收缩而致睾丸上移，后者经按摩或热敷后可降入阴囊。如果睾丸未降入阴囊内而在腹腔、腹股沟管内或阴茎根部、会阴等处，称为隐睾症（cryptorchidism or cryptorchism）。触诊时应仔细寻找。单侧隐睾多见，若为双侧者可影响生殖器官及第二性征的发育。睾丸未发育见于先天性睾丸发育不全症，由性染色体数目异常所致。

急性睾丸肿痛且明显压痛可为外伤或炎症如流行性腮腺炎、淋病等。慢性睾丸肿痛多由结核而致。一侧睾丸肿大，坚硬，有结节，应考虑睾丸肿瘤。睾丸过小多由先天性或内分泌异常引起，如肥胖性生殖无能症。睾丸萎缩可为流行性腮腺炎、外伤后遗症及精索静脉曲张而致。

3. 前列腺 为一包绕尿道根部的实质性附属性腺。位于膀胱下方，耻骨联合后约2cm处，大小如栗，左右各一，紧密相连，腺体的排泄管开口于尿道内。

检查时患者取肘膝位或左侧卧位，医师示指戴指套，涂适量润滑剂，徐徐插入肛门，向腹侧触诊。正常成人前列腺距肛门4cm，正中有纵行浅沟称中间沟，将前列腺分为左、右两叶，每叶约拇指腹大小，表面光滑，质韧，有弹性，可触及中间沟。如需取前列腺液送检，可作前列腺按摩，用指诊的示指在前列腺上作向前、向内方向左右按摩数次，再沿中间沟顺尿道方向滑行挤压，即可有前列腺液由尿道口流出。前列腺中间沟消失，表面平滑者，见于前列腺肥大（prostate enlargement）；肿大并有明显压痛者，见于急性前列腺炎；肿大，表面不平，呈结节状，质地坚硬者，多为前列腺癌。

4. 精囊 为一菱形囊状非成对的附属性腺，位于前列腺上方。正常精囊光滑柔软，直肠指诊时不易触知。精囊病变常继发于前列腺病。如精囊可触及索条状肿胀并有压痛，见于前列腺炎等所致的精囊炎；精囊表面呈结节状，质较硬，见于前列腺结核引起的精囊结核。

（二）女性生殖器检查

一般女性患者不常规作生殖器检查，如有适应证或考虑与妇产科疾病有关时，应由妇产科医师进行检查。详见《妇产科学》。

二、肛门和直肠检查

肛门和直肠检查常用视诊和触诊，虽方法简便，但常能发现很多重要临床体征，不可忽视，以免发生漏诊或误诊。

（一）患者体位

根据检查目的不同，让患者采取适当的体位。

1. 左侧卧位　患者左腿伸直，右腿向腹部屈曲，臀部靠近检查床的边缘，医师位于患者背部检查。此体位适用于女性及衰弱患者（图9－1）。

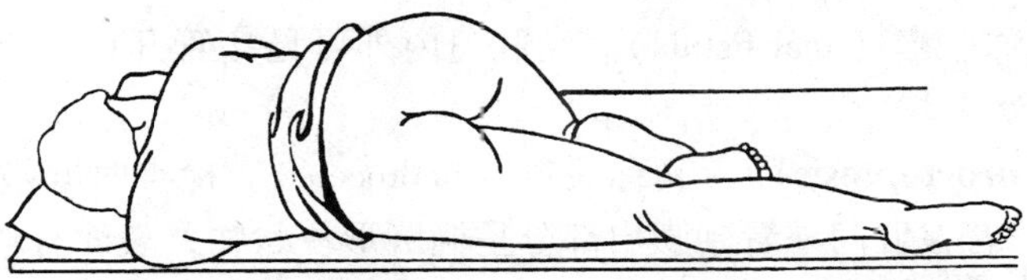

图9－1　左侧卧位

2. 膝胸位（或肘膝位）　患者两肘关节屈曲，置于检查床上，使胸部俯于床面，两膝关节呈直角屈曲跪于检查床上（图9－2）。此体位最常用，适用于检查直肠前部、前列腺和精囊的疾病。

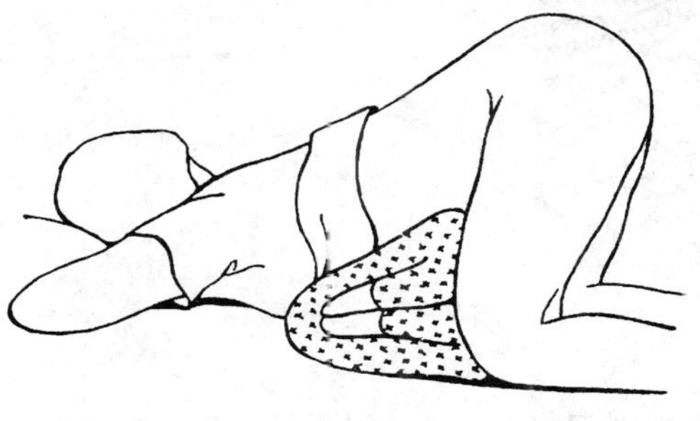

图9－2　肘膝位

3. 仰卧位或截石位　患者仰卧，臀部垫高。此体位适于检查膀胱直肠窝和重症体弱患者，也可同时作直肠双合诊，即右手示指在直肠内，左手在下腹部，双手配合检查盆腔疾病。肛门和直肠检查结果及其病变部位按时钟方向进行记录，并说明检查的体位。如仰卧位时，肛门前正中点为12点钟位，后正中点为6点钟位，而膝胸位的时钟位则与此相反。

（二）视诊

正常肛门周围皮肤颜色较深，皱襞呈放射状。患者作排便动作时，皱襞变浅；肛门括约肌收缩时，皱襞加深。注意观察下列改变。

1. 肛门闭锁（proctatresia or hedratresia）与狭窄　常见于新生儿先天性畸形，狭窄也可由感染、外伤、手术瘢痕收缩而致。

2. 肛门外伤与感染 肛门有创口或瘢痕，多见于外伤与手术；肛门周围有红肿及压痛，见于肛门周围脓肿。

3. 肛裂（anal fissure） 肛门黏膜有狭长裂伤，可伴有梭形或多发性小溃疡，疼痛剧烈，常因惧痛而抑制便意，致大便干燥，并有少量出血。

4. 痔（hemorrhoid） 肛门和直肠下部静脉丛淤血扩张形成的包块称为痔。肛门外口（齿状线以下）有紫红色柔软包块，表面为皮肤覆盖，是由皮下静脉扩张而致，称外痔（external hemorrhoid）；肛门内口（齿状线以上）静脉曲张，有紫红色包块，表面为黏膜者，称内痔（internal hemorrhoid），常随排便而突出肛门口外，多有大便带血。兼有内痔和外痔表现者称为混合痔（mixed hemorrhoid）。

5. 肛门瘘 简称肛瘘（anal fistula）。在肛门内外可见瘘管开口，不易愈合。多由直肠周围脓肿或结核所致。

6. 直肠脱垂（proctoptosis） 又称脱肛（hedrocele）。检查时嘱被检查者取蹲位，屏气用力做排便动作，若在肛门外看到膨出部分呈椭圆形块状物，表面有环形皱襞，即为直肠壁全层脱垂（直肠完全脱垂）；若看到紫红色球状突出物，即为直肠黏膜脱垂（直肠部分脱垂）。

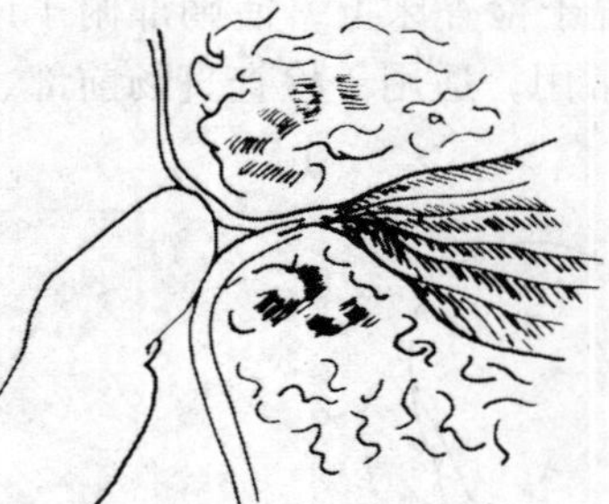

正确手法

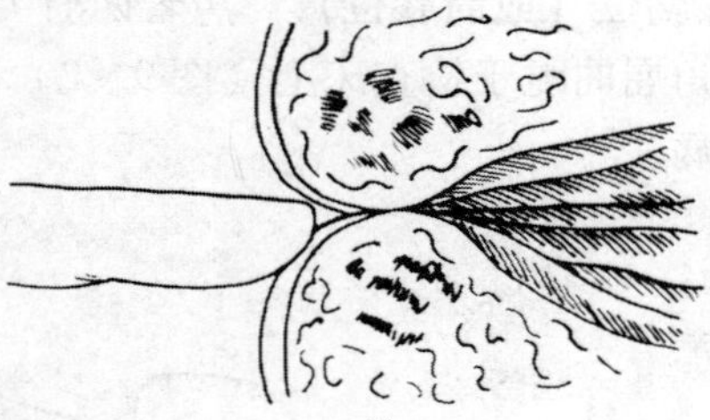

错误手法

图 9-3 直肠触诊

（三）触诊

对肛门或直肠的触诊称为肛门指诊或直肠指诊（digital rectal examination）。此检查法不仅对肛门直肠的疾病有重要诊断价值，而且对诊断盆腔疾病如阑尾炎、髂窝脓肿、前列腺与精囊病变、子宫及输卵管病变等，也是不可缺少的一项诊断方法。

触诊时，医师右手戴手套或指套，涂适量润滑剂。触诊的示指先在肛门口轻轻按摩，待患者肛门括约肌放松后，再将探查的示指指腹徐徐插入肛门（图 9-3），触摸肛门口及直肠的四壁。有指征时再作双合诊。

有剧烈触痛见于肛裂与感染；触痛并有波动感见于肛门、直肠周围脓肿；触及柔软光滑而有弹性包块见于直肠息肉；触及质地坚硬、表面凹凸不平的包块应考虑直肠癌。指诊后指套带有黏液、脓液或血液，说明存在炎症并有组织破坏。必要时，取出物应做涂片镜检或细菌培养。

第十章 脊柱与四肢检查

一、脊柱检查

脊柱是躯体活动的枢纽，是维持躯体各种姿势及支持体重的重要支柱。脊柱的病变主要表现为疼痛、形态或姿势异常以及活动度受限等。检查时主要运用视诊、触诊和叩诊的方法了解其弯曲度，有无畸形，活动范围，有无压痛及叩击痛。

（一）脊柱弯曲度

1. 检查法 检查时患者取直立位或坐位，先从侧面观察脊柱有无过度的前凸与后凸，再从后面观察脊柱有无侧弯，然后进一步用手指沿脊柱棘突以适当的压力从上向下划压，划压后的皮肤出现一条红色充血线，以此线为标准，观察脊柱有无侧弯。

2. 生理弯曲度 正常人直立时，从侧面观察有“S”状的四个生理弯曲，即颈段稍向前凸，胸段稍向后凸，腰段明显向前凸，骶段明显向后凸。从后面观察脊柱无侧弯。

3. 病理性变形

（1）脊柱后凸（kyphosis）：脊柱过度后弯称为脊柱后凸，也称为驼背（gibbus），多发生于脊柱胸段。脊柱后凸时前胸凹陷，头颈部前倾。常见病因如下：

1）佝偻病：多见于小儿，主要特征是坐位时胸段明显均匀性向后弯曲，卧位时弯曲可消失。

2）脊柱结核：多见于青少年，由椎体破坏、压缩引起。其特点为棘突明显向后凸，形成特征性的成角畸形，病变常累及下胸段及腰段。

3）强直性脊柱炎：多见于成年人。其特点为脊柱胸段成弧形后凸，常有脊柱强直性固定，仰卧位时也不能伸直。

4）老年人脊柱后凸：多由脊柱退行性变，胸椎椎体被压缩引起。主要表现为胸椎明显后凸，常出现在胸段上半部。

5）其他：发育期姿势不良、外伤引起的胸椎压缩性骨折、脊椎骨软骨炎等均可引起脊柱后凸。

（2）脊柱前凸（lordosis）：脊柱过度向前弯曲称为脊柱前凸，多发生于腰椎。其特点为患者腹部明显向前突，臀部明显向后突。多见于妊娠晚期、大量腹水、腹腔巨大肿瘤、髋关节结核及先天性髋关节后脱位等。

（3）脊柱侧凸（scoliosis）：脊柱离开后正中线向左或向右偏曲称为脊柱侧凸。侧凸可发生在胸段、腰段，或胸段、腰段联合发生。根据发生的性质可分为姿势性和器质性两种。

1）姿势性侧凸（posture scoliosis）：无脊柱结构的异常。其特点为脊柱的弯曲度多不固定，如平卧或向前弯腰时可使侧凸消失。多见于儿童发育期坐或立姿势不良、下肢长短不齐和肌力不平衡，如椎间盘突出症、脊髓灰质炎等。

2）器质性侧凸（organic scoliosis）：其特点为改变体位不能使侧凸得到纠正。颈段脊柱侧凸多见于先天性斜颈、颈椎病或一侧颈肌麻痹等。胸段脊柱侧凸多见于特发性脊柱侧凸症、佝偻病、脊椎损伤、肺纤维化、胸膜肥厚等。腰段脊柱侧凸多见于椎间盘突出、腰部外伤和一侧腰肌瘫痪等。

（二）脊柱活动度

1. 检查法 检查颈段活动时，医师用手固定患者的双肩，以头部正直为中立位，让患者最大限度地做前屈、后伸、左右侧弯、旋转等动作，观察其活动范围。检查腰段活动度时，患者取立位，髋、膝关节伸直，医师用两手固定其骨盆，让患者最大限度地做前屈、后伸、左右侧弯、旋转等动作，观察其活动范围。但是，若已有外伤性骨折或关节脱位时，应避免脊柱活动，以防损伤脊髓。

2. 正常活动度 正常人的脊柱有一定的活动度，但各部的活动范围明显不同。颈段与腰段活动范围最大，胸段的活动度较小，骶椎各节已融合成骨块状，几乎无活动。正常人直立位，在两肩固定及骨盆固定的条件下，颈段、腰段的活动范围参考值见表10－1。一般颈椎活动度：前曲下颏可以放在胸骨上；后仰两眼可直视屋顶；侧弯两耳可以接触耸起的双肩。但脊柱活动范围受年龄、运动训练、脊柱结构差异等因素影响，存在较大个体差异。

表10－1　脊柱颈段、腰段活动范围

	前屈	后伸	左右侧弯	旋转度（一侧）
颈段	45°	55°	40°	70°
腰段	75°	30°	35°	8°

3. 活动受限

（1）软组织损伤：如颈肌、腰肌肌纤维组织炎，颈肌、腰肌韧带劳损等。

（2）骨质增生：如颈椎、腰椎的增生性关节炎。

（3）骨质破坏：如脊柱结核或肿瘤。

（4）脊椎骨折或脱位：多见于外伤。故检查时应注意问病史，观察局部有无肿胀或变形，避免脊柱活动。

（5）椎间盘突出：多发生于腰椎，可使腰段各方向的运动均受限。

（三）脊柱压痛与叩击痛

1. 脊柱压痛

（1）检查法：检查脊柱压痛时，患者取端坐位，身体稍向前倾，医师用右手拇指自上而下逐个按压脊椎棘突及椎旁肌肉，了解患者是否有压痛。

（2）临床意义：正常人脊柱无压痛，若某一部位有压痛，提示压痛部位的脊柱或肌肉可能有病变或损伤。

2. 脊柱叩击痛

（1）检查法：脊柱叩击痛有两种检查法。①直接叩诊法：患者取坐位，医师用手指或用叩诊锤直接叩击各个脊柱棘突，了解患者是否有叩击痛。多用于检查胸、腰段。②间接叩诊法：患者取坐位，医师将左手掌置于患者头顶部，右手半握拳，以小鱼际肌部位叩击左手背，了解患者的脊柱是否有疼痛。

（2）临床意义：正常人脊柱无叩击痛，若某一部位有叩击痛，提示该处有病变，如脊柱结核、脊椎骨折、脊椎肿瘤、椎间盘突出等。

二、四肢与关节检查

四肢及其关节的检查主要运用视诊和触诊的方法，两者相互配合，以观察四肢及其关节的形态、位置、软组织的状态、活动情况等。正常人四肢与关节左右对称，无肿胀与压痛，活动自如。

（一）形态异常

1. 匙状甲（koilonychia） 匙状甲又称反甲，指甲中央凹陷，边缘翘起，指甲变薄，表面粗糙有条纹，似匙状（图10－1）。常因组织缺铁和某些氨基酸代谢障碍所致。多见于缺铁性贫血，偶见于风湿热、甲癣等。

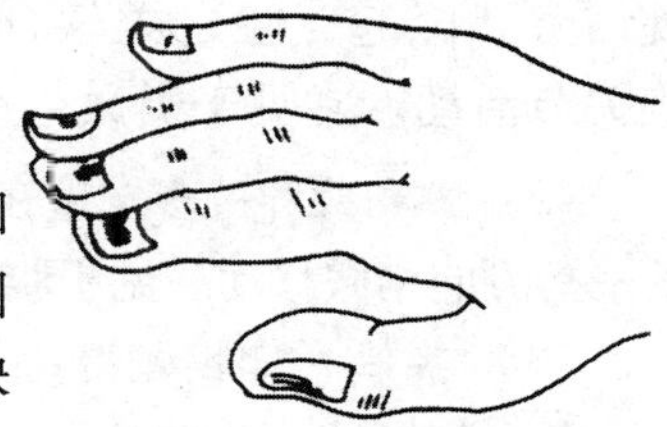

图10－1 匙状甲

2. 杵状指（趾）（acropachy） 杵状指（趾）又称槌状指（趾），指手指（或足趾）末端指（趾）节明显增宽、增厚（图10－2），指（趾）甲从根部到末端呈拱形隆起，使指（趾）端背面的皮肤与指（趾）甲所构成的基底角等于或大于180°（图10－3）。杵状指（趾）的发生机制一般认为因肢体末端慢性缺氧、代谢障碍及中毒性损害等因素使肺、肝破坏还原型铁蛋白的能力减弱，及缺氧使末梢毛细血管增生、扩张，指（趾）端血液丰富而导致末端软组织增生膨大。杵状指（趾）常见于：①呼吸系统疾病：如支气管扩张、支气管肺癌、慢性肺脓肿、脓胸等。②某些心血管疾病：如发绀型先天性心脏病、亚急性感染性心内膜炎等。③营养障碍性疾病：如肝硬化、吸收不良综合征、Crohn病、溃疡性结肠炎等。

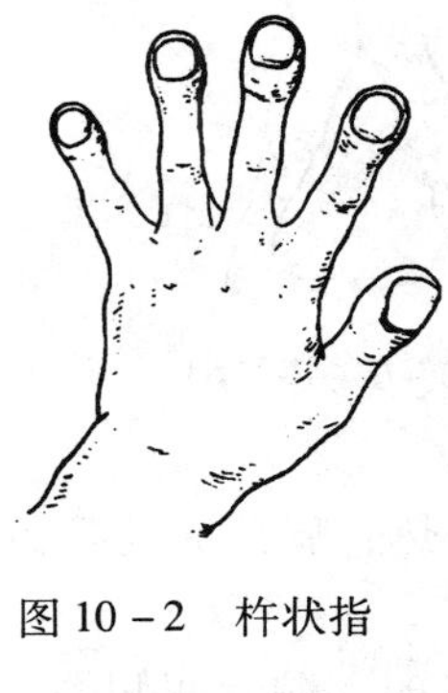

图10－2 杵状指

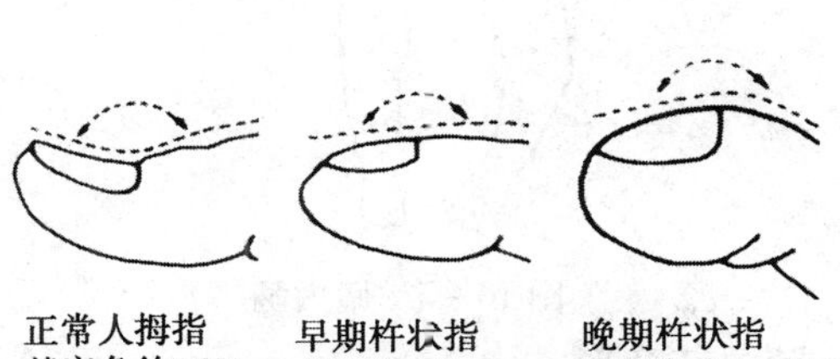

图10－3 正常人拇指基底角及其早、晚期杵状指变化

3. 指关节变形 以梭形关节最常见。

（1）梭形关节（fusiform articulus）：其形态特点为双侧对称性近端指骨间关节增生、肿胀，呈梭形畸形，早期局部红肿、疼痛，晚期明显强直，活动受限。常伴掌指关节肿胀、疼痛，手腕及手指向尺侧偏斜（图10－4）。见于类风湿性关节炎。

（2）爪形手（claw hand）：其形态特点是指手关节呈鸟爪样变形。见于进行性肌萎缩、脊髓空洞症等。第4、5指爪形手见于尺神经损伤。

（3）其他：如老年性骨关节炎等。

4．腕关节变形

（1）滑膜炎：多在腕关节背面和掌面出现结节状隆起，触之柔软，可有压痛，多影响关节活动。常见于类风湿性关节炎。

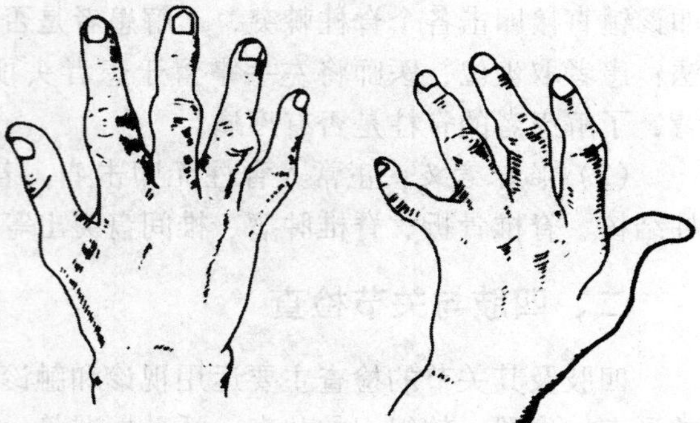

图10－4 梭形关节

（2）腱鞘囊肿：多发生在腕关节背面或桡侧，呈圆形无痛性隆起，触之坚韧，推之可沿肌腱的平行方向稍微移动。见于肌腱过度活动。

（3）其他：如腱鞘纤维脂肪瘤、腕关节及其附近的软组织炎症、外伤与骨折等。

5．膝内翻（genu varum）、膝外翻（genu valgum） 正常人双脚并拢直立时双膝和双踝均能靠拢。如直立位当两踝并拢时两膝关节却远远分离，称为膝内翻或"O"形腿（图10－5）。当两膝关节靠拢时两踝部分离，称为膝外翻或"X"形腿（图10－6）。膝内翻或膝外翻见于佝偻病及大骨节病。

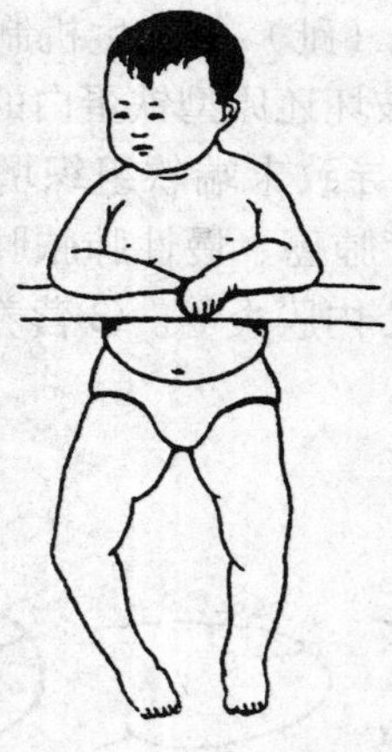

图10－5 膝内翻

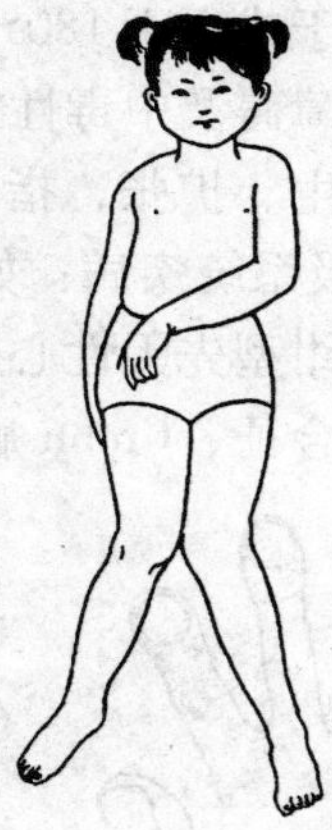

图10－6 膝外翻

6．膝关节变形

（1）关节炎：表现为两侧膝关节形态不对称，红、肿、热、痛，活动障碍，如风湿性关节炎活动期。

（2）关节积液：表现为关节明显肿胀，当膝关节屈成90°时，髌骨两侧的凹陷消失，触诊可有浮髌现象（floating patella phenomenon）。浮髌现象的检查方法为：患者平卧，患肢伸直放松，医师左手拇指和其余四指分别固定于肿胀膝关节上方两侧，右手拇指和其余四指分别固定于肿胀膝关节下方两侧，然后用右手示指将髌骨连续向下方按压数次，压下时有髌骨与关节面的碰触感，松手时有髌骨随手浮起感，称为浮髌试验阳性（图 10－7）。见于各种原因引起的膝关节腔大量积液。如压下时髌骨与关节面的碰触感如同触及绒垫的柔软感，多见于结核性关节炎引起的膝关节积液。

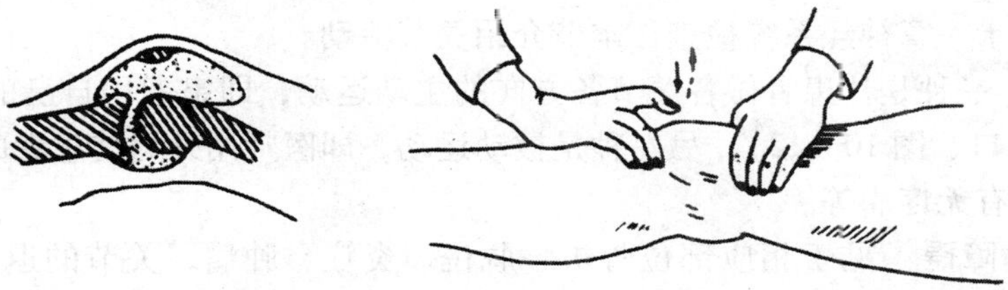

图 10－7 浮髌试验检查法

7. 足内翻（strephenopodia）、足外翻（strephexopodia） 正常人当膝关节固定时，足掌可向内、外翻35°。当足掌部活动受限，呈固定性内翻、内收位，称足内翻（图 10－8）。若足掌呈固定性外翻、外展，称足外翻。足内翻或足外翻多见于先天畸形、脊髓灰质炎后遗症等。

8. 肢端肥大症 其特点为肢体末端异常粗大。见于青春期发育成熟后，腺垂体功能亢进，生长激素分泌过多引起的肢端肥大症。

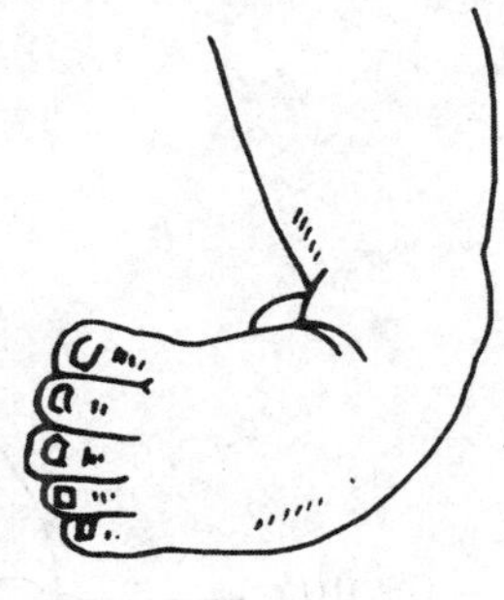

图 10－8 内翻足

9. 骨折与关节脱位 骨折是指骨结构的完整性和连续性中断。骨折可使肢体缩短变形，局部肿胀、压痛，有时可触到骨擦感或听到骨擦音。关节脱位是指组成关节骨骼的脱离或错位。关节脱位可有关节畸形，并有疼痛、肿胀、瘀血斑、关节功能障碍等。

10. 肌萎缩 是指肢体肌肉体积缩小，松弛无力。见于脊髓灰质炎、周围神经损害、肌炎和长期肢体废用等。

11. 下肢静脉曲张 多见于小腿，其特点为静脉如蚯蚓状怒张、弯曲，久立加重，卧位抬高下肢减轻，重者小腿有肿胀感，局部皮肤颜色暗紫或有色素沉着，甚至形成溃疡，经久不愈。其机制是下肢浅静脉血液回流受阻或静脉瓣功能不全所致。多见于长期从事站立性工作者或栓塞性静脉炎。

12. 水肿 单侧肢体水肿多因静脉血或淋巴液回流受阻所致。多见于血栓性静脉炎、肿瘤压迫、肢体偏瘫、神经营养不良、丝虫病等。如淋巴管长期阻塞，可使淋巴管扩张、破裂，淋巴液外溢致纤维组织大量增生，皮肤增厚，按压无凹陷，称为象皮肿（elephantiasis）（图10－9）。

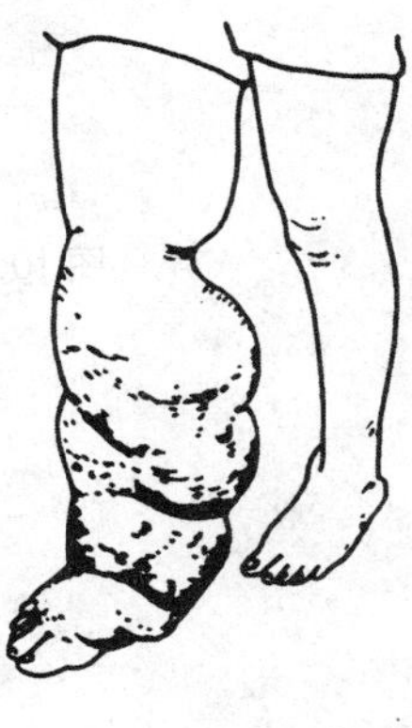

图 10－9 象皮肿

13. 其他 如痛风性关节炎，其关节僵硬、肥大或畸形，也可在关节周围形成结节样痛风石，甚至局部破溃成瘘管，经久不愈。最常累及手指末节及跖趾关节，其次为踝、腕、膝、肘关节等。

（二）运动功能

肢体的运动功能是在神经的协调下由肌肉、肌腱带动关节活动来完成的，其中任何一个环节受损害都会引起运动功能障碍。神经系统疾病引起的运动功能障碍详见本篇第十一章神经系统检查，本节介绍关节活动。

1. 检查法 一种是让患者做各关节各方向的主动运动，即患者用自己的力量活动（图10－10、图10－11、图10－12）。另一种是被动运动，即医师用外力使患者的关节活动。观察其活动范围及有无疼痛等。

2. 关节活动障碍 见于相应部位骨折、脱位、炎症、肿瘤、关节的退行性变及肌腱、软组织损伤等。

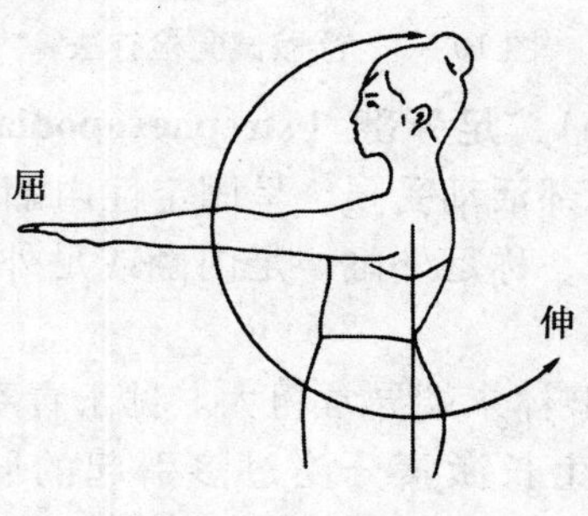

图10－10 肩关节屈、伸

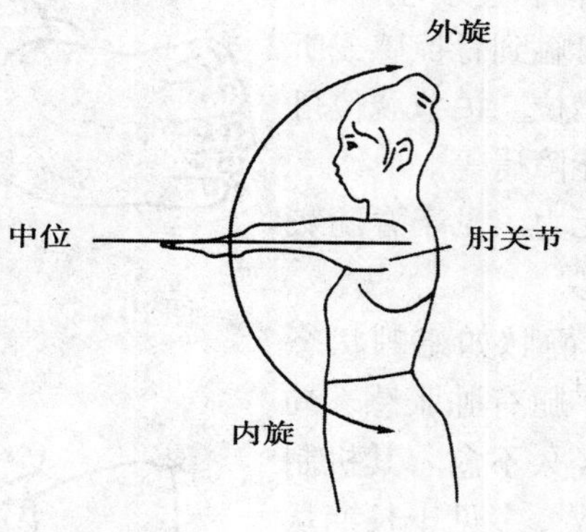

图10－11 肩关节内旋、外旋

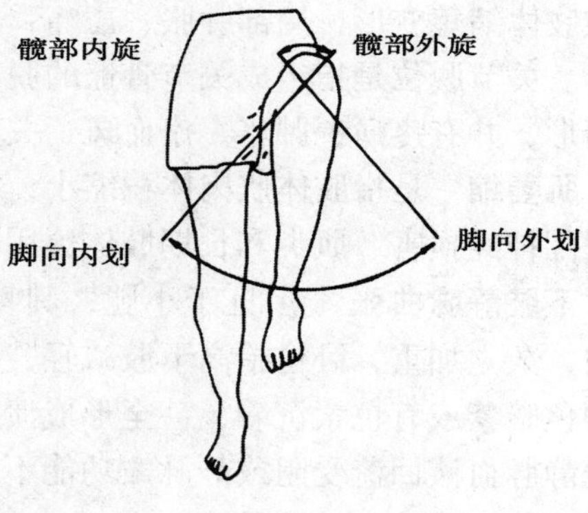

图10－12 髋关节内旋、外旋

第十一章　神经系统检查

神经系统检查包括脑神经、感觉神经、运动神经、神经反射和自主神经等的检查。神经系统检查繁杂，要求医师操作熟练，准确性高，同时也需要患者充分配合，常需备有叩诊锤、音叉、试管、电筒、检眼镜及嗅觉、味觉、失语的测试用具。通过神经系统检查，结合意识状态等全身检查，不仅要确定神经系统有无损害，还要定位，并确定其范围、性质和程度。

一、脑神经检查

脑神经共12对，主要分布在头、面部。其中嗅神经、视神经、位听神经为单纯感觉神经；动眼神经、滑车神经、展神经、副神经和舌下神经为单纯运动神经；三叉神经、面神经、舌咽神经和迷走神经是运动和感觉神经兼有的混合神经。此外，动眼神经、面神经、舌咽神经和迷走神经还含有副交感神经纤维。检查时宜按顺序对称性进行，以免遗漏。

（一）嗅神经

嗅神经传导嗅觉，嗅觉感受器在鼻黏膜，嗅觉中枢位于大脑颞叶。

1. 检查法　患者闭目，用其手指压闭一侧鼻孔，检查者拿盛有散发特殊气味溶液的小瓶或物品（如醋、酒、香水等）置于患者另一侧鼻孔下，辨别气味。再用同样的方法检查另一侧鼻孔，了解患者双侧嗅觉是否正常。注意不能使用有强烈刺激性的物品（如氨水等），也不能用患者不熟悉的物品。

2. 临床意义　①一侧嗅觉丧失，提示同侧嗅球或嗅丝的病变，多见于创伤、蝶鞍附近的占位性病变等。两侧嗅觉丧失多见于颅底脑膜结核或鼻黏膜病变，如感冒、萎缩性鼻炎等。②嗅幻觉（患者嗅出原本不存在的某种气味）多见于颞叶肿瘤或癫痫的先兆期。③嗅觉过敏常见于癔症患者。

（二）视神经

视神经传导视觉，感受器在视网膜，视觉中枢位于大脑枕叶。视神经检查包括视力、视野和眼底检查。视力的检查详见第五章。

1. 视野　视野（visual fields）是指固定头部，遮蔽一眼，被检眼球正视前方所能看到的最大空间面积，又称周边视力。视野反映黄斑中心凹以外的视网膜及视觉通路的功能。

（1）检查法：视野有手动法和视野计法两种检查法，一般可先用手动法粗略测定，医师应为视野正常者。方法为：患者背光与医师相对而坐，距离约65～100cm，各用手遮住相对一眼（如患者为右眼，则医师为左眼），并相对凝视保持不动。医师置手指于两人等距离中间，在上、下、左、右等不同方位从外周逐渐向眼的中央部移动，嘱患者发现手指时立即示意。以同样的方法检查另一眼。如与医师在不同方位均能同时看到手指，则视野大致正常；如患者在某方向上，当医师看到手指后再移动一定距离患者才看到，为视野缺失。如疑有视野缺失时，要进一步用视野计作精确测定。

（2）临床意义：凡视觉通路的某一部位遭受损害都可引起视野缺损。常见的视野缺损见图 11－1。

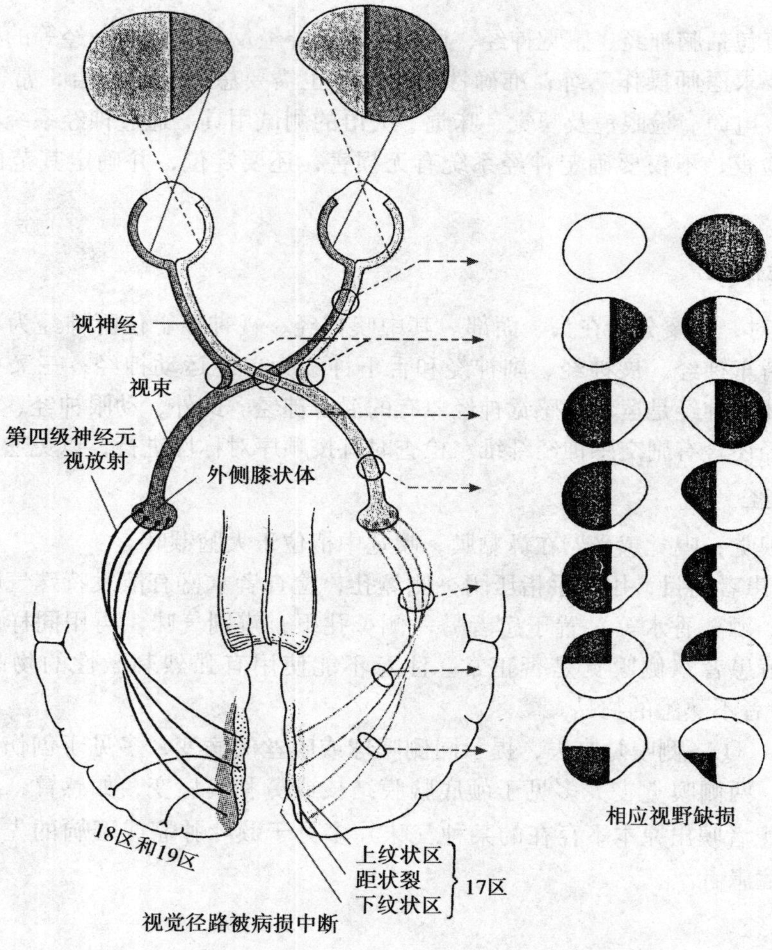

图 11－1　常见视野缺损示意图

2. 眼底

（1）检查法：眼底检查需借助检眼镜（眼底镜），为不影响观察瞳孔，无需散瞳。检查时患者背光而坐，眼球正视前方，查右眼时，检查者站在患者右侧，右手持检眼镜，右眼观察眼底。主要观察视神经乳头、视网膜血管、黄斑区、视网膜各象限是否有异常改变。以同样的方法检查另一只眼。

（2）正常眼底：正常人视神经乳头为淡红色，呈圆形或椭圆形，边界清楚。动脉较细，色鲜红，静脉较粗，色暗红，动静脉管径之比为 2∶3（图 11－2）。视网膜全部为鲜橘红色，黄斑位于视盘颞侧偏下方，呈暗红色，在其中央有一小反光点。

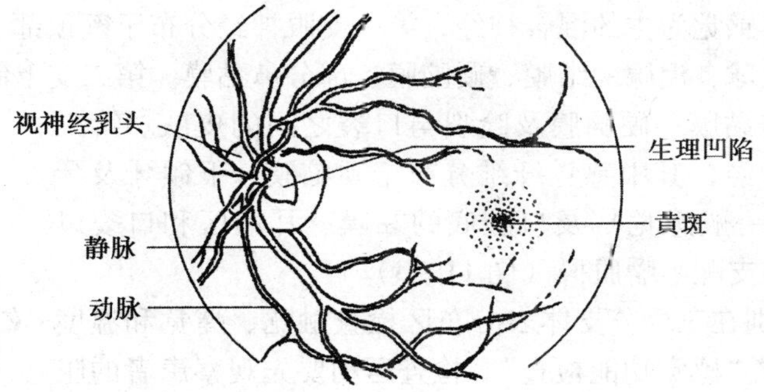

图 11－2　左眼眼底示意图

（3）临床意义：常见疾病的眼底表现见表 11－1。

表 11－1　　**常见疾病的眼底表现**

常见疾病	眼底改变
颅内压升高	出现视神经乳头水肿，表现为视乳头隆起，水肿，边缘模糊不清，静脉淤血和迂曲，并可见火焰状出血。
高血压、动脉硬化	早期为视网膜动脉痉挛。硬化期为视网膜动脉变细，反光增强，有动静脉交叉压迫现象，动脉呈铜丝状或银丝状。晚期视乳头周围有火焰状出血，棉絮状渗出物，严重时有视乳头水肿
糖尿病	Ⅰ期：微血管瘤，出血；Ⅱ期：微血管瘤，出血，并有硬性渗出；Ⅲ期：出现棉絮状软性渗出；Ⅳ期：新生血管形成，玻璃体出血；Ⅴ期：机化物增生；Ⅵ期：继发性视网膜脱离，失明
白血病	视乳头边界不清，视网膜血管色淡，血管曲张、弯曲，视网膜上有带白色中心的出血斑及渗出物
原发性视神经萎缩	视乳头色苍白，边界清晰

（三）动眼神经、滑车神经、展神经

动眼神经、滑车神经、展神经这三对脑神经共同支配眼球的运动，一并作检查，其核分别位于中脑和脑桥。动眼神经还支配提上睑肌、瞳孔括约肌和睫状肌，故检查项目除检查眼球运动外，还包括眼裂、眼球位置和瞳孔的检查。

1．检查法　眼球运动、眼裂、眼球位置和瞳孔的检查详见本篇第五章头部检查。

2．临床意义　①动眼神经麻痹时出现上眼睑下垂，眼球向内、向上及向下活动受限而出现外斜视和复视，并有瞳孔散大，调节和聚合反射消失。②滑车神经单独麻痹很少见，眼球向下及向外运动减弱，向下看时出现复视，但患者多无斜视。③展神经受损时眼球不能外展，出现内斜视和复视。多见于脑肿瘤、结核性脑膜炎、脑出血、脑疝等。一侧脑干或颈交感神经受损时出现患侧眼睑下垂，瞳孔缩小，眼球内陷或伴有同侧面部少汗或无汗，称为霍纳综合征（Horner syndrome）。

（四）三叉神经

三叉神经是传导感觉为主的混合神经，第一支眼神经分布于额顶部、上眼睑和鼻背部的皮肤，还有眼眶、眼球、泪腺、结膜、硬脑膜、部分鼻黏膜。第二支上颌神经主要分布于上颌牙齿、口腔和鼻腔黏膜、硬脑膜及睑裂与口裂之间的皮肤。第三支下颌神经为混合神经，其中感觉纤维分布于硬脑膜、下颌牙及牙龈、舌前2/3（传导一般感觉）及口腔底的黏膜、耳颞区和口裂以下的皮肤，运动纤维支配咀嚼肌群（图11-3）。

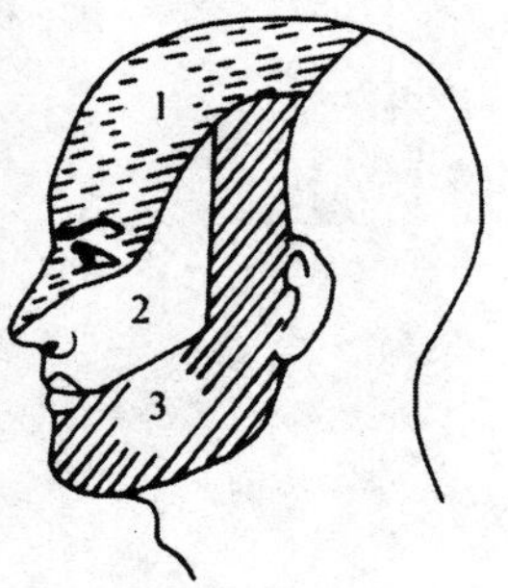

1. 眼支分布区；
2. 上颌支分布区；
3. 下颌支分布区

图11-3 三叉神经感觉神经分布

1. 检查法 分别在三个分支体表分布区检查触觉、痛觉和温度觉，其方法详见下文“感觉功能检查”。检查运动要先观察患者的咀嚼肌和颞肌有无萎缩，然后嘱患者做咬合动作，医师触诊其两肌，比较两侧的肌力有无减低，最后嘱患者张口，注意有无下颌偏斜。

2. 临床意义 ①三叉神经感觉支有病变时可出现相应分布区的感觉减退、丧失或疼痛。三叉神经痛常为突然发作的一侧面部剧痛，可在三个分支的出面骨孔（眶上孔、上颌孔和颏孔）处有压痛点，且按压时可诱发疼痛。②一侧运动支受损，患者可出现张口时下颌偏向患侧，该侧咀嚼肌萎缩，肌力减弱；两侧运动支受损时，患者口半张，不能咀嚼。常见于牙根脓肿、龋齿、鼻窦炎、下颌关节病变、颅脑损伤或肿瘤等。

（五）面神经

面神经是以运动神经为主的混合神经，主要支配面部表情肌和传导舌前2/3的味觉。面神经核位于脑桥，分为上下两部分，其上部分受双侧大脑皮质运动区的支配，并发出运动纤维支配同侧颜面上半部的肌肉，核的下部分仅受对侧大脑皮质的支配，并发出运动纤维支配同侧颜面下半部的肌肉（图11-4）。

1. 检查法 面肌检查要先观察两侧额纹有无消失，眼裂有无增宽，鼻唇沟有无变浅，然后嘱患者做皱额、皱眉、闭眼、露齿、鼓腮、吹口哨等动作，观察两侧运动是否对称，口角是否下垂或歪向一侧。检查味觉时，嘱患者伸舌，用棉签蘸不同味道的物质（如糖水、盐水或醋等）涂于一侧前2/3舌面，测试味觉，试完一种味道漱口后再试另一种味道，试完一侧再试另一侧，两侧对比。

2. 临床意义 上述动作障碍称为面神经麻痹。面神经麻痹分为中枢型和周围型两型。

（1）中枢型：为核上组织（包括皮质、皮质脑干纤维、内囊、脑桥等）受损时引起，出现病灶对侧颜面下部肌肉麻痹。从上到下表现为鼻唇沟变浅，露齿时口角下垂（或称口角歪向病灶侧，即瘫痪面肌对侧），不能吹口哨和鼓腮等（图11-4A）。多见于脑血管病变、脑肿瘤和脑炎等。

（2）周围型：为面神经核或面神经受损时引起，出现病灶同侧全部面肌瘫痪，从上到下表现为不能皱额、皱眉、闭目，角膜反射消失，鼻唇沟变浅，不能露齿、鼓腮、吹口哨，口角下垂（或称口角歪向病灶对侧，即瘫痪面肌对侧）（图11-4B）。多见于受

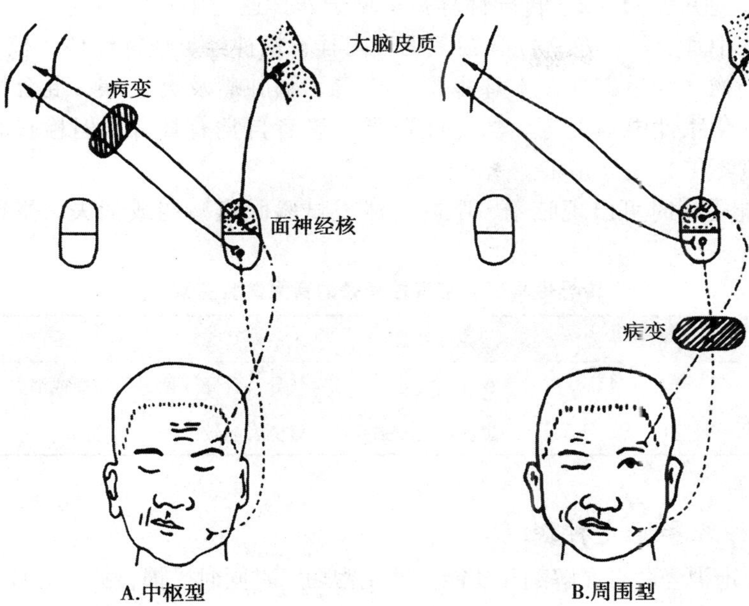

图 11－4　中枢型和周围型面神经麻痹时的面部表现（让患者闭眼时）

寒、耳部或脑膜感染、神经纤维瘤引起的周围型面神经麻痹。此外，还可出现舌前2/3味觉障碍等。

（六）位听神经

位听神经包括蜗神经和前庭神经。前者传导听觉，后者传导平衡觉，感受器在内耳，中枢在大脑颞叶。

1. 检查法

（1）听力：听力（auditory acuity）的检查法详见本篇第五章头部检查。为了区别传导性耳聋与感音性耳聋需做Rinne试验与Weber试验。Rinne试验又称气导骨导比较试验，检查法是将128Hz的振动音叉柄部紧密放置于患者一侧乳突部，患者可听到振动的音响（骨导），当患者表示音响消失时，迅速将音叉移至该侧外耳道口（气导），如仍能听到音响，表示气导大于骨导，即Rinne试验阳性。以同样的方法检测另一耳。Weber试验又称双耳骨导比较试验，检查方法是将振动的音叉柄部置于患者额正中处，正常时两侧听音相等。感音性耳聋时健侧音响较强，为Weber试验阴性；传导性耳聋时患侧音响较强，为Weber试验阳性。

（2）前庭神经：检查时嘱患者直立，两足并拢，两手向前平伸，观察患者睁眼、闭眼时能否站稳。还可通过外耳道灌注冷热水试验或旋转试验观察眼震有无减弱或消失来判断前庭功能。

2. 临床意义

（1）耳聋分为传导性耳聋、感音性耳聋、混合性耳聋、功能性耳聋四种。传导性耳聋与感音性耳聋的鉴别见表 11－2。传导性耳聋多见于外耳道与中耳的病变，如外耳道异物或耵聍、鼓膜穿孔和中耳炎等。感音性耳聋多见于内耳、蜗神经、蜗神经核、核上听觉通路病变，如迷路炎、药物（如链霉素、卡那霉素）中毒、脑肿瘤及炎症等。混合性耳聋多见于老年性耳聋、慢性化脓性中耳炎等。功能性耳聋（患者自觉有耳聋，但检查时无听力丧失或与自觉症状程度不符）见于癔症。

（2）前庭功能受损时可出现眩晕、呕吐，激发试验眼震减弱或消失，平衡障碍等，见于 Meniere 病等。

表 11－2　传导性耳聋与感音性耳聋的音叉试验鉴别

音叉试验	正常耳	传导性耳聋	感音性耳聋
Rinne 试验	气导 > 骨导	骨导 > 气导	气导 > 骨导（两者均缩短或消失）
Weber 试验	居中	患侧音响较强	健侧音响较强

（七）舌咽神经和迷走神经

舌咽神经与迷走神经两者在解剖和功能上关系密切，常同时受损，故一并检查。舌咽神经传导舌后 1/3 和咽部的一般感觉和味觉，并支配软腭和咽肌的运动。此外，迷走神经还广泛分布于内脏。两神经核均接受双侧大脑皮质支配。

1. 检查法　嘱患者头后仰，口张大并发“啊”音，此时医师用压舌板在舌的前 2/3 与后 1/3 交界处迅速压下，迅速观察两侧软腭是否上抬，悬雍垂是否居中，发音是否嘶哑，最后用压舌板轻轻刺激咽部，引起恶心动作，为咽反射正常。

2. 临床意义　舌咽神经、迷走神经或其核受损时出现声音嘶哑，吞咽困难，咽部感觉丧失，咽反射消失，常伴舌肌萎缩，称延髓性麻痹或称球麻痹（bulbar paralysis）。如一侧受损时症状较轻，表现为病侧软腭不能上举，悬雍垂偏向健侧，病侧咽反射消失。多见于脑炎、脊髓灰质炎、多发性神经炎、鼻咽癌转移等。核上受损只有两侧都受损时才出现临床表现，但与延髓性麻痹表现不同的是咽反射亢进，无舌肌萎缩，称假延髓性麻痹（pseudobulbar paralysis），较少见，可发生于两侧脑血管病及脑炎等。

（八）副神经

副神经支配胸锁乳突肌、斜方肌。其神经核接受双侧大脑皮质支配。

1. 检查法　观察患者两侧胸锁乳突肌和斜方肌有无萎缩，有无斜颈和垂肩，然后嘱患者耸肩转头，医师用手做对抗动作，比较两侧肌力。

2. 临床意义　一侧副神经或其核受损时，该侧垂肩，耸肩无力，头不能转向对侧或转头无力，见于副神经损伤和颈椎骨折等。两侧核上同时损伤较少见。

（九）舌下神经

舌下神经支配舌肌运动，其核只受对侧大脑皮质运动区的支配。

1. 检查法　患者伸舌，观察舌尖方向，有无舌肌萎缩和震颤。

2. 临床意义　一侧舌下神经或其核受损时，病侧舌肌瘫痪，伸舌时舌尖偏向病灶侧

(图11－5)，且舌肌萎缩，舌肌震颤。多见于多发性神经炎和脊髓灰质炎等。一侧核上受损时，病灶对侧舌肌瘫痪，伸舌时舌头偏向病灶对侧，但无舌肌萎缩，也无舌肌震颤。多见于脑外伤、脑肿瘤和脑血管病等。

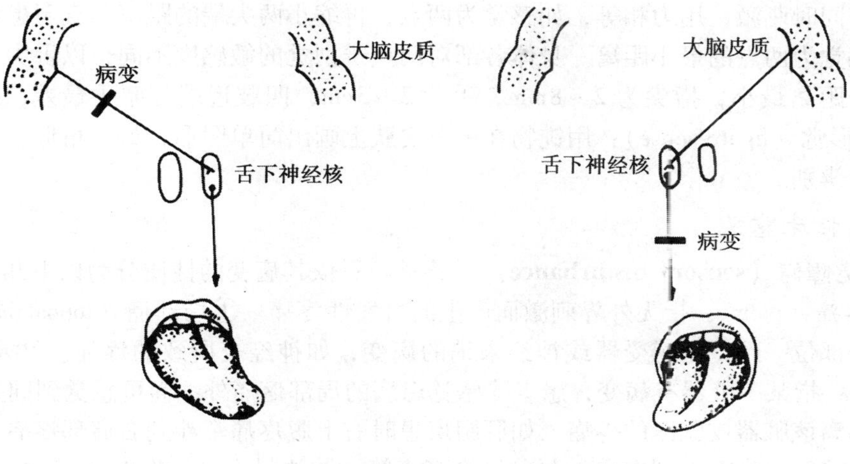

图11－5 舌肌瘫痪

二、感觉功能检查

感觉是作用于各个感受器的各种形式的刺激在人脑中的直接反映，故检查感觉时患者必须意识清醒。应让患者先了解检查的目的和方法，以取得充分配合，并嘱患者闭目，以免主观臆断，也要避免暗示性问话，以获取准确的临床资料。检查时宜从感觉缺失区向正常部位逐步移行进行，如感觉过敏也可由正常区移向障碍区。注意左右两侧对比，远端与近端对比，必要时可多次重复检查。特殊感觉（视、嗅、味觉等）已在前文中叙述，下面仅讨论一般感觉的检查。

（一）检查方法

1. 浅感觉（superficial sensibility） 浅感觉包括痛觉、触觉、温度觉。检查前让患者闭目。①痛觉（pain sense）：用叩诊锤的针尖轻刺皮肤，让患者回答有无疼痛的感觉。②触觉（touch sense）：用棉絮轻触患者皮肤，让患者回答有无感觉。③温度觉（temperature sense）：分别用盛有0℃～10℃冷水的试管和盛有40℃～50℃热水的试管交替接触患者皮肤，让患者辨别冷热。

2. 深感觉（deep sensibility） ①运动觉：患者闭目，检查者以手指夹住患者手指或足趾两侧，上下移动5°左右，让患者辨别移动的方向，如感觉不明确可加大运动幅度或测试较大关节。②位置觉（position sense）：患者闭目，将患者肢体摆成某一姿势，让患者说出该姿势，或用对侧肢体模仿。③振动觉（vibratory sense）：患者闭目，将振动的音叉柄端置于骨隆起处，如桡骨茎突、尺骨小头、内踝或外踝，让患者回答有无振动的感觉和持续的时间。

3. 复合感觉（synaesthesia） 也称皮层感觉（sensory of cortex），是通过大脑皮质的分析和综合来完成的，是在深、浅感觉正常情况下了解大脑皮质功能的检查。检查时患者闭目。①定位觉（topesthesia）：用叩诊锤柄端轻触患者皮肤，让患者指出被触部位。②立体觉（stereognosis）：令患者用单手触摸常用物品，如钥匙、钢笔、纽扣等，说出名称、形状等。③两点鉴别觉（two - point discrimination）：用分开一定距离的叩诊锤的两尖端接触患者的皮肤，两点需同时刺激，用力相等，如感觉为两点，再缩小两尖端的距离，直至患者感觉为一点，测量感觉为两点的最小距离。身体各部对两点辨别觉的敏感度不同，以舌尖、鼻端、手指最敏感，距离最小，指尖为2～8mm，手背2～3cm，四肢近端和躯干最差，躯干为6～7cm。④图形觉（figure sense）：用钝物在患者皮肤上画出简单图形，如三角形、方形、圆形等，请患者辨别。

（二）临床意义

1. 感觉障碍（sensory disturbance） 感觉障碍依其病变的性质分为以下几种。

（1）疼痛（pain）：指无外界刺激而产生的自发性疼痛。①局部痛（topoalgia）：疼痛的部位与病变部位一致，是感受器或神经末梢的病变，如神经炎所致的疼痛。②牵涉痛（referred pain）：指某一脏器有病变，患者除感觉患病的局部疼痛外，尚可感觉到同一脊髓节段所支配的远离该脏器皮肤区的疼痛，如肝胆疾患时右上腹疼痛牵涉到右肩部疼痛，急性心肌梗死时，心前区疼痛牵涉到左肩、左臂尺侧疼痛等。③放射痛（radiating pain）：指神经根、神经干及中枢神经刺激性病变时，疼痛可由局部扩散到所支配的区域，如椎间盘脱出时可有坐骨神经痛。

（2）感觉减退（hypesthesia）、感觉缺失（anesthesia）：是感觉神经遭受破坏性损害，使冲动部分或全部不能传导所致。

（3）感觉异常（paraesthesia）：指无外界刺激的情况下，出现异常自发性感觉，如痒感、烧灼感、麻木感、肿胀感、针刺感、蚁走感、沉重感、电击感、束带感、冷热感等。常见于感觉神经不完全损害。

（4）感觉过敏（hyperaesthesia）：指轻微的刺激引起强烈的感觉，如棉花触及皮肤就能引起疼痛。常见于多发性神经炎和带状疱疹等。

（5）感觉过度（hyperpathia）：一般发生在感觉障碍的基础上，感觉刺激阈增高，不立即产生疼痛（潜伏期），达到阈值时产生一种强烈的定位不明确的不适感，且持续一段时间才消失。见于丘脑和周围神经损害。

（6）感觉分离（sensory isolation）：指在同一区域内，一种或数种感觉缺失而其他感觉存在，如脊髓空洞症或脊髓内肿瘤时出现痛觉、温觉缺失而触觉存在（图11－6）。因为脊髓后角细胞司痛觉、温觉，发出纤维交叉至对侧，成为脊髓丘脑束上行；而司深感觉、精细感觉的纤维自后根发出后在同侧后索上行至薄束核、楔束核。传导径路的不同是分离性感觉障碍的基础。

2. 感觉障碍的类型 感觉障碍的临床表现多种多样，病变部位不同，临床表现各异。根据解剖学感觉径路的分布，感觉障碍常分为以下几型（图11－7）。

（1）末梢型：是肢体远端对称性完全性感觉缺失，呈手套状、袜子状分布，可伴有相应区内运动及自主神经功能障碍，也可有感觉异常、感觉过度和疼痛等。多见于多发性神经病。

（2）神经根型：感觉障碍范围与某种神经根的节段分布一致，呈节段型或带状，在躯干呈横轴走向，在四肢呈纵轴走向。疼痛较剧烈，常伴有放射痛或麻木感，是脊神经后根损伤所致，该神经根部可有压痛、皮肤变薄、充血及毛发稀少。见于椎间盘突出症、颈椎病和神经根炎等。

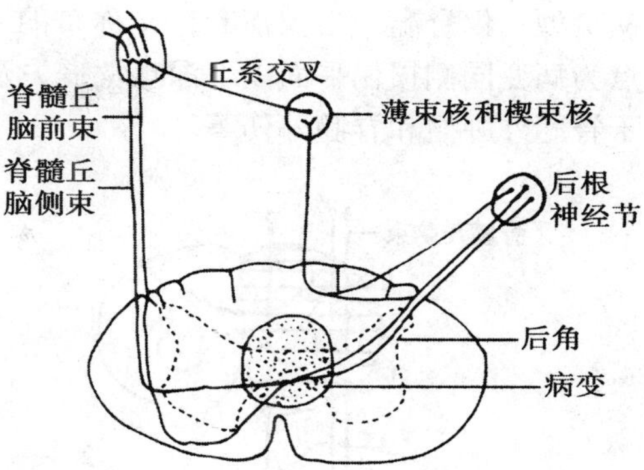

图 11－6　感觉分离示意图

（3）脊髓型：根据脊髓受损程度分为横贯型和半横贯型。①脊髓横贯型：为脊髓完全被横断，其特点为病变平面以上完全正常，病变平面以下各种感觉均缺失，并伴有截瘫或四肢瘫，尿便障碍。多见于急性脊髓炎、脊髓外伤等。②脊髓半

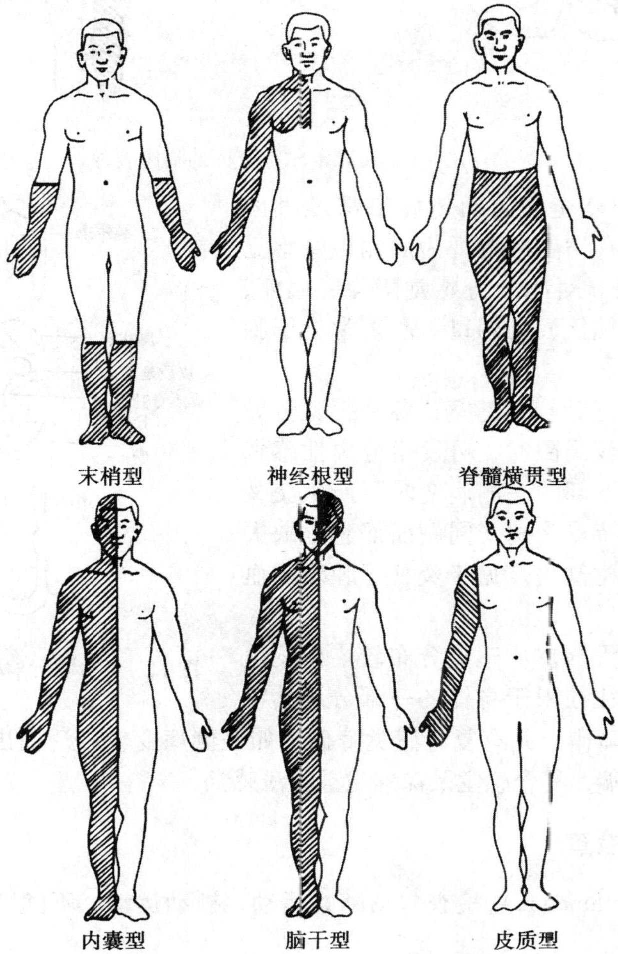

图 11－7　感觉障碍的常见类型

横贯型：仅脊髓一半被横断，又称布朗－塞卡尔综合征（Brown－Sequard syndrome），其特点为病变同侧损伤平面以下深感觉丧失及痉挛性瘫痪；对侧痛、温觉丧失（图 11－8）。见于脊髓外肿瘤和脊髓外伤等。

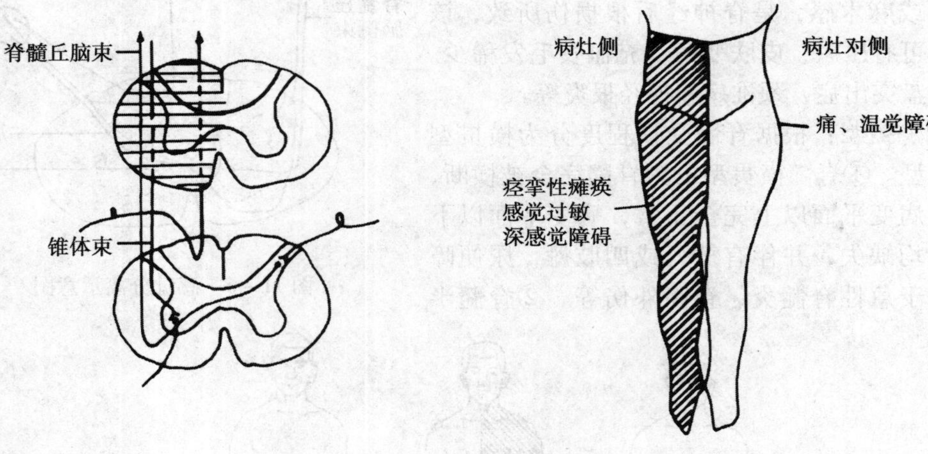

图 11－8　布朗－塞卡尔综合征的临床表现

（4）内囊型：因感觉、运动传导路都经过内囊，且内囊较窄，如有病变常表现为对侧半身感觉障碍及伴有偏瘫（病灶对侧半身感觉障碍、偏瘫、同向偏盲，常称为三偏征）（图11－9）。常见于脑血管疾病。

（5）脑干型：因延髓较脊髓宽，各种感觉传导束也较分散，如病变较局限时，可发生分离性感觉障碍。如延髓与脑桥下部的一侧病变时可产生交叉性偏身感觉障碍，其特点为病变同侧面部感觉缺失和对侧躯干及肢体感觉缺失。见于炎症、肿瘤和血管病变。

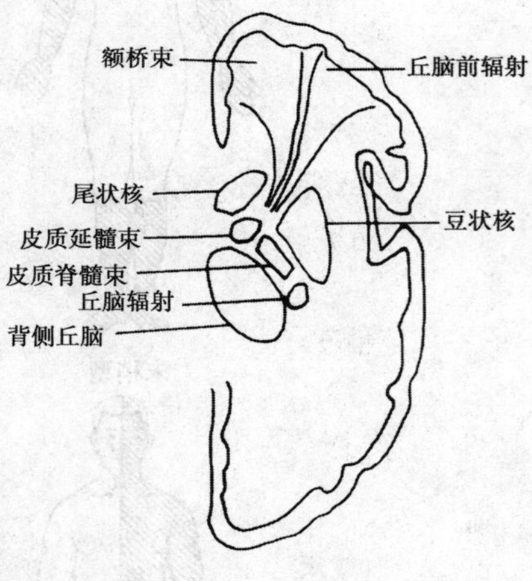

图 11－9　内囊结构及其部分传导纤维

（6）皮质型：因大脑皮质感觉分布较广，发生损害时，其感觉障碍往往限于身体的一部分，其特点为上肢或下肢感觉障碍，并有复合感觉障碍，如一侧病变较广泛而出现对侧半身感觉障碍，肢体远端重于近端，复合感觉及深感觉重于浅感觉。

三、运动功能检查

运动功能（motor function）检查包括随意运动、被动运动、不随意运动和共济运动的检查。

（一）随意运动

随意运动（voluntary movement）是受意识支配的动作，是大脑皮质通过锥体束由骨骼肌来完成的。用肌力来衡量。肌力（muscle power）是指肢体随意运动时肌肉收缩的力量。

1. 检查法　以关节为中心检查肌群的伸、屈、内收、外展、旋前、旋后等。医师从相反方向测试患者克服阻力的力量。肌力分为0～5级。0级：无肢体活动，也无肌肉收缩，为完全性瘫痪。1级：可见肌肉收缩，但无肢体活动。2级：肢体能在床面上作水平移动，但不能抬起。3级：肢体能抬离床面，但不能抵抗阻力。4级：能作抵抗阻力的动作，但较正常差。5级：正常肌力。

2. 临床意义　随意运动的障碍称为瘫痪（paralysis）。根据病损程度不同，分为完全性瘫痪（0级）和不完全性瘫痪；根据病变部位不同，又分为中枢性瘫痪和周围性瘫痪（或称上运动神经元瘫痪和下运动神经元瘫痪）；按肌张力的高低分为痉挛性瘫痪和松弛性瘫痪；按瘫痪的形式不同，又分为单瘫、偏瘫、截瘫、四肢瘫、交叉瘫等。

（1）中枢性瘫痪（central paralysis）：病变在上运动神经元及其神经纤维（包括中央前回、皮质核束和皮质脊髓束）。正常时，高位中枢的下行纤维对下运动神经元有控制作用，上运动神经元受损时，解除了对下运动神经元的控制，使下运动神经元的兴奋性增高，因而出现反射亢进、肌张力过高、病理反射阳性。

中枢性瘫痪常见类型及临床特点见图11－10、表11－3。

表11－3　中枢性瘫痪常见类型及其临床特点

类型	病变部位	临床特点
皮质型	中央前回	病灶对侧单瘫或面瘫
内囊型	内囊	病灶对侧“三偏征”
脑干型	脑干	交叉瘫，即病灶平面同侧脑神经周围性瘫痪，病灶对侧肢体中枢性瘫痪
脊髓型	脊髓半切损害	布朗－塞卡尔综合征
	脊髓横贯性损害	病损平面以下两侧肢体中枢性瘫痪
	颈膨大水平以上	四肢中枢性瘫痪伴完全性感觉障碍及括约肌功能障碍
	颈膨大	双上肢周围性瘫痪，双下肢中枢性瘫痪
	胸髓	双下肢中枢性瘫痪
	腰膨大	双下肢周围性瘫痪

（2）周围性瘫痪（peripheral paralysis）：病灶在下运动神经元及其神经纤维（包括脊髓前角细胞及其周围神经、脑神经核及其神经纤维）。因神经反射遭到破坏，故瘫痪肌肉张力过低，深反射减弱或缺失，无病理反射，肌萎缩较明显。

中枢性瘫痪与周围性瘫痪的鉴别见表11－4。

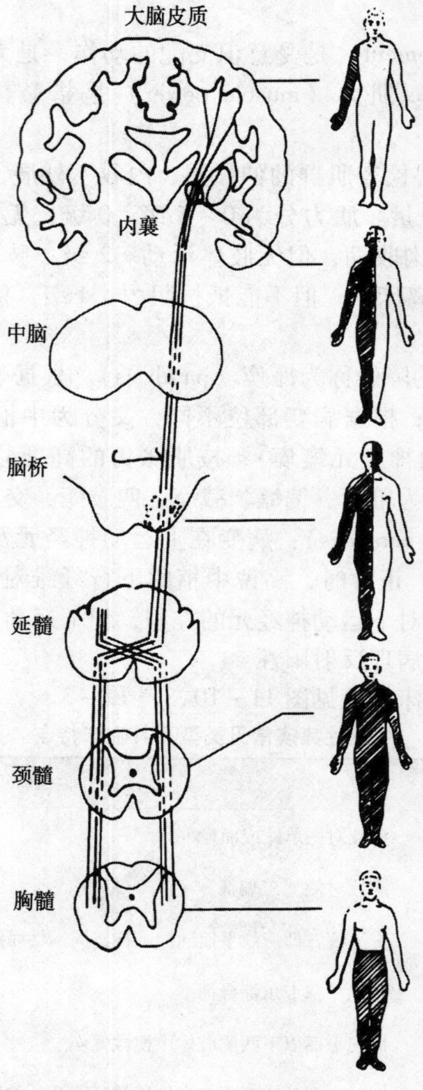

图 11－10 锥体束不同平面病损的瘫痪分布

表 11－4 中枢性瘫痪与周围性瘫痪的鉴别

	中枢性瘫痪	周围性瘫痪
瘫痪分布	范围较广，偏瘫，单瘫，截瘫	范围较局限，以肌群为主
肌张力	过高	过低或缺失
病理反射	有	无
肌萎缩	不明显	较明显
肌束颤动	无	可有
深反射	亢进	减弱或消失

（二）被动运动

被动运动（passive movement）是检查肌张力强弱的方法。肌张力（muscular tension）是指静息状态下的肌肉紧张度，其实是一种牵张反射。

1. 检查法　持患者完全放松的肢体以不同的速度和幅度对各个关节作被动运动，医师所感到的阻力的大小就是肌张力的强度。也可触摸肌肉的硬度来判断肌张力的强度，注意两侧对比。如肌肉松软，伸屈肢体时阻力低，关节运动范围扩大，为张力过低。如肌肉坚实，伸屈肢体时阻力增加，为张力过高（hypertonia）。在被动伸屈肢体时起始阻力大，终末突然阻力减弱，称折刀样张力过高。如被动伸屈肢体时始终阻力增加，称铅管样张力过高；在此改变基础上又有震颤时，张力过高可呈齿轮样强直。

2. 临床意义　正常时肌肉有一定的张力。

（1）张力过低或缺失（hypotonia or atonia）：见于周围神经、脊髓灰质前角及小脑病变。

（2）张力过高：折刀样张力过高见于锥体束损害，铅管样肌张力过高见于锥体外系损害。

（三）不随意运动

不随意运动（involuntary movement）是随意肌不自主收缩所产生的一些无目的的异常动作，多数为锥体外系的损害。

1. 震颤（tremor）　是两组拮抗肌交替收缩引起的不自主动作。

（1）静止性震颤（static tremor）：是静止时震颤明显，意向性动作时减轻或消失，动作如捻丸样，又称捻丸样震颤（pill rolling tremor），常伴张力过高，见于帕金森病。

（2）动作性震颤（kinetic tremor）：是动作时出现震颤，愈近目的物时越明显。见于小脑病变。

（3）老年性震颤（senile tremor）：为静止性震颤，表现为点头、摇头或手抖，通常张力不高。多见于老年人。

（4）扑翼样震颤（asterixis）：将患者两臂向前平举，使其手和腕部悬空，可出现两手快落慢抬的震颤动作，与鸟扑翼相似。主要见于肝性脑病，也可见于尿毒症和肺性脑病。

2. 舞蹈症（chorea）　是肢体及头面部的一种快速、不规则、无目的、粗大、不对称、不能随意控制的动作，随意运动或情绪激动时加重，安静时减轻，睡眠时消失。多见于儿童脑风湿病变。

3. 手足搐搦（carpopedal spasm，tetany）　发作时手足肌肉呈紧张性痉挛，上肢表现为屈腕，掌指关节屈曲，指间关节伸直，拇指对掌（图 11 - 11）。在下肢表现为跖趾关节跖屈，似芭蕾舞样足。发作间歇期可作激发试验，即在患者前臂缠以血压计袖带，然后充气使水银柱达舒张压以上，持续 4 分钟，出现搐搦时称为低钙束臂征（Trousseau sign）阳性，见于低钙血症和碱

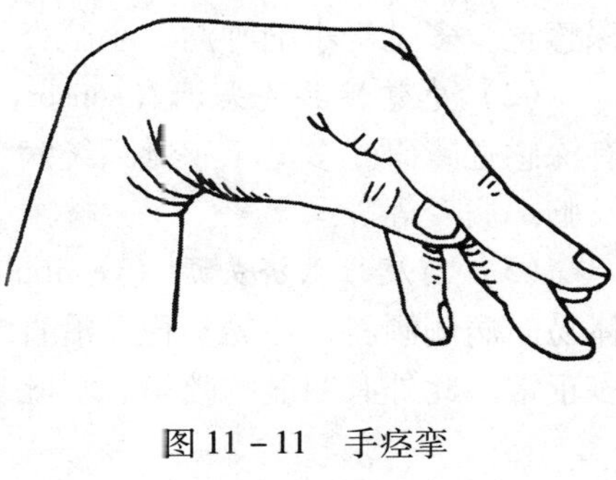

图 11 - 11　手痉挛

中毒。

4. 手足徐动症（athetosis） 为手指或足趾的一种缓慢持续的伸展扭曲动作，可重复出现，较有规则。表现为腕过屈时手指常过伸，前臂旋前，缓慢交替为手指屈曲，拇指常屈至其他手指之下，腕略屈和旋后，手指逐个相继地屈曲（图 11-12）。足表现为跖屈，拇趾背伸。口唇、下颌及舌如被波及则发音不清，出现鬼脸。见于脑性瘫痪、肝豆状核变性、脑基底节变性。

（四）共济运动

共济运动（coordination）是指机体完成任一动作时所依赖的某组肌群协调一致的运动，这种协调主要靠小脑的功能，前庭神经、视神经、深感觉及锥体外系均参与作用。

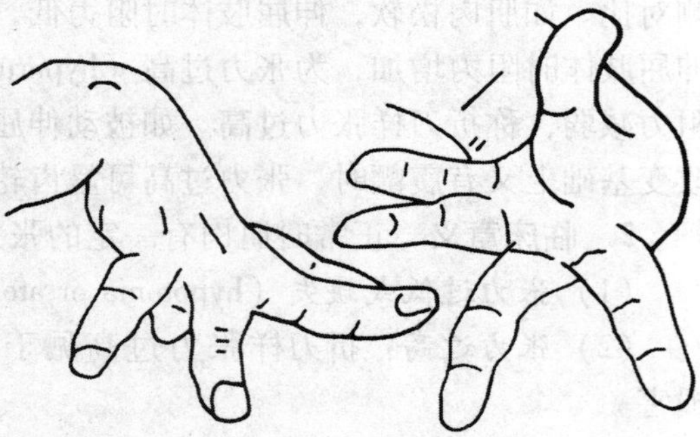

图 11-12 手徐动症

1. 检查法

（1）指鼻试验（finger-nose test）：让患者手臂外展伸直，再以示指尖指触自己的鼻尖，先慢后快，先睁眼后闭眼，反复进行，观察患者动作是否稳准。

（2）对指试验（finger-to-finger test）：让患者两上肢向外展开，伸出两个示指，再使两示指在前方相碰，先睁眼后闭眼，反复进行，观察动作是否稳准。

（3）轮替动作（diadochokinesia）：让患者伸直手掌，快速做旋前、旋后动作，先睁眼后闭眼，反复进行，观察其协调动作。

（4）跟-膝-胫试验（heel-knee-tibia test）：患者仰卧，上抬一侧下肢，使其足跟放置对侧膝盖，再让患者沿胫骨前缘向下移动，观察其动作是否稳准。

（5）闭目难立试验（Romberg test）：让患者两足并拢，两臂向前平举，然后闭眼，观察其有无摇晃或倾倒。如出现摇摆不稳或倾倒为阳性。

2. 临床意义 正常人动作协调，稳准，如动作笨拙和不协调时，称为共济失调（ataxia）。按病损部位分为小脑性、前庭性及感觉性三种。

（1）小脑性共济失调（cerebellar ataxia）：是随意动作的速度、节律、幅度和力量的不协调，与视觉无关，伴有张力过低，眼球运动障碍及言语障碍，但不伴有感觉障碍，尤其是深感觉。多见于小脑肿瘤、小脑炎等。

（2）感觉性共济失调（sensory ataxia）：是指睁眼时共济失调不明显，闭眼时明显，并有深感觉障碍。多见于感觉系统病变，如多发性神经病、脊髓亚急性联合变性、脊髓空洞症及脑部病变等。

（3）前庭性共济失调（vestibular ataxia）：是以平衡障碍为主，表现为站立或步行时躯体易向病侧倾斜，摇晃不稳，沿直线走时更为明显，改变头位可使症状加重，四肢共济运动多正常。此外有明显的眩晕、呕吐、眼球震颤。多见于 Meniere 病、桥小脑角综合征等。

四、神经反射检查

神经反射（nerve reflex）是神经系统活动的基本形式，是对刺激的非自主性反应，反射是通过反射弧来完成的。反射弧包括感受器、传入神经、中枢、传出神经及效应器五部分，并受高级中枢的控制。在反射弧通路上任何部分发生损害，都使反射减弱或消失。高级中枢有病变可使反射出现亢进。正常人可引出的反射称为生理反射，而正常人不能引出仅在某些神经系统疾病时出现的反射称为病理反射。检查反射时，要注意两侧对比，腱反射不对称是神经损害的重要定位体征。

（一）浅反射

浅反射（superficial reflex）是刺激皮肤或黏膜引起的反射，健康人存在，属生理反射。临床常用的有下列三种。

1. 角膜反射（corneal reflex） 角膜反射的反射弧中感受器是角膜，传入神经为三叉神经眼支，传至脑桥，脑桥为中枢，传出神经为面神经，效应器为眼轮匝肌，引起眼睑闭合。

（1）检查法 嘱患者眼睛注视内上方，医师用细棉絮轻触患者角膜外缘（图 11－13），正常时该侧眼睑迅速闭合，称为直接角膜反射，对侧眼睑也同时闭合称为间接角膜反射（图 11－14A）。

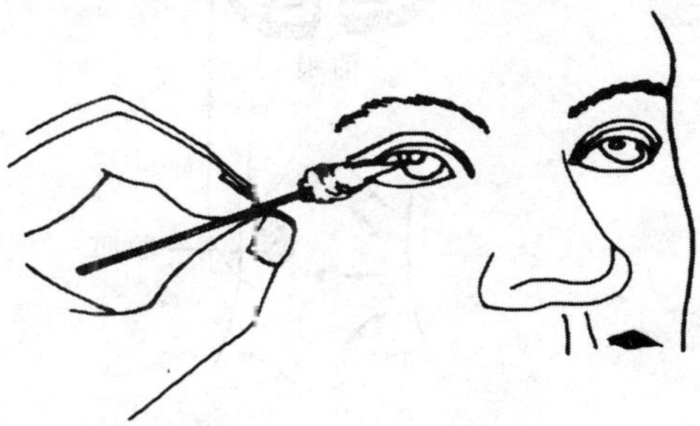

图 11－13 角膜反射检查法

（2）临床意义：①如直接角膜反射存在，间接角膜反射消失，为受刺激对侧的面神经瘫痪（图 11－14B）。②如直接角膜反射消失，间接角膜反射存在，为受刺激侧的面神经瘫痪（图 11－14C）。③若直接、间接角膜反射均消失为受刺激侧三叉神经病变（图11－14D），深昏迷患者角膜反射也消失。

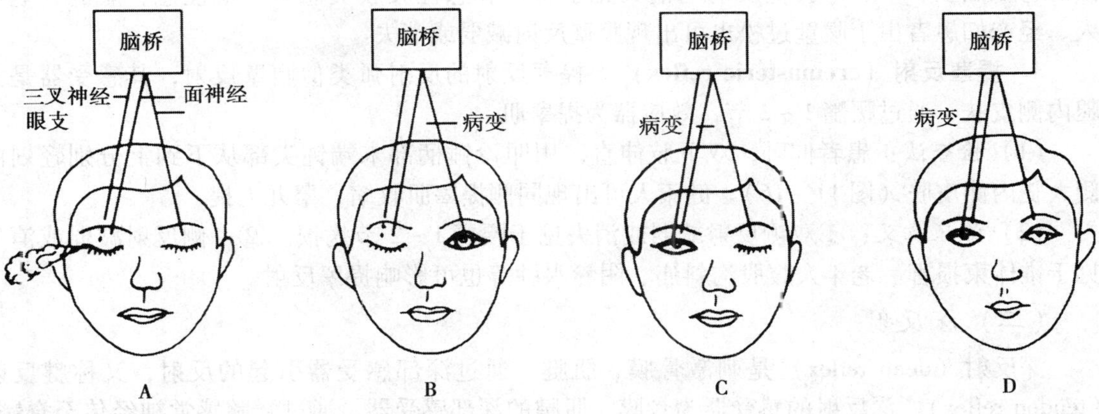

图 11－14 角膜反射的临床意义

2. 腹壁反射（abdominal reflex） 腹壁反射的感受器为腹壁皮肤，传入神经为脊髓感觉神经，通过脊髓传入大脑皮质，大脑皮质为其中枢，再由锥体束传出，通过脊髓，经脊髓运动神经传至腹部肌肉引起收缩（图 11－15）。其中上腹壁反射通过脊髓胸段 7～8 节，中腹壁反射通过胸 9～10 节，下腹壁反射通过胸 11～12 节。

（1）检查法：患者仰卧，两下肢稍屈曲，使腹壁放松，然后用叩诊锤柄部末端钝尖部迅速从外向内分别轻划两侧上、中、下腹部皮肤（图 11－16）。正常人在受刺激部位出现腹肌收缩。

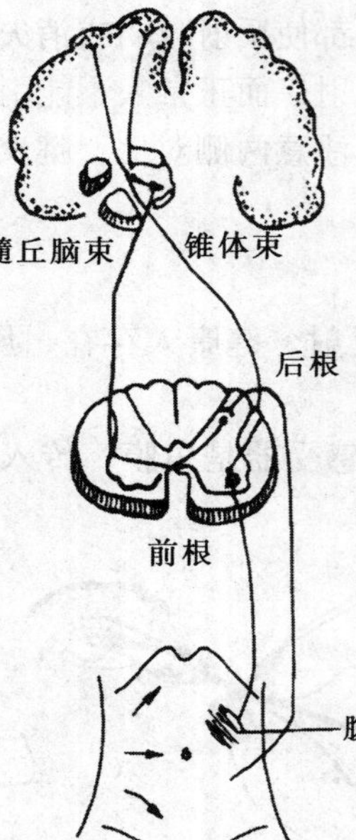

图 11－15　腹壁反射的反射弧

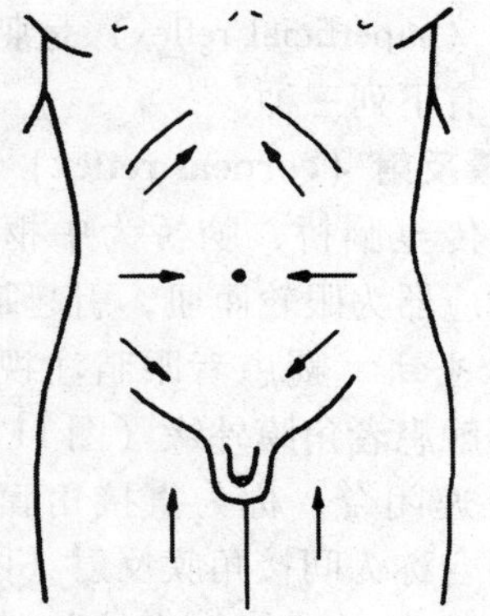
图 11－16　腹壁反射和提睾反射检查法

（2）临床意义：①上腹壁或中腹壁或下腹壁反射减弱或消失分别见于胸髓 7～8 节、胸髓 9～10 节、胸髓 11～12 节病损。②一侧上、中、下腹壁反射同时消失见于一侧锥体束病损。③双侧上、中、下腹壁反射均消失见于昏迷和急性腹膜炎患者。应注意，肥胖、老年人、经产妇患者由于腹壁过松也可出现腹壁反射减弱或消失。

3. 提睾反射（cremasteric reflex）　提睾反射的反射弧类似腹壁反射，其感受器是大腿内侧皮肤，通过腰髓 1～2 节，效应器为提睾肌。

（1）检查法：患者仰卧，双下肢伸直，用叩诊锤柄部末端钝尖部从下到上分别轻划两侧大腿内侧皮肤（图 11－16）。健康人可出现同侧提睾肌收缩，睾丸上提。

（2）临床意义：①双侧反射减弱或消失见于腰髓 1～2 节病损。②一侧反射减弱或消失见于锥体束损害。老年人腹股沟斜疝、阴囊水肿等也可影响提睾反射。

（二）深反射

深反射（deep reflex）是刺激骨膜、肌腱，通过深部感受器引起的反射，又称腱反射（tendon reflex）。深反射的感受器为骨膜、肌腱的深部感受器，通过脊髓感觉神经传至脊髓，脊髓为反射中枢，再由脊神经的运动神经传到骨骼肌，引起肌肉收缩。传导途径上任何部位受损都会出现反射减弱或消失。但大脑皮质通过锥体束抑制脊髓，故当锥体束受损时出现深反射亢进。

1. 检查法　检查时患者肢体应尽量放松才易引出，注意两侧对比。

(1) 肱二头肌反射（biceps reflex）：医师以左手托扶患者屈曲的肘部，将拇指置于肱二头肌肌腱上，右手用叩诊锤叩击左手拇指指甲，正常时出现肱二头肌收缩，前臂快速屈曲（图 11－17）。反射中枢在颈髓 5～6 节。

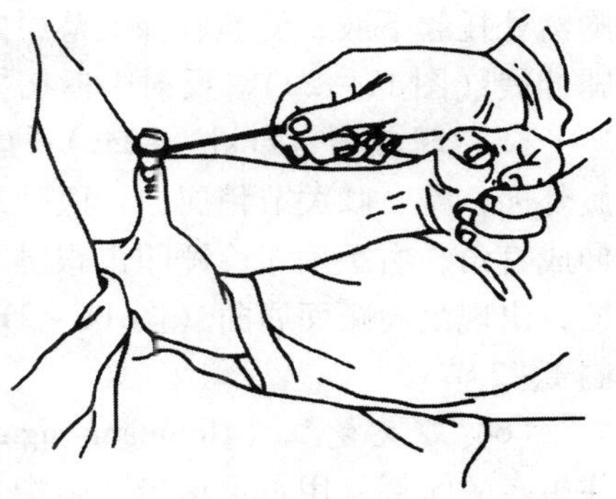

图 11－17　肱二头肌反射检查法

(2) 肱三头肌反射（triceps reflex）：患者半屈肘关节，上臂稍外展，医师左手托扶患者肘部，右手用叩诊锤直接叩击尺骨鹰嘴突上方的肱三头肌肌腱附着处，正常时肱三头肌收缩，出现前臂伸展（图 11－18）。反射中枢为颈髓 7～8 节。

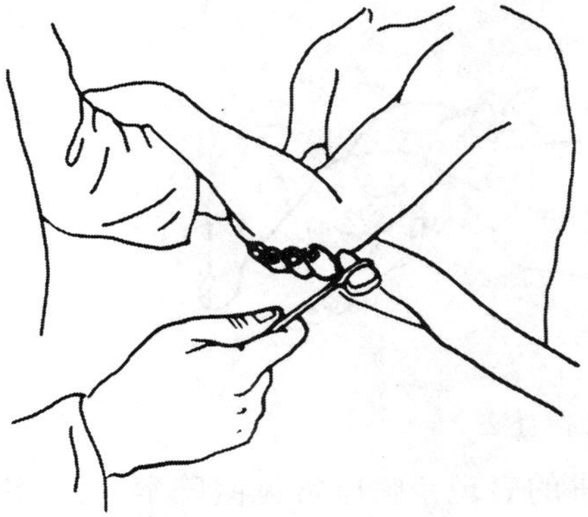

图 11－18　肱三头肌反射检查法

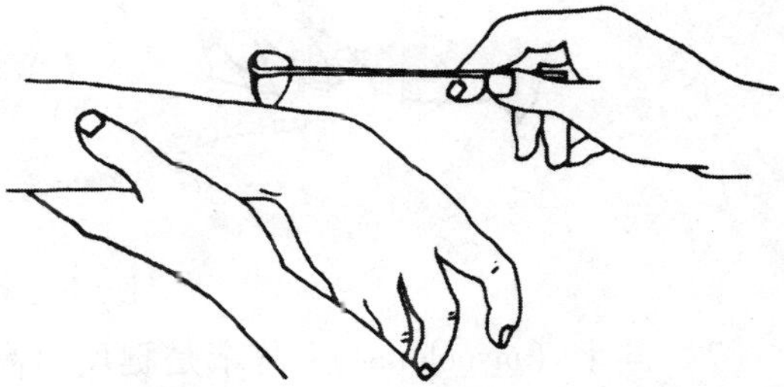

图 11－19　桡骨骨膜反射检查法

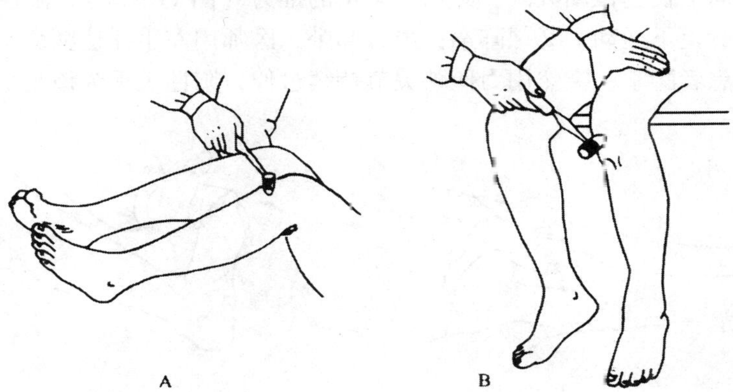

A　　B

图 11－20　膝反射检查法

(3) 桡骨骨膜反射（radioperiosteal reflex）：医师左手托扶患者腕部，并使腕关节自然下垂，用叩诊锤轻叩桡骨茎突，正常时肱桡肌收缩，出现屈肘和前臂旋前（图 11－19）。反射中枢在颈髓 5～6 节。

(4) 膝反射（knee reflex）：坐位检查时，小腿完全松弛下垂，仰卧位检查时医师在其腘窝处托起下肢，使髋、膝关节屈曲，用叩诊锤叩击髌骨下方之股四头肌腱，正常时出现小腿伸展（图 11－20）。反射中枢在腰髓 2～4 节。

（5）踝反射（ankle reflex）：患者仰卧，下肢外旋外展，髋、膝关节稍屈曲，医师左手将患者足部背伸成直角，右手用叩诊锤叩击跟腱，正常为腓肠肌收缩，出现足向跖面屈曲（图 11－21）。反射中枢在骶髓 1～2 节。

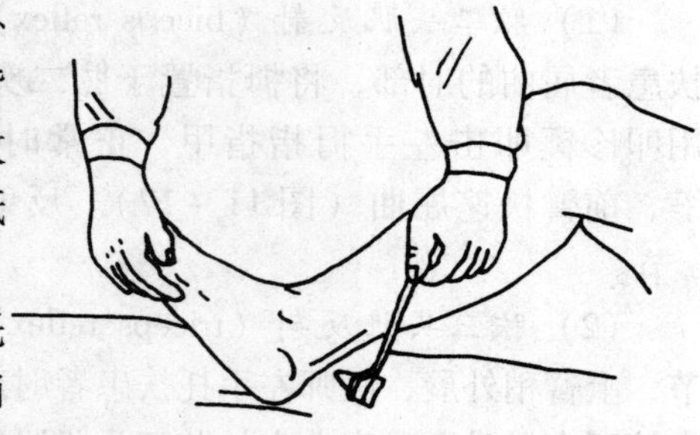

图 11－21　踝反射检查法

（6）霍夫曼征（Hoffmann sign）：医师用左手托住患者的腕部，用右手示指和中指夹持患者中指，稍向上提，使腕部处于轻度过伸位，用拇指快速弹刮患者中指指甲，如引起其余四指轻度掌屈反应为阳性（图 11－22）。反射中枢在颈髓 7 到胸髓 1 节。

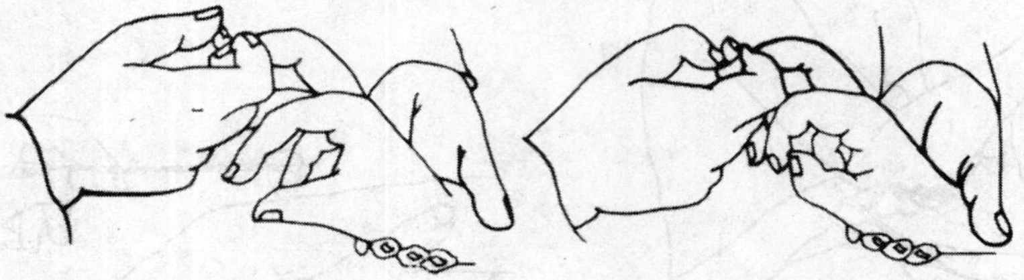

图 11－22　霍夫曼征检查法

（7）阵挛（myoclonus）：阵挛是腱反射高度亢进的表现，临床常见髌阵挛（patella clonus）和踝阵挛（ankle clonus）。①髌阵挛：患者仰卧，下肢伸直，医师用拇指与示指掐住髌骨上缘，用力向下快速推动数次，并保持一定的推力（图 11－23），阳性反应为股四头肌节律性收缩使髌骨上下运动。②踝阵挛：患者仰卧，医师用左手托住腘窝，使髋、膝关节稍屈曲，右手紧贴患者脚掌，突然用力使踝关节持续过伸，阳性表现为该足呈节律性持续的屈伸（图 11－24）。

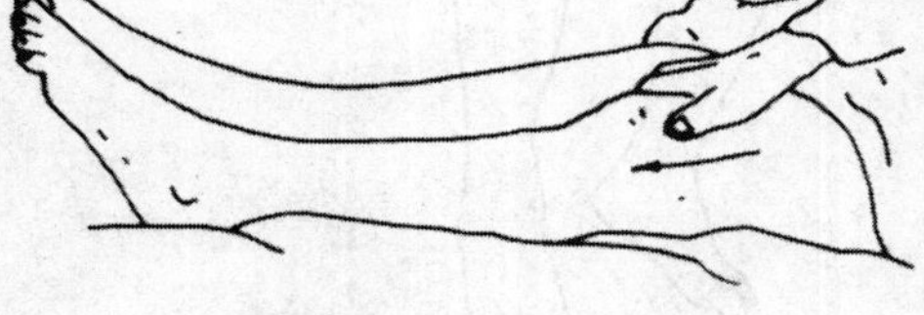

图 11－23　髌阵挛检查法

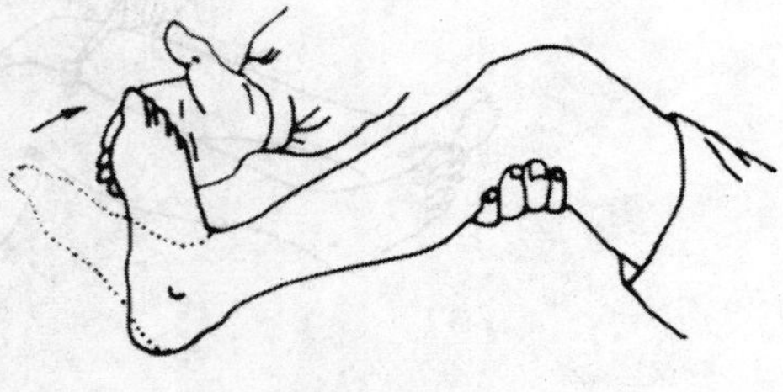

图 11－24　踝阵挛检查法

2. 临床意义　①深反射减弱或消失多为器质性病变，是相应脊髓节段或所属的脊神经的病变，常见于末梢神经炎、神经根炎、脊髓灰质炎、脑或脊髓休克状态等。注意如患者肌肉没有放松也引不出反射，应重新检查。②深反射亢进见于锥体束的病变，如急性脑血管病、急性脊髓炎休克期过后等。

霍夫曼征多见于颈髓病变。中枢神经系统兴奋亢进和神经症也可出现阵挛，但表现短暂且为双侧。

深反射及浅反射与脊髓节段的关系见表 11－5。

表 11－5 深反射及浅反射与脊髓节段的关系

反射名称	脊髓节段	临床意义
肱二头肌反射	$C_{5\sim6}$（中枢）	减弱或消失为 $C_{5\sim6}$ 节或所属脊神经病变，亢进为锥体束病变
肱三头肌反射	$C_{6\sim7}$（中枢）	减弱或消失为 $C_{6\sim7}$ 节或所属脊神经病变，亢进为锥体束病变
桡骨骨膜反射	$C_{5\sim6}$（中枢）	同肱二头肌反射
霍夫曼征	$C_7\sim T_1$（中枢）	阳性视为腱反射亢进，也见于腱反射活跃的正常人
腹壁反射	上腹壁 $T_{7\sim8}$（通过）	减弱或消失为 $T_{7\sim8}$ 节或所属脊神经病变
	中腹壁 $T_{9\sim10}$（通过）	减弱或消失为 $T_{9\sim10}$ 节或所属脊神经病变
	下腹壁 $T_{11\sim12}$（通过）	减弱或消失为 $T_{11\sim12}$ 节或所属脊神经病变
提睾反射	$L_{1\sim2}$（通过）	减弱或消失为 $L_{1\sim2}$ 节或所属脊神经或锥体束病变
膝反射	$L_{2\sim4}$（中枢）	减弱或消失为 $L_{2\sim4}$ 节或所属脊神经病变，亢进为锥体束病变
踝反射	$S_{1\sim2}$（中枢）	减弱或消失为 $S_{1\sim2}$ 节或所属脊神经病变，亢进为锥体束病变

当锥体束受损时，浅反射因反射弧中断而出现减弱或消失，深反射因失去上运动神经元的抑制而出现亢进的现象，称为反射分离现象。

（三）病理反射

病理反射（pathologic reflex）机制似深反射亢进。

1. 检查法

（1）巴宾斯基征（Babinski sign）：患者仰卧，髋、膝关节伸直，医师以手持患者踝部，用叩诊锤柄部末端的钝尖部在足底外侧从后向前快速轻划至小趾根部，再转向拇趾侧。正常出现足趾向跖面屈曲，称巴宾斯基征阴性。如出现拇趾背伸，其余四趾呈扇形分开，称巴宾斯基征阳性（图 11－25）。

（2）奥本海姆征（Oppenheim sign）：医师用拇指和示指沿患者胫骨前缘用力由上而下滑压，阳性表现同巴宾斯基征（图 11－25）。

(3) 戈登征 (Gordon sign)：医师用手以适当的力量握腓肠肌，阳性表现同巴宾斯基征(图 11－25)。

(4) 查多克征 (Chaddock sign)：医师用叩诊锤柄部末端钝尖部在患者外踝下方由后向前轻划至跖趾关节处止，阳性表现同巴宾斯基征 (图 11－25)。

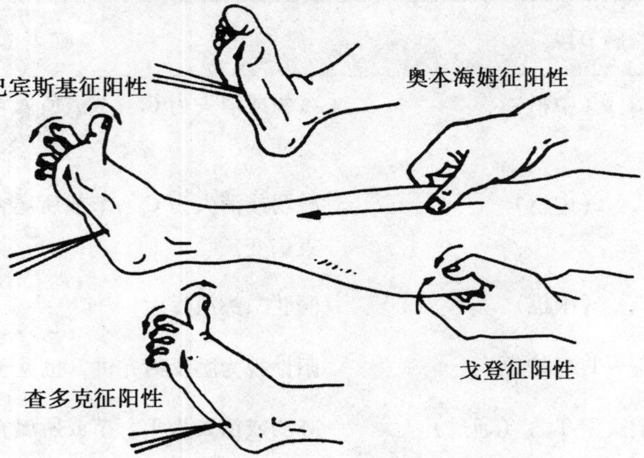

图 11－25　几种锥体束征检查法

(5) 贡达征 (Gonda sign)：医师将手置于患者足外侧两趾背面，向跖面按压数秒钟后突然松开，阳性表现同巴宾斯基征。

2. 临床意义　以上几种体征临床意义相同，均为锥体束病变，其中巴宾斯基征意义最大，也较易引出。1 岁半以内的婴儿由于神经系统发育未完善，也可出现这些反射，不属于病理性。

(四) 脑膜刺激征

脑膜刺激征 (meningeal irritation sign) 是脑膜病变或其附近病变波及脑膜时，刺激脊神经根，使相应肌群发生痉挛，当牵扯这些肌肉时出现防御反应的现象。

1. 检查法

(1) 颈强直 (cervical rigidity)：患者去枕仰卧，下肢伸直，在确定患者颈椎体或颈髓没有外伤时，医师左手托其枕部做被动屈颈动作，正常时下颏可贴近前胸。如下颏不能贴近前胸且医师感到有抵抗感，患者感颈后疼痛时为阳性。

(2) 凯尔尼格征 (Kernig sign)：患者去枕仰卧，一腿伸直，医师将另一下肢先屈髋、屈膝成直角，然后抬小腿伸直其膝部，正常人膝关节可伸达 135°以上 (图 11－26)。如小于 135°时就出现抵抗，且伴有疼痛及屈肌痉挛时为阳性。以同样的方法再检查另一侧。

(3) 布鲁津斯基征 (Brudzinski sign)：患者去枕仰卧，双下肢自然伸直，医师左手托患者枕部，右手置于患者胸前，使颈部前屈，如两膝关节和髋关节反射性屈曲为阳性 (图 11－27)。

2. 临床意义　脑膜刺激征见于各种脑膜炎、蛛网膜下腔出血、脑脊液压力增高等。颈强直也可见于颈椎病、颈部肌肉病变。凯尔尼格征也可见于坐骨神经痛、腰骶神经根炎等。

（五）拉塞格征

拉塞格征（Lasegue sign）是坐骨神经根受到刺激的表现。

1. 检查法 患者仰卧，两下肢伸直，医师一手压在一侧膝关节上，使下肢保持伸直，另一手将下肢抬起，正常可抬高70°以上。如不到30°即出现由上而下的放射性疼痛为阳性（图11－28）。以同样的方法再检查另一侧。

2. 临床意义 见于坐骨神经痛、腰椎间盘突出或腰骶神经根炎等。

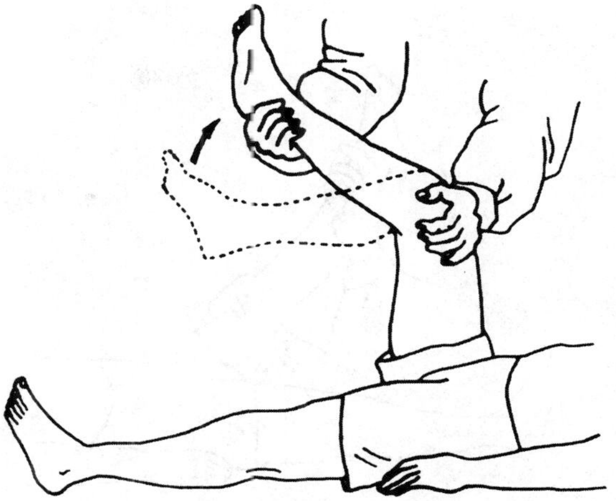

图11－26 凯尔尼格征检查法图

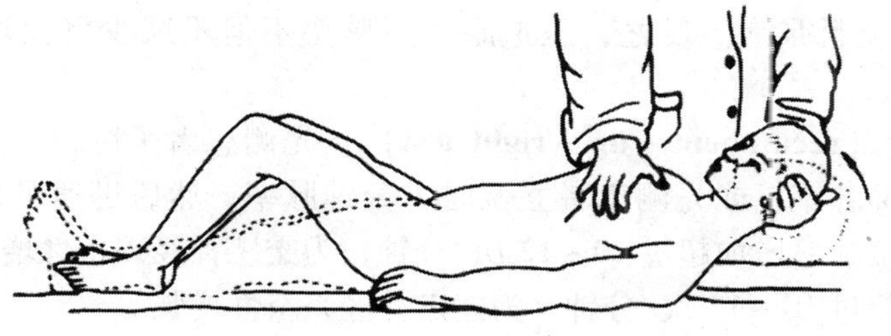

图11－27 布鲁津斯基征检查法

五、自主神经功能检查

自主神经同躯体神经一样也分为中枢自主神经与周围自主神经两部分。周围自主神经分为交感神经与副交感神经两种。自主神经在大脑皮质及丘脑下部的调节下通过神经介质与特定受体结合而发挥相互拮抗而又协调的作用，主要功能是调节内脏、血管舒缩与腺体分泌等活动，维持机体内外环境的平衡。近年来自主神经功能与机体疾患的关系及其昼夜节律变化与急性事件发作间的联系得到了很大重视。

除一般观察皮肤黏膜色泽、质地、皮疹、水肿、毛发、指甲、溃疡和出汗等外，还常检查自主神经反射。

1. 眼心反射（oculocardiac reflex） 患者仰卧片刻后闭眼，自测1分钟脉搏数医师用左手示指、中指分别置于眼球两侧逐渐加压，以患者不痛为限，加压20～30秒后计数1分钟脉率，并与加压前比较，正常人可减少10～12次/分钟。超过12次/分钟提示副交感神经功能增强；减少18～24次/分钟，提示迷走神经功能明显亢进。此类患者易发生晕厥，手术时易心搏骤停。如除脉搏减慢外还出现脉弱、眼前发黑、头晕、恶心，甚至

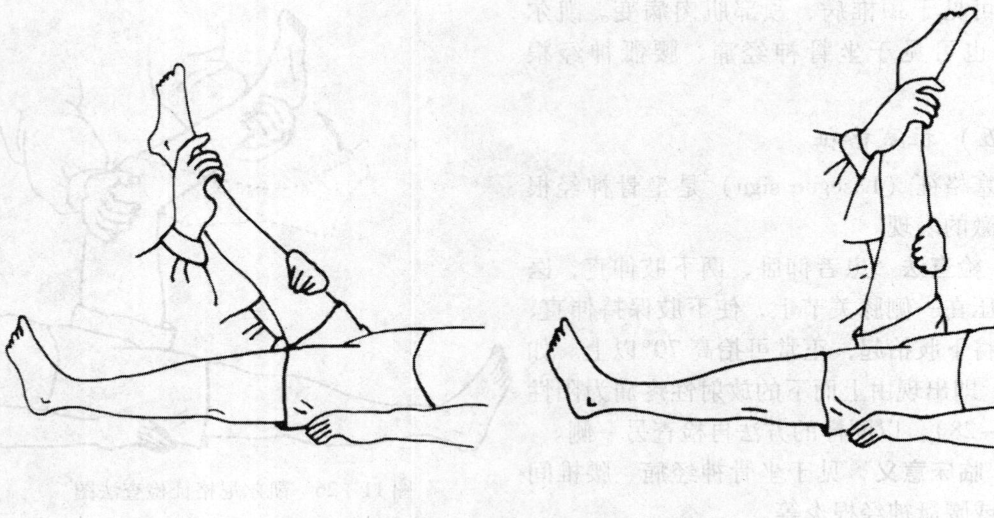

图 11－28 拉塞格征检查法

呕吐，称为迷走神经紧张症。反之，压迫眼球后脉率不但不减少反而增加者，提示交感神经功能亢进。

2. 卧立位试验（recumbent－up－right test） 先测患者平卧位 1 分钟脉率，然后迅速站立，再测 1 分钟脉率，或先测患者立位时 1 分钟脉率，然后迅速卧位，再测 1 分钟脉率。如从卧位到立位脉率增加超过 10～12 次/分钟，为交感神经兴奋性增强。反之，如从立位到卧位脉率减慢超过 10～12 次/分钟，为迷走神经兴奋性增强。

3. 皮肤划痕试验（dermatograph test） 用钝尖物以适当力度在皮肤上划过，正常时数秒后皮肤先出现白色划痕（血管收缩），高出皮面，以后变红。如白色划痕超过 5 分钟，提示交感神经兴奋性增高。如红色划痕（血管扩张）迅速出现，持续时间长，而且逐渐增宽或皮肤隆起，提示副交感神经兴奋性增高。

4. 竖毛反射（pilomotor reflex） 竖毛肌由交感神经支配，将冰块置于患者颈后或腋窝，数秒钟后可见竖毛肌收缩，毛囊处隆起如“鸡皮”状。如竖毛反射障碍表示交感神经功能障碍，根据部位来判断其范围。

5. 心率变异性（heart rate variability）分析 心率变异性是指逐次心搏间的细微差异。近年来 HRV 分析已成为检测心脏自主神经功能的常用方法。经过多种数据与波形的分析，可区分交感神经或副交感神经的功能亢进或功能减退。结合动态心电图记录，可了解自主神经功能的昼夜节律变化，可进一步研究这些变化与某些临床事件发生的关系，可为临床事件病理生理中的自主神经机制研究提供依据。

六、神经系统常见疾病的体征

（一）多发性神经病

多发性神经病（polyneuropathy）是各种原因引起的四肢周围神经的轴突变性、神经元病及节段性脱髓鞘病变所致。常见体征有：

1. 感觉障碍 表现为肢体远端对称性各种感觉减退或缺失，呈手套样、袜子样分布。

2. 运动障碍 为肢体远端下运动神经元性瘫痪，表现为肌无力，张力过低，肌萎缩，肌束颤动等，远端重于近端，深反射减弱或消失。

3. 自主神经障碍 肢体远端皮肤菲薄，发凉，多汗或无汗，干燥或脱屑，指（趾）甲松脆，高血压及体位性低血压等。

（二）急性脊髓炎

急性脊髓炎（acute myelitis）是脊髓白质脱髓鞘或坏死所致的急性横贯性损害。常见体征有：

1. 感觉障碍 病灶节段以下所有感觉丧失，病灶平面上界可有1～2节段的感觉过敏带或束带样感觉异常。

2. 运动障碍 早期常表现为损害平面以下肢体瘫痪，张力过低，深浅反射消失，病理反射阴性，处于无反射状态，称为脊髓休克。持续数日至数周或更长时间的休克期过后，表现为肌张力逐渐过高，深反射亢进，出现病理反射，但脊髓受损平面以下的感觉和运动功能不能恢复。

3. 自主神经功能障碍 早期表现为尿潴留、便秘、充盈性尿失禁。损害平面以下无汗或少汗，皮肤脱屑及水肿，指（趾）甲松脆和角化过度等。

（三）结核性脑膜炎

结核性脑膜炎（tuberculous meningitis）是由结核杆菌引起的脑膜和脊髓膜的非化脓性炎症。可侵犯脑实质和脑神经。常见体征有：

1. 一般状态 早期表现低热，脉快，慢性病容，面色潮红。后期可出现意识障碍，癫痫样发作等。

2. 脑膜刺激征 有颈强直、凯尔尼格征、布鲁津斯基征阳性。

3. 脑神经损害 常累及视神经、动眼神经、展神经和面神经。表现为眼睑下垂、视力减退、瞳孔不对称、对光反射消失、斜视、复视、周围型面神经瘫。

4. 脑实质损害 后期可出现偏瘫、交叉瘫、四肢瘫和截瘫等。

（四）脑血栓形成

脑血栓形成（cerebral thrombosis）是指脑动脉的主干或其皮层支在血管病灶的基础上发生血栓形成，造成脑组织缺血性坏死。常见体征因病变部位不同而异。

1. 大脑中动脉闭塞 可出现“三偏征”，即病灶对侧偏瘫，偏身感觉障碍，同向偏盲。优势半球受损可伴有失语。

2. 大脑前动脉闭塞 发生于前交通支后，可出现病灶对侧中枢性面瘫、舌瘫及偏瘫，下肢为重，可伴感觉障碍，精神障碍，尿潴留或尿急。优势半球病变可出现失语、失用等。

3. 大脑后动脉闭塞 可出现对侧偏盲、偏身感觉障碍、偏瘫、共济失调和不自主运动等。优势半球病变可出现失读、失认、失语。

4. 椎－基底动脉闭塞 可出现眼球震颤、瞳孔缩小、四肢瘫、共济失调，重者可出现高热、昏迷、肺水肿、消化道出血等。

第三篇　实验诊断

实验诊断（laboratory diagnosis）是指运用物理学、化学和生物学等实验技术，对病人的血液、体液、分泌物、排泄物及组织细胞等进行检验，以获得病原体、病理变化及脏器功能状态等资料，从而协助临床进行诊断、观察病情、制定防治措施和判断预后的方法。随着科学技术迅速发展，各种现代化仪器设备的更新，不但使检验结果日益准确，而且检验范围也不断扩大。目前实现了检测的自动化、微量化、电脑化，而且还在不断地持续向前发展。

实验诊断在临床工作中十分重要，但也有一定的局限性。由于机体反应性不尽相同，一些生理、病理情况十分复杂，某些方法灵敏度有限，特异性不强，所以在解释检验结果时，必须密切结合病人的临床表现和其他检查资料，才能正确地发挥实验诊断的作用。

某些化验检查常会给病人带来一定的痛苦和经济负担，因此，必须在认真询问病史、体格检查的基础上，从病人的实际出发，有的放矢地选用检验项目。

第十二章　血液检查

血液由血浆和血细胞两部分组成，通过循环系统与全身各个组织器官密切联系。当血液发生病理变化时常影响全身的组织器官，而组织器官的病变也可引起血液成分发生相应的病理变化，所以血液检查不仅是诊断各种血液病的主要依据，而且对其他系统疾病的诊断和鉴别诊断也有重要意义。

第一节　血液一般检查

血液的一般检查又称血液常规检测（blood routine test），包括血红蛋白测定、红细胞计数、红细胞平均值测定和红细胞形态检测，白细胞计数及其分类计数，血小板计数、血小板平均值测定和血小板形态检测。通过对血细胞数量与质量的检测，以配合临床诊断。

一、血红蛋白测定和红细胞计数

红细胞的生成起源于从造血干细胞分化来的红系祖细胞，在肾脏分泌的红细胞生成素的作用下，分化为原始红细胞，再经3～5次有丝分裂而依次发育为早幼、中幼、晚幼红细胞，后者已丧失分裂能力通过脱核而成为网织红细胞。由网织红细胞再进而发育为完全成熟的红细胞。红细胞的生成除主要受红细胞生成素的影响外，也直接或间接地受睾丸激素及其他体液神经因素的调节。

正常红细胞的生成必需足够的原料。细胞分裂，合成 DNA 必须有维生素 B_{12} 和叶酸作为辅酶。合成血红蛋白还必须有铁作为原料。红细胞的平均寿命约为 120 天。衰老红细胞破坏后释放出的血红蛋白在单核－吞噬细胞系统（主要在脾）内降解为铁、珠蛋白和胆色素。

多种原因可造成红细胞生成和破坏的平衡遭到破坏，使红细胞数量减少或增多而引起贫血或红细胞增多症。还有一些红细胞疾病是红细胞在质量方面发生改变。通过对红细胞和血红蛋白数量以及红细胞形态学改变的检查，对这些疾病的诊断有重要意义。

【参考值】

血红蛋白　男：120～160g/L；女：110～150g/L；新生儿：180～190g/L。

红细胞计数　男：（4.0～5.5）$\times 10^{12}$/L（400 万～550 万/mm^3）；女：（3.5～5.0）$\times 10^{12}$/L；新生儿：（6.0～7.0）$\times 10^{12}$/L。

【临床意义】　血红蛋白（hemoglobin，Hb）与红细胞计数（red blood cell count，RBC）临床意义基本相同。但贫血时血红蛋白与红细胞的减少程度可不一致，如缺铁性贫血由于铁质是血红蛋白的重要成分，血红蛋白的减少较红细胞为甚；巨幼细胞贫血则血红蛋白量减少的程度比红细胞相对较轻。因此，同时测定红细胞和血红蛋白对贫血类型的鉴别有重要意义。

1. 红细胞和血红蛋白减少（hypohemoglobinemia）　单位容积循环血液中红细胞数、血红蛋白量低于参考值低限，通常称为贫血（anemia）。临床上根据血红蛋白减低的程度将贫血分为四级。轻度：血红蛋白男性低于 120g/L、女性低于 110g/L，但高于 90g/L；中度：90～60g/L；重度：60～30g/L；极重度：＜30g/L。

（1）生理性：孕妇在妊娠中后期，血浆容量明显增多，血液被稀释；6 个月至 2 岁婴幼儿生长发育迅速所致的造血原料相对不足；老年人骨髓造血容量逐渐减少，使造血功能减退，均可导致红细胞及血红蛋白减少，统称为生理性贫血。

（2）病理性：分为 3 类：①红细胞生成减少，见于造血原料不足（如缺铁性贫血、巨幼细胞贫血），造血功能障碍（如再生障碍性贫血、白血病等），慢性系统性疾病（慢性感染、恶性肿瘤、慢性肾病等）；②红细胞破坏过多，各种溶血性贫血如异常血红蛋白病、珠蛋白生成障碍性贫血、阵发性睡眠性血红蛋白尿、葡萄糖－6－磷酸脱氢酶缺乏症、免疫性溶血性贫血和脾功能亢进等；③失血，如各种失血性贫血。

2. 红细胞和血红蛋白增多（hyperhemoglobinemia）　指单位容积血液中红细胞数及血红蛋白量高于参考值高限而言。一般经多次检查成年男性红细胞＞6.0×10^{12}/L、血红蛋白＞170g/L，成年女性红细胞＞5.5×10^{12}/L、血红蛋白＞160g/L 时，即认为增多。

（1）相对性红细胞增多（relative erythrocytosis）：是因血浆容量减少，使红细胞容量相对增加，血液浓缩所致。见于大量出汗、连续呕吐、反复腹泻、大面积烧伤、糖尿病酮症酸中毒、尿崩症等。

（2）绝对性红细胞增多（absolute erythrocytosis）：可分为继发性和原发性两类，前者血中红细胞生成素增多，后者即真性红细胞增多症。①继发性：生理性增多见于新生儿、高山居民、登山运动员和重体力劳动者，因缺氧红细胞生成素代偿性增加所致。病理性增多见于慢性阻塞性肺气肿、慢性肺源性心脏病、发绀型先天性心脏病，由于长期缺氧，其红细胞可在（7.5～8.5）$\times 10^{12}$/L，血红蛋白在180～240g/L；亦见于某些肿瘤如肝细胞癌、卵巢癌，肾脏疾病如肾癌、肾胚胎瘤等。②原发性：真性红细胞增多症是一种原因未明的以红细胞增多为主的骨髓增殖性疾病，其特点为红细胞持续性显著增多，可高达（7～10）$\times 10^{12}$/L，血红蛋白达170～250g/L，全身总血容量也增加，白细胞和血小板也有不同程度的增多。

二、红细胞的异常形态检查

正常红细胞经瑞氏染色后，色淡红，圆形，无核，中心着色较淡，周边着色较深，直径6～9μm，平均7.5μm。病理情况下，红细胞除有数量变化外，往往伴有以下异常形态的变化。

1. 红细胞大小改变 ①小红细胞（microcyte）：直径小于6μm。血红蛋白合成不足，胞浆体积变小，中央淡染区扩大，多为缺铁所致，见于小细胞低色素性贫血。遗传性球性红细胞增多症红细胞直径小，但血红蛋白充盈良好，中央淡染区多消失。②大红细胞（macrocyte）：直径大于10μm，见于溶血性贫血、急性失血性贫血及巨幼细胞贫血。③巨红细胞（megalocyte）：直径大于15μm，超巨红细胞直径大于20μm，常见于巨幼细胞贫血。乃造血时缺乏维生素B_{12}或叶酸，使幼红细胞核内的DNA合成障碍，细胞不能按时分裂，待脱核后，其胞体已增大成为巨或超巨红细胞。④红细胞大小不均（anisocytosis）：红细胞之间直径相差1倍以上，反映骨髓中红细胞系增生明显旺盛，见于增生性贫血（溶血性贫血、失血性贫血）较严重者，尤以巨幼细胞贫血显著。

2. 红细胞形态改变 ①球形红细胞（spherocyte）：主要见于遗传性球形红细胞增多症。②椭圆形红细胞（elliptocyte，oval cell）：主要见于遗传性椭圆形红细胞增多症。③靶形红细胞（target cell）：主要特点为中心深染，其外围淡染，而细胞边缘又深染，状如枪靶。常见于珠蛋白生成障碍性贫血等血红蛋白病，也见于缺铁性贫血。④口形红细胞（stomatocyte）：中心淡染区有一裂缝，状若鱼口，主要见于遗传性口形红细胞增多症，也见于DIC及乙醇中毒。⑤镰形细胞（sickle cell）：形如镰刀状，见于血红蛋白S病。⑥泪滴形细胞（dacryocyte，teardrop cell）：为骨髓纤维化的特点。⑦红细胞形态不整（裂细胞，schistocyte）：如呈泪滴状、梨形、梭形、三角形、棍棒形和新月形等，常见于微血管病性溶血性贫血如DIC、血栓性血小板减少性紫癜、恶性高血压等，严重烧伤病人亦可见。

3. 红细胞内的异常结构 ①碱性点彩红细胞（basophilic stippling erythrocyte）的出现表示红细胞再生加速且紊乱，见于增生性贫血、骨髓纤维化等，铅等重金属中毒时也增多。②有核红细胞（nucleated erythrocyte）即幼稚红细胞，存在于骨髓中，正常成人外周血不能见到，血涂片中出现此类细胞是一种病理现象。最常见于各种溶血性贫血及珠蛋白生成障碍性贫血，此时骨髓中红细胞系增生明显活跃，幼稚红细胞提前释放入血；亦可见于急、慢性白血病，骨髓纤维化及其他部位癌肿转移到骨髓。③卡波（Cabot）环、染色质小体（Howell - Jolly 小体），见于溶血性贫血及巨幼细胞贫血等。

三、白细胞计数及白细胞分类计数

白细胞包括中性粒细胞、嗜酸性粒细胞、嗜碱性粒细胞、淋巴细胞和单核细胞5种。白细胞计数（white blood cell count，WBC）是测定血液中各种白细胞的总数，而分类计数（differential count，DC）则是将血液制成涂片，经染色后在油镜下进行分类，求得各种类型白细胞的比值（百分数）。由于外周血中5种白细胞各有其生理功能，在不同病理情况下，可引起不同类型的白细胞发生数量或质量的变化。

【参考值】

1．白细胞总数 成人：（4～10）$\times 10^9$/L（4000～10000/mm^3）；
儿童：（5～12）$\times 10^9$/L；
新生儿：（15～20）$\times 10^9$/L。

2．分类计数 中性杆状核0.01～0.05；中性分叶核0.50～0.70；嗜酸性粒细胞0.005～0.05；嗜碱性粒细胞0～0.01；淋巴细胞0.20～0.40；单核细胞0.03～0.08。

五种白细胞的百分数、绝对值及形态特点见图12-1。

【临床意义】 白细胞数高于10×10^9/L（10000/mm^3）称白细胞增多（leukocytosis），低于4.0×10^9/L（4000/mm^3）称白细胞减少（leukopenia）。白细胞总数的增、减主要受中性粒细胞的影响。

1．中性粒细胞（neutrophil，N） 中性粒细胞是从骨髓中造血干细胞增殖分化而产生的，它的生成受到多种因素的调控。粒细胞生成过程中，根据其功能和形态特点，人为地划分为干细胞池、生长成熟池（又分为分裂池、成熟池、贮存池）和功能池（又分为循环粒细胞池和边缘粒细胞池）三个阶段。这将有助于分析周围血中粒细胞增减的原因。前两个阶段是在骨髓中增殖分化，粒细胞成熟后从骨髓中释放至外周血就进入功能池。生长成熟池包括原粒细胞至分叶核细胞相互衔接的6个阶段，已可从细胞形态上加以辨认。原粒至中幼粒细胞阶段，细胞具有分裂能力，包括在分裂池中。成熟的粒细胞并不立即释放至外周血中，而是在贮存池中贮留3～5天。粒细胞释放至外周血就进入功能池。进入外周血的粒细胞约半数随着血液循环运行，即循环粒细胞池；其余则黏着于小静脉及毛细血管壁上，即边缘粒细胞池。循环池和边缘池两部分粒细胞经常随机交换，形成动态平衡。做白细胞计数时所得的白细胞数仅反映循环池中的粒细胞。

中性粒细胞具有趋化、变形、黏附、吞噬和杀菌作用等功能，在机体防御和抵抗病原菌侵袭过程中起着重要作用。能吸引中性粒细胞趋化的物质有C_{3a}、C_{5a}、$C_{\overline{567}}$，细菌释放的代谢产物，病毒感染细胞的产物，坏死组织的分解产物等。当病原菌感染时，成熟的中性粒细胞在趋化物质的作用下，趋向炎症病灶区。与病原菌接触后，中性粒细胞的胞膜向内陷入，病原菌被逐渐陷入细胞内，形成吞噬体。吞噬体与粒细胞胞浆中的溶酶体颗粒接触后相互融合，溶酶体释放酶类物质和蛋白质，起到杀灭病原菌的作用。以上过程有助于解释病理性中性粒细胞增多的原因。

名称			模式图	细胞核	细胞质	百分比（%）	绝对值
粒细胞	中性	杆状核	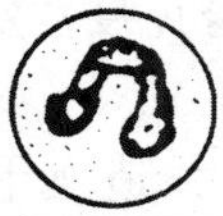	深紫色，弯曲似腊肠状	浆呈淡红色，浆内遍布细小的淡紫色颗粒	1～5	(0.04～0.5) $\times 10^9$/L
		分叶核	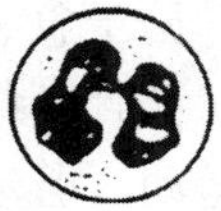	深紫色，分为2～5叶		50～70	(2.0～7.0) $\times 10^9$/L
	嗜酸性		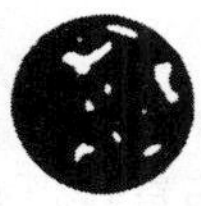	多分为2叶，呈眼镜状，深紫色	颗粒较大，均匀而圆，橙红色，中心浅染，布满胞浆	0.5～5	(0.02～0.5) $\times 10^9$/L
	嗜碱性		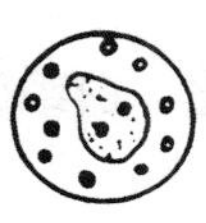	淡红色，结构不清，分叶不明显	颗粒大小不等，呈蓝黑色，常脱去颗粒而成空泡，分布不均匀，颗粒常盖住细胞核	0～1	＜ (0.1) $\times 10^9$/L
淋巴细胞			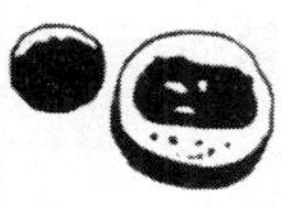	圆或椭圆，染色质呈块状，着色深而致密	浆呈透明的蔚蓝色，大淋巴细胞可见少数大而稀疏的天青颗粒	20～40	(0.8～4.0) $\times 10^9$/L
单核细胞			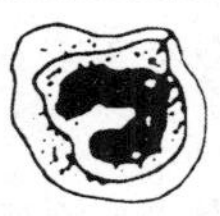	呈肾形、马蹄形，染色质疏松，呈网状	浆呈灰蓝色，含细小弥散的红紫色颗粒	3～8	(0.12～0.8) $\times 10^9$/L

图 12－1 五种白细胞的形态、百分数及绝对值

（1）中性粒细胞增多：引起中性粒细胞病理性增多的原因很多，大致可归纳为反应性增多和异常增生性增多两大类。

反应性粒细胞增多（reactive granulocytosis）是机体对各种病因刺激产生的应激反应，动员骨髓贮存池中的粒细胞释放或边缘池粒细胞进入血液循环，因此增多的粒细胞大多为成熟的分叶核粒细胞或较成熟的杆状核粒细胞。见于：

①感染：化脓性感染为最常见的原因，如流行性脑脊髓膜炎、肺炎、阑尾炎等；还见于某些病毒感染，如乙型脑炎、狂犬病等；某些寄生虫感染，如急性血吸虫病、肺吸虫病等。

②严重组织损伤：如较大手术后12～36小时、急性心肌梗死后1～2日内较常见。

③急性大出血、溶血：如脾破裂或宫外孕输卵管破裂后，白细胞迅速增高，常达(20～30) $\times 10^9$/L，其增多的细胞主要是中性粒细胞，而此时病人的红细胞数和血红蛋白仍暂时保持在正常范围。因此白细胞增高可作为早期诊断内出血的参考指标。急性溶血时，红细胞大量破坏导致相对缺氧，以及红细胞破坏的分解产物，刺激骨髓贮存池中的粒细胞释放使白细胞增高。

④中毒：如糖尿病酮症酸中毒，安眠药、有机磷杀虫药中毒等。

⑤恶性肿瘤：各种恶性肿瘤的晚期，特别是消化道肿瘤（胃癌、肝癌）。

⑥其他：如器官移植术后出现排异现象、类风湿性关节炎、自身免疫性疾病、痛风、严重缺氧及应用某些药物如糖皮质激素等。

异常增生性粒细胞增多（abnormally hyperplastic granulocytosis）为造血干细胞疾病，造血组织中粒细胞大量增生，释放至外周血中的主要是病理性粒细胞。见于急、慢性粒细胞性白血病，骨髓增殖性疾病如真性红细胞增多症、原发性血小板增多症和骨髓纤维化等。

中性粒细胞生理性增多见于新生儿，妊娠末期，分娩时，剧烈运动、劳动后，饱餐，沐浴后及寒冷等情况下，均可见一过性增多。

（2）中性粒细胞减少

①某些感染：病毒感染是常见的原因，如流行性感冒、麻疹、病毒性肝炎、水痘、风疹等。也见于伤寒、恙虫病、疟疾等。

②某些血液病：如再生障碍性贫血、粒细胞缺乏症、骨髓纤维化、白细胞不增多性白血病及恶性组织细胞病等，

③药物及理化因素的作用：如氯霉素、抗肿瘤药物（噻替哌、马利兰）、抗结核药物（利福平、氨硫脲）、抗甲状腺药物（甲巯咪唑、卡比马唑）、解热镇痛药、抗糖尿病药、磺胺药、X线及放射性核素等。

④自身免疫性疾患：如系统性红斑狼疮等。

⑤脾功能亢进：各种原因引起的脾脏肿大，如肝硬化、班替综合征等。

中性粒细胞动力学及常见增减机制见图12－2。

（3）中性粒细胞的核象变化（nucleus changes of neutrophils）：中性粒细胞的核象是指粒细胞的分叶状况，它反映粒细胞的成熟程度。正常时外周血中性粒细胞的分叶以3叶居多，亦可见到少量杆状核粒细胞（0.01～0.05），杆状核与分叶核的正常比值为1∶13。其核象变化可分为核左移与核右移两种，左、右移的区分线在杆状核与分叶核之间（图12－3）。

①核左移（nucleus left－shift）：周围血中杆状核增多（>0.06），并可出现晚幼粒、中幼粒及早幼粒等细胞，称为核左移。常见于各种病原体所致的感染、大出血、大面积烧伤、大手术、恶性肿瘤晚期等，特别是急性化脓性感染。

核左移伴白细胞总数增高者，称为再生性左移（regenerative left shift）。表示机体反应性强，骨髓造血功能旺盛，能释放大量粒细胞至外周血。核左移程度与感染轻重及机体抗感染反应能力密切相关。仅有杆状核粒细胞增多（0.06～0.10）称轻度核左移，表示感染轻，机体抵抗力较强；如杆状核粒细胞在0.10～0.25并伴有少数晚幼粒细胞甚至中幼粒细胞时，称为中度核左移，表示感染严重；如杆状核粒细胞>0.25并出现更幼稚的粒细胞（早幼粒、原粒）时，称为重度核左移或类白血病反应（leukemoid reaction），表示感染更为严重。

类白血病反应是指非白血病病人对感染、恶性肿瘤、大出血等刺激所产生的周围血中类似白血病表现的血象反应。外围血白细胞数大多明显增高，并出现数量不等的幼稚细胞。区别类白血病反应与白血病很重要。一般而言，类白血病反应多能查到原发疾病；血象中红细胞和血红蛋白无明显变化，血小板正常或增多；骨髓象变化不大，原粒细胞和早幼粒细胞增

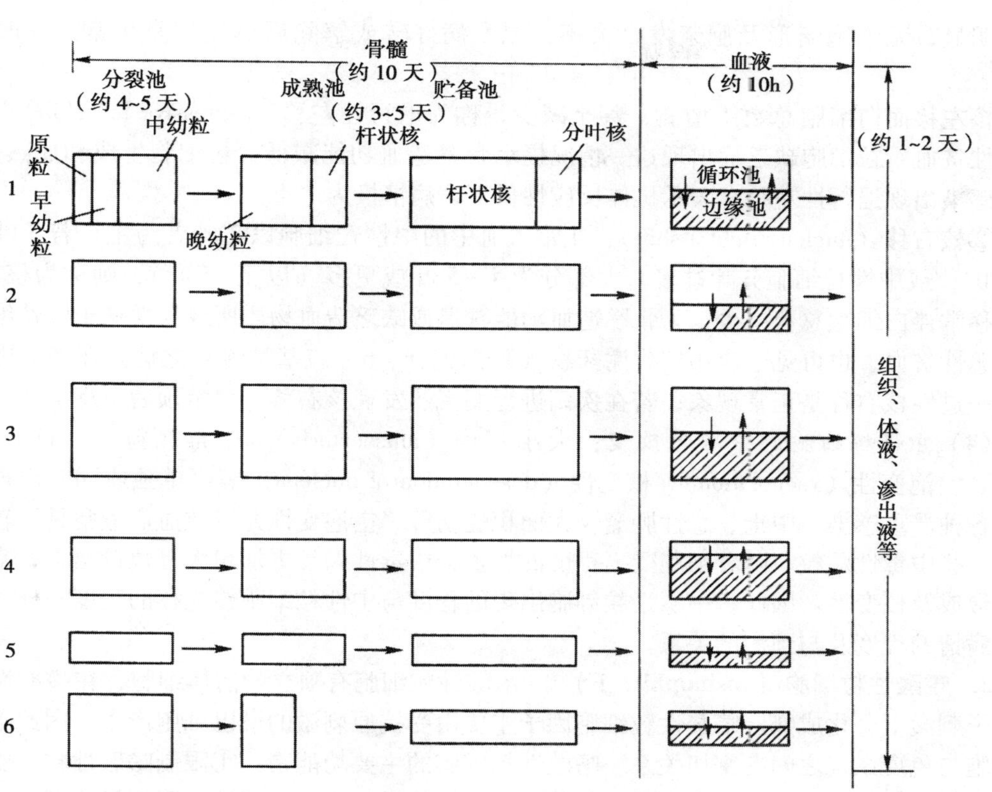

1．正常人中性粒细胞动力学；2．一过性白细胞增多，边缘池粒细胞释放入循环池；3．较长期和持续性白细胞增多，主要与分裂池增大有关；4．暂时性白细胞减少，边缘池粒细胞增多；5．粒细胞生成不足，分裂池粒细胞减少；6．粒细胞破坏过多

图 12－2　中性粒细胞动力学及常见增减机制示意图

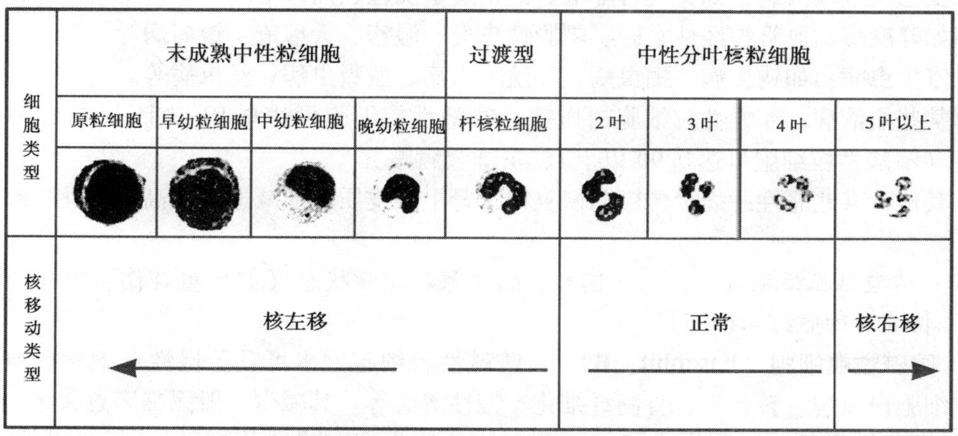

图 12－3　中性粒细胞的核象变化

高不明显，无细胞畸形及胞浆发育失衡；原发病好转或解除后迅速恢复正常。一般预后良好。

核左移而白细胞总数不增高，甚至减少，称为退行性左移（regressive left shift）。再生障碍性贫血、粒细胞缺乏症出现这一情况提示骨髓造血功能减低，粒细胞生成和成熟受阻。严重感染出现退行性左移，表示机体反应性低下，病情极为严重。

②核右移（nucleus right - shift）：正常人血中的中性粒细胞以3叶者为主，若5叶者超过0.03，或中性粒细胞分叶过多，大部分为4～5叶或更多（以至15叶），则称为核右移。核右移常伴白细胞总数减少，为骨髓造血功能减退或缺乏造血物质所致。常见于巨幼细胞贫血、恶性贫血，也可见于应用抗代谢药物（阿糖胞苷、6 - 巯基嘌呤）之后。在炎症恢复期出现一过性核右移是正常现象；若在疾病进行期突然发现核右移，表示预后不良。

（4）中性粒细胞的中毒性改变：大小不均（anisocytosis）、中毒颗粒（toxic granulation）、空泡变性（vacuolation）、核变性（degeneration of nucleus）等可单独或同时出现。常见于各种严重感染、中毒、恶性肿瘤及大面积烧伤等，空泡变性尤以败血症最常见。轻症时出现一些中毒性颗粒，随着细胞受损程度的加重，中毒性颗粒更加粗大且数量增多，常伴有空泡形成及核变性。因此，中毒性粒细胞出现的程度与中性粒细胞核左移的程度一样，均可反应病情的程度及与预后的关系。

2. 嗜酸性粒细胞（eosinophil，E） 嗜酸性粒细胞有独立的前体细胞，在嗜酸性粒细胞因子刺激下分化成熟。嗜酸性粒细胞因子主要由受抗原刺激的淋巴细胞产生，因此嗜酸性粒细胞与免疫系统之间有密切关系。嗜酸性粒细胞的主要功能是：①限制嗜碱性粒细胞和肥大细胞在速发性过敏反应的作用。抑制其生物活性物质的合成与释放，吞噬异物颗粒，并破坏活性物质。②参与对蠕虫的免疫反应。嗜酸性粒细胞利用溶酶体内所含的某种碱性蛋白质和过氧化物酶，以及细胞内 H_2O_2 所造成的过氧化物和某些酶类来损伤蠕虫。

（1）嗜酸性粒细胞增多

①变态反应性疾病：如支气管哮喘、药物过敏反应、热带嗜酸性粒细胞增多症以及某些皮肤病如荨麻疹、血管神经性水肿、剥脱性皮炎、湿疹、天疱疮、银屑病等。

②寄生虫病：如钩虫病、蛔虫病、并殖吸虫病、血吸虫病、丝虫病等。

③某些血液病：如慢性粒细胞白血病（嗜酸性粒细胞可达0.10以上）、嗜酸性粒细胞白血病（嗜酸性粒细胞可达0.90以上）、霍奇金病等。

④其他：某些恶性肿瘤、传染病恢复期、肾上腺皮质功能减退症及高嗜酸性粒细胞综合征等。

（2）嗜酸性粒细胞减少：见于伤寒、副伤寒、应激状态（如严重烧伤、急性传染病的极期）、休克、库欣综合征等。

3. 嗜碱性粒细胞（basophil，B） 嗜碱性粒细胞增多可见于慢性粒细胞白血病、嗜碱性粒细胞白血病、转移癌、骨髓纤维化、慢性溶血等。其减少一般无临床意义。

4. 淋巴细胞（lymphocyte，L） 淋巴细胞因发育和成熟的途径不同，分为两类：①胸腺依赖淋巴细胞（T淋巴细胞）：参与细胞免疫。人体对病毒、结核杆菌、真菌及原虫等的防御免疫，及在自身免疫性疾病、组织移植排斥反应、迟发变态反应及抗肿瘤作用等方面都是由细胞免疫所主导的。②骨髓依赖淋巴细胞（B淋巴细胞）：当抗原存在时，可转变为能合成免疫球蛋白的浆细胞，参与体液免疫。此外，还有非T非B淋巴细胞，即K细胞、NK细胞（自然杀伤细胞），它们分别有不同的免疫功能。

（1）淋巴细胞增多：见于：①感染性疾病：主要为病毒感染，如麻疹、风疹、水痘、流行性腮腺炎、传染性单核细胞增多症、病毒性肝炎、肾综合征出血热等。也可见于某些杆菌感染，如结核病、百日咳、布氏杆菌病。②某些血液病：如急性和慢性淋巴细胞白血病、淋巴瘤等。③急性传染病的恢复期。

在再生障碍性贫血和粒细胞缺乏症时，由于中性粒细胞减少，以致淋巴细胞比例相对增高，但淋巴细胞的绝对值并不增高。

（2）淋巴细胞减少：主要见于应用糖皮质激素、烷化剂，接触放射线，免疫缺陷性疾病等。

（3）异形淋巴细胞（abnormal lymphocyte）：在外周血中有时可见到一种形态变异的不典型淋巴细胞，称为异形淋巴细胞。异形淋巴细胞主要是由T淋巴细胞受抗原刺激转化而来，少数为B淋巴细胞。其增多主要见于病毒感染性疾病，如传染性单核细胞增多症和肾综合征出血热可高达0.10以上，此外，病毒性肝炎、风疹、某些细菌性感染、立克次体疾病或过敏性疾病也可轻度增多。

5．单核细胞（monocyte，M）　单核细胞进入组织或体腔内转变为吞噬细胞，形成单核－吞噬细胞系统。其功能有：诱导免疫反应，吞噬和杀灭某些病原体，吞噬红细胞和清除损伤组织及死亡的细胞，抗肿瘤活性，对白细胞生成的调节。单核细胞增多见于：①生理性：2周内婴儿可达0.15或更多。儿童平均为0.09。②某些感染：如感染性心内膜炎、活动性结核病、疟疾及急性感染的恢复期。③某些血液病：如单核细胞白血病、粒细胞缺乏症恢复期。

第二节　血液的其他检查

一、网织红细胞计数

网织红细胞（reticulocyte，Rct）是晚幼红细胞到成熟红细胞之间的未完全成熟的红细胞，由于胞浆中尚残存多少不等的核糖核酸等嗜碱性性物质，在活体染色时，可被煌焦油液染成蓝色细颗粒状，颗粒间又有细丝状连缀而构成网状结构，故称为网织红细胞。

【参考值】　成人：0.005～0.015（0.5%～1.5%），绝对值（24～84）$\times 10^9$/L；
新生儿：0.03～0.06（3%～6%）。

【临床意义】

1．反映骨髓造血功能状态　网织红细胞增多表示骨髓红细胞系增生旺盛。溶血性贫血、急性失血性贫血时网织红细胞显著增多；缺铁性贫血及巨幼细胞贫血时网织红细胞轻度增多，有时可在正常范围或减少。网织红细胞减少表示骨髓造血功能减低，见于再生障碍性贫血、骨髓病性贫血（如白血病）。

2. 贫血疗效观察 贫血病人，给予有关抗贫血药物后，网织红细胞增高说明治疗有效；反之，说明治疗无效。缺铁性贫血和巨幼细胞贫血病人在治疗前，网织红细胞仅轻度增高，给予铁剂或叶酸治疗，3～5 天后网织红细胞开始上升，至 7～10 天达高峰，一般增至 0.06～0.08，也可达 0.10 以上。治疗后 2 周左右网织红细胞逐渐下降，而红细胞及血红蛋白则逐渐增高。这一现象称为网织红细胞反应，可作为贫血治疗的疗效判断指标。

3. 观察病情变化 溶血性贫血及失血性贫血病人病程中，网织红细胞逐渐降低，表示溶血或出血已得到控制；反之，持续不减低，甚至增高者，表示病情未得到控制。

二、红细胞沉降率测定

红细胞沉降率（erythrocyte sedimentation rate，ESR）简称血沉，是指在一定条件下红细胞沉降的速度。

【原理】 正常情况下，因红细胞膜表面的唾液酸带有负电荷，红细胞相互排斥，彼此分散悬浮于血浆中，不易聚集，下沉缓慢。使红细胞沉降加速的主要原因是红细胞聚集或称叠连（许多红细胞互相以凹面相贴，形成一叠或串钱状红细胞），红细胞叠连起来，其总的外表面积与容积之比减小，因而摩擦力减小，下沉较快。影响血沉的因素有：①血浆中各种蛋白比例改变：带有正电荷的纤维蛋白原、球蛋白和免疫复合物增多，带负电荷的白蛋白减少，促使红细胞聚集，血沉加快。②红细胞的数量、形状和大小变化：红细胞数量减少，下沉时受到的阻力减小，血沉加快；红细胞形态异常不利于红细胞叠连，血沉减慢。大红细胞因表面积相对减小，受到血浆的摩擦逆阻力减小，下沉较小红细胞为快。

【参考值】 成年男性：0～15mm/h；成年女性：0～20mm/h（魏氏法，Westergren）。

【临床意义】

1. 生理性增快 妇女月经期血沉略增快，可能与子宫内膜破损及出血有关；妊娠 3 个月以上直到分娩后 3 周内，其增快可能与生理性贫血、产伤等有关；60 岁以上的高龄者，可因血浆中纤维蛋白原含量逐渐增多而致血沉增快。

2. 病理性增快

（1）各种炎症：如细菌性急性炎症、风湿热和结核病活动期，因血中急性期反应物质增多，包括 C－反应蛋白、α_2 巨球蛋白、纤维蛋白原及免疫球蛋白等增多而致血沉增快。当病情好转或稳定时，血沉也逐渐恢复正常。

（2）损伤及坏死：如较大的手术创伤常可引起血沉加速，一般 2～3 周内恢复正常。心肌梗死发病 2～3 天后血沉增快，并持续 1～3 周；心绞痛时血沉正常。故借此可以鉴别。

（3）恶性肿瘤：恶性肿瘤血沉常增快，与肿瘤分泌糖蛋白（属球蛋白）、肿瘤组织迅速坏死、继发感染及贫血等有关。经手术、放疗或化疗后，血沉可渐趋正常，复发或转移时又增快。良性肿瘤血沉多正常。

（4）各种原因导致的高球蛋白血症：如多发性骨髓瘤、感染性心内膜炎、系统性红斑狼疮、肾炎、肝硬化等。

（5）贫血：血红蛋白低于90g/L，血沉可增快，并随贫血加重而增快。

三、红细胞比积测定

【原理】 红细胞比积（packed cell volume，PCV）又称红细胞比容（hematocrit，Hct），是指红细胞在血液中所占容积的比值。系将一定量的抗凝全血，经规定速度和时间离心沉淀，下沉紧压的红细胞体积与全血体积之比。目前多用血细胞分析仪仅用微量血进行测定。该数值的大小与红细胞数量、大小及血浆容量有关。

【参考值】 微量法：男 0.467 ±0.039；女 0.421 ±0.054。

温氏法：男 0.40 ~0.50（40% ~50%）；女 0.37 ~0.48（37% ~48%）。

【临床意义】 红细胞比积增加，见于真性红细胞增多症和各种原因所致血液浓缩，如脱水、大面积烧伤。测定红细胞比积可了解血液浓缩程度，作为计算补液量的参考。红细胞比积减少见于贫血和稀血症。由于贫血的类型不同，其红细胞数与红细胞比积的减少，两者并不一定完全平行。临床上可依据红细胞数、血红蛋白量及红细胞比积来计算几种红细胞的平均值，有助于贫血的形态学分类。

四、红细胞平均值测定

红细胞平均体积（mean corpuscular volume，MCV）即每个红细胞的平均体积，以飞升（fl）为单位；红细胞平均血红蛋白量（mean corpuscular hemoglobin，MCH）即每个红细胞内所含血红蛋白的平均量，以皮克（pg）为单位；红细胞平均血红蛋白浓度（mean corpuscular hemoglobin concentration，MCHC）即每升红细胞平均所含血红蛋白的克数。目前应用电子血细胞分析仪，可直接显示上述 3 个数值。

【参考值】 血细胞分析仪法：MCV：80 ~100fl；MCH：27 ~34pg；MCHC：320 ~360g/L。

【临床意义】见表 12 -1。

表 12 -1 贫血的形态学分类

类 型	MCV	MCH	MCHC	病 因
正常细胞性贫血	80 ~100	27 ~34	320 ~360	再生障碍性贫血、急性失血、急性溶血、白血病等
大细胞性贫血	>100	>34	320 ~360	巨幼细胞贫血
单纯小细胞性贫血	<80	<27	320 ~360	慢性感染、炎症、尿毒症、肝病、恶性肿瘤等所致的贫血
小细胞低色素性贫血	<80	<27	<320	缺铁性贫血、珠蛋白生成障碍性贫血、铁粒幼细胞性贫血

五、红细胞体积分布宽度测定

红细胞体积分布宽度（red blood cell volume distribution width，RDW）是反映红细胞体积（大小）变异性（离散程度）的参数。由血细胞分析仪测量获得，多数仪器用所测红细胞体积大小的变异系数（RDW - CV）来表示。红细胞体积正常，大小均一，RDW 正常；

红细胞体积大小不均一，RDW 增高。

【参考值】 RDW－CV 11.5%～14.5%。

【临床意义】 主要用于贫血的形态学分类，从而有助于某些贫血的诊断和鉴别诊断。如缺铁性贫血患者 RDW 增高，珠蛋白生成障碍性贫血患者多数正常。根据 MCV、RDW 两项参数对贫血进行新的分类见表 12－2。

表 12－2 根据 MCV、RDW 的贫血形态学分类

贫血类型	MCV	RDW	病因
大细胞均一性贫血	增大	正常	部分再生障碍性贫血
大细胞非均一性贫血	增大	增高	巨幼细胞贫血、骨髓增生异常综合征
正常细胞均一性贫血	正常	正常	急性失血性贫血
正常细胞非均一性贫血	正常	增高	再生障碍性贫血、阵发性睡眠性血红蛋白尿、红细胞酶异常等
小细胞均一性贫血	减小	正常	珠蛋白生成障碍性贫血、球形细胞增多症等
小细胞非均一性贫血	减小	增高	缺铁性贫血

六、血细胞直方图

血细胞分析仪已广泛应用于临床，不仅能检测更多的实验参数，而且能提供以血细胞的体积（大小）为横坐标（X 轴）、以细胞的相对数量（某些细胞出现的频率）为纵坐标（Y 轴）的曲线图，即血细胞体积直方图（nomogram）。常用的有白细胞、红细胞、血小板三种细胞直方图（见图 12－4）。

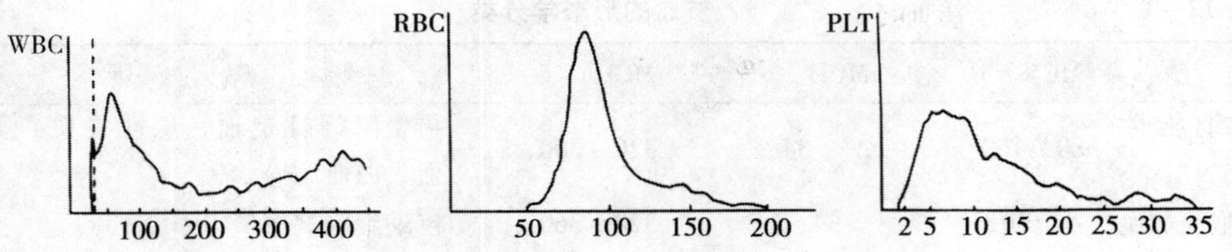

图 12－4 血细胞体积分布直方图

（一）白细胞体积分布直方图

根据白细胞体积大小区分为三个群，在图上表现为三个峰（区）。①第一群是小细胞区（35～90fl），主要为淋巴细胞，包括成熟淋巴细胞、异形淋巴细胞。②第二群是中间细胞（90～160fl），包括单核细胞、原始细胞、幼稚细胞及嗜酸性、嗜碱性粒细胞。③第三群是大细胞区（160～450fl），包括中性分叶核、杆状核和晚幼粒细胞。

从图形变化可估计血液中白细胞群体的变化，如淋巴细胞减少使第一峰明显降低，单核细胞或嗜酸性、嗜碱性粒细胞增多使第二峰明显增大，中性粒细胞增多使第三峰明显增大。

但因不同细胞体积之间可有交叉，同一群中可有多种细胞存在，这种变化的细胞图形并无特异性。因此，白细胞直方图的变化只是粗略判断细胞比例的变化或有无明显的异常细胞出现，提示需要进一步作血涂片显微镜检查，进行细胞分类计数及形态观察。

（二）红细胞体积分布直方图

在典型的红细胞体积分布直方图上，有两个细胞群体：①红细胞主群：从50fl偏上开始，有一个近似两侧对称，基底较为狭窄的正态分布曲线，又称“主峰”。②小细胞群：位于主峰右侧，约分布在130～185fl区域，又称“足趾部”，它是一些二聚体、三聚体、多聚体细胞等的反映，常忽略不计。

分析直方图图形时，要注意主峰的位置、峰的基底宽度、峰顶的形状及有无双峰现象等，这些变化与红细胞的其他参数结合分析，对某些贫血的诊断和鉴别诊断有重要价值。缺铁性贫血时，主峰曲线的波峰左移，波峰基底增宽，显示为小细胞非均一性贫血特征。珠蛋白生成障碍性贫血时，波峰左移，基底变窄，呈小细胞均一性贫血。铁粒幼细胞性贫血时，小细胞低色素性红细胞与正常红细胞同时存在，波峰左移，峰底增宽，呈双峰。巨幼细胞贫血时，波峰右移，峰底增宽，呈大细胞非均一性。

七、溶血性贫血的实验室检查

（一）显示红细胞破坏增加的检验

1．红细胞寿命测定 用^{51}Cr标记红细胞测定红细胞的半衰期，正常红细胞的半衰期为25～32天。溶血性贫血常小于15天。此项检查是确诊溶血性贫血最直接而确实的证据。

2．血浆游离血红蛋白测定

【原理】 血管内溶血时，大量血红蛋白游离至血浆中，使血浆游离血红蛋白增高。

【参考值】 <0.05g/L（1～5mg/dl）。

【临床意义】 血管内溶血时血浆游离血红蛋白明显增高，自身免疫性溶血性贫血、珠蛋白生成障碍性贫血可轻度增高。

3．血清结合珠蛋白测定

【原理】 血浆中的游离血红蛋白需与结合珠蛋白结合后被输送至肝分解，使血浆结合珠蛋白（haptoglobin）减低。

【参考值】 0.7～1.5g/L（70～150mg/dl）。

【临床意义】 各种溶血时血清结合珠蛋白均有减低，以血管内溶血减低为显著，甚至测不出。感染、创伤、恶性肿瘤、红斑狼疮、皮质激素治疗等结合珠蛋白可增高。

4．血红蛋白尿测定 当血浆中增高的游离血红蛋白量超过结合珠蛋白的结合能力时，大部分剩余的游离血红蛋白可通过肾脏排出，形成血红蛋白尿（hemoglobinuria）。血红蛋白尿通常只见于急性血管内溶血发作后的首1～2次尿中。肉眼观尿液呈樱红色，酸性尿时，部分血红蛋白被氧化成为高铁血红蛋白，使尿液呈棕黑色。将尿液离心沉淀后取上清液进行隐血试验呈阳性。

5. 含铁血黄素尿测定（Rous 试验） 从肾小球排出的血红蛋白经过肾小管时被再吸收，在肾小管上皮细胞内转变为含铁血黄素。这种肾小管上皮细胞脱落随尿排出即为含铁血黄素尿（hemosiderinuria）。正常为阴性。慢性血管内溶血可呈阳性，并持续数周。常见于阵发性睡眠性血红蛋白尿。在溶血初期可暂呈阴性。

（二）溶血性疾病的病因诊断

1. 红细胞渗透脆性试验（erythrocyte osmotic fragility test）

【原理】 红细胞在低渗氯化钠溶液中，水分透过细胞膜进入细胞内，使红细胞逐渐膨胀甚至破裂而溶血。本试验测定红细胞对不同浓度低渗氯化钠溶血的抵抗力。红细胞对低渗氯化钠溶血的抵抗力减弱，易于溶血，称为渗透脆性增高；反之，抵抗力增强者称为渗透脆性减低。红细胞的渗透脆性与红细胞膜面积与红细胞容积的比值有关。膜面积减少，使面积与容积的比值减小，或红细胞膜有缺陷，如厚度增加、球形，易于溶血。

【参考值】 开始溶血：0.42% ~0.46%（4.2 ~4.6g/L）NaCl 溶液；
完全溶血：0.28% ~0.34%（2.8 ~3.4g/L）NaCl 溶液。

【临床意义】 ①开始溶血 >0.50%、完全溶血 >0.38% NaCl 溶液时为脆性增高。主要见于遗传性球形细胞增多症，其次为某些自身免疫性溶血性贫血及遗传性椭圆形细胞增多症。②脆性减低常见于珠蛋白生成障碍性贫血，也见于缺铁性贫血、肝硬化及阻塞性黄疸等。

2. 酸溶血试验（acid hemolysis test，Ham 试验） 正常人为阴性。阵发性睡眠性血红蛋白尿病人的红细胞膜对补体敏感，加入用稀盐酸酸化的血清中（内含补体及备解素），病人的红细胞被补体破坏而溶解。本试验阳性为诊断阵发性睡眠性血红蛋白尿的重要依据。

3. 抗人球蛋白试验（anti human globulin test，Coombs 试验）

【原理】 本试验是检查温反应性抗体（不完全抗体）的敏感方法，是诊断自身免疫性溶血性贫血的重要试验。红细胞表面结合不完全抗体的红细胞，称为致敏红细胞，其在盐水介质中不发生凝集，加入抗球蛋白血清后则出现凝集，称为直接抗球蛋白试验阳性。其目的是检查红细胞表面的不完全抗体。如先用正常的 RhD 阳性的 O 型红细胞吸附血清的不完全抗体，使之致敏，然后再按直接试验的方法操作，如红细胞凝集，即为间接抗人球蛋白试验阳性。其目的是检查血清中有无游离的不完全抗体。

【临床意义】 正常人直接、间接抗人球蛋白试验均呈阴性。温抗体型自身免疫性溶血性贫血、新生儿同种免疫溶血病常呈直接试验阳性反应。间接抗人球蛋白试验阳性常见于 Rh 或 ABO 血型不合新生儿溶血病。本试验阳性还可见于系统性红斑狼疮、类风湿性关节炎、淋巴瘤、恶性肿瘤、甲基多巴及青霉素型药物诱发的免疫性溶血性贫血等。但应注意因多种原因可有假阴性反应，本试验阴性不能排除自身免疫性溶血性贫血的存在。

4. 血红蛋白电泳（hemoglobin electrophoresis）

【原理】 血红蛋白（包括正常和异常血红蛋白）的等电点不同，在一定 pH 缓冲液中各带有不同的电荷及总电荷，缓冲液 pH 大于等电点则 Hb 带负电荷，反之则带正电荷。将去除细胞膜、基质蛋白及脂溶性物质的血红蛋白溶液，点于浸在特定缓冲液中的支持介质上，置电泳仪内，经一定电压和时间电泳，各种 Hb 的泳动方向和速度不同，有可能分出各自的区带。主要用以检查有无异常血红蛋白区带。

【参考值】 HbA 96% ~98%，HbA_2 1.2% ~3.5%，HbF 1% ~2%。

【临床意义】 在正常电泳区带外如出现新的区带，则可能是异常血红蛋白区带，对诊断血红蛋白病有重要意义。HbE是国内最常见的异常血红蛋白病，电泳时可高达90%以上。还可检查出HbS、HbC等。β珠蛋白生成障碍性贫血 HbA_2 升高大于3.5%，HbF升高甚至达90%，HbA减少甚至为0。α珠蛋白生成障碍性贫血出现HbH、HbBarts等。

5. 高铁血红蛋白还原试验 葡萄糖-6-磷酸脱氢酶（G-6-PD）在戊糖旁路中使6-磷酸葡萄糖变为6-磷酸葡萄糖酸，同时催化氧化型辅酶Ⅱ形成还原型辅酶Ⅱ，再使氧化型谷胱甘肽形成还原型谷胱甘肽。还原型辅酶Ⅱ是高铁血红蛋白还原酶的辅酶，在递氢体亚甲蓝和高铁血红蛋白还原酶的作用下，使呈暗棕色的高铁血红蛋白还原为红色的血红蛋白。

正常人高铁血红蛋白还原率大于75%。G-6-PD缺乏时还原率降低，并与病情相关。本试验为G-6-PD缺乏症的筛选试验，敏感性较高，但特异性稍差。

第三节 血栓与止血检测

在生理状态下，血液在血管中不断地流动循环，既不溢出血管之外（出血），也不凝固于血管之中（血栓形成），这有赖于完整的血管壁、有效的血小板，以及凝血系统和纤溶系统之间保持动态平衡。出血、血栓性疾患的发病机制十分复杂，但可概括为：①血管壁的结构或功能异常；②血小板量的减少、增多或质的异常；③凝血因子含量减低、增高或分子结构异常；④抗凝机制或纤溶机制减弱。

一、止血、凝血和纤溶机制概述

（一）血管壁的作用

血管的止血作用表现有：①血管收缩：血管受损后，通过神经反射和收缩血管的活性物质，如血小板释放的血栓烷 A_2、5-羟色胺，内皮细胞产生的内皮素及血管紧张素，使血管收缩，有利于止血。②激活血小板：血管内皮细胞下胶原纤维暴露及内皮细胞合成和释放的血管性血友病因子（vWF），使血小板发生黏附、聚集和释放反应，形成血小板血栓，堵塞伤口。③激活凝血系统：内皮细胞下胶原纤维暴露，启动内源性凝血系统；释放组织因子，启动外源性凝血系统以加强止血。④局部血黏度的增高。

血管壁又有抗血栓形成的能力，血管内皮细胞合成前列腺素（PGI_2）、纤溶酶原激活物、蛋白聚糖和血栓调节素等活性物质，保证血液在血管内畅通。

（二）血小板的作用

1. 黏附功能 血管受损时，血小板膜糖蛋白Ⅰb-Ⅸ经血管性血友病因子介导迅速黏附于暴露的胶原组织，对初期止血起重要作用。

2. 聚集功能 血小板与血小板之间的黏附称为聚集。经ADP、肾上腺素、凝血酶、胶原等诱导后，血小板膜糖蛋白Ⅱb/Ⅲa经纤维蛋白原介导发生相互聚集，形成血小板栓子，达到临时堵塞小血管的目的。

3. 分泌（释放）功能 在各种诱聚剂作用下，血小板致密颗粒释放ADP、ATP、5-羟色胺、抗纤溶酶，α颗粒释放血小板第4因子（PF_4）、β血小板球蛋白（β-TG）、vWF、凝血酶敏感蛋白等，加速血小板聚集。

4. 促凝血活性 血小板的膜磷脂提供凝血反应表面，增加凝血因子$Ⅹ_a$、$Ⅴ_a$、$Ⅸ_a$、$Ⅷ_a$的局部浓度，极大地加速凝血酶原的激活和凝血酶的形成。血小板因子3（PF_3）和血小板因子4（PF_4）也有重要的凝血作用。

5. 血块收缩功能 血小板收缩蛋白（肌动蛋白和肌球蛋白）可使纤维蛋白网收缩，析出血清，使血栓更为坚固，从而起到持续止血的作用。

6. 维护血管内皮的完整性 血小板参与血管内皮细胞的再生、修复，增加血管壁的抵抗力，减低其通透性和脆性。

（三）凝血因子的作用

参与凝血过程的有关因子统称为凝血因子。依其发现年代按罗马数字顺编，共12个凝血因子。凝血过程分为三期。在凝血的第一期中，因启动因子和参与因子的不同，分为内源性凝血途径和外源性凝血途径两个系统。第二、三期则为共同途径。

1. 外源性凝血途径 由组织因子启动的凝血过程，称为外源性凝血途径。参与的凝血因子少（Ⅲ、Ⅶ、Ca^{2+}），反应速度快（15秒以内）。现认为，血液凝固时，首先启动外源性凝血途径。

2. 内源性凝血途径 参与这一反应系统的凝血因子多，全部来源于血液，反应步骤复杂缓慢（约5~10min）。内源性凝血从因子Ⅻ激活开始。带阳电荷的因子Ⅻ与带阴电荷的异物表面（胶原、玻璃、白陶土等）接触后即被激活（Ⅻa）。参与的因子还有激肽酶原、激肽酶、高分子激肽原（HMWK）、Ⅷ、Ⅸ、Ⅺ、Ca^{2+}、PF_3等。当第一阶段内源性凝血途径的各种凝血因子，特别是Ⅷ、Ⅸ、Ⅺ因子含量严重减低如各型血友病时，每导致凝血时间的延长。

3. 凝血的共同途径 内、外源两条凝血途径一旦各自激活Ⅹ因子之后就沿着一条共同的途径而进入其后的第二、第三阶段。凝血酶原激活物使凝血酶原激活为凝血酶，凝血酶再激活纤维蛋白原为纤维蛋白，凝血即告完成。

（四）抗凝血系统的作用

健全的抗凝机制能保证血液在人体循环系统中顺畅流通和防止血栓形成。①体液抗凝作用：血浆中最重要的一种抗凝因子是抗凝血酶，占体内总抗凝血作用的50%~67%，可灭活凝血酶、因子$Ⅸ_a$、$Ⅹ_a$、$Ⅺ_a$、$Ⅻ_a$等。还有肝素、肝素辅因子Ⅱ、蛋白C、蛋白S、组织因子途径抑制物、$α_1$-抗胰蛋白酶和$α_2$巨球蛋白等。②细胞抗凝作用：单核-巨噬细胞系统和肝细胞能吞噬并清除凝血酶原激活物、红细胞溶解产物、免疫复合物、内毒素及纤维蛋白（原）降解产物等促凝物质。

（五）纤维蛋白溶解（纤溶）系统的作用

体内或体外的凝血块可以被溶解，这由纤溶系统来完成。血液凝固后，组织型、尿激酶型纤溶酶原激活物，从血管内皮细胞、肾小球等被释放入血，以及因子XII_a、凝血酶等作用，激活纤溶酶原，使之成为纤溶酶。纤溶酶作用于纤维蛋白（原），使之降解成多种肽链碎片如X、Y、D、E等，统称为纤维蛋白（原）降解产物（FDP）。纤溶酶还可水解凝血因子Ⅷ、Ⅸ、Ⅹ、Ⅺ、Ⅻ、ⅩⅢ等。碎片X（X′）、Y（Y′）、D、E（E′）具有较强的抗血小板聚集和抗凝血作用，可致血液呈低凝状态。

为了保证血液的流动性，不仅要维持血凝和纤溶的平衡，而且血液中还有多量相应的纤溶抑制物，如纤溶酶原激活抑制物-1灭活纤溶酶原激活物，α_2-抗纤溶酶灭活纤溶酶等，以保证这种平衡。

二、血管壁检测

（一）毛细血管抵抗力试验（capillary resistance test，CRT，束臂试验）

【原理】　毛细血管的结构或血小板质与量有缺陷时，则毛细血管的脆性或通透性增加。此时，若血管壁受到一定压力时即可破裂而发生出血点，按其数目可反映毛细血管壁受累程度。

【方法】　在上臂用脉压带以被检查者收缩压和舒张压之间的压力加压，维持8分钟，然后观察前臂屈侧在直径5cm圆圈内的出血点。

【参考值】　新出血点在10个以下。超过10个为阳性。

【临床意义】　毛细血管脆性增加见于：①毛细血管壁异常，如遗传性出血性毛细血管扩张症、过敏性紫癜、单纯性紫癜及维生素C缺乏症；中毒性损害，如败血症、感染性心内膜炎、尿毒症、砷中毒。②血小板量与质异常，如原发性或继发性血小板减少性紫癜、血小板无力症。③血管性血友病等。

（二）出血时间（bleeding time，BT）测定

【原理】　将皮肤毛细血管刺破后，出血自然停止所需的时间（初期止血时间），称为出血时间。其长短主要受血小板质、量，血管壁完整性、收缩力的影响，其次与凝血因子Ⅷ和vWF有关。

【参考值】　测定器法：6.9±2.1分钟，超过9分钟为异常。

【临床意义】　出血时间延长见于：①血小板显著减少：如原发性及继发性血小板减少性紫癜。②血小板功能不良：如血小板无力症、巨大血小板综合征。③毛细血管壁异常：如维生素C缺乏症、遗传性出血性毛细血管扩张症。④某些凝血因子严重缺乏：如血管性血友病、DIC。

（三）血浆内皮素-1（ET-1）测定

【参考值】　酶联免疫吸附法（ELISA）：<5ng/L。

【临床意义】　内皮素-1具有强烈的缩血管活性，是血栓形成的易患因素之一。ET-1增高见于心肌梗死、心绞痛、高血压、动脉硬化、缺血性脑血管疾病和肾衰竭等。

三、血小板检测

（一）血小板计数（platelet count，PC 或 plt）

【参考值】 （100～300）×10^9/L。

【临床意义】 血小板数低于 100×10^9/L 为血小板减少。见于：①生成障碍：如再生障碍性贫血、急性白血病、急性放射病、骨髓纤维化晚期。②破坏或消耗增多：如原发性血小板减少性紫癜、系统性红斑狼疮、淋巴瘤、脾功能亢进、进行体外循环时、DIC、血栓性血小板减少性紫癜。③分布异常：如脾肿大（肝硬化、班替综合征）、血液被稀释（输入大量库存血或血浆）等。

血小板高于 400×10^9/L 为血小板增多。血小板反应性增多见于脾摘除术后、急性大失血及溶血之后。原发性增多见于真性红细胞增多症、原发性血小板增多症、慢性粒细胞性白血病、骨髓纤维化早期等。

（二）血小板平均容积和血小板分布宽度测定

血小板平均容积（mean platelet volume，MPV）代表单个血小板的平均容积；血小板分布宽度（platelet distribution width，PDW）表示血液中血小板大小的离散度。

【参考值】 MPV：7～11fl；PDW：15%～17%。

【临床意义】 MPV 增加见于血小板破坏增加而骨髓代偿功能良好者。MPV 减低见于骨髓造血功能不良、白血病等。MPV 随血小板数而持续下降，是骨髓造血功能衰竭的指标。PDW 减小表明血小板的均一性高，PDW 增高表明血小板大小差异大。

（三）血小板相关免疫球蛋白测定

血小板相关免疫球蛋白（platelet associated Ig，PAIg）测定包括血小板相关免疫球蛋白 G（PAIgG）、M（PAIgM）和 A（PAIgA）测定。用 ELISA 法测定。

【参考值】 PAIgG：0～78.8ng/10^7 血小板。

PAIgM：0～7.0ng/10^7 血小板。

PAIgA：0～2.0ng/10^7 血小板。

【临床意义】 PAIg 增高是免疫性血小板减少的共同特征，见于原发性血小板减少性紫癜、输血后紫癜、新生儿免疫性血小板减少症、药物免疫性血小板减少性紫癜及系统性红斑狼疮、淋巴瘤、慢性活动性肝炎等。原发性血小板减少性紫癜经有效治疗后 PAIg 水平下降；复发后，则又可升高。

（四）血小板黏附试验（platelet adhesion test，PAdT）

【原理】 受检查血液以一定速度通过含一定量玻璃珠柱，供血小板吸附，充分接触一定时间后，检测吸附前、后血液中血小板数的差，该差数为黏附于玻璃珠和塑料管的血小板数，由此可计算出占血小板总数的百分比，即为血小板黏附率（%）。

【参考值】 62.5%±8.61%。

【临床意义】 ①血小板黏附率增高见于血栓前状态和血栓性疾病，如心肌梗死、心绞痛、脑血管病变、糖尿病、动脉粥样硬化等。②血小板黏附率降低见于血管性血友病、血小板无力症、尿毒症、骨髓增生异常综合征、急性白血病和系统性红斑狼疮等。

（五）血小板聚集试验（platelet aggregation test，PAgT）

【原理】　血小板膜上有 ADP、肾上腺素等受体，它们可以使血小板聚集，故称这些物质为血小板致聚剂。在富血小板血浆中加入致聚剂，血小板发生聚集，悬液的浊度随之下降，透光度增加。将此光浊度变化记录于图纸上，形成血小板聚集曲线。根据此透光度变化可了解血小板的聚集反应。

【参考值】　方法不同，参考值不同。各实验室有自己的参考值。

【临床意义】　①血小板聚集功能增高见于血栓前状态和血栓性疾病，如心肌梗死、心绞痛、糖尿病、脑血管病变、高脂血症等。②血小板聚集功能减低见于血小板无力症、血管性血友病、尿毒症、骨髓增生性疾病、急性白血病和原发性血小板减少性紫癜等。

（六）血块收缩试验（clot retraction test，CRT）

【原理】　在富含血小板血浆中加入 Ca^{2+} 和凝血酶，使血块凝固形成凝块，随之血小板释出血栓收缩蛋白（主要是肌动球蛋白），使纤维蛋白网退缩，挤出血清。血块收缩情况主要取决于血小板的量与质、纤维蛋白原的浓度。通过计算收缩时析出血清量占总血清量的百分数，来反映血块收缩的能力。

【参考值】　55%～77%。也可用血块开始和完全收缩的时间表示，正常时于血凝后0.5～1 小时开始收缩，18～24 小时达到完全收缩。

【临床意义】　血块收缩不良见于：①血小板减少症，血小板 $<50\times10^9$/L 时退缩显著减弱；②血小板功能异常，如血小板无力症、原发性血小板增多症；③纤维蛋白原、凝血酶原或其他凝血因子严重减少；④原发性或继发性红细胞增多症等；⑤浆细胞病如多发性骨髓瘤、原发性巨球蛋白血症等。

（七）血浆β血小板球蛋白（β－TG）和血小板第 4 因子（PF_4）测定

【参考值】　ELISA 法：β－TG：16.4±9.8μg/L；PF_4：3.2±2.3μg/L。

【临床意义】　β－TG 和 PF_4 临床意义相同。增高反映血小板被激活及其释放反应亢进，见于血栓前状态和血栓性疾病，如心肌梗死、脑血管病变、尿毒症、糖尿病、妊娠高血压综合征、恶性肿瘤和 DIC 等。减低见于先天性或获得性贮存池病（血小板 α 颗粒缺陷症）。

四、凝血因子检测

（一）活化部分凝血活酶时间测定

【原理】　活化部分凝血活酶时间（activated partial thromboplastin time，APTT）是在37℃下，用接触因子活化剂刺激活因子Ⅻ，以脑磷脂（部分凝血活酶）代替血小板提供凝血的催化表面，以 Ca^{2+} 的参与下，观察血浆凝固所需要的时间。因用磷脂代替血小板的凝血活酶，它仅是凝血活酶的一部分，所以称部分凝血活酶试验。本试验是反映内源性凝血系统各凝血因子总的凝血状况较好的筛选试验。

【参考值】 手工法：32～43 秒，较正常对照延长 10 秒以上为异常。

【临床意义】 ①APTT 延长见于血浆Ⅷ、Ⅸ、Ⅺ因子严重减少（重症 A、B 型血友病，遗传性因子Ⅺ缺乏症），也可以见于凝血酶原严重减少（先天性凝血酶原缺乏症）、纤维蛋白原严重减少（先天性纤维蛋白原缺乏症）、DIC 后期继发纤溶亢进时。APTT 是监测肝素治疗的首选指标。②APTT 缩短见于血液呈高凝状态时，如 DIC 早期、脑血栓形成或心肌梗死。

凝血时间（clotting time，CT）测定基本上已被 APTT 取代。

（二）血浆纤维蛋白原（fibrinogen，Fg）测定

【原理】 凝血酶比浊法：在受检血浆中加入一定量凝血酶，使血浆中的纤维蛋白原变成纤维蛋白，通过比浊原理计算纤维蛋白原的含量。

【参考值】 2～4g/L。

【临床意义】 ①增高见于急性心肌梗死、系统性红斑狼疮、急性感染、急性肾炎、糖尿病、多发性骨髓瘤、休克、大手术后、妊娠高血压综合征、恶性肿瘤和血栓前状态等。②减低见于 DIC、重症肝炎和肝硬化等。

（三）血浆凝血酶原时间（prothrombin time，PT）测定

【原理】 PT 是在被检血浆中加入足够的组织因子（Ⅲ因子如兔脑或胎绒浸液）和适量的钙离子后，血浆凝固所需要的时间。外源性凝血系统中因子Ⅰ、Ⅲ、Ⅴ、Ⅶ、Ⅹ的量或质的改变将会影响此试验，是外源性凝血活性的综合性检查。

【参考值】 11～13 秒。应有正常对照，超过正常对照 3 秒以上则有病理意义。

【临床意义】 凝血酶原时间延长见于：①先天性凝血因子异常，如因子Ⅱ、Ⅴ、Ⅶ、Ⅹ减少及纤维蛋白原减少。②后天性凝血因子异常，如严重肝病（大多数凝血因子由肝脏合成）、维生素 K 缺乏（可见于阻塞性黄疸，合成因子Ⅱ、Ⅶ、Ⅸ、Ⅹ需要维生素 K），DIC 后期，使用双香豆素抗凝时。

PT 缩短主要见于血液高凝状态时，如 DIC 早期、脑血栓形成、心肌梗死等。

五、抗凝物质检测

（一）血浆抗凝血酶活性（AT：A）测定

【参考值】 发色底物法：108.5%±5.3%。

【临床意义】 抗凝血酶活性增高可导致出血，见于血友病、白血病、再生障碍性贫血、急性肝炎，使用抗凝药物等。减低可导致血栓形成，见于先天性和获得性抗凝血酶缺乏症（血栓前状态、血栓性疾病、DIC 和肝脏疾病等）。

（二）血浆肝素定量测定

【参考值】 0 IU/ml。

【临床意义】 用于监测肝素的合理用量。肝素治疗有效而临床又较少出现出血，血浆肝素浓度以 0.2～0.5IU/ml 为宜。

六、纤溶活性检测

（一）血浆纤维蛋白（原）降解产物测定

纤维蛋白原和纤维蛋白受到纤溶酶作用后，形成多种肽链碎片，如片段 A、B、C、X、Y、D、E 等，统称为纤维蛋白（原）降解产物〔fibrin(ogen) degradation products，FDP〕。

【参考值】 胶乳凝集法：<5mg/L。

【临床意义】 FDP 增高是体内纤溶亢进的标志，但不能鉴别原发和继发性。其增高见于原发性纤溶症；DIC，恶性肿瘤，急性非淋巴细胞白血病 M_3，各种栓塞，器官移植的排斥反应，心、肝、肾疾病，溶栓治疗等所致的继发性纤溶亢进。

（二）血浆 D－二聚体测定

在继发性纤溶时，纤维蛋白（不是纤维蛋白原）被纤溶酶水解，先生成碎片 YD/DY、YY/DXD、DD/E 等中间产物，再进一步被纤溶酶分解为 DD（D－二聚体）和 E 片段。D－二聚体（D－dimer，DD）是继发性纤溶的标志。

【参考值】 胶乳凝集法为阴性；ELISA 法：小于 200μg/L。

【临床意义】 继发性纤溶症（如 DIC，恶性肿瘤，各种栓塞，心、肝、肾疾病等）为阳性或增高，而原发性纤溶症为阴性或不升高。本试验为鉴别原发与继发纤溶症的重要指标。D－二聚体升高对诊断肺栓塞、肺梗死有重要意义。肺栓塞目前的误诊率很高，值得注意。

（三）血浆鱼精蛋白副凝（plasma protamine paracoagulation，3P）试验

【原理】 纤溶酶使纤维蛋白（原）降解为 FDP，大分子 X 和 Y 是早期降解产物，小分子的 D、E 为晚期降解产物。在凝血酶作用下，纤维蛋白原脱去纤维蛋白肽 A 和纤维蛋白肽 B，生成纤维蛋白单体。大分子 FDP 可与纤维蛋白单体形成可溶性复合物，加入鱼精蛋白后可使该复合物中的纤维蛋白单体游离，后者自行聚合成肉眼可见的纤维状物，此为阳性反应结果。3P 试验阳性是血液内有微量凝血酶，进而生成纤维蛋白单体和纤维蛋白的标志，又是血管内纤维蛋白溶解的标志。本试验反映 FDP 尤其是碎片 X 的存在，当 FDP 已降解为 D、E 碎片时，本试验可为阴性。

【参考值】 阴性。

【临床意义】 阳性见于 DIC 的早、中期，假阳性见于恶性肿瘤、大出血、败血症、创伤、大手术等，阴性见于正常人、晚期 DIC 和原发性纤溶症。

七、检测项目的选择和应用

血栓与止血的检测主要用于血小板量与质异常、凝血障碍、血栓前状态和血栓性疾病的临床诊断、鉴别诊断、病情观察、疗效评价和预后判断，也用于抗栓治疗的监测。血栓与止血检查方法繁多，可先选择简单易行的筛选试验，再逐步做确诊试验。

（一）一期止血缺陷的选择

一期止血缺陷指血管壁和血小板异常所致的出血性疾病。

1. 筛选试验 选用血小板计数（Plt）和出血时间（BT），检查结果分析如下：

（1）Plt和BT都正常：多见于血管壁异常所致的出血性疾病，如过敏性紫癜、单纯性紫癜、遗传性出血性毛细胞血管扩张症和其他血管性紫癜。

（2）Plt减少，BT延长：多数为血小板减少性紫癜，如原发性或继发性。

（3）Plt增多，BT延长：多数为血小板增多症，如原发性或继发性。

（4）Plt正常，BT延长：见于：①血小板功能异常：血小板无力症、PF_3缺乏症、贮存池病；②某些凝血因子缺乏：低（无）纤维蛋白原症、血管性血友病。

2. 诊断试验 血小板减少时，可选择骨髓穿刺涂片、骨髓活检、血小板寿命测定、血小板相关免疫球蛋白测定等。血小板功能异常时，可选择血小板黏附试验、血小板聚集试验、血块收缩时间、血浆β血小板球蛋白、血小板第4因子和血小板第3因子有效性测定等。

（二）二期止血缺陷的选择

二期止血缺陷指凝血因子缺乏和抗凝物质所致的出血性疾病。

1. 筛选试验 选用活化部分凝血活酶时间（APTT）和血浆凝血酶原时间（PT）测定，检查结果分析如下：

（1）APTT和PT都正常：除正常人外，仅见于先天性和获得性因子ⅩⅢ缺乏症。

（2）APTT延长，PT正常：多数见于内源性凝血途径中一个或几个凝血因子缺乏，常见于血友病A、血友病B、因子Ⅺ缺乏症、DIC、肝硬化等。

（3）APTT正常，PT延长：多数见于外源性凝血途径缺陷引起的出血性疾病，如遗传性因子Ⅶ缺乏症。

（4）APTT和PT都有延长：多数是由于共同凝血途径缺陷所引起的出血性疾病，如遗传性和获得性因子Ⅹ、Ⅴ、凝血酶原和纤维蛋白酶原缺乏症以及肝脏疾病、应用肝素等。

2. 诊断试验 凝血因子缺乏可选用纠正试验、凝血因子促凝活性等测定。

（三）纤维蛋白溶解综合征

纤维蛋白溶解综合征包括原发性纤溶和继发性纤溶两种。

1. 筛选试验 选用FDP和D－二聚体，检查结果分析如下：

（1）FDP和D－二聚体均正常：表示纤溶活性正常，临床出血与纤溶无关。

（2）FDP阳性，D－二聚体阴性：多数为原发性纤溶症或FDP假阳性如肝病、术后大出血、重症DIC、纤溶初期等。

（3）FDP阴性，D－二聚体阳性：多数为继发性纤溶症或FDP假阴性如DIC、血栓形成和溶栓治疗等。

（4）FDP和D－二聚体均阳性：见于继发性纤溶，如DIC和溶栓治疗等。

2. 诊断试验 可选优球蛋白溶解时间、血浆纤溶酶原活性、血浆纤溶酶原激活抑制物－1活性、血浆α_2－纤溶酶抑制物活性、血浆凝血酶时间、血浆纤溶酶－抗纤溶酶复合物测定等。

3. 弥散性血管内凝血（DIC）检查法 DIC是一种发生在感染（败血症）、外科手术或创伤、恶性肿瘤、产科意外等许多疾病基础上，由致病因素激活凝血系统，导致全身微血栓形成，凝血因子被大量消耗并继发纤溶亢进，引起全身出血的综合征。发病早期凝血系统功能亢进，使血液处于高凝状态而导致弥漫性微血管内血小板聚集和血栓形成，其后消耗大量凝血因子和继发性纤溶亢进。临床表现为出血、栓塞、微循环障碍及溶血等。诊断 DIC 需根据病人的临床资料和实验室检查综合判断。DIC 的实验诊断标准如下：

（1）同时有下列三项以上异常：①血小板 $<100\times10^9/L$ 或进行性下降（但肝病、白血病则要求血小板 $<50\times10^9/L$）。②血浆纤维蛋白原含量 $<1.5g/L$（但白血病及其他恶性肿瘤 $<1.8g/L$，肝病 $<1.0g/L$），或进行下降，或 $>4g/L$。③3P 试验阳性或血浆 FDP $>20mg/L$（肝病时 FDP $>60mg/L$），或 D－二聚体水平升高或阳性。④PT 缩短或延长 3 秒以上（肝病时延长 5 秒以上），APTT 缩短或延长 10 秒以上，或呈动态性变化。

（2）疑难病例应有下列一项以上异常：①纤溶酶原含量及活性降低。②抗凝血酶含量、活性及 vWF 水平降低（不适用于肝病）。③血浆因子Ⅷ: C 活性 $<50\%$（需与严重肝病所致的出血鉴别时有价值）。④血浆凝血酶－抗凝血酶复合物浓度升高或血浆凝血酶原碎片$_{1+2}$水平升高。⑤血浆纤溶酶－纤溶酶抑制物复合物浓度升高。⑥血（尿）纤维蛋白肽 A 水平增高。

（四）血栓前状态

血栓前状态是指血液有形成分和无形成分的生化学和流变学发生某些变化。这些变化可反映血管内皮细胞受损或受刺激，血小板和白细胞被激活或功能亢进，凝血蛋白含量增高或被激活，抗凝蛋白的含量减少或结构异常，纤溶因子含量减低或活性减弱，血液黏度增高和血流减慢等一系列的病理状态。

1. 基础疾病 有心、脑血管疾病，静脉血栓形成，妊娠高血压综合征、肾病综合征、SLE、糖尿病、严重创伤、大手术、恶性肿瘤和器官移植等。

2. 筛选试验 血小板增多、血小板聚集功能增强，活化部分凝血活酶时间和血浆凝血酶原时间缩短，纤维蛋白含量增多，全血和血浆黏度增高等。

3. 特异指标 对诊断血栓前状态更有价值，常选用血浆 β 血小板球蛋白、血小板第 4 因子、组织因子、抗凝血酶活性、蛋白 C、蛋白 S、血浆纤溶酶原活性、纤溶酶原激活抑制物－1 活性测定等。

第四节 血型鉴定与交叉配血试验

血型（blood group）是人体的一种遗传性状。血型狭义地说是指红细胞表面抗原的差异，广义而言还包括白细胞（HLA 抗原系统）、血小板（HPA 抗原系统）所特有的抗原和各种组织细胞、血浆蛋白质抗原成分的差异。由若干个相互关联的抗原抗体组成的血型体系，称为血型系统。血型在临床医学、人类学、遗传学、法医学、考古学，尤其是在输血、器官移植、骨髓移植等领域发挥着重要作用。到 1983 年，人类红细胞血型已达二十多个系统，内含 400 多种抗原，其中最重要的是 ABO 血型系统，其次为 Rh 血型系统。

一、ABO 血型系统

（一）ABO 血型系统的抗原和抗体

根据红细胞表面存在的抗原（凝集原）和血清中存在的抗体（凝集素），ABO 血型系统分为 4 型，即 A、B、O 及 AB 型。红细胞表面存在 A 抗原者为 A 型，其血清中有抗 B 抗体；红细胞表面存在 B 抗原者为 B 型，其血清中有抗 A 抗体；红细胞表面存在 A、B 两种抗原者为 AB 型，其血清中无抗 A 及抗 B 抗体；红细胞表面不存在抗原者为 O 型，其血清中有抗 A 抗体及抗 B 抗体。

ABO 血型系统重要的亚型是 A 抗原亚型。A 型中主要的亚型为 A_1 和 A_2。A_1 亚型的红细胞上有 A_1 和 A 抗原，其血清中含有抗 B 抗体；A_2 亚型的红细胞上只有 A 抗原，其血清中除含抗 B 抗体外，还可有少量的抗 A_1 抗体（约 1% ~2%）。AB 型分为 A_1B 及 A_2B 两种主要亚型。A_1B 的红细胞上有 A_1、A 和 B 抗原，血清中无任何抗体；A_2B 的红细胞上有 A 和 B 抗原，血清中多无任何抗体，但在约 25% 的 A_2B 型人中含有抗 A_1 抗体。已知 A_1 抗原与抗 A_1 抗体之间呈特异性凝集反应，注意不同亚型之间的输血可能引起输血反应。

（二）ABO 血型系统的血型鉴定

为防止误漏，鉴定血型时应进行下列联合试验。只有被检者红细胞上的抗原鉴定和血清中的抗体鉴定所得结果完全相符时才能肯定其血型类型（见表 12 -3）。

表 12 -3　　ABO 血型系统定型结果

受检红细胞 + 标准血清			受检血清 + 标准红细胞			定型（ABO 血型）
抗 A 血清	抗 B 血清	抗 AB 血清（O 型血清）	A 型红细胞	B 型红细胞	O 型红细胞	
+	−	+	−	+	−	A
−	+	+	+	−	−	B
−	−	−	+	+	−	O
+	+	+	−	−	−	AB

注：“ +” 表示凝集反应阳性，“ −” 表示凝集反应阴性

（三）临床意义

输血前必须准确鉴定供血者与受血者的血型，选择同型人的血液，并经交叉配血试验，证明完全相配合时才可输用。血型不合的输血导致输入的红细胞迅速破坏，并威胁生命。不同亚型之间的输血也有可能引起输血反应。非同型病者输入 O 型血仍有可能发生溶血反应，O 型血并非“万能血”，仍应坚持输同型血。AB 型病人接受非同型血可能引起溶血反应。为防止输血反应必须坚持同型输血。

新生儿溶血病是母婴血型不合所致，大多数见于 O 型血的母亲孕育 A 型或 B 型血的胎儿。ABO 系统血型不合的妊娠于第一胎时就可发生新生儿溶血病。

ABO 血型与器官移植特别是皮肤和肾移植关系密切，还可用于亲缘鉴定。

二、Rh 血型系统

1940 年 Landsteiner 和 Wiener 用恒河猴（Macaca rhesus）的红细胞免疫家兔所得的血清（抗体）能与 85% 白人红细胞起凝集反应，由此证明人的红细胞与恒河猴的红细胞具有相同的抗原，取 rhesus 一词的头两个字母而定名为 Rh 血型。

（一）Rh 血型系统的抗原和抗体

本系统的抗原主要有 C、c、D、d、E、e 6 种，其中以 D 抗原的抗原性最强。通常将红细胞上含有 D 抗原者称为 Rh 阳性，而红细胞上缺乏 D 抗原者称为 Rh 阴性。抗体有抗 D、抗 E、抗 C、抗 c、抗 e 抗体 5 种，其中以抗 D 抗体最常见。Rh 抗体绝大多数都是通过输血或妊娠过程中所产生的免疫性抗体。大多数 Rh 血型不合的输血反应和新生儿溶血症都是由 D 抗体引起。我国人口中，Rh 阴性者甚为少见，汉族中阴性率 $<1\%$，而维吾尔族 Rh 阴性率为 4.97%，乌兹别克族为 8.76%，塔塔尔族为 15.78%。

（二）Rh 血型系统的血型鉴定原则

1. 在日常医疗工作中，用抗 D 血清测定即可，按此分为 Rh 阳性及阴性两类报告方式。
2. 抗 D 血清有完全抗体和不完全抗体之分，前者可用生理盐水法作血型测定，后者则需用胶体介质法、菠萝蛋白酶法或抗人球蛋白法检查。
3. 为准确地判断结果，需作已知阳性对照（即用已知 Rh 阳性红细胞与抗血清做试验）和已知阴性对照（用已知 Rh 阴性红细胞与抗血清做试验）。

（三）临床意义

Rh 系统一般不存在天然抗体，故在第一次输血时，往往不会发生 Rh 血型不合。Rh 阴性病人输入 Rh 阳性血液后便可刺激病人产生免疫性抗体，当第二次再接受 Rh 阳性血液时，即可发生溶血性输血反应。Rh 阴性母亲孕育 Rh 阳性胎儿，第一胎多不发生溶血反应，但再次妊娠常发生新生儿溶血症；若孕妇原曾输过 Rh 阳性血液，则可第一胎时即发生新生儿溶血症。在有的少数民族中，Rh 阴性的发生率较高，应予重视。

三、白细胞抗原系统

人类白细胞抗原（human leukocyte antigen，HLA）是一种膜抗原，存在于淋巴细胞、单核细胞、粒细胞、血小板、原纤维细胞，以及胎盘、肾、脾、肺、肝、心、精子、皮肤等组织细胞上，又称为组织相容性抗原。HLA 系统的遗传受控于第 6 号染色体短臂上紧密连锁的基因座，是一个复杂的多态性遗传系统。目前已发现 HLA 系统有 140 多种特异性抗原，通过不同的组合，人类可有上亿种不同组合的白细胞抗原型。HLA 配型与提高器官移植存活率有非常密切的关系。近年发现 HLA－D 特别是 HLA－DR 的配合对提高移植物的成活率尤为重要。HLA 还可作为遗传标志，用来研究种族差异和人群迁移，以及与疾病的相关性，法医上被用来鉴定亲子关系等。

四、血小板抗原及抗体

血小板特有的抗原主要有 HPA－1（Zw）和 HPA－2（Ko）系统，这两类抗原与免疫性血小板减少性紫癜有关。此外，还有 HPA－3、HPA－4、HPA－5 系统。血小板抗体有同种抗体和自身抗体。血小板同种抗体是由输血、输血小板、妊娠等同种免疫而产生，这些抗体可以造成输血后血小板减少或缩短输入血小板的存活时间。或在输血后约 1 周左右发生紫癜，称输血后紫癜。多数原发性血小板减少性紫癜是由血小板自身抗体所造成，患者血清中可检出其抗体。这种抗体多为 IgG，可以通过胎盘使新生儿发生一过性免疫性血小板减少症。

五、交叉配血试验

强调同型输血，但即使是同型，也须事先做好交叉配血，这是安全输血的根本保证。进行交叉配血试验可以检出 ABO 血型系统的不规则抗原，发现 ABO 血型系统以外的配血不合，防止因血型定错所导致的输血事故。

交叉配血（crossmatching）包括主试验和副试验。①主试验：受血者血清＋供血者红细胞悬液；②副试验：供血者血清＋受血者红细胞悬液。两者合称为交叉配血。

主、副试验均无凝集反应（配血完全相适合），可输血。当主试验有凝集，其血绝对不可输用；若主试验无凝集，副试验出现凝集时，如病情紧急又无同型血可用而凝集又较弱时，可输少量（不超过 200ml）。

对于 ABO 血型系统的配血，一般只作盐水介质法。对于有反复输血史、曾有新生儿溶血病史、经产妇或患自身免疫性疾病的病人，则应加作胶体介质配血或间接抗人球蛋白配血，以防不完全抗体引起输血反应。

第十三章 骨髓细胞学检查

骨髓是人体的主要造血器官，研究骨髓细胞数量和形态的变化，有助于了解骨髓造血功能及其病理变化。血细胞质和量的异常是血液病的重要病理变化，与其他很多疾病也有密切关系，因此研究血细胞的形态变化对血液及其他一些疾病的诊断和治疗有十分重要的意义。细胞形态学检查方法众多，本章重点介绍在普通光学显微镜下，Wright 染色的血细胞形态特点及常见血液病的血液学改变。

一、骨髓细胞学检查的临床意义

1. 诊断造血系统疾病 最有价值。①对各型白血病、恶性组织细胞病、巨幼细胞贫血、再生障碍性贫血、多发性骨髓瘤、原发性血小板减少性紫癜、典型的缺铁性贫血等具有决定性诊断意义。②对增生性贫血（hyperplastic anemia，如溶血性贫血）、粒细胞缺乏症、骨髓增生异常综合征（MDS）、骨髓增殖性疾病、类白血病反应等，具有辅助诊断价值。在疾病的治疗过程中，动态观察骨髓变化，也有利于分析疗效和预后。

2. 诊断其他非造血系统疾病 骨髓细胞学检查对某些感染，如疟疾、黑热病、感染性心内膜炎、伤寒；某些代谢疾病，如戈谢病、尼曼－匹克病；某些骨髓转移癌（瘤）等，因在骨髓涂片中能查到相应的病原体或特殊细胞而得以确诊。

3. 鉴别诊断的应用 凡临床上遇到原因不明的发热、恶病质，原因不明的肝、脾、淋巴结肿大，骨痛、关节痛等，周围血出现幼稚细胞、可疑细胞以及血细胞的单项或多项原因不明的减少、增多时，均可作骨髓细胞学检查，有助于鉴别是否由造血系统疾病引起。

明显出血倾向者，特别是 A 型血友病患者，不宜做此项检查。

二、血细胞的起源、发育体系及发育规律

（一）血细胞的起源及发育体系

目前认为，所有血细胞均起源于全能干细胞，此干细胞具有高度自我复制能力，并可多向分化为淋巴细胞系干细胞和骨髓系干细胞。骨髓系干细胞在造血微环境及造血刺激因子的调控下而分化为红系、粒－单系、嗜酸性粒系和巨核系祖细胞，再经过有控制地分裂增殖、发育，逐渐成熟而自成体系。淋巴系干细胞则分化出 T 淋巴和 B 淋巴细胞系（图 13－1）。

各系血细胞的发育主要受特定造血刺激因子的调控，如红细胞生成素、粒－单核系集落刺激因子、巨核细胞集落刺激因子、促血小板生成素等，还受多种造血抑制因子的负调控，从而保证骨髓各系血细胞发育的相对平衡。

（二）血细胞的发育规律

骨髓中血细胞由原始、幼稚发育至成熟阶段，其形态变化具有一定的规律性，掌握这些

规律有助于正确地辨认各种血细胞。

1．细胞大小、外形 大小：从原始到成熟，胞体由大逐渐变小；只有巨核细胞相反，越成熟胞体越大。外形：红细胞系始终呈圆形；粒细胞及淋巴细胞系圆形或椭圆形；单核细胞系由圆形或椭圆形变为不规则形；巨核细胞系由圆形变为明显不规则形。

2．胞核变化 大小：由大→小→脱核（如红细胞系），巨核细胞相反。形态：整圆→不圆→分叶（如粒细胞系）。染色质的颜色：淡红→紫红→深紫。结构：细丝状→粗网状→块状。

3．核仁 大小：由大变小；数目：多→少→消失。

4．胞浆 量：由少变多；颜色：深蓝→淡蓝→淡红；颗粒：从无到有，由非特异性颗粒到出现特异性颗粒（红细胞系例外）。

病理情况下细胞发育紊乱，可不符合上述演变规律，如胞核发育明显落后于胞浆（见于巨幼细胞贫血），核尚大而染色质浓集，核成熟但有核仁等（见于白血病），这些异常现象有助于对病理性细胞的识别及鉴别诊断。

- 全能干细胞
  - 骨髓系干细胞
    - 红系祖细胞→原红细胞→早幼红细胞→中幼红细胞→晚幼红细胞→网织红细胞→红细胞
    - 粒－单核系祖细胞
      - 原粒细胞→早幼粒细胞→中性中幼粒细胞→中性晚幼粒细胞→中性杆状核粒细胞→中性分叶核粒细胞
      - 原单核细胞→幼单核细胞→单核细胞→→巨噬细胞（组织细胞）
    - 嗜酸性粒祖细胞→原粒细胞→早幼粒细胞→嗜酸性中幼粒细胞→嗜酸性晚幼粒细胞→嗜酸性杆状核粒细胞→嗜酸性分叶核粒细胞
    - 嗜碱性粒祖细胞→原粒细胞→早幼粒细胞→嗜碱性中幼粒细胞→嗜碱性晚幼粒细胞→嗜碱性杆状核粒细胞→嗜碱性分叶核粒细胞
    - 巨核系祖细胞→原巨核细胞→幼巨核细胞→颗粒型巨核细胞→产血小板型巨核细胞→血小板
  - 淋巴系干细胞
    - T 淋巴系祖细胞→T 原淋巴细胞→T 幼淋巴细胞→T 淋巴细胞
    - B 淋巴系祖细胞→B 原淋巴细胞→B 幼淋巴细胞→B 淋巴细胞→原免疫细胞→原浆细胞→幼浆细胞→浆细胞

图 13－1　造血干细胞的分化及增殖示意图

三、骨髓血细胞检查结果分析

（一）骨髓增生程度（marrow hyperplastic degree）

骨髓内有核细胞的多少，反映了骨髓的增生情况，通常于骨髓涂片的中段选择几个细胞分布均匀的视野，其增生程度一般可依据成熟红细胞和有核细胞的比例判定。据此比例，将骨髓增生程度分为五级（表 13－1）。

（二）粒细胞系与有核红细胞的比例（granulocyte/erythroid ratio，G/E）

粒细胞系各阶段细胞总和与各阶段幼红细胞总和之比，称为粒红比值。粒红比值正常人约为 3:1。

1．粒红比值正常 见于：①正常骨髓象。②骨髓病变未累及粒、红两系，如原发性血小板减少性紫癜。③粒、红两系平行增多或减少，前者如红白血病，后者如再生障碍性贫血。

表 13－1　　骨髓增生程度的分级

增生程度	成熟红细胞∶有核细胞（平均比值）	有核细胞占全部细胞百分比（%）	常见病因
极度活跃	1∶1	>50	各型白血病，特别是慢性粒细胞白血病
明显活跃	10∶1	10～50	增生性贫血、白血病、骨髓增殖性疾病
活跃	20∶1	1～10	正常骨髓、某些贫血
减低	50∶1	0.5～1	非重型再生障碍性贫血、粒细胞减少或缺乏症
极度减低	200∶1	<0.5	重型再生障碍性贫血、骨髓坏死

2．粒红比值增高　见于：①粒细胞系增生，如化脓性感染、粒细胞性白血病。②幼红细胞严重减少，如纯红细胞再生障碍性贫血。

3．粒红比值减低或倒置　见于：①幼红细胞增生，如各种增生性贫血、巨幼细胞贫血、真性或继发性红细胞增多症。②粒系细胞减少，如粒细胞缺乏症。

（三）分析结果时的注意事项

1．血液形态学的发现应与临床资料结合，进行综合分析。

2．骨髓象和血象应进行对照加以判断。有些疾病的骨髓象相似，但血象则有区别，如溶血性贫血和失血性贫血；某些疾病血象无明显区别，而骨髓象明显不同，如某些类型的急性白血病与再生障碍性贫血。因此骨髓细胞学检查需同血片检查综合起来分析才有诊断意义。

3．有些血液病在早期时细胞形态学的特征不明显，难以明确诊断，应根据需要适当进行复查，在动态观察中才能明确诊断。

四、常见血液病的血液学特点

（一）缺铁性贫血

缺铁性贫血是因体内贮存铁缺乏致使血红蛋白合成不足所致。血液学主要特征是红细胞呈小细胞低色素性改变。

【血象】　①血红蛋白、红细胞均减少，以血红蛋白减少更明显。②轻度贫血时红细胞形态无明显异常，中度以上贫血时红细胞体积减小，中心淡染区扩大，严重时红细胞可呈环状。③网织红细胞轻度增多或正常。

【骨髓象】　①增生明显活跃。②粒红比值减低。③红细胞系明显增生，以中、晚幼红细胞为主；幼红细胞体积小，边缘不规整，胞核小而致密，胞浆量少；成熟红细胞体积小，中心淡染区扩大，严重时可呈环状红细胞。④骨髓铁染色阴性。

（二）巨幼细胞贫血

巨幼细胞贫血是由于叶酸和（或）维生素 B_{12} 缺乏，使 DNA 合成障碍所引起的一组贫血。血液学典型特征是巨幼红细胞及巨幼粒细胞、核分叶过多。

【血象】 ①血红蛋白、红细胞均减少，以红细胞减少更明显。②红细胞大小不均，易见椭圆形巨红细胞，并可见点彩红细胞、嗜多色性红细胞、染色质小体和卡波环。③网织红细胞轻度增多或正常。④白细胞轻度减少或正常，成熟粒细胞核分叶过多。⑤血小板计数正常或减少，可见巨大血小板。

【骨髓象】 ①增生明显活跃。②粒红比值明显减低。③红系明显增生，幼红细胞百分比常 >0.40，以早、中幼红细胞为主。出现各阶段巨幼红细胞，胞体及胞核均增大，核染色质纤细、疏松，着色浅淡。胞浆量丰富，呈核浆发育不平衡，细胞核的发育落后于胞浆。成熟红细胞明显大小不均，呈高色素性。④粒细胞相对减少，可见各阶段巨粒细胞，分叶核粒细胞核分叶过多。⑤巨核细胞数大致正常，可见胞体巨大，核分叶过多。

（三）再生障碍性贫血

再生障碍性贫血是多种病因引起的骨髓造血功能衰竭，出现全血细胞减少的一组综合征。其主要临床表现为进行性贫血、出血和感染。

1．重型再障

【血象】 血红蛋白、红细胞、网织红细胞、白细胞和血小板均明显减少。

【骨髓象】 红髓病变广泛，多部位穿刺显示下列变化。①增生减低或重度减低。②粒、红两系细胞均明显减少，淋巴细胞相对增多，可达 0.80 以上。③粒细胞系中以成熟粒细胞最多见，细胞形态大致正常。④红细胞系中以晚幼红细胞最多见，成熟红细胞形态无明显异常。⑤巨核细胞明显减少，除个别病例外，多不见巨核细胞。⑥浆细胞、组织嗜碱性细胞、网状细胞等非造血细胞增多。

2．非重型再障

【血象】 全血细胞减少，但不如重型再障显著。

【骨髓象】 由于骨髓存在病灶性造血，故不同部位骨髓穿刺结果差异较大，有时需多部位穿刺，最好加作骨髓活检，以获得可靠诊断依据。①骨髓增生程度不一，多为增生减低。②粒、红两系细胞均减少，淋巴细胞相对增多；细胞形态无明显异常。③巨核细胞明显减少或缺如。④浆细胞、组织嗜碱性细胞及网状细胞等非造血细胞增多，但比重型为少。

（四）白血病

白血病是造血系统的一种恶性肿瘤，其病理特征为造血组织中某一类血细胞过度增生，并可浸润和破坏其他组织。骨髓和周围血中常有血细胞质和量的异常，临床表现有贫血、出血、感染，以及肝、脾、淋巴结肿大，骨痛等。

1．急性白血病

（1）急性淋巴细胞白血病：原始及幼稚淋巴细胞在造血组织中过度增生的恶性疾病。

【血象】 ①白细胞计数不定，多数病例白细胞总数增多，可达 $100\times10^9/L$ 甚至更多，部分病例正常或减少。分类以原始及幼稚淋巴细胞为主，粒细胞明显减少。②血红蛋白、红细胞、血小板减少。

【骨髓象】 ①增生明显活跃或极度活跃。②淋巴细胞系过度增生，以原始及幼稚淋巴细胞为主。原始及幼稚淋巴细胞形态异常，基本特征为核大浆少。③粒细胞系及红细胞系均受抑制，各阶段细胞明显减少。④巨核细胞系受抑制，巨核细胞明显减少或缺如。

（2）急性非淋巴细胞白血病：亦称急性髓细胞白血病。常见的有：

1）急性粒细胞白血病：表现为粒系原粒细胞恶性增殖。

【血象】　①白细胞计数不定，分类以原粒细胞为主。②血红蛋白、红细胞、血小板明显减少。

【骨髓象】　①增生极度活跃或明显活跃，粒红比值明显增高。②粒细胞系过度增生，以原粒细胞为主，原粒细胞≥0.30；可见白血病裂孔现象（即可见大量原粒细胞和少量成熟细胞而缺乏中间过渡阶段的细胞）；原粒及幼稚粒细胞形态异常。③红细胞系受抑制，各阶段幼红细胞减少。④巨核细胞减少或缺如。

2）急性单核细胞白血病：表现为原始及幼稚单核细胞的恶性增殖。

【血象】　①白细胞计数多增高，亦可王常或减少。分类以原始、幼稚单核细胞为主。②血红蛋白、红细胞、血小板明显减少。

【骨髓象】　①增生极度活跃或明显活跃。②单核细胞系过度增生，以原始及幼稚单核细胞为主，原、幼单核细胞形态异常。③粒、红两系均受抑制，各阶段细胞减少。④巨核细胞系受抑制，巨核细胞明显减少或缺如。

2. 慢性白血病

（1）慢性粒细胞白血病

【血象】　①白细胞显著增高为突出表现，多 $>50\times10^9/L$，甚至达 $500\times10^9/L$ 以上；分类以中性中幼粒以下各阶段细胞为主，嗜碱性及嗜酸性粒细胞常同时增多。②血红蛋白、红细胞、血小板早期正常，晚期减少。

【骨髓象】　①增生极度活跃或明显活跃，粒红比值显著增高。②粒细胞系极度增生，各阶段粒细胞均见增多，以中性中幼粒、晚幼粒细胞增多为主，原粒细胞较少，一般 <0.05；嗜碱性及嗜酸性粒细胞常同时增多。③红细胞系受抑制，各阶段幼红细胞减少，成熟红细胞形态正常。④巨核细胞及血小板早期正常或增多，晚期减少。

（2）慢性淋巴细胞白血病：通常是 B 淋巴细胞的恶性增殖。

【血象】　①白细胞计数增高，分类以成熟小淋巴细胞为主，可见少数幼淋巴细胞及极少数原淋巴细胞。②血红蛋白、红细胞、血小板晚期减少。

【骨髓象】　①增生明显活跃或极度活跃。②淋巴细胞系高度增生，以成熟小淋巴细胞为主，占有核细胞的 0.50 以上，细胞形态与正常淋巴细胞形态相似；原始及幼稚淋巴细胞少见，一般 <0.05。③粒系及红系细胞均明显减少。④巨核细胞减少或缺如。

（五）原发性血小板减少性紫癜

原发性血小板减少性紫癜为一种免疫性出血性疾病，患者血液中含有抗血小板抗体，致使血小板破坏过多，并抑制巨核细胞产生血小板，引起皮肤黏膜出血。

【血象】　①血小板计数减少，急性型者血小板形态大致正常，慢性型者可见异型血小板、巨大血小板等。②血红蛋白、红细胞数可因出血而减少，白细胞计数一般正常。

【骨髓象】　①增生活跃或明显活跃。②如无严重出血，粒、红两系一般无明显异常。

③巨核细胞系多明显增生，急性型者以原始型及幼稚型巨核细胞居多，慢性型者以颗粒型巨核细胞居多；无论急性型抑或慢性型，产生血小板型巨核细胞均减少；巨核细胞常见胞浆少，染色偏蓝，颗粒减少及空泡变性等改变。

五、骨髓检查报告

根据骨髓象和血象检查结果，逐项详细填写及描述骨髓象、血象表现的特征，结合临床资料提出形态学诊断意见，供临床参考。骨髓细胞学检查报告单举例见表13－2。

表 13－2　　骨髓细胞学检查报告

姓名 王×× 性别 女 年龄 23 病室 内五1225 病历号 853461

临床诊断 再生障碍性贫血 送检医师 李×× 标本编号 587252

标本采集部位 左髂后上棘 采取日期 2005年8月3日 染色方法 Wright染色

细胞名称			骨髓片 %	骨髓片 参考值	血片 %
粒细胞系统	原粒细胞			0~1.8	
	早幼粒细胞			0.4~3.9	
	中性粒细胞	中幼		2.2~12.2	
		晚幼	0.4	3.5~13.2	
		杆状核	2.9	16.4~32.1	
		分叶核	6.3	4.2~21.2	16.0
	嗜酸性粒细胞	中幼		0~1.4	
		晚幼		0~1.8	
		杆状核		0.2~3.9	
		分叶核	1.1	0~4.2	
	嗜碱性粒细胞	中幼		0~0.2	
		晚幼		0~0.3	
		杆状核		0~0.4	
		分叶核		0~0.2	1.0
红细胞系统	原红细胞			0~1.9	
	早幼红细胞			0.2~2.6	
	中幼红细胞		0.5	2.6~10.7	
	晚幼红细胞		3.5	5.2~17.5	
淋巴细胞系统	原淋巴细胞			0~0.4	
	幼淋巴细胞			0~2.1	
	淋巴细胞		78.1	10.7~43.1	80.5
单核细胞系统	原单核细胞			0~0.3	
	幼单核细胞			0~0.6	
	单核细胞		1.4	1.0~6.2	2.5
浆细胞系统	原浆细胞			0~01	
	幼浆细胞			0~0.7	
	浆细胞		3.1	0~2.1	
其他细胞	巨核细胞		0	0~0.3	
	网状细胞		1.8	0~1.0	
	内皮细胞			0~0.4	
	吞噬细胞			0~0.4	
	组织嗜碱细胞		0.9	0~0.5	
	组织嗜酸细胞			0~0.2	
	脂肪细胞			0~0.1	
	分类不明细胞			0~0.1	
红系核分裂细胞				0~17.0	
粒系核分裂细胞				0~7.0	
粒细胞：幼红细胞			2.7:1	(2.76±0.87):1	
骨髓计数有核细胞数				500个	

骨髓象特征：

(1)取材满意，涂片及染色良好。

(2)骨髓增生明显减低，骨髓小粒呈粗网结构空架状，细胞稀少，造血细胞罕见。

(3)粒、红两系细胞均明显减少，粒红比例为2.7:1。淋巴细胞相对增多，达78.1%。

(4)粒细胞系中以成熟粒细胞最多见，细胞形态大致正常。

(5)红细胞系中以晚幼红细胞最多见，成熟红细胞形态无明显异常。

(6)未见巨核细胞。

(7)浆细胞、组织嗜碱细胞、网状细胞等非造血细胞比值增高。

(8)未见异常细胞及寄生虫。

血片：

(1)涂片及染色良好。

(2)全血细胞减少，红细胞、血红蛋白显著减少，网织红细胞明显减少，绝对值 $0.3\times10^9/L$。

(3)白细胞明显减少，白细胞总数 $1.6\times10^9/L$。淋巴细胞相对增多达80.5%。

(4)血小板明显减少，$17.2\times10^9/L$。

(5)未见幼稚细胞及寄生虫。

意见：

根据骨髓象及血象所见，结合临床资料，支持重型再生障碍性贫血诊断。

检验者 张×

报告日期 2005 年 8 月 4 日

第十四章 肝脏病常用的实验室检查

肝脏是人体内最大的腺体，有丰富的血窦及双重血液供应，肝动脉血以及门静脉血均进入肝血窦。肝脏约有1500余种功能，主要包括：①蛋白质、糖、脂类新陈代谢的主要场所；②合成多种酶；③参与铁、铜和多种维生素的吸收、贮存和转化；④激素的灭活和排泄；⑤摄取、转化、排泄胆红素；⑥生成胆汁，胆汁中的胆盐参与脂类物质的消化与吸收；⑦通过氧化、还原、水解和结合等过程，对有害物质进行解毒及排除；⑧产生凝血因子及纤溶因子，在凝血和纤溶过程中发挥重要的作用。

在病变情况下，肝脏功能可以出现不同程度的损害，通过相关的实验室检查，有助于：①了解有无肝实质的损害及其程度；②对肝功能状态进行动态观察；③黄疸的诊断与鉴别诊断；④肝脏损害的病因诊断，如病毒性肝炎、肝癌的诊断；⑤指导安全用药及大手术前的常规检查等。

一、蛋白质代谢检查

肝脏是机体蛋白质代谢的主要器官，血清白蛋白、α_1、α_2 及 β 球蛋白在肝脏制造，几乎所有的凝血因子（除Ⅲ因子、vWF 及 Ca^{2+}）都可在肝脏制造，γ 球蛋白主要来自浆细胞，当肝实质细胞受损、间质细胞增生时，γ 球蛋白的生成便增加。测定血清白蛋白总量及其各种蛋白质的含量或比例，可以了解肝脏在蛋白质代谢方面的功能。

（一）血清总蛋白和白蛋白（A）/球蛋白（G）比值测定

【原理】 90%以上的血清总蛋白（serum total protein，STP）和全部的血清白蛋白（albumin，A）是由肝脏合成的，因此，血清总蛋白和白蛋白测定是反映肝功能的重要指标。当肝实质受损时，蛋白合成能力下降，血清总蛋白和白蛋白减少，而单核-吞噬细胞系统的库普弗细胞受到刺激，γ 球蛋白产生增多，造成血清总蛋白、白蛋白减少和（或）球蛋白（globulin，G）增多。

【参考值】 血清总蛋白（双缩脲法）：60～80g/L。
白蛋白（溴甲酚绿法）：40～55g/L。
球蛋白 20～30g/L。
A/G 比值 1.5∶1～2.5∶1。

【临床意义】

1. 肝脏疾病

（1）急性或局灶性肝损害：因白蛋白半衰期较长（15～19天），且肝脏的代偿能力很强，故血清蛋白检查可无明显异常。如多数急性重型肝炎病人，血清总蛋白不下降而只有 γ

球蛋白增加；亚急性重型肝炎病人，血清总蛋白可随病情加重而减少。

（2）慢性肝病：肝炎、肝硬化、肝癌等慢性肝病常出现白蛋白减少、球蛋白增加、A/G比值减低，并可随病情加重而愈见明显。血清总蛋白则因白蛋白减少、球蛋白增加的不同而表现为增加、正常或减低。白蛋白的含量高低与有功能的肝细胞数量及与肝病的治疗效果成正比。血清总蛋白低于60g/L或白蛋白减少到25g/L以下，称为低蛋白血症（hypoproteinemia），患者易出现腹水。A/G比值倒置（A/G＜1）见于肝功能严重损害，如重度慢性肝炎、肝硬化；病情好转时白蛋白则可回升，A/G比值也趋于正常。

2. 肝外因素　①低蛋白血症：见于蛋白质摄入不足或消化不良；蛋白质丢失过多，如肾病综合征、大面积烧伤、急性大失血等；消耗增加，如恶性肿瘤、甲状腺功能亢进症、重症结核等。②高蛋白血症（hyperglobulinaemia）：是指血清总蛋白高于80g/L或球蛋白高于35g/L，亦称高球蛋白血症。主要因球蛋白增加引起，尤其是γ球蛋白增高为主，见于肝硬化、淋巴瘤、慢性炎症、自身免疫性疾病、浆细胞病等。

（二）血清蛋白电泳（serum protein electrophoresis）

【原理】　血清蛋白为一胶体状物质，在等电点（pH 7.0）时，阴电荷与阳电荷相等，在高于等电点（pH 8.6）的溶液中，血清蛋白均带负电荷。由于各种蛋白质的分子量不同、所带负电荷数不同，在电场中的泳动方向及速度也就不同。分子量小、带负电荷多者向阳极泳动速度快；分子量大、带负电荷少者向阳极泳动速度慢。电泳后，从阳极开始，依次为白蛋白、α_1、α_2、β及γ球蛋白（图14－1）。

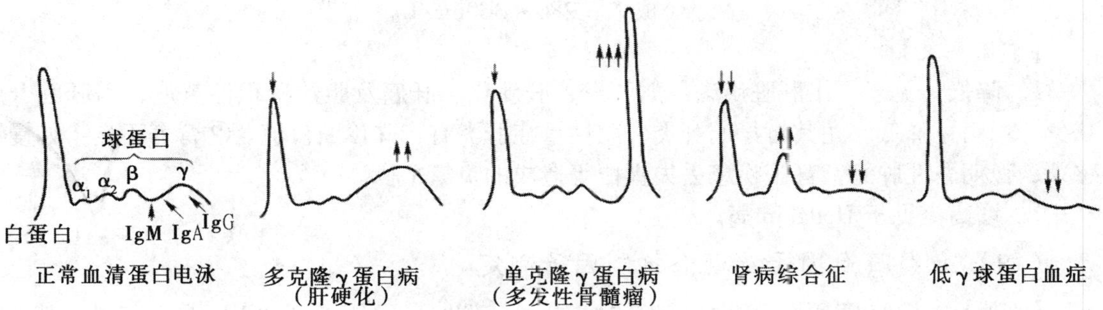

图14－1　血清蛋白电泳扫描图

【参考值】　醋酸纤维膜电泳法：白蛋白　0.61～0.71（61%～71%）；
α_1球蛋白　0.03～0.04（3%～4%）；
α_2球蛋白　0.06～0.10（6%～10%）；
β球蛋白　0.07～0.11（7%～11%）；
γ球蛋白　0.09～0.18（9%～18%）。

【临床意义】

1. 肝脏疾病　血清白蛋白、α_1、α_2及β球蛋白减少，γ球蛋白增加，是肝病患者血清蛋白电泳的共同特征。γ球蛋白增加是受损的肝细胞作为自身抗原刺激机体免疫系统所致。

（1）肝炎：发病早期或病变较轻时，白蛋白可无变化；发病两周后或病情加重则表现为白蛋白、α 及 β 球蛋白减少，γ 球蛋白增加。球蛋白增加的程度与肝炎的严重程度相平行；γ 球蛋白长时间持续上升，是急性肝炎转为慢性肝炎并向肝硬化发展的先兆。

（2）肝硬化：白蛋白中度或高度减少，α_1、α_2 及 β 球蛋白也有降低倾向，而 γ 球蛋白则增加显著。

（3）肝癌：常在肝硬化基础上发生，故蛋白电泳结果与肝硬化相似，但 α_1 和 α_2 球蛋白常有增高，偶可在白蛋白与 α 球蛋白之间出现一条甲胎蛋白区带。

2. 其他疾病 ①肾病综合征、糖尿病肾病由于血脂增高，可致 α_2 及 β 球蛋白等脂蛋白增高，白蛋白及 γ 球蛋白降低；②浆细胞病（如多发性骨髓瘤、原发性巨球蛋白血症等），白蛋白轻度降低，γ 球蛋白明显升高。

（三）血清前白蛋白测定

【原理】 前白蛋白（prealbumin，PAB）在肝细胞中合成，分子量为 62000，在电泳时向阳极的泳动速度较白蛋白快，于白蛋白前方可以看到一条染色很浅的区带。前白蛋白是一种载体蛋白，能与甲状腺素结合，因此又叫甲状腺素结合前白蛋白（thyroxine binding prealbumin），并能运输维生素 A。前白蛋白半衰期较其他血浆蛋白短（约 2 天），因此它在反映早期肝细胞损害方面比白蛋白更加敏感。

【参考值】 放射免疫扩散法：1 岁：100mg/L。

1 ~3 岁：168 ~281mg/L。

成人：280 ~360mg/L。

【临床意义】

1. 降低 见于：①肝脏疾患：如肝炎、肝硬化、肝癌及胆汁淤积性黄疸，因肝脏合成减少，均明显降低。尤其对早期肝炎、急性重症肝炎有特殊诊断价值。②营养不良：如慢性感染，晚期恶性肿瘤，肾脏疾患丢失蛋白等造成的负氮平衡。

2. 增高 见于 Hodgkin 病。

（四）血浆凝血因子及凝血抑制因子测定

【原理】 除组织因子、由内皮细胞合成的 von Willebrand 因子（vWF）及 Ca^{2+} 外，其他凝血因子几乎都在肝脏中合成。肝脏还合成许多凝血抑制因子，如抗凝血酶（AT）、α_2 巨球蛋白、α_1 抗胰蛋白酶、C_1 脂酶抑制因子及蛋白 C 等。凝血因子的半衰期比血清白蛋白短得多，尤其是维生素 K 依赖因子（Ⅱ、Ⅶ、Ⅸ、Ⅹ），如因子Ⅶ的半衰期只有 1.5 ~6 小时，因此在肝功能受损的早期，血清白蛋白检测完全正常，而维生素 K 依赖的凝血因子却有显著降低，故血浆凝血因子测定可作为肝脏疾病的早期诊断，并对术前准备时评估有无出血危险有重要意义。但凝血功能检查习惯上在血液学实验室检查中进行，不作为常规的肝脏实验室检查项目。

（五）脂蛋白 – X 测定

【原理】 脂蛋白 – X（lipoprotein – X，LP – X）是在胆道阻塞胆汁淤积时，胆汁内的磷脂反流入血，血中出现的大颗粒脂蛋白，它是一种异常的低密度脂蛋白。

【参考值】 正常血清中 LP – X 为阴性。

【临床意义】

1. 胆汁淤积性黄疸的诊断　LP－X 是诊断阻塞性黄疸的灵敏且特异的指标，血清 LP－X 阳性有助于胆汁淤积性黄疸的诊断。

2. 肝内、外阻塞的鉴别诊断　LP－X 的定量与胆汁淤积程度相关，肝外阻塞比肝内阻塞引起胆汁淤积程度严重，一般认为其定量＞2000mg/L，提示肝外胆道阻塞。

（六）血氨测定（blood ammonia determination）

【原理】　体内的氨有三个来源：①氨基酸脱氨基作用是体内氨的主要来源；②肾小管上皮细胞分泌的氨；③肠内氨基酸在肠道细菌作用下产生的氨和肠道尿素经肠道细菌尿素酶水解产生的氨。体内 80%～90% 的氨主要在肝中合成尿素而解毒，只有少部分氨在肾以铵盐形式排出。正常人血液中有很少量的游离氨，氨在肝脏中形成尿素是维持血氨正常的关键，当肝脏功能严重受损（80% 以上的肝组织破坏）时血氨升高，血氨升高是引起肝性脑病的重要原因。

【参考值】　谷氨酸脱氢酶法：11～35μmol/L。

【临床意义】

1. 升高　见于：①严重肝脏损害：如重型肝炎、肝硬化、肝癌等疾病，因肝脏处理氨的能力降低，导致血氨升高。或因门脉高压从肠道吸收的氨未经门脉入肝脏解毒而由侧支循环直接进入血液，导致血氨升高。血氨升高是诊断肝性脑病的依据之一。②肝外因素：如上消化道大出血时肠道内含氮物质剧增，产生大量氨，超过肝脏处理能力；休克、尿毒症时，尿素从肾脏排出障碍，血氨亦可升高。③生理性升高：见于高蛋白饮食或剧烈运动后。

2. 降低　见于低蛋白饮食、贫血等。

（七）肝癌标记蛋白的检查

详见第十七章中肿瘤标志物检测。

二、胆红素代谢检查

血液循环中衰老的红细胞在肝、脾及骨髓的单核－吞噬系统中分解和破坏而形成的产物是胆红素的主要来源。血清中总胆红素由非结合胆红素与结合胆红素组成。非结合胆红素与结合胆红素的结构、特性互不相同。非结合胆红素未与葡萄糖醛酸结合，在水中的溶解度低，不能通过肾小球由尿液排出；而结合胆红素则相反，已与葡萄糖醛酸结合，在水中的溶解度高，能通过肾小球由尿液排出。故尿中的胆红素是结合胆红素。

（一）血清结合胆红素（CB）与总胆红素（STB）定量试验

【原理】　血清中的结合胆红素（conjugated bilirubin，CB）可与重氮试剂反应生成偶氮胆红素，而非结合胆红素（unconjugated bilirubin，UCB）在促进剂或表面活性剂帮助下才能形成偶氮胆红素。血清与重氮试剂混合后，在 1 分钟时立即进行光电比色，所测定的胆红素（1 分钟胆红素）其含量相当于结合胆红素。当 1 分钟胆红素测定后，于该溶液中再加入一定量乙醇溶液，使原来脂溶性的非结合胆红素继续显色，再通过光电比色所测得的数值，即为血清总胆红素（serum total bilirubin，STB）含量。总胆红素含量减去结合胆红素含量，即为非结合胆红素的量。

【参考值】 总胆红素：3.4～17.1μmol/L。

结合胆红素：0～6.8μmol/L。

非结合胆红素：1.7～10.2μmol/L。

【临床意义】

1. 反映黄疸的程度 血清总胆红素能准确反映黄疸的程度。总胆红素 17.1～34.2μmol/L，为隐性黄疸；34.2～171μmol/L 为轻度黄疸；171～342μmol/L 为中度黄疸；>342μmol/L 为高度黄疸。

2. 鉴别黄疸的类型 ①总胆红素、非结合胆红素增高：见于溶血性黄疸，如溶血性贫血（蚕豆病、珠蛋白生成障碍性贫血）、新生儿黄疸等。②总胆红素、结合胆红素、非结合胆红素均增高：见于肝细胞性黄疸，如急性黄疸型肝炎、慢性肝炎、肝硬化等。③总胆红素、结合胆红素增高：见于阻塞性黄疸，如胆石症、肝癌、胰头癌等。

还可依照下列比值进行黄疸的鉴别：①结合胆红素/总胆红素<20%时，为溶血性黄疸；②结合胆红素/总胆红素>35%时，为阻塞性黄疸和肝细胞性黄疸。

（二）尿胆红素（urine bilirubin）定性试验

【原理】 血液中结合胆红素浓度超过肾阈值（>34.2μmol/L）时，即可自尿中排出。

【参考值】 正常人尿中含微量胆红素（约为3.4μmol/L），定性为阴性。

【临床意义】 肝细胞性黄疸时，尿内胆红素中度增加；阻塞性黄疸时，尿内胆红素明显增加；溶血性黄疸时，血中非结合胆红素增加而结合胆红素不增加，但非结合胆红素不能通过肾小球滤过膜，故尿内胆红素定性试验为阴性。另外，碱中毒时胆红素分泌增加，尿中胆红素定性可阳性。

（三）尿胆原（urobilinogen）检查

【原理】 在胆红素的肠肝循环过程中，有极少量的尿胆原逸入血液循环，从肾脏排出。

【参考值】 定性：阴性或弱阳性反应（阳性稀释度在1∶20以下）。

定量：0.84～4.2μmol/24h 尿。

【临床意义】

1. 尿胆原增高：见于：①溶血性黄疸时明显升高；②肝细胞性黄疸时，尿中尿胆原可增加；③其他如高热、心功能不全时，由于尿量减少，尿胆原的含量可相对增加；顽固性便秘时，从肠道排泄的粪胆原减少而自肠道回吸收的尿胆原增加，尿胆原的排出亦可增加。

2. 尿胆原减少：见于：①阻塞性黄疸时，尿胆原减少或缺如；②新生儿及长期应用广谱抗生素时，因肠道菌群受到抑制，使肠道内尿胆原产生减少。

胆红素代谢的常用检查对3种黄疸的鉴别见表14－1。

表 14-1　　健康人及 3 种黄疸实验室检查鉴别表

	血清胆红素定量(μmol/L)			尿液		粪便	
	总胆红素	非结合胆红素	结合胆红素	尿胆原	尿胆红素	颜色	粪胆原
健康人	3.4~17.1	1.7~10.2	0~6.8	1:20(-)	(-)	黄褐色	正常
溶血性黄疸	↑↑	↑↑	轻度↑或正常	强(+)	(-)	加深	增加
阻塞性黄疸	↑↑	轻度↑或正常	↑↑	(-)	(+)	变浅或灰白色	↓或消失
肝细胞性黄疸	↑↑	↑	↑	(+)或(-)	(+)	变浅或正常	↓或正常

三、肝脏病常用的血清酶及同工酶检查

肝脏具有旺盛的代谢能力，含有丰富的酶类，酶蛋白含量约占肝脏总蛋白含量的2/3。肝细胞中所含酶种类已知约有数百种，在肝胆病变时，血清中可有几十种酶的活性发生明显变化，但临床常用于疾病诊断的不过十余种。

同工酶（isoenzymes）是指具有相同催化活性，但分子结构、理化性质及免疫学反应等都不相同的一组酶，因此又称同工异构酶。这些酶存在于人体的不同组织，或在同一组织、同一细胞的不同细胞器中，因此同工酶测定有助于对肝胆系统疾病的鉴别诊断。

（一）血清氨基转移酶及其同工酶测定

【原理】　氨基转移酶是一组催化氨基酸与α-酮酸之间的氨基转移反应的酶类。用于肝功能检查的主要是丙氨酸氨基转移酶（alanine aminotransferase，ALT）和天门冬氨酸氨基转移酶（aspartate aminotransferase，AST）。ALT 催化 L-丙氨酸与α-酮戊二酸之间的氨基转移反应，AST 催化 L-门冬氨酸与α-酮戊二酸之间的氨基转移反应。ALT 主要分布在肝脏，其次是骨骼肌、肾脏、心肌等组织中；AST 主要分布在心肌，其次是肝脏、骨骼肌和肾脏等组织中。在肝细胞中，ALT 主要存在于非线粒体中，AST 主要（约 80%）存在于线粒体内。ALT 与 AST 均为非特异性细胞内功能酶，正常时血清的含量很低，但当肝细胞受损时，肝细胞膜通透性增加，胞浆内的 ALT 与 AST 释放入血浆，致使血清 ALT 与 AST 的酶活性升高。

AST 在肝细胞中有 2 种同工酶，存在于线粒体中者称为线粒体 AST（mitochondrial-AST，ASTm），存在于线粒体以外胞浆中者，称为上清液 AST（supernatant-AST，ASTs）。正常血清中大部分为 ASTs，ASTm 仅占 10% 以下。当肝细胞受到轻度损害，线粒体未遭破坏，血清中 ASTs 漏出增加，而 ASTm 正常；如肝细胞严重损害，线粒体遭到破坏，此时血清中 ASTm 升高，因此 ASTm 升高表明肝细胞坏死严重。

【参考值】　连续监测法（底物中不含磷酸吡哆醛）：ALT 5~40U/L，AST 8~40U/L。ALT/AST≤1。

【临床意义】

1. 转氨酶升高

（1）肝脏疾病：①急性病毒性肝炎时，ALT 与 AST 均显著升高，可达正常上限的 20~

50倍，甚至100倍，以ALT升高更加明显，是诊断病毒性肝炎的重要检测项目。急性重症肝炎时，肝坏死严重，线粒体大量破坏，AST明显升高，但在病情恶化时，黄疸进行性加深，酶活性反而降低，即出现“胆－酶分离”现象，提示肝细胞严重坏死，预后不良；②慢性病毒性肝炎时，转氨酶轻度上升（100～200U）或正常；③肝硬化时，转氨酶活性取决于肝细胞进行性坏死的程度，终末期肝硬化转氨酶活性正常或降低；④肝内、外胆汁淤积，转氨酶活性通常正常或轻度上升。酒精性肝病、药物性肝炎、脂肪肝、肝癌等非病毒性肝病，转氨酶轻度升高或正常。

（2）心肌梗死：急性心肌梗死后6～8小时，AST增高，18～24小时达高峰，其值可达参考值上限的4～10倍，与心肌坏死范围和程度有关，4～5天后恢复正常，若再次增高提示梗死范围扩大或新的梗死发生。

（3）其他疾病：如骨骼肌疾病（皮肌炎、进行性肌萎缩）、肺梗死、肾梗死、胰腺炎、休克及传染性单核细胞增多症等，转氨酶可轻度升高（50～200U）。

2. ALT/AST比值 ALT/AST比值在肝脏病诊断中的意义包括：①在中等度肝细胞损伤时，ALT漏出率远大于AST，此外ALT与AST的血浆半衰期分别为47小时和17小时，因此ALT测定反映肝细胞损伤的灵敏度较AST为高。②在严重肝细胞损伤时，线粒体膜亦损伤，可导致线粒体内AST的释放，血清中AST/ALT比值升高。③急性与慢性肝炎时以ALT升高更明显，常为ALT/AST＞1；若AST升高明显，ALT/AST＜1，提示慢性肝炎进入活动期的可能。④酒精性肝病时AST显著升高（可能因为酒精具有线粒体毒性及与酒精抑制吡哆醛活性有关），ALT几近正常，ALT/AST＜1。

3. AST同工酶 检测的意义在于：①轻中度急性肝炎，血清中AST轻度升高，其中以ASTs上升为主，ASTm正常。②重症肝炎、暴发性肝炎、酒精性肝病时血清中ASTm升高。③氟烷性肝炎、妊娠脂肪肝、肝动脉栓塞术后及心肌梗死时ASTm也升高。

（二）碱性磷酸酶及其同工酶测定

【原理】 碱性磷酸酶（alkaline phosphatase，ALP）是能在碱性环境中（pH 8.6～10.3）水解磷酸酯产生磷酸的非特异性酶类。ALP主要分布在肝脏、骨骼、肾、小肠及胎盘中。血清中的ALP主要来源于肝脏和成骨细胞。肝脏中的ALP主要分布在肝细胞的血窦侧和毛细胆管侧的微绒毛上。肝内及来自肝外的ALP经胆汁排入小肠。ALP的测定常作为肝脏疾病的检查指标之一，在胆道阻塞时ALP排泄减少，亦可引起血清中ALP升高。

碱性磷酸酶同工酶有6种类型，即ALP_1～ALP_6，ALP_2、ALP_3、ALP_4、ALP_5分别称为肝型、骨型、胎盘型和小肠型。ALP_1是细胞膜组分和ALP_2的复合物，ALP_6是IgG和ALP_2的复合物。

【参考值】

ALP（磷酸对硝基苯酚连续监测法，30℃）：成人40～110U/L，儿童＜250U/L。

ALP同工酶：正常人血清中以ALP_2为主，占总ALP的90%，出现少量ALP_3。

发育中的儿童ALP_3增多，占总ALP的60%以上。

妊娠晚期 ALP_4 增多，占总 ALP 的 40% ~65%。

【临床意义】

1. 生理性增加 见于生长中的儿童（ALP_3）及妇女妊娠中晚期（ALP_4）。

2. 胆道阻塞 各种肝内、外胆管阻塞性疾病时，ALP 明显升高，以 ALP_1 为主（尤其是癌性梗阻时，100% 出现 ALP_1，$ALP_1 > ALP_2$），且与血清胆红素升高相平行。

3. 黄疸的鉴别诊断 ALP 和血清胆红素、转氨酶同时测定有助于黄疸的鉴别诊断。①胆汁淤积性黄疸，ALP 和血清胆红素明显升高，转氨酶仅轻度增加；②肝细胞性黄疸，血清胆红素中等度增加，转氨酶活性很高，ALP 正常或稍高；③肝内局限性胆道阻塞（如原发性与转移性肝癌、肝脓肿等），ALP 明显增高，ALT 无明显增高，血清胆红素大多正常。

4. 肝脏疾病 急性肝炎时，ALP_2 明显增加，ALP_1 轻度增加，且 $ALP_1 < ALP_2$；肝硬化患者 80% 以上 ALP_5 明显增加，可达总 ALP 的 40% 以上。

5. 肝胆系统以外疾病 如纤维性骨炎、佝偻病、骨软化症、成骨细胞瘤及骨折愈合期等血清 ALP 亦升高。

（三）γ－谷氨酰转移酶及同工酶测定

【原理】γ－谷氨酰转移酶（γ－glutamyl transferase，γ－GT）是催化谷胱苷肽上 γ－谷氨酰基转移到另一个肽或另一个氨基酸上的酶。γ－GT 主要存在于细胞膜和微粒体上，参与谷胱苷肽的代谢。γ－GT 存在于血清及除肌肉以外的所有细胞中，肾脏中含量最为丰富，但血清中 γ－GT 主要来自肝胆系统。γ－GT 在肝脏中广泛分布于肝细胞的毛细胆管一侧和整个胆管系统，因此当肝内合成亢进或胆汁排出受阻时，血清中 γ－GT 增高。

【参考值】 硝基苯酚连续监测法（37℃）：<50U/L。

【临床意义】

1. 肝癌 由于肝内阻塞，诱使肝细胞产生多量 γ－GT，同时癌细胞也合成 γ－GT，使 γ－GT 明显升高，可达参考值上限的 10 倍以上，以 γ－GT_2 增高为主。γ－GT_2 在原发及继发肝癌患者血清的检出率可达 90% 以上，且特异性较高。AFP 阴性的肝癌其阳性率可达 86.4%，若与 AFP 联合检测可提高肝癌诊断的正确率。

2. 胆道阻塞 可达正常水平的 5 ~30 倍，如原发性胆汁性肝硬化、硬化性胆管炎等。

3. 肝脏疾病 急性肝炎 γ－GT 呈中等度升高；慢性肝炎及肝硬化的非活动期，γ－GT 活性正常，若 γ－GT 持续升高，提示病变活动或病情恶化；急慢性酒精性肝炎、药物性肝炎，γ－GT 可呈明显或中度以上升高（300 ~1 000U/L），ALT 和 AST 仅轻度增高，甚至正常。

4. 其他疾病 脂肪肝、胰腺炎、胰腺肿瘤、前列腺肿瘤等 γ－GT 亦可轻度增加。

（四）乳酸脱氢酶及其同工酶测定

【原理】 乳酸脱氢酶（lactic acid dehydrogenase，LDH）是一种糖酵解酶，催化 L－乳酸氧化生成丙酮酸。LDH 广泛存在于人体各组织中，以心肌、骨骼肌、肾脏中含量最多，其次为肝、脾、胰、肺及肿瘤组织，红细胞内 LDH 含量为血清的 100 倍。当上述组织损伤时，它可进入血液，使血中 LDH 水平升高。

LDH 有 5 种同工酶（LDH_1 ~ LDH_5）：LDH_1 在心肌中含量最高；LDH_5 主要含于骨骼肌，其次为肝脏、血小板等；LDH_3 在肺及脾含量较高，其次为脑、肠、淋巴与分泌腺等。

【参考值】 LDH 活性：连续监测法：104 ~ 245 U/L。

速率法（30℃）：95 ~ 200 U/L。

LDH 同工酶（圆盘电泳法）：LDH_1 为 32.7% ± 4.6%。

LDH_2 为 45.1% ± 3.53%。

LDH_3 为 18.5% ± 2.96%。

LDH_4 为 2.9% ± 0.89%。

LDH_5 为 0.85% ± 0.55%。

【临床意义】

1. 肝脏疾病 急胜肝炎和中度慢性肝炎，肝癌尤其是转移性肝癌时 LDH 显著升高。肝胆系统疾病中，LDH_5 增高是诊断肝细胞坏死的敏感指标，且 $LDH_5 > LDH_4$；但阻塞性黄疸时则 $LDH_4 > LDH_5$。

2. 急性心肌梗死 发病后 8 ~ 18 小时 LDH 开始升高，24 ~ 72 小时达高峰，6 ~ 10 日恢复正常。升高后恢复迟缓或病程中再次升高，提示梗死范围扩大或再梗死。急性心肌梗死早期，LDH_1 和 LDH_2 均增高，尤以 LDH_1 增高更早、更显著，表现为 $LDH_1 > LDH_2$。

3. 其他疾病 溶血性疾病、恶性肿瘤、白血病、淋巴瘤、恶性贫血、肌营养不良、骨骼肌损伤、胰腺炎、肺梗死等 LDH 均可升高。恶性肿瘤时，肿瘤增长速度与 LDH 增高程度有一定关系，如肿瘤扩散到肝脏往往伴有 LDH_4 和 LDH_5 增高。60% 的白血病患者 LDH 增高是以 LDH_3 和 LDH_4 为主。

四、肝纤维化常用标志物检测

肝纤维化是指肝细胞外基质（由胶原蛋白、蛋白多糖和非胶原糖蛋白三类物质组成）的胶原蛋白合成异常增加（合成增加而分解减少），表现为肝组织内纤维过度沉积，是各种原因引起的肝损害尤其是慢性肝脏活动性损害的共同病理特点。肝纤维化时，参与胶原代谢的酶类活性也有相应升高。

（一）Ⅲ型前胶原氨基末端肽（PⅢP）测定

【原理】 胶原是细胞外间质成分中主要的大分子物质，在胶原生成初期，首先生成前胶原，Ⅲ型前胶原经氨基端内切酶作用切下来的多肽即为Ⅲ型前胶原氨基末端肽（amino terminal procollagen type Ⅲ peptide，PⅢP），部分进入血中。肝纤维化的早期，肝脏结缔组织的生物合成增加，其主要成分是胶原。PⅢP 常被用作肝脏纤维化的检测指标。

【参考值】 放射免疫法（RIA）：均值为 100ng/L，超过 150ng/L 为异常。

【临床意义】

1. PⅢP 是诊断肝脏纤维化活动的良好指标，可以弥补肝活检不能动态观察的不足。急性病毒性肝炎、慢性肝炎、肝硬化、酒精中毒性肝炎、原发胆汁性肝硬化等，因伴有肝内炎症及结缔组织的合成增加，血中 PⅢP 均可升高，且与肝纤维化程度呈正相关。

2. 肝纤维化活动时，血PⅢP水平明显升高，因此PⅢP对区别中重度慢性肝炎与轻度慢性肝炎有重要意义。

3. PⅢP无器官特异性，凡有脏器纤维化趋向或已有纤维化活动时，血中PⅢP均可升高，但以肝纤维化时升高最明显。

4. 血清PⅢP检测还可用于免疫抑制剂（如氨甲蝶呤）治疗中重度慢性肝炎的疗效监测，并可作为判断慢性肝炎预后的一项指标。

（二）透明质酸（HA）测定

【原理】　透明质酸（hyaluronic acid，HA）是一种大分子蛋白多糖，是细胞外基质的主要成分之一，肝内贮脂细胞是合成HA的主要部位，在肝纤维化肝组织中胶原明显增加的同时，HA亦同时增加。

【参考值】　RIA法：8～172μg/L。

【临床意义】　升高见于各种原因的肝损害，尤以中度慢性肝炎、肝纤维化活动时明显，并与PⅢP呈显著相关。

（三）脯氨酰羟化酶（PH）测定

【原理】　脯氨酰羟化酶（prolyl hydroxylase，PH），能将胶原α－肽链上的脯氨酸羟化为羟脯氨酸，是胶原纤维合成早期的一种酶。PH在脏器和组织发生纤维化时活性增加。当肝纤维化时，肝脏胶原纤维合成亢进，血清中PH增高，因此测定血中PH活性可作为肝纤维增生活动的早期诊断指标。

【参考值】　化学法：39.5±11.87μg/L。

【临床意义】　升高见于各种原因的肝纤维组织增生。病情进展时PH活性进行性增高，若治疗后PH活性逐渐下降，提示治疗有效，疾病已在康复过程中。

（四）单胺氧化酶（MAO）测定

【原理】　单胺氧化酶（monoamine oxidase，MAO）广泛分布于体内各组织器官，尤以肝、肾、胰、心等含量最多。肝中MAO来源于线粒体，在有氧情况下，催化各种单胺的氧化脱氨反应。血清中MAO活性与体内结缔组织增生呈正相关。

【参考值】　伊藤法：<30单位；中野法：23～49单位。

【临床意义】　①血清中MAO活性的高低能反映肝纤维化的程度，是诊断肝硬化的一项传统指标，但其特异性较差。②慢性充血性心力衰竭、糖尿病合并脂肪肝可因肝淤血而继发肝纤维化，甲状腺功能亢进症因纤维组织分解与合成旺盛，肢端肥大症因纤维组织过度合成等原因，血清MAO活性亦可增高。

五、病毒性肝炎标志物检测

病毒性肝炎的病原体目前认识清楚的已有5种，即：甲型肝炎病毒（hepatitis A virus，HAV）、乙型肝炎病毒（hepatitis B virus，HBV）、丙型肝炎病毒（hepatitis C virus，HCV）、丁型肝炎病毒（hepatitis D virus，HDV）和戊型肝炎病毒（hepatitis E virus，HEV）。

(一) 甲型肝炎病毒标志物检查

HAV 是直径为 27nm 的 20 面体球状颗粒，为嗜肝 RNA 病毒，通过粪 - 口途径传播。HAV 感染后，先在肠上皮细胞增殖，而后入血达肝细胞，主要引起急性肝炎。HAV 常在转氨酶升高前 5 ~ 6 天就存在于患者的血液和粪便中。发病 2 周开始，粪便中不再排出 HAV。

【参考值】 ELISA、RIA 法和 PCR 技术：抗 HAV - IgM、抗 HAV - IgA、抗 HAV - IgG、HAVAg 及 HAV - RNA 均为阴性。

【临床意义】

1. 抗 HAV - IgM 是病毒衣壳蛋白抗体，于 HAV 感染 1 周后产生，血中持续 3 ~ 6 个月，是早期诊断甲肝的特异性抗体。抗 HAV - IgA 是感染早期肠道黏膜分泌的局部抗体。

2. 抗 HAV - IgG 代表着抗 HAV 总抗体，甲肝初期血中滴度已有升高，2 ~ 3 个月达高峰。抗 HAV - IgG 为保护性抗体，病愈后可长期存在，对流行病学调查和接种疫苗效果的观察有重要意义。

3. HAVAg 存在于 HAV 感染后 10 ~ 20 天的粪便中，其阳性可证实 HAV 在体内的存在，见于急性期甲肝。发病第 1 周时粪便阳性率为 42.9%，1 ~ 2 周为 18.3%，2 周后消失。

4. HAV - RNA 从分子水平对 HAV 抗原给以更准确的说明，对甲型肝炎的诊断具有特异性，对早期诊断的意义更大。临床少用。

(二) 乙型肝炎病毒标志物检测

HBV 是乙型肝炎的病原体，属嗜肝 DNA 病毒，球形，直径 42nm，具有双层衣壳，外衣壳含有乙型肝炎表面抗原（hepatitis B virus surface antigen，HBsAg）、前 S_1 及前 S_2 抗原。HBsAg 是决定 HBV 吸附在易感细胞受体的成分。用去垢剂去除外衣壳则可暴露一呈 20 面体对称的核心结构，直径约 27nm，其表面即为病毒的内衣壳，内衣壳蛋白由 C 基因编码表达，也具有抗原性，为 HBV 核心抗原（hepatitis B virus core antigen，HBcAg）。HBcAg 则仅存在于感染的肝细胞核内，当它进入细胞浆时即被 HBsAg 所覆盖而形成完整 HBV（Dane 颗粒）（见图 14 - 2）。

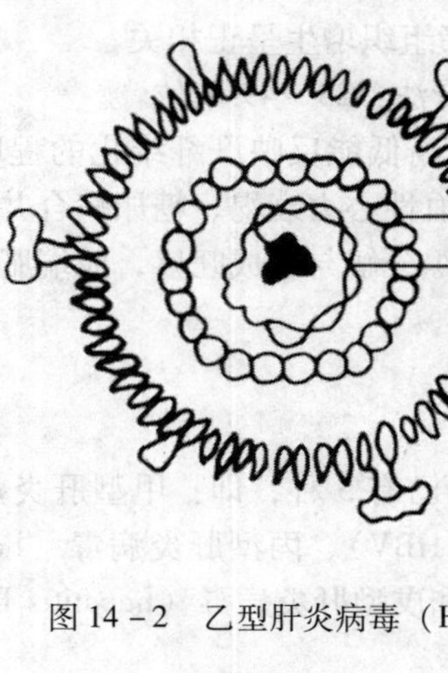

图 14 - 2 乙型肝炎病毒（HBV）结构示意图

HBcAg 与前 C 蛋白共同构成 P25c 蛋白，P25c 蛋白在内质网中经蛋白酶切去前 C 蛋白的一部分及 HBcAg 羧基端的一部分，即形成乙型肝炎病毒 e 抗原（hepatitis B virus e antigen，HBeAg），HBeAg 可被分泌而进入血液中，故易在血循环中检测到。近来发现，当前 C 蛋白发生变异时不能形成 P25c，血中的 HBeAg 即可阴转，而此时仍能生成 HBcAg，组装成完整的 HBV。故 HBeAg 阴转并不一定表示 HBV 停止复制。

HBV 核心结构的内部，含有 HBV 的 DNA（HBV－DNA）和 DNA 聚合酶。DNA 聚合酶能以 RNA 为模板转录 DNA 的反转录酶功能，又有合成 DNA 的功能。

HBV 主要通过血液途径传播，亦可由性接触传播和母婴垂直传播，另外，通过唾液的传播方式也是不可忽视的。约 10% 急性乙型肝炎可转变为慢性。

乙型肝炎三种抗原 HBsAg、HBcAg、HBeAg 对应的抗体分别为抗－HBs、抗－HBc 和抗－HBe。

【参考值】　HBsAg（滴度低于 1∶8）、抗－HBs、HBcAg、抗－HBc 及 HBeAg、抗－HBe 及 HBV－DNA 和 DNA 聚合酶检测均为阴性。

【临床意义】

1. HBsAg 及抗－HBs 测定　HBsAg 具有抗原性，本身不具有传染性，常与 HBV 同时存在，是感染 HBV 的标志。阳性见于乙型肝炎潜伏期和急性期、慢性肝炎、肝硬化、肝癌及慢性 HBsAg 携带者。抗－HBs 一般在发病后 3～6 个月才出现，是一种保护性抗体。抗－HBs 阳性，见于注射过乙型肝炎疫苗或曾感染过 HBV（图 14－3）。临床上约有 10%～20% 的慢性乙肝患者 HBsAg 及抗－HBs 可同时存在，这是由于 HBsAg 发生变异，抗－HBs 不能完全中和 HBsAg 所致。

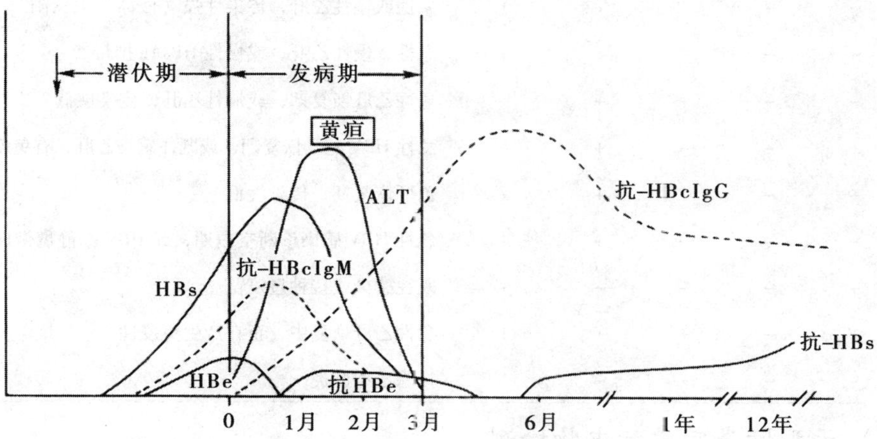

图 14－3　急性乙型肝炎相关抗原标志物的变化

2. HBcAg 及抗－HBc 测定　一般情况下，血液中测不到游离的 HBcAg，但如将 HBV 颗粒开壳后则可检测。HBcAg 阳性提示病人血清中有感染的 HBV 存在，含量愈高，表示 HBV 复制愈活跃，传染性强，预后较差。

抗－HBc不是中和抗体，而是反映肝细胞受到HBV侵害的可靠指标，主要有IgM和IgG两型。

抗－HBc IgM是机体感染HBV后在血液中最早出现的特异性抗体，在疾病的急性期滴度高，是诊断急性乙型肝炎和判断病毒复制活跃的指标，提示病人血液有传染性。抗－HBc IgM阳性还见于慢性肝炎。抗－HBc IgM转阴，提示乙型肝炎逐渐恢复。抗－HBc IgG在机体感染HBV后一个月左右开始升高，其阳性可持续数十年甚至终生。抗－HBc IgG能反映抗－HBc总抗体的情况，其检出率比HBsAg更敏感，可作为HBsAg阴性的HBV感染的敏感指标，也可用作乙型肝炎疫苗和血液制品的安全性鉴定和献血员的筛选。

3. HBeAg及抗－HBe测定 HBeAg阳性常代表HBcAg阳性，表示有HBV在复制，传染性强；HBeAg持续阳性，表明肝细胞损害严重，且可转化为慢性乙型肝炎或肝硬化。如转阴，表明病毒停止复制。抗－HBe不是中和性抗体，出现于急性感染的恢复期，持续时间较长。抗－HBe阳性，HBeAg多转阴，说明HBV被清除或抑制，复制减少，传染性降低。部分慢性乙型肝炎、肝硬化、肝癌患者可检查出抗－HBe。

4. HBV－DNA定性和定量检测 常用PCR法、荧光定量PCR法测定。正常定性为阴性，HBV－DNA定量范围为10^2～10^8拷贝/毫升。HBV－DVA测定是乙型肝炎的直接诊断证据。与血清免疫学结果比较，能更灵敏、更特异地反映HBV的感染情况，同时还可作为疗效判定、耐药分析和病毒基因变异的检测。

HBV标志物检测与分析见表14－2。

表14－2 HBV标志物检测与分析

HBsAg	抗－HBs	HBeAg	抗－HBe	抗－HBc	HBV－DNA	临床意义
+	－	+	－	+	+	急性或慢性乙肝，传染性强（俗称“大三阳”）
+	－	－	－	+	+	急性、慢性乙肝，或慢性HBsAg携带者
+	－	－	+	+	+	急性乙肝恢复期，或慢性乙肝，传染性低
－	+	－	－	+	－	急性HBV感染恢复期，或既往感染乙肝，有免疫性
－	－	－	+	+	+	乙肝恢复期，传染性低
－	－	－	－	+	+	急性HBV感染诊断空白期，或HBV平静携带期
－	+	－	－	－	－	既往感染或接种过疫苗
－	+	－	+	+	+	急性乙肝恢复中，正在产生免疫性
－	－	－	－	－	－	排除乙型肝炎

（三）丙型肝炎病毒标志物检测

HCV为直径30～60nm的RNA病毒，可通过体液途径和母婴传播，但HCV主要通过输血而感染，占输血后肝炎的80%～90%，HCV主要在宿主的肝细胞内复制，引起的丙型肝炎虽较乙型肝炎轻，但更易转变为慢性。

【参考值】 ELISA法及RIA法：抗－HCVIgM和抗－HCVIgG均为阴性。

斑点杂交试验及RT－PCR法：HCV－RNA均为阴性。

【临床意义】

1. 丙型肝炎抗体的检测　丙型肝炎抗体是有传染性的标志而不是保护性抗体。①抗－HCV IgM 阳性见于急性丙型肝炎患者，发病后 4 周即可阳性，持续 1～4 周，6 个月内不能转阴者提示转为慢性丙型肝炎；②抗－HCV IgG 阳性表明已有 HCV 感染。输血后肝炎有 80%～90% 的患者抗－HCVIgG 阳性。

2. HCV－RNA 的检测　HCV 感染后 1～2 周即可从血中检出 HCV－RNA，HCV－RNA 的阳性提示 HCV 复制活跃，传染性强，治愈后很快消失。

（四）丁型肝炎病毒标志物检测

HDV 是一直径为 35～37nm 须借助 HBV 外壳才能复制的缺陷性 RNA 病毒，故 HDV 只有在和 HBV 共存的情况下才能感染病人（图 14－4）。HDV 感染常见于：①HDV 和 HBV 同时感染（联合感染）；②在慢性乙型肝炎患者或 HBV 携带时发生感染（重叠感染）。丁型肝炎病毒抗原（HDVAg）、抗－HDV IgG 和抗－HDV IgM、HDV－RNA 是 HDV 的标志物。

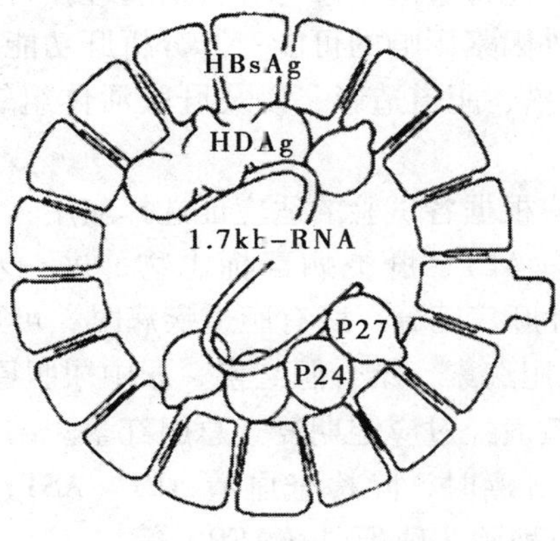

图 14－4　丁型肝炎病毒（HDV）结构示意图

【参考值】　RIA 和 ELISA 法：HDVAg、抗－HDVIgG 和抗－HDVIgM 均为阴性。
RT－PCR 法：HDV－RNA 为阴性。

【临床意义】

1. HDVAg 在感染后出现较早，但持续时间短（1～2 周），HDVAg 与 HBsAg 同时阳性，表示丁肝与乙肝病毒同时感染，易迅速发展为慢性或重型肝炎。

2. 抗－HDV IgG 阳性：只能在 HBsAg 阳性的血清中测到，是诊断丁型肝炎的可靠指标，且可以持续多年。

3. 抗－HDV IgM 出现较早，可用于丁型肝炎的早期诊断。HDV 和 HBV 联合感染时，抗－HDV IgM 一过性升高；重叠性感染时，抗－HDV IgM 持续性升高，此类患者易迅速发展为肝硬化或肝癌。

4. HDV－RNA 阳性可特异性的确诊丁型肝炎。

（五）戊型肝炎病毒标志物检测

HEV 是一直径为 27～38nm 的球形 RNA 病毒，通过粪－口途径传播，主要引起急性肝炎。可自患者粪便中用电镜或免疫电镜技术检测 HEV，或用 PCR 法检测粪便中的 HEV－RNA。目前，临床诊断常检测抗－HEV IgG 和抗－HEV IgM。95% 的急性期病人抗－HEV IgM 阳性（持续 2～3 个月），是确诊 HEV 感染较为可靠的指标。抗－HEV IgG 阳性（可持续约 1 年），目前倾向于认为是一种保护性抗体，提示 HEV 近期感染。

六、肝病实验室检验的评价及项目的选择

肝脏是人体重要的器官之一，参与多种物质代谢，功能十分复杂，再生和代偿能力很强，再加上目前缺乏理想的肝功能试验（即敏感性高、特异性强、阳性和阴性预测的正确性高等），因此，肝功能检查存在着一定的局限性：①肝功能检查不能反应肝脏功能的全貌，一定的肝功能检查项目，只能反映肝功能的某一个方面，且常到肝脏损害较为严重的程度时才能反映出来，所以肝功能检查的结果与肝脏的病理损害并不一定成正比；②肝脏功能检查异常时，还应考虑到肝外因素影响的可能；③分析肝功能检查的结果时，必须结合临床表现和内镜、超声波、CT 扫描、胆道造影，以及肝脏活体组织检查等资料，全面分析，才能做出符合实际的判断。

肝脏病实验室检验项目应根据各试验的适应证选择应用：

1．体检是否有肝病可查 ALT、肝炎病毒标志物，进一步查血清蛋白电泳、总蛋白、A/G比值，以利于对急、慢性肝病区分；疑有胆道疾病时，可进一步查 ALP、γ－GT。

2．黄疸病人应查血清总胆红素、结合胆红素、尿中尿胆原和胆红素及 ALT/AST、ALP，以鉴别黄疸的类型；为观察黄疸经过应定期复查总胆红素、结合胆红素。

3．疑为原发性或转移性肝癌时，除检查血清 ALT、AST、总胆红素、结合胆红素外还须检查血清 ALP、γ－GT、甲种胎儿球蛋白（AFP）等。

4．急性肝炎包括病毒性或中毒性肝炎，须查 ALT、总胆红素、结合胆红素，尿中尿胆原、胆红素，肝炎病毒标志物等；慢性肝炎时，除检查 ALT、总胆红素、结合胆红素外，还须检查 AST、ALP、γ－GT、总蛋白、A/G 比值及血清蛋白电泳等。

5．诊断肝纤维化及肝硬化时，除检查血清总蛋白、A/G 比值、血清蛋白电泳等外，还须检查 MAO、HA、PH、PⅢP、ALT、总胆红素、结合胆红素等。

6．判定肝病疗效及选择肝病用药时，须查 AST、A/G 及免疫球蛋白等，并应定期复查进行比较。在急性弥漫性肝损害时与肝病相关试验结果常多不正常；在慢性肝病时，由于病情进展缓慢，肝脏又具有强大的代偿和再生能力，因此相关检查可在正常范围内，须经肝活组织检查方可证实肝实质性病变的存在。

第十五章
肾功能检查

肾脏是排泄水分、代谢产物、毒物和药物，保留人体所需物质，以维持体内水、电解质和酸碱平衡的重要器官。此外，肾脏还有内分泌功能，如合成、分泌肾素和促红细胞生成素等。肾功能检查的主要目的是了解肾脏功能有无损害及其程度、损害部位、动态观察病情，制定治疗方案及判断其预后。

一、肾小球功能试验

（一）内生肌酐清除率（Ccr）测定

【原理】　单位时间内，经肾小球滤出的血浆液体量，称为肾小球滤过率（glomerular filtration rate，GFR）。GFR 是反映肾小球滤过功能的客观指标。单位时间内，肾脏把若干毫升血浆中的内生肌酐全部清除出去，称为内生肌酐清除率（endogenous creatinine clearance，Ccr）。血浆内的肌酐分为外源性和内源性两种。外源性肌酐来自于瘦肉等蛋白性食物；内源性肌酐为体内肌酸的代谢产物，生成量非常恒定。由于肌酐经肾小球滤过后，肾小管不再重吸收，亦很少排泌，故在严格控制饮食和不增加肌肉活动的情况下，内生肌酐清除率就大致等于肾小球滤过率。本试验是测定肾小球滤过功能较为有效的方法。

【方法】　为除排体内、外因素的影响，试验前应禁食肉类 3 天并避免剧烈运动。在第 4 天早晨 8 时将尿排干净，然后收集 8 时起到第 5 天早晨 8 时共 24 小时的尿液，并加入甲苯 4 ~ 5ml 防腐。在第 4 天任何时间内取血 3ml（抗凝），与 24 小时尿液同时送检。测定血浆及尿中肌酐浓度，并结合尿量，计算内生肌酐清除率。

（1）24 小时 Ccr = 尿肌酐浓度（μmol/L）×24 小时尿量（L）/血肌酐浓度（μmol/L）；

（2）每分钟 Ccr = 尿肌酐浓度（μmol/L）×每分钟尿量（ml）/血肌酐浓度（μmol/L）；

由于每个人的肾脏大小不尽相同，每分钟排尿（或排肌酐）的能力也有所不同。为排除个体差异，可进行体表面积的校正。肾脏大小与其体表面积成王比，可按公式计算。

矫正清除率 = 实际清除率 ×1.73m^2（标准体表面积）/受试者的体表面积（m^2）；

受试者的体表面积（m^2）= 0.0061 × 身高（cm）+ 0.0128 × 体重（kg）− 0.1529。

【参考值】　成人（体表面积以 1.73m^2 计）：80 ~ 120ml/min。

【临床意义】

1. Ccr 是判断肾小球损害的敏感指标，能较早的反映肾小球滤过功能，当 Ccr 降低到正常值 80% 以下时，大部分患者 BUN、Cr 仍在正常范围。

2. Ccr 可判断肾小球损害的程度：①肾贮备能力下降期：Ccr 减小至正常的 50% ~ 80%，血肌酐正常，临床无症状；②氮质血症期：Ccr 减小至正常的 25% ~ 50%，血肌酐升高，但 < 450μmol/L，患者有轻度贫血、多尿等；③肾衰竭期：Ccr 减小至正常的 10% ~

25%，血肌酐升高（约450~707μmol/L），患者贫血较明显，并出现胃肠道、心血管、中枢神经系统症状；④尿毒症期：Ccr减小至正常的10%以下，血肌酐>707μmol/L，临床表现和血生化显著异常。

3. 指导治疗：Ccr<30~40ml/min，应限制蛋白质摄入；≤30ml/min，噻嗪类利尿剂（如氢氯噻嗪等）无效；≤10ml/min，对袢利尿剂（如呋塞咪、依他尼酸等）无效，应作透析治疗。此外，肾衰竭时，凡经肾脏代谢或排泄的药物，应根据Ccr降低程度来减少用药的剂量和（或）用药的次数。

4. 健康人随着年龄增长而肾实质体积缩小，肾血流量也减少，故Ccr值随年龄增长而有所下降。

（二）血肌酐（Cr）测定

【原理】 血中肌酐（creatinine，Cr）有外源性和内源性两类。机体每20g肌肉每天代谢产生1mg肌酐，如未进行剧烈的运动，每天内源性肌酐的生成量相当恒定。血中Cr除少量由肾小管排泌外，主要由肾小球滤过至原尿中，肾小管不再重吸收。在控制外源性肌酐摄入的情况下，血中Cr浓度取决于肾小球的滤过能力，故测定血中Cr浓度可反映肾小球的滤过功能。

【参考值】 全血肌酐：88~177μmol/L。

血清或血浆：男性：53~106μmol/L；女性：44~97μmol/L。

【临床意义】

1. 由于肌酐清除比尿素快，故血中肌酐含量增高出现在尿素增高之后，当肾小球受损早期或轻度损害时，血中肌酐浓度可正常；只有当肾小球滤过功能下降至正常人的1/3时，血中肌酐才明显上升。因此，测定血Cr作为肾功能指标之一，并不比BUN敏感，但Cr测定的优点是已限制了高蛋白饮食的影响，故反映肾小球滤过功能更优于BUN。血肌酐升高的程度与慢性肾衰竭呈正相关：①肾衰竭代偿期，血肌酐<178μmol/L；②肾衰竭失代偿期，血肌酐浓度178~445μmol/L；③肾衰竭期，血肌酐显著升高，>445μmol/L。

2. 同时测定血Cr和BUN临床意义更大。正常时BUN/Cr（mg/dl）为20:1。①肾小球疾病时，血清BUN增高比Cr快，使比值增大；②肾前因素引起的BUN滞留，因Cr不升高而使比例更高，达40:1；③肾小管严重损害时其比例可低于10:1；④尿路梗阻时，BUN和Cr可同时按比例增高。

（三）血清尿素氮（BUN）测定

【原理】 血尿素氮（blood urea nitrogen，BUN）是血中非蛋白氮类（指蛋白质以外的含氮化合物）的主要成分，约占50%，其次还有氨基酸、尿酸、肌酐、肌酸以及氨等。尿素是蛋白质代谢的最终产物，在肝脏合成。血中的尿素习惯上以尿素氮浓度表示。溶于血浆中的尿素，90%经肾小球滤过而随尿排出，少量由肠道和皮肤丢失。当肾实质受损害时，肾小球滤过率降低，导致血中尿素浓度升高。因此，血中尿素氮可作为反映肾小球滤过功能的指标。

【参考值】 成人3.2~7.1mmol/L；儿童1.8~6.5 mmol/L。

【临床意义】 各种肾脏疾病都可以使BUN增高，而且常受肾外因素的影响，故BUN

测定并不敏感，也不是肾功能损害的特异性指标。

1. 肾前性因素 ①肾血流量不足：肾血流量减少引起尿少，使 BUN 从尿液排出减少，从而引起血 BUN 增高。见于脱水、心力衰竭、休克、水肿、腹水等疾病。②体内蛋白质分解过盛：见于急性传染病、脓毒血症、上消化道出血、大面积烧伤、大手术后和甲状腺功能亢进症等。肾前性因素引起 BUN 增高时，其他肾功能指标多正常。

2. 肾脏疾病 如慢性肾炎、肾动脉硬化症、严重肾盂肾炎、肾结核和肾肿瘤的晚期均可出现 BUN 升高。轻度肾功能受损时，BUN 可无变化；当 BUN 升高时，表明 60% ~70% 的有效肾单位已受到损害，故 BUN 测定不是反映肾功能损害的早期指标。血 BUN 增高的程度与尿毒症病情的严重性成正比，对尿毒症的诊断及预后估计有重要意义。

3. 肾后性因素 尿路结石、前列腺肥大、泌尿生殖系统肿瘤等疾病，可引起尿路梗阻，造成肾小管内高压，肾小管内尿素逆扩散入血液，而使 BUN 升高。

（四）血清尿酸（UA）测定

【原理】 尿酸（uric acid，UA）是体内嘌呤代谢的最终产物。食物中的核酸分解生成嘌呤，体内组织中的核酸分解生成嘌呤核苷，嘌呤和嘌呤核苷经过水解、脱氨及氧化作用生成尿酸。在人类，约 75% 的尿酸由肾脏排出，其余在肝脏分解破坏或随胆汁排泄。肾脏在排除尿酸过程中，由肾小球滤出的尿酸，在近端肾小管中 98% ~100% 的尿酸被重吸收。故正常情况下尿酸的清除率甚低，即肾脏排出肌酐较易而排出尿酸较难。肾脏病变早期血中尿酸浓度首先增高，因而有助于肾功能损害的较早期诊断。

【参考值】 磷钨酸盐法：男性 268 ~488μmol/L；女性 178 ~387μmol/L。

【临床意义】

1. 肾脏疾病：急性或慢性肾炎病人，血清尿酸浓度增高较尿素氮、肌酐等更为显著，出现也较早。肾结核、肾盂肾炎、肾盂积水等疾病的晚期，血尿酸浓度亦可增加。

2. 痛风：痛风是一组嘌呤代谢紊乱所致的疾病，临床特点为高尿酸血症及由尿酸盐结晶沉积引起的痛风性关节炎、慢性间质性肾炎和尿酸性肾结石（当尿 pH 持续 <6.0 时，即使血 UA 浓度不是很高，亦易形成结石）形成等。血清尿酸增高是诊断痛风的主要依据，浓度可高达 800 ~1500μmol/L。

3. 妊娠高血压综合征：高血压时血管痉挛、肾血流减少，尿酸排出减少而使血尿酸增高。此外，本病存在高乳酸血症，乳酸经肾排泄时可竞争性抑制近曲小管排泄尿酸。

4. 白血病和肿瘤：由于白血病细胞和其他恶性肿瘤的细胞周期增快，核酸分解加强，使内源性尿酸增加。当病变累及肾脏引起尿酸排泄障碍时，血中尿酸升高更加明显。

5. 尿酸受肾外因素影响较大，如进食动物肝、肾、胰及贝类等富含嘌呤的食物时，可因外源性因素导致尿酸增高。此时，尿酸增高程度与肾功能损害程度并不平行，所以血清尿酸测定较少作为肾功能指标。

（五）血 β_2 微球蛋白（β_2 - MG）测定

【原理】 β_2 微球蛋白（β_2 - microglobulin，β_2 - MG）是体内有核细胞特别是淋巴细胞和肿瘤细胞膜上组织相容性抗原（HLA）的轻链蛋白组成，分子量仅 11800，电泳出现于 β_2

区带。β_2－MG广泛存在于血浆、尿、脑脊液、唾液及初乳中。β_2－MG可自由通过肾小球，然后在近端小管内几乎全部被重吸收，正常人血中β_2－MG浓度很低。

【参考值】 正常人血中β_2－MG为0.8～2.4mg/L，平均约1.5mg/L。

【临床意义】 ①血β_2－MG测定是反映肾小球滤过功能减退的一项敏感指标，当肾小球滤过功能下降时，血β_2－MG水平即升高，且与年龄、性别、肌肉组织的多少等均无关。②当体内有炎症或肿瘤时，血中β_2－MG增高。③另外，当肾小管受损时，对β_2－MG的重吸收减少，尿液中的β_2－MG排出量增加。

二、肾小管功能试验

（一）浓缩稀释试验

【原理】 正常人的肾单位能保持体内水液的平衡，在缺水、大量出汗、呕吐、腹泻等引起组织脱水时，因血容量不足，使尿量减少，尿液的比重上升至1.020以上，尿液渗透浓度高于血浆渗透浓度而形成高渗尿，即尿液被浓缩。相反，在大量饮水或应用利尿剂后，尿量增加，尿液比重降低至1.010以下，尿液的渗透浓度低于血浆渗透浓度而形成低渗尿，即尿液被稀释。在日常饮食起居条件下，多次测定病人尿量与比重，来判断肾脏调节水液平衡方面功能的试验，称为浓缩稀释试验（concentration－dilution test）。当肾脏发生病变，损及远曲小管和集合管时，对水分的重吸收功能减退，肾脏不能按机体对水分的需要而调节，则尿的浓缩和稀释发生改变，临床上表现为尿量与尿比重的明显异常。本试验主要是测定远端肾单位（髓袢、远曲小管、集合管）功能的试验。

【方法】 Mosenthol试验：试验日正常进食，每餐含水量不宜超过500～600ml，此外不再饮任何液体。晨8时排尿弃去，于10、12、14、16、18及20时，共留尿6次为昼尿；自20时以后到次晨8时，全部尿液为夜尿。分别测定7个尿液标本的尿量和比重。

【参考值】 24小时尿量1000～2000ml，昼尿量/夜尿量为3∶1～4∶1，夜尿量＜750ml；尿液最高比重＞1.020，最高比重与最低比重之差＞0.009。

【临床意义】

1. 原发性肾小球疾病 如急性肾小球肾炎时，病变在肾小球，肾小球滤过率降低，而肾小管重吸收功能相对正常，使尿量少而比重增加。慢性肾小球肾炎病变累及肾髓质时，可出现浓缩功能障碍，表现为尿量增多，夜尿量＞750ml或24小时尿量＞2500ml，尿液最高比重＜1.018，最高比重与最低比重之差＜0.009。慢性肾炎晚期则出现尿比重固定在1.010左右的等张尿，表明肾小管重吸收功能很差。

2. 肾小管病变 慢性肾盂肾炎时，因肾小管损害严重，患者常先有多尿、夜尿增多和尿液比重降低，晚期可发生尿比重低而固定。急性肾盂肾炎可出现一过性肾小管功能异常。

3. 本试验亦受肾外因素的影响，如高血压病肾功能失代偿期等可出现多尿、夜尿增多及尿比重降低甚或固定。

（二）尿渗量及血浆渗量测定

【原理】 渗量代表溶液中一种或多种溶质微粒的总数量，而与微粒的种类及性质无关。非电解质溶液的渗量与其质量摩尔浓度相同；电解质溶液，溶质电离后微粒增加，其渗量大于该物质的质量摩尔浓度。尿渗量（urine osmolality，Uosm）系指尿内全部溶质微粒总数而言，它可反映溶质和水的相对排泄速度。尿渗量和尿比重都能反映尿液中的溶质总浓度，与肾小管的浓缩－稀释功能密切相关，然而尿渗量不像比重那样受尿内大分子物质（蛋白质等）的显著影响，故能更准确地反映肾小管的浓缩－稀释功能。

【方法】 晚餐后禁水8小时，次晨空腹收集尿液，并采静脉血分离血清送检。用冰点渗透压计算，其原理为：1渗量的溶质可使1kg水的冰点下降1.86℃，冰点下降的程度与溶质的渗量成正比。渗量＝所测溶液冰点的下降度（℃）/1.86。测定尿渗量和血浆渗量（plasma osmolality，Posm），其结果以毫渗量（mOsm/kg·H_2O）表示。如：某人血浆冰点为－0.553℃，其渗量为0.553/1.86＝0.297渗量（297毫渗量）。

【参考值】 成人：尿渗量：600～1000mOsm/kg·H_2O。

血浆渗量：300mOsm/kg·H_2O，24小时内范围275～305mOsm/kg·H_2O。

尿渗量与血浆渗量之比约为3:1～4.5:1。

【临床意义】

1. 健康人禁水12小时后，尿渗量一般应＞800 mOsm/kg·H_2O，尿渗量与血浆渗量比值应＞3。禁水8小时后尿渗量＜600mOsm/kg·H_2O，再加上尿/血浆渗量比值≤1，均表明肾浓缩功能障碍。如果尿渗量在300mOsm/kg·H_2O左右时，与血浆渗量相等，此为等张尿，表示肾脏浓缩丧失。

2. 慢性肾炎、肾盂肾炎、多囊肾、阻塞性肾病等均可出现肾间质损害，累及远端肾小管，使浓缩功能障碍，尿渗量减低，尿渗量/血浆渗量比值显著降低。

3. 一次性尿渗量检测可用于鉴别肾前性、肾性少尿。肾前性少尿时，尿渗量常大于450mOsm/kg·H_2O，肾小管坏死所致肾性少尿时，尿渗量常低于350mOsm/kg·H_2O。

（三）尿β_2微球蛋白测定

【原理】 血液内β_2－MG的浓度相当稳定，容易通过肾小球滤膜，但99.9%由近曲小管重吸收。肾小管病变时，肾小管对β_2－MG重吸收功能障碍，尿β_2－MG增高；肾小球病变时，肾小球滤过率降低，血β_2－MG滤出减少，血清β_2－MG增高。

【参考值】 ＜0.2mg/L或370μg/24h。

【临床意义】 ①尿β_2－MG增高：见于肾小管重吸收功能受损如肾盂肾炎、急性肾小管坏死、间质性肾炎、中毒性肾病及慢性肾小球肾炎等。单纯性膀胱炎时尿β_2－MG不高。②血清及尿β_2－MG均增高：见于肾小球和肾小管功能均受损，亦见于某些恶性肿瘤。

（四）血浆二氧化碳结合力（CO_2CP）测定

【原理】 血浆二氧化碳结合力（carbon dioxide combining power，CO_2CP）一般代表血浆中结合状态下的CO_2的含量。CO_2CP是静脉血标本在分离血浆后与$PaCO_2$为40mmHg、PaO_2分压为100mmHg的正常人肺泡气平衡后，测得的血浆中HCO_3^-所含CO_2的量。

它间接反映了$NaHCO_3$的浓度。但因复合型酸碱失衡时，仅测CO_2CP不能确切反映实际情况，故目前常用血气分析检查。CO_2CP受代谢和呼吸两方面因素的影响，如临床上在除外原发性呼吸因素的前提下，则数值的增减可以表示碳酸氢盐的增减，反映代谢性酸、碱失衡的情况，从而可作为测定肾脏调节酸碱平衡功能的一种方法。

【参考值】 22～31mmol/L（50～70vol%）。

【临床意义】

1. CO_2CP降低

（1）代谢性酸中毒：代谢性酸中毒时，因H^+增加，血中$NaHCO_3$与H^+中和后HCO_3^-减少（原发性减少），故血中结合状态的CO_2减少，即CO_2CP降低。常见于：①酸性代谢产物排泄减少，如各种原因所致的急、慢性肾衰竭时，因为肾小球滤过功能障碍，肾小管排泄H^+及重吸收HCO_3^-障碍，使钠丢失过多而导致酸中毒；②酸性产物生成过多，如糖尿病酮症酸中毒、饥饿性酮中毒、休克所致的乳酸中毒；③碱离子损失过多，如剧烈腹泻、肠瘘等丢失大量碱性肠液。

在代谢性酸中毒时，若CO_2CP降到22～18mmol/L，表示轻度酸中毒；18～13.47mmol/L，为中度酸中毒；13.47～4.49mmol/L为重度酸中毒；<4.49mmol/L为极度酸中毒。随着酸中毒的加重，血肌酐、尿素氮也增高。

（2）呼吸性碱中毒：各种原因引起呼吸加深加快，通气、换气过度，排出的CO_2过多，使血中CO_2、H_2CO_3降低，血中HCO_3^-减少（继发性减少）所致。见于脑炎、支气管哮喘、癔症等。

2. CO_2CP增高

（1）呼吸性酸中毒：由各种原因所致的肺通气功能障碍使血中CO_2潴留，H_2CO_3增多，血中HCO_3^-增多（继发性增多）引起。常见于慢性肺源性心脏病、慢性阻塞性肺气肿、广泛肺纤维化等疾病。

（2）代谢性碱中毒：为原发性HCO_3^-增多。常见于：①急性胃炎、幽门梗阻、妊娠反应等所致的剧烈而频繁的呕吐，胃酸大量丢失，导致代谢性碱中毒；②应用排钾利尿剂、糖皮质激素等导致低K^+、低Cl^-性碱中毒；③碳酸氢盐等碱性药物摄入过多。上述情况导致体内$NaHCO_3$增加，故结合状态的CO_2增加，CO_2CP增高。

三、肾血流量及肾小球滤过分数测定

（一）肾血流量（RBF）测定

【原理】 肾血流量（renal blood flow，RBF）是指单位时间内流经双侧肾脏的血量。测定RBF是为全面了解肾功能，因为任何一种肾功能试验都必须在肾血流量正常的情况下方能完成，若血流量不足，则肾功能试验也可出现异常。肾血流量测定可用清除率表达，先测定肾血浆流量（renal plasma flow，RPF），进而根据红细胞比积计算出肾血流量。

如果血浆中某物质既可从肾小球滤过又可从肾小管大量排泌且不被重吸收，以致它在一次流经肾组织后便能完全被清除，则该物质的清除率必然等于单位时间的肾血浆流量（RPF）。目前临床多用对氨马尿酸盐（PAH）来进行肾血流量测定。PAH对人体无害，不与血浆蛋白结合，不被红细胞吸附，经静脉滴注入人体后，保持于低浓度（血浆含量 < 50mg/L）时经肾脏循环一周，20% 由肾小球滤过，80% 由肾小管排泌，不再被肾小管重吸收，即几乎全被清除出去，因此 PAH 清除率实际上代表肾血浆流量。

【方法】　晨 7 时嘱病者饮水 500ml 并留置导尿管，7 时 30 分取尿 10ml 及采静脉血 20ml 作空白试验用，随即静脉注入 20% PAH 溶液 0.4ml/kg 体重，并用 20% PAH 10ml 加入生理盐水 500ml 作维持输液，同时作红细胞比积测定（参考值为 37% ~50%）。

RPF（ml/min）= 尿 PAH 浓度（mg/L）× 稀释倍数 × 尿量（ml/min）/ 血浆 PAH 浓度（mg/L）

RBF（ml/min）= RPF（ml/min）/（1 - 红细胞比积）。

【参考值】　RPF：600 ~ 800ml/min；RBF：1200 ~ 1 400ml/min。

【临床意义】

1. 肾血流量减低　①慢性肾小球肾炎、肾盂肾炎的晚期（由于肾血管受损）；②肾血管病变，如肾动脉狭窄及高血压病引起的肾血管痉挛、肾动脉硬化等所致的有效血管床减少；③休克、心功能不全时，可呈一过性明显减低。

2. 肾血流量正常或增高　①急性肾小球肾炎的早期，由于充血，故肾血流量可正常甚或超过正常。肾盂肾炎早期，肾血流量亦可正常。②发热及应用扩张肾动脉的药物如多巴胺等，可使肾血流量增加，PAH 清除率升高。

（二）肾小球滤过分数（FF）

【原理】　根据测得的肾小球滤过率（GFR）和肾血浆流量（RPF），便可算出肾小球滤过的部分，即滤过分数（filtration fraction，FF）。例如正常人每分钟流经肾脏的血浆流量平均约为 625ml，而肾小球滤过率每分钟平均约为 125ml，即约有 20% 的血浆由肾小球滤出，这就是滤过分数。FF = GFR/RPF = 125/625 = 20%。

【参考值】　18% ~22%。

【临床意义】　FF 受肾小球滤过率（GFR）和肾血浆流量（RPF）两者的影响。①增加见于：高血压病或心功能不全等，由于肾循环障碍，肾血浆流量减少所致。②减少见于：急性及慢性肾小球肾炎，由于肾小球滤过功能障碍引起。

四、肾功能试验的评价与项目选择

正常肾脏具有强大储备能力，故当肾病变早期，肾损害轻微时，各项实验室检查仍可正常。因此，肾功能检查的结果与肾脏的病理损害并不一定成正比。同时，肾外因素如心力衰竭、休克、水肿、输尿管梗阻、药物等亦可影响肾脏功能。故在评价结果时不能依赖某一项肾功试验，应结合临床及相关资料（放射、超声、同位素等检查），进行全面综合分析，才能作出正确的判断。肾功能的试验方法较多，有的不敏感、不特异，有的特异但方法繁琐，临床难以接受。建立简便、敏感、特异的肾功能试验方法（如肾活检）是发展的方向。肾功能试验的选择可参考以下各项：

1. 欲了解肾血循环，可选用 RBF、FF 等，必要时可作核素肾图、肾动脉造影等。

2. 检查肾小球滤过功能，尿常规、血 β_2-MG 均为敏感的指标，还可选用 BUN、Ccr、血尿酸等项目。

3. 反映近端肾小管的重吸收功能，可测定尿糖、尿 β_2-MG、尿溶菌酶等。

4. 检查远端肾小管和集合管调节水、电解质功能时，应选浓缩稀释试验、尿渗量测定，还可测定血 K^+、Na^+、Cl^- 等。

5. 检查远端肾小管和集合管调节酸碱代谢功能时，选用尿 pH、CO_2CP，必要时配合血气分析综合判定。

第十六章 临床常用生化检查

一、糖类检查

（一）血糖测定

【原理】　血糖是指血中的葡萄糖（glucose，Glu）。糖的生理作用主要包括：①氧化供能，人类所需能量的50%～70%来自糖；②糖是构成人体结构和维持生理活性的主要成分，如糖和蛋白质结合形成的糖蛋白广泛存在于机体中。正常情况下，血糖水平相当恒定，这是进入与移出血液的葡萄糖平衡的结果。血糖的来源包括肠道吸收、肝糖原分解或肝内糖异生，血糖的去路则为周围各组织以及肝脏的摄取利用。肝脏是调节糖代谢的重要器官，胰岛素是体内唯一的降低血糖的激素，也是唯一同时促进糖原、脂肪、蛋白质合成的激素。胰高血糖素、糖皮质激素、肾上腺素、甲状腺激素、生长激素等是升高血糖的激素。

【参考值】　空腹血糖（葡萄糖氧化酶法）：3.9～6.1mmol/L（70～110mg/dl）。

【临床意义】

1. 生理性变化　血糖升高见于餐后1～2小时、高糖饮食、剧烈运动及情绪激动等，常为一过性；血糖降低见于饥饿、剧烈运动等。

2. 病理性变化

（1）血糖升高：①糖尿病：为引起血糖升高的最常见原因，由胰岛素相对或绝对减少引起。餐后8小时血浆葡萄糖≥7.0 mmol/L（126mg/dl），可诊断为糖尿病。②其他内分泌疾病：如甲状腺功能亢进症、嗜铬细胞瘤、三人症或肢端肥大症、肾上腺皮质功能亢进等。③应激性高血糖：如颅内高压、颅脑外伤、中枢神经系统感染、急性心肌梗死等。④肝源性高血糖：见于严重肝损害，葡萄糖不能转化为肝糖原储存，出现餐后高血糖。⑤其他：如应用噻嗪类利尿剂、妊娠呕吐、脱水、缺氧、麻醉等。当血糖升高超过肾糖阈值即可出现尿糖阳性。

（2）血糖降低：①胰岛素增多性疾病，如胰岛细胞瘤或腺癌、胰岛素注射过量等；②缺乏抗胰岛素的激素，如生长激素、甲状腺激素、肾上腺皮质激素等；③肝糖原贮存缺乏的疾病，如急性肝坏死、急性肝炎、肝癌、有机磷农药中毒及慢性心力衰竭所致的肝淤血等均可出现自发性低血糖；④急性酒精中毒时抑制糖原异生、胃大部切除术后营养障碍，均可发生餐后低血糖。

（二）葡萄糖耐量试验（GTT）

【原理】　正常人口服或注射一定量葡萄糖后血糖暂时升高，并刺激胰岛素的分泌增多，促使大量葡萄糖合成糖原加以贮存，在短时间内血糖即可降至空腹水平，此现象称为耐糖现象。糖代谢紊乱时，口服或注射一定量葡萄糖则血糖急剧升高（或升高不明显），但在短时间内不能降至原来的水平者，称为耐糖异常或糖耐量降低。葡萄糖耐量试验（glucose tolerance test，GTT）常用于了解和观察糖代谢功能是否健全，对糖耐量减低（IGT）或空腹血糖调节受损（IFG）的诊断有重要意义。

【参考值】 口服法：空腹血糖<6.1mmol/L。服糖后0.5~1小时血糖上升达高峰，一般在7.8~9.0mmol/L，应<11.1 mmol/L；服糖后2小时≤7.8mmol/L；服糖后3小时后降至空腹水平。各次尿糖均为阴性。

【临床意义】

1. 糖耐量减低（IGT）或空腹血糖调节受损（IFG）的病人，空腹血糖正常或稍高，口服葡萄糖后血糖急剧升高常超过10mmol/L，且高峰提前，3小时不能降至空腹水平，呈糖耐量减低现象，尿糖阳性。

2. 甲状腺功能亢进症、嗜铬细胞瘤、垂体前叶功能亢进或肾上腺皮质功能亢进等病时，因体内升高血糖的激素水平含量增高，常显示糖耐量减低，尿糖亦为阳性。

3. 肝源性低血糖的病人，空腹血糖低于正常，服糖后血糖水平超过正常，2小时后仍不能降至正常水平，尿糖阳性。

4. 胰岛β细胞瘤的病人，空腹血糖水平降低，服糖后血糖上升不明显，2小时后仍处于低水平，显示糖耐量增高。

5. 功能性低血糖的病人，空腹血糖正常，服糖后血糖高峰亦正常，但服糖后2~3小时左右出现低血糖反应。

表16-1 糖尿病及其他高血糖的诊断标准（mmol/L）

疾病或状态	标本类型	静脉血浆	静脉全血	毛细血管全血
糖尿病	空　腹	≥7.0	≥6.1	≥6.1
（DM）	服糖后2小时	≥11.1	≥10.0	≥11.1
糖耐量异常	空　腹	<7.0	<6.1	<6.1
（IGT）	服糖后2小时	7.8~11.0	6.7~9.9	7.8~11.0
空腹血糖受损	空　腹	6.1~6.9	5.6~6.0	5.6~6.0
（IFG）	服糖后2小时	<7.8	<6.7	<7.8

注1：临床上常用静脉血浆测定葡萄糖；

注2：资料来源：1999年WHO专家委员会报告及2003年国际糖尿病专家委员会建议。

（三）血清糖化血红蛋白（GHb）检测

【原理】 糖化血红蛋白（glycosylated hemoglobin，GHb）主要指血红蛋白A_1（HbA_1）中的HbA_{1c}，是血红蛋白（Hb）生成后以其β链末端氨基酸与葡萄糖类进行缩合反应而形成的酮氨化合物中含量最高的一种，其反应速度主要取决于血糖浓度及血糖与Hb的接触时间。由于糖化过程非常缓慢，且一旦形成不再解离，故GHb不受血糖浓度暂时波动的影响。GHb水平与血糖浓度、高血糖持续时间成正比，反映测定前1~2个月的血糖水平，是糖尿病诊断和监控的重要指标。对高血糖特别是血糖和尿糖波动较大的患者，有独特的诊断意义。

【参考值】 按GHb占总Hb的百分比计算：电泳法：5.6%~7.5%。

微柱法：4.1%~6.8%。

$GHbA_1$：8%~10%。

$GHbA_{1c}$：3% ~6%。

比色法：1.41 ±0.11nmol/L。

【临床意义】

1. 糖尿病时，$GHbA_1$ 或 $GHbA_{1c}$ 值较正常升高 2 ~3 倍，在控制糖尿病后 $GHbA_1$ 的下降要比血糖和尿糖晚 3 ~4 周，故 GHb 的水平可作为糖尿病长期控制程度的监控指标。另外，HbA_{1c} 增高时氧解离困难，易引起组织缺氧。

2. GHb 对区别糖尿病性高血糖和应激性高血糖有价值。糖尿疾性高血糖的 GHb 水平多增高，应激性高血糖则正常。

（四）胰岛素和 C 肽测定

参见第二十五章第四节。

二、脂质和脂蛋白检查

脂质包括脂肪和类脂两大类。脂肪是由各种不同的脂肪酸组成的甘油三酯的混合物，类脂是理化性质与脂肪相似的一类物质，包括磷脂、糖脂、类固醇等。血脂是血浆中脂质的总称，主要有总胆固醇、甘油三酯、磷脂、游离脂肪酸等。脂质不易溶于水，血浆脂质主要以脂蛋白的形式存在并运转。

（一）血清总胆固醇（TC）测定

【原理】 总胆固醇（total cholesterol，TC）包括游离胆固醇和胆固醇酯，胆固醇酯由胆固醇与脂肪酸在肝脏中合成。血液中的胆固醇 10% ~20% 从食物中摄取，其余主要由肝（70% ~80%）和肾上腺等组织合成。胆固醇作为细胞膜的成分维持细胞的形态和功能，是类固醇激素和维生素 D 等的前体。胆固醇在肝脏中转化为胆汁酸，随胆汁排入肠道。

【参考值】 酶法：成人 2.9 ~5.7mmol/L；儿童 3.1 ~5.2 mmol/L。

【临床意义】

1. TC 增高 TC 增高是冠心病的危险因素之一，高 TC 者动脉硬化、冠心病的发生率较高。TC 升高还见于甲状腺功能减退症、糖尿病、肾病综合征、胆总管阻塞、长期高脂饮食、精神紧张或妊娠等。

2. TC 降低 见于重症肝脏疾病如急性重型肝炎、肝硬化等，还见于各种原因所致的严重贫血、甲状腺功能亢进症或重症营养不良等。

（二）血清甘油三酯（TG）测定

【原理】 人体中储存大量的甘油，其中主要为甘油三酯（triglyceride，TG）。TG 是人体所储存大量甘油的主要成分。在血液中主要存在于前 β－脂蛋白和乳糜微粒中，直接参与胆固醇及胆固醇酯的合成，为细胞提供和储存能量。TG 是动脉粥样硬化的重要因素之一。因受饮食因素影响较大，故应采空腹血送检。

【参考值】 酶法：男性 0.44 ~1.76 mmol/L；女性 0.39 ~1.49 mmol/L。

【临床意义】

1. TG 增高 常见于冠心病、原发性高脂血症、动脉硬化症、肥胖症、阻塞性黄疸、糖尿病、严重贫血、肾病综合征、甲状腺功能减退症以及长期饥饿或高脂饮食等。

2. TG 降低 见于甲状腺功能亢进症、肾上腺皮质功能减退或肝功能严重低下等。

（三）血清脂蛋白及载脂蛋白测定

脂蛋白（lipoprotein，LP）为水溶性复合物，由脂质和特异蛋白（载脂蛋白，apo－lipoprotein）结合而成。血液中的脂类除游离脂肪酸与白蛋白结合外，其余均与球蛋白结合成脂蛋白复合物。各种 LP 分别由蛋白质与甘油三酯、磷脂、胆固醇及胆固醇酯组成。它们所含的脂类及蛋白质的量不同，其密度、颗粒大小、表面电荷、电泳行为及免疫性均有不同。电泳法将 LP 分为 α－脂蛋白、前 β－脂蛋白、β－脂蛋白及乳糜微粒 4 类，其中 α－脂蛋白泳动速度最快，其次为前 β－脂蛋白、β－脂蛋白，乳糜微粒在原点不动。超速离心法则按密度从低到高（含脂肪多者密度低，含蛋白质多者密度高）将其分为乳糜微粒（chylomicron，CM）、极低密度脂蛋白（very low density lipoprotein，VLDL）、低密度脂蛋白（low density lipoprotein，LDL）和高密度脂蛋白（high density lipoprotein，HDL）。如 CM 含脂肪多达 98%～99%，蛋白质仅 0.5%～2%，其密度最低；而 HDL 则含蛋白质最多，达 50%。

1. 高密度脂蛋白－胆固醇（HDL－C）测定

【原理】 HDL 是含蛋白质最多、体积最小、比重最大的脂蛋白，含脂质与蛋白各 50%，所含脂类以磷脂为多。HDL 有将周围组织中的胆固醇逆向转运至肝脏并转化为胆汁酸而清除的功能，因而，HDL 有抗动脉粥样硬化的作用。常规检查中，通过 HDL 中胆固醇（HDL－C）的含量间接反映 HDL 的水平。

【参考值】 沉淀法：0.94～2.0 mmol/L。

【临床意义】 HDL－C 具有抗动脉粥样硬化作用，与 TG 呈负相关，也与冠心病发病呈负相关。HDL－C＜0.91 mmol/L 为明显降低，多见于心脑血管病、糖尿病、肝炎、肝硬化等。

2. 低密度脂蛋白－胆固醇（LDL－C）测定

【原理】 LDL 是胆固醇的主要携带者，LDL 向组织及细胞内运送胆固醇，直接促进动脉粥样硬化症的形成。

【参考值】 沉淀法：2.07～3.12 mmol/L。

【临床意义】 LDL－C 与冠心病发病呈正相关，LDL－C≥3.3 mmol/L 为升高，是动脉粥样硬化的潜在危险因素。

3. 载脂蛋白 A_1（$Apo-A_1$）测定

【原理】 载脂蛋白 A_1（apo－lipoprotein A_1，$Apo-A_1$）由肝脏和小肠合成，是 HDL 的主要载脂蛋白成分（占 90%），$Apo-A_1$ 可将组织细胞内多余的胆固醇运至肝脏处理，对防止动脉硬化的发生及发展有重要意义。

【参考值】 ELISA 法：男性 1.42±0.17g/L；女性 1.45±0.14g/L。

【临床意义】 血清 $Apo-A_1$ 是诊断冠心病的敏感指标之一，其血清水平与冠心病发病率呈负相关，即血清 $Apo-A_1$ 越低，冠心病发病率越高。

4. 载脂蛋白B（Apo－B）测定

【原理】 载脂蛋白B（apo－lipoprotein B，Apo－B）有Apo－B_{100}和Apo－B_{48}两种。Apo－B_{100}由肝脏合成，是LDL和VLDL的主要载脂蛋白；Apo－B_{48}在空肠合成，与CM输送有关。临床上主要测定Apo－B_{100}。

【参考值】 ELISA法：男性1.01±0.21g/L；女性1.07±0.23g/L。

【临床意义】 血清Apo－B水平与动脉粥样硬化、冠心病发病呈正相关，Apo－B≥1.20g/L是冠心病的危险因素。

5. 载脂蛋白A/B（Apo－A/B）比值

【原理】 Apo－A为高密度脂蛋白的主要成分，Apo－B为低密度脂蛋白的主要成分。HDL－C降低或LDL－C升高，是导致动脉粥样硬化和冠心病发病的重要危险因子。

【参考值】 1.0～2.0。

【临床意义】 比值随年龄增长而降低。动脉粥样硬化、冠心病、糖尿病、高脂血症等可明显减低。

三、无机离子检查

血液中重要的电解质有钠、氯、钾、碳酸氢盐、镁、磷等，它们维持体液渗透压和酸碱平衡，维持神经肌肉的正常兴奋性。人体中的一些微量元素如锌、铁、铜等含量虽低，但多是激素或酶的组成成分或是酶的激动剂，亦十分重要。

（一）血清钾测定

【原理】 钾（potassium）是细胞内的主要阳离子，参与维持细胞新陈代谢，保持细胞静息电位，调节细胞内外的渗透压和酸碱平衡。人体内的钾90%来源于食物，98%的钾在细胞内，仅2%在细胞外液中，血中的钾90%从肾脏排出。血清钾测定实为细胞外液钾离子的测定，但体内钾离子不断地在细胞内与体液之间相互交换，以保持动态平衡。因此，血清钾浓度的高低，在一定程度上也可反映细胞内钾离子的水平。

【参考值】 3.5～5.1mmol/L。

【临床意义】

1. 血清钾增高 见于：①肾脏排钾减少，如急、慢性肾功能不全及肾上腺皮质功能减退等。②摄入或注射大量钾盐，超过肾脏排钾能力。③严重溶血或组织损伤，红细胞或组织内的钾大量释放入细胞外液。④组织缺氧或代谢性酸中毒时大量细胞内的钾转移至细胞外液。pH值可迅速改变血钾水平，血浆pH降低0.1，血钾约升高0.6～0.8 mmol/L。

2. 血清钾降低 见于：①钾盐摄入不足，如长期低钾饮食、禁食或厌食等。②钾丢失过多，如严重呕吐、腹泻或胃肠减压；应用排钾利尿剂及肾上腺皮质激素；肾上腺皮质功能亢进或醛固酮增多症；某些慢性消耗性疾病（如恶性肿瘤），由于细胞分解过多，大量钾从尿液排出；代谢性碱中毒时肾脏排H^+减少而排K^+增多等。③钾在体内分布异常，如心功能不全、肾性水肿或大量输入无钾液体，使细胞外液稀释；大量应用胰岛素、碱中毒、家族性周期性麻痹、甲亢等时，钾向细胞内大量转移。

（二）血清钠测定

【原理】 钠（sodium）是血浆中的主要阳离子，其主要功能是维持渗透压和酸碱平衡，并具有维持肌肉、神经正常应激性的作用。从食物摄取的钠远远超过生理需要量，一般不会缺乏，90%多余者主要随尿排出。

【参考值】 136～146mmol/L。

【临床意义】

1. 血清钠增高 临床上较少见，可因过多地输入含钠盐的溶液、肾上腺皮质功能亢进、垂体前叶肿瘤、原发性醛固酮增多症、脑外伤或急性脑血管病等所致。

2. 血清钠降低 临床上较常见。见于：①胃肠道失钠：如幽门梗阻、呕吐、腹泻，胃肠道、胆道、胰腺手术后造瘘、引流等；②尿钠排出增多：见于严重肾盂肾炎、肾小管严重损害、肾上腺皮质功能不全、糖尿病及应用利尿剂治疗等；③皮肤失钠：如大量出汗、大面积烧伤及创伤等；④抗利尿激素（ADH）过多：如肾病综合征、肝硬化腹水及右心衰竭等。

（三）血清氯化物测定

【原理】 氯（chloride）是细胞外液中的主要阴离子，血浆中的氯化物主要是氯化钠，而红细胞内的氯化物主要是氯化钾。机体通过膳食及食盐的形式摄入氯化钠，氯主要经肾随尿液排出。氯化物的主要功能包括：①调节机体的酸碱平衡、渗透压及水电解质平衡；②参与胃液中胃酸的生成等。

【参考值】 98～106mmol/L。

【临床意义】

1. 血清氯化物降低 临床多见，血清氯离子变化与钠离子基本呈平行关系，低钠血症常伴低氯血症。但当大量损失胃液时，才以失氯为主而失钠很少；若大量丢失肠液时，则失钠甚多而失氯较少。低氯血症还见于大量出汗、长期应用利尿剂等引起氯离子丢失过多，慢性肾上腺皮质功能减退、肾功能不全及重症糖尿病等导致的排尿过多而丢失大量氯化物。

2. 血清氯化物增高 见于过量补充 $NaCl$、$CaCl_2$、NH_4Cl 溶液，高钠血症性脱水，肾功能不全、尿路梗阻或心力衰竭等所致的肾脏排氯减少，高血氯性代谢性酸中毒，过度换气所致的呼吸性碱中毒等。

（四）血清钙测定

【原理】 成人体内总钙量约1 000～1 200g，人体中的钙99%存在于骨骼中，血钙含量不及总钙的1%。血钙有扩散钙与非扩散钙两部分，非扩散钙与蛋白质结合，扩散钙为离子钙。血钙主要存在于血清中，但却发挥着：①降低毛细血管及细胞膜的通透性，降低神经肌肉的兴奋性；②维持心肌传导系统的兴奋性和节律性；③参与肌肉收缩及神经传导；④参与凝血等重要作用。钙的吸收主要在酸度较高的十二指肠和空肠上段。决定钙吸收的主要因素是维生素D和机体对钙的需要量；甲状旁腺素通过加强肾对维生素D的羟化，使25－OH－D_3 转化为活性的1，25－$(OH)_2$－D_3，也可促进肠道钙的吸收。钙主要随粪便（70%～90%）和尿液（10%～30%）排出体外。

【参考值】 2.25～2.75mmol/L。

【临床意义】

1. 血清钙降低　临床较多见。常见于：①钙摄入不足和吸收不良：如长期低钙饮食、腹泻、阻塞性黄疸（脂溶性的维生素 D 吸收减少）等；②成骨作用增加：如甲状旁腺功能减退等；③钙吸收障碍：如维生素 D 缺乏，使钙吸收障碍，血清钙磷均偏低；④急性坏死性胰腺炎：脂肪酸与钙结合成钙皂；⑤妊娠后期；⑥肾脏疾病：如慢性肾炎累及肾小管时影响钙的回吸收，血磷升高而血钙降低；⑦代谢性碱中毒时游离钙减少；⑧血清白蛋白减少使非扩散钙减少而致血清钙降低，但扩散钙可正常或只轻微降低，故此时临床上可无低血钙症状。

2. 血清钙增高　可见于：①摄入钙过多及静脉用钙过量；②溶骨作用增强，如甲状旁腺功能亢进症、多发性骨髓瘤、骨转移癌及骨折后和肢体麻痹引起的急性骨萎缩等，促进骨盐溶解或引起骨质破坏，骨钙释放，血钙升高；③大量应用维生素 D 治疗可使肠钙吸收增加和骨钙溶解致血钙升高；④急性肾功能不全时，钙排出减少，血钙升高。

（五）血清无机磷测定

【原理】　磷（phosphorus）在体内主要以不溶解的磷酸钙存在于骨骼中（70%～80%），血清中的磷以无机磷和有机磷两种形式存在，血磷指血中的无机磷。食物中的磷在小肠吸收，肠内 pH 值低有利于磷的吸收，而某些金属离子（如钙、镁、铁等）与磷酸结合成不溶性的磷酸盐则阻碍吸收，维生素 D 可促进磷的吸收。体内的磷以磷酸盐的形式从肾脏（60%～80%）及肠道排除。从肾小球滤过的磷有 90% 左右被肾小管重吸收，维生素 D 促进肾小管对磷的重吸收，但甲状旁腺激素和降钙素则抑制肾小管对磷的重吸收。血中磷的生理功能包括：①以 $HPO_4^{2-}/H_2PO_4^-$ 为缓冲对调节酸碱平衡；②参与酶促反应和糖、脂类及氨基酸的代谢；③在保证细胞膜的结构和功能方面发挥重要作用；④是骨盐的主要成分。

【参考值】　成人 1.0～1.6mmol/L；儿童 1.3～1.9mmol/L。

【临床意义】

1. 血清无机磷降低　见于：①摄入不足：如慢性酒精中毒、长期腹泻、长期静脉营养而未补磷等；②吸收减少和排出增加：如维生素 D 缺乏，肠道吸收磷减少而肾脏排磷增加；甲状旁腺功能亢进症时，磷从肾脏排出增多；③磷丢失：如血液透析、肾小管酸中毒及应用噻嗪类利尿剂等；④其他：如佝偻病活动期、骨质软化症及糖尿病等。

2. 血清无机磷增高　见于：①磷排泄减少：如肾功能不全及甲状旁腺功能减退症时，肾脏排泄磷减少；②吸收增加：如维生素 D 中毒时，小肠磷吸收增加，肾小管对磷的重吸收增加；③磷从细胞内释出：如酸中毒、急性肝坏死及白血病、淋巴瘤等化疗后；④多发性骨髓瘤及骨折愈合期等血磷升高。

（六）血清镁测定

【原理】　镁（magnesium）为细胞内仅次于 K^+ 含量的阳离子。成人体内 50% 的镁结合在骨组织中，45% 在细胞内液，细胞外液镁离子仅占 1% 左右。血清中的镁包括三部分，即离子化镁（60%）、复合物镁（15%）及蛋白结合镁（25%）。镁和钙对神经肌肉兴奋性有协同的抑制作用，血浆钙、镁降低，均可增加神经肌肉的应激性。同时，镁是许多酶系统的激活剂（尤其是与能量代谢有关的酶，如 ATP 酶等）；镁对维持心肌的正常结构，维持肌原纤维的收缩功能和心肌的电生理平衡方面有重要意义。食物是镁的主要来源，蔬菜、谷类等含镁最为丰富，食物中的镁主要在小肠吸收。肾脏是排镁的主要器官，肾小球滤过的Mg^{2+}大部分被肾小管重吸收，约3%～6%被肾脏排出。

【参考值】 0.8～1.2mmol/L。

【临床意义】

1. 血清镁增高 临床较少见。可因：①急、慢性肾衰竭时镁排出减少；②内分泌疾病，如甲状腺功能减退症、甲状旁腺功能减退症、Addison病及未治疗的糖尿病酮症酸中毒等；③多发性骨髓瘤、严重脱水等；④镁剂治疗过量等。

2. 血清镁降低 常见于：①摄入不足，如长期营养不良、禁食、厌食或长期静脉营养又未注意补镁者。②经消化道丢失过多，如严重的呕吐、腹泻，持续胃肠引流及脂肪泻，小肠切除等。③经肾排出过多，如大量使用利尿剂及肾炎多尿期，高钙血症使肾小管重吸收镁减少，甲状旁腺功能减退时肾小管重吸收减少，糖尿病、酒精中毒等亦可使镁排出增多。④血液透析及腹膜透析使镁过多丢失等。

血镁降低常伴有低钾血症，此时单纯补钾无效，必须补镁才能纠正低钾血症。低钾的原因可能是：镁缺乏使“钠泵”活性降低，细胞内K^+进入血中，但低镁同时也促进了肾小管排钾增加，故可导致低血钾。

（七）血清铁及其代谢物检测

铁是人体含量最多的微量元素。人体内的铁包括执行生理功能的铁和不执行生理功能的贮存铁两部分。执行生理功能的铁包括：占65%的血红蛋白铁，占5%的组织内铁及仅占0.15%的血液中的转运铁；不执行生理功能的铁约占25%，主要以铁蛋白或含铁血黄素等形式贮存于肝、脾及骨髓等组织的单核-吞噬细胞系统内。非贮存铁发挥其重要的生理功能。食物中的铁在十二指肠和小肠上段吸收，Fe^{3+}还原为Fe^{2+}或形成铁的络合物，均有利于铁的吸收。血红素中的铁多为可溶性铁，较易被肠黏膜吸收。正常情况下铁主要由肾排泄。

1. 血清铁测定

【原理】 血清铁（serum iron，SI）含量甚微，一部分与转铁蛋白结合，另一部分呈游离状态。当贮铁较多的组织细胞变性、坏死时，细胞内贮存铁逸出，使血清铁增加。血清铁测定反映游离状态的铁。

【参考值】 亚铁嗪显色法：男性11～30μmol/L；女性9～27μmol/L。

【临床意义】

（1）增高：常见于溶血性贫血、再生障碍性贫血、巨幼细胞贫血及肝细胞损害（急性肝炎、中度慢性肝炎等）、铅中毒、铁剂治疗时。

（2）降低：见于慢性失血、慢性感染继发的贫血及幼儿生长期和妇女妊娠、哺乳期等。

（3）黄疸的鉴别：肝细胞黄疸因肝损害血清铁含量升高；溶血性黄疸由于红细胞大量破坏，血红蛋白释放增加，血清铁显著升高；胆汁淤积性黄疸时多正常或降低。

2. 血清总铁结合力（TIBC）检测

【原理】 铁吸收入血后，迅速与转铁蛋白结合进行转运或贮存。正常情况下血清铁未能与全部的转铁蛋白结合（仅结合 1/3）。每升血清中的全部转铁蛋白所能结合的最大铁量（饱和铁）称为总铁结合力（total iron binding capacity，TIBC）。

【参考值】 亚铁嗪比色法：男性 50～77μmol/L；女性 54～77μmol/L。

【临床意义】

（1）生理变化：新生儿减低，2 岁以后达到成人水平；青年女性和妊娠期妇女可增高。

（2）病理变化：增高见于：①慢性缺铁的早期，在血清铁降低之前，血清 TIBC 即可增高；②转铁蛋白合成增加，如缺铁性贫血、妊娠后期及铁蛋白从单核－吞噬细胞系统释放增加，如急性肝炎、肝细胞坏死。

降低见于：①铁蛋白减少，如肝硬化、血色病；②转铁蛋白丢失，如肾病综合征、脓毒血症；③转铁蛋白合成不足，如遗传性转铁蛋白缺乏症；④肿瘤、非缺铁性贫血、珠蛋白生成障碍性贫血、慢性感染等。

3. 血清转铁蛋白检测

【原理】 转铁蛋白（transferrin，Tf）是一种能结合 Fe^{3+} 的糖蛋白，由肝细胞及单核－吞噬细胞合成，1mg 的 Tf 可结合 1.25mg 铁，主要起转运铁的作用。

【参考值】 免疫比浊法：28.6～51.9μmol/L。

【临床意义】 增高主要见于缺铁性贫血，还可见于妊娠和慢性失血等。降低见于遗传性转铁蛋白缺乏血症、炎症、感染、恶性肿瘤、营养不良、肾病综合征、肝病等。

4. 血清铁蛋白（SF）检测

【原理】 铁蛋白（ferritin）是由蛋白质外壳即去铁蛋白（apoferritin）和铁核心即 Fe^{3+} 形成的复合物。铁蛋白的铁核心具有强大的结合铁和贮备铁的能力，以维持体内铁的供应和血红蛋白的相对稳定。肝是合成铁蛋白的主要场所。SF 与体内贮铁呈正相关，是诊断缺铁的敏感指标。

【参考值】 RIA 或 ELISA 法：男性为 15～200μg/L；女性为 12～150μg/L。

【临床意义】

（1）生理变化：SF 在出生后一个月内最高，无性别差异。3 个月后开始下降，9 个月时最低。十几岁时开始出现性别差异，女性低于男性。妊娠时可有不同程度降低。

（2）病理变化：SF 增高见于：①体内贮存铁增加：如原发性（特发性）血色病，继发性铁负荷过大（如依赖输血的贫血患者）；②铁蛋白合成增加：如炎症或感染、恶性疾病（如急性粒细胞白血病、肝肿瘤、胰腺癌）、甲状腺功能亢进症；③组织内铁蛋白释放增加：如肝坏死、慢性肝病、脾和骨髓梗死、恶性肿瘤等。

SF 降低见于：体内贮存铁减少，如缺铁性贫血、妊娠等；铁蛋白合成减少，维生素 C 缺乏等。

（八）血清铜测定

【原理】 铜（cuprum）是人体的微量元素，广泛分布于全身各组织器官，脑和肝含量最高，心、肾、毛发等次之。铜在小肠上部吸收到门静脉后与血浆蛋白结合运行至肝，血清铜的 60% 与 α_2 球蛋白结合为铜蓝蛋白，量相对恒定，其余为游离铜或与白蛋白结合。铜随胆汁排出体外。铜的生理功能主要有：①影响中枢神经系统的结构和功能；②参与铁代谢与造血功能（铜蓝蛋白可催化 Fe^{2+} 变为 Fe^{3+} 便于转运）；③参与结缔组织合成，缺铜时可致骨质疏松，血管壁弹性张力降低；④催化黑色素合成及与体温调节、免疫功能、凝血、自由基清除等有关。

【参考值】 11～22μmol/L。

【临床意义】

1. **增高** 见于：①肝胆系统疾病，如肝内、外胆汁淤积，肝硬化，肝癌等；②风湿性疾病，如系统性红斑狼疮、类风湿性关节炎、风湿热、强直性脊柱炎等；③其他，如贫血、甲状腺功能亢进症、各种感染、心肌梗死、妊娠妇女等。

2. **降低** 临床少见，可见于肝豆状核变性、肾病综合征、缺铜贫血综合征、烧伤、营养不良等。

3. **血清铁/铜比值** 有助于黄疸类型的鉴别，铁/铜比值 >1 时多为肝细胞性黄疸，而铁/铜比值 <1 时，多见于胆汁淤积性黄疸。

四、酶学检查

酶是由活细胞产生并能在体内外起催化作用的特殊蛋白质，是一种高效、特异的生物催化剂。人体内已知的酶有1000 多种，参与物质代谢、能量转化、生长发育、神经传导、免疫调节等过程。血中酶的浓度升高见于：①组织细胞受损时，细胞内的酶便逸出至血中；②酶排出受阻而反流入血中；③细胞功能活跃或亢进，使酶的合成增加。相反，细胞功能低下酶合成减少，使用酶抑制剂，遗传性酶缺陷等原因，致血中相应酶的浓度减低。不同器官或组织所含的酶种类不同，同一种酶在不同器官或组织的含量也不同。据此，可作为诊断某一器官或组织损害的敏感指标。

（一）肝脏疾病常用血清酶检测

详见第十四章肝脏病常用的实验室检查。

（二）胰腺疾病常用酶检测

1. 淀粉酶（AMS）测定

【原理】 淀粉酶（amylase，AMS）主要由胰腺和唾液腺分泌并排入消化道，是一种水解酶，能促进淀粉、糊精和糖原的水解。正常血中淀粉酶含量较低，当胰腺疾病时，淀粉酶可直接从胰的血管、淋巴管或溢出胰体后经腹膜吸收入血循环，而使血中淀粉酶增高。淀粉酶的分子量约为45 000，易通过肾小球滤过膜而出现在尿中。

【参考值】 血清：800～1800U/L；尿液：1000～12000U/L。

【临床意义】

（1）急性胰腺炎：大多数病例于发病后 6～12 小时血清 AMS 开始升高，12～24 小时达高峰，2～5 天后恢复正常。如达 3500U/L 应怀疑此病，超过 5000U/L 即有诊断价值。尿 AMS 于起病后 12～24 小时开始升高，此时由于肾脏对 AMS 的清除率大为增强，因而尿中 AMS 活性可高于血清中的一倍以上，多数病人 3～10 天后恢复到正常。但当胰腺广泛坏死时，AMS 不再大量进入血中，血、尿 AMS 均可不增高；急性胰腺炎而伴有肾功能不全时，

AMS 排泄受阻，尿 AMS 也可不升高。

（2）慢性胰腺炎：血、尿 AMS 活性一般不增高，但如有急性发作则可有中等度增高。

（3）其他：任何原因所致的胰管受阻如胆囊炎、胆石症、胰腺癌、胰腺外伤，以及流行性腮腺炎和胃肠穿孔等，血、尿 AMS 亦可升高，但增高程度不及急性胰腺炎明显。

2. 脂肪酶（LPS）测定

【原理】　脂肪酶（lipase，LPS）是水解 8 ~ 18 碳的长链脂肪酸甘油酯的低专一性酶，主要由胰腺分泌而入消化道。正常血液中，LPS 含量很少，且易被肾脏清除。当胰腺分泌亢进、胰腺受损或胰管梗阻时，LPS 可大量释放入血中，致使血清 LPS 水平升高。

【参考值】　比色法：0 ~ 79U/L；浊度法：0 ~ 160IU/L；滴度法：< 1500U/L。

【临床意义】　LPS 增高见于：①急性胰腺炎时血清 LPS 明显增高，但与 AMS 比较升高较晚而持续时间长（10 ~ 15 天），故对急性胰腺炎后期诊断意义更大；血清 LPS 组织来源比 AMS 少，故对急性胰腺炎诊断的特异性优于 AMS，两者同时测定可使敏感性达 95%。②胰腺癌、慢性胰腺炎、空腹脏器穿孔、肠梗阻、腹膜炎，以及胆总管结石、胆总管癌、十二指肠溃疡患者血清 LPS 也可增高。

（三）心肌损伤常用酶检测

1. 血清肌酸激酶（CK）测定

【原理】　肌酸激酶（creatine kinase，CK）主要存在于骨骼肌、心肌，其次存在于脑、平滑肌等细胞的胞质和线粒体中，能可逆性地催化肌酸和 ATP 生成磷酸肌酸和 ADP 的反应，Mg^{2+} 是 CK 的激活剂。正常人血清中 CK 含量甚微，当上述组织受损时，血液中的 CK 含量可明显增高。

【参考值】　酶偶联法：37℃时，男性 38 ~ 174U/L，女性 26 ~ 140U/L。
肌酸显色法：男性 15 ~ 163U/L，女性 3 ~ 135U/L。
连续监测法：男性 38 ~ 174U/L，女性 26 ~ 140U/L。

新生儿为成人的 3 ~ 5 倍，婴儿为成人的 3 倍，儿童和青少年相当于成人的上限。

【临床意义】

（1）心脏疾患：①急性心肌梗死（AMI）：发病后 4 ~ 10 小时开始增高，12 ~ 36 小时达高峰（可高达正常上限的 10 ~ 12 倍），72 ~ 96 小时后恢复正常，是 AMI 早期诊断的敏感指标之一。在 AMI 病程中，如 CK 再次升高，往往说明心肌再次梗死。②病毒性心肌炎：CK 活性也明显升高。

（2）其他：①假肥大型肌营养不良症（又称 Duchenne 肌营养不良症）患者血中，CK 极度增高，而后随病程延长逐步下降；②各种原因的骨骼肌损伤，甚至在肌肉注射及心导管术、电复律等时，均可引起 CK 活性升高。

2. 肌酸激酶同工酶测定

【原理】　CK 分子含两个亚单位即 M（肌型）和 B（脑型），由这两个亚单位组成三种 CK 的同工异构酶（同工酶），即：CK_1（CK - BB）、CK_2（CK - MB）、CK_3（CK - MM）。CK - BB 主要存在于脑、前列腺、肠和肺等组织；CK - MB 主要存在于心肌中；CK - MM 主要存在于骨骼肌和心肌中。正常人血清中以 CK - MM 为主，CK - MB 少量（< 总活性

5%)，CK－BB 极微量。分析 CK 的不同类型，对判断血清 CK 增高的鉴别诊断有重要价值。

【参考值】 琼脂糖凝胶电泳法：CK－MM 活性 94% ~96%。
CK－MB 活性 <5%。
CK－BB 极少或 0。

【临床意义】

(1) CK－MB 主要来源于心肌，对 AMI 诊断的特异性和敏感性均很高，病后 3 ~6 小时即升高，活力最高可达 12% ~28%，特异性接近 100%，是目前诊断 AMI 最佳的血清酶学指标。其他心肌损害（如心肌炎）、骨骼肌病变（如多发性肌炎、挤压综合征等），CK－MB 水平亦可增高。

(2) CK－MM 活性升高，是骨骼肌损伤的特异指标。

(3) CK－BB 活性升高见于缺氧性神经系统疾病（48 ~72 小时脑脊液内升高），还见于肺、肠、胆囊、前列腺等部位的肿瘤，心脏创伤和手术，结缔组织病，休克，中毒等。

3. 乳酸脱氢酶（LDH）及其同工酶测定

见第十四章 肝脏病常用的实验室检查。

（四）其他酶检测

1. 胆碱酯酶（ChE）检测

【原理】 胆碱酯酶（cholinesterase，ChE）有两种。一种存在于中枢神经系统灰质、交感神经节、运动终板和红细胞中，主要作用为水解乙酰胆碱，称为真性或特异性胆碱酯酶，又称全血胆碱酯酶或乙酰胆碱酯酶（AchE），用于诊断有机磷农药及化学毒剂中毒。另一种存在于中枢神经系统白质、血清、肝脏、肠系膜、子宫和腺体中，生理意义不明，除水解乙酰胆碱外，还作用于其他胆碱酯类，称假性或非特异性胆碱酯酶，又称血清胆碱酯酶或酰基胆碱酯酶（SchE），用于诊断肝脏疾病。

【参考值】 血清胆碱酯酶（SchE）：比色法：3 万 ~8 万 U/L。
连续监测法（37℃）：620 ~1370U/L。
全血胆碱酯酶（AchE）：比色法：8 万 ~12 万 U/L。
连续监测法（37℃）：为血清的 1.5 ~2.5 倍。

【临床意义】

(1) AchE：降低主要见于有机磷农药和神经性化学毒剂中毒。中毒后，AchE 被抑制，使乙酰胆碱蓄积，引起乙酰胆碱样中毒症状。ChE 活力与中毒程度呈负相关。升高见于精神分裂症、血管内溶血，神经管缺陷胎儿的羊水中 AchE 活力显著升高。

(2) SchE：降低见于：①有机磷农药中毒；②肝细胞严重损害，其降低程度与肝功能损害的程度相平行。升高见于脂肪肝、肾病综合征、甲状腺功能亢进症、癫痫等。

2. 超氧化物歧化酶（SOD）检测

【原理】 超氧化物歧化酶（superoxide dismutase，SOD）广泛分布于组织细胞内，肝组织中活性最高，其次为红细胞，肾、心脏等含量较低。SOD 可通过自身氧化还原反应将毒性极强的超氧化物自由基阴离子 O_2^- 歧化成无毒的 O_2 和 H_2O_2，是消除自由基对机体损伤的关键酶。

【参考值】 比色法：红细胞555～633μg/g血红蛋白。

【临床意义】 SOD与抗氧化、抗衰老和抗辐射损伤有关，在诊断上缺乏特异性。SOD活性降低是衰老的原因，见于老年人、肝硬化、肝豆状核变性、免疫复合物病等。活性增高见于高血压、高血脂、冠心病及肝癌等。

3. 酸性磷酸酶（ACP）检测

【原理】 酸性磷酸酶（acid phosphatase，ACP）是一种在酸性条件下能水解各种正磷酸单酯的酶。ACP广泛存在于机体细胞的溶酶体中。血清ACP主要来自于前列腺，称前列腺酸性磷酸酶（PAP），可被酒石酸抑制；还可来自骨、肝、脾、红细胞、血小板等，称非前列腺酸性磷酸酶，不被酒石酸抑制。男性ACP的1/3～1/2来自前列腺，女性ACP主要来自肝、红细胞、血小板。

【参考值】 化学法：0.9～1.9U/L。

【临床意义】 ①前列腺疾患：ACP增高主要用于诊断前列腺癌（可达参考值的数十倍）。其活性升高还见于前列腺肥大症、前列腺炎（酒石酸抑制试验可区别PAP与非PAP）；②其他：ACP增高还见于骨病（如原发性骨肿瘤、恶性肿瘤骨转移、多发性骨髓瘤、代谢性骨病、骨质疏松症等）、肝病（肝癌、肝硬化、肝炎等）和血液病（血小板减少症、白血病、霍奇金病、溶血等）。

五、心肌蛋白检测

心肌蛋白和心肌酶是心肌收缩细胞的主要成分，在心肌缺血损伤或坏死时，心肌蛋白和酶可较快地释放入血，成为诊断心肌缺血和坏死的标志物。肌钙蛋白（troponin，Tn）又称肌原蛋白，是横纹肌的结构蛋白，通过影响钙的代谢调节肌肉的收缩，由三个亚基组成：肌钙蛋白T（原肌球蛋白结合亚基，Tn－T）、肌钙蛋白I（抑制亚基，Tn－I）和肌钙蛋白C（钙结合亚基，Tn－C）。Tn－T与Tn－I是心肌细胞的特有成分，尤其Tn－I诊断AMI特异性高，是AMI的真正标志物。肌红蛋白（Mb）是存在于骨骼肌和心肌细胞中的含亚铁的单链小分子色素蛋白，能结合和释放氧分子，有贮氧和输氧的功能。

（一）肌钙蛋白T（cTnT）测定

【参考值】 利用抗心肌肌钙蛋白T（cTnT）的特异性抗血清进行测定。ELISA法：cTnT为0.02～0.13μg/L。>0.2μg/L为诊断临界值，>0.5μg/L可以诊断AMI。

【临床意义】

1. 急性心肌梗死 发病后3～6小时cTnT开始升高，10～24小时达高峰，10～15天恢复正常。其灵敏度和特异性，均明显优于CK－MB和LDH。

2. 不稳定型心绞痛 cTnT也常升高，提示有小范围心肌梗死的可能。此外，骨骼肌疾病和肾衰竭时cTnT也可升高。

（二）肌钙蛋白I（cTnI）测定

【参考值】 利用抗心肌肌钙蛋白I（cTnI）的特异性抗血清进行测定。ELISA法：cTnI

$<0.2\mu g/L$，诊断临界值为$>1.5\mu g/L$。

【临床意义】

1. 急性心肌梗死 cTnI 在发病后 3 ~ 6 小时开始升高，14 ~ 20 小时达到峰值，5 ~ 7 天恢复正常，其灵敏度和特异性，均较 LDH_1/LDH_2 比值更敏感。

2. 不稳定型心绞痛 cTnI 也可升高，提示有小范围的梗死可能。

（三）肌红蛋白（Mb）测定

肌红蛋白（myoglobulin，Mb）是存在于骨骼肌和心肌细胞中的含铁的单链小分子色素蛋白，正常人血中 Mb 含量很低，由肾排泄。当心肌和骨骼肌损害时，血中 Mb 升高可达正常值的 10 倍以上，故测定 Mb 可用于诊断急性心肌梗死。

【参考值】 ELISA 法：50 ~ 85μg/L；RIA 法：6 ~ 85μg/L。诊断临界值为 >75μg/L。

【临床意义】

1. 急性心肌梗死 AMI 发病后 3 小时内 Mb 开始升高，5 ~ 12 小时达高峰，18 ~ 30 小时恢复正常，其灵敏度为 50% ~ 59%，故可用于 AMI 的早期诊断，但特异性较差。

2. 骨骼肌损伤、肌营养不良、多发性肌炎等 Mb 亦升高。另外，Mb 升高还见于肾衰竭、心力衰竭等。

第十七章 临床常用免疫学检查

一、血清免疫球蛋白测定

【原理】　免疫球蛋白（immunoglobulin，Ig）是一组具有抗体活性的球蛋白，由B淋巴细胞受抗原刺激后增殖分化形成的浆细胞合成和分泌，存在于人体的血液、体液、外分泌液及某些细胞（如淋巴细胞）膜上。应用免疫电泳和超速离心分析，可将Ig分为IgG、IgA、IgM、IgD和IgE五类。

IgG主要由脾脏和淋巴结中的浆细胞合成与分泌，约占血清中Ig的70%～80%，是唯一能够通过胎盘的Ig。血清中80%的抗细菌、抗病毒、抗毒素抗体属于IgG。

IgA分为血清型IgA与分泌型IgA（sIgA）两种。血清型IgA占血清中Ig的10%～15%；分泌型IgA由呼吸道、消化道、泌尿生殖道的淋巴样组织大量合成，在外分泌液系统中发挥其重要的免疫功能。

IgM是分子量最大的Ig，占血清中Ig的5%～10%。是机体受抗原刺激后最先产生的抗体，其杀菌、溶菌、溶血、促吞噬及凝集作用比IgG高500～1000倍，在机体早期的免疫防御中占有重要地位。

IgD在正常人血清中仅占Ig的0.02%～1%，且极易被纤溶酶和（或）胰蛋白酶水解。已发现有些抗核抗体、抗基底膜抗体、抗甲状腺抗体和抗链球菌溶血素“O”抗体等属于IgD。

IgE主要由消化道、上呼吸道黏膜下的浆细胞分泌，在血清中是最少的一种抗体（0.002%）。IgE是亲细胞抗体，在Ⅰ型变态反应性疾病的发病中具有重要作用。

【参考值】　单项免疫扩散法（RID）：IgG 7.6～16.6g/L；IgA 0.71～3.3g/L；IgM 0.48～2.12g/L。

酶联免疫吸附法（ELISA）：IgD 0.6～2.0mg/L；IgE 0.1～0.9mg/L。

【临床意义】

1. Ig减低　见于各类先天性和获得性体液免疫缺陷、联合免疫缺陷的病人及长期使用免疫抑制剂的患者。此时五种Ig均有降低。

2. Ig增高

（1）单克隆性增高：表现为五种Ig中仅有某一种Ig增高而其他Ig不增高或可降低，主要见于免疫增殖性疾病。如：①原发性巨球蛋白血症时，表现为IgM单独明显增高；②多发性骨髓瘤时可分别见到IgG、IgA、IgD、IgE增高，并据此分为IgG型、IgA型、IgD型和IgE型多发性骨髓瘤；③过敏性皮炎、外源性哮喘及某些寄生虫感染可表现为IgE增高。

（2）多克隆性增高：表现为IgG、IgA、IgM均增高。常见于各种慢性感染、慢性肝病、肝癌、淋巴瘤以及系统性红斑狼疮（IgG、IgA 或 IgG、IgM 同时升高）、类风湿性关节炎（IgM 增高为主）等自身免疫性疾病。

二、血清补体的检查

补体（complement，C）是血清中具有酶活性的一组不耐热的大分子球蛋白。补体由三组球蛋白大分子组成：第一组分由 9 种球蛋白大分子组成，即 $C_1 \sim C_9$，其中 C_1 还有 3 个亚单位，即 C_1q、C_1r 和 C_1s；第二组分包括 B 因子、D 因子和 P 因子等；第三组分包括 C_1 抑制物、I 因子、H 因子、C_4 结合蛋白、过敏毒素灭活因子等。

补体分子分别由肝细胞、巨噬细胞以及肠系膜上皮细胞等多种细胞分泌，它的产生与抗原刺激无关，但可被抗原－抗体的复合物所活化而产生溶菌和溶细胞现象，亦参与破坏自身组织或自身细胞而造成的免疫损伤。

（一）总补体溶血活性（total hemolytic complement activity，CH_{50}）测定

【原理】 补体系统能被溶血素致敏的绵羊红细胞（抗原－抗体复合物）所激活，导致补体的连锁性活化，引起致敏绵羊红细胞溶解（溶血）。补体活性与溶血程度之间在一定范围内（20%～80%溶血率）呈正相关系，故一般以 50% 溶血作为终点（即 CH_{50}）较为准确。

【参考值】 试管法：5 万～10 万 U/L。

【临床意义】 主要反映补体经典激活途径（$C_1 \sim C_9$）活化的活化程度。①CH_{50}增高：见于各种急性炎症、组织损伤和某些恶性肿瘤，妊娠时亦可见升高。②CH_{50}减低意义更大，见于补体成分大量消耗，如血清病、链球菌感染后肾小球肾炎、系统性红斑狼疮、自身免疫性溶血性贫血、类风湿性关节炎及同种异体移植排斥反应等；也见于补体大量丢失，如外伤、手术和大失血的病人；还可见于补体合成不足，如肝硬化、慢性肝炎和重型肝炎等。

（二）血清 C_3 测定

【原理】 C_3 是一种 β_2 球蛋白，主要由肝细胞合成与分泌，是血清中含量最多的补体成分，无论经典途径还是旁路途径 C_3 都参与，因而可以反映出补体的活化情况。

【参考值】 免疫比浊法：0.85～1.70g/L。

【临床意义】 由于 C_3 在经典激活途经与旁路激活途经中均发挥重要作用，所以 C_3 的检查对于反映非特异性免疫相关疾病更具意义。①C_3 增高：C_3 作为急性时相反应蛋白，在各种急性炎症、传染病早期、某些恶性肿瘤（以肝癌最明显）病人及排异反应时增高。②C_3 减低可作为肾脏病的鉴别诊断：如 70% 以上的急性肾小球肾炎病人（病程≤6 周）血清 C_3 减少，这对一些轻型、不典型急性肾炎的诊断有帮助；85% 以上的链球菌感染后肾炎患者血清 C_3 下降，而病毒性肾炎患者则 85% 以上的病例血清 C_3 含量正常，这有助于肾炎的病因鉴别；78% 的狼疮性肾炎患者血清 C_3 减低，当治疗后病情转为稳定时 C_3 含量又恢复正常。

三、细胞免疫检查

淋巴细胞是构成机体免疫系统的主要细胞群体，人体的淋巴细胞分为 T 细胞、B 细胞、

K 细胞（killer cell）和 NK 细胞（natural killer cell）等细胞群，它们又分别有若干亚群，各有其特异的表面标志和功能。临床上各种免疫病均可出现不同群淋巴细胞数量和功能的变化，对它们进行检查可用以判断细胞免疫功能。

（一）T 细胞免疫检测

1. T 细胞花结形成试验

【原理】　T 细胞表面具有特异性绵羊红细胞（SRBC）受体，可与绵羊红细胞结合形成玫瑰花结样细胞，称为红细胞玫瑰花结形成试验或 E 玫瑰花结形成试验（erythrocyte rosette formation test，ERFT）。以黏附 3 个或 3 个以上绵羊红细胞者为花结形成细胞。本试验所得花结的百分率，基本代表了被检标本中的 T 细胞占淋巴细胞的百分率。

【参考值】　64.4% ±6.7%。

【临床意义】　升高见于：甲状腺功能亢进症、慢性淋巴细胞性甲状腺炎、重症肌无力、中度慢性肝炎、系统性红斑狼疮活动期及器官移植排斥反应等。

降低见于：免疫缺陷性疾病，如 AIDS、联合免疫缺陷病等。亦见于恶性肿瘤、系统性红斑狼疮、麻疹、流感等病毒感染，以及放疗、化疗和应用糖皮质激素等。

2. T 细胞转化试验

【原理】　T 淋巴细胞表面存在着有丝分裂原受体，在有丝分裂原如植物血凝素（PHA）、刀豆蛋白 A（ConA）、美洲商陆（PWM）等作用下，T 淋巴细胞代谢活跃，蛋白质、RNA 和 DNA 的合成增加，从而转化为淋巴母细胞，部分细胞发生有丝分裂。可依照形态学方法计数淋巴细胞及转化的母细胞数，求出转化的百分率。也可以用放射免疫的方法反映转化情况，以刺激指数（SI）表示，反映 T 细胞的免疫功能。

【参考值】　形态学法：转化百分率为 60.1% ±7.6%。

^{3}H－TdR 掺入法：正常 SI＜2。

【临床意义】　①判定机体细胞免疫功能：转化率降低，见于细胞免疫缺陷或细胞免疫功能低下患者，如恶性肿瘤、重症结核、重症真菌感染、慢性肝病及接受放疗、化疗或应用免疫抑制剂治疗等。②判定疾病的疗效和预后：如恶性肿瘤经治疗后，T 细胞转化率升至正常，提示治疗有效，反之则预后不良。

3. T 细胞分化抗原测定

【原理】　白细胞（包括血小板、血管内皮细胞等）在正常分化成熟和激活过程中细胞表面存在被单克隆抗体（monoclonal antibodies）识别的膜表面分子，称为分化抗原（cluster of differentiating，CD 分子）。T 细胞是由一群功能不同的异质性淋巴细胞组成，在镜下按形态难以区分，但可借助于其细胞膜表面分子具有不同的抗原性（有 100 多种特异性抗原）加以区别，现已制备了多种单克隆抗体。CD 分子是主要的 T 细胞分化抗原，比较明确地表达在 T 细胞表面的 CD 分子有 CD_2、CD_3、CD_4、CD_8 等。应用这些细胞的单克隆抗体与 T 细胞表面抗原结合后，再与荧光标记二抗（兔或羊抗鼠 IgG）反应（免疫荧光法），用荧光激活细胞分离仪（FACS）进行分析，计数 CD 阳性细胞的百分率。

【参考值】　CD_3^+T 细胞：61% ~85%。

CD_4^+T 细胞：28%～58%。

CD_8^+T 细胞：19%～48%。

CD_4^+T 细胞/ CD_8^+T 细胞比值为：1.66±0.33（>1）。

【临床意义】

（1）CD_3^+T 细胞：CD_3 分子表达于所有成熟的 T 淋巴细胞表面，是 T 细胞表面所特有的标志，能反映 T 细胞总数的变化。CD_3^+T 细胞降低见于免疫缺陷性疾病，如 AIDS、联合免疫缺陷病等，亦见于恶性肿瘤、系统性红斑狼疮、采用放疗及化疗或应用免疫抑制剂等。CD_3^+T 细胞升高见于甲状腺功能亢进症、慢性淋巴细胞性甲状腺炎、重症肌无力、中度慢性肝炎及器官移植后排斥反应等。

（2）CD_4^+T 细胞：辅助性 T 细胞（Th）表面表达 CD_4 分子。CD_4 分子是人类免疫缺陷病毒（HIV）的主要受体。CD_4^+T 细胞降低见于某些病毒感染性疾病，如 AIDS、巨细胞病毒感染、全身麻醉、严重创伤及应用免疫抑制剂等。CD_4^+T 细胞升高见于类风湿性关节炎活动期。

（3）CD_8^+T 细胞：CD_8 分子是抑制、杀伤性 T 细胞的标志，CD_8^+T 细胞减低见于类风湿性关节炎、重症肌无力、2 型糖尿病、膜性肾小球肾炎等；CD_8^+T 细胞升高见于传染性单核细胞增多症、巨细胞病毒感染、慢性乙型肝炎等。

（4）CD_4^+T 细胞/ CD_8^+T 细胞比值：降低常见于 AIDS（常<0.5）、恶性肿瘤进行期和复发时，亦见于传染性单核细胞增多症、巨细胞病毒感染等。增高见于类风湿性关节炎活动期、系统性红斑狼疮、多发性硬化症、重症肌无力、膜性肾小球肾炎等。器官移植后 CD_4^+T 细胞/CD_8^+T 细胞比值动态增高，预示可能发生排斥反应。

（二）B 细胞免疫检测

B 淋巴细胞是机体免疫系统的抗体产生细胞，其表面有多种表面抗原和表面受体。表面抗原主要包括 CD_{19}、CD_{20}、CD_{22}等；表面受体主要包括 B 细胞抗原受体（BCR）、补体受体（CR）及 Fc 受体等。

1. 红细胞－抗体－补体花结形成试验

【原理】 B 细胞表面存在着膜表面免疫球蛋白（SmIg）、Fc 受体和补体受体等。鸡（羊）红细胞经相应的抗红细胞抗体（EA）致敏后，当与 B 细胞混合时，EA 的 Fc 段与 B 细胞表面的 Fc 受体结合所形成的花结样细胞称为 EA 花结形成细胞（EA－RFC）。如在 EA 致敏红细胞中再加入补体，与 B 细胞表面的补体受体结合，则形成 EAC 花结形成细胞（EAC－RFC）。B 细胞表面还具有小鼠红细胞受体，能与小鼠红细胞结合，形成鼠红细胞花结（M－RFC）。这组试验总称为红细胞－抗体－补体花结形成试验（erythrocyte－antibody－complement－rosette formation test）。

【参考值】 EA－RFC：8%～12%；EAC－RFC：8%～12%；M－RFC：8.5%±2.8%。

【临床意义】 降低见于：免疫缺陷性疾病，如原发性和继发性免疫缺陷病等，尤以 M－RFC 降低更明显。升高见于：淋巴增殖性疾病，如慢性淋巴细胞白血病、多毛细胞白血病等。

2. B细胞分化抗原测定

【原理】 CD_{19}和CD_{20}分子是B细胞特有的表面标志，存在于前B细胞、未成熟B细胞和成熟的B细胞表面，其主要功能是调节B细胞活化。CD_{19}是全部B细胞共有的表面抗原，B细胞活化后不消失，是最重要的B细胞标记分子。CD_{20}在B细胞激活后消失。CD_{22}分子只存在于成熟的B细胞中。应用CD_{19}、CD_{20}和CD_{22}等单克隆抗体，分别与B细胞表面抗原结合，通过免疫荧光法、免疫酶标法或流式细胞术进行检测，分别求出CD_{19}、CD_{20}、CD_{22}等阳性细胞百分率和B淋巴细胞数。主要检测CD_{19}。

【参考值】 荧光激活细胞分离仪（FACS）：CD_{19} 11.7% ±3.37%。

【临床意义】 CD_{19}^{+}细胞升高见于B细胞系统的恶性肿瘤；CD_{19}^{+}细胞降低见于体液免疫缺陷病及使用化疗或免疫抑制剂后。

四、感染免疫检测

病原体及其代谢产物（抗原）刺激人体免疫系统可产生相应的抗体，采用现代检验手段对抗原、抗体进行检测，有利于感染性疾病的诊断。包括：①特异性试验，即所用的抗原为病原体特异性抗原（整个病原体、病原体成分或产物），为较常用的方法；②非特异性试验，即有一部分抗体检测使用病原体的共同抗原，这类试验为非特异性试验。

（一）抗链球菌溶血素“O”（ASO）测定

【原理】 链球菌溶血素“O”（streptolysin“O”）是A群溶血性链球菌的代谢产物之一，为具有溶血活性的蛋白质，能溶解人类和一些动物的红细胞。链球菌溶血素“O”具有一定的抗原性，能刺激机体产生相应抗体，称为抗链球菌溶血素“O”（anti－streptolysin“O”，ASO）。加一定量的链球菌溶血素“O”（抗原）于倍比稀释的被检血清中，如被检血清中存在ASO（抗体），则可使加入的链球菌溶血素“O”失去溶解红细胞的能力。

【参考值】 乳胶凝集法（LAT）：ASO＜500U。

【临床意义】

1. ASO升高常见于A群溶血性链球菌感染及感染后免疫反应所致的疾病，如感染性心内膜炎及扁桃腺炎，风湿热、链球菌感染后急性肾小球肾炎等。

2. ASO在溶血性链球菌感染1周后开始升高，4～6周达高峰，并可持续至病愈后数月到数年。故ASO增高，提示曾有溶血性链球菌感染，不一定是近期感染的指标。链球菌感染后ASO动态升高，且C反应蛋白（C－RP）、血沉阳性，有利于风湿热的诊断。

3. 确已感染溶血性链球菌，但ASO一直不见增高，可由于：①该溶血性链球菌不产生或产生很少量链球菌溶血素“O”，此时应检查与溶血性链菌球感染有关的其他抗体，如抗透明质酸酶、抗链激酶等。②感染早期就应用大量抗生素或糖皮质激素。此种情况下，其他抗体也多不升高。

4. 高胆固醇血症、巨球蛋白血症及多发性骨髓瘤病人，ASO也可增高。

（二）伤寒与副伤寒的血清学检查

伤寒沙门菌属于沙门菌的D群，副伤寒甲、乙、丙沙门菌分别属于沙门菌属中的A、B、

C 群，均为 G^- 杆菌。机体感染伤寒、副伤寒沙门菌 1 周后，逐渐产生相应抗体，第 4 周血清中抗体达高峰。检测伤寒与副伤寒沙门菌的相关抗原及抗体，有助于伤寒与副伤寒的诊断。

1. 肥达（Widal）反应

【原理】 肥达反应是检测患者血清中有无伤寒、副伤寒沙门菌抗体的一种反应。将被检血清倍比稀释后，分别与伤寒沙门菌菌体“O”抗原、鞭毛“H”抗原和副伤寒沙门菌甲、乙、丙的鞭毛抗原“A”、“B”、“C”，在生理盐水介质中进行凝集价测定。凝集效价明显升高或动态上升有助于伤寒、副伤寒的明确诊断。

【参考值】 “O”凝集价 <1∶80；伤寒“H”凝集价 <1∶160；副伤寒“A”、“B”、“C”凝集价 <1∶80。

【临床意义】

（1）正常人因隐性感染或预防接种，血清中可含有一定量的相关抗体，可超过正常值范围，其效价随地区而有差异。

（2）由于抗体产生需要一定时间，有时单次抗体效价增高不能确定时，应在病程中逐周复查，若抗体效价依次递增或恢复期较急性期升高 4 倍或以上，则有诊断意义。

（3）“O”抗原刺激机体产生 IgM 类抗体，出现较早，持续约半年；“H”抗原刺激机体产生 IgG 类抗体，出现较晚，持续时间长达数年，且消失后易受非特异性抗原刺激而能短暂地重现。因此：①“O”、“H”均升高则伤寒感染的可能性大；均低于正常值，则患伤寒的可能性甚小。②若“H”升高而“O”不升高，则有可能是预防接种或是非特异性的“回忆反应”。③若“O”升高而“H”等鞭毛抗原的凝集效价不升高，则可能是伤寒类感染的早期。

（4）“O”抗原为伤寒沙门菌和副伤寒甲、乙沙门菌的共同抗原，血清中检出高效价的“O”抗体，不能区别 3 个不同的病原菌感染；但 3 者的鞭毛抗原（“H”、“A”、“B”）不同，可从 3 种鞭毛的特异性抗体效价上升来判断感染的菌种。副伤寒丙沙门菌感染时，“O”凝集效价不高，而只有其鞭毛抗原“C”的凝集效价升高。

（5）10% 的伤寒病人，肥达反应始终阴性。可能的原因是发病早期已大量应用有效抗菌药物，或应用糖皮质激素类免疫抑制剂，或者体液免疫功能不足。

2. 酶联免疫吸附试验（ELISA）

【原理】 ELISA 是用酶促反应的放大作用来显示初级免疫学反应，既可检测抗体又可检测抗原。抗原物质进入人体后刺激机体产生特异性抗体，首先出现的抗体是 IgM 抗体。以伤寒沙门菌脂多糖（内毒素的主要成分）为抗原，用间接 ELISA 法检测伤寒病人血清中的特异性 IgM 抗体，有助于伤寒的早期诊断。Vi（virulence）抗原存在于伤寒沙门菌表面，可以阻止伤寒沙门菌“O”抗原与其相应抗体的凝集反应。当体内有伤寒沙门菌存在时就有一定量的 Vi 抗体存在，细菌清除后抗体亦随之消失，故测定 Vi 抗体有助于检出伤寒带菌者。用高纯度的伤寒沙门菌 Vi 抗原包被反应板，以 ELISA 法可以测定病人血清中的 Vi 抗体。

【参考值】 ELISA 法：正常人 IgM 抗体为阴性或滴度 <1∶20；Vi 抗体滴度 <1∶20。

【临床意义】

（1）抗伤寒沙门菌脂多糖的 IgM 型抗体，于发病 1 周后即见明显升高，故有早期诊断价值，此时肥达反应大多呈阴性反应。

（2）如果 Vi 抗体滴度 >1∶20，有助于检出伤寒慢性带菌者。若要进一步肯定诊断，则应反复取粪便进行分离培养。如果 Vi 抗体效价平稳下降，提示带菌状态消除。

3. 胶乳凝集试验（LAT）

【原理】　用伤寒沙门菌“Vi”、“H”、“O”的高效价抗血清致敏胶乳颗粒，产生胶乳抗体，用此抗体与病人血清（不同倍比稀释为 1∶20 以上）混合后，若病人血清中含有伤寒沙门菌“Vi”、“H”、“O”抗原，则可出现凝集颗粒而为阳性。

【参考值】　正常人为阴性或“O”凝集效价 <1∶80，“H”凝集效价 <1∶160。

【临床意义】

（1）伤寒沙门菌侵入人体后，血中即有特异性抗原存在，其阳性时期早于肥达反应，也早于检查伤寒特异性 IgM 型抗体。

（2）伤寒早期，尿中也有其特异性抗原，故也可借尿液胶乳凝集试验阳性而作出诊断。

（3）本试验对诊断那些未能产生抗体的伤寒病人尤其有帮助。

（三）其他感染的免疫检查

其他感染的免疫检查，参见表 17 - 1。

表 17 - 1　其他感染的免疫检查

拟诊疾病或检测目的	检测的抗体或抗原	临床意义
结核病	结核特异性抗体（TB - Ab）	阳性表示有结核分枝杆菌感染。其灵敏度超过 90%，特异性超过 85%，但应防止污染引起的假阳性
幽门螺杆菌感染	幽门螺杆菌抗体（Hp - Ab）	阳性见于胃、十二指肠幽门螺杆菌感染
肾综合征出血热	汉坦病毒（HTV）抗体 IgM	阳性有助于肾综合征出血热（HFRS）的诊断
流行性乙型脑炎	流行性乙型脑炎病毒抗体 IgM	阳性有助于乙型脑炎的早期诊断
弓形虫感染	弓形虫抗体和 DNA 测定	IgM 升高提示近期感染，IgG 增高是既往感染的指标。DNA 阳性对弓形虫病的诊断意义更大
血吸虫病	日本血吸虫抗体测定	IgE、IgM 阳性提示病程处于早期；IgG 阳性提示疾病已是恢复期，可持续数年
囊虫病	囊虫抗体测定	IgG 阳性见于囊虫病，其中脑囊虫病占 60% ~80%。亦可用作流行病学调查
疟疾	疟原虫抗体和抗原测定	抗体阳性提示近期感染。抗原检测或血液涂片找疟原虫有利于确诊
梅毒	非特异性抗体（反应素）及特异性抗体检测	反应素用于梅毒的初筛，一、二期梅毒阳性率高，应注意假阳性；特异性抗体阳性即可确诊为梅毒
艾滋病	人获得性免疫缺陷病毒抗体及 RNA 测定	抗体检测用于筛选试验，敏感性高但特异性差；RNA 测定有利于 HIV 感染的确诊

五、肿瘤标志物检测

肿瘤标志物（tumor marker）是由肿瘤细胞自身合成、释放或者是由机体对肿瘤细胞反应而产生的一类物质（主要包括蛋白质类、糖类和酶类）。检测这些物质，可反映细胞恶变各个阶段的表现及基因特征。

（一）血清甲胎蛋白（AFP）测定

【原理】 甲胎蛋白（alpha fetoprotein，AFP）是人胚胎时期血液中含有的一种特殊的糖蛋白，由胎儿肝细胞和卵黄囊合成，其浓度从胎龄6周后逐渐上升，至16～20周达高峰（可达1～3g/L），然后逐渐下降，出生时脐血中AFP含量为10～100mg/L，出生后1个月降至正常成人水平。AFP的生成量与胎儿肝脏或出生后的肝脏再生时分裂细胞数呈正相关，故认为AFP是诊断肝细胞癌的重要指标。

【参考值】 放射免疫法（RIA）：血清<25μg/L（25ng/ml）。

【临床意义】

1. 原发性肝癌 AFP是目前诊断肝细胞癌最特异的标志物，血清中AFP>300μg/L可作为原发性肝癌的诊断阈值，但也有10%～30%病人，AFP不增高或增高不明显，可能与瘤体大小、分化程度有关。一般认为，病理分化接近正常的肝细胞或分化程度极低者，AFP常较低或测不出。

2. 病毒性肝炎、肝硬化 随着受损肝细胞的修复再生，幼稚化的肝细胞重新具有产生AFP的能力（常<200μg/L）。急性肝炎患者，当ALT开始下降、肝细胞转入修复期时AFP升高，常在病程第4周达高峰后逐渐下降，随肝细胞修复而AFP逐渐减少至消失。重型肝炎时，若见AFP增高，则提示坏死的肝细胞再生；反之，则提示肝细胞大量坏死，预后不良。

3. 妊娠 妊娠3～4个月后，AFP上升，7～8个月达高峰（<400μg/L），分娩后约3周即恢复正常。孕妇血清中AFP异常升高，有可能为胎儿神经管畸形。

4. 其他 先天性胆管闭锁、生殖腺胚胎性肿瘤等，血中AFP也可增加。

（二）癌胚抗原（CEA）测定

【原理】 癌胚抗原（carcinoembryonic antigen，CEA）最初发现于成人结肠癌组织中，是一种富含多糖的蛋白复合物。胚胎期主要存在于胎儿的消化管、胰腺及肝脏，出生后组织内含量极低。恶性肿瘤患者的血清中可发现CEA含量有异常升高。

【参考值】 ELISA和RIA法：血清<5μg/L。

【临床意义】 CEA测定无特异性，也缺乏早期诊断价值，临床主要用于：

1. 消化器官癌症的诊断 CEA升高主要见于结肠癌、胃癌、胰腺癌等。CEA随病程的进展而升高，对判断疗效和预后有一定价值。如结肠癌术后2～4天CEA即可下降至参考值范围，如术后CEA持续不降或尚未降至参考值范围又再回升，提示肿瘤有残存或复发。

2. 鉴别原发性和转移性肝癌 原发性肝癌CEA升高者不超过9%，而转移性肝癌CEA阳性率高达90%，且绝对值明显增高。故CEA对鉴别原发和转移性肝癌有帮助。

3. 其他 肺癌、乳腺癌、膀胱癌、尿道癌、前列腺癌等CEA亦可增高。CEA轻度增高也可见于溃疡性结肠炎、肝硬化、阻塞性黄疸以及吸烟者和老年人。

（三）癌抗原125（CA125）测定

【原理】 癌抗原125（cancer antigen 125，CA125）为一种糖蛋白性肿瘤相关抗原，存在于卵巢肿瘤的上皮细胞内。主要用于辅助诊断恶性浆液性卵巢癌、上皮性卵巢癌，亦用于卵巢癌的疗效观察。

【参考值】 RIA 和 ELISA 法：男性及 50 岁以上女性 <2.5 万 U/L。

20～40 岁女性 <4.0 万 U/L（RIA）。

【临床意义】 卵巢癌病人血清 CA125 水平明显升高，其阳性率可达 97%，故 CA125 对诊断卵巢癌有较大临床价值，尤其对观察治疗效果和判断复发较为灵敏。

其他癌症，如宫颈癌、乳腺癌、胰腺癌、胆道癌、肝癌、胃癌、结肠直肠癌、肺癌等也有一定的阳性反应。非恶性肿瘤，如良性卵巢瘤、子宫肌瘤、肝炎等病人血清 CA125 也会增高，但多数不超过 10 万 U/L。肝硬化失代偿期血清 CA125 明显增高。

（四）癌抗原 15-3（CA15-3）测定

【原理】 癌抗原 15-3（cancer antigen 15-3，CA15-3）是一种乳腺癌相关抗原，属糖蛋白，对乳腺癌的诊断及术后随访监测有一定的价值。

【参考值】 RIA 法和化学发光免疫分析法（CLIA）：血清 <25 000U/L。

【临床意义】 乳腺癌时 30%～50% 的患者可见 CA15-3 明显升高，但在早期乳腺癌时，它的阳性仅为 20%～30% 左右。乳腺癌治疗后复发及乳腺癌转移后阳性率可达 80%。

其他恶性肿瘤，如转移性卵巢癌、结肠癌、支气管肺癌、原发性肝癌等，CA15-3 也有不同程度的升高。妊娠妇女，血清 CA15-3 水平也可增高。

（五）组织多肽抗原（TPA）测定

【原理】 组织多肽抗原（tissue polypeptide antigen，TPA）是一种非特异性肿瘤标志物，体外实验时，有丝分裂期间的增殖细胞 TPA 分泌活跃，因此，血清中 TPA 增高主要用于辅助诊断迅速增殖的恶性肿瘤，且在恶性肿瘤的疗效观察上敏感性较高。

【参考值】 RIA 法：血清 <130U/L。

【临床意义】 恶性肿瘤患者血清 TPA 水平均可显著升高，与肿瘤发生部位和组织类型无相关性，多见于膀胱转移细胞癌，其次见于前列腺癌、乳腺癌及消化道恶性肿瘤等。恶性肿瘤经治疗好转后，TPA 水平降低；若 TPA 再次增高，提示有肿瘤复发。TPA 与 CEA 同时检测可有利于恶性与非恶性乳腺病的鉴别诊断。

急性肝炎、胰腺炎、肺炎及妊娠后期等血清中 TPA 亦可升高。

（六）前列腺特异抗原（PSA）测定

【原理】 前列腺特异抗原（prostate specific antigen，PSA）是一种由前列腺上皮细胞分泌的蛋白酶，为单链糖蛋白，正常人血清中 PSA 含量极微，在前列腺癌时，前列腺腺管破坏，导致血清 PSA 水平明显升高。

【参考值】 RIA 法和 CLIA 法：血清≤4.0μg/L。

【临床意义】 PSA 是高度的前列腺组织特异抗原，90%～97% 的前列腺癌患者血清 PSA 明显升高，手术后降至正常，若再次升高，应考虑肿瘤的复发与转移。

（七）糖类抗原 CA19-9

【原理】 CA19-9 是肿瘤病人血清中一种类黏蛋白的糖蛋白成分，是一项较好的肿瘤标志物。在消化道腺癌病人血清中，浓度可明显升高，特别是胰腺和胆道系统的恶性肿瘤更为明显。

【参考值】 <37U/ml。

【临床意义】 CA19-9 测定有助于胃肠道恶性肿瘤的诊断，尤其对胰腺癌有较高的敏感度及特异性。连续监测 CA19-9 对病情进展、手术疗效、预后估价及复发的早期发现都有重要价值。此外，对消化道良恶性疾病鉴别诊断（如胰腺癌与胰腺炎、胃癌与胃溃疡）也有一定价值。

六、自身抗体检查

人体的免疫系统具有高度的“自我识别”能力，一般情况下，机体对“非己”抗原发生免疫排斥，而对自身抗原呈现自身免疫耐受（autoimmune tolerance），即机体免疫系统对自身抗原不产生免疫应答，无免疫排斥的现象。如机体免疫系统对自身抗原发生免疫应答，产生自身抗体（autoimmune antibody）和（或）自身致敏淋巴细胞的现象，称为自身免疫（autoimmunity）。当自身免疫表现为质和量的异常，自身抗体和（或）自身致敏淋巴细胞攻击自身靶抗原细胞和组织，使其产生病理改变和功能障碍时，即形成自身免疫性疾病（autoimmune disease，AID）。AID 按自身抗原分布的范围可分为器官特异性（如桥本甲状腺炎等）和非器官特异性（如系统性红斑狼疮等），另有一类中间型（损伤局限于某一器官，而自身抗体却是非器官特异性的，如原发性胆汁性肝硬化）。自身抗体的检查，对自身免疫病的诊断、疗效观察均具有重要意义。

（一）类风湿因子（RF）检查

【原理】 类风湿因子（rheumatoid factor，RF）是一种以变性 IgG 为靶抗原的自身抗体，无种族特异性，有 IgG、IgA、IgM、IgD、IgE 五型。主要存在于类风湿性关节炎患者的血清和关节液中，易与变性的 IgG 的 Fc 段结合，形成抗原-抗体复合物。主要检测 IgM 型。

【参考值】 乳胶凝集试验正常人为阴性；血清稀释度 <1∶10。

【临床意义】 未经治疗的类风湿性关节炎病人，RF 阳性率为 80%，且滴度常 >1∶160。临床上动态观察滴度变化，可作为病变活动及药物治疗后疗效的评价。

系统性红斑狼疮、硬皮病、皮肌炎等风湿性疾病，及感染性疾病如传染性单核细胞增多症、感染性心内膜炎、结核病等，RF 也可阳性，但其滴度均较低。约有 1%～4% 的正常人可呈弱阳性反应，尤以 75 岁以上的老年人多见。

（二）抗核抗体的检查

抗核抗体（anti-nuclear antibody，ANA）是以细胞的核成分为靶抗原的自身抗体的总称，无器官及种族特异性。依其与细胞核不同抗原成分起反应而分为抗核蛋白抗体、抗双链 DNA 抗体、抗单链 DNA 抗体、抗可溶性核成分抗体及抗核仁抗体。

1. 抗核抗体（ANA）测定

【参考值】 IFA 法为阴性，血清滴度 <1∶40。

【临床意义】

（1）阳性主要见于系统性红斑狼疮（SLE）。未经治疗的 SLE 患者，ANA 阳性率可达

96%（滴度在1∶128～1∶2048之间），但特异性较差。约有6%的正常人可呈弱阳性反应。

（2）类风湿性关节炎、系统性硬化病、皮肌炎、干燥综合征、慢性肝炎等也可出现阳性反应，但滴度均较低。

（3）根据细胞核着染后的荧光类型，ANA可分为4种。①均质型（弥漫型）：全部细胞核呈均匀荧光，与抗dsDNA和抗组蛋白抗体有关，多见于SLE及硬皮病、皮肌炎等；②膜型（周边型）：核边缘处荧光较强，呈轮状，对应的抗体为抗dsDNA抗体，见于SLE活动期；③斑点型（颗粒型）：核内呈斑块状或点块状荧光，抗体类型为可提取性核抗原（ENA）抗体，见于硬皮病及肢端动脉痉挛病；④核仁型：仅核仁处发荧光，抗体类型为RNA，见于硬皮病及干燥综合征。

2. 抗双链DNA抗体测定 抗双链DNA抗体（double stranded DNA antibody，dsDNA）的靶抗原是细胞核中的DNA的双股螺旋结构，这种抗体是SLE的活动性标志，尤其是SLE合并狼疮性肾炎时。常用间接荧光抗体法（IFAT）测定。

【临床意义】 抗dsDNA抗体对SLE的特异性较高，其活动期阳性率达70%～90%。其他疾病，如类风湿性关节炎、慢性肝炎、干燥综合征等亦可出现阳性。

3. 可提取性核抗原（ENA）抗体谱测定 核内可提取性核抗原（extractable nuclear antigen，ENA）由多种分子质量不同的多肽构成。抗体谱主要包括抗RNP抗体和抗Sm抗体。采用免疫印迹试验可以对这些自身抗体进行检测，用以诊断自身免疫性疾病。

【参考值】 免疫印迹试验（IBT）：阴性。

【临床意义】 抗Sm抗体为SLE所特有，特异性达99%，但敏感度低（20%）；抗Sm抗体阳性的SLE患者，内脏病变发病率较高，对治疗反应性差。

抗RNP抗体阳性主要见于混合性结缔组织病，亦见于SLE、进行性系统性硬化病、皮肌炎、重叠综合征等。抗RNP抗体阳性的SLE患者，肾脏损害一般较轻。

4. 狼疮细胞（LE细胞）检查 狼疮（lupus erythematosus，LE）因子是一种重要的抗核蛋白抗体，多为IgG。LE因子与轻微损伤的白细胞上抗原决定簇作用时，使细胞核膨胀，核染色质结构不清，嗜碱性减弱，形成一种淡紫红色的均质体，即LE小体。在补体作用下，LE小体被正常的中性分叶核粒细胞所吞噬，形成LE细胞。有时还可见到游离的LE小体周围有中性分叶核粒细胞围绕形成花簇细胞现象。

【临床意义】 未经治疗的系统性红斑狼疮（SLE）病人LE细胞阳性率50%～80%。急性期或活动期阳性率较高，激素治疗后阳性率降低。LE细胞阳性亦可见于类风湿性关节炎、系统性硬化病、皮肌炎、慢性肝炎等疾病。

（三）抗组织和抗细胞浆抗体检测

1. 抗线粒体抗体（anti－mitochondria antibody，AMA）测定 AMA是一组以线粒体内、外膜为靶抗原的自身抗体，主要是IgG。AMA的检测主要用于肝脏自身免疫病的诊断。

【参考值】 IFA法为阴性（血清滴度＜1∶10）。正常人群阳性率＜10%。

【临床意义】 主要用于原发性胆汁性肝硬化的诊断，阳性率在90.5%～92.5%。肝硬化、慢性肝炎、药物性肝损伤亦可出现阳性，阳性率在20%～30%。

2. 抗甲状腺球蛋白抗体测定 甲状腺球蛋白（thyroid globulin，TG）是由甲状腺滤泡细胞合成的一种糖蛋白。抗 TG 抗体（anti - thyroglobulin antibody，ATG）主要是 IgG。

【参考值】

间接血凝法滴度≤1:32；ELISA 和 RIA 法均为阴性。

【临床意义】 血清 ATG 是诊断甲状腺自身免疫性疾病的一个特异性指标。ATG 阳性多见于桥本甲状腺炎及甲状腺功能亢进症，较少见于甲状腺癌。亚急性甲状腺炎、重症肌无力、肝脏疾病、风湿性血管病、糖尿病等也可出现阳性。ATG 阳性亦可见于 40 岁以上的妇女。

3. 抗甲状腺微粒体抗体测定 抗甲状腺微粒体抗体（anti - thyroid microsome antibody，ATM）是针对甲状腺微粒体的一种抗体，靶抗原为甲状腺过氧化物酶（TPO）。

【参考值】 间接血凝法为阴性；ELISA 和 RIA 法均为阴性。

【临床意义】 ATM 阳性见于桥本甲状腺炎、甲状腺功能亢进症、甲状腺肿瘤、单纯性甲状腺肿、亚急性甲状腺炎等，尤以桥本甲状腺炎检出率最高（90%～95%）。SLE、风湿性疾病及正常人也可呈阳性。

ATM 与 ATG 同时检测，可提高甲状腺疾病诊断的准确性。

4. 抗平滑肌抗体测定 抗平滑肌抗体（anti - smooth muscle antibody，ASMA）是一种主要存在于狼疮性肝炎患者血清中的一种自身抗体。

【参考值】 间接荧光抗体法为阴性，滴度＜1:10。

【临床意义】 ASMA 阳性主要见于自身免疫性肝炎（如狼疮性肝炎）、原发性胆汁性肝硬化、急性病毒性肝炎等。药物性肝炎、肝硬化、肝癌时 ASMA 亦可阳性。

七、循环免疫复合物（CIC）测定

【原理】 免疫复合物（IC）是抗原、抗体相结合的产物，自身免疫性疾病及各种病原体所致的传染病患者的体液中常存在 IC。IC 有 3 种形式：大的 IC（沉降系数＞19S）可被巨噬细胞吞噬而清除；中等的 IC（约为 19S），存在于局部组织中，如肾基底膜、皮肤基底膜、血管内膜和关节滑膜等，此种 IC 可激活补体引起炎性细胞浸润和组织损伤；小的 IC（＜19S）游离于血液、体液中，为一种可溶性 IC，又称循环免疫复合物（circulation immunocomplex，CIC）。测定 CIC 对免疫复合物疾病的诊断、疗效观察、预后判断，均有重要意义。

【参考值】 聚乙二醇（PEG）沉淀试验：血清浊度＜8.3。

速率散射比浊法：血清浓度 0～1.5μg/ml。

【临床意义】

1. CIC 为非特异性诊断指标，阳性可见于：①自身免疫性疾病，如系统性红斑狼疮、类风湿性关节炎、干燥综合征等；②急性链球菌感染后肾炎、乙型病毒性肝炎、感染性心内膜炎、麻风等。

2. 与其他有关试验一起检查，可提高疾病的诊断率，如膜增殖性肾炎时，CIC 阳性并伴补体降低及 C_3 裂解产物存在。

八、C反应蛋白（CRP）测定

【原理】　C反应蛋白（C－reactive protein，CRP）是一种能与肺炎链球菌胞壁上的C多糖体起沉淀反应的急性时相蛋白质。CRP由肝脏产生，能激活补体，促进吞噬，并具有免疫调理作用。用特异性CRP抗体来判定病人血清中的CRP的含量。

【参考值】　定性试验：阴性。免疫扩散法：正常人血清中 <10mg/L。

【临床意义】

1. 早期诊断某些疾病　如各种急性化脓性炎症、菌血症、组织坏死、恶性肿瘤、结缔组织疾病等，血清CRP于病后数小时迅速升高。

2. 鉴别功能性疾患与器质性疾患　功能性疾患血清CRP含量正常，器质性疾患则有不同程度的CRP增多。

3. 风湿热等疾病的动态观察　风湿热急性期或有活动性时，CRP含量可高达200mg/L，经治疗好转至无活动性时，CRP含量逐渐降到正常。

4. 区分细菌感染与病毒感染　细菌感染时CRP含量常明显增多，病毒感染时CRP含量多属正常。

5. CRP与血沉　CRP与血沉均属非特异性指标，但CRP更敏感，更有利于早期诊断和动态观察，且不受贫血、妊娠、高球蛋白血症等的干扰，不受放疗、化疗、糖皮质激素治疗的影响。

第十八章 排泄物、分泌物及体液检查

第一节 尿液检查

尿液的组成及性状可反映机体的代谢情况，并受机体各系统功能状态的影响，尤其与泌尿系统直接相关。尿液的变化不仅可反映泌尿系统的疾病，且对其他系统疾病的诊断、治疗及预后均有重要意义。尿液检查主要用于：

1. 泌尿系统疾病的诊断和疗效观察 炎症、结核、结石、肿瘤及肾脏移植等，均可引起尿液的变化，治疗后病情好转时尿液可逐步改善。因此尿液检查是泌尿系统疾病诊断和疗效观察的首选项目。

2. 其他系统疾病的诊断 如糖尿病的尿糖检查、急性胰腺炎的尿淀粉酶检查、黄疸鉴别诊断时的尿三胆检查、多发性骨髓瘤的本－周蛋白尿检查等。在其他血液、淋巴系统疾病及重金属中毒引起肾损害时，尿液也可出现异常变化。

3. 用药监护 某些药物如庆大霉素、卡那霉素、多黏菌素和磺胺药等，常致肾损害，在用药前和用药过程中需要观察尿液的变化，以确保用药安全。

一、标本的采集与保存

一般常规检查时，用清洁容器随时留取新鲜尿液 100～200ml 即可，但以晨尿为好，因晨尿浓度较高，易发现病理成分。成年女性留标本时，应避开月经期；为避免白带等分泌物混入，应留取中段尿送检。

作细菌培养时，用 1∶1000 苯扎溴铵（新洁尔灭）消毒外阴后留取中段尿，必要时进行导尿。

化学定量检查时，应留 24 小时昼夜尿送检，并加入适当防腐剂（甲醛或甲苯等）。

二、一般性状检查

（一）尿量

正常人为 1000～2000ml/24h，尿量多少与饮水量和其他途径排出液体量的多少有关。

1. 多尿 尿量超过 2500ml/24h 者称为多尿（polyuria）。生理性多尿见于大量饮水或进食有利尿作用的食物（茶、咖啡）。病理性多尿见于糖尿病、尿崩症、有浓缩功能障碍的肾脏疾病（如慢性肾小球肾炎、慢性肾盂肾炎、慢性间质性肾炎、急性肾衰竭多尿期）及精神性多尿等。

2. 少尿或无尿 尿量少于400ml/24h（或17ml/h）者称为少尿（oliguria）；尿量少于100ml/24h者，称为无尿（anuria）或尿闭。见于：①肾前性：各种原因所致的肾血流量减少，如休克、脱水、心力衰竭及肾动脉栓塞等；②肾性：急性肾小球肾炎、慢性肾小球肾炎急性发作、急性肾衰竭少尿期及慢性肾衰竭终末期等；③肾后性：尿路梗阻如肿瘤、结石、尿道狭窄等。

（二）颜色和透明度

正常新鲜尿为黄色或淡黄色，透明，可受食物、药物和尿量影响。病理性尿色改变如下：

1. 血尿（hematuria） 呈淡红色、洗肉水样或混有血凝块。见于泌尿系统的炎症、结核、结石、肿瘤及出血性疾病（血小板减少性紫癜、过敏性紫癜）等。

2. 血红蛋白尿（hemoglobinuria） 当血管内大量红细胞破坏时，出现血红蛋白尿，其颜色呈浓茶色或酱油色，镜检无红细胞，但隐血试验可呈强阳性。可见于蚕豆病、阵发性睡眠性血红蛋白尿、血型不合的输血反应及恶性疟疾等。

3. 胆红素尿（bilirubinuria，BIL） 为尿内含有大量结合胆红素所致，呈深黄色，振荡后泡沫亦呈黄色。见于肝细胞性黄疸及阻塞性黄疸。

4. 乳糜尿（chyluria） 呈乳白色，如含有较多的血液，则称为乳糜血尿。乃因淋巴通道阻塞从肠道吸收的乳糜液逆流进入尿中所致，常见于丝虫病，少数因结核、肿瘤引起。

5. 脓尿（pyuria）和菌尿（bacteriuria） 尿内含有大量白细胞或细菌等炎性渗出物时，排出的新鲜尿即可混浊。菌尿呈云雾状，静置后不下沉；脓尿放置后可见白色絮状沉淀。此两种尿液不论加热、加酸，其混浊均不消失。脓尿和菌尿见于泌尿系统感染，如肾盂肾炎、膀胱炎。

6. 盐类结晶尿（crystalluria） 尿液排出即呈淡白色或粉红色颗粒状混浊，多因尿内含大量盐类结晶所致。若于试管内加热，混浊消失，即为尿酸盐；加热后混浊增加，再加入醋酸，混浊变清，即为磷酸盐或碳酸盐。

（三）气味

正常尿液的气味来自尿内的挥发性酸。尿液久置后，闻及氨臭，乃因尿素分解所致。尿液新鲜排出时即有氨味，提示膀胱炎及慢性尿潴留。尿中出现烂苹果样气味，多为糖尿病酮症酸中毒。此外，有些药物和食物（葱、蒜）也可使尿液散发特殊气味。

（四）酸碱反应

正常新鲜尿多呈弱酸性至中性反应，pH 5.0～7.0（平均6.0）。尿液酸碱反应受食物成分和代谢情况影响。尿液酸度增高见于多食肉类、蛋白质，代谢性酸中毒，发热，痛风等；碱性尿见于多食蔬菜、服用碳酸氢钠类药物、代谢性碱中毒、肾小管性酸中毒、呕吐等。

（五）比重（specific gravity）

尿比重的高低，主要取决于肾小管的浓缩稀释功能，而与尿内所含溶质（盐类、有机物）的浓度成正比，与尿量成反比。正常人在普通膳食情况下，尿比重波动在1.015～1.025。若大量饮水尿比重可降低至1.003以下，机体缺水时尿比重可高达1.030以上。

尿比重病理性增高，见于急性肾小球肾炎、糖尿病、蛋白尿、失水等；尿比重减低见于尿崩症（常 <1.003）、慢性肾小球肾炎、急性肾衰竭和肾小管间质疾病等；比重固定，常在1.010左右，称为等张尿，见于肾实质严重损害。

三、化学检查

（一）尿蛋白

健康成人经尿排出的蛋白总量为20～80mg/24h。当尿液用常规定性方法检查蛋白呈阳性或定量检查超过120mg/24h者，称为蛋白尿（proteinuria，PRO）。

泌尿系统无器质性病变，因剧烈运动、发热和血管活性剂等刺激引起肾脏血流动力学改变，尿内暂时出现蛋白质，程度较轻〔定性试验多不超过（+），定量检查为轻度（120～250mg/24h）〕，持续时间短，诱因解除后消失，称生理性蛋白尿（physiologic proteinuria）。

导致病理性蛋白尿的原因很多，以下分述6种病理性蛋白尿。

1. 肾小球性蛋白尿 由于炎症等因素导致肾小球滤过膜受损以致孔径增大，或静电屏障作用减弱，血浆蛋白特别是白蛋白大量进入肾小囊，超过肾小管重吸收的能力所形成的蛋白尿，称为肾小球性蛋白尿（glomerular proteinuria）。见于原发性肾小球疾病如急性肾小球肾炎、急进性肾小球肾炎、隐匿性肾小球肾炎、慢性肾小球肾炎、肾病综合征和某些继发性肾小球疾病如糖尿病肾病及系统性红斑狼疮肾病等。

根据肾小球滤过膜损伤程度及蛋白尿的组分又可分为：①选择性蛋白尿（selective proteinuria）：肾小球滤过膜损害较轻时，以中分子白蛋白为主，有少量小分子量蛋白，尿中无大分子量蛋白（IgG、IgA、IgM、C_3），免疫球蛋白/白蛋白清除率 <0.1，常见于微小病变型肾病。②非选择性蛋白尿（non－selective proteinuria）：肾小球滤过膜损害严重时，尿内出现不同分子量的蛋白，尤其是IgG、IgA、IgM、补体 C_3 等大分子量蛋白，免疫球蛋白/白蛋白清除率 >0.5，见于各类原发、继发肾小球疾病。判断蛋白尿有无选择性对肾脏病的诊断、治疗及估计预后有一定意义。

2. 肾小管性蛋白尿 由于炎症或中毒使肾近曲小管受损而对低分子量蛋白质重吸收的功能减退所产生的蛋白尿，称为肾小管性蛋白尿（tubular proteinuria）。临床常见于肾盂肾炎、间质性肾炎、中毒性肾病（汞、镉、铋等重金属中毒及应用庆大霉素、卡那霉素、多黏菌素等引起）、肾移植术后及一些中草药如马兜铃、木通过量等。

3. 混合性蛋白尿 肾脏病变同时累及肾小球和肾小管而产生的蛋白尿，称为混合性蛋白尿（mixed proteinuria）。见于肾小球疾病后期（如慢性肾小球肾炎）累及肾小管，肾小管间质疾病后期（如炎症、中毒）涉及肾小球，以及全身性疾病同时侵犯肾小球和肾小管（如糖尿病肾病、系统性红斑狼疮肾病等）。

4. 溢出性蛋白尿 肾脏滤过及重吸收的功能正常，但由于血循环中出现大量低分子量蛋白质如免疫球蛋白轻链、游离血红蛋白或肌红蛋白等可经肾小球滤出，但肾小管不能将其全部重吸收，而随尿排出所致的蛋白尿，称为溢出性蛋白尿（overflow proteinuria）。临床可见于多发性骨髓瘤、巨球蛋白血症、大面积心肌梗死、严重骨骼肌创伤和急性血管内溶血等。

5. 组织性蛋白尿 在尿液形成过程中，肾小管代谢产生的和肾组织破坏分解的蛋白质及炎症、药物刺激分泌的蛋白质，称组织性蛋白尿（histic proteinuria）。肾脏炎症、中毒时排出量增多。

6. 偶然性蛋白尿（accidental proteinuria） 又称假性蛋白尿，肾脏以下泌尿道疾病产生大量脓、血、黏液等混入尿中，或阴道分泌物掺入尿中，两者均可引起蛋白定性试验阳性。

（二）糖

正常人尿内可有微量葡萄糖，尿内含糖量为0.56～5.0mmol/24h（100～900mg/24h），定性试验为阴性。当血糖升高超过肾糖阈8.89mmol/L（160mg/dl）或血糖正常而肾糖阈值降低时，尿糖定性检测尿糖呈阳性，称为糖尿。一般指葡萄糖尿（glucosuria，GLU）。

1. 血糖增高性糖尿 血糖浓度受内分泌激素的调节，胰岛素使血糖浓度下降，胰高血糖素、生长激素、甲状腺素、肾上腺素、皮质醇等则使血糖上升。血糖增高性糖尿最常见于因胰岛素相对减少或绝对不足所致的糖尿病，也见于肢端肥大症、甲状腺功能亢进症、嗜铬细胞瘤、库欣综合征等。

2. 血糖正常性糖尿 由于肾小管对葡萄糖的重吸收功能减退，肾糖阈值降低所致的糖尿，又称肾性糖尿（renal glucosuria）。先天性者如家族性糖尿、新生儿糖尿；病理性者则见于慢性肾小球肾炎、肾病综合征。妊娠时，由于细胞外液容量增加，近曲小管的重吸收功能受到抑制，亦可使肾糖阈值下降而出现糖尿。

3. 暂时性糖尿 见于：①超过肾阈值的生理性糖尿，如短时间内摄入大量糖，或静注大量葡萄糖后。②应激性糖尿，在强烈的精神刺激、颅脑外伤、急性脑血管疾病时，肾上腺素或胰高血糖素分泌过多或延脑血糖中枢受到刺激，可出现暂时性高血糖和糖尿。

4. 其他糖尿 乳糖、半乳糖、果糖等进食过多，或肝硬化时对果糖、半乳糖的利用下降等情况，可出现果糖尿或半乳糖尿。哺乳期产生过多乳糖，可形成乳糖尿。

5. 假性糖尿 尿中不少物质具有还原性，如维生素C、尿酸、葡萄糖醛酸，或随尿排出的药物如异烟肼、链霉素、水杨酸、阿司匹林、黄柏、黄连、大黄等，可使班氏（Benedict）试剂中氧化高铜还原成氧化低铜，使尿糖定性呈阳性反应。若用葡萄糖氧化酶试纸测定则可避免出现上述假阳性反应。

（三）酮体

酮体（ketone bodies，KET）包括乙酰乙酸、β-羟丁酸和丙酮，三者都是脂肪代谢的中间产物。在正常情况下，酮体由肝脏产生，经血液运送到肝外组织（如心肌、骨骼肌）被氧化成二氧化碳及水，并产生能量。在某些生理和病理情况下，脂肪分解增加，肝内产生酮体的速度超过肝外组织利用的速度，引起血酮过多而出现酮尿。

尿中酮体量（以丙酮计）为0.34～0.85mmol/24h（20～50mg/24h），一般检查法为阴性。

糖尿病酮症酸中毒时尿酮体呈强阳性反应，妊娠剧烈呕吐、重症不能进食等可导致脂肪分解加强的情况，均可致尿酮体阳性。

（四）亚硝酸盐

正常尿中有适量硝酸盐存在，某些细菌含有硝酸盐还原酶，可使硝酸盐还原为亚硝酸盐，使试剂呈粉红色。正常人尿亚硝酸盐定性试验一般为阴性。本试验主要用于对尿路感染的快速过筛，阳性提示尿路细菌感染。感染率与细菌的种类有关，大肠埃希菌、假单胞杆菌和肺炎杆菌阳性率较高，沙门菌属和革兰阳性菌阳性率较低。

四、显微镜检查

应用显微镜检查尿沉渣的各种有形成分，可反映出肾、尿路疾患的基本病变情况，为诊断提供极为重要的依据。检查方法是取新鲜混匀的尿液约10ml于试管内，经离心沉淀后，取其沉渣1滴置载玻片上覆盖玻片后镜检。先用低倍镜将涂片全面观察一遍，寻找有无细胞、管型及结晶体，以免遗漏量少而有意义的物体，再用高倍镜仔细辨认。计数10个视野内所见到的最低和最高数目；+为>5个，++>10个，+++>15个，++++>20个；管型则计数20个低倍视野内所见到的最低和最高数。

（一）细胞

1. 红细胞（erythrocyte，ERY） 新鲜红细胞为淡黄色，大小均匀，呈双凹圆盘状。在高渗尿内常皱缩呈星形；在低渗尿中则胀大，甚至可使血红蛋白脱出，形成大小不等的空环，称为红细胞淡影（图18－1）。正常尿液中一般无红细胞，或偶见个别红细胞。离心后的尿沉渣，若每个高倍视野均见到1～2个红细胞，即为异常表现。若每个高倍镜视野红细胞超过3个，尿外观无血色者，称为镜下血尿；尿内含血量较多，外观呈红色，称肉眼血尿。血尿常见于急性肾小球肾炎、慢性肾小球肾炎急性发作期、急性膀胱炎、肾结核、肾结石、肾盂肾炎、狼疮性肾炎、紫癜性肾炎、血友病及肿瘤等。

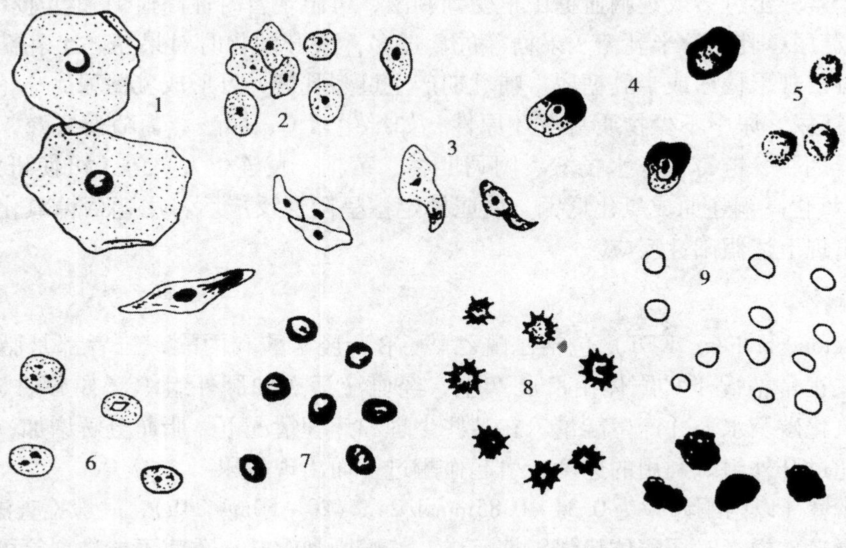

1. 扁平上皮细胞；2. 圆形或多角形上皮细胞；3. 尾状上皮细胞；4. 小圆上皮细胞
5. 白细胞；6. 白细胞（加酸后）；7. 新鲜红细胞；8. 皱缩红细胞；9. 红细胞淡影

图18－1 尿内常见的各种细胞

2. 白细胞（leukocytes，LEU）和脓细胞 新鲜尿中白细胞外形完整，无明显退行性变，结构清晰，常分散存在。尿中以中性粒细胞较常见，亦可见到淋巴细胞及单核细胞。脓细胞系指在炎症过程中破坏或死亡的中性粒细胞，外形常不规则，胞浆内充满粗大颗粒，胞核模糊，数量较多且易黏集成团。正常尿中，离心沉淀法每个高倍视野白细胞可达0～5个，不离心尿不超过1个。若离心后每高倍镜视野超过5个白细胞或脓细胞，称镜下脓尿，多为泌尿系统感染，见于肾盂肾炎、膀胱炎、尿道炎及肾结核等。成年女性生殖系统有炎症，尿内常混入阴道分泌物，镜下除成团的脓细胞外，还可见到多量扁平上皮细胞，应与泌尿系统炎症相鉴别，需取中段尿复查。

3. 上皮细胞（epithelial cells） 由泌尿生殖道不同部位的上皮细胞脱落而来。

（1）*复层鳞状上皮细胞（扁平上皮细胞）*：来自阴道及尿道黏膜表层，成年女性尿中多见，临床意义不大。

（2）*移行上皮细胞*：①表面移行上皮细胞（大圆上皮细胞）：来自膀胱上皮表层和尿道，阴道上皮中层，偶见于正常人尿内，大量出现见于膀胱炎。②中层移行上皮细胞（尾形上皮细胞）：多来自肾盂，又称肾盂上皮细胞，有时来自输尿管。此类细胞在正常尿中不易发现，肾盂肾炎、输尿管炎时可见成片脱落。

（3）*肾小管上皮细胞（小圆上皮细胞）*：主要来自肾小管上皮，尿中出现此类细胞表示肾小管有病变，常见于急性肾小球肾炎，成堆出现表示有肾小管坏死，也见于肾移植术后急性排斥反应。

（二）管型（casts）

管型是蛋白质或细胞或碎片在肾小管、集合管中凝结而成的圆柱状蛋白聚合体。形成管型的必要条件是：①蛋白尿的存在。②尿液的充分酸化和尿液的高度浓缩（盐类）。③有可供交替使用的肾单位，则可产生局部性尿液积滞，以利蛋白质浓缩、沉析并凝聚成管型。各种管型的形态见图18－2。

1. 透明管型（hyaline casts） 为无色透明的圆柱状体，两端钝圆，偶有少许颗粒。偶见于健康人；剧烈运动、高热、心功能不全时，可见少量；肾实质病变时，明显增多。

2. 细胞管型（cellular casts） 管型基质内含有细胞，细胞体积超过1/3的管型体积者，则称为细胞管型。此类管型出现常表示肾脏病变在急性期。医基质中所含细胞的不同而有相应的命名。

（1）*红细胞管型（erythrocyte casts）*：由红细胞穿过肾小球或肾小管基底膜进入肾小管，在蛋白基质中嵌入红细胞形成。几乎总同时有肾小球性血尿。主要见于肾小球疾病，如急进性肾小球肾炎、急性肾小球肾炎、慢性肾小球肾炎急性发作、狼疮性肾炎及肾移植术后急性排斥反应等。

（2）*白细胞管型（leukocyte casts）*：在蛋白基质中嵌入白细胞、变性白细胞或脓细胞而形成。常提示肾实质有活动性感染病变，主要见于肾盂肾炎、间质性肾炎等。

（3）*肾小管上皮细胞管型（renal tubular epithelial cell casts）*：表示肾小管有病变，是肾小管上皮细胞脱落的指征。常见于急性肾小管坏死、肾病综合征、慢性肾小球肾炎晚期、高热、妊娠高血压综合征、金属（镉、汞、铋）和化学物质中毒等。

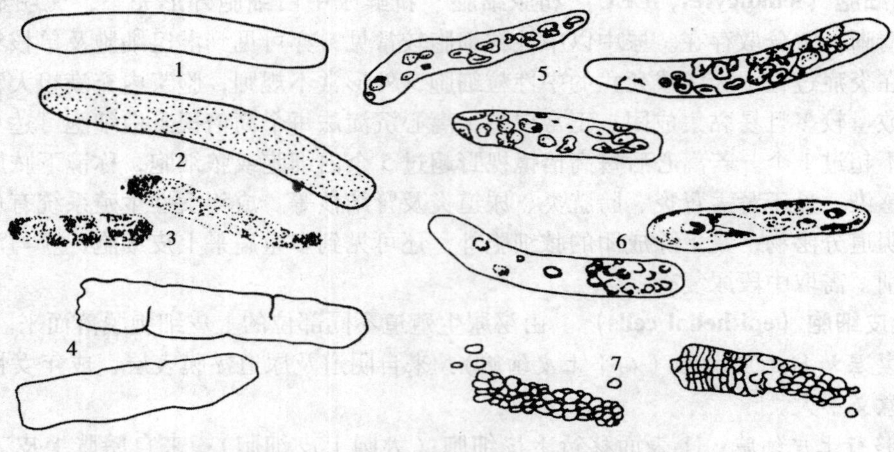

1. 透明管型；2. 细颗粒管型；3. 粗颗粒管型；4. 蜡样管型；
5. 上皮细胞管型；6. 白细胞管型；7. 红细胞管型

图 18－2 显微镜下所见的尿沉渣中管型的形态

3. 颗粒管型（granular casts） 肾实质病变的变性细胞分解产物，或血浆蛋白及其他物质崩解后，形成大小不等的颗粒，这些颗粒聚合于糖蛋白基质中构成颗粒管型。管型内的颗粒常超过 1/3 管型体积，故称为颗粒管型。可分为粗颗粒和细颗粒管型两种。组化染色证明，粗颗粒主要为白细胞碎片，细颗粒则多为上皮细胞碎片。粗颗粒管型见于慢性肾小球肾炎、肾盂肾炎或某些原因（药物中毒等）引起的肾小管损伤。少量细颗粒管型可见于正常人，大量细颗粒管型见于慢性肾小球肾炎或急性肾小球肾炎后期。

4. 脂肪管型（fatty casts） 在管型蛋白基质中含有多量脂肪滴或嵌入含有脂肪滴的上皮细胞时，称为脂肪管型。常见于肾病综合征、慢性肾小球肾炎急性发作、中毒性肾病。

5. 蜡样管型（waxy casts） 可能由细颗粒管型继续演化而来，是细胞崩解的最后产物。尿液中出现蜡样管型，提示局部肾单位有长期阻塞性少尿或无尿，说明肾小管病变严重，预后较差。见于慢性肾小球肾炎晚期、慢性肾衰竭及肾淀粉样变性。

6. 肾衰竭管型（renal failure casts） 由损坏的肾小管上皮细胞碎裂后，在明显扩大的集合管内凝聚而成。在急性肾衰竭多尿早期，此管型大量出现；慢性肾衰竭时，如出现提示预后不良。

（三）结晶体

尿中结晶体的形成，与该物质在尿中的溶解度、浓度、当时温度以及尿中的 pH 等有关。结晶体的发现一般临床意义较小。若经常出现于新鲜尿中并伴有较多红细胞时，应怀疑有泌尿系结石的可能。酸性尿中常见的结晶体有尿酸结晶、草酸钙结晶、非晶形尿酸盐、亮氨酸结晶和酪氨酸结晶等。碱性尿中常见的结晶体有三价磷酸盐结晶、尿酸铵结晶、非晶形磷酸盐、磷酸钙结晶和碳酸钙结晶等。磺胺药物结晶种类甚多，形状各异，易在酸性尿中形成结晶，多在肾小管内析出。若在服用磺胺药物时，尿中出现大量磺胺结晶且伴有红细胞或管型，有发生泌尿道结石或尿闭及急性肾衰竭的可能，应及时停药，采取有效措施。

（四）病原体

用无菌操作取清洁中段尿，作尿液直接涂片镜检，或细菌定量培养，或形态染色鉴定，可查见大肠埃希菌或葡萄球菌（肾盂肾炎、膀胱炎）、结核杆菌（肾结核）、淋病球菌（淋病）等。尿液直接涂片若平均每个油镜视野 >1 个以上细菌，为尿菌阳性。细菌定量培养菌落计数 $>10^5$/ml 为尿菌阳性；$<10^4$/ml 为污染（假阳性）；在 $10^4 \sim 10^5$/ml 者，应复查或结合临床判断。

五、尿沉渣计数

目前常采用 1 小时尿细胞计数法。

【标本收集】 患者照常工作、学习，不限制饮食，但不能服利尿剂及过量饮水。准确留取 3 小时（如 6:30 ~9:30）的全部尿液，置于干燥洁净的容器内，即时送检。计数后除以 3 而得出 1 小时细胞的排泄率。

【参考值】 红细胞：男 <3 万/小时，女 <4 万/小时；白细胞：男 <7 万/小时，女 <14 万/小时。

【临床意义】 肾盂肾炎、膀胱炎和前列腺炎时以白细胞数增多为主。急性肾小球肾炎、慢性肾炎急性发作等以红细胞数增多为主。

六、尿液的其他检查

（一）尿红细胞形态

【原理】 尿红细胞形态多用相差显微镜观察。肾小球源性血尿时，红细胞通过有病理改变的肾小球基膜裂孔时受到挤压损伤，其后在漫长的各段肾小管中受到不同 pH 和渗透压变化的影响，使红细胞大小不一、形态异常和血红蛋白含量不一，出现多形型变化。非肾小球源性血尿主要指肾小球以下部位和泌尿通道上的出血，多因有关毛细血管破裂所致，不存在通过肾小球毛细血管基膜裂孔，红细胞形态可完全正常，呈均一性。

【临床意义】 肾小球源性血尿多形型红细胞常 >80%，见于各类肾小球疾病如急性肾小球肾炎、慢性肾小球肾炎、急进性肾小球肾炎、紫癜性肾炎、狼疮性肾炎等。非肾小球源性血尿红细胞呈均一性，多形型 <50%，见于肾盂肾炎、膀胱炎、结石、肿瘤、畸形和血液病等。

（二）尿蛋白电泳

【原理】 又称尿蛋白 SDS 盘状电泳。在聚丙烯酰胺凝胶柱中各种蛋白质组分都向正极移动，按其分子量大小的顺序彼此分离，分子量越大，泳动越慢，反之越快。尿蛋白电泳可以判断蛋白尿组分的性质与分子量范围，进行蛋白尿选择性和非选择性分析。

【临床意义】 ①肾小管损害：如急性肾盂肾炎、中毒性肾病等，常出现小分子量蛋白，主要电泳带在白蛋白及以下。②肾小球损害：如各类肾小球肾炎、肾病综合征等，常出现中、大分子量蛋白，在白蛋白附近及以上。③整个肾单位受损：如慢性肾小球肾炎晚期、严重间质性肾炎累及肾小球及慢性肾衰竭等，常出现混合性蛋白尿。

（三）尿免疫球蛋白（Ig）及补体 C_3

【原理】 正常情况下肾小球基底膜上皮细胞为精细滤器，血浆蛋白质小于6万，半径小于3.5nm才能通过。IgG、IgA、IgM和 C_3 的分子量分别为16万、17万、90万和18.5万，因此尿内均不出现。当肾小球病变时，因毛细血管壁增厚、变形、断裂、结构破坏，尿液内可出现以上成分。

【临床意义】 本试验有助于了解肾小球损害的程度及与肾小管疾病鉴别。微小病变性肾病和肾小管疾病，尿Ig及 C_3 多为阴性。尿Ig及 C_3 阳性，提示为非选择性蛋白尿。尿IgM增高，提示肾小球滤过膜损害严重，治疗效果及预后差。

（四）尿纤维蛋白降解产物

【原理】 纤维蛋白原或纤维蛋白在纤维蛋白溶酶的作用下产生纤维蛋白降解产物（FDP）。肾小球病变时，由于局部凝血，微血栓形成，滤过膜通透性改变，尿中出现FDP。弥散性血管内凝血（DIC）及纤溶性疾病，血液中FDP增加，尿中亦可出现FDP。正常时尿液内无FDP。

【临床意义】 ①原发性肾小球疾病尿内出现FDP并有进行性升高，说明肾脏病变在进行性发展，预后较差；同时提示肾小球内有局部凝血等变化，是抗凝治疗的指征。②尿FDP阳性还见于DIC、原发性纤溶性疾病及肾肿瘤等。

（五）溶菌酶（lysozyme）

【原理】 溶菌酶来自单核细胞、中性粒细胞，是一种能溶解某些细菌的酶类。其分子量小，为1.4万~1.5万，可自肾小球基底膜滤出，90%以上可被肾小管重吸收，所以尿液中很少或无溶菌酶。肾小管损害时，重吸收溶菌酶减少，尿溶菌酶升高，故主要是衡量肾小管重吸收功能的指标。

【参考值】 血清4~20mg/L；尿液0~2mg/L。

【临床意义】 ①肾小管疾病：如炎症、中毒时，尿溶菌酶升高。可作为肾小管及肾小球病变的鉴别指标。②判断预后：急性肾小管坏死时，尿溶菌酶逐渐升高并持续不下降，预后差，反之预后好。慢性肾小球肾炎、肾衰竭时，尿溶菌酶升高，预后差。③急性单核细胞白血病时，血、尿溶菌酶增加；而急性淋巴细胞性白血病时，血、尿溶菌酶可正常。

七、尿液自动化仪器检测

尿液自动化分析仪具有操作简单、快速、检出灵敏度高、重复性好等优点。目前常用的有干化学尿分析仪和尿沉渣分析仪。

1. 干化学尿分析仪 干化学尿分析仪是用干化学法检测尿中某些成分的自动化仪器，该仪器将已使用的尿试纸应用现代光电技术检测其有否成色反应及成色程度，并用微电脑控制检测过程和处理结果。常检测的项目有酸碱度（pH）、蛋白（pro）、葡萄糖（glu）、酮体（ket）、隐血（bld）、胆红素（bil）、尿胆原（ubg）、亚硝酸盐（nit）、白细胞（leu）、比重（sg）和维生素C（vc）等。

2. 尿沉渣分析仪 尿沉渣自动分析仪综合应用流式细胞技术和电阻抗法，定量检测非离心尿中的有形成分。主要检测项目有红细胞、白细胞、细菌、上皮细胞、管型、酵母菌、精子和结晶等。

八、泌尿系统常见疾病的尿液特点

表 18－1 泌尿系统常见疾病尿液特点

病名	颜色	比重	蛋白定性	红细胞	白细胞	管型	蛋白尿性质
急性肾小球肾炎	较深，黄色或洗肉水样	1.020～1.030	+～++	多量，变形红细胞为主	少量	透明管型及细颗粒管型为主，也可见红细胞及肾上皮细胞管型	肾小球蛋白尿
慢性肾小球肾炎	淡黄	1.010～1.020	++～+++	少量，变形红细胞为主	少量	细、粗颗粒管型，偶见脂肪管型，蜡样管型	混合性蛋白尿
肾病综合征	淡黄	1.020～1.040	+++～++++	少量	少量	脂肪管型，细、粗颗粒管型	肾小球蛋白尿（选择性或非选择性）
急性肾盂肾炎	淡黄或血色	1.010～1.020	±～+	少量或多量	多量	白细胞管型	肾小管蛋白尿
慢性肾盂肾炎	淡黄	1.010～1.020	+～++	少量	多量	较多，可见白细胞管型、粗颗粒管型	肾小管蛋白尿，晚期为混合性蛋白尿
急性膀胱炎	淡黄或血色	1.015～1.025	+	少量或多量	多量	无	偶然性蛋白尿

第二节 粪便检查

正常粪便由已消化的和未消化的食物残渣、消化道分泌物、大量细菌和水分所组成。粪便检查的目的在于：①了解消化道有无炎症、出血、寄生虫感染、恶性肿瘤等情况；②根据粪便的性状、组成而粗略判断胃肠、胰腺、肝胆的功能情况；③检查粪便中有无致病菌，为防治肠道传染病提供根据。

一、标本采集

1．粪便标本应新鲜，盛器要洁净干燥，不可混入尿液、消毒液或其他杂物。

2．一般检查留取指头大小粪便即可，如孵化血吸虫毛蚴最好留取全份大便。采集标本应选取有黏液、脓血的部分，若无，则从粪面、深处及粪端等多处取材。

3. 检查痢疾阿米巴滋养体时，应于排便后立即取材送检，寒冷季节标本注意保温。

4. 检查蛲虫卵需用透明胶纸拭子，于清晨排便前自肛周皱襞处拭取标本镜检。

5. 无粪便而又必须检查时，可经肛门指诊或采便管获取粪便。

二、检查内容及临床意义

（一）一般性状检查

1. 量 健康成人大多每日排便1次，其量约为100～300g。若食物以细粮及肉类为主者，粪质细腻而量少；进食粗粮而纤维含量又较多者，则粪便量较多。当胃肠、胰腺有病变或其功能紊乱时，则粪便次数及粪量可增多，也可减少。

2. 颜色及性状 正常成人的粪便为黄褐色圆柱状软便，婴儿粪便呈金黄色。病理情况可见以下改变。

（1）水样或粥样稀便：常因肠蠕动亢进或肠黏膜分泌过多所致。见于各种感染性或非感染性腹泻，如急性胃肠炎、甲状腺功能亢进症等。大量黄绿色稀汁样便，并含有膜状物时见于伪膜性肠炎。

（2）米泔样便：呈白色淘米水样，含黏液片块，量大，见于霍乱病人。

（3）黏液脓样或黏液脓血便：说明下段肠道有病变，常见于痢疾、溃疡性结肠炎、直肠癌等。黏液、脓、血的多少，取决于炎症的性质和程度。在阿米巴痢疾时，以血为主，呈暗红色果酱样；细菌性痢疾则以黏液及脓为主。

（4）冻状便：呈黏冻状、膜状或纽带状，见于肠易激综合征，也可见于某些慢性菌痢的病人。

（5）鲜血便：多见于肠道下段出血。痔疮出血滴落于粪便之后，肛裂出血则附于秘结粪便的表面。

（6）柏油样便：色黑，质软，黏稠而富有光泽，宛如柏油。见于各种原因所致的上消化道出血。

（7）灰白色便：进入肠道的胆汁减少，因而在肠道形成的尿胆原减少，以致粪胆素相应减少所致，见于阻塞性黄疸。

（8）细条状便：由于直肠狭窄致粪便呈扁带状或细条状，多见于直肠癌或直肠息肉。

（9）绿色粪便：乳儿粪便稀而带绿色或见有黄白色乳凝块均提示消化不良。

（10）羊粪样便：粪便干结坚硬，呈圆球状或羊粪状，有时呈硬条状便。常因习惯性便秘，粪便在结肠内停留时间过久，水分被过度吸收所致。多见于老年人及经产妇排便无力者。

3. 气味 正常粪便因含有蛋白质分解产物——吲哚、粪臭素、硫醇、硫化氢等而有臭味。肉食者味浓，素食者味淡。慢性肠炎、胰腺疾病，尤以直肠癌溃烂继发感染时有恶臭；阿米巴痢疾时有特殊的腥臭；脂肪和碳水化合物消化或吸收不良时粪便呈酸臭味。

4. 寄生虫体 蛔虫、蛲虫、绦虫节片等较大虫体，肉眼即可分辨，钩虫体则需将粪便冲洗过滤后方易找到。

5. 结石 粪便中可见胆石、胰石、胃石、粪石等。最重要的是胆结石，一般需用铜筛淘洗后方易找到。

（二）显微镜检查

一般用生理盐水涂片即可。查阿米巴包囊时可加做碘液法，涂片后覆以盖片镜检。

1. 细胞

（1）白细胞：主要指中性粒细胞，正常粪便中偶见。肠道发生炎症时增多，其数量多少与炎症轻重程度有关。大量白细胞出现，见于急性细菌性痢疾、溃疡性结肠炎。过敏性结肠炎、肠道寄生虫时，可见较多的嗜酸性粒细胞。

（2）红细胞：正常粪便中无红细胞。肠道下段炎症或出血时可见，如痢疾、溃疡性结肠炎、结肠癌、痔疮出血、直肠息肉等。阿米巴痢疾粪便中红细胞多于白细胞，细菌性痢疾红细胞少于白细胞。

（3）巨噬细胞（大吞噬细胞）：为一种吞噬较大异物颗粒的大单核细胞，胞体较中性粒细胞大，核形多不规则。见于细菌性痢疾、急性出血性肠炎、溃疡性结肠炎等。

（4）肠黏膜上皮细胞：正常粪便中见不到，结肠炎时增多，伪膜性肠炎的黏膜小块、黏冻状分泌物中，可见较多的上皮细胞。

（5）肿瘤细胞：乙状结肠癌、直肠癌病人的血性粪便，涂片后可找到成堆的癌细胞。

2. 食物残渣　正常粪便中的食物残渣是已充分消化后的无定形小颗粒，仅偶见淀粉颗粒和脂肪小滴等。

在肠蠕动亢进、腹泻、慢性胰腺炎、胰头癌、吸收不良综合征等时，则可消化或吸收不良，粪便中淀粉颗粒、脂肪小滴或肌肉纤维、植物细胞及植物纤维增多（图18－3）。

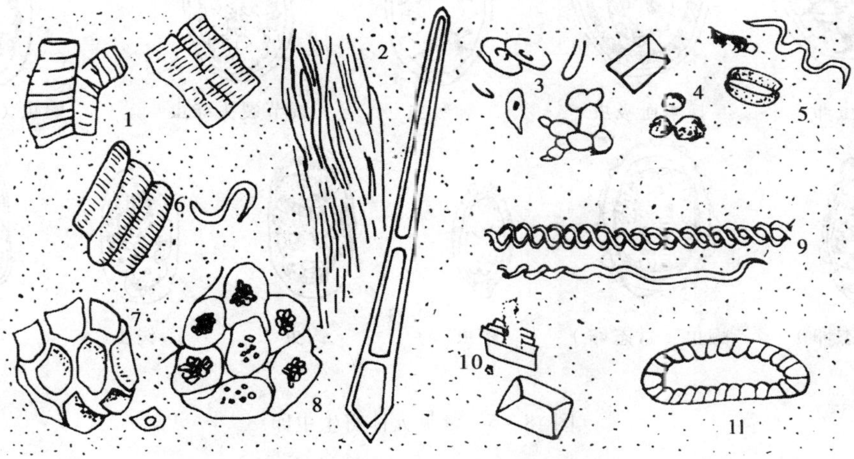

1. 肌肉纤维　2. 结缔组织　3. 上皮细胞　4. 脂肪滴　5. 植物的螺旋形管
6～8. 植物细胞　9. 植物毛　10. 三磷酸盐结晶　11. 石细胞

图 18－3　粪便内细胞及食物残渣

3. 寄生虫　肠道寄生虫的诊断主要靠镜检查找虫卵、原虫滋养体及其包囊。为提高虫卵的检出率，需行各种集卵法，还可用毛蚴孵化法检查血吸虫、钩虫和粪类圆线虫等。粪便中有意义的原虫类主要是阿米巴滋养体及其包囊。阿米巴分为溶组织阿米巴和结肠阿米巴

(图 18－4)，前者具有病理意义。蓝氏贾第鞭毛虫可引起慢性腹泻、胆囊炎，可在粪便中找到其滋养体。隐孢子虫为艾滋病患者及儿童腹泻的重要病原，从粪便中可查出其卵囊。粪便中常见的寄生虫卵的形态见图 18－5。

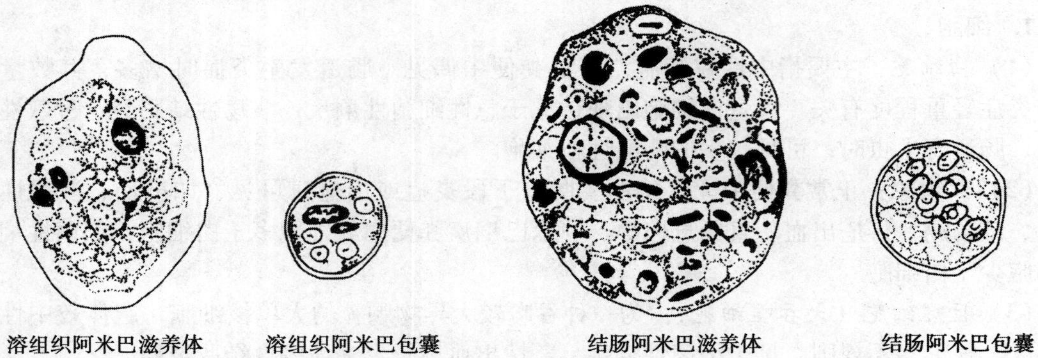

图 18－4 溶组织阿米巴和结肠阿米巴

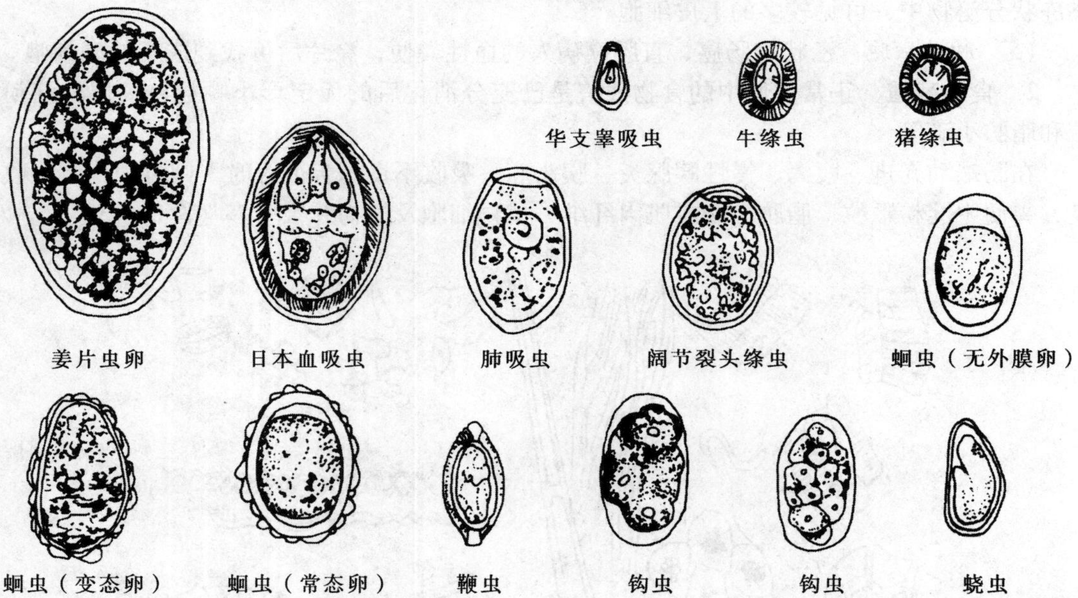

图 18－5 常见人体寄生虫卵

（三）化学检查

1. 隐血试验 当胃肠道少量出血时，粪便外观不显血色，这类出血称为隐血。镜检不能证实，而必须用化学方法加以检测，称为隐血试验（occult blood test，OBT）。正常人粪便隐血试验为阴性。阳性常见于消化性溃疡的活动期、胃癌、钩虫病以及消化道炎症、出血性疾病等。消化性溃疡隐血试验呈间断阳性，消化道癌症呈持续性阳性，故本试验对消化道出血的诊断及消化道肿瘤的普查、初筛和监测均有重要意义。

服用铁剂，食用动物血或肝类、瘦肉，以及大量绿叶蔬菜时，可出现假阳性。口腔出血或消化道出血被咽下后，可呈阳性反应，临床应注意。

近年来本试验用免疫学检查法可鉴别消化道出血的部位，所用抗体有两种：一种为抗人血红蛋白抗体，可检出消化道任何部位的出血；另一种为抗人红细胞基质抗体，可检出下消化道的出血，因上消化道出血经消化酶作用后，其红细胞基质已被消化殆尽。

2. 胆色素试验 正常人粪中无胆色素而有粪（尿）胆原及粪（尿）胆素。乳幼儿因正常肠道菌群尚未建立，或成人于应用大量抗生素后，此时胆红素未能或未被肠道细菌还原成粪胆原，而使粪便呈金黄色或深黄色，胆红素定性试验阳性。阻塞性黄疸时，排向肠道的胆汁减少，甚至消失，导致粪胆原和粪胆素含量明显减少或缺如，故粪便呈淡黄色乃至灰白色。溶血性黄疸病人的粪便因粪胆原、粪胆素含量增多，每呈深黄色。

（四）细菌学检查

大肠埃希菌、厌氧菌和肠球菌是成人粪便中主要正常菌群，产气杆菌、变形杆菌、铜绿假单胞菌多为过路菌，还有少量芽胞菌和酵母菌，这些细菌出现均无临床意义。肠道致病菌的检查主要靠培养分离与鉴定，但有时也作直接涂片检查，如粗筛霍乱弧菌，可作粪便悬滴和涂片染色检查。怀疑伪膜性肠炎时，涂片染色后查找葡萄球菌、白色念珠菌及厌氧性难辨芽孢梭菌等。怀疑肠结核时行耐酸染色后查找其分枝杆菌。粪便培养（普通培养、厌氧培养或结核培养）有助于确诊和菌种鉴定。

第三节 痰液检查

痰液（sputum）是肺泡、支气管和气管所产生的分泌物，生理情况下甚少。在呼吸道黏膜受理化、过敏、感染等刺激时，分泌物增多，痰量增加。痰液主要由黏液和炎性分泌物组成，也可含有多种病理成分，如致病菌、寄生虫、血液、肿瘤细胞等。

痰液检查的目的：①确诊某些呼吸系统疾病，如肺结核、肺癌、肺吸虫病等；②辅助诊断某些呼吸系统疾病，如支气管哮喘、支气管扩张症、慢性支气管炎等；③根据痰量和性状的变化观察疾病的疗效和预后等。

一、标本采集要点

标本采集时应注意避免混入唾液和鼻咽分泌物。一般检查以清晨第一口痰为宜，病人先漱口，然后用力咯出气管深处痰液。作细菌培养时，需用无菌容器留取并及时送检。作浓集结核菌检查时，需留 24 小时痰液送检。

二、一般性状检查

1. 痰量 正常人无痰或仅少量黏液样痰。在肺脓肿、慢性支气管炎、支气管扩张、肺结核等时，痰量增多，病情好转后痰量逐渐减少。肺脓肿向支气管破裂时，痰量可突然增加并呈脓性。

2. 颜色 正常人若咳出少量痰，为无色或灰白色。痰液呈红色或红棕色，表示痰内有血液或血红蛋白成分，见于肺结核、支气管扩张、肺癌等；粉红色泡沫痰为急性肺水肿的特征；铁锈色痰多由血红蛋白变性所致，见于肺炎链球菌肺炎、肺梗死；棕褐色痰见于肺阿米巴脓肿；黄色脓性痰，提示呼吸系统有化脓性感染，如肺炎等；黄绿色痰见于铜绿假单胞菌感染或干酪性肺炎；烂桃样灰黄色痰见于肺吸虫病；灰黑色痰多见于煤矿工人或长期吸烟者。

3. 性状

（1）黏液性痰：黏稠，略呈灰白色。见于支气管炎、支气管哮喘、肺炎早期等。

（2）浆液性痰：稀薄泡沫状。见于肺水肿、肺淤血，因毛细血管内液体渗入肺泡所致。

（3）脓性痰：黄色，混浊，含大量脓细胞，提示化脓性感染。见于肺脓肿、支气管扩张症及脓胸向肺内破溃等。大量脓痰久置可分三层，上层为泡沫黏液，中层为浆液，下层为脓及坏死组织。

（4）血性痰：痰内混有血丝或血块，为喉以下的呼吸器官出血所致，见于肺结核、支气管扩张症、肺癌等。

（5）混合性痰：由上述两种或三种痰混合而成，如黏液脓性、浆液黏液性痰等。

4. 气味 正常人痰少且无气味。血腥味痰为出血所致，见于肺结核、肺癌等；恶臭味见于晚期肺癌、肺脓肿、支气管扩张症等。

5. 支气管管型 是由纤维蛋白、黏液等在支气管内形成的灰白色树枝状体。如混有血红蛋白则呈红色或红棕色。在新咯出的痰内常卷曲或呈球形或呈块状，如将其浮于盐水中则迅速展开成树枝状，见于慢性支气管炎、肺炎等。

三、显微镜检查

1. 不染色涂片检查 正常人痰内可有少量白细胞及上皮细胞。

（1）脓细胞及红细胞：大量脓细胞表示呼吸系统有化脓性感染。出现多量红细胞见于呼吸道疾患及出血性疾病所致的肺、气管或支气管出血等。

（2）上皮细胞：鳞状上皮细胞增多，见于急性喉炎和咽炎；柱状上皮细胞增多，见于支气管炎、支气管哮喘等。

（3）色素细胞：吞噬了色素颗粒的巨噬细胞称为色素细胞。吞噬含铁血黄素者称为心力衰竭细胞，心功能不全所致的肺淤血时常见。吞噬炭粒者为含炭细胞，见于炭末沉着症或吸入大量烟尘者。

（4）夏科－雷登（Charcol－Leyden）结晶：为无色透明两端尖形八面体状结晶，可能来自嗜酸性粒细胞，常见于支气管哮喘及肺吸虫病。

（5）枯什曼（Curshman）螺旋体：是气流将黏液丝多次扭转而成，见于支气管哮喘等，常与夏科－雷登结晶、嗜酸性粒细胞同时出现。

（6）寄生虫及其虫卵：见于肺吸虫病、肺孢子虫（卡氏囊虫）病、阿米巴肺脓肿等。

2. 染色涂片 包括瑞氏（Wright）染色、革兰（Gram）染色、抗酸染色及巴氏（Papanicolaou）染色等。主要用于癌细胞和细菌检查。如临床疑及肺癌，应连续多次查痰找癌细胞，最好用巴氏染色法。检查一般细菌用革兰染色。检查结核杆菌则用抗酸染色。

四、病原体培养

疑为呼吸道感染性疾病时，可分别作细菌、真菌、支原体等的培养。用咳痰法留取标本时，应先用消毒液充分漱口，并在结果判定时考虑到污染的可能性。进行厌氧菌培养时，不能用咳出之痰，必须用环甲膜穿刺取痰。必要时可采集支气管肺泡灌洗液进行病原菌培养。

第四节　浆膜腔穿刺液检查

人体的胸腔、腹腔和心包腔通称为浆膜腔。生理情况下，腔内有少量液体起润滑作用，健康成年人胸膜腔内液 <20ml，腹腔内液 <50ml，心包腔液 10～50ml。病理情况下，腔内液体增加而积聚称为浆膜腔积液（serous membrane fluid）。根据发生浆膜腔积液的部位不同而分别称为胸膜腔积液、腹腔积液及心包腔积液等。

一、分类及发生机制

根据浆膜腔积液的形成原因及性质的不同，可分为漏出液（transudate）和渗出液（exudate）两类。

1. 漏出液　属非炎症性，与压力因素密切相关。形成的原因主要为：①血浆胶体渗透压降低：如肝硬化、肾病综合征、重度营养不良等；②毛细血管内压力增高：如慢性心力衰竭、静脉栓塞等；③淋巴管阻塞：常见于肿瘤压迫或丝虫病引起的淋巴回流受阻。

2. 渗出液　为炎性积液。常由以下原因所致：①感染性：如化脓性细菌、分枝杆菌、病毒、支原体等所致的胸膜炎、腹膜炎、心包炎等；②非感染性：如外伤、化学性刺激（血液、胆汁、胃液、胰液、尿素等），还有恶性肿瘤、风湿性疾病亦可引起类似渗出液的积液。以上因素均可导致血管通透性增加，以致血液中大分子物质（白蛋白、球蛋白、纤维蛋白原及各种细胞成分等）渗出而形成渗出液。

二、标本采集

一般以无菌操作对各积液部位进行穿刺而收集（见附录Ⅰ）。标本分为两份，一份加1/10标本量的3.8%枸橼酸钠抗凝；另一份不加抗凝剂以观察能否自凝。标本留取后立即送检。

三、检查项目

（一）一般性状检查

1. 颜色　漏出液多为淡黄色。渗出液常为深黄色，但由于病因不同渗出液亦可呈其他颜色。渗出液呈红色（血性），多见于恶性肿瘤、结核病急性期、风湿性疾病及出血性疾病等，亦可见于外伤或内脏损伤。黄色浓稠者见于化脓性细菌感染。绿色常见于铜绿假单胞菌感染。乳白色多系淋巴管阻塞等。

2. 透明度 漏出液多为透明；渗出液因含多量细胞、细菌成分而呈不同程度的混浊、云雾状，放置后可见蛛网状物。

3. 比重 漏出液多在 1.018 以下；渗出液因含较多的蛋白及细胞等比重多高于 1.018。

4. 凝固性 漏出液一般不凝固；渗出液中含有较多纤维蛋白原及组织细胞碎解产物，易于凝固，若内含大量纤溶酶，则也可不凝固。

（二）化学检查

1. 黏蛋白定性（Rivalta）试验 浆膜上皮细胞受炎症刺激后，可产生大量浆膜黏蛋白，其等电位点为 pH 3～5，是一种酸性糖蛋白，因而可在稀醋酸溶液中析出，产生白色沉淀。漏出液黏蛋白含量很少，多为阴性反应；渗出液中含有大量黏蛋白而呈阳性。

2. 蛋白质定量试验 测定浆膜腔积液中的蛋白质含量，常用双缩脲法或染料结合法等。

漏出液蛋白总量多在25g/L 以下；渗出液蛋白总量多在30g/L 以上。如蛋白质含量为25～30g/L，可采用蛋白电泳方法进一步鉴别。漏出液电泳可见 α_2 和 γ 球蛋白等大分子蛋白质的比例低于血浆，而白蛋白相对较高；渗出液的蛋白电泳中大分子蛋白质显著高于漏出液。

3. 葡萄糖测定 测定浆膜腔积液中所含的葡萄糖含量，常用邻甲苯胺法。

漏出液中葡萄糖含量与血糖近似；渗出液中葡萄糖可被某些细菌分解而减少。化脓性胸膜炎明显减少，常 < 1.11mmol/L；结核性渗出液、癌性积液、类风湿性浆膜腔积液也可减少。

4. 乳酸测定 浆膜腔积液中的乳酸稍高于血乳酸水平。在感染性疾病时由于细菌将葡萄糖分解成乳酸，而使积液中乳酸含量增加，有助于感染性与非感染性积液的鉴别。

本试验常用比色法测定。当乳酸含量 > 10mmol/L 时，高度提示为细菌感染。风湿活动、心力衰竭及恶性肿瘤引起的积液中乳酸含量可见轻度增高。严重感染时，浆膜腔积液中蛋白含量显著增高，乳酸水平升高并伴葡萄糖浓度的下降。因此，本试验与浆膜腔积液蛋白及糖含量合并分析意义更大。

5. 酶活性测定

（1）乳酸脱氢酶（LDH）：广泛存在于人体各组织中，当炎症、组织损伤等时，LDH 可以从组织细胞中逸出。浆膜腔积液中 LDH 测定有助于渗出液与漏出液的鉴别诊断。渗出液中 LDH 常大于200U/L，其活性越高，表明炎症越明显。各种渗出液中 LDH 的活性升高依次为化脓性积液、癌性积液和结核性积液等。

（2）淀粉酶（AMS）：急性胰腺炎引起的腹水、胸水中 AMS 活性明显升高。另外食管破裂时胸水中的 AMS 活性及恶性肿瘤所致积液中的 AMS 活性亦可升高。

（3）溶菌酶（LZM）：溶菌酶主要存在于单核细胞、巨噬细胞、中性粒细胞及类上皮细胞的溶酶体中。正常胸、腹水中 LZM 含量为0～5mg/L。在炎症时，由于上述细胞释放 LZM 而使浆膜腔液的 LZM 活力增加，化脓性积液、结核性积液中的 LZM 含量明显升高。国内报道，胸水 LZM < 5mg/L 者提示可能为恶性，> 80mg/L 者提示可能为结核。

（4）腺苷脱氨酶（adenosine deaminase，ADA）：ADA 升高对结核性积液的诊断及疗效观察具有重要价值。当 ADA > 40U/L 应考虑为结核性，当抗结核治疗有效时，ADA 活性随之下降。

（三）显微镜检查

1. 细胞计数 一般漏出液细胞数较少，常低于 $100 \times 10^6/L$；渗出液细胞数较多，常高于 $500 \times 10^6/L$。

2. 细胞分类 漏出液中主要为间皮细胞和淋巴细胞。渗出液中，如以中性粒细胞为主，多见于急性化脓性炎症或结核性感染早期；以淋巴细胞为主多见于慢性感染，如结核及梅毒等；嗜酸性粒细胞增多，见于过敏性疾病或寄生虫病；红细胞为主多见于恶性肿瘤和结核；浆膜受刺激或损伤时，间皮细胞增多；在狼疮性浆膜炎时，偶可见狼疮细胞；如浆膜腔积液中检出肿瘤细胞，是诊断原发性或转移性肿瘤的重要依据。

（四）细菌学检查

用沉淀涂片法查病原菌，必要时可进行细菌培养或动物接种以明确诊断。

四、漏出液与渗出液的鉴别要点

漏出液与渗出液的鉴别要点见表 18－2。

表 18－2 漏出液与渗出液的鉴别要点

	漏出液	渗出液
原因	非炎症所致	炎症、肿瘤或物理、化学刺激
外观	淡黄，浆液性	不定，可为黄色、脓性、血性、乳糜性
透明度	透明或微浑	多混浊
比重	<1.018	>1.018
凝固	不自凝	能自凝
黏蛋白定性	阴性	阳性
蛋白质定量	25g/L 以下	30g/L 以上
葡萄糖定量	与血糖相近	常低于血糖水平
细胞计数	常 $<100 \times 10^6/L$	常 $>500 \times 10^6/L$
细胞分类	以淋巴、间皮细胞为主	不同病因，分别以中性粒细胞或淋巴细胞为主
细菌检查	阴性	可找到致病菌
细胞学检查	阴性	可找到肿瘤细胞

第五节 脑脊液检查

脑脊液（cerebrospinal fluid，CSF）由脑室系统内脉络丛等产生，正常为一种无色透明液体，循环和流动于脑室及蛛网膜下腔，包绕于脑和脊髓四周。健康成年人脑脊液容量约为 90～150ml，新生儿大约为 10～60ml。脑脊液经脑内静脉系统而入体循环。脑脊液的主要功能为：①缓冲外力震荡，保护脑和脊髓；②调节颅内压；③为脑、脊髓供应营养物质及排泄代谢产物；④调节神经系统碱储量，维持酸碱平衡。

生理状态下血液和脑脊液之间存在血－脑脊液屏障。病理状态下（炎症、损伤、肿瘤、出血、缺氧等），血－脑脊液屏障破坏，通透性增加，可引起脑脊液性状、成分等发生改变，因此脑脊液检查对神经系统疾病的诊断、观察病情、指导用药等方面具有重要意义。

一、适应证及禁忌证

1. 适应证 ①有脑膜刺激征需明确诊断者；②疑有颅内出血；③疑有中枢神经系统恶性肿瘤；④有剧烈头痛、昏迷、抽搐及瘫痪等表现而原因未明者；⑤中枢神经系统手术前的常规检查；⑥中枢神经系统疾病需椎管内给药者。

2. 禁忌证 若颅内压明显增高或伴显著视乳头水肿者，则禁忌穿刺，以免发生脑疝。如疑有颅内压增高而又必须通过脑脊液检查明确诊断者，应于穿刺前使用脱水剂，并谨慎操作（慢放、少取）。

二、标本采集

一般常用腰椎穿刺术取得，特殊情况下可采用小脑延髓池或脑室穿刺。穿刺后先作压力测定，然后将脑脊液收集于3个无菌试验管中，每管1～2ml，总量不超过5ml。第一管作细菌学检查，第二管作化学及免疫学检查，第三管做细胞学检查。收集后立即送检，以免放置过久细胞破坏、葡萄糖分解或形成凝块等影响检查结果。

三、检查项目

（一）一般检查

1. 压力测定 正常人侧卧位的初压为70～180mmH_2O（10mmH_2O＝0.098kPa），随呼吸波动在10mmH_2O之内，坐位可为卧位的1倍左右。也可根据脑脊液从穿刺针滴出的滴数来估计压力的高低：如每分钟45～60滴，表示颅内压大致正常；每分钟60滴以上则提示颅内压增高。颅内压增高常见于脑肿瘤和脑膜或脑实质有炎症。若压力低于正常可作动力试验，以了解蛛网膜下腔有无梗阻（详见附录Ⅰ：腰椎穿刺术）。压力降低见于脊髓－蛛网膜下腔阻塞、脱水、循环衰竭及脑脊液瘘患者。

2. 颜色 正常脑脊液为无色液体。如为穿刺时的损伤出血，则仅最初数滴为血性，随后流出者渐清，离心（1500r/min）后上清液呈无色透明，沉渣中有新鲜红细胞。若为蛛网膜下腔出血或脑出血则脑脊液呈均匀红色（血性），离心后上清液仍呈淡红色或黄色。当脑实质或蛛网膜下腔陈旧性出血以及因脊髓肿瘤压迫引起蛛网膜下腔梗阻时，因脑脊液浓缩，蛋白质含量增高而常呈黄色，称为黄变症（xanthochromia）。淡黄色多见于结核性脑膜炎，乳白色见于急性化脓性脑膜炎，黑色素瘤时脑脊液可呈黑色，微绿色见于铜绿假单胞菌性脑膜炎。

3. 透明度 正常脑脊液清澈透明。若细胞数中等量增多可呈毛玻璃样混浊，见于结核性脑膜炎；若细胞数显著增加则呈脓样甚至出现凝块，见于化脓性脑膜炎。

4. 凝结 正常脑脊液不凝结。化脓性脑膜炎时，静置1～2小时即可出现凝块；结核性脑膜炎时，静置12～24小时后在其表面可见纤细的薄膜形成，用此薄膜检查结核菌，阳性率较高。若脑脊液同时有胶冻状凝结、黄变症及蛋白－细胞分离现象（蛋白明显增加而细胞数轻度增多），称为 Froin－Nonne 综合征，提示脊髓受压，蛛网膜下腔梗阻，见于脊髓肿瘤等。

（二）化学检查

1. 蛋白定量及定性试验

【参考值】蛋白定性试验（Pandy 试验）：阴性。

蛋白定量：儿童 0.20～0.40g/L，成人 0.15～0.45g/L。

【临床意义】 脑脊液中蛋白质总量增高主要见于中枢神经系统炎症，如化脓性脑脊髓膜炎为高度，结核性脑膜炎为中度，脊髓灰质炎和病毒性脑炎、脑膜炎呈轻度，其他如脑肿瘤、脑出血、蛛网膜下腔出血及梗阻、多发性神经炎、神经梅毒等均可致蛋白质含量增高。以上各种神经系统疾患其定性试验可呈不同程度的阳性反应。

2. 葡萄糖定量试验

【参考值】 2.5～4.5mmol/L（45～80mg/dl）。

【临床意义】 化脓性脑膜炎时因大量细菌分解葡萄糖，脑脊液含量可显著减少或缺如；结核性脑膜炎时亦多减低，但不如化脓性脑膜炎时显著；病毒性脑膜炎、脑脓肿（未破裂时）及其他中枢神经系统疾患则多属正常。

3. 氯化物定量检查

【参考值】 119～129mmol/L（700～760mg/dl）。

【临床意义】 脑脊液中氯化物常随血清中氯化物的改变而变化。由于脑脊液中蛋白质含量较少，为维持脑脊液和血浆渗透压的平衡，健康人脑脊液中氯化物的含量常较血中为高，此即为 Donnan 平衡。当脑脊液中蛋白质含量增加时，为维持渗透压平衡，氯化物的含量则降低。脑脊液氯化物含量降低常见于细菌性脑膜炎，特别是结核性脑膜炎更显著，可降至 102mmol/L 以下。其他中枢系统疾患（如病毒性脑炎、脑脓肿等）则多属正常。此外，如大量呕吐、腹泻、水肿等情况使血中氯化物减低，则脑脊液中氯化物亦随之减少。

4. 酶学检查 正常脑脊液中含有多种酶，但因血－脑脊液屏障的存在，其活性明显低于血清。如因脑组织受损或缺氧，脑细胞内酶的逸出，血－脑屏障、血－脑脊液屏障通透性增加及脑脊液酶清除下降等，均可使脑脊液中酶的活性增高。恶性肿瘤时，与肿瘤有关酶的逸出，亦可使脑脊液中酶的活性增高。

（1）乳酸脱氢酶（lactic acid dehydrogenase，LDH）：正常脑脊液中 LDH 量相当于血清的 1/10，成人低于 40U/L。脑脊液中 LDH 活性测定的意义在于：①鉴别中枢神经系统炎症的性质：细菌性脑膜炎脑脊液中的 LDH 活性增高，同工酶以 LDH_4 和 LDH_5 为主，主要来自粒细胞；病毒性脑膜炎 LDH 活性多正常，少数可以轻度升高，以 LDH_1 和 LDH_2 为主，来自受损的脑组织。②鉴别颅脑外伤与脑血管疾病：颅脑外伤时红细胞新鲜、完整，脑脊液中 LDH 活性正常；脑血管疾病时 LDH 活性多明显增高。③中枢神经系统恶性脑肿瘤、脱髓鞘病的进展期，脑脊液中 LDH 活性增高，缓解期下降。

（2）肌酸激酶（creatine kinase，CK）测定：在脑脊液中同工酶全部是脑性 CK（CK－BB），含量为 0.94±0.25U/L（比色法），其活性约为血浆的 1/50。化脓性脑膜炎时 CK－

BB 明显增高；结核性脑膜炎、出血性脑血管病、脑肿瘤及脑损伤等亦见升高；病毒性脑膜炎时 CK－BB 常不高或轻度增高。据此，有利于中枢神经系统细菌性与病毒性感染的鉴别。

（3）天门冬氨酸氨基转移酶（aspartate aminotransferase，AST）测定：正常脑脊液中 AST 为 5～20U/L，其活性约为血清的 1/4。临床意义同 CK 检查。

（4）溶菌酶（lysozyme）：在正常人脑脊液中含量甚微或缺如。脑脊液中溶菌酶活性增高，主要见于结核性脑膜炎，其次为化脓性脑膜炎和病毒性脑膜炎。

（5）腺苷脱氨酶（adenosine deaminase，ADA）：脑脊液中 ADA 范围为 0～8U/L，结核性脑膜炎时显著增高，常用于该病的诊断及与其他化脓性脑膜炎的鉴别诊断。

（三）显微镜检查

1. 细胞计数 正常脑脊液中不含红细胞，仅有少量白细胞，成人为（0～8）$\times 10^6$/L（0～8/μl），儿童为（0～10）$\times 10^6$/L（0～10/μl）。

2. 白细胞分类 多用高倍镜直接分类，主要分为单个核细胞（包括淋巴细胞和单核细胞）和多核细胞（中性粒细胞）两类。正常脑脊液中主要为淋巴细胞及单核细胞。白细胞增多是中枢神经系统感染的重要指标。化脓性脑膜炎时，脑脊液中的细胞数显著增加，可达 1000×10^6/L 以上，以中性粒细胞为主。结核性脑膜炎时，白细胞数增加，但多不超过 500×10^6/L，早期以中性粒细胞为主，以后淋巴细胞增多为主。中性粒细胞、淋巴细胞及浆细胞同时存在是本病的特征。真菌性脑膜炎、病毒性脑炎或脑膜炎，细胞总数轻度增多而以淋巴细胞为主。急性脑膜白血病，白细胞数增加，可见相应的原始及幼稚细胞。脑室和蛛网膜下腔出血超过 2～3 天，可发现含铁血黄素细胞。

3. 细胞学检查 将脑脊液离心、涂片，进行瑞氏染色或巴氏染色后查找癌细胞。若采用玻片离心法、醋酸膜浓集法等技术聚集细胞，可提高癌细胞检出率。

（四）细菌学检查

一般采用直接涂片法，也可用培养或动物接种法。在病理情况下如细菌性脑膜炎，可发现葡萄球菌、脑膜炎双球菌、肺炎链球菌、结核杆菌等。如疑及新型隐球菌性脑膜炎，应用墨汁染色，可见未染色的荚膜。

（五）免疫学检查

1. 免疫球蛋白检测 正常脑脊液中主要含有 IgG 和少量 IgA。免疫电泳扩散法：IgG 0.01～0.04g/L，IgA 0.001～0.006g/L。IgG 增加见于多发性硬化症、亚急性硬化性全脑炎以及结核性脑膜炎和梅毒性脑膜炎等。IgA 增加见于各种脑膜炎及脑血管疾病。正常脑脊液中 IgM 不能测出，若出现 IgM，提示中枢神经系统近期感染及活动性变态反应性疾病的持续存在。

2. 结核性脑膜炎的抗体检测 通常应用 ELISA 法检测结核性脑膜炎患者血清及脑脊液中抗结核杆菌的特异性 IgG 抗体，若脑脊液中抗体水平高于自身血清，有助于结核性脑膜炎的诊断。PCR 技术可检出脑脊液中微量结核杆菌，是目前最敏感方法，但易出现假阳性。

3. 乙型脑炎病毒抗原检测 荧光素标记的特异性抗体检测细胞内的乙型脑炎病毒抗原，可对乙型脑炎作出早期诊断，但阳性率不高。

4. 用单克隆抗体技术检测脑脊液中的癌细胞 当常规细胞学检查脑脊液中癌细胞形态难以肯定或出现假阴性结果时，可采用单克隆抗体技术检测脑脊液中的癌细胞。此项检查，不仅有助于中枢神经系统癌性病变的早期诊断，还可对恶性细胞的组织来源进行鉴定。

四、常见中枢神经系统疾病的脑脊液特点

常见中枢神经系统疾病的脑脊液特点见表18－3。

表18－3 常见中枢神经系统疾病的脑脊液特点

	压力（mmH_2O）	外观	细胞数及分类	蛋白质定性	蛋白质定量（g/L）	葡萄糖（mmol/L）	氯化物（mmol/L）	细菌
正常	侧卧位 70～180	无色透明	0～8个，多为淋巴细胞	阴性	0.15～0.45	2.5～4.5	119～129	无
化脓性脑膜炎	显著增高	混浊，脓性，可有凝块	显著增加，数千．中性粒细胞为主	+++以上	显著增加	明显减少或消失	稍低	可发现致病菌
结核性脑膜炎	增高	微浊，毛玻璃样，静置后有薄膜形成	增加，数十或数百，早期以中性粒细胞为主，其后以淋巴细胞为主	阳性＋＋	增加	减少	明显减少	抗酸染色可找到结核杆菌
病毒性脑炎或脑膜炎	稍增高	清晰或微浊	增加，数十或数百，早期中性粒细胞增多，后期以淋巴细胞为主	阳性＋	轻度增加	正常	正常	无
脑脓肿（未破裂）	增高	无色或黄色微浊	稍增加，以淋巴细胞为主	阳性＋	轻度增加	正常	正常	有或无
脑肿瘤	增高	无色或黄色	正常，或稍增加，以淋巴细胞为主	±～＋	轻度增加	正常	正常	无
蛛网膜下腔出血	稍增高	血性为主	增加，以红细胞为主	＋～++	轻度增加	正常	正常	无

第六节 生殖系统体液检验

一、阴道分泌物检查（vaginal discharge examination）

阴道分泌物（vaginal discharge）是女性生殖系统分泌液的总称，主要由宫颈腺体及前庭大腺分泌，部分由子宫内膜、阴道黏膜等分泌，俗称"白带"。在正常情况下，女性青春期后在雌激素的作用下，阴道上皮由单层变为复层，上皮细胞中除内底层外，均含有不同量的

糖原，受卵巢功能的影响，上皮细胞发生周期性的变化和脱落。脱落后的细胞破坏释放出糖原，经阴道杆菌的作用，将糖原转化为乳酸，使阴道内 pH 保持在 4～4.5 之间，在此环境中只有阴道杆菌得以生存，形成阴道的自然防御功能。

（一）标本采集

在行妇科检查时用消毒棉签拭取阴道穹隆后部的分泌物，用生理盐水直接涂片或用 95% 乙醇固定后送检。

（二）检查项目

1. 一般性状检查 正常阴道分泌物为无色、无特殊气味的稀糊状，pH 4～4.5。量的多少与雌激素水平高低及生殖系统是否有炎症有关。

2. 阴道清洁度检测 取阴道分泌物涂片后在高倍镜下观察，根据阴道杆菌、上皮细胞、白细胞（或脓细胞）和杂菌的多少来划分清洁度，见表 18－4。

表 18－4 阴道分泌物清洁度分度

清洁度	所见成分	临床意义
Ⅰ度	可见大量阴道杆菌及上皮细胞，白细胞 0～5/HP，球菌无或极少	正常
Ⅱ度	有部分阴道杆菌及上皮细胞，白细胞 5～15/HP，可见少量球菌	基本正常
Ⅲ度	少量阴道杆菌和上皮细胞，白细胞 15～30/HP，可见脓细胞，球菌较多	提示阴道炎
Ⅳ度	无阴道杆菌，有少量上皮细胞，白细胞 >30/HP，有大量球菌	较重的阴道炎

3. 病原学检测 包括滴虫、真菌、阴道加德纳菌和性传播疾病的病原菌检测等。检查滴虫时常用阴道分泌物生理盐水涂片观察，滴虫呈梨形，为白细胞的 2～3 倍大，顶端有 4 根鞭毛，可见活动。在阴道防御能力降低时，可发生真菌性阴道炎，以白色念珠菌多见。

（三）临床意义

病理情况下，如自然防御功能遭到破坏，或幼女及绝经后妇女，因缺乏雌激素作用，阴道鳞状上皮菲薄，细胞内不含糖原，阴道内也无阴道杆菌生存，pH 常高达 7.0 左右，阴道抵抗力低，则病原菌易于侵袭，导致阴道炎症。常见的阴道炎症有非特异性阴道炎、真菌性阴道炎、滴虫性阴道炎等。滴虫及化脓性阴道炎，白带多呈黄色或黄绿色，有臭味；念珠菌性阴道炎，白带呈豆腐渣或凝乳状小碎块。清洁度为Ⅲ～Ⅳ度时，常能检出病原菌。子宫颈癌，白带为血性，并有特殊臭味。癌症病人可检出肿瘤细胞。

二、精液检查（semen examination）

精液（seminal fluid）是男性生殖器官的分泌物，由精子和精浆组成。精液的 90% 为水分，有形成分约占 10%。精子产生于睾丸，在附睾内发育成熟。精浆由前列腺液（约 20%）、精囊液（约 60%）和尿道球腺分泌液（约 10%）组成。精液中有多种成分，如果糖、凝固酶、蛋白酶、电解质及激素等，复杂的精液成分对于精子的存活和生理运动有重要作用。

（一）精液检验的目的及标本采集

1. 精液检验的主要目的有：①评价男性生育功能，为不育症的诊断和疗效观察提供依据；②计划生育科研和输精管结扎术后的效果观察；③男性生殖系统疾病如炎症、结核、肿瘤、睾丸发育不全症等的辅助诊断；④法医学鉴定；⑤亦可应用于婚前检查，以及为人工授精和精子库筛选优质精子。

2. 标本采集与送检 一般采精前禁欲5天以上。常采用手淫法射精于干燥清洁玻璃瓶中。乳胶避孕套内含有对精子有害的物质，可杀死精子或抑制其活动力，影响检验结果的准确性，不提倡使用。标本收集后，应于30分钟内保温（25℃～37℃）送检。若出现一次异常结果，应在1周后复查，反复检验2～3次，以便于获取更可靠的诊断信息。

（二）一般性状检查

1. 量 正常人一次排精量为3～5ml。已数日未射精而精液量少于1.5ml者，为精液减少，但不能就此判断是不育症的原因。精液量减至数滴，甚至排不出时，称为无精液症（aspermia），见于前列腺和（或）精囊病变、射精管阻塞等。一次排精量超过8ml者为精液过多，可因精子被稀释而影响生育，可能是由于垂体促性腺激素分泌亢进，雄激素增高所致，也可见于长时间禁欲者。

2. 颜色及透明度 新鲜标本呈灰白色或乳白色，久未射精者可呈淡黄色。液化后的精液，呈半透明稍混浊，常含透明颗粒。精液鲜红或暗红色，称为血精，见于生殖系统的炎症、结核和肿瘤。脓性精液见于精囊炎和前列腺炎。

3. 黏稠度和液化时间 刚排出的精液呈胶冻状，放置30分钟后，由于纤溶酶的作用，80%的精液能自行液化。如精液黏稠度低似米汤样，见于先天性精囊缺如或精囊液排出受阻。精液不能液化，可以抑制精子活动力而影响生育，原因可能与前列腺炎时纤溶酶遭破坏有关。

4. 酸碱度 正常精液呈弱碱性，pH平均7.8。碱性精液有中和阴道分泌物内乳酸的作用。pH下降时，可使精子活动和代谢减低，不利于生育。

（三）显微镜检查

1. 观察有无精子 取液化精液1滴于载玻片上，加盖玻片于低倍镜下观察全片有无精子。如无精子，再行精液涂片检查，若仍无精子发现则称无精子症，是男性不育症的主要原因。输精管结扎术后6周，连续检查无精子，说明手术效果良好。如在结扎后2个月仍有精子出现，说明手术不成功。

2. 精子计数 将精液用精液稀释液定量稀释（稀释液中的碳酸氢钠分解黏液破坏精液的黏稠性，甲醛固定精子），然后滴入血细胞计数池进行计数。正常人精子数为（60～150）$\times 10^9/L$，受孕的低限为$20 \times 10^9/L$。临床上也可按一次排精子总数报告，正常为4～6亿，少于1亿为不正常。

3. 精子活动率和精子活动力检验 精子活动率（即存活率）检验是在镜下观察100个

精子，计数有活动力精子的百分率。正常人活动精子，在排精30～60分钟内，应有80%～90%具有活动能力，至少应>60%。若不活动精子数>50%，应进行体外活体染色检查，以鉴定其死活。精子活动力检验是观察精子活动强度，亦即测定活动精子的质量。在上述涂片检查中，按下列标准报告。①活动力良好：精子运动活泼有力，呈直线向前游动；②活动力较好：活动尚可，但游动方向不定，常有回旋；③活动力不良：精子运动迟缓，原地打转或抖动，有牵拉感；④无活力（死精子）：精子完全无活动力，加温后仍不活动。

在受孕方面，精子活动力比精子数更为重要。精子活动力降低见于精索静脉曲张、生殖系非特异性感染及与服用某些药物（抗代谢药、抗疟药、雌激素等）有关。

4. 精子形态观察 正常精子似蝌蚪状，分头、体、尾三部分，长约50～60μm，头部呈梨形或略扁，尾部长而弯曲。经Wright染色（或HE染色），精子头内核部呈紫红色，其他部分呈浅蓝色。凡精子头、体、尾部任一处有畸形改变，均认为是异常精子。正常精液中畸形精子应<10%～15%，如>20%为不正常，多因睾丸、附睾功能异常所致。

5. 精液的细胞学检验 正常精液中可有少量白细胞、上皮细胞和极少量红细胞。一般在高倍视野中白细胞平均不超过5个，如超过者应视为不正常。白细胞大量增多见于前列腺炎、精囊炎、附睾炎等。红细胞增多见于睾丸肿瘤、前列腺癌等。若发现体积较大、形态异常的细胞，疑为癌细胞时，应作HE染色检验。

（四）精液的其他检验

根据需要还可选择精液的生化检查、免疫学检查、微生物学检查及精子穿透试验等特殊检查。

三、前列腺液检查

前列腺是男性生殖器官中最大的副性腺，形如板栗，尿道及两侧输精管从中通过。前列腺的生理功能有：①外分泌功能，即分泌较黏稠的乳白色半透明的前列腺液（prostate fluid），成为精液的组成部分，约占精液的30%。其中含有的纤溶酶、β葡萄糖苷酶等，对生育较为重要。②内分泌功能，前列腺因富含5X还原酶，可使睾酮转变为生理活性更高的双氢睾酮。③前列腺及精囊肌肉的收缩有助于射精。

前列腺液检查（prostate fluid examination）主要用于前列腺炎、结石、肿瘤和前列腺肥大等的辅助诊断。

（一）标本采集

通常用前列腺按摩法收集标本。详见附录Ⅰ：前列腺检查及按摩术。

（二）一般性状检查

正常人前列腺按摩后，收集到的前列腺液（常混有精囊液）为数滴至2ml，淡乳白色，稀薄、半透明的弱酸性（pH 6.3～6.5）液体。前列腺炎时，前列腺液减少，黄色，混浊或呈脓性；前列腺癌、结核、结石时前列腺液常呈不同程度的血性。

（三）显微镜检查

取前列腺液1滴涂片，非染色直接高倍镜观察为常用的方法。

1. 卵磷脂小体 正常前列腺液可见大小不一、圆形或卵圆形、满视野分布、有折光性的卵磷脂小体，略小于红细胞。前列腺炎时，卵磷脂小体常减少、分布不均或成堆积状。炎症严重时因巨噬细胞大量吞噬脂类，卵磷脂小体可消失。

2. 细胞 正常前列腺液内，平均每高倍视野红细胞＜5 个，白细胞＜10 个，上皮细胞少见。前列腺炎时，白细胞增多且可成堆出现，甚则出现大量脓细胞，上皮细胞亦大量出现，还可见到前列腺颗粒细胞（体积较大、吞噬卵磷脂小体的细胞）。红细胞增多常见于精囊炎、前列腺化脓性炎症、前列腺癌等病变，但应排除前列腺按摩过重导致的出血。在前列腺癌时，如见到体积较大、成堆出现、分化不一且畸形的可疑细胞，应将涂片作 Wright 染色或 HE 染色以明确前列腺癌的诊断。

3. 淀粉样小体 为类圆形、微黄或褐色小体，约为白细胞的 10 倍，中心常含钙盐沉淀物。在老年人较多出现，无临床意义。淀粉样小体如与胆固醇结合即可形成前列腺结石。

4. 精子 在按摩前列腺时，精囊受到挤压而排出精子，无临床意义。

5. 滴虫 正常阴性。在滴虫性前列腺炎时可检查到。

6. 微生物学检验 可直接涂片或进行细菌培养。前列腺炎时，可找到细菌。临床以葡萄球菌最多见，链球菌次之，淋病双球菌亦可发现。前列腺结核时可找到结核杆菌，但如已确诊为生殖系统结核，则不宜再进行按摩，以免引起扩散。必要时，可作细菌培养以提高病原菌的检出率。

第十九章 临床病原体检查

临床病原体检查的目的在于查明感染性疾病（infectious diseases）的病原体，测试病原体的药物敏感性，在疾病早期选择恰当的治疗方案，并采取有效的预防措施，防止病原体的广泛传播。同时，可检测患者的抗体情况，以作为判定机体免疫能力的指标。

各种不同病原体的实验诊断方法各有其特点，但有共同的检查原则：①正确、规范采集和运送标本；②通过显微镜检查直接发现病原体或检出病原体的抗原成分；③借助分子生物学的方法检测病原体的核酸；④利用免疫学方法，检测机体对病原体抗原成分产生的免疫产物；⑤对病原体进行分离鉴定。在此基础上，结合临床资料快速做出诊断，并积极参与临床选择抗病原体的药物，指导和监控对病原体的治疗方案，避免耐药菌株的产生。

一、标本采集和运送

标本采集和运送的要点为：①根据病原体所致感染性疾病的病程，确定标本采集的时间、部位和种类；②所采集的标本应贮存于适当的收集液中，以避免微生物干燥或死亡；③避免污染，亦不能接触消毒剂和抗菌药物；④送检标本应明确标记取材部位、患者姓名、性别、年龄、采集时间、临床诊断、需检项目等；⑤立即送检，对于烈性传染病标本需由专人护送。

1. 血液标本 疑为菌血症、败血症和脓毒败血症患者，应采集血液标本送检。一般在发热初期和高峰期采集，如已用抗菌药物治疗者，则在下次用药前采集。成人每次采样10～20ml，婴儿和儿童为0.5～5ml。血液置于含有抗凝剂的无菌瓶中送检。若24小时内多次采集标本，应选择不同的部位进行，可提高血培养的阳性率。

2. 血清标本 用于检测患者特异性抗体效价以辅助诊断感染性疾病。血液采集后置无菌试管中，自然凝固，血块收缩后吸取血清，56℃加热30分钟以灭活补体成分。补体灭活血清应保存于－20℃。

3. 尿液标本 常用清洁中段尿作为送检标本。对于厌氧菌的培养，采用膀胱穿刺法收集，无菌厌氧小瓶运送。排尿困难者可导尿，但应避免多次导尿而引发尿路感染。

4. 泌尿生殖道标本 根据不同疾病及检验目的的不同采集标本。如性传播性疾病常取尿道口分泌物、外阴糜烂面病灶边缘分泌物、阴道宫颈口分泌物和前列腺液等；对生殖道疱疹常取穿刺疱疹液；盆腔脓肿者则于直肠子宫陷凹处穿刺脓液。除淋病奈瑟菌保温送检外，所有标本收集后4℃保存直至培养。

5. 粪便标本 取含脓、血或黏液粪便置于清洁容器中送检，排便困难者或婴幼儿可用直肠拭子采集。根据细菌种类不同选用合适的运送培养液以提高阳性检出率，如副溶血弧菌引起腹泻的粪便标本，应置于碱性蛋白胨水或卡－布运送培养液中。粪便培养一般应连续送检3次。

6. 呼吸道标本　标本的收集可采用鼻咽拭子、鼻咽洗液、收集痰液及通过支气管镜收集等方法。后者可避免正常菌群污染，为下呼吸道感染病原学诊断的理想标本。鼻咽拭子和鼻咽洗液可供鼻病毒、呼吸道合胞病毒、肺炎衣原体、溶血性链球菌等病原学诊断。上呼吸道存在正常菌群，在病原学诊断时需加以注意。

7. 脑脊液与其他无菌体液标本　引起脑膜炎的病原体如脑膜炎奈瑟菌、肺炎链球菌、流感嗜血杆菌等，抵抗力弱，不耐冷，容易死亡，故采集的脑脊液应立即保温送检或床边接种。胸水、腹水和心包积液等标本因含菌量少，应采集足够量送检以保证检出率。

8. 创伤组织和脓肿标本　对损伤范围较大的创伤，应从不同部位采集多份标本，采集部位应首先清除污物，以碘酒、酒精消毒皮肤，防止表面污染菌混入标本影响检测结果。开放性脓肿的采集，用无菌棉拭采取脓液及病灶深部分泌物。封闭性脓肿，则以无菌干燥注射器穿刺抽取；疑为厌氧菌感染者，取脓液后立即排净注射器内空气，针头插入无菌橡皮塞送检，否则标本接触空气导致厌氧菌死亡而降低临床分离率。

二、检查方法

1. 显微镜直接涂片检测　包括：①标本直接涂片，干燥、固定后染色，或经离心浓缩集菌涂片染色，置光学显微镜下观察细菌的形态、染色性或观察宿主细胞内包涵体的特征；②对活体病原常采用悬滴法或压滴法，在不染色状态下借助暗视野显微镜或相差显微镜观察病原菌的生长、运动方式，螺旋体形态和运动；③生理盐水涂片法、硫酸锌离心浮聚法等有助于寄生虫虫卵检查；④电镜检查不作常规应用，但对某些病毒感染有确诊价值。

2. 病原体特异性抗原检测　用已知抗体，借助免疫荧光技术、酶免疫技术、化学发光技术、胶乳凝集试验等技术，检测标本中未知病原体的抗原。结果判定应注意：①标本中若存在正常菌群，可因交叉抗原存在而难以肯定诊断；②特异性好、效价高的单克隆抗体检测，适用于在活细胞内增殖的病毒、立克次体、衣原体等的检测。

3. 病原体核酸检测　核酸检测适用于目前尚不能分离培养或很难分离培养的微生物。

常用的检测方法有聚合酶链反应（polymerase chain reaction，PCR）和DNA探针杂交技术。

4. 病原体的分离培养和鉴定

（1）适宜分离培养的细菌：在镜检对病原体作出初步诊断后，根据可疑菌生长培养特性，选择合适的培养基，提供合适的气体条件、温度和酸碱度进行培养，根据菌落性状（大小、色泽、边缘、光滑度、色素、溶血情况等）和细菌的形态、染色性，检测细菌生化反应和血清学试验，对分离菌作出鉴定。也可借助于微量鉴定系统，快速简便鉴定分离菌。在鉴定细菌同时，需作抗生素药物敏感试验。

（2）不能人工培养的病原体：将标本接种易感动物、鸡胚或行细胞培养。接种动物后，可根据动物感染范围、动物发病情况及潜伏期，初步推测为某种病原体。接种于鸡胚的病毒，根据不同接种途径的敏感性及所形成的特殊病灶，有助于初步鉴定。细胞培养的病毒，可依据细胞病变的特点或红细胞吸附、干扰现象、血凝性质等，缩小病毒的鉴定范围，最后用血清学方法作出鉴定。

5. 病原体抗体检测 用已知病原体抗原检测患者血清中相应的抗体，以诊断感染性疾病。常用的方法有凝集试验、沉淀试验、补体结合试验、间接免疫荧光技术、放射免疫测定、酶联免疫吸附试验等。

三、临床常见病原体检查

随着抗生素的大量使用，人群机体免疫力的改变，当今感染性疾病的特点已发生了变化：①新传染病陆续被发现（如肠出血性大肠杆菌腹泻、疯牛病、埃博拉病等30余种）和原有传染病的复燃（如梅毒、结核病、霍乱等）；②多重耐药细菌的出现，导致抗感染治疗的困难；③器官移植、肿瘤的化疗和放疗，减弱了机体的免疫功能，造成医院感染及条件性致病菌感染的增加；④对人类致病的病原生物约在500种以上。迄今细菌感染及病毒感染的发病率仍然较高，但随着广泛的疫苗接种，较过去已大幅度下降。但是，免疫功能低下患者真菌感染的发病率明显增高。

（一）细菌感染检查

细菌感染检查项目包括：①染色镜检（革兰染色、抗酸染色等）；②不染色镜检（如湿片悬滴暗视野法观测病原体运动等）；③分离培养（选择合适的培养基和生长条件——大气条件、厌氧条件、微需氧条件等）；④鉴定技术：生化鉴定、血清学鉴定、数码鉴定、自动化鉴定等；⑤细菌毒素、核酸检测：生物法、免疫血清法、PCR法等；⑥抗体检测；⑦动物接种法等。目前，一些微量自动化鉴定系统因其快速、简便，已被广泛应用。

（二）病毒感染检查

病毒（virus）是只能在活细胞内以复制方式进行增殖的非细胞性微生物，不能体外人工培养。分离病毒首先要采集到含足够量活病毒的标本，冷藏运送（病毒对热敏感），然后接种到敏感动物、鸡胚或培养细胞中，使其生长增殖，再加以鉴定。

病毒感染检查项目包括：①显微镜检查：光学显微镜、电子显微镜；②病毒分离鉴定：选择合适的增殖细胞系，识别病毒等；③病毒抗原、核酸检测；④抗体检测等。

（三）真菌感染检查

真菌（epiphyte）是以腐生或寄生方式摄取养料的真核细胞性微生物。各种不同真菌具有典型的菌落形态和形态各异的孢子及菌丝，因而形态学检查成为检测真菌的重要手段。真菌能在人工培养基生长（培养温度在25℃～28℃，深部真菌需37℃）。真菌繁殖一代时间较长（至少4周），培养方法有点滴法、不锈钢圈小培养法等。在显微镜下直接观察经培养后的菌体在自然位置状态下的形态结构（菌丝和孢子），是真菌菌种鉴定的重要方法。真菌的抗原检测只适合于检测血清中和脑脊液中的隐球菌、念珠菌、荚膜组织胞浆菌。真菌感染的抗体检测适用于深部真菌感染的标本。

（四）寄生虫感染检查

从血液、组织液、排泄物、分泌物或活组织涂片中检查不同生活阶段的寄生虫，是诊断寄生虫感染最可靠的方法。如从人粪便中检查蠕虫卵、肠道原虫滋养体和包囊，疟疾患者发作1~2次后在外周血中查找疟原虫，直肠镜活组织检查血吸虫卵等。其次，免疫学方法诊断寄生虫感染在临床上已广泛应用，除了经典凝集试验、沉淀试验、补体结合试验外，近几年建立的酶联免疫吸附、酶联免疫印迹、斑点酶联免疫吸附试验等，使试验的敏感性和特异性大大提高。近年来，利用DNA探针技术测定标本中某种寄生虫DNA片段和应用PCR技术扩增标本中可能存在的极微量的某种寄生虫DNA，因其具有高敏感度等优点，已在临床广泛开展。另外，培养分离法亦可采用，如用此方法查找经培养后的阿米巴滋养体或单层细胞中的弓形虫等。

（五）其他病原体感染检查

1. 支原体感染检测 支原体（mycoplasma）缺乏细胞壁，呈高度多形性，革兰染色不易着色，直接显微镜检查无意义。分离培养（培养基为牛心脑消化液加20%小牛血清和新鲜酵母浸液）法是确诊支原体感染的重要方法。不同种支原体在培养基中生长速度不一，溶脲脲原体和人型支原体生长较快，培养后的典型菌落有助于作出初步鉴定，如用特异性抗血清作生长抑制试验（GIT）或代谢抑制试验（MIT）可进一步确诊。肺炎支原体和生殖道支原体初次分离缓慢，一般需10天左右才长出“荷包蛋”状菌落，临床难以作出快速诊断。PCR技术目前已用于对支原体感染的临床检测。

2. 螺旋体感染检测 将标本置于暗视野显微镜下见到运动活泼的螺旋体是诊断的主要依据。除钩端螺旋体外，其他螺旋体如梅毒螺旋体、伯氏疏螺旋体、回归热螺旋体等尚不能人工培养，因而血清学诊断广泛应用于临床实验诊断。显微镜凝集试验、间接凝集试验、酶联吸附试验检测患者血清的特异性抗体是常用的血清学方法。梅毒螺旋体检测常用WHO推荐使用的简易玻片沉淀试验（VDRL）或快速血浆反应素环状卡片试验（RPR）对梅毒患者血清进行初筛试验，如阳性时再用荧光密螺旋体抗体吸附试验（FTA-ABS）或抗梅毒螺旋体微量血凝试验（MHA-TP）作确诊试验。PCR检测可快速检出螺旋体特异基因片段，但未广泛开展。

3. 立克次体感染检测 立克次体（rickettsia）是一类仅在宿主细胞内繁殖的原核细胞性微生物（除罗沙利马体外）。直接检出的方法有免疫荧光技术、PCR技术、探针杂交等。①分离培养法：常将标本接种于鸡胚、豚鼠、小鼠、大鼠等，观察发病情况（如雄性豚鼠阴囊肿胀、小鼠脾脏肿大），取病例组织涂片，吉姆萨染色，可见双极浓染的紫红色小杆菌；②外斐试验：为非特异性血清学诊断试验，用于斑疹伤寒、斑点热和恙虫病的确诊；③特异性的血清学试验有免疫荧光试验、酶联免疫吸附试验和补体结合试验。

4. 衣原体检测 衣原体（chlamydia）是一群在光镜下可以观察到的细胞内微生物，仅部分引起人类发病。①直接显微镜检查寻找细胞质内的典型包涵体，对衣原体感染诊断有参考价值；②用荧光素标记的衣原体单克隆抗体检测衣原体包涵体也是一种好的检测方法；③通过酶联免疫检测、核酸检测等非培养方法检测具有一定的优越性，结果迅速，操作简便；④衣原体的分离培养和病毒培养一样，有鸡胚接种法、动物接种法和细胞培养等方法。

（六）实验结果的分析和临床应用

1. 病原体的分离培养 是病原学检验中的关键步骤，分离出病原体后，才能进一步鉴定病原体及作药敏试验。然而，分离培养的阴性结果并不能完全排除感染的可能。如常因标本采集、运送的不当，培养条件不适合，病原体为难培养菌，或使用抗生素后，均会出现假阴性结果，如标本直接涂片镜检发现细菌而培养阴性者应考虑是否为L型细菌（细菌在外界因素作用下，可逆地丧失部分或全部细胞壁而呈现的多形性菌体）或厌氧菌感染的可能。

2. 病原体的抗原成分检测 有助于早期诊断感染性疾病，阳性结果有助于诊断某种病原体的感染，但当标本中存在正常菌群时，可引起抗原的交叉反应，应严格设定对照试验以求作出正确判断。

3. 核酸检测 是早期诊断感染性疾病的快速方法。主要用PCR技术，但应注意假阳性和假阴性。核酸检测的阳性结果只能说明标本内有某种病原体的核酸，但是否为近期感染则难以确定。

4. 血清学试验 是目前应用最广泛的感染性疾病检测方法。常用已知特异性抗原检测患者体内存在的特异性抗体，IgM抗体或高效价IgG抗体的出现有重要的诊断意义，并提示近期感染。双份血清抗体的动态检测，有助于排除隐性感染或回忆反应。IgM抗体检测的优点在于不仅可作早期诊断，而且可区分原发性感染与复发性感染，但在检测时应排除类风湿因子的干扰。

四、医院感染的病原体检查

医院感染（nosocomial infection）是指患者在入院时既不存在，亦不处于潜伏期，而在医院内发生的感染，包括医院内获得而在出院后发病的感染。随着医疗技术的发展，各种侵入性操作和器官移植的推广，化疗、糖皮质激素、抗生素的广泛应用等，使医院感染成为当今医学领域中的重要问题。①感染的途径：包括住院病人、医务人员、探视者、陪住人员、医院环境及未彻底消毒灭菌的医疗器械、血液制品等。患者住院期间接受不同种类药物治疗和某些治疗措施为病原体感染创造了入侵和繁殖的条件。②常见病原菌：绝大多数为条件致病菌，目前以革兰阴性杆菌（如肠杆菌科和非发酵菌）为主，近年来因抗生素大量应用，屡见耐甲氧西林葡萄球菌感染。厌氧菌和深部真菌作为机体正常菌群常引起体腔内感染（如腹腔、盆腔感染）。③易感宿主：因住院患者免疫力低下或接受留置导尿、手术等，成为感染的易感人群。④标本采样和送检原则：严格执行无菌操作，避免正常菌群污染；采样后应立即送检，床边接种可提高检出率；应考虑到样本被正常菌群污染的可能性。

（一）常见临床类型与诊断

1. 下呼吸道感染 是目前医院感染最常见的类型，多发生在吞咽及咳嗽反射减弱、意识障碍、气管插管或切开等情况时，革兰阴性菌最为多见。临床可出现发热、咳嗽、咳痰、胸痛等，X线检查可为阴性，下呼吸道痰液检查有助于诊断。

2. 尿路感染 多见于有尿路器械操作史的患者，常由于留置导尿的交叉污染造成上行性感染，以大肠埃希菌、变形杆菌为主。具备下列一项即可诊断：①无症状菌尿，细菌计数 $>10^5/ml$；②入院时有尿路感染，入院后又培养出新的细菌；③有发热及尿道综合征，细菌培养阴性，但离心尿液白细胞 >10/HP。

3. 手术切口感染　清洁伤口感染大部分为外源性感染，医务人员手指皮肤的接触传播是十分重要的因素。腹部手术、妇科手术等伤口感染的病原体常来源于胃肠道、泌尿生殖道、皮肤等正常菌群。细菌培养可以阴性。

4. 胃肠道感染　主要见于使用抗生素所致的肠炎。细菌培养为阳性。

5. 血液感染　主要为菌血症，可由静脉内输液、血液透析等引起，也可源于外科手术、下呼吸道感染或皮肤感染，血液细菌培养可以诊断。

6. 皮肤和软组织感染　由金黄色葡萄球菌、溶血性链球菌等引起的蜂窝组织炎、褥疮和烧伤感染等。采集分泌物涂片可对病原体作出诊断。

7. 静脉插管或针刺部位感染　局部可见化脓改变，采用无菌技术剪取体内段静脉导管5cm进行细菌培养有助于确诊。

8. 骨髓感染　根据症状和体征结合X线检查而确诊，细菌培养不是必须的。

9. 子宫内膜炎　可见脓液自宫颈排出，且有全身表现，细菌培养阳性。

10. 心血管系统感染　常见心内膜、心肌、心包及血管等的感染，细菌培养可为阴性。

（二）细菌污染的监测

污染的环境是引起医院感染的危险因素，必须定期对空气、器物表面、医务人员手部和消毒灭菌效果等进行监测。空气中细菌污染的监测采用沉降法采样，计算每立方米空气中的细菌数；器物表面细菌污染可采用压印法，计算出每平方厘米的菌落数；医务人员手部细菌可用Rodac平皿压印法检查，计算出每平方厘米的细菌数。其标准见表19－1。

表19－1　各类环境中空气、物体表面、医务人员细菌总数卫生学标准

环境类别	范围	空气（cfu/m^3）	器物表面（cfu/cm^2）	医务人员手部（cfu/cm^2）
Ⅰ类	①	≤10	≤5	≤5
Ⅱ类	②	≤200	≤5	≤5
Ⅲ类	③	≤500	≤10	≤10
Ⅳ类	④	—	≤15	≤15

注：①层流洁净手术室、层流洁净病房；②普通手术室、产房、婴儿室、早产儿室、普通保护性隔离室、供应室无菌区、烧伤病房、重症监护病房；③儿科病房、妇产科检查室、注射室、换药室、治疗室、供应室的清洁区、急症抢救室、化验室、各类普通病房；④传染病科及病房。cfu：菌落形成单位。

（三）消毒灭菌效果的监测

包括对高压蒸汽灭菌效果的监测、紫外线杀菌效果的监测和化学消毒剂的监测。前两者的灭菌效果监测常用生物学指标检查，利用嗜热脂肪杆菌（bacillus stearothermophilus NCTC10003或ATCC7953）作为高压蒸汽的灭菌指标，枯草杆菌芽孢杆菌黑色变种（ATCC9372）作为紫外线杀菌效果监测指标。化学消毒剂的监测包括消毒剂使用过程中污染细菌的监测和消毒剂应用效果的监测，目的是了解所使用的消毒剂的细菌污染程度和消毒剂的最小杀菌浓度，判定杀菌率和杀菌指数。

五、细菌耐药性检查

致病菌菌种的变异（如基因突变、质粒介导和转位基因插入、菌体外膜对药物通透性的改变、抗菌药物灭活酶及钝化酶的产生、药物作用靶位改变等）导致细菌产生耐药性，使感染性疾病的治疗遇到了新的困难。了解细菌耐药发生机制和耐药性监测是决定抗菌治疗成功与否的前提。

（一）耐药性的发生机制

细菌变异导致细菌耐药性的出现，其机制包括：①药物渗入细菌减少；②细菌产生灭活抗生素酶（如β-内酰胺酶）和钝化酶（如氯霉素乙酰转移酶等）；③细菌的抗生素结合蛋白改变以致不能和抗生素结合（如青霉素结合蛋白）；④细菌靶结构改变；⑤代谢拮抗剂产生或代谢旁路产生等。

（二）常见耐药菌株

目前临床感染的病原微生物60%左右为革兰阴性菌，主要耐药菌株有：耐β内酰胺类抗生素的革兰阴性杆菌、产超光谱酶的肺炎克雷伯菌、大肠埃希菌、阴沟肠杆菌、产气肠杆菌及多重耐药性的铜绿假单胞菌、嗜麦芽窄食单胞菌等。革兰阳性球菌引起的感染约占30%，主要耐药菌株有：耐甲氧西林葡萄球菌、耐青霉素肺炎链球菌、耐万古霉素肠球菌及高耐氨基糖苷类抗生素的肠球菌等。

（三）检查项目、结果和临床应用

细菌耐药性的检查方法有定性测定的纸片扩散法，定量测定的稀释法和E试验法。对特定的耐药菌株的检测除药物敏感试验外，再附加某些特殊的酶检测、基因检测等方法。

1. 常用药物敏感试验

（1）*K-B纸片琼脂扩散法*：是临床微生物学检测常用的方法。将含有定量抗菌药物的纸片贴在接种测试菌的琼脂平板上，置35℃孵育16~18小时，测量抑菌环直径。

（2）*稀释法*：分肉汤稀释法和琼脂稀释法两种。肉汤稀释法为临床实验室常用的一种定量试验方法，先以水解酪蛋白液体培养基将抗生素作不同浓度稀释，再种入待检菌，置35℃孵育24小时后，以不出现肉眼可见细菌生长的最低药物浓度为该药物的最低抑菌浓度（minimal inhibitory concentration，MIC）。琼脂稀释法可同时测多种被检菌，为WHO推荐的最佳方法。

（3）*E试验*：是结合稀释法和扩散法原理和特点而设计的一种操作简便（如同扩散法）、精确测定（如同稀释法）MIC的方法。在涂布有待试菌的平板上放置一条内含干化、稳定、浓度由高至低呈指数梯度分布的抗菌药物塑料试条，35℃孵育16~18小时后，抑菌环和试条横向相交处的读数刻度即是待测菌的MIC。

以上三种方法均按照1990年美国临床实验室标准委员会（National Committee for Clinical Laboratory Standards，NCCLS）标准判读为四级：①敏感：测试菌能被测定药物常规剂量抑制；②中度敏感：测试菌能在体内药物浓度较高的部位被抑制或被超过常用量所增加的血药浓度抑制；③中介：这是一个为防止微小技术失控导致的结果解释错误而设计的“缓冲地带"；④耐药：测试菌不能被组织或血液中抗菌药物的常规剂量所抑制。

2. 耐药菌监测的特殊试验

（1）抗生素灭活酶检测

1）β-内酰胺酶（青霉素酶）检测：β-内酰胺酶能裂解青霉素类和头孢菌素类的β-内酰胺环，从而使其失去活性。此项检测比常规药敏试验提前24~28小时获得结果，而且准确。β-内酰胺酶检测阳性提示：①感染的流感嗜血杆菌、淋病奈瑟菌等，对青霉素、氨苄西林及阿莫西林耐药；②感染的葡萄球菌属和肠球菌属，对青霉素、氨基组青霉素、羧基组青霉素和脲基组青霉素耐药。

2）超广谱β-内酰胺酶检测：超广谱β-内酰胺酶（ESBL）是水解青霉素，一、二、三代头孢菌素及单酰胺类药物的酶。ESBL阳性提示所感染的细菌（如克雷伯菌、大肠埃希菌、肠杆菌等）对头孢噻肟、头孢他啶、头孢曲松及氨曲南等头孢菌素耐药。

（2）临床耐药流行菌株的检测

1）耐甲氧西林葡萄球菌检测：对苯唑西林纸片（1μg/ml）抑菌圈直径≤10mm或MIC≥4μg/ml的金黄色葡萄球菌，以及对苯唑西林纸片（1μg/ml）抑菌圈直径≤17mm或MIC≥0.5μg/ml的凝固酶阴性葡萄球菌，称为耐甲氧西林葡萄球菌（MRS）。琼脂筛选法因其结果可靠，简便易行而为临床实验室所常用。在含40%（W/V）氯化钠、6μg/ml苯唑西林的琼脂平板上接种待测菌，35℃孵育24小时，见细菌生长为阳性结果，示该菌为MRS。MRS对所有的β-内酰胺类药物均无临床疗效，且绝大多数的MRS常为多重耐药，包括耐氨基糖苷类、大环内酯类、四环素类等。

2）耐青霉素肺炎链球菌检测：凡对1μg/ml苯唑西林纸片抑菌圈直径<20mm或MIC>0.06μg/ml的感染菌应视为耐青霉素肺炎链球菌（PRSP）。PRSP感染对氨苄西林、头孢克肟、头孢唑肟等抗生素疗效很低。

3）耐万古霉素肠球菌检测：对万古霉素纸片（30μg/ml）抑菌圈直径≤14mm或MIC≥32μg/ml的感染菌，应视为耐万古霉素肠球菌（VRE）。VRE感染目前无有效的治疗方法，可试用青霉素加庆大霉素、壁霉素（氨基糖苷类）加庆大霉素等联合用药的方法。

第四篇　器械检查

第二十章　心电图诊断

第一节　心电图基本知识

心脏是血液循环的动力泵，也是能自行发生电激动的器官。心脏每次机械性收缩之前，心肌细胞首先发生电激动，心肌细胞的电激动过程是触发其收缩反应的始动因素。在激动过程中所产生的微小生物电流（心电）可经人体组织传导到体表。如将测量电极放置在心脏或人体表面的一定部位，连接一个装有放大和描记装置的心电图机，即可把每一心动周期的心脏电位变化描记成连续的曲线，这就是心电图（electrocardiogram，ECG）。心电图能反映心肌电生理特性的兴奋性、自律性和传导性，而与心肌的收缩性无直接关系。

正常情况下，心电活动始于窦房结，在兴奋心房的同时经结间束传导至房室结（激动在此延搁0.05～0.10s），然后经房室束、左右束支、浦肯野纤维顺序传导，直至兴奋心室肌。这种先后有序的电激动所引起的一系列电位变化形成心电图上的相应波组，一般每个心动周期包括四个波（P波、QRS波群、T波和U波），三个段（P－R段、S－T段和T－P段），两个间期（P－R间期和Q－T间期）及一个J点（即QRS波群终末部与S－T段起始部的交接点）（图20－1）。

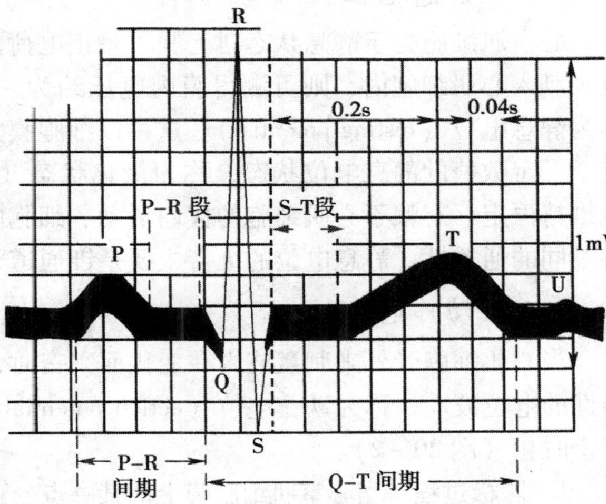

图20－1　心电图各波、段及间期示意图

P波：为心房除极波，反映左、右心房除极过程中的电位和时间变化。

P－R段：主要反映电激动过程在房室交界区及其后的希氏束、室内传导系统所产生的微弱电位变化，一般呈零电位而显示为等电位线（基线）。

P－R间期：自P波的起点至QRS波群的起点，反映激动从窦房结发出后经心房、房室交界、房室束、束支及浦肯野纤维网传到心室肌所需要的时间。

QRS 波群：为左、右心室除极波的总称，反映左、右心室除极过程中的电位和时间变化。

S－T 段：从 QRS 波群终点至 T 波起点的一段平线，反映心室早期缓慢复极的电位和时间变化。

T 波：为心室复极波，反映心室晚期快速复极的电位和时间变化。

Q－T 间期：从 QRS 波群的起点至 T 波终点，代表左、右心室除极与复极全过程的时间。

U 波：为 T 波后的一个小波，产生机制未明。一般认为代表心室肌的后继电位，亦有人推测可能与浦肯野纤维网的复极有关。

一、心电产生原理

心肌细胞能产生电活动，主要是细胞膜内、外不断出现电位差，即膜电位变化。膜电位是心肌细胞内、外离子活动的表现。心肌细胞内的阳离子主要是 K^+，阴离子主要是蛋白质阴离子（A^-）；细胞外液的阳离子主要为 Na^+、Ca^{2+}，阴离子主要为 Cl^-。细胞内、外各种离子的浓度有很大差别，在心肌细胞的除极与复极过程中，离子跨膜流动，造成细胞内、外的电位变化。

（一）静息电位

心室肌细胞处于静息状态时，膜外带正电荷，膜内带有同等数量的负电荷。此时若将微电极刺入心肌细胞内，则可测得膜内电压约为－90mV。静息状态下细胞膜内外的电位差，称为静息电位（resting potential）。这种以细胞膜为界，膜外呈正电位，膜内呈负电位，并稳定于一定数值的静息电位状态，称为极化状态（polarization）。极化状态时静息电位之所以能维持恒定，有赖于心肌细胞的代谢活动、细胞内外离子浓度不同以及细胞膜对各种离子具有不同的通透性。静息电位的维持主要是钾通道开放 K^+ 外流的结果。

（二）动作电位

当心肌细胞受外来刺激或内在变化而兴奋时，在静息电位基础上所发生的快速的、可扩布性的电位波动，称为动作电位（action potential）。以心室肌细胞为例，动作电位曲线包括五个时相（图 20－2）。

1. 除极过程 当心室肌细胞膜上的某一点受到阈值（约－70mV）以上的刺激时，该处细胞膜上的快钠通道开放，Na^+ 的快速内流使膜内电位从原有的－90mV 急剧上升至＋20～＋30mV，此时，膜外变为负电位，膜内变为正电位。这种极化状态的消除直至逆转的过程，称为除极（depolarization）。

此即动作电位的 0 期，占时仅 1～2 ms。

2. 复极过程 发生除极后，细胞膜重新恢复对 K^+、Na^+ 的通透性，膜电位恢复到原来的极化状态，这一过程称为复极（repolarization）。心室肌复极过程分为 1、2、3 期。

（1）1 期：0 期除极之后快钠通道已失活关闭，而有瞬时性外向钾流通道激活。K^+ 的

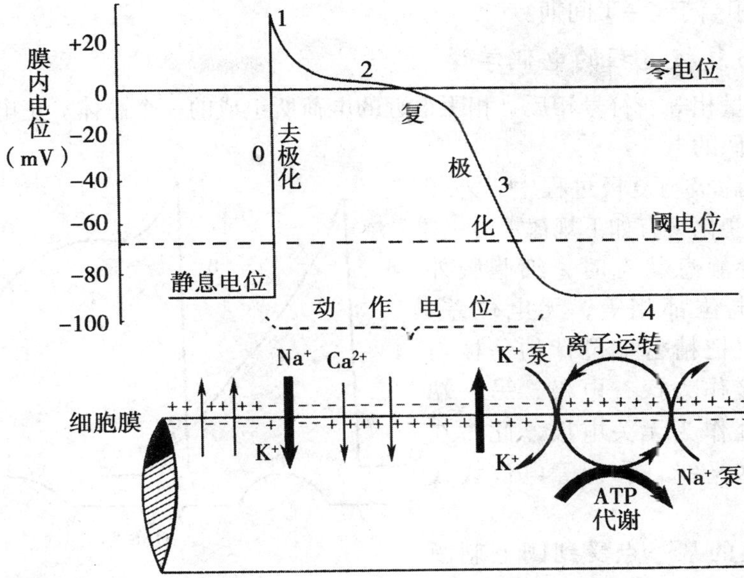

图 20－2　心室肌细胞的跨膜电位和离子活动示意图

瞬时性快速外流使细胞内电位迅速下降。在动作电位曲线上表现为一短暂的下降曲线，膜电位由＋20～＋30mV 迅速降到 0mV 左右。此期占时约 10ms。

（2）2 期：2 期复极过程非常缓慢，往往停滞于接近零的等电位状态，形成平台，这是同时存在的 Ca^{2+}、Na^+内流和 K^+外流，三者处于平衡状态的结果。此期持续 100～150ms。

0 期除极可使细胞膜上的某种钾通道对钾的通透性降低到只有原来的 1/5，这样一来就大大降低了 K^+外流的速度。0 期膜电位的变化也激活了膜上的慢钙通道。慢钙通道在除极达到－40mV 左右时才开放，慢钙通道开放时间晚，激活过程慢，因此要等 0 期以后才表现为持续性开放，形成 Ca^{2+}持续性内流；此外，还存在不论静息或兴奋状态均持续开放的背景 Na^+内流。

（3）3 期：在平台期末，慢钙通道关闭失活，内向电流消失，而细胞膜对 K^+的通透性又显著增加，K^+迅速外流，膜内电位迅速下降至－90mV，在动作电位曲线上呈一速降线，完成复极化过程。占时约 100～150ms。

（4）4 期：膜复极完毕，膜内电位稳定于静息电位（－90mV）水平，故又称静息期。静息电位呈一水平线。此时心肌细胞依靠能量代谢，通过 Na^+-K^+泵的作用，将细胞内的 Na^+、Ca^{2+}外运，摄回细胞外的 K^+，直至细胞膜内、外阴阳离子的浓度梯度恢复到 0 期除极前的极化状态。

上述单个心室肌细胞的电位变化曲线，是用细胞内记录法得到的。而心电图的记录方法属于细胞外甚至体外记录法，反映的是每一瞬间整个心脏许多心肌细胞电活动的综合效应，因此心电图曲线的形态与心肌动作电位曲线并不相同（图 20－3）。一般说来，0 期相当于心电图上的 QRS 波群，1 期相当于 J 点，2 期相当于 S－T 段，3 期相当于 T 波，4 期相当于

T－R段，0～3期相当于Q－T间期。

（三）除极与复极过程的电偶学说

电偶是两个电量相等、符号相反、相距很近的电荷所组成的一个总体。正电荷叫电偶的电源，负电荷叫电偶的电穴。

单个心肌细胞除极与复极过程中膜外任意两点之间的电位变化又有如下规律：

心肌细胞保持静息状态时，细胞膜外任何两点之间的电位都相等，无电位差，因而无电流产生。把精密电位计的一极与细胞膜的一端连接作为探查电极，另一端放在离细胞较远处作为无关电极，此时在仪器上仅描记一水平线，称为等电位线或基线。

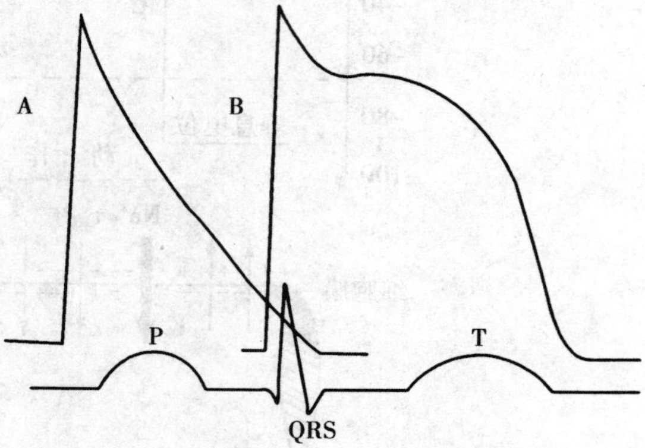

图20－3　心肌动作电位与心电图的关系

（A为心房肌的动作电位；B为心室肌的动作电位）

当心肌细胞膜的某一点受到阈上刺激时，此点对各种离子的通透性发生改变，引起膜内外离子的流动（主要是Na^+内流），除极开始。已除极部分膜外带负电荷，邻近尚未除极的部分仍带正电荷，二者组成电偶，产生了电位差，正电荷从电源（未除极部分）流向电穴（已除极部分），使电源部分也开始除极从而成为它前方尚未除极部分的电穴。此时，对着细胞除极方向的探查电极可测得正电位而描记出向上的波，而背离细胞除极方向的探查电极则测得负电位而描出向下的波。除极如此向前推进，直至整个细胞全部除极完毕，膜外电位差消失，电位曲线回到等电位线。

心肌细胞的复极程序为先除极部位先复极。已复极部分的膜外重新获得正电荷，其电位高于邻近尚未复极部分，二者组成新的电偶，产生电流，电流由已复极部分流向尚未复极部分，如此向前推进。面对着复极方向的探查电极测得负电位，描记出一向下的波，背离复极方向的电极则测得正电位而描出一向上的波。由于复极过程进行缓慢，电位较低，故形成的波较宽、低而圆钝。复极完毕，曲线又重新恢复到等电位线。

由此可见，心肌细胞的除极与复极过程都是一系列的电偶沿着细胞膜移动的结果，除极与复极的方向即是电偶移动的方向，二者相同。所不同的是，除极时，电源在前、电穴在后；而复极时则是电穴在前、电源在后。因而单个心肌细胞的复极波与除极波的方向是相反的（图20－4）。

（四）容积导电的概念与体表心电位强度

将一对电偶（电池的正、负两极）放在一盆稀释的盐水中，由于盐水是一导体，于是便有无数条电流线自正极流向负极，电流布满整个盐水之中，这种导电的方式称为容积导电。盛在容器中的盐水称为容积导体。在容积导体中各处都有一定强度的电位（图20－5）。在连接电偶正、负极轴线中点的垂直面上，各点与正、负两极距离相等，故在此平面上各点

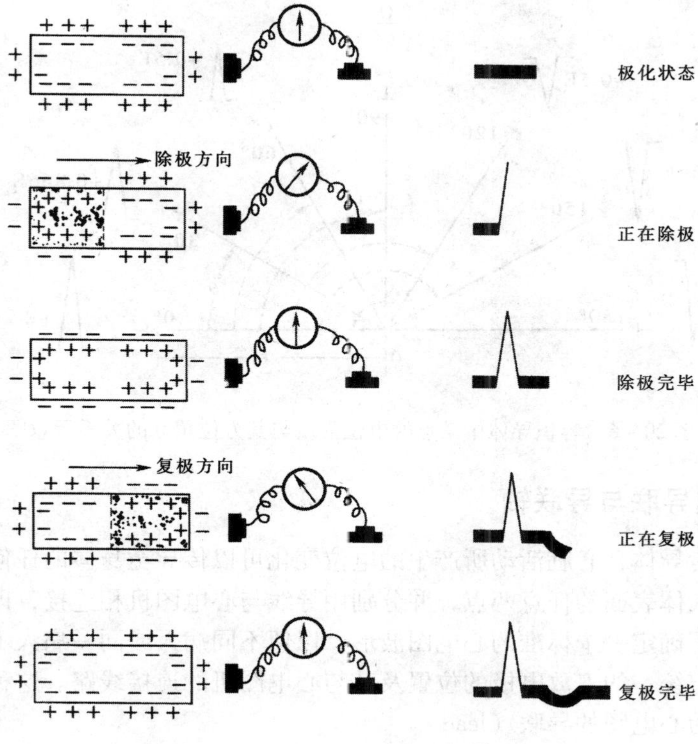

图 20－4　心肌细胞除极与复极过程中的膜外电位变化

的电位均等于零，称为电偶电场的零电位面。零电位面把电场分为两个半区，即正、负电位区。越靠近电偶正极者电位越高，越靠近电偶负极者则电位越低。容积导体中任一点的电位（V）与电偶电动势（E）成正比，与该点至电偶中心的距离（r）的平方成反比，与该点方位角（θ）的余弦成正比（图20－6），即：$V=E\cdot\cos\theta/r^2$。

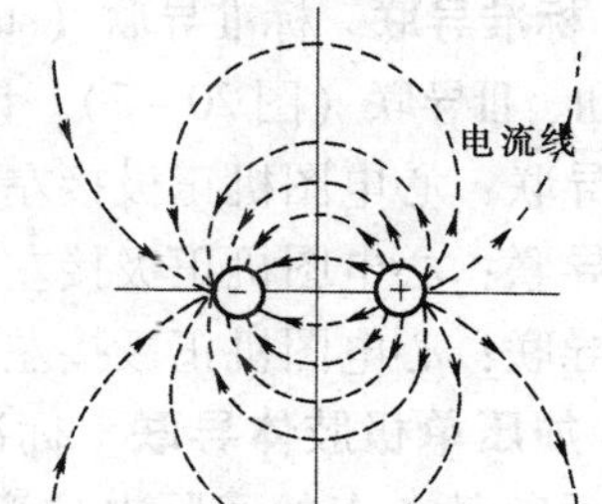

图 20－5　容积导体中电位分布示意图

心脏周围的组织、体液都有导电性，因而人体也可以看作是一个容积导体。位于体腔之中的心脏，就相当于放在盐水中的一对电偶，心脏每次激动所产生的电流，通过体液、组织传导，形成一个心电场。虽然人体的实际情况比容积导电的试验更为复杂，但容积导电的原理可以用于解释心电流的传导。由体表某处所描记的心电位强度与以下因素有关：①与心肌细胞的数量（心肌厚度）成正比；②与探查电极和心肌细胞之间的距离的平方成反比；③与探查电极和心肌除极的方向所构成的角度有关，夹角越大，心电位强度越弱。

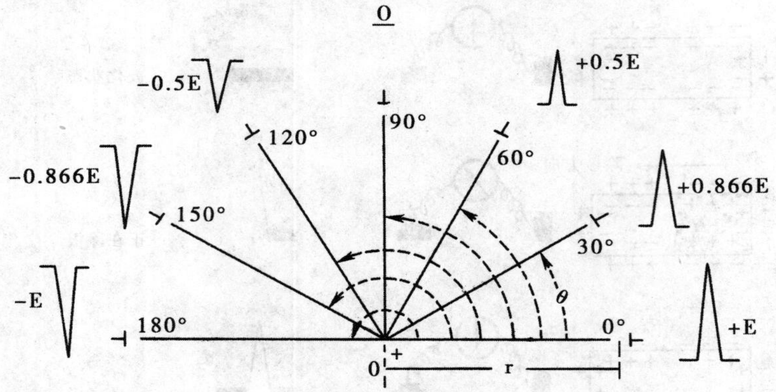

图 20-6 容积导体中某点的电位强度与其方位角 θ 的关系示意图

二、心电图导联与导联轴

人体是一个良导体，心脏活动所产生的电位变化可以传导至身体的任何部位。因此，将两个电极放置在人体表面的任意两点，并分别用导线与心电图机相连接，即能记录出心电变化的曲线。但为了确定一个标准的心电图波形，以便不同病人或同一病人不同时间心电图的比较，就必须规定统一的安放电极的位置及其与心电图机的连接线路。这种记录心电图的电路连接方式，称为心电图的导联（lead）。

（一）常规导联

目前广泛采用的国际通用导联体系，称为常规 12 导联体系。

1. 标准导联 标准导联（standard leads）是双极肢体导联，反映两个肢体之间的电位差，包括Ⅰ、Ⅱ、Ⅲ导联（图 20-7）。该导联方式由 Einthoven 首创于 20 世纪初，并沿用至今。

Ⅰ导联：心电图机正极接左上肢，负极接右上肢。

Ⅱ导联：心电图机正极接左下肢，负极接右上肢。

Ⅲ导联：心电图机正极接左下肢，负极接左上肢。

2. 加压单极肢体导联 标准导联只是反映体表某两点（探查电极）之间的电位差，而不能反映某一点的实际电位变化。如果把心电图机的负极接在零电位（无关电极）上，探查电极（exploring electrode）接于人体的任何一点，就可测得该点的实际电位，这种导联方式称为单极导联。若把左、右上肢和左下肢的三个电极各通过 5000Ω 的高电阻连接到一点，此点称为中心电端（central terminal）。理论和实践均证明，中心电端的电位在整个心脏激动过程中的每一瞬间始终稳定接近于零。把心电图机的负极与中心电端相连接，构成无关电极，而正极连接探查电极并分别接于左、右上肢与左下肢，即为单极肢体导联（VR、VL 及 VF）。

由于单极肢体导联所探查的各肢体的电位较低，因此描记的心电图波形振幅较小而不便观测。后经改进，将中心电端与探查电极所在肢体的连线切断，可使波的振幅（电压）增大 50%，而波形不变。这种连接方式即为加压单极肢体导联（augmented unipolar limb

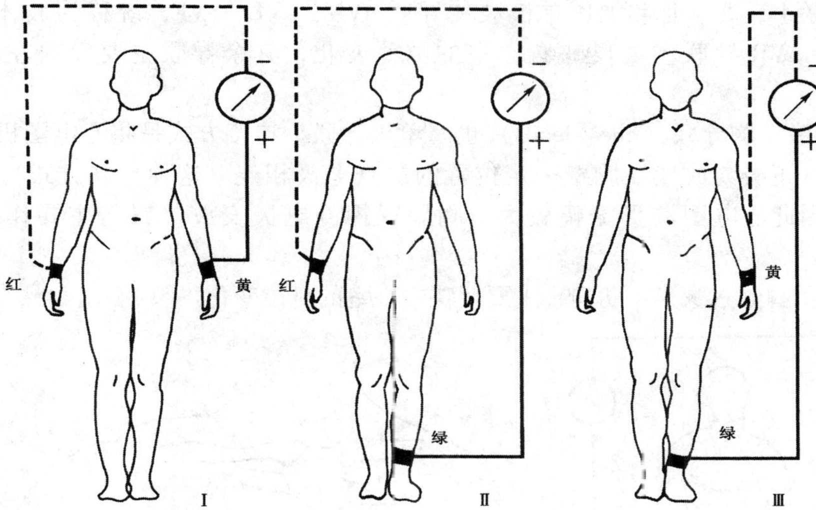

图 20－7 标准导联的连接方式

leads)，分别以 aVR、aVL、aVF（图 20－8）表示。

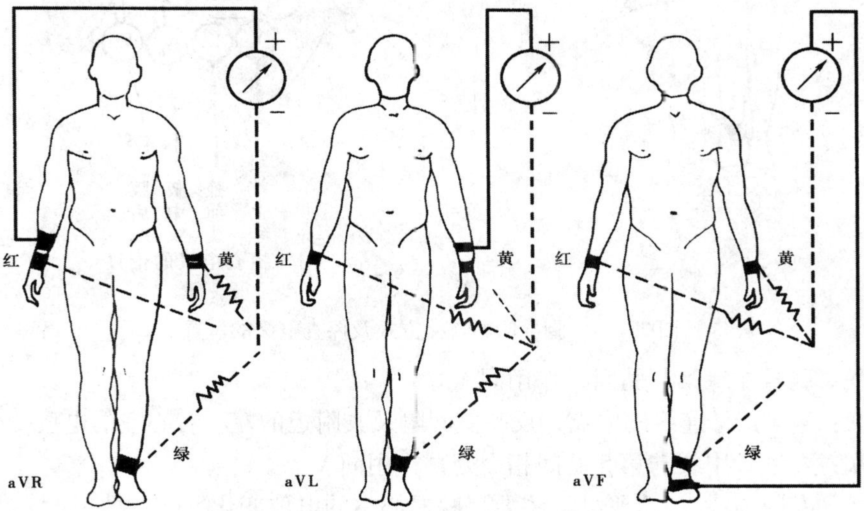

图 20－8 加压单极肢体导联的连接方式

加压单极右上肢导联（aVR）：探查电极置于右上肢并与心电图机正极相连，左上、下肢连接构成无关电极并与心电图机负极相连。

加压单极左上肢导联（aVL）：探查电极置于左上肢并与心电图机正极相连，右上肢与左下肢连接构成无关电极并与心电图机负极相连。

加压单极左下肢导联（aVF）：探查电极置于左下肢并与心电图机正极相连，左、右上肢连接构成无关电极并与心电图机负极相连。

标准导联Ⅰ、Ⅱ、Ⅲ和加压单极肢体导联 aVR、aVL、aVF，统称为肢体导联（limb leads）。其中 aVR 导联主要反映右心室的电位变化，其余导联主要反映左心室的电位变化。

3. 胸导联 胸导联（chest leads）也属单极导联，连接方式是将心电图机的负极与中心电端连接，正极与放置在胸壁一定位置的探查电极相连。这种导联方式，探查电极距心脏很近，因此心电图波形振幅较大。胸导联探查电极安放位置与主要作用如下（图 20-9）：

V_1 导联：胸骨右缘第 4 肋间，主要反映右心室的电位变化。

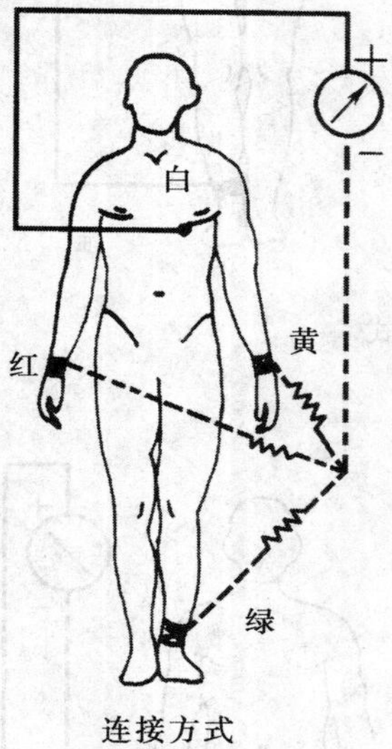

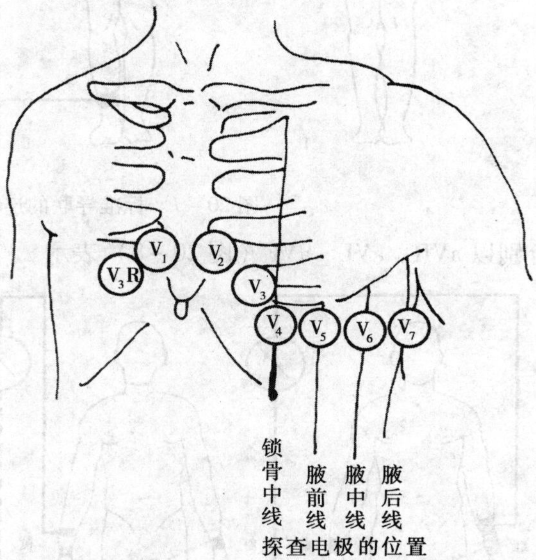

图 20-9 胸导联的连接方式及探查电极的位置

V_2 导联：胸骨左缘第 4 肋间，作用同 V_1。

V_3 导联：V_2 与 V_4 连线的中点，反映室间隔及其附近的左、右心室的电位变化。

V_4 导联：左锁骨中线与第 5 肋间相交处，作用同 V_3。

V_5 导联：左腋前线 V_4 水平处，主要反映左心室的电位变化。

V_6 导联：左腋中线 V_4 水平处，作用同 V_5。

心电图的 12 个常规导联，一般可满足临床需要。但在某些情况下，还需附加某些选用的胸导联，以弥补常规胸导联之不足。如：临床诊断右心病变常需选用 V_3R ~ V_6R 导联，探查电极置于右胸部与 V_3 ~ V_6 对称处。诊断后壁心肌梗死，常选用 V_7（左腋后线 V_4 水平处）、V_8（左肩胛线 V_4 水平处）和 V_9（左脊旁线 V_4 水平处）导联。诊断下壁心肌梗死，有时可选用 V_E（胸骨剑突处）、S_5（胸骨右缘第 5 肋间）导联。

实际上各导联电路的选择装置都安装在心电图机内，只要把电极安置妥当，导线连接正确，拨动导联选择键，即可接通该导联的电路。心电图机上的导联电极一般均以固定颜色表示，惯例是红色者接右上肢，黄色者接左上肢，绿（或蓝）色者接左下肢，黑色者接右下肢，连接胸壁各点的电极从 V_1 ~ V_6 分别为红、黄、绿、棕、黑、紫色。

（二）特殊导联

1. 食管导联　将金属探查电极置于食管内的导联方式称为食管导联（esophageal lead）。食管导联的电极标示为 E，其右下角的阿拉伯数字为电极距门齿的厘米数，如 E_{25}。电极到达心脏水平处所记录到的心电图为食管导联心电图。探查电极在距门齿 15 ~ 25cm 处的图形主要反映心房电位变化；探查电极在距门齿 40 ~ 50cm 处的图形主要反映左心室后壁电位变化。食管导联心电图相当于在心房和心室的表面描记，因能清楚显示窦性 P 波与异位 P′波，故有助于鉴别复杂的心律失常，如鉴别房性早搏伴心室内差异性传导与室性早搏，鉴别宽 QRS 室上性心动过速与室性心动过速等，并对左室后壁心肌梗死的判断有一定诊断价值。

2. 心腔内导联　将顶端带有电极的导管经静脉插入心房或心室的导联方式为心腔内导联。心腔内导联可在不同部位记录到具有特征性的单极心电图，即心腔内心电图。心腔内心电图有助于导管电极起搏治疗的定位、复杂心律失常的鉴别以及心脏电生理研究。

3. 房室束（希氏束）电图导联　房室结和房室束兴奋时的电位很小，不能反映于一般的体表心电图。采用带多电极的心导管，经静脉插至右心房三尖瓣附近，经适当心电放大及频率过滤，并用较快的纸速，方可记录到反映房室束兴奋过程的图形，即希氏束电图（His bundle electrogram，HBE）。希氏束电图主要用于：①房室传导阻滞的定位，确定心室激动源于房室交界区抑或心室。②诊断预激综合征。③诊断其他疑难心律失常。

4. 监护导联　较常用的有：

（1）MCL_1 导联：正极在 V_1 位置，负极在左肩，地线在右肩。

（2）MCL_6 导联：将 MCL_1 的正极置于 V_5 位置，即成 MCL_6 导联。

（3）CM_5 导联：双极导联正极（左下肢电极）放在 V_5 位置，负极（右上肢电极）置于胸骨柄，用Ⅱ导联记录。

（4）CC_5 导联：双极导联正极（左下肢电极）放在 V_5 位置，负极（左上肢电极）置于 V_5R 处，用Ⅲ导联记录。

5. 动态心电图导联　动态心电图（ambulatory electrocardiogram，AECG）是指可以在自然活动状态下连续长时间描记的心电图。1961 年，Holter 首先将其应用于临床，故又称之为 Holter 监测系统。动态心电图能记录 24 小时甚至更长时间的动态心电活动信息，报告心搏总数、异常心律的类型及次数、最快与最慢心率以及 ST - T 改变，并可根据需要查找某一时刻的心电图改变，将异常心电图与患者当时的活动情况或症状对照分析，有效地弥补了常规心电图仅能作短时、静态记录的不足。动态心电图主要用于：①评价晕厥、心悸、胸痛等症状与心电活动之间的关系。②提高心律失常的检出率，并对其进行定性、定量分析；确定心律失常的发生是否与某些活动或情绪变化有联系。③心肌缺血的诊断和评价，是发现无症状性心肌缺血的重要手段。④评价起搏器的功能以及抗心律失常、抗心绞痛药物的临床疗效。动态心电图导联的选择根据不同的检测目的而定。常用导联有：

（1）CM_5 导联：正极置于 V_5 位置，负极置于右锁骨下窝中 1/3 处。对缺血性 S－T 段下移的检出最为敏感，且描记到的 QRS 波幅最高，是常规使用的导联。

（2）CM_1 导联：正极置于 V_1 位置或胸骨上，负极置于左锁骨下窝中 1/3 处。可清楚地显示 P 波，常用于检出及分析心律失常。

（3）M_{aVF} 导联：正极置于左腋前线肋缘，负极置于左锁骨下窝内 1/3 处。主要用于检测左室下壁的缺血改变。

（4）CM_3 导联：正极置于 V_3 位置，负极置于右锁骨下窝中 1/3 处。怀疑为变异型心绞痛时，常联合选用 CM_3 和 M_{aVF} 导联。

（三）导联轴

某一导联正、负电极之间假想的连线，称为该导联的导联轴（lead axis）。导联轴的方向，就是从该导联的负极指向正极的方向。

1. 肢导联轴 根据 Einthoven 提出的等边三角形学说，假定人体是一个大而均匀的容积导体，右上肢、左上肢和左下肢为等距离的三个点，而且这三个点与心脏的距离也相等，连接这三个点即成为躯干额面上的一个等边三角形，其三条边就代表三个标准导联（Ⅰ、Ⅱ、Ⅲ）的导联轴。再从三角形的中心点 O（相当于心电偶中心，即零电位点或中心电端）画三条分别垂直于三条边的直线，则将三个导联轴都平分为二：Ⅰ导联轴左侧为正，右侧为负；Ⅱ、Ⅲ导联轴下方为正，上方为负（图 20－10）。

在同一等边三角形内也可作三条分别垂直于三个边的对角线来代表三个加压单极肢导联的导联轴。aVR 导联轴右上方为正，aVL 导联轴左上方为正，aVF 导联轴下方为正（图 20－11）。

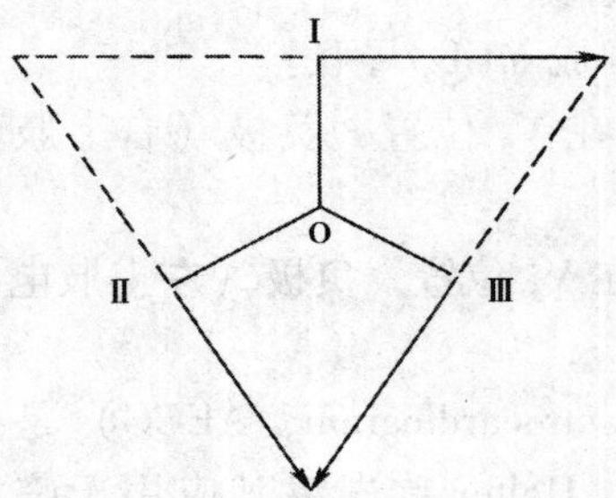

图 20－10 标准导联的导联轴

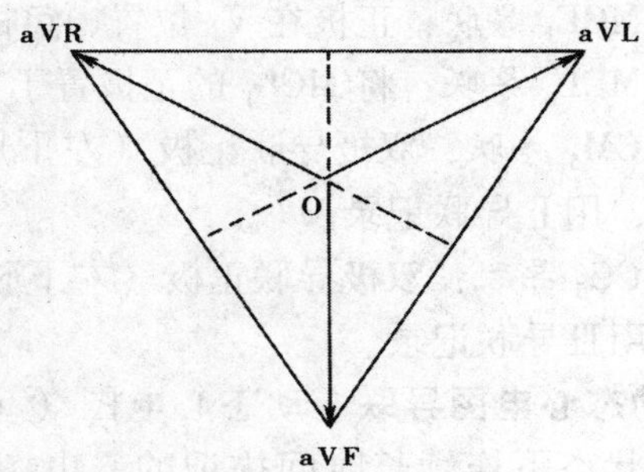

图 20－11 加压单极肢导联的导联轴

以上六个肢体导联的导联轴都位于人体额面，为了更清楚地表明其相互之间的方向关系，将三个标准导联（Ⅰ、Ⅱ、Ⅲ）的导联轴平行移动，使之与 aVR、aVL、aVF 的导联轴一并通过三角形的中心 O 点，就构成了额面六轴系统（six axis system of frontal plane），亦常简称为六轴系统（hexaxial system）（图 20－12）。此坐标系统采用 ±180°的角度标志，左侧为 0°，顺钟向为正，逆钟向为负。每一导联轴从中心 O 点处分为正、负两半（正极段以实线表示，负极段以虚线表示），相邻两轴之间的夹角均为 30°。

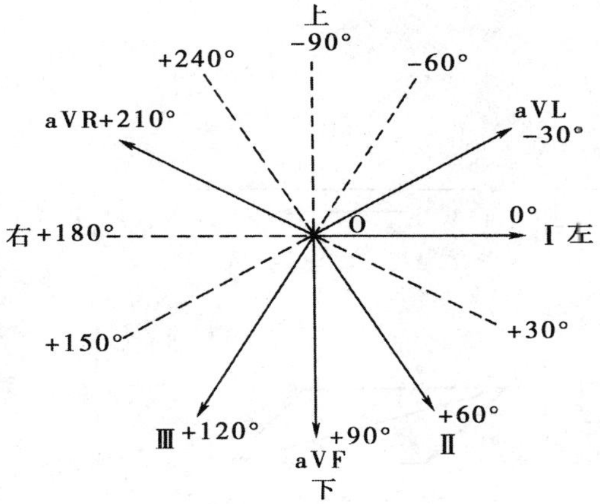

图 20-12 额面六轴系统

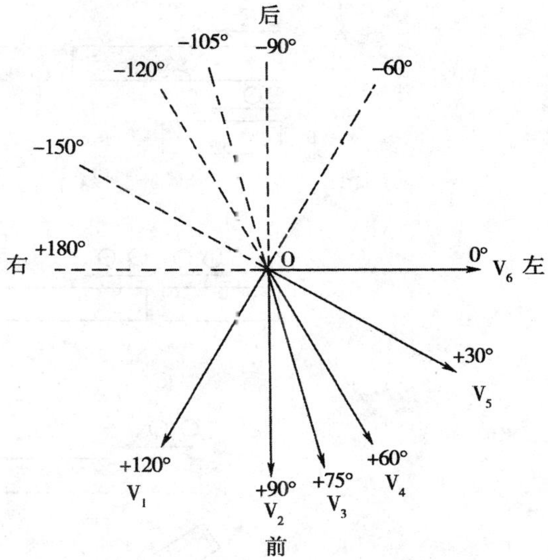

图 20-13 胸导联的导联轴

2. 胸导联轴 胸导联各探查电极所放置的部位基本上在心脏的同一水平面（即横面）上，按上述方法也可画出各胸导联的导联轴，即横面六轴系统（six axis system of transverse plane）（图 20-13），近探查电极侧为正，以实线表示，另一侧为负，用虚线表示。V_2 与 V_6 之间的夹角为 90°，V_1、V_2、V_4、V_5、V_6 各轴之间的夹角均为 30°，V_3 平分 V_2 与 V_4 的夹角。

常规心电图导联中，六个肢体导联反映心脏在额面（上、下、左、右方位）的电位变化，而六个胸前导联则反映心脏在横面（左、右、前、后方位）的电位变化。导联轴的用途就在于它可以使我们运用几何学投影的原理来确定心电向量在各导联产生电位变化的规律。

三、心电向量、心电向量环及其形成

（一）心电向量的概念

既有大小又有方向的量，物理学上称为向量（vector）。心肌细胞在除极与复极过程中所产生的心电位（心肌电动势），既有数量大小，又有一定方向，故称为心电向量（electrocardial vector）。通常用箭矢来表示，箭头所指的方向代表心电向量的方向，箭杆的长度代表大小，箭头为正电位，箭尾为负电位。

每个心肌细胞除极、复极时都可产生一个心电向量。心脏是由无数个心肌细胞组成的，在心脏除极与复极过程的每一瞬间都可产生许多大小不一、方向不尽相同的心电向量。虽然心脏的解剖结构及其电活动相当复杂，致使各心电向量间的关系亦较复杂，但一般可以按照物理学“合力”的原理来考虑。两个以上的心肌细胞同时激动所产生的心电向量可用平行四边形法或头尾相接法求得（图 20-14）。每一瞬间所产生的这些心电向量，按上述方法依次反复综合，这个最后综合起来的向量，叫做瞬间综合心电向量。

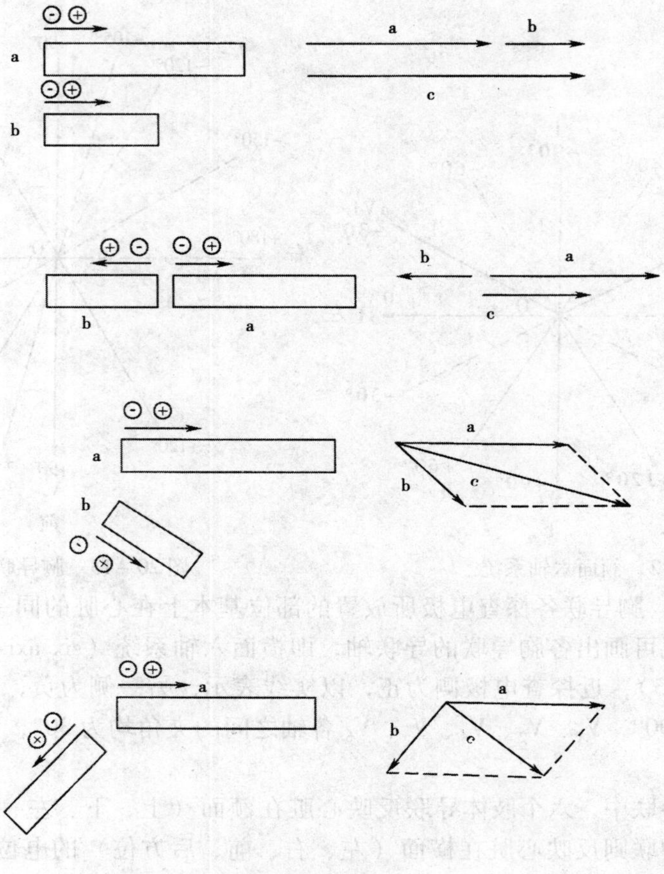

图 20－14 心电向量的综合

（二）心电向量环

瞬间综合心电向量代表整个心脏在除极或复极过程中某一瞬间的电活动，它们的大小和空间方位在每一心动周期中均呈现周期性的改变。每一心动周期有无数个瞬间综合向量，连接循序出现的各个瞬间综合向量的顶端所构成的环形轨迹，称为心电向量环（vector cardiographic loop）。

心脏是个立体结构，连接这些空间瞬间综合心电向量的尖端所构成的心电向量环也呈立体图形，即为空间心电向量环。立体的空间心电向量环无法直接记录，通常采用它在互相垂直的三个平面（额面、横面、右侧面）上的投影来表示该空间心电向量的大小和方向（图 20－15），正如人们想描述一个立体的东西，至少要从三维空间来表达一样。

（三）心电向量环的形成

在每一心动周期中，心房除极、心室除极和复极的一系列瞬间心电综合向量构成了三个空间向量环：P 环、QRS 环和 T 环。至于心房的复极和房室传导组织的兴奋过程等，则因其电位变化较小或被掩盖于其他向量变化之中而一般不能显示。

1. P环　窦房结位于右心房上部靠近上腔静脉入口处的心外膜下面，当窦房结发出冲动后首先激动右心房，继而左、右心房同时除极，最后左心房除极。整个心房除极的方向是自上而下，从右向左，由前到后，故主要向量指向左下稍偏后。心房除极过程中各瞬间综合向量的顶端所形成的轨迹，就是P向量环（图20－16）。P环是一很小的椭圆形环，起始部和终末部分别由右心房和左心房除极所形成，而中间部分则由左右心房同时除极形成。空间P向量环在额面的投影，环体朝向左下方；在横面的投影，环体朝向左侧稍偏后。

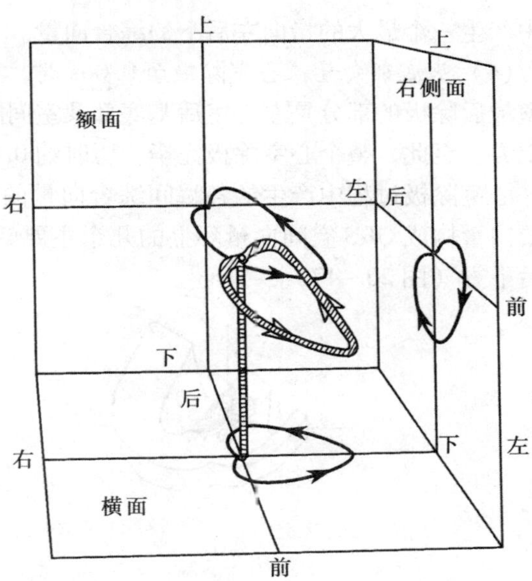

图20－15　空间心电向量环在三个平面上的投影

2. QRS环　心房除极完毕，激动进入房室交界区，并在此有一定时间的延搁，以后激动沿房室束、左右束支及浦肯野纤维网迅速传入心室，在心电图上表现为P－R段。心室肌激动由室间隔开始，到心尖部、心室外侧壁，最后到心底部，直至整个心室除极完毕。除极在心室壁内由心内膜面向心外膜面进行。依心室除极程序的先后，有以下四个主要向量：

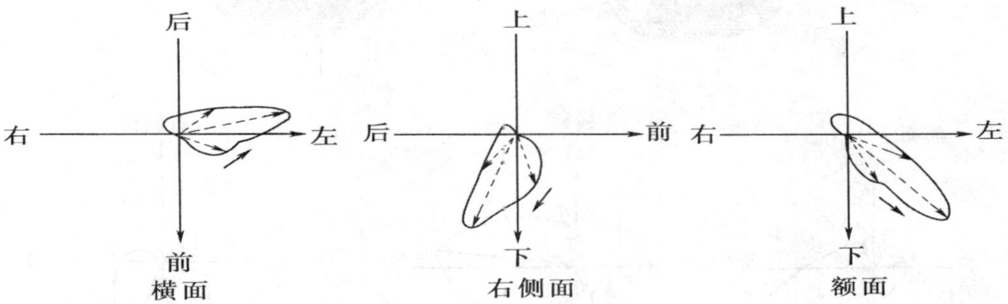

图20－16　心房除极与P环形成示意图

（1）室间隔向量：左束支分支较早，故心室最早除极的部位是室间隔左侧中1/3处，自左向右扩展，历时约0.01～0.02s。室间隔除极向量（或称初始向量）指向右前，偏上或偏下。

（2）心尖前壁向量：当心室除极到0.02s时，激动已扩展至心尖部，此时左、右室心尖部同时除极，由于左室心尖部较厚，故此过程产生的综合向量指向左前而略向下。

（3）左心室向量：心室除极至0.04s左右，室间隔及绝大部分右室壁均已除极完毕，激动达右心室后基底部及左心室侧壁。由于左心室侧壁是整个心脏中心肌最厚的部分，故此过程中产生一个最大的指向左后下的综合向量。

（4）基底部向量：心室除极至 0.06s 时，全部右心室及大部分左心室心肌已除极完毕，心室最后除极的部分是左心室后基底部及室间隔基底部，此时产生的终末向量较小，指向左后上方。至此，整个心室除极完毕，历时约 0.08s。

心室除极过程中产生的各瞬间综合向量的顶端连接成 QRS 空间心电向量环，上述四个主要向量构成 QRS 空间向量环上的几个主要转折点，整个心室除极综合向量的总方向指向左后下方（图 20－17）。

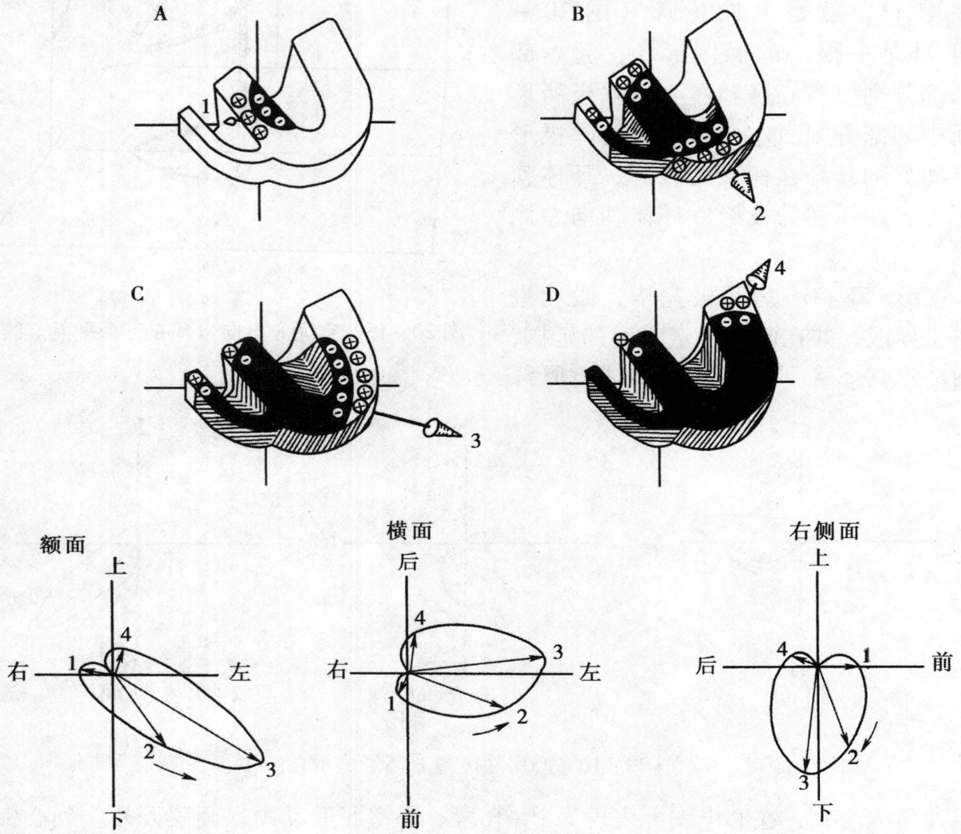

图 20－17 心室除极与 QRS 环形成示意图

1. 室间隔向量 2. 心尖前壁向量 3. 左心室向量 4. 基底部向量

QRS 向量环是心室除极向量在整个心动周期作空间环行运动的运行轨迹，环体较大。QRS 空间心电向量环在额面的投影，环体较细长，朝向左下方；在横面的投影，环体呈椭圆形或近似三角形，朝向左侧稍后（图 20－18）。

由于 QRS 环形态各异，且探查电极的位置亦不相同，因而心电图上 QRS 波群形态多样，可为单相（如 R、QS 型）、双相（如 QR、qR、rS、Rs 型）或三相（如 qRs、rSR′型）。QRS 波群的命名原则是：QRS 波群中第一个向上的波，称为 R 波；R 波之前的向下的波，

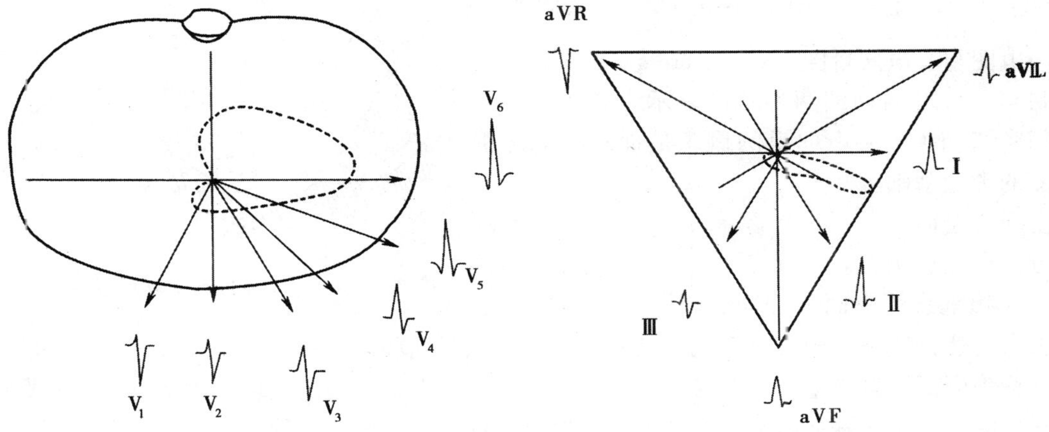

图 20－18 额面与横面的 QRS 向量环

称为 Q 波；R 波之后的向下的波，称为 S 波；S 波之后再出现的向上的波，称为 R′波；R′波之后再出现的向下的波，称为 S′波；整个 QRS 波群完全向下者，称为 QS 波。各波按振幅大小（通常以 0.5mV 为界）不同，分别以大、小写字母表示（图 20－19）。

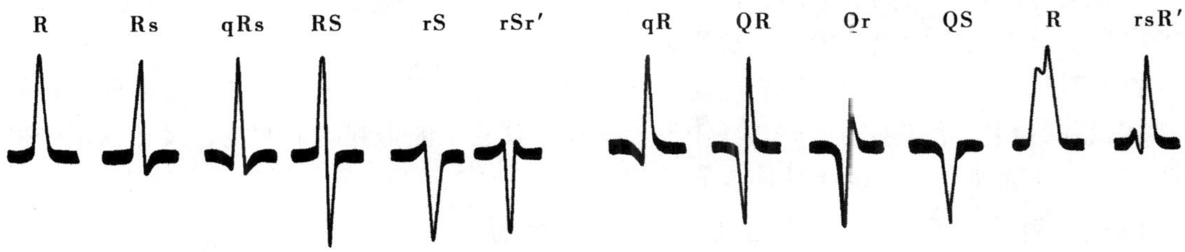

图 20－19 QRS 波群的命名

3. T 环 心室肌的晚期快速复极产生 T 环。心室肌复极过程与除极过程不同，它与传导系统无关，而与心肌的温度差及心肌所承受的压力差等因素有密切关系。心外膜面的心肌温度保持较高，心室收缩时所承受的压力较小，因此心外膜面心肌细胞的复极过程较为迅速。生理学研究业已证明，心外膜面的心肌细胞富有产生 1 期复极电流的 Ito 通道，因此该处虽然除极迟，但平台期短，复极发生较早。所以正常情况下，心室肌复极是从心外膜面开始，向心内膜面缓慢推进的，与除极方向恰好相反。由于心室复极向量也是指向心外膜，且左心室心肌细胞复极过程影响较大，所以心室复极的综合向量指向左前下方，这与心室除极综合向量的总方向不是相反，而是比较接近。连接心室复极各瞬间综合向量的顶端所形成的轨迹，就是 T 环。T 环较 P 环大，但较 QRS 环小，其环体方向与 QRS 环接近（图 20－20）。

四、心电图与心电向量环（图）的关系

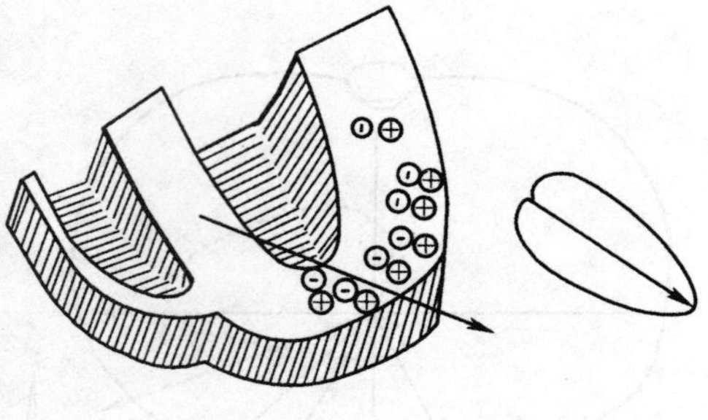

图 20－20　心室复极与 T 环形成示意图

心电图与心电向量图（vectorcardiogram，VCG）是反映同一心电活动的两种不同表示方式，因此二者之间密切相关。心电向量的概念是理解心电图图形改变的理论基础。

空间心电向量环是一个具有一定大小、一定的空间方位和运行方向的立体图形。通常可以利用其在三个互相垂直的平面（额面、横面和右侧面）上的投影来表达：用平行光线垂直地从空间环的前面照射到环体上，在其背面投影所形成的平面环，称为额面心电向量环，反映空间向量环在左右、上下方位的变化。用平行光线垂直地从空间环的上面照射到环体上，在其下面的投影所形成的平面环，称为横面心电向量环，反映空间向量环在左右、前后方位的变化。用平行光线从右侧垂直地照射到环体上，在其左侧面投影所形成的平面环，称为右侧面心电向量环，反映空间向量环在前后、上下方位的变化。此即空间向量环的第一次投影，临床心电学用心电向量图来表示。

平面向量环这样的一个平面图形又可以通过向构成该平面的相应坐标轴的投影来表达。对心电图而言，这些坐标轴就是各导联的导联轴。额面心电向量环在各肢体导联轴上的投影，描记为各肢体导联的心电图；横面心电向量环在各胸导联轴上的投影，描记为各胸导联的心电图。此即心电向量环的第二次投影。

投影时应注意：①必须按照心电向量环运行的先后顺序依次投影；②由心电向量环的边缘作切线并与相应导联轴垂直；③环体投影在导联轴的正侧得到向上的波，投影在负侧得到向下的波。④波幅高低取决于环体投影量的大小。

（一）额面心电向量环在肢导联轴上的投影

1. Ⅰ导联　如图 20－21 所示，QRS 环的起始部分投影在Ⅰ导联轴的负侧，心电图上表现为 q 波；QRS 环最大向量投影在Ⅰ导联轴正侧，心电图上表现为 R 波，所以Ⅰ导联 QRS 波群呈 qR 型。P 环与 T 环均投影到Ⅰ导联轴正侧，故Ⅰ导联心电图上 P 波与 T 波均是正向波。

2. aVR 导联　如图 20－21 示，QRS 向量环起始的最大向量投影在 aVR 导联轴的负侧，后一小部分向量则投影在该导联轴的正侧，因此在心电图上 aVR 导联的 QRS 波群呈 Qr 型。P 环与 T 环均投影在 aVR 导联轴的负侧，因此该导联心电图上 P 波与 T 波均为负向波。

其他肢体导联的心电图波形可依此类推。

（二）横面心电向量环在胸导联轴上的投影

1. V_1 导联　如图 20－22 所示，P 环的前半部分投影在 V_1 导联轴的正侧，后半部分投影在其负侧，故 V_1 导联的 P 波呈先正后负的双相 P 波。QRS 环的前一小部分投影在 V_1 导联轴的正侧，而大部分环体投影在负侧，因此 V_1 导联的 QRS 波群呈 rS 型。T 环投影在 V_1 导联轴正侧，故 V_1 导联 T 波为正向波。

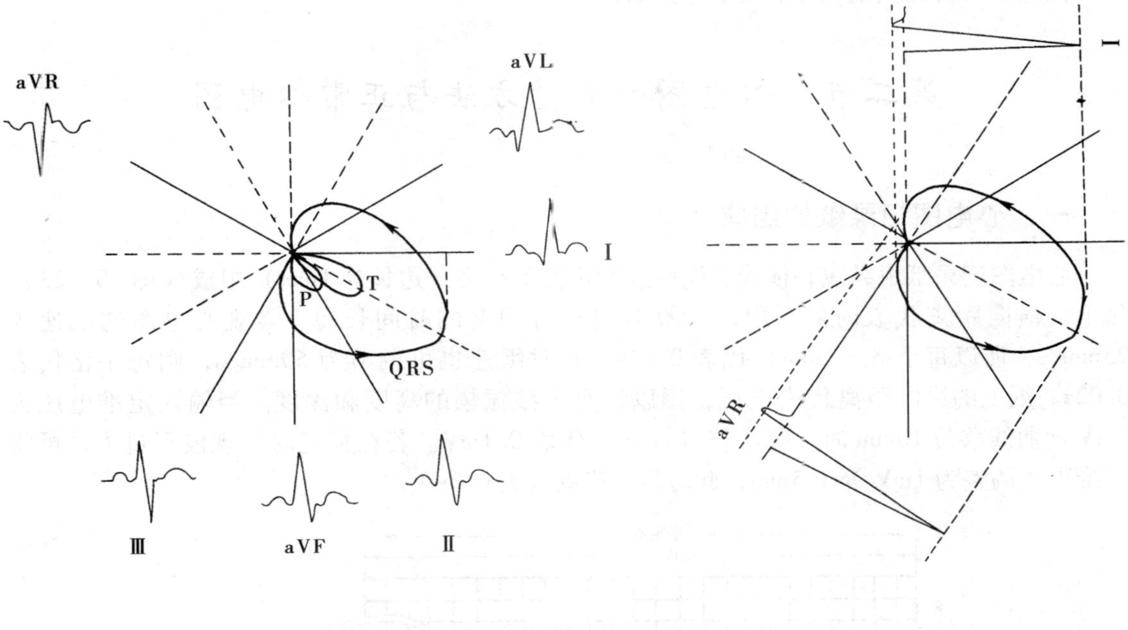

图 20-21 额面心电向量环在肢体导联轴上的投影

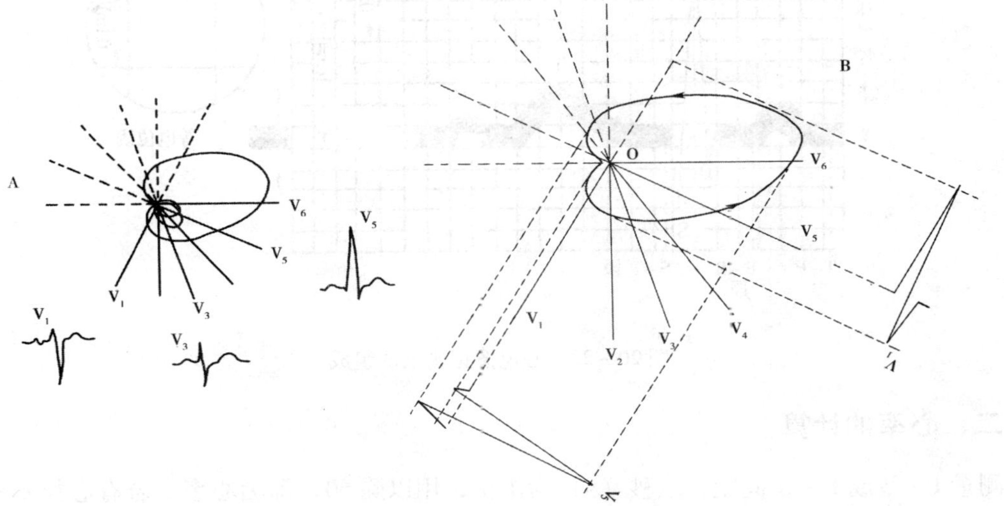

图 20-22 横面心电向量环在胸导联轴上的投影

2. V_5 导联 如图 20-22 所示，P 环和 T 环均投影在 V_5 导联轴的正侧，故 V_5 导联的 P 波和 T 波为正向波。QRS 环的起始部分投影在 V_5 导联轴的负侧段，在 V_5 导联上出现 q 波；环体的大部分投影在 V_5 导联轴的正侧而呈 R 波；QRS 环的终末部分投影在 V_5 导联轴的负侧，形成 s 波。故 V_5 导联的 QRS 波群呈 qRs 型。

同理，可得出其他胸导联的心电图波形。

第二节　心电图的测量方法与正常心电图

一、心电图记录纸的组成

心电图记录纸由纵线和横线交织而成的正方形小格（边长为1mm）组成（图20－23）。纸上的横向距离代表时间，用以计算各波和各间期的时间长短。常规心电图的纸速为25mm/s，所以每小格（1mm）代表0.04s。有时纸速也可调节为50mm/s，则每小格代表0.02s。纸上的纵向距离代表电压，用以计算各波振幅的高度和深度。当输入定准电压为1mV使曲线移位10mm时，每小格（1mm）代表0.1mV。若在描记时发现波形过大，可将定准电压调整为1mV等于5mm，此时每小格则代表0.2mV。

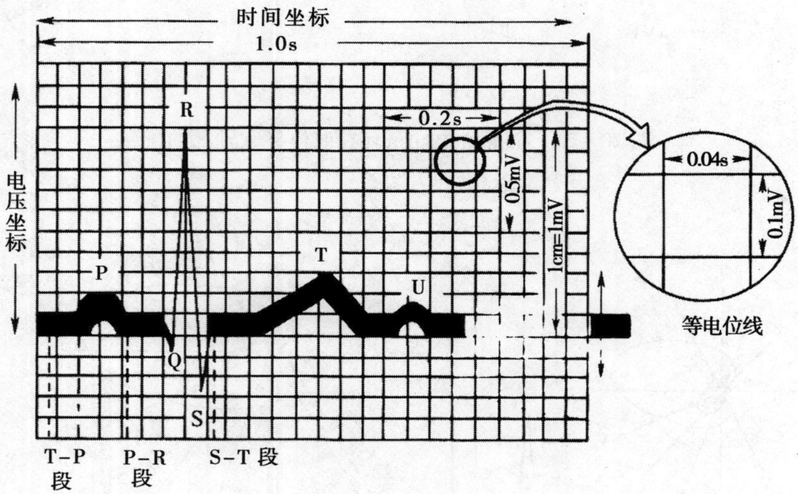

图20－23　心电图记录纸的组成

二、心率的计算

测量P－P或R－R间距，以秒（s）为单位，用以除60，即为心率。若有心律不齐者，则需连续测量5～10个R－R或P－P间距，取其平均值，然后算出心率，即：

心率（次/分钟）＝60/R－R（或P－P）间距平均值（s）

也可采用查表法或使用专门的心率尺直接读出相应的心率数。

三、心电图各波、段、间期的测量

1. 各波振幅（电压）　测量向上的波应自等电位线（基线）的上缘垂直量到波的顶

点；测量向下的波应自等电位线的下缘垂直量到波的底端。若为双向 P 波，上下振幅的绝对值之和为其电压数值（图 20－24）。

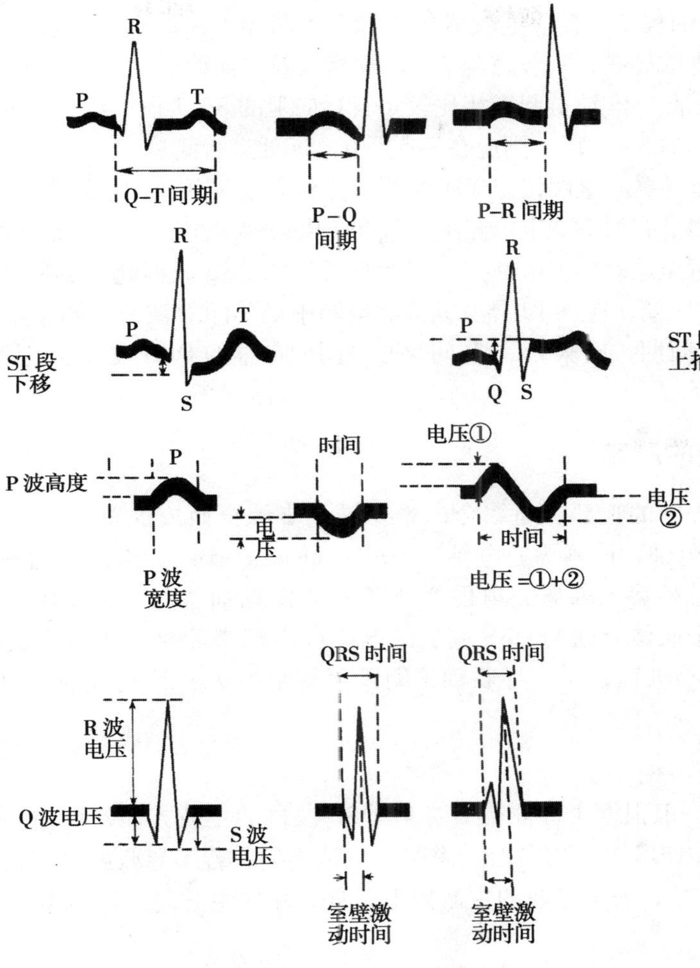

图 20－24　心电图各波段、间期的测量

2. 各波时间　选择波形比较清晰的导联，从波的起始部的内缘量到终末部的内缘。若为双向 P 波，应测量该波两个方向总的时间。

3. 室壁激动时间　室壁激动时间（ventricular activation time，VAT）又称 R 峰时间（R peak time），是从 QRS 波群的起点量到 R 波顶点与等电位线的垂直线之间的距离。如 R 波有切迹或有 R′波，则以最后的 R′波顶点为准。一般只测 V_1 和 V_5 导联。VAT 代表心室肌激动时，激动自电极下局部心肌的心内膜面到达心外膜面所需的时间。

4. 间期　P－R 间期的测量，应选择有明显 P 波和 R 波（或 Q 波）的导联（一般多选Ⅱ导联），自 P 波起点量至 QRS 波群的起点。Q－T 间期的测量，应选择 T 波较清晰、Q－T 间期最长的导联，从 QRS 波群的起点量至 T 波的终点。若心律不规则时，取 3～4 个 Q－T

间期的平均值。

5. S－T段移位 测量S－T段抬高的程度应自等电位线上缘垂直量至S－T段上缘，测量S－T段下移的程度应自等电位线的下缘垂直量至S－T段的下缘。S－T段移位测量，应选择基线较平直的导联，一般应与T－P段相比较，如因心动过速等原因T－P段不明显时，可与P－R段或QRS波群起点相比较。斜行向上的S－T段，以J点作为判断S－T移位的依据；斜行向下的S－T段，则应在J点后0.08s处进行测量。

以上为采用单导联心电图仪记录时的测量方法。若采用12导联同步心电图仪记录，各波时间和间期的测量有如下规定：测量P波和QRS波群时间，应从12导联同步心电图中最早的P波起点测量至最晚的P波终点，以及从最早的QRS波群起点测量至最晚的QRS波群终点。测量P－R间期，应从12导联同步心电图中最早的P波起点测量至最早的QRS波群起点。测量Q－T间期，应从12导联同步心电图中最早的QRS波群起点测量至最晚的T波终点。其余同上。

四、心电轴的测定

心室除极过程中的全部瞬间综合向量，进一步综合而成的总向量（平均心电向量），称为QRS平均心电轴，简称为心电轴（cardiac electric axis），借以概括地说明心室除极的平均电力方向与总趋势。临床心电图学所说的心电轴通常指额面QRS环的平均心电轴。因此可用任何两个肢体导联的QRS波群的电压或面积来测算心电轴。其表示方法是以额面QRS总向量（心电轴）与Ⅰ导联轴正侧段（规定为0°）所构成的夹角的度数来标记心电轴的方向。

（一）测定方法

1. 目测法 一般根据Ⅰ导联与Ⅲ导联QRS波群的主波方向，可估测心电轴的大致方位。若Ⅰ、Ⅲ导联QRS主波均向上，说明心电轴不偏；若Ⅰ导联的主波向上，Ⅲ导联的主波向下，为电轴左偏；若Ⅰ导联的主波向下，Ⅲ导联的主波向上，则为电轴右偏（图20－25）。

2. 振幅法 分别测算出Ⅰ、Ⅲ导联QRS波群振幅的代数和（R波为正，Q与S波为负），然后将其标记于六轴系统中Ⅰ、Ⅲ导联轴的相应位置，并由此分别作出与Ⅰ、Ⅲ导联轴的垂直线，两垂直线相交点与电偶中心点的连线即为所求之心电轴。测出该连线与Ⅰ导联轴正侧段的夹角即为心电轴的度数（图20－26）。

3. 查表法 根据计算出来的Ⅰ、Ⅲ导联QRS振幅的代数和直接查表（附录表Ⅲ－1），即可得出心电轴的度数。此法为临床广泛使用。

（二）临床意义

心电轴的偏移，一般与心脏在胸腔内的解剖位置、两侧心室的重量比、激动在心室内的传导状态以及年龄、体型等因素有关。

1. 心电轴在+30°～+90°之间，表示电轴不偏。正常心电轴一般在0°～+90°之间。
2. 心电轴轻度或中度右偏（+90°～+120°），不一定是病态，可见于正常婴幼儿、垂

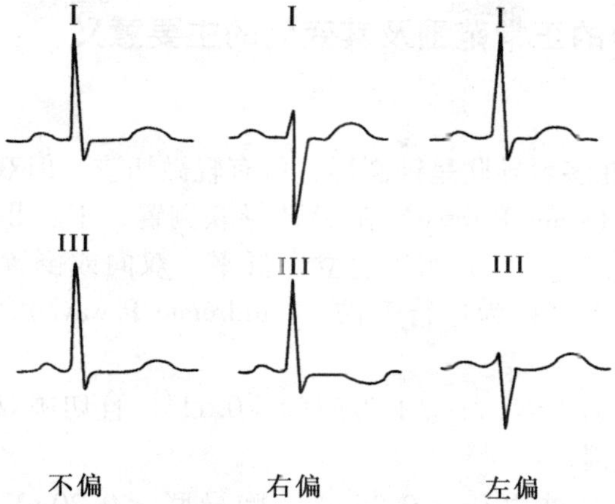

图 20－25　心电轴的目测法

位心脏、肺气肿和轻度右心室肥大。心电轴显著右偏（＋120°～＋180°），多为病态，可见于右心室肥大、左束支后分支传导阻滞，也可见于左心室起源的室速、广泛心肌梗死等。

3. 心电轴轻度或中度左偏（＋30°～－30°），不一定是病态，可见于妊娠、肥胖、腹水、横位心脏和轻度左心室肥大。心电轴显著左偏（－30°～－90°），多为病态，见于左心室肥大、左束支前分支传导阻滞，也可见于右心室起源的室速（图20－27）。

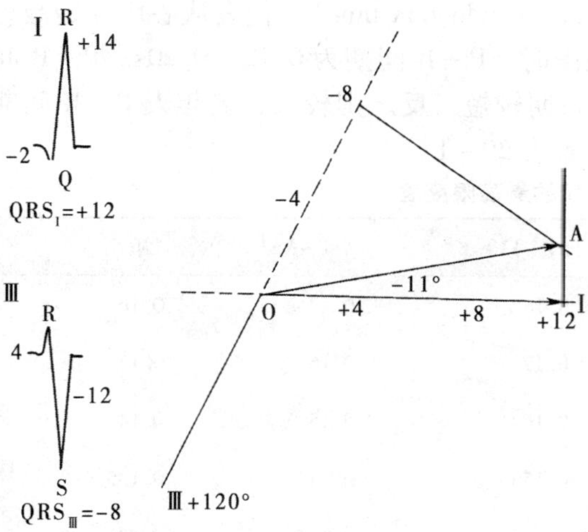

图 20－26　振幅法测定心电轴

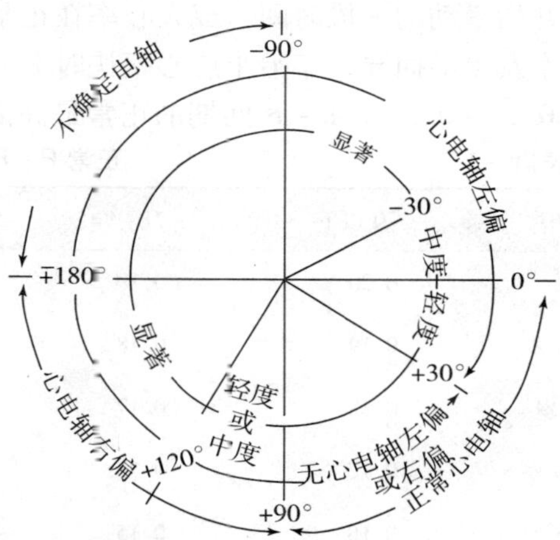

图 20－27　心电轴的正常范围与偏移

4. 心电轴位于－90°～±180°（±180°～＋270°）之间，电轴极度左偏或极度右偏，称为不确定电轴（indeterminate axis）。近年来受到关注，认为有重大临床应用价值，高度提示心电图异常。窦性心律伴不确定电轴，可见于冠心病心肌梗死、肺心病及先天性心脏病。宽QRS波的心动过速及单次出现的宽QRS波伴不确定电轴时，提示宽QRS波起源于心室，可用于宽QRS心动过速及心房颤动伴宽QRS波的鉴别诊断。

五、心电图各部分的正常范围及其变化的主要意义

（一）P 波

1. 形态 正常 P 波在多数导联呈钝圆形，可有轻微切迹，但双峰间距 <0.04s。

2. 方向 窦性 P 波（sinus P wave）在 aVR 导联倒置，Ⅰ、Ⅱ、aVF 和 V_3 ~ V_6 导联直立，其余导联（Ⅲ、aVL、V_1、V_2）可以直立、低平、双向或倒置。若 P 波在 aVR 导联直立，Ⅱ、Ⅲ、aVF 导联倒置，称为逆行 P 波（antidromic P wave），表示激动起源于房室交界区。

3. 时间 正常 P 波时间≤0.11s。P 波时间 >0.11s，且切迹双峰间距≥0.04s，表示左心房肥大或心房内传导阻滞。

4. 电压 肢体导联 P 波电压 < 0.25mV，胸导联 < 0.20mV。P 波电压在肢导联 ≥ 0.25mV，胸导联≥0.20mV，提示右心房肥大。P 波低平一般无病理意义。

（二）Ta 波

Ta 波是心房的复极波。正常 Ta 波的电压较 P 波显著为小，方向与 P 波相反。由于电位很低，时间上又与 QRS 波群及 S－T 段重叠，故一般不易察觉。仅在房室传导阻滞、心房肥大等情况下方可见到。心动过速时 Ta 波可加深，致使 P－R 段下斜或 S－T 段的 J 点压低。

（三）P－R 间期

P－R 间期又称房室传导时间（atrioventricular conduction time），代表从心房开始激动到心室开始激动的一段时间。成人心率在正常范围时，P－R 间期为 0.12 ~0.20s。P－R 间期随心率及年龄而异，年龄小或心率快时 P－R 间期较短，反之则较长，老年人 P－R 间期可长达 0.21 ~0.22s。P－R 间期的正常最高值可查表 20－1。

表 20－1　正常 P－R 间期的最高限度表

心率（次/分钟）	70 以下	71 ~90	91 ~110	111 ~130	130 以上
成年人	0.20	0.19	0.18	0.17	0.16
14 ~17 岁	0.19	0.18	0.17	0.16	0.15
7 ~13 岁	0.18	0.17	0.16	0.15	0.14
1.5 ~6 岁	0.17	0.165	0.155	0.145	0.135
0 ~1.5 岁	0.16	0.15	0.145	0.135	0.125

P－R 间期超过正常最高值，称为 P－R 间期延长，见于一度房室传导阻滞；P－R 间期 <0.12s，称为 P－R 间期缩短，见于预激综合征或房室交界性心律。

（四）QRS 波群

1. 时间 正常成人 QRS 波群时间为 0.06 ~0.10s，婴儿与幼童为 0.04 ~0.08s，随年龄增长逐渐接近成人。正常成人，VAT_{V_1} <0.03s，VAT_{V_5} <0.05s。QRS 波群时间与 VAT 延长，

见于心室肥大、心室内传导阻滞及预激综合征。

2. 形态与电压

（1）**胸导联**：横面 QRS 向量环朝向左侧稍后，其环体变动较小，因此正常胸导联 QRS 波群形态较恒定。V_1、V_2 导联多呈 rS 型，R/S＜1，$R_{V_1}<1.0mV$，超过此值常提示右心室肥大。V_5、V_6 导联以 R 波为主（可呈 qR、Rs、qRs 或 R 型），R/S＞1，$R_{V_5}<2.5mV$，超过此值常提示左心室肥大。V_3、V_4 导联呈 RS 型，R/S 接近于 1，称为过渡区图形。正常成人胸导联自 V_1 至 V_5，R 波逐渐增大，而 S 波逐渐变小。若过渡区图形（RS 型）出现于 V_5、V_6 导联，且 R/S 比例仍向右递减，提示心脏沿长轴发生顺钟向转位（从心尖往上看），此时右心室向前、向左旋转；若过渡区图形出现于 V_1、V_2 导联，且 R/S 比例仍向左递增，提示心脏沿长轴发生逆钟向转位，此时左心室向前、向右旋转（图 20－28）。顺钟向转位可见于右心室肥大，逆钟向转位可见于左心室肥大。但这种转位图形亦可见于正常人。

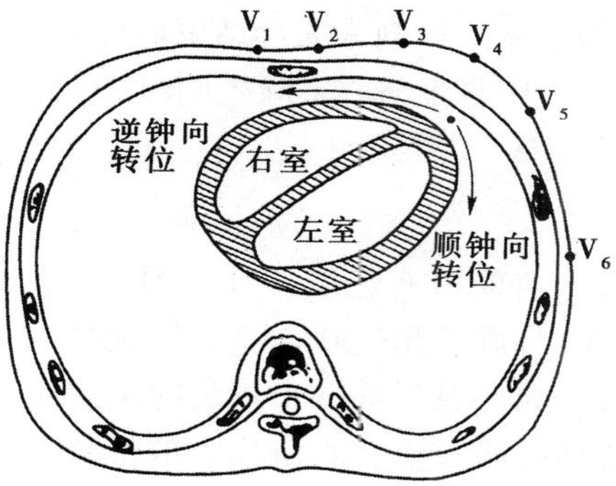

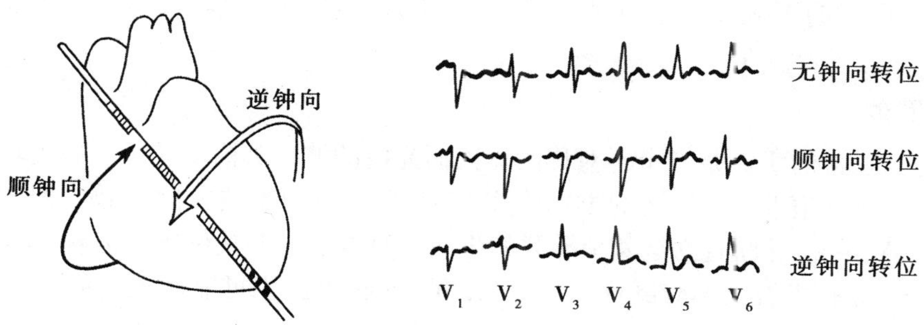

图 20－28 心脏沿长轴转位示意图

（2）**肢体导联**：由于额面 QRS 向量环与横面 QRS 环相比，其大小及方位变动较大，故肢体导联的 QRS 波群形态和振幅有较大变化，但尚有一定规律性。正常额面 QRS 环主要位于左下，因此 aVR 导联的 QRS 波群主波向下，可呈 Qr、rS、rSr′或 QS 型，$R_{aVR}<0.5mV$，超过此值常提示右心室肥大。aVL 和 aVF 导联 QRS 波群形态多变，可呈 qR、qRs 或 Rs 型，也可呈 rS 型，$R_{aVL}<1.2mV$，$R_{aVF}<2.0mV$，如超过此值，常提示左心室肥大。Ⅱ导联常表现为 QRS 波群主波向上，Ⅰ、Ⅲ导联上 QRS 波群形态则随 QRS 平均电轴而变化。

若6个肢体导联中每个QRS波群正向波与负向波电压的绝对值之和均小于0.5mV，或（和）每个胸导联的QRS波群电压的绝对值之和均小于1.0mV，称为低电压（low voltage）。前者又称肢导联低电压。常见于肺气肿、心包积液、全身水肿、心肌梗死、心肌炎、心肌病、缩窄性心包炎、胸腔积液、气胸等，也可见于少数正常人。个别导联的QRS波群振幅小并无病理意义。

3. Q波 正常人除aVR导联可呈Qr或QS型外，其他导联Q波的振幅不得超过同导联R波的1/4，时间不得超过0.04s，而且无切迹。正常时，V_1、V_2导联不应有q波，但可呈QS型，V_3导联极少有q波，V_5、V_6导联常可见正常范围内的q波。超过正常范围的Q波称为异常Q波（abnormal Q wave），常见于心肌梗死。

（五）J点

QRS波群终末部与S－T段起始部的交接点，称J点。J点大多在等电位线上，但常随S－T段偏移而发生移位。有时可因心室除极尚未完全结束而部分心肌已开始复极，致使J点上移。还可因心动过速等原因，使心房复极与心室除极同时进行，导致心房复极波（Ta波）重叠于QRS波群后段而引起J点下移。

（六）S－T段

正常S－T段多为一等电位线，有时可有轻度偏移。但在任何导联S－T段下移不应超过0.05mV。S－T段上抬在$V_1 \sim V_3$导联不超过0.3mV，其他导联均不超过0.1mV。正常人上抬的S－T段形态为弓背向下，且常与其后面一个较高的T波相连接。

S－T段下移超过正常范围常是心肌缺血、心肌损害的征象，也可见于低血钾、洋地黄作用、心室肥厚及室内传导阻滞等。S－T段上抬超过正常范围且弓背向上，常见于急性心肌梗死，若为弓背向下则见于急性心包炎。S－T段上抬亦可见于变异型心绞痛、室壁膨胀瘤。

（七）T波

1. 形态 正常的T波是一个不对称的宽大而光滑的波，其前支较长，后支较短。

2. 方向 正常情况下，T波的方向大多与QRS波群的主波方向一致，即aVR导联倒置，Ⅰ、Ⅱ、$V_4 \sim V_6$导联直立，其余导联的T波可直立、双向或倒置。但若V_1导联T波直立，则V_2、V_3导联T波就不应倒置。在幼儿，V_4导联T波仍可能倒置，但在V_5等左胸导联中，不论年龄，一概不应有倒置的T波。

3. 电压 在以R波为主的导联中，T波不应低于同导联R波的1/10。胸导联的T波有时可高达1.2～1.5mV（$V_2 \sim V_4$），但V_1导联的T波一般不应超过0.4mV。若胸导联上T波均直立，V_5的T波不应低于V_1的T波。

在以R波为主的导联中，T波低平、双向或倒置常见于心肌缺血、心肌损害、低血钾或洋地黄作用、心室肥厚及束支传导阻滞等。T波轻度增高无临床特异性，若显著增高则见于急性心肌梗死早期与高血钾。

ST－T共同反映心室复极情况，其改变可分为原发性与继发性两种：凡心室除极程序正常而ST－T异常者，称为原发性ST－T改变，多提示心肌病损；心室除极程序异常而ST－T

随之发生相应改变者，称为继发性ST－T改变，不一定有心肌损害。

（八）Q－T间期

Q－T间期代表心室除极与复极所需要的总时间。Q－T间期的长短与心率的快慢有密切关系。心率越快，Q－T间期越短，反之则越长。女性的Q－T间期略较男性为长。心率在60～100次/分钟时，Q－T间期的正常范围应在0.32～0.44s之间。由于Q－T间期受心率影响大，故临床常用校正的Q－T间期（Q－Tc）。通常采用修改的Bazett公式计算：Q－Tc $=Q-T/\sqrt{R-R}$。式中Q－T为实测的Q－T间期，R－R以秒（s）为单位。正常Q－Tc的最高值为0.44s，超过此限即为延长。临床使用时亦可根据心率和性别查附录表Ⅲ－2。

Q－T间期延长有较重要的意义，常见于心肌缺血、心肌损害、心室肥大、心室内传导阻滞、低血钙、低血钾及胺碘酮、奎尼丁等药物影响。Q－T间期显著延长伴T波异常可出现严重心律失常。Q－T间期缩短可见于高血钙和洋地黄效应等。

（九）U波

U波是T波后0.02～0.04s时出现的一个振幅很小的波，其方向与T波方向大体一致，电压低于同导联的T波。一般以胸导联（尤其V_3）较清楚。T波与U波之间有等电位线（T－U段），但在病理情况下U波可与T波连接或融合，以至于不易与双向或有切迹的T波区别。

U波>0.1mV，就应怀疑升高，当U>T/2时则肯定为升高。U波明显升高见于血钾过低，也可见于服用奎尼丁、洋地黄、肾上腺素等药物之后。U波倒置见于高血压性心脏病或冠心病心肌缺血等。

第三节 心房、心室肥大

心房与心室肥大是器质性心脏病的常见后果，当达到一定程度时可表现为心电图的改变。

一、心房肥大

左、右心房的除极过程形成P波。正常P波的前1/3反映右房除极，中1/3为左、右心房同时除极，后1/3反映左房除极。额面P向量环朝向左下，投影在Ⅱ导联轴上形成清晰的直立P波。横面P向量环先是向前，然后转向左后，投影在V_1导联轴上形成双向P波（先正后负），首先见到右房除极所致的低幅度的初始正向部分，其高度（mm）与宽度（s）的乘积，称为起始P波指数（initial P index，IPI），正常<0.03mm·s；随后为与左房除极相关的终末负向部分，其深度（mm）与宽度（s）的乘积，称为P波终末电势（P terminal electromotive force，Ptf），正常时不低于－0.02mm·s。

心房肥大多表现为心房的扩大而较少出现心房肌肥厚。心房扩大引起心房肌纤维增长变粗以及房间传导束牵拉和损伤发生功能改变，使整个心房肌除极综合向量增大、除极时间延长及方向发生变化。心电图上主要表现为P波振幅、时间及形态的改变。

1. 右心房肥大 右心房肥大时，起始P波除极向量增大，时间延长，但由于其与左心房除极时间相重叠，故整个P波的时间多不延长，而主要表现为P波电压的增高（图20－29）。心电图改变：①P波高尖，电压≥0.25mV，在Ⅱ、Ⅲ、aVF导联最突出；②V_1导联上，P波前部高尖，IPI＞0.03mm·s。

上述P波改变常见于肺源性心脏病、肺动脉瓣狭窄等，故称为“肺型P波（pulmonary P wave）”。此外还可见于房间隔缺损、三尖瓣病变等。

2. 左心房肥大 左心房肥大时，P波终末除极向量增大，时间延长。因左房除极在后，其时间延长则整个P波增宽并形成显著双峰，其后半部电压亦可增大（图20－30）。心电图改变：①P波增宽，＞0.11s，常呈前低后高的双峰型，双峰间距≥0.04s，在Ⅰ、Ⅱ、aVL导联较明显；②V_1导联上，Ptf≤－0.04mm·s，即P波终末部的负向波变深、变宽。

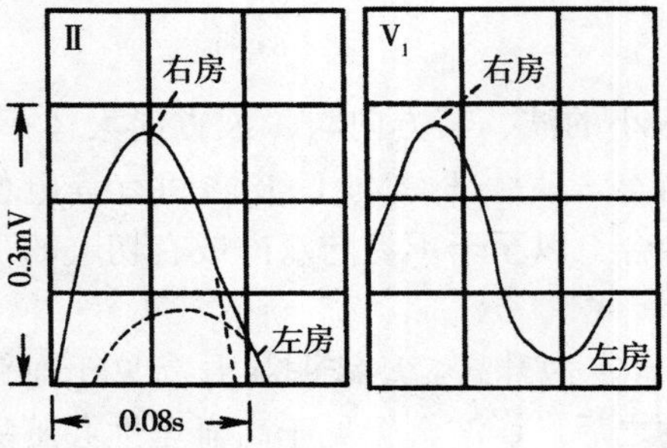

图20－29 右心房肥大的P波改变示意图

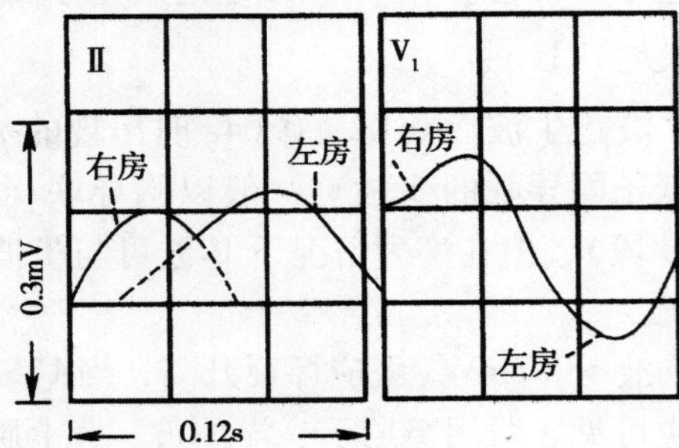

图20－30 左心房肥大的P波改变示意图

上述P波改变常见于二尖瓣狭窄，故称为“二尖瓣型P波（mitral P wave）”，此外亦可见于冠心病、高血压病、慢性左心功能不全等。

3. 双房肥大 左房与右房均发生肥大时，心电图上可见到既异常高大，又明显增宽呈双峰型的P波（图20－31）。常见于风湿性心脏病及某些先天性心脏病、扩张型心肌病等。

二、心室肥大

心室扩大和（或）肥厚是由于心室舒张期和（或）收缩期负荷过重所致，达到一定程度时可引起心电图发生变化。主要的心电图改变及相关因素有：①心肌纤维增粗，除极向量增大，表现为相应的QRS波群电压（亦可有形态）的改变。②心室壁增厚、心室腔扩大及心肌细胞变性所致传导功能低下而出现激动传导时间延长。③心肌劳损、心室壁增厚及相对性供血不足所致心肌复极程序的改变而产生相应的ST－T改变（原发性改变与继发性改变）。

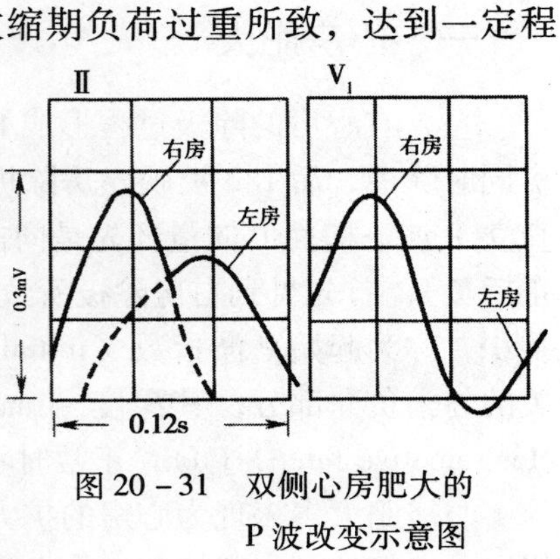

图20－31 双侧心房肥大的P波改变示意图

1. 左心室肥大 正常情况下，左心室的位置偏于心脏的左后下方，且左室壁的心肌明显厚于右心室，故左、右两心室的综合心电向量表现为左室占优势的特征。当左室肥大时，这种优势显得更加突出，从而有以下心电图表现（照片 20－1）：

（1）左室电压增高的表现：$R_{V_5}>2.5mV$ 或 $R_{V_5}+S_{V_1}>3.5$（女性）～4.0mV（男性）；$R_{I}>1.5mV$；$R_{aVL}>1.2mV$ 或 $R_{I}+S_{III}>2.5mV$；$R_{aVF}>2.0mV$。

（2）心电轴左偏：多数不超过 －30°。

（3）QRS 波群时间延长：达 0.10～0.11s，左室室壁激动时间（VAT_{V_5}）>0.05s。

（4）在 V_5 等以 R 波为主的导联中，S－T 段下移 >0.05mV，T 波低平、双向或倒置。

上述条件中以左室电压增高为诊断左心室肥大的基本条件，其他三项为辅助条件。符合基本条件，再加上一项辅助条件，诊断可基本确立。符合的条件越多，超过正常的范围越大，则诊断的可靠性越大。在诊断时既应考虑某项指标超过正常范围的程度，又必须综合考虑各指标的联系。亦有人将多项诊断指标进行评分计量以作为左室肥大定量诊断的依据。

仅有左室电压增高的表现而无其他任何阳性指标者，称为左室高电压，可见于左室肥大，也可见于青年人或久经体力锻炼者，需结合临床其他资料进行综合分析。同时有左心室高电压及 ST－T 显著改变者，称为左心室肥大伴劳损。

左心室肥大常见于高血压性心脏病、二尖瓣关闭不全、主动脉瓣狭窄或关闭不全、冠心病、心肌病等。

2. 右心室肥大 正常情况下，右心室壁厚度仅为左心室壁的 1/3 左右，轻度右心室肥大时左室向量仍占据优势，只有右室明显增大达到一定程度才能使整个心室的综合向量指向右前方，即由正常左心室占优势的情况转变为右心室占优势，从而使 QRS 波群的形态与电压发生相应改变。其心电图表现如下（照片 20－2）：

（1）QRS 波群电压改变：$Rv_1>1.0mV$，$Rv_1+Sv_5>1.2mV$，$R_{aVR}>0.5mV$。

（2）QRS 波群形态改变：V_1 的 R/S >1，V_5 的 R/S <1，aVR 的 R/Q >1 或 R/S >1，V_1 或 V_3R 的 QRS 波群呈 RS、rSR′、R 或 qR 型。

（3）心电轴右偏，尤其是 > ＋110°者。

（4）V_1 导联的 VAT >0.03s，但 QRS 波群时间并不延长。

（5）V_1 或 V_3R 等右胸导联 S－T 段下移 >0.05mV，T 波低平、双向或倒置。

上述指标中，QRS 波群电压增高和形态改变，以及电轴右偏是诊断右心室肥大的可靠条件，其他各项仅具参考意义。各项改变的阳性指标出现越多，超出正常范围越明显，诊断的可靠性则越大。心电图对诊断明显的右心室肥大准确性较好，但敏感性较差。

右心室肥大常见于慢性肺源性心脏病、风湿性心脏病（如二尖瓣狭窄等）和先天性心脏病（如房间隔缺损、室间隔缺损及肺动脉瓣狭窄等）。正常婴幼儿因右室优势可表现为类似的心电图波形。

3. 双侧心室肥大 当左、右心室同时肥大时，在心电图上的表现可能是：①大致正常心电图。这是因为左、右心室的电力同时增加而又相互抵消所致，此时应结合临床进行判断。②一侧心室肥大的图形。此时只表现为占优势的一侧心室肥大，左室肥大图形较右室肥大图形多见。③左、右两心室肥大的图形并存，此种病例为少数，心电图一般仅能根据此类情况作出诊断。

双侧心室肥大的心电图表现（照片 20-3）：

（1）在胸导联同时出现左、右心室肥大的心电图图形。

（2）在胸导联中出现左室肥大图形的基础上具备以下条件之一：Rv_1 电压明显增高；心电轴右偏；V_1 的 R/S >1，aVR 的 R/Q >1 或 V_5 的 R/S <1；VAT_{V_1} >0.03s。

（3）在诊断右室肥大的基础上，同时有 Rv_5 明显增高或 VAT_{V_5} >0.05s、心电轴左偏。

双侧心室肥大多见于风湿性心脏病二尖瓣狭窄伴关闭不全，或二尖瓣及主动脉瓣联合瓣膜病，或某些先天性心脏病（如室间隔缺损、动脉导管未闭）、心肌病等。

第四节 心肌梗死与心肌缺血

一、心肌梗死

心肌梗死（myocardial infarction）是冠心病的严重类型。冠状动脉粥样硬化斑块破裂，诱发急性血栓形成是急性心肌梗死发生的主要病理基础，冠状动脉闭塞导致持久而严重的心肌急性缺血而引起不同程度的心肌坏死。急性心肌梗死发生时，除典型的临床症状外，心电图的特征性改变及其演变规律常是确定诊断、估计病情的重要依据。

（一）动物实验

将狗麻醉后剖开其前胸壁及心包，游离相应的冠状动脉，暴露左心室前壁并与心电图机的正极相连接。描记正常状态下左室外壁的 QRS-T 波群作为对照，然后用套有橡皮套的动脉钳将游离出的冠状动脉夹住，阻断血流。紧钳几分钟内即出现 T 波倒置图形，此即“缺血型 T 波”改变。此时立即将钳松开，则 T 波迅速恢复直立（图 20-32A）。

重复上述实验，出现缺血型 T 波改变之后继续用动脉钳夹住冠状动脉，将阻断血流的时间延长，则心电图上 S-T 段逐渐抬高，倒置的 T 波逐渐变小，以后 T 波反而上升直至与 S-T 段融合，形成所谓“单向曲线”，此即“损伤型 S-T 段”改变。此时立即松钳，则 S-T段逐渐恢复至等电位线，T 波重新倒置。再经过若干分钟之后，T 波逐渐恢复直立（图 20-32B）。

再重复上述实验，出现损伤型 S-T 段抬高后继续紧钳，则心电图上 QRS 波群发生改变：R 波降低，产生 Q 波并异常宽深，甚至表现为完全倒置的 QS 型，此即“坏死型 Q 波”改变。此时将动脉钳松开除去，完全恢复相应区域的心肌供血，也不能使这种图形恢复正常，T 波可渐恢复，而 Q 波长期存在（图 20-32C）。

以上经典式动物实验的结果表明，当冠状动脉某一支突然发生阻塞时，相应区域的心肌相继发生缺血、损伤直至不可逆转的坏死，从而引起心电图上的一系列相应改变。

（二）基本图形及产生机制

心肌梗死的基本图形出现在面对梗死区的导联上。

1. 缺血型 T 波改变 冠状动脉的突然闭塞首先引起该处心肌缺血。由于能量供应骤减，细胞内 K^+ 丢失转移，使心肌复极延迟。通常缺血最早出现于心内膜下肌层，此时心肌

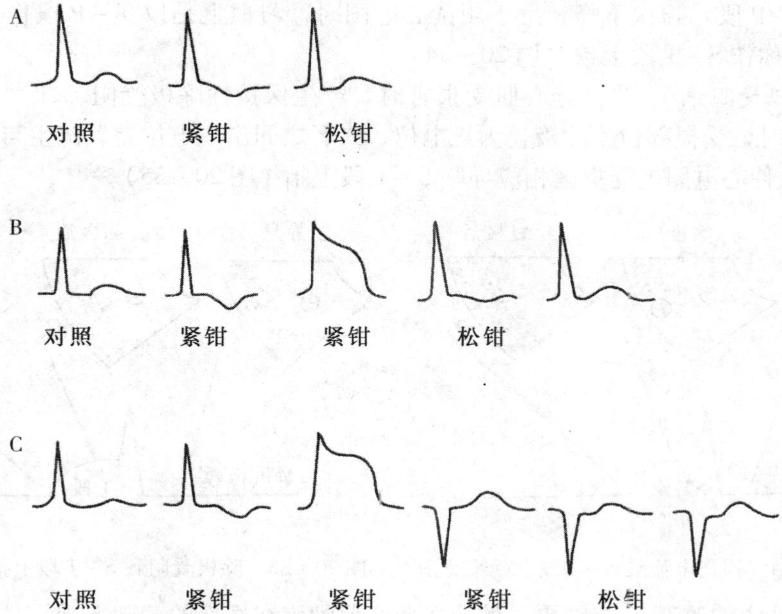

图 20－32　动物实验中各种程度心肌缺血的心电图改变

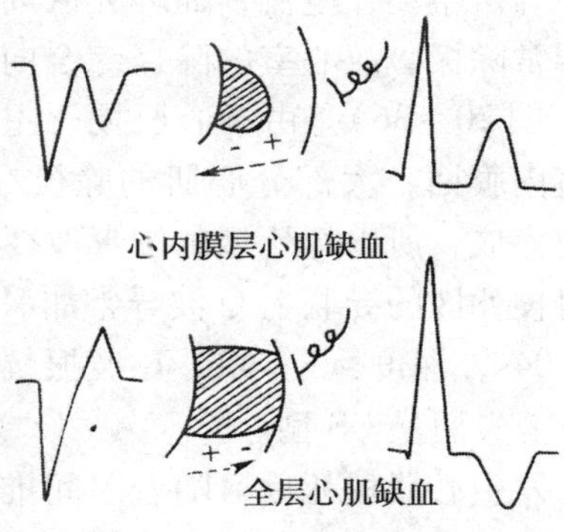

图 20－33　心肌缺血时 T 波改变原理示意图

复极仍从心外膜面开始，但由于复极延迟，致使电位差较正常时增大，从而形成较正常增高的两支对称的直立 T 波（巨大高耸 T 波），常在冠状动脉阻塞的早期（发病后数分钟至数小时）出现（图 20－33A）。当缺血发展至心外膜下肌层，该处心肌复极延迟，致使复极程序反常，由心内膜面向心外膜面进行，因而在心外膜面记录到两支对称的尖深的倒置 T 波，一般称为“冠状 T 波（coronary T wave）”（图 20－33B）。

2. 损伤型 S－T 段移位　随着缺血时间延长及程度加重，心肌损伤的图形改变出现，主要表现为面向损伤心肌的导联 S－T 段抬高，明显抬高时呈弓背向上或穹隆型，甚至可形成单向曲线。关于损伤型 S－T 段移位的机制，目前有两种解释。

（1）“损伤电流说”：认为当心肌发生严重损害时，该处心肌细胞膜极化能力减弱，静息跨膜电位大大降低，而未受损的心肌细胞却仍具有正常极化能力，所以在静息期，受损部位的电位较正常心肌为低，正电荷从高电位处向低电位处流动，于是在两部分心肌之间产生了电流（称为“损伤电流”）。将探查电极放于损伤侧，测得负电位，即描出低于正常等电位线（即零电位线）的 T－P 段。当心室除极完毕时，损伤部位与正常部位均处于负电位状态，二者之间不再有电位差存在（即静息期产生的损伤电流暂时消失），心电图基线又返回零电位线（即描得相当于正常等电位线高度的 S－T 段）。待到复极之后，再次出现损伤电流，基线（T－P 段）再次下降。由于阅读心电图时，习惯上是以 T－P 段作为基线，因此上述情况便被称作 S－T 段上抬（图 20－34）。

（2）“除极受阻说”：当部分心肌受损害时，产生保护性除极受阻，即大部分正常心肌除极呈负电位时，受损部位不除极仍为正电位，二者之间出现电位差，产生与受损区同向的 S－T 向量，致使心电图上受损区相应导联 S－T 段上抬（图 20－35）。

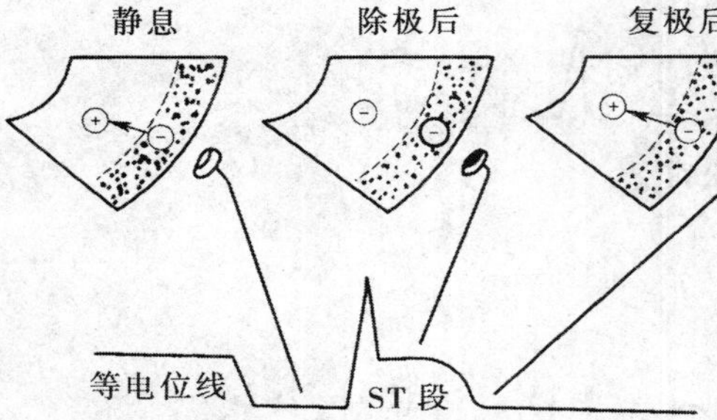

图 20－34　损伤电流致 S－T 段上抬示意图

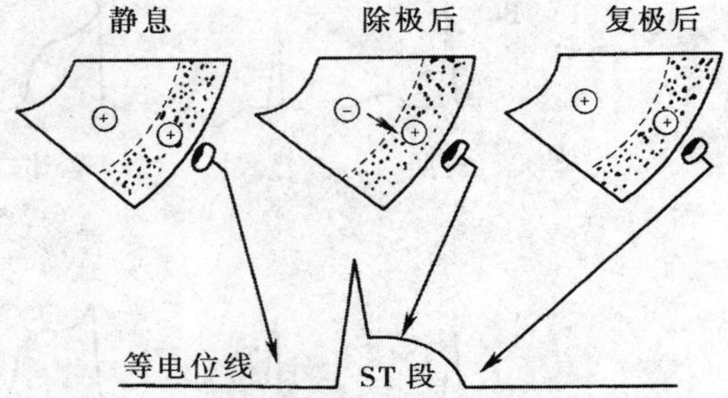

图 20－35　除极受阻致 S－T 段上抬示意图

3. 坏死型 Q 波改变　持续更久的缺血使心肌细胞在损伤的基础上进一步发生变性、坏死，已坏死的心肌不能恢复为极化状态，不再除极与产生动作电流，而坏死区周围正常心肌仍照常除极，故心室的除极综合向量背离梗死区（图 20－36）。由于心肌梗死主要发生在左心室内膜面，大部分心肌的除极在起始 0.04s 之前完成，所以坏死型的图形改变主要表现为面对梗死区的导联上 Q 波异常加深增宽（宽度≥0.04s，深度≥R /4），R 波振幅降低，甚至 R 波消失而呈 QS 型。

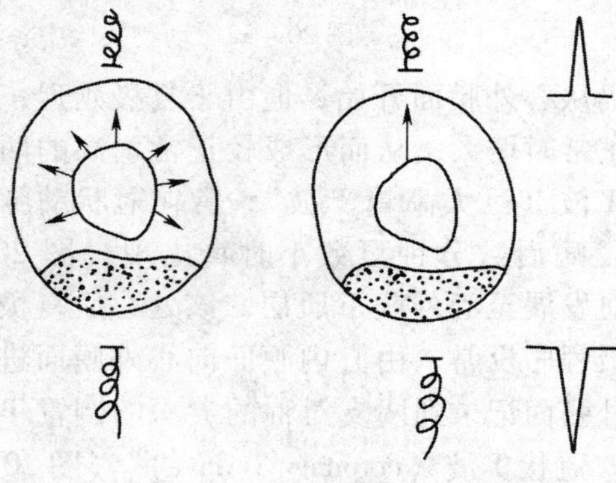
图 20－36　坏死型 Q 波形成示意图

发生心肌梗死后，随着时间推移在心电图上可先后出现缺血、损伤和坏死三种类型的图形改变。而当冠状动脉的一个较大分支突然发生闭塞致某一区域发生梗死时，由中心的坏死区、坏死区周围的严重损伤区至最外周的缺血区可同时有上述三种图形改变。临床上，以上三种类型的心电图改变常综合反映在面对梗死室壁的导联上，构成具有急性心肌梗死特征的心电图图形（图20－37）。而在背离梗死区的导联上，则表现为大致相反的图形：R 波增高而无异常 Q 波，T 波高大直立，一般称为“对应性改变”。

上述心肌梗死的三种基本图形中，缺血型 T 波改变较为常见，但对心肌梗死的诊断特异性较差；损伤型 S－T 段抬高对急性心肌梗死诊断的特异性较强，但亦可见于变异型心绞痛等情况；典型的异常 Q 波是诊断心肌梗死较为可靠的依据，然而亦非心肌梗死所独有。只有以上三种基本图形同时出现并且具有以下所述的演变规律，才是急性心肌梗死的特征性改变。

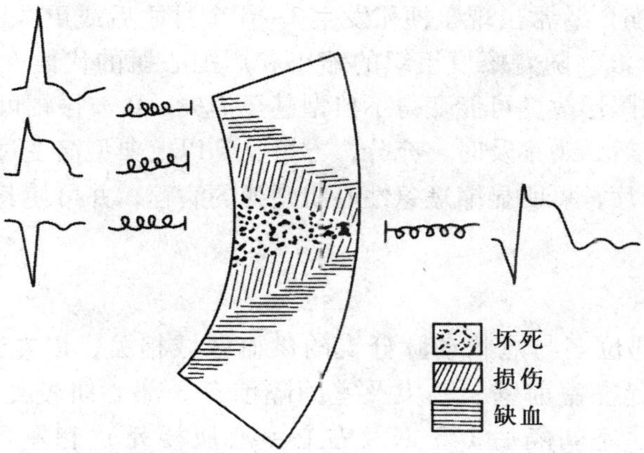

图 20-37 急性心肌梗死的心电图改变

（三）心电图演变及分期

心肌梗死的心电图图形除了具有特征性的改变之外，其演变也具有一定的规律性。随访观察心电图的演变过程，对心肌梗死的诊断及其病情的估计具有重要意义。根据心电图图形的典型演变过程可将心肌梗死分为以下 4 期（图 20-38）：

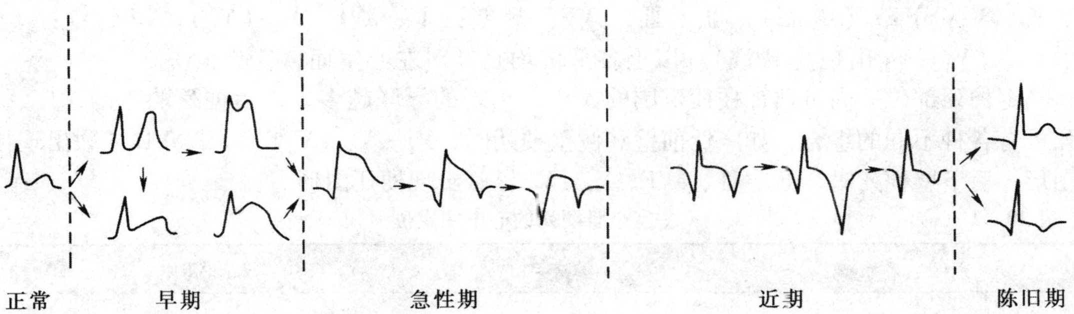

图 20-38 心肌梗死的心电图演变及分期

1. 超急性期（早期，超急性损伤期） 见于急性心肌梗死发生后数分钟或数小时内，表现为 T 波高耸或 S-T 段斜行上升，不出现异常 Q 波。这种改变为时短暂。此期是再灌注治疗的最佳时期，如治疗及时，有可能避免发展为急性心肌梗死或使梗死范围缩小。

2. 急性期（充分发展期） S-T 段逐渐升高呈弓背型，并可与 T 波融合成单向曲线，此时可出现异常 Q 波，继而 S-T 段逐渐下降至等电位线，直立 T 波开始倒置并逐渐加深。此期坏死型 Q 波、损伤型 S-T 段抬高和缺血型 T 波倒置可同时并存。此期开始于梗死后数小时或数日，可持续数周，是最易发生意外的时期。

3. 亚急性期（近期，恢复期） 出现于梗死后数周至数月，抬高的 S-T 段已基本恢复至基线，坏死型 Q 波持续存在。此期主要演变为缺血型倒置 T 波的动态变化：逐渐加深，又逐渐变浅，直到恢复正常或恒定不变（持续倒置或低平）。

4. 陈旧期（愈合期） 常出现于梗死发生3～6个月之后或更久，S－T段与T波不再变化，常遗留坏死型Q波。随着瘢痕组织的缩小和周围心肌的代偿性肥大，Q波数年后可能缩小，小范围梗死的图形改变可能变得不典型甚至消失，R波振幅可逐渐恢复。

急性心肌梗死发生后，观察及时、充分，方可见到以上典型演变过程。近年来在临床上所开展的溶栓或介入治疗，可明显缩短急性心肌梗死的病程，并可使其心电图表现不再呈现上述典型演变过程。

（四）定位诊断

发生心肌梗死的部位多与冠状动脉分支的供血区域相关，以左冠状动脉前降支发生阻塞的机会最多（引起左室前壁、心尖及室间隔前2/3部心肌梗死）；其次为右冠状动脉（引起左室后下壁、室间隔后1/3部及右心室心肌梗死）和左冠状动脉回旋支（引起左室侧壁，或累及左室后壁和室间隔后部心肌梗死）。临床上，前间壁（室间隔及其附近的左室前壁）梗死较多见。单纯右心室游离壁梗死很少见。其原因：①右冠状动脉粥样硬化的发生率低于左冠状动脉；②右心室工作负荷小，血液供应受心肌节律性收缩与舒张的影响小；③右心室壁薄，血液供应容易直接从心腔内得到补充。

根据心肌梗死的特征性图形出现在哪些导联，可以确定心肌梗死发生的部位（表20－2）。常见的梗死部位及其相应导联：前间壁：V_1、V_2（V_3）（照片20－4）；前壁：V_3、V_4、V_5；下壁（膈面）：Ⅱ、Ⅲ、aVF；侧壁：Ⅰ、aVL、V_5（V_6）；正后壁：V_7、V_8、V_9、（V_1、V_2出现高R波）。以上各部位均是针对左心室而言。

确定梗死部位后尚可估计梗死范围的大小，出现的导联越多，表示梗死的范围越广泛。梗死可有各种不同的组合，如广泛前壁和侧壁梗死时，V_1～V_5（V_6）、Ⅰ、aVL导联出现梗死图形；后下壁梗死时，Ⅱ、Ⅲ、aVF、V_7～V_9导联出现梗死图形。

表20－2 左室心肌梗死的心电图定位

	V_1	V_2	V_3	V_4	V_5	V_6	V_7	V_8	V_9	aVL	aVF	Ⅰ	Ⅱ	Ⅲ
前间壁	+	+	+											
前壁				+	+	+								
前侧壁					+	+				+		+		
广泛前壁	+	+	+	+	+	+				±		±		
下壁											+		+	+
正后壁	*	*	*				+	+	+					
后下壁							+	+	+		+		+	+
高侧壁										+		+		
后侧壁				±	±	+	+	+		+		+		

注："+"表示有特征性改变。

"±"表示可能有特征性改变。

"*"表示有对应性改变，即R波增高，T波高耸。

（五）右心室梗死

右心室梗死（right ventricular infarction）较左心室梗死少见，常规的十二导联心电图又往往不能提供右心室梗死的依据。由于右心室供血亦源于右冠状动脉，故右心室梗死几乎均合并左室下、后壁梗死，孤立的右心室游离壁梗死极为少见。因此对急性下壁或下后壁心肌梗死应常规做 $V_3R \sim V_6R$ 导联检查（目前主张，凡是怀疑心肌梗死的病人，都应该常规作 18 个导联的心电图），其中任一导联 S－T 段抬高 >0.1mV 均提示右心室梗死，尤以 V_4R 导联更有价值。出现 S－T 段抬高的导联越多，诊断右心室梗死的特异性越高。如果 V_1 导联 S－T段抬高而 V_2 导联 S－T 段不抬高或压低，也提示右心室梗死。同时应注意发现临床右心功能不全的体征与血流动力学障碍。

（六）无 Q 波型心肌梗死

无 Q 波型心肌梗死（non－Q－wave myocardial infarction，NQMI）指心电图上无病理性 Q 波，仅表现为呈规律性演变的 S－T 段抬高或压低及 T 波倒置的急性心肌梗死，既往曾称之为“心内膜下心肌梗死”或“非透壁性心肌梗死”。无 Q 波型梗死既可以是非透壁性，也可以是透壁性的。与典型 Q 波型心肌梗死（QMI）相比，此类无 Q 波的不典型心肌梗死较多见于多支冠状动脉病变，可能由于多部位梗死，梗死向量相互抵消，或梗死范围局限而未形成典型 Q 波。由于无 Q 波型心肌梗死的心电图表现与一般性心肌缺血相类似，故不能单凭这些改变进行诊断。诊断依据应考虑：①特征性的心前区疼痛，持续 30 分钟以上；②心肌坏死标记物改变符合急性心肌梗死；③心电图动态观察，ST－T演变超过 24 小时，R 波较前明显降低。无 Q 波型心肌梗死一般情况下近期预后较好，但梗死后心绞痛、再梗死以及猝死发生率高。

（七）S－T 段抬高和非 S－T 段抬高的心肌梗死

坏死型 Q 波出现表示心肌细胞已经坏死。人们希望在此之前就进行再灌注治疗，挽救濒临坏死的心肌细胞，从而提出了急性冠脉综合征（acute coronary syndrome，ACS）的概念。ACS 包括不稳定型心绞痛（unstable angina，UA）、非 S－T 段抬高心肌梗死（non－S－T segment elevation myocardial infarction，NSTEMI）和 S－T 段抬高心肌梗死（S－T segment elevation myocardial infarction，STEMI）。3 种病征的共同病理基础均为不稳定的粥样斑块，它们都表现为突然发作的心前区疼痛，只是伴发了不同程度的继发性病理改变。由于坏死型 Q 波尚未出现，急性心肌梗死的诊断较多依赖心肌坏死标记物（肌钙蛋白 I 或 T、CK－MB）的检测。

STEMI 如不及时进行再灌注治疗，多数演变为 Q 波型心肌梗死。NSTEMI 如不及时治疗，多演变为无 Q 波型心肌梗死，但不宜溶栓治疗，须根据危险分层采取不同的治疗措施。

二、心肌缺血

心肌缺血（myocardial ischemia）的原因很多，绝大多数由冠状动脉粥样硬化引起，也可因冠状动脉痉挛所致。

心肌缺血在临床上表现为心绞痛和无症状性慢性冠状动脉供血不足。

(一) 心绞痛

心绞痛为心肌暂时性缺血所引起的突发的胸骨后或心前区压榨性疼痛，常牵涉到左上肢，可持续数分钟。心绞痛发作间歇期的心电图，在原先无心肌梗死的患者中大多数在正常范围内，部分可有轻度 ST－T 改变。心绞痛发作时，可出现明显的、并有相当特征性的心电图改变。但亦有少数患者在心绞痛发作时心电图可以正常或仅有轻度 ST－T 改变。根据心绞痛的临床和心电图特点可分为典型心绞痛和变异型心绞痛。

1. 典型心绞痛 发作时心电图表现：面对缺血区的导联上出现 S－T 段水平型或下垂型压低≥0.1mV 和（或）T 波倒置。心电图呈持续 ST 段压低≥0.05mV 和（或）T 波低平、双向或倒置者，心绞痛发作时多表现为 ST－T 改变加重。

2. 变异型心绞痛常 于休息、安静时发作，多有明显周期性，心绞痛时间长而程度较重。心电图特点为：S－T 段抬高，常伴 T 波高耸，对应导联则表现为 ST 段压低。约半数发作时伴有一过性心律失常，以室性早搏及房室传导阻滞较多见。有相当部分的病例以后在 S－T段上抬的部位发生心肌梗死。

(二) 慢性冠状动脉供血不足

慢性冠状动脉供血不足可以是急性冠状动脉供血不足的后遗结果或由于冠状动脉粥样硬化直接导致心肌慢性缺血，临床表现可隐蔽或者无症状（无症状型或隐匿型冠心病），在静息状态下的心电图约有 2/3 呈现 ST－T 异常改变。

1. S－T 段压低 除 aVR 导联外，其他导联的 S－T 段压低。S－T 段压低有缺血型及近似缺血型两种，以缺血型最有诊断意义。

缺血型 S－T 段压低有以下特征：①压低的 S－T 段可呈水平型或下垂型（S－T 段与通过 R 波顶点的垂线所成的交角≥90°），也可呈弓背型；②S－T 段压低的幅度≥0.05mV（图 20－39）。

近似缺血型 S－T 段压低的特征是：①ST 段与 R 波顶点垂线的交角介于 81°～89°之间；②S－T 段与 T 波有明显的分界，S－T 段长度 ＞0.08s；③S－T 段压低 ＞0.075mV。

S－T 段与 R 波顶点垂线的交角≤80°时，S－T 段的压低，称为 J 点下移（图 20－39）。

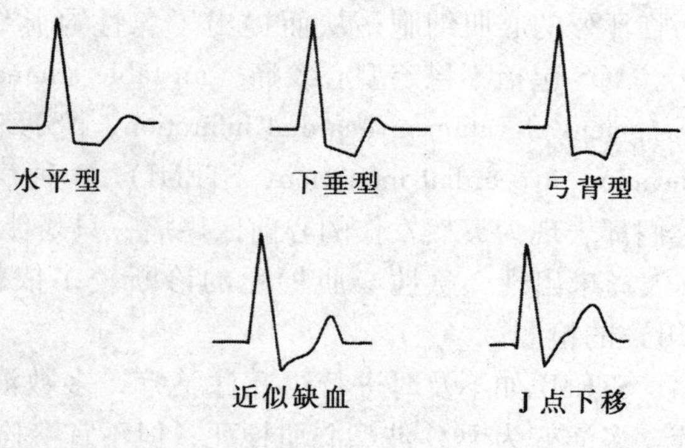

图 20－39 S－T 段压低的各种形态示意图

2. T 波改变 主要表现为低平、双向（尤其是先负后正）或倒置。心内膜部分心肌缺血可出现高大 T 波；心外膜部分心肌缺血时出现对称性倒置 T 波，呈现“冠状 T 波”特点时诊断较有把握。此类 T 波改变并有以下特点：常能定位；有动态变化；有对应导联的变化，如 T 波在Ⅰ、aVL 导联低平或倒置，在Ⅱ、Ⅲ、aVF 导联则直立。

慢性冠状动脉供血不足进一步发展还可引起左心室肥大及各种心律失常如传导阻滞、异位心律，但不具备诊断特异性。

须注意，上述心电图 ST－T 改变是非特异性的，且具易变性，须追踪观察，前后对比。同时应结合患者年龄、血压、血脂、血糖及其他辅助检查资料，全面分析，并排除其他原因所致的 ST－T 类似改变，方能考虑“冠状动脉供血不足”的诊断。除冠心病外，其他心血管疾病如心肌病、心肌炎、瓣膜病等均可能出现类似 ST－T 改变，电解质紊乱、药物影响及自主神经调节障碍也可引起非特异性 ST－T 改变。

三、心电图运动负荷试验

部分冠状动脉供血不足患者往往临床症状不典型甚至无症状，静息时心电图表现正常或仅有某些非特异性改变，部分患者即使心绞痛发作，也常因时间短暂而难以进行心电图描记。为早期发现这些病人，常采用心电图运动负荷试验（ECG stress test），通过增加心肌耗氧量的方法来诱发心电图改变，借以判断受检者是否有冠状动脉供血不足，或评判其有无临床重要性。与冠状运动脉造影对比，该试验结果虽有一定比例的假阴性与假阳性，但方法简便实用，无创、安全，一直是重要的心血管疾病检查手段。

（一）运动试验的适应证与禁忌证

1. 适应证 ①对不明原因胸痛、疑有冠心病者进行鉴别诊断；②评价冠心病药物或手术治疗（如冠状动脉搭桥术或经皮冠状动脉腔内成形术）后效果；③对冠心病患者进行体力活动鉴定；④进行冠心病的流行病学调查筛选试验。

2. 禁忌证 ①不稳定型心绞痛；②急性心肌梗死；③严重心律失常；④重度心功能不全；⑤急性心肌炎或心包炎；⑥中、重度瓣膜病或先天性心脏病；⑦严重高血压；⑧严重的梗阻性肥厚型心肌病；⑨急性或严重慢性疾病。

（二）试验前的准备

①受检者于试验前 2～3 周停用洋地黄类药物，检测前 2～3 天停用冠状动脉扩张剂；②检测现场应备有必要的抢救设备和药物，并有医护人员在场严密监护；③准备好心电、血压动态监护；④受检者于试验前描记 12 导联卧位和立位心电图并测量血压以作对照。

（三）运动负荷量

运动负荷量分为极量与次极量两档。极量是指运动使受检者的心率达到生理极限的负荷量，一般多以统计所得的各年龄组的预计最大心率为指标。粗略计算方法：最大心率（次/分钟）=220－年龄。次极量运动量相当于极量运动的 85%～90%，其预期心率为（195－年龄）。为安全起见，临床多采用次极量运动试验。

（四）运动试验方法

Master 二级梯运动试验是运动试验中最早应用于临床、最简便安全的方法。但运动量固定有限，试验敏感性差，已基本淘汰。目前常用的方法有活动平板及踏车运动试验，敏感性较高，且重复性好。

1. 踏车动试验 所用工具为踏车功量计。受检者坐在车上，下肢做踏车运动。运动量以 kg · m/min 为单位。男性以 300kg · m/min 为一级，可逐级增至 1800kg · m/min；女性以 200kg · m/min 为一级，可逐级增至 1400kg · m/min。每级运动 3 分钟，直至达到目标心率。分析运动前、中、后的心电图变化以判断试验结果。

2. **活动平板运动试验** 目前应用最为广泛。让受检者在有一定坡度和转速的活动平板上行走，由平板的转速和坡度决定运动强度，从低量级开始逐步递增运动负荷，每级运动时间 3 分钟，直至达到目标心率。分析运动前、中、后的心电图变化以判断试验结果。

观察指标与运动终点：①达到预期目标心率；②出现严重心绞痛；③心电图出现 S－T 段水平型或下垂型下移≥0. 1mV；④出现严重心律失常（室性早搏二联律、R on T 型室性早搏、多源性室性早搏、短阵室速等）；⑤收缩压较运动前下降 10mmHg，或运动中收缩压剧升，超过 210mmHg；⑥出现头晕眼花、面色苍白、呼吸困难、发绀、步态不稳、运动失调。

研究表明，无论何种运动方式，达到最大耗氧量的最佳运动时间为 8～12 分钟，延长运动时间并不能增加诊断的准确性，应根据受检者的具体情况选择运动方案。

观察方法：运动试验前描记 12 导联卧位和立位心电图并测量血压以作对照。试验中通过监视器监测受检者的心率、心律及 ST－T 改变，每 3 分钟记录心电图、测量血压一次。达到预期负荷后，保持目标心率 1～2 分钟再终止运动。运动终止后，每 2 分钟记录心电图一次，一般至少观察 6 分钟。如果 6 分钟后 ST－T 改变仍未恢复至运动前图形，应继续观察直至恢复。运动试验的电极安放位置如图（图 20－40）。

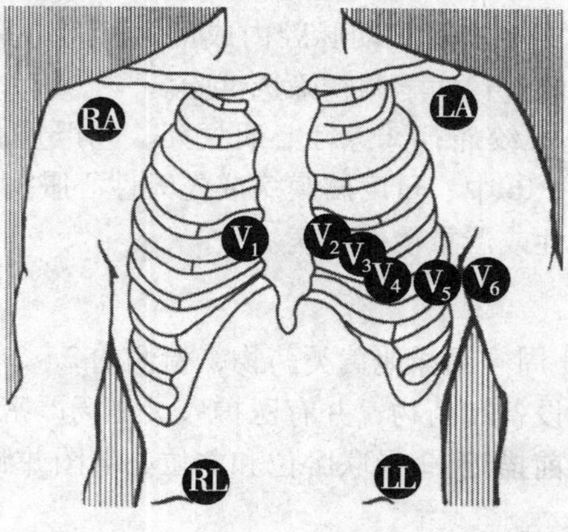

图 20－40 运动试验导联电极安放位置

（五）运动试验结果的判断

运动试验以心电图改变为主要检查指标，但运动时出现的心绞痛及其他症状、心率（律）及血压的改变等临床资料以及能达到的运动量等均有重要意义。阳性标准主要有：

1. 运动中出现典型心绞痛或血压下降。

2. 运动中心电图出现 S－T 段水平型或下垂型下移≥0. 1mV，持续 1 分钟以上；如运动前原有 S－T 段下降者，运动后应在原有基础上再压低 0. 1mV 且持续 1 分钟以上。

3. 心电图运动负荷试验结果有假阴性与假阳性，结果阴性者不能完全排除冠心病，结果阳性者也不等同于冠心病，须结合临床其他资料综合判断。

四、动态心电图对无症状性心肌缺血的诊断

动态心电图一般不作为诊断心肌缺血的首选方法，但检测日常生活中短暂的心肌缺血尤其无症状心肌缺血的发作，是最简便的无创性诊断方法，并且可作出较为准确的定性和定量评价。如：①能确定 ST-T 改变的有无、形态、程度、频度、时间分布、与日常活动的关系等，可计算出心肌缺血总负荷（S-T 段下移的最大幅度及连续下移持续时间的乘积的总和，单位是 mm·min）；②对比同时记录的自觉症状，可判定系有痛性或无痛性心肌缺血；③对于有心绞痛的患者，可结合其发作特点确定心绞痛的类型。

检测冠心病患者日常生活中短暂的无症状心肌缺血发作，动态心电图检查是尤为重要的手段，但目前尚无公认的标准。一般依据以下条件：①以 R 波为主的导联（如 CM_5）S-T 段呈水平型或下斜型压低≥1mm（J 点后 80ms）；②上述 S-T 段压低持续时间≥1 分钟；③下次发作需在前次 S-T 段压低恢复至基线后至少 1 分钟。

值得注意的是，应用动态心电图 S-T 段压低来评估冠状动脉供血不足有一定的局限性。由于动态心电图常受监测过程中患者的活动状况、体位改变、呼吸动作、情绪变化等因素的影响，其结果有时在生理与病理之间难以确定，且 S-T 段压低又可由心脏外的一些因素引起，因此，动态心电图“无症状性心肌缺血”的诊断仅用于临床已确诊为冠心病的患者。动态心电图主要用于估测其心肌缺血发作的程度并作为治疗的参考。对于缺乏充分临床证据者，不可仅凭某次动态心电图发现 S-T 段压低，便视作“心肌缺血”而诊断为“隐匿性冠心病”。

第五节 心律失常

正常情况下，心脏的激动起源于窦房结，按照一定的频率和速度，顺序下传至心室使之兴奋。如果由于某些原因，使心脏激动起源的部位、频率、节律，以及激动传导的顺序、速度任意一项发生异常，则称之为心律失常（arrhythmia）。心律失常不仅仅指节律的异常，因而不等同于心律不齐或心律紊乱。

按照心律失常的发生机制，可将其分为激动起源异常和激动传导异常两大类。

一、窦性心律及窦性心律失常

（一）窦性心律

凡起源于窦房结的心脏节律，称为窦性心律（sinus rhythm）。窦性心律的心电图特征为：①窦性 P 波，即 P 波在Ⅰ、Ⅱ、aVF、V_3～V_6 导联直立，aVR 导联倒置。这是激动起源于窦房结的标志。②P-R 间期≥0.12s。窦房结发出的激动，凡经正常房室传导途径下传心室者，其房室传导时间不应短于 0.12s。

正常窦性心律还应符合：窦性 P 波规律出现，其频率在成人为 60～100 次/分钟，在一次心电图记录中，最短的与最长的 P－P 间期之差应 <0. 12s（照片 20－5）。

- 心律失常
  - 激动起源异常
    - 窦性心律失常（过速、过缓、不齐、停搏）
    - 异位心律
      - 被动性：逸搏与逸搏心律（房性、交界性、室性）
      - 主动性
        - 过早搏动（房性、交界性、室性）
        - 阵发性与非阵发性心动过速（房性、交界性、室性）
        - 扑动与颤动（心房、心室）
  - 激动传导异常
    - 生理性传导障碍：干扰与脱节
    - 病理性传导障碍
      - 窦房阻滞
      - 房内阻滞
      - 房室阻滞（一度、二度、三度）
      - 室内阻滞（左、右束支及左束支分支）
    - 意外传导：超常传导、孔隙现象、维登斯基现象
    - 捷径传导：预激综合征

（二）窦性心律失常

1. 窦性心动过速 成人窦性心律的频率若超过 100 次/分钟，称为窦性心动过速（sinus tachycardia）。心电图表现为：①具有窦性心律的特点。②心率多在 100～160 次/分钟之间。

窦性心动过速生理情况下见于运动、情绪激动等；病理情况下见于发热、贫血、甲状腺功能亢进症、缺氧、休克、心功能不全等以及麻黄碱、阿托品、肾上腺素等药物作用。

2. 窦性心动过缓 成人窦性心律的频率低于 60 次/分钟，称为窦性心动过缓（sinus bradycardia）。心电图表现为：①具有窦性心律的特点。②心率在 60 次/分钟以下，通常不低于 40 次/分钟。

窦性心动过缓生理情况下见于运动员、长期从事体力劳动者及老年人；病理情况下见于病态窦房结综合征、颅内高压、阻塞性黄疸、甲状腺功能减退症、洋地黄过量及应用 β 受体阻滞剂等。

3. 窦性心律不齐 窦房结发出的激动显著不匀齐，称为窦性心律不齐（sinus arrhythmia），常与窦性心动过缓同时存在。心电图表现为：①具有窦性心律的特点。②在一次心电图记录中，最长的 P－P 间距与最短的 P－P 间距之差 >0. 12s。

常见的窦性心律不齐有两种类型：呼吸性窦性心律不齐（照片 20－6）与非呼吸性窦性心律不齐。呼吸性窦性心律不齐常见于青少年及自主神经功能不稳定者，多无临床意义。非呼吸性窦性心律不齐可见于心脏病患者或与服用洋地黄类药物有关。

4. 窦性停搏（sinus arrest） 亦称窦性静止（sinus standstill），指窦房结在一段时间内暂时停止发放冲动，以致心房和心室活动相应暂停的现象。心电图表现为：①在 P－P 间距规则的心电图记录中，突然出现一个或多个显著延长的 P－P 间距，且长 P－P 间距与基本的窦性 P－P 间距之间无整倍数关系（照片 20－7）。②窦性静止后常出现房室交界性逸搏或室性逸搏。

窦性停搏可由迷走神经张力过高、洋地黄与胺碘酮等药物作用、高血钾、心肌炎、心肌病、冠心病等引起，是病态窦房结综合征（sick sinus syndrome，SSS）的主要表现之一。长

时间的窦性停搏若无逸搏出现，则可致长时间心脏停顿，病人可出现头晕、昏厥甚至阿 - 斯综合征（Adams - Stokes syndrome）发作。

5. 病态窦房结综合征 简称病窦综合征。系窦房结及其周围组织受病变累及或起搏传导系统退行性病变，产生缓慢性心律失常，并引起脑供血不足的临床表现。主要心电图表现为：①持续而显著的窦性心动过缓（心率 < 50 次/分钟），不易被阿托品等药物纠正。②窦性停搏或窦房阻滞。③显著的窦性心动过缓同时常伴室上性快速心律失常（房速、房扑、房颤），称为慢 - 快综合征。④若病变同时累及房室交界区，则窦性停搏时，长时间无交界性逸搏出现，或出现房室传导障碍，称为双结病变。

二、过早搏动

过早搏动（premature beat）简称早搏，是指由于窦房结以外的异位起搏点提前发生激动所引起的一次（或两次）心脏搏动，亦称期前收缩（premature contraction）。

早搏的产生与折返激动、触发活动和异位起搏点的兴奋性增高有关。早搏常发生在窦性心律中，也可发生于心房颤动或其他异位心律的基础上，是临床最常见的心律失常。根据起源部位，早搏分为室性、房性和房室交界性，以室性早搏最常见，房性早搏次之。

早搏共同的心电图特点是：提前出现的单个（或两个）异位激动，常因替代了下一个正常心搏而在其后出现一个较正常心动周期为长的间歇，称代偿间歇（compensatory pause）。偶尔早搏可在窦性心律较慢时发生，其后无代偿间歇而称为插入性早搏（interpolated premature complexes）。

在同一导联中，早搏的形态及联律间期（coupling interval，异位搏动与其前窦性心搏之间的时距）均相同，表示早搏来自同一异位起搏点，称为单源性早搏（monophyletic premature beat）。同一导联中出现两种或两种以上形态不同且联律间期不等的早搏，表明激动来自两个或两个以上异位节律点，称为多源性早搏（multifocal premature beat）；若早搏的形态虽异，但联律间期相等，则称为多形性早搏（polytypism premature beat），其临床意义与多源性早搏相似；若早搏的形态相同而联律间期不等，则应考虑平行收缩性早搏（parasystolic premature complexes）。

根据早搏出现的频率，可分为偶发（≤5 次/分钟）和频发（≥6 次/分钟）。某些频发的早搏可见一定的配对规律，如每 1 个窦性搏动后均出现 1 个早搏，连续发生 3 次或 3 次以上，称为二联律（bigeminy）；如每 2 个窦性搏动后出现 1 个早搏，或每 1 个窦性搏动后接连出现 2 个早搏，连续发生 3 次或 3 次以上，则称为三联律（trigeminy）。连续出现的 2 个早搏，称为连发早搏或成对出现的早搏。

（一）室性过早搏动

起源于希氏束分叉以下的异位节律点所引起的过早搏动，称为室性过早搏动（premature ventricular beat）。心电图表现（照片 20 - 8）：

（1）提早出现的 QRS - T 波群，其前无提早出现的异位 P′波。由于激动起源于心室异位节律点，故首先出现 QRS - T 波群。室性异位激动很少能逆传至心房，即使能逆传至心房，逆行 P′波也在 QRS 波群出现之后，故 QRS 之前无提早出现的异位 P′波。而窦性 P 波却可重于早搏波的任意位置。

（2）提早出现的QRS波群形态宽大畸形，QRS波群时间≥0.12s。这是因为室性早搏在心室内的除极程序与正常明显不同，且异位激动在心室内的传导缓慢。

（3）提早出现的QRS－T波群的T波方向与QRS波群主波方向相反。因为早搏的复极过程与正常也不相同，复极往往从先除极的异位节律点处开始。

（4）有完全性代偿间歇。即室性早搏前、后的两个窦性P波的时距等于窦性P－P间距的两倍。由于室性异位起搏点距窦房结远，且激动逆向传导困难，因而提早发生的室性异位激动很难逆传到心房并侵入窦房结，故窦房结仍按其固有节律发放冲动，从而形成完全性代偿间歇。但有时在心率较慢的情况下，可能在相邻的两个窦性激动之间插入一个室性过早搏动，称为间位性（或插入性）室性早搏（照片20－9），此时便不再有代偿间歇。

如果室性早搏来自同一异位起搏点，则其联律间期（从室性早搏的QRS波群的起点到其前一个窦性QRS波群起点的距离）固定，一般相差＜0.08s。

如果在同一导联中有两种或两种以上QRS波群形态不同的室性早搏，且联律间期不等者，称为多源性室性早搏（照片20－10）。如果室性早搏恰好落在前一窦性心搏的易颤期（T波顶点及其附近），称为R′ on T型室性早搏。R′ on T型室早与多源性室性早搏均易引发阵发性室性心动过速或心室颤动，临床值得注意。

根据室性早搏的QRS波群形态还可以进行定位诊断。如V_1导联呈左束支阻滞图形者，为发生于右心室的室性早搏；V_1导联呈右束支阻滞图形者，为发生于左心室的室性早搏；室性早搏电轴右偏＞＋110°或呈左后分支阻滞者，为发生于左心室前壁的室性早搏；室性早搏电轴左偏＜－30°或呈左前分支阻滞者，为发生于左心室后壁的室性早搏。这样可以估计心室受损部位，在临床上有一定意义。

（二）房性过早搏动

房性早搏（premature atrial beat）的异位起搏点在心房。心电图表现（照片20－11）：

（1）提早出现的房性P′波，形态与窦性P波不同。这是因为房性异位激动使得心房除极过程与正常时不一样所致。

（2）P′－R间期≥0.12s。因为房性异位激动必须经过传导速度最慢的房室结下传心室，其房室传导途径与窦性激动相同，故P′－R间期通常与正常P－R间期（0.12～0.20s）接近。当房性早搏明显提前发生，激动下传到仍处于相对不应期的房室交接区时，出现房室传导延缓，P′－R间期可＞0.20s。

（3）房性P′波后有正常形态的QRS波群。因为激动在心室内的除极程序均与窦性激动相同，故QRS波仍呈室上型。

（4）房性早搏后的代偿间歇不完全。即房早前后的两个窦性P波的时距小于窦性P－P间距的两倍。因为房性异位激动距窦房结近，容易侵入窦房结并使窦房结提早激动（未产生相应的窦性P波），而随后出现的窦性P波仍按原有的节律出现所致。

房性异位激动下传时，如恰逢房室交界区或心室处于绝对不应期，可使房性P′波后没有QRS波群，称为未下传的房性早搏；如果恰逢房室交界区处于相对不应期，则可使激动在房室交界区的传导延缓，出现P′－R间期的延长；如果恰逢心室处于相对不应期，则可使激动在心室内的传导出现延缓及途径的改变，从而产生 QRS 波群的畸形与增宽，称为房性早搏伴心室内差异性传导（intraventricular aberrant conduction）（照片 20－12）。

在同一导联中，如果房性早搏的 P′波形态不一，联律间期不等，则称为多源性房性早搏，往往是心房颤动的先兆。

（三）交界性过早搏动

起源于房室交界区的过早搏动，称为交界性早搏（premature junctional beat）。激动可向下传入心室产生正常形态的 QRS 波群，也可逆行传入心房产生逆行 P′波。心电图表现如下（照片 20－13、照片 20－14）：

（1）提早出现的 QRS 波群，形态基本正常。这是因为交界性早搏的激动源于房－结区或结－希区，激动在心室内的传导过程与窦性激动者相同。

（2）提早出现的 QRS 波群之前或之后可有逆行 P′波，也可见不到逆行 P′波。若逆行 P′波在 QRS 波群之前，P′－R 间期 <0.12s；若逆行 P′波在 QRS 波群之后，R－P′间期 <0.20s。逆行 P′波与 QRS 波群的关系取决于激动传入心房、心室时的速度。激动先上传至心房，则逆行 P′波在 QRS 波群之前；激动先下传至心室，则逆行 P′波在 QRS 波群之后；激动同时传至心房与心室，心房与心室同时除极，则逆行 P′波可被 QRS 波群掩盖。

（3）常有完全性代偿间歇。房室交界区的激动虽能逆传至心房，但往往不能侵入窦房结，窦房结不能被提早除极，仍按原来的节律发出冲动，故代偿间歇多数完全。

此外，房室交界性早搏也可伴心室内差异性传导。

早搏可见于健康人，器质性心脏病患者则更多见，如冠心病、风湿性心脏病、心肌炎、心肌病等。洋地黄的应用和低血钾常为心衰患者出现早搏的诱发因素。其他药物如奎尼丁、普鲁卡因胺、异丙肾上腺素等亦能引起早搏。此外，可见于精神紧张、疲劳、消化不良、烟酒过多或喝浓茶等，也可由心脏的直接机械刺激如心导管检查、心脏手术等所引起。

偶发早搏或发生多年而无其他临床表现者，大多无重要意义。而频发、多源、成对出现的早搏，以及室性早搏 QRS 特别宽大畸形或其 QRS 形态提示起源于左心室者，则较多见于器质性心脏病。频发、多源的房性或室性早搏常为发生房性或室性阵发性心动过速的先兆。复杂的室性早搏（如成对出现、多源或 R′ on T 型）比简单的室性早搏更具严重性，但影响其预后的更为重要的因素还在于患者有无器质性心脏病基础及其类型。如急性心肌梗死时的室性早搏可发展为室速或室颤而导致原发性心脏骤停。发生于风湿性心脏病、甲状腺功能亢进症及冠心病的频发、多源性房性早搏常常是心房颤动的先兆。发生早搏时，必须重视患者的临床症状，如室性早搏时出现的眩晕、黑矇或晕厥，以及患者的基础器质性心脏病，尤其是急性心肌梗死、急性心肌炎、心脏扩大、心力衰竭等。

三、异位性心动过速

异位性心动过速是心脏异位起搏点的兴奋性增高或发生折返激动而引起的快速异位心律。实质上是早搏的连续状态（早搏连续发生 3 次或 3 次以上）。其发生率虽低于早搏，但在临床上也是较常见的心律失常。

（一）阵发性室上性心动过速

阵发性室上性心动过速（paroxysmal supraventricular tachycardia，PSVT）是指希氏束或希氏束以上组织参与所形成的快速规则的心动过速。根据心电图上 P 波、QRS 波群形态等，应分为“阵发性房性心动过速”或“阵发性交界性心动过速”。但此类心动过速不仅往往无从辨识其为房性抑或交界性，且异位起搏点的自律性增强在其发生机制中仅占很小部分，因而命名上更宜统称为“阵发性室上性心动过速”。

临床心脏电生理研究已证实，折返激动是阵发性室上性心动过速的主要发生机制。折返（reentry）是指心脏激动进入环形传导途径，并又回到或指向激动的起始部位的现象。折返激动的形成与持续一般需要以下基本条件：①心脏至少两个部位的传导性与不应性各不相同，相互连接形成一个闭合的折返环；②折返环的一条通道在一定条件（如适时的早搏）下发生单向阻滞；③另一通道传导减慢，使原先发生阻滞的通道有足够的时间恢复兴奋性；④原先阻滞的通道再次激动从而完成一次折返。

阵发性室上性心动过速分为以下类型：①房室折返（atrioventricular reentry，AVRT）；②房室结折返（atrioventricular nodal reentry，AVNRT）；③窦房折返（sinoatrial reentry，SART）；④房内折返（intraatrial reentry）；⑤自律性房速。临床上最常见的是旁路引发的房室折返性心动过速（AVRT）及房室结双径路引发的房室结折返性心动过速（AVNRT），二者的发生机制如图 20-41。各类阵发性室上性心动过速的共同心电图表现如下（照片 20-15）：

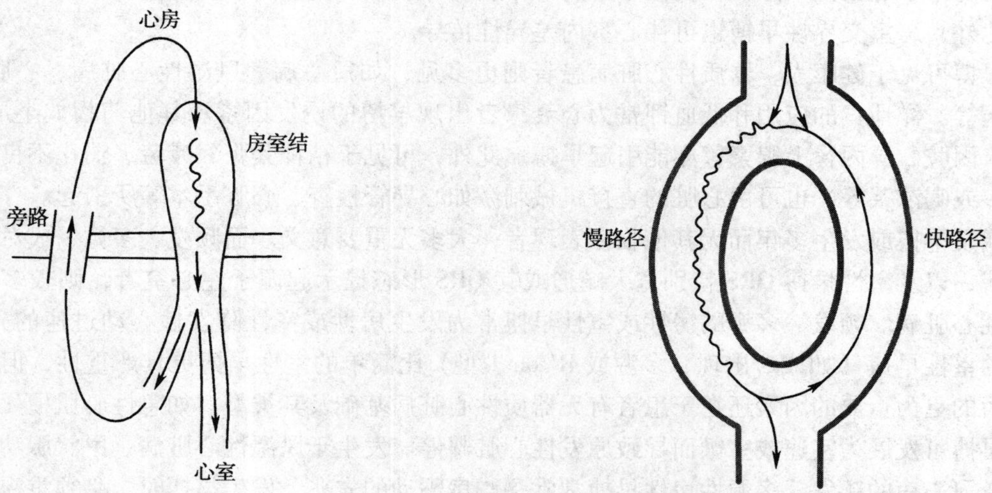

图 20-41 房室折返性、房室结折返性心动过速发生机制示意图

（1）相当于一系列连续很快的房性或交界性早搏（连续 3 次以上），其频率大多数为 150~250 次/分钟，节律一般绝对规则。

（2）QRS 波群形态基本正常，其时间≤0.10s。但有时可因心室内差异性传导而使 QRS 波群畸形、增宽（多呈右束支阻滞图形）。

（3）ST-T 可无变化，但发作时 S-T 段下移和 T 波倒置者亦不少见。主要由于：①心率快、心肌耗氧增多；②舒张期缩短后心室充盈度下降，心排血量减少而致冠状动脉灌注压下降及灌流时间缩短致使冠状动脉供血减少，从而导致相对性心肌供血不足。

（4）如能确定房性 P′波存在，且 P′－R 间期≥0.12s，则可称为房性心动过速（atrial tachycardia）；如为逆行 P′波，P′－R 间期＜0.12s 或 R－P′间期＜0.20s，则可称为交界性心动过速（junctional tachycardia）；如不能明确区分，则统称为室上性心动过速。

阵发性室上性心动过速常见于心脏无器质性病变的患者，多由于情绪波动、精神紧张、过分疲劳、烟酒过度等而诱发。预激综合征患者尤易伴发室上性心动过速，而且顽固。室上性阵发性心动过速也可见于器质性心脏病患者如风湿性心脏病、冠心病、慢性肺源性心脏病、甲状腺功能亢进症等，亦常见于急性感染、缺氧、低血钾和洋地黄中毒。临床上，室上性心动过速较为多见，预后亦较室性心动过速好。

同一导联中如异位 P′波呈多种形态（至少 3 种），P′－R 间期＞0.12s，且多变，心房率＞100 次/分钟，有时伴有不同程度的房室传导阻滞，则称为多源性紊乱性房性心动过速。常由多源房性早搏发展而来，并为心房颤动的前奏，可见于肺源性心脏病和洋地黄中毒。

（二）室性心动过速

室性心动过速（ventricular tachycardia，VT）是连续 3 个或 3 个以上室性早搏形成的异位心律，简称室速。一阵室速历时＜30s 且自发终止者，称为非持续性室速；一阵室速持续时间＞30s（或虽未到 30s 但已导致意识丧失者），需药物或电复律方能终止者，称为持续性室速。QRS 波群形态单一者，称为单形性室速；QRS 波群呈多种形态者，称为多形性室速；伴有 Q－T 间期延长的多形性室速，又称为尖端扭转型室速（torsade de pointes，TDP）。

室性心动过速的发生机制与心室自律性增高、折返激动、后除极及触发活动有关。心电图表现如下（照片 20－16）：

（1）相当于一系列连续很快的室性早搏（连续 3 次或 3 次以上），频率多在 150～200 次/分钟，节律可略有不齐。

（2）QRS 波群畸形、增宽，时间≥0.12s，T 波方向与 QRS 主波方向相反。

（3）如能发现窦性 P 波，可见窦性 P 波的频率比 QRS 波群的频率明显缓慢，P 波与 QRS 波群之间无固定关系。这是由于室速时，异位起搏点的频率较窦性频率快，窦性激动下传到心室常遇到心室的不应期，使窦房结只能控制心房而心室则由室性异位起搏点控制，形成房室分离（atrioventricular dissociation）。能确定此房室分离现象，可明确室速的诊断。但在具体心电图上，可能由于 P 波被 QRS 波群掩盖而不易发现这一诊断条件。

（4）偶可发生心室夺获（ventricular capture）或室性融合波（ventricular fusion beat），是判断室性心动过速可靠的依据。心室夺获是指从心房传下来的激动（常为窦性激动），偶可落在心室的反应期，引起的正常形态的 QRS 波群，心电图表现为形态正常的 QRS 波群提早出现，其前有相关的 P 波。如果心室夺获时室性异位激动又几乎同时激动心室的另一部分，则产生室性融合波（又称不完全性心室夺获），心电图表现为 QRS 波群提早出现，其前有相关的 P 波，QRS 波群形态介于心室夺获与室性异位 QRS 波群之间。

室性心动过速绝大多数发生于器质性心脏病患者，最常见于冠心病，也可见于其他心脏病、代谢障碍、药物毒性及先天性 Q－T 间期延长综合征等，偶可见于无心脏病者。室速频率超过160～200次/分钟、多形性室速、持续性室速、有基础器质性心脏病尤其是心力衰竭、室速发作时伴有症状、血压偏低、Q－T间期延长者，均提示病情严重。临床上，室性心动过速较少见，但症状严重，预后亦较差，室速如诱发室颤，将立即危及患者生命。

尖端扭转型室速（多形性室速伴Q－T间期延长）是多形性室速的一种特殊类型。发作时的心电图除具一般室速表现外，尚具以下特征：①增宽变形的QRS波群围绕基线不断扭转其主波的正负方向，大约每出现3～10个QRS波群，其尖端即逐渐或突然倒转方向，同时伴有QRS波群振幅和时间的变化。②常由R′ on T型室性早搏诱发，一般发作时间数秒至十数秒，可自行停止，但极易复发。③有明显的Q－T间期延长，T波宽大有切迹，U波振幅增大（照片20－17）。

尖端扭转型室速常见于原发性或继发性Q－T间期延长综合征，以后者较为常见，多发生于低血钾、低血镁、抗心律失常等类药物使用时，也常发生在严重的缓慢心律失常的基础上，如完全性房室传导阻滞、严重窦性心动过缓、窦性停搏等。临床上常表现为反复发作阿－斯综合征，如不及时治疗可进展为心室颤动，是介于室速与室颤之间的恶性心律失常。且其治疗与一般室速不同，故应予以重视。

四、扑动与颤动

扑动与颤动是发生于心房或心室的较异位性心动过速频率更为快速的主动性异位心律。扑动波快而规则，颤动波更快且不规则。起源于心房者称心房扑动或心房颤动；起源于心室者称心室扑动或心室颤动。扑动与颤动发生的主要电生理基础为心肌兴奋性增高，不应期缩短，同时存在一定的传导障碍，形成环形激动与多发微折返激动。

（一）心房扑动

心房扑动（atrial flutter，AF）多为短阵发作，也可以是持续性的，如持续1周以上，则常转变为心房颤动。典型房扑的发生机制属于房内大折返环路激动。心电图表现（照片20－18）：

（1）P波消失，代之以间距匀齐、波形一致、连续呈锯齿状的心房扑动波（F波），F波间无等电位线，其频率约250～350次/分钟，在Ⅱ、Ⅲ、aVF导联上明显。

（2）心室率随不同的房室传导比例（常为2∶1或4∶1）而定，心室律可规则，也可不规则。此与房室传导比例的固定与否有关。

（3）QRS波群形态和时限正常，有时也可因室内差异性传导而使QRS波群增宽、畸形。

心房扑动绝大多数见于心脏有显著病变者，如风湿性心脏病、冠心病、高血压性心脏病、甲状腺功能亢进症等，少见于无器质性心脏病者。也常见于房颤用奎尼丁、胺碘酮或普鲁卡因胺治疗过程中。

（二）心房颤动

心房颤动（atrial fibrillation，Af）是仅次于室性早搏的常见心律失常，可以呈阵发性或持续性。房颤的发生机制是由数量不等的杂乱的微折返环所致。心电图表现（照片20－19）：

（1）P波消失，代之以一系列大小不等、间距不均、形态各异的心房颤动波（f波），其频率为 350～600 次/分钟，通常在 V_1 导联最清楚，其次为Ⅱ、Ⅲ、aVF 导联。按 f 波形态，可将房颤分为“粗颤”（f 波振幅 >0.1mV）与“细颤”（f 波振幅≤0.1mV）。

（2）R－R 间距绝对不匀齐，即心室率完全不规则。房颤时心房率的绝对不规则、房室交界区的隐匿性传导及房室传导功能，均对心室率产生影响。未用药物而房室传导功能正常者，心室率多在 120～180 次/分钟。如因病变或强心苷作用的影响而同时发生高度以上房室传导阻滞，则可出现 <70 次/分钟的缓慢而规则的心室率。

（3）QRS 波群形态一般与正常窦性者相同。如伴有心室内差异性传导，则 QRS 波群增宽、畸形。此时应与房颤合并室性早搏相鉴别。一般说来，室内差异性传导多发生在比较长的 R－R 间距之后，绝大多数呈右束支阻滞图形（即 V_1 导联呈 rSR′型），其后多无代偿间歇（照片 20－20）。差异传导常是室率频速的结果，因为室率过快，心室内传导组织尚未脱离相对不应期，激动就已到来，而在长的 R－R 间距后的相对不应期又略有延长，激动极易落在其中而发生室内差异性传导。从临床看，房颤伴室内差异性传导常为洋地黄类用量不足的表现，而房颤合并室性早搏（照片 20－21）则应注意是否有洋地黄的过量。因此，在慢性房颤中确定宽 QRS 波群的性质有重要的临床意义。

心房颤动绝大多数见于器质性心脏病变，最常见于风湿性心瓣膜病，其中以二尖瓣狭窄占首位。其次为冠心病尤其是急性心肌梗死、高血压性心脏病及甲状腺功能亢进症、慢性缩窄性心包炎、洋地黄中毒等。甲状腺功能亢进症引起的房颤以阵发性者居多，有时可成为该病最早或最明显的表现。少数病例长时期内有阵发性或持久性房颤而并无器质性心脏病的证据，临床称为孤立性心房颤动。

心房颤动发生时对患者的危害有：①心室搏动极不匀齐而引起心悸、乏力等症状；②心房失去协调一致的收缩，使心室充盈度及心输出量明显减少，可诱发或加重心力衰竭；③长期的心房颤动还可导致心房内附壁血栓形成，血栓脱落往往造成动脉栓塞尤其是脑栓塞。

（三）心室扑动与心室颤动

心室颤动（ventricular fibrillation，Vf）是室性快速异位心律最后、最严重的阶段，为猝死最常见的原因，往往是心脏停跳前的短暂征象。心室扑动（ventricular flutter，VF）是室速与室颤之间的过渡型，往往是室颤的前奏，故临床一旦出现室扑就需按室颤紧急抢救。

1. 心室扑动 常为一过性，如未能及时恢复正常，便会迅速转为心室颤动。心电图表现为：QRS－T 波群消失，代之以连续、快速而相对规则的大振幅的心室扑动波，频率为 180～250 次/分钟。

2. 心室颤动 心电图表现为：QRS－T 波群完全消失，代之以形状不一、大小不等、极不规则的心室颤动波，频率为 250～500 次/分钟（照片 20－22）。最初的颤动波常较粗大，以后逐渐变小，如抢救无效最终将变为等电位线，提示心脏电活动停止。

心室扑动与心室颤动均是最严重的致死性心律失常。心室扑动发生时，心室肌可能有快而微弱的收缩，但心脏实际已基本失去泵血功能；心室颤动时则心室肌发生更快而不协调的乱颤，致心脏泵血功能完全丧失，患者迅即出现意识丧失、心音及大动脉搏动消失、血压测不到、全身抽搐、呼吸停止，抢救不及时则迅速死亡。常见于冠心病及其他心脏病，此外，也可见于触电、药物中毒、严重酸碱平衡失调和电解质紊乱等。各种器质性心脏病与其他疾病临终前循环衰竭所发生的心室颤动，称为继发性室颤，一般难以逆转。而突然意外地发生于无循环衰竭基础的原发性室颤，经及时而积极的抢救则可能恢复。

五、房室传导阻滞

心脏任何部位的心肌不应期延长所引起的激动传导延缓或阻断，统称为心脏传导阻滞（heart block）。根据其发生部位的不同，分为窦房阻滞（sinoatrial block）、房内阻滞（intraatrial block）、房室阻滞（atrioventricular block，AVB）和室内阻滞（intraventricular block）。按阻滞程度可分为：一度（仅传导延缓）、二度（部分激动传导阻断）和三度（传导完全阻断）。房室传导阻滞最为常见。

（一）一度房室传导阻滞

由于房室传导组织某个部位的相对不应期延长，引起房室间的传导延缓，但每次心房激动仍能传入心室。心电图表现（照片 20－23）：

（1）窦性 P 波之后均伴随有 QRS 波群。

（2）P－R 间期延长：P－R 间期≥0.21s（老年人＞0.22s），或 P－R 间期超过相应心率的最高值，或在心率未变的情况下，P－R 间期较原来延长 0.04s 以上。

（二）二度房室传导阻滞

房室传导组织病变区域的不应期延长，致使心房激动的一部分落在不应期内而不能传入心室，形成心电图上部分 P 波后面 QRS 波群的脱漏现象。通常用心房和心室激动次数的比例来表示房室之间的传导情况，例如 3∶2 房室传导，表示 3 次心房激动只有 2 次传入心室，有 1 次未能下传。根据心电图的不同表现，二度房室传导阻滞通常分为两型。

1. 二度Ⅰ型 又称莫氏（Mobitz）Ⅰ型或文氏型。心脏传导系统任何部位的传导逐次减慢，随后发生一次脱漏的心电图表现，称为文氏现象（Wenckebach phenomenon）。文氏型房室传导阻滞是由于房室传导组织绝对（有效）不应期与相对不应期均延长（但绝对不应期延长较轻）所引起。激动在绝对不应期内完全不能传布，而在相对不应期内发生递减传导，传导速度减慢。在一个文氏周期中，第 1 个下传的 P 波引起的不应期延长，使第 2 个 P 波抵达房室传导组织时，后者尚处于相对不应期内，所以 P－R 间期延长；第 3 个 P 波便落在相对不应期的更早阶段，P－R 间期更延长；循此下去，直到最后一个 P 波落在前一激动的绝对不应期内而完全不能下传，发生一次心室脱漏。经过心室漏搏的长间歇后，房室传导组织的兴奋性有所恢复，故长间歇后的第 1 个 P 波又能以最短的 P－R 间期下传心室。

心电图表现为：①P 波规律地出现；②P－R 间期呈进行性延长（而 R－R 间距则进行性缩短），直至出现一次心室漏搏，其后 P－R 间期又恢复为最短，再逐渐延长，直至又出现心室漏搏。这种周而复始的现象，称为房室传导的文氏现象（照片 20－24）。房室传导比例常为 3∶2、4∶3、5∶4 等。

典型的房室传导的文氏现象还可有以下特点：①P－R 间期的增量（P－R 间期超过前一个 P－R 间期的量）逐渐减少；②R－R 间距逐渐缩短，即心室漏搏所致的最长 R－R 间歇后，心室率逐渐加快；③心室漏搏所致的最长 R－R 间歇，短于任何两个最短的 R－R 间距之和。

2. 二度Ⅱ型 又称莫氏Ⅱ型，即没有文氏现象的二度房室传导阻滞。此时，房室传导阻滞的绝对不应期显著延长，只有很短的相对不应期，对心房传来的激动只能以“完全能或完全不能”的方式进行传导。心电图表现为：P波有规律地出现，发生心室漏搏之前和之后的所有下传搏动的P-R间期都恒定（正常范围或延长），QRS波群成比例地脱漏，形态一般正常或增宽畸形。房室传导比例常为2∶1、3∶2、4∶3等（照片20-25）。

固定的2∶1房室传导阻滞是二度房室传导阻滞的一个特殊类型，无法根据P-R间期的变化来区分Ⅰ型或Ⅱ型（照片20-26）。

二度Ⅱ型房室传导阻滞中，房室传导比例呈3∶1或3∶1以上（连续2个或2个以上P波后面无QRS波群）者，又称为高度房室传导阻滞（照片20-27），其房室传导比例以4∶1、6∶1、8∶1多见，而3∶1、5∶1、7∶1少见。

（三）三度房室传导阻滞

当房室传导组织的绝对不应期极度延长，以致占据整个心动周期时，可使所有的心房激动都落在此绝对不应期内而不能下传心室，房室传导完全阻断，称为完全性（三度）房室传导阻滞。此时，心房由窦房结或房性异位起搏点控制，而心室则由阻滞部位以下的某一异位起搏点控制，形成完全性房室分离。心电图表现（照片20-28）：

（1）P波与QRS波群无固定关系，P-P与R-R间距各有其固定的规律性。

（2）心房率>心室率，即P波频率高于QRS波群频率。

（3）QRS波群形态正常或宽大畸形。QRS波群的形态取决于控制心室的异位起搏点位置的高低。起搏点位于房室束分叉以上，则QRS波群形态正常，心室率常为40~60次/分钟（交界性逸搏心律）；起搏点位于房室束分叉以下，则QRS波群宽大畸形，心室率常在40次/分钟以下（室性逸搏心律）。通常的规律是异位起搏点位置越低，则QRS波群增宽、畸形越显著，心室率越慢且越不稳定，越容易发生心室颤动或心室停顿（ventricular standstill）。

一度和二度Ⅰ型房室传导阻滞偶见于正常人迷走神经张力过高或无明显心脏病的老年人，较多见于风湿性心肌炎、病毒性心肌炎、急性感染（如白喉、病毒感染）、房间隔缺损、缺氧、高血钾及洋地黄、奎尼丁、β受体阻滞剂等药物作用，多为功能性或病变位于房室结或希氏束近端，较少引起临床症状，预后较好。二度Ⅱ型及以上者则多为器质性损害，常见于冠心病、心肌病，也可以是先天性的或原发性传导系统退行性改变，病变多在希氏束远端及其以下，预后较差，临床常有明显症状如头晕、心悸，甚至出现阿-斯综合征发作。房室传导阻滞的发生部位常更具临床重要性，准确判断需要借助希氏束电图。

房室传导阻滞可以是暂时性的，也可以是永久性的。发生于一些急性或可逆情况（如急性感染、电解质紊乱、药物毒性反应等）下的房室传导阻滞，往往是暂时的，当相应的病因去除后可逐渐恢复正常。而冠心病、扩张型心肌病、原发性传导系统退行性变以及其他慢性器质性心脏病所导致者，常是不可逆的、永久性的，患者往往症状明显，甚至有猝死的危险，常需要安装人工心脏起搏器。

六、心室内传导阻滞

心室内传导阻滞（intraventricular block）是指发生在房室束分叉以下的传导障碍，包括右束支、左束支及左束支分支阻滞。末梢纤维网和心室肌内传导阻滞，由于从心电图上难以确定阻滞部位，常一并称为心室内传导阻滞。诊断心室内传导阻滞完全依赖心电图。

束支传导阻滞据其阻滞程度分为完全性和不完全性两类。因右束支较左束支细长且由单侧冠状动脉分支供血，容易受损，不应期亦较左束支长，故临床上发生传导阻滞较多见。

（一）右束支传导阻滞（right bundle branch block，RBBB）

右束支传导阻滞时，激动沿左束支下传，室间隔中 1/3 处除极与正常一样，仍由左向右进行。在 0.04s 后，左侧室间隔及左心室壁除极将近结束时，激动方开始通过室间隔处的普通心肌细胞传向右室。由于此时来自左侧的激动无法沿右束支正常迅速下传，而是依靠心肌细胞间的联系向右室蔓延，故从右侧室间隔至右心室壁除极的过程非常缓慢，并因失去左侧向量的拮抗而出现突出的右前终末向量（图 20－42）。因除极程序改变而致复极程序亦发生改变。心电图表现（照片 20－29）：

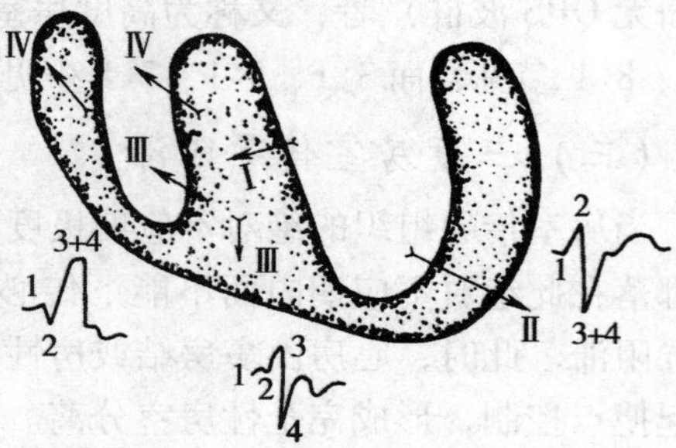

图 20－42　右束支传导阻滞的主要向量示意图

（1）QRS 波群形态改变：V_1、V_2 导联呈 rSR′ 型或呈宽大有切迹的 R 波，无 Q 波；V_5、V_6 导联呈 Rs 或 qRs 型，S 波宽而粗钝；Ⅰ、aVL 导联有宽而粗钝的 S 波；aVR 导联呈 rSR′ 型或 QR 型，R 波宽而有切迹。

（2）ST－T 继发性改变：V_1、V_2 导联 S－T 段下移，T 波倒置；V_5、V_6 导联 S－T 段上抬，T 波直立。

（3）完全性右束支阻滞时 QRS 波群时间≥0.12s，VAT_{V_1}≥0.05s。

若有以上相似的图形，但 QRS 波群时间＜0.12s 者，则为不完全性右束支传导阻滞。

右束支传导阻滞多见，常见于风湿性心脏病二尖瓣狭窄、先天性心脏病房间隔缺损、肺源性心脏病等伴有右心室负荷过重的心脏疾患，还可见于冠心病、心肌炎、心肌病等，亦可见于部分正常人，尤其以不完全性者多见。

（二）左束支传导阻滞（left bundle branch block，LBBB）

左束支传导阻滞时，激动沿右束支下传，室间隔右下 1/3 处先除极，同时使右心室前壁亦开始除极，然后缓慢地通过室间隔（约 0.04s）达室间隔左侧及其附近的左心室壁，此后激动进一步沿室间隔向后上偏左推进，最后出现左室游离壁的缓慢除极。在整个心室激动过程中，各个主要向量都指向左，由于左室壁较右室壁厚，因而激动扩布较右束支传导阻滞时更为迟缓（图 20－43）。除极程序与正常不同，复极过程亦发生改变。心电图表现（照片 20－30）：

（1）QRS 波群形态改变：Ⅰ、V_5、V_6 导联 q 波减小或消失，呈宽大有切迹的或顶部粗钝的 R 波，常无 S 波；V_1、V_2 导联常呈 QS 型，或有一极小 r 波；aVR 导联多呈 QS 型。

（2）ST－T 继发性改变：S－T 段抬高或压低，T 波的方向与 QRS 波群主波方向相反。

（3）QRS 波群时间 ≥0.12s，V_5、V_6 导联 VAT≥0.06s，为完全性左束支传导阻滞。

若出现与上述相似的图形，仅 QRS 波群时间 <0.12s，称不完全性左束支传导阻滞。由于其心电图表现不易与左心室肥大及某些正常变异相区别，所以临床心电图很少作此诊断。

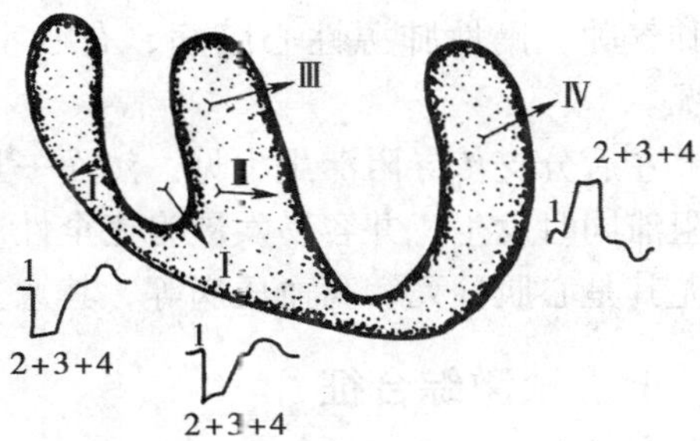

图 20－43　左束支传导阻滞的主要向量示意图

左束支粗短且受双侧冠状动脉供血，故传导阻滞的发生远较右束支阻滞为少，然而一旦发生则多为器质性病变所致，预后较差。常见于冠心病、高血压性心脏病、主动脉瓣病变等所致的左心室病变，亦可见于各种心肌炎和心肌病等，仅极少数不能从病理上找出原因。暂时性的左束支传导阻滞，可由急性心肌梗死引起，也可由洋地黄、奎尼丁等药物影响所致。

（三）左束支分支传导阻滞

左束支自房室束分出后，又分为两个较大的分支及一个不太恒定的间隔支，其末梢相互吻合，互相交织成为浦氏纤维网。两个较大的分支中，一支沿左心室内膜下，向前上方呈扇形展开，分布于前乳头肌及前侧壁，称为左前（上）分支；另一支沿左心室内膜下，向后下方呈扇形展开，分布于后乳头肌及左室膈面，称为左后（下）分支。正常情况下，激动主要通过这两个分支向左室内膜传布，QRS 综合向量指向左下。当某种病理改变损伤二者之一时，便产生左束支分支阻滞。左前分支细长，位于压力较高的左室流出道，仅由左冠状动脉前降支供血，容易受损而发生传导阻滞；而左后分支较粗，位于压力较低的流入道，又有左前降支及右冠状动脉双重血供，故其传导阻滞较少见。

1. 左前分支传导阻滞（left anterior fascicular block，LAFB）　又称左前半阻滞。LAFB 时，左室激动只能通过左后分支传导，先激动室间隔后下部及左室后下壁，初始向量指向右下方。然后通过浦肯野纤维再激动左室前上壁，使整个心室除极，向量从右下转向左上。由于主向量指向左上方，于是形成以下心电图表现（照片 20－31）：①QRS 平均电轴显著左偏，达 －30°～－90°，超过 －45°诊断价值更大。②QRS 波群在Ⅰ、aVL 导联呈 qR 型，且 q≤0.02s；Ⅱ、Ⅲ、aVF 导联呈 rS 型。$R_{aVL}>R_{Ⅰ}$，$S_{Ⅲ}>S_{Ⅱ}$。③QRS 波群时间≤0.11s，无明显增宽。

在临床上如遇有 QRS 平均电轴显著左偏而无左室肥大时，应注意到左前分支阻滞这个诊断。左前分支阻滞若无其他部位的传导阻滞或器质性心脏病，预后大多良好。

2. 左后分支传导阻滞（left posterior fascicular block，LPFB）　又称左后半阻滞。LPFB 时，左室激动只能沿左前分支传导，首先激动室间隔左前半部及左室前侧壁，初始向量指向左上方，然后通过浦氏纤维绕向左后分支的支配区，再激动左室后下壁，使整个心室除极，向量由左上转向右下。其最大向量指向右下，与左前分支阻滞恰好相反。心电图表现如下（照片 20－32）：①QRS 平均电轴显著右偏，>＋110°。②QRS 波群在Ⅰ、aVL 导联呈

rS 型；Ⅱ、Ⅲ、aVF 导联呈 qR 型，且 q≤0.02s；$R_{Ⅲ} > R_{Ⅱ}$。③QRS 波群时间≤0.11s。④除外肺气肿、慢性肺源性心脏病、右心室肥大、心肌梗死及垂位心脏等可引起电轴右偏的情况。

左后分支传导阻滞虽少见，然而一旦发生往往提示有较弥漫的心肌损害，常与右束支传导阻滞同时发生，并容易发展为完全性房室传导阻滞。引起左后分支阻滞的常见疾病有冠心病尤其是心肌梗死、高血压病等，其意义几乎与左束支传导阻滞相同。

七、预激综合征

预激是一种房室间传导“加快”的异常现象，属捷径传导。预激的解剖学基础是在正常的房室传导组织（房室结－希浦系统）之外还存在着一些先天性的“异常附加旁道”（即附加传导束）。此旁道具有不应期短、传导速度快的特点。当室上性激动下传时，一部分激动沿旁道快速下传，引起部分心室肌提前激动并沿心室肌本身传导，表现为一系列的心电图异常，称为预激综合征（preexcitation syndrome）。

旁道附加传导束是一类特殊肌束，目前已知的有三种（图 20－44）：①Kent 束：左、右房室环外缘直接连接心房与心室的一束纤维，最为常见；②James 束：连接心房与房室结下部或房室束的纤维束；③Mahaim 纤维：连接房室结下部、房室束或束支近端至室间隔肌部的纤维束。

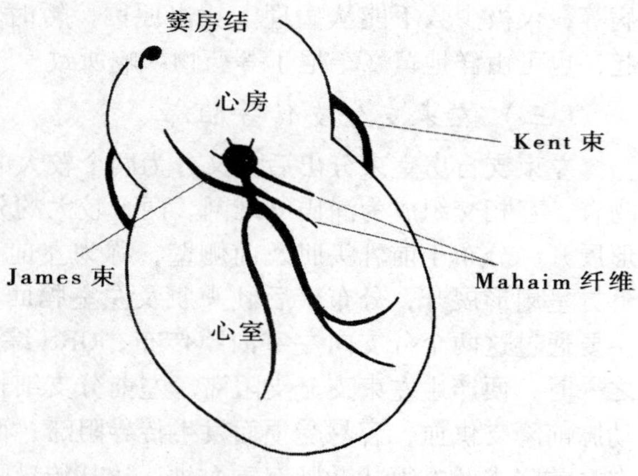

图 20－44 预激综合征旁道示意图

由于房室之间多条旁道的存在，不同患者可有不同旁道，同一患者亦可有多条旁道，形成了不同类型的预激综合征。由于房室间存在双通道（正常通道和房室旁道），易形成折返激动，临床上常伴发室上速和心房颤动等心律失常。

（一）经典型预激综合征

经典型预激综合征又称为 WPW 综合征（Wolff－Parkinson－While syndrome），临床最为常见，由 Kent 束传导引起。室上性激动可经传导速度很快的旁道下传并预先激动部分心室肌，同时也经正常房室结途径下传至其余心室肌，形成特殊的室性融合波。

心电图表现：①P－R 间期＜0.12s，P 波一般为窦性型。②QRS 波群增宽，QRS 波群时间≥0.11s。③QRS 波群起始部粗钝，形成预激波（delta 波），此为心室预激在心电图上的主要表现。④P－J 间期正常。⑤可有继发性 ST－T 改变（照片 20－33、照片 20－34）。

当激动先经过 James 束再经过 Mahaim 纤维下传时，心电图亦呈典型预激综合征图形。

根据心电图上预激波和 QRS 波群主波的方向分为三型：①A 型：预激波和 QRS 波群主

波在右胸导联（V_1 ~ V_3）和左胸导联（V_4 ~ V_6）上均向上（照片 20 - 33）。②B 型：预激波和 QRS 波群主波在右胸导联向下、左胸导联向上（照片 20 - 34）。③C 型：预激波和 QRS 波群主波在右胸导联向上、左胸导联向下。

（二）变异型预激综合征

1. 短 P - R 综合征 又称 LGL 综合征（Lown - Ganong - Levine syndrome），属通过 James 束的预激。由于激动绕过房室结提前传至希氏束，其后激动沿希氏束 - 浦氏纤维系统正常下传，故有以下心电图表现：P - R 间期 <0. 12s，QRS 波群形态正常且无预激波。

2. Mahaim 型预激综合征 激动沿 Mahaim 纤维下传。此纤维目前认为是具有慢传导特性的旁道，激动自房室结下部或房室束近端至心室肌（或右束支），故形成以下心电图表现：QRS 波群增宽且伴有预激波，P - R 间期正常，甚至可长于正常值。这与 LGL 综合征的表现恰好相反。

预激综合征常发生于无器质性心脏病者，少部分见于器质性心脏病如先天性心脏病、梗阻性肥厚型心肌病等。一般预后良好，但由于常可引发房室折返性心动过速，少数可能发生严重后果。此外，预激引起的心电图改变相似于束支传导阻滞和心肌梗死，且常常掩盖束支阻滞和心肌梗死所产生的图形改变，值得注意。

八、逸搏与逸搏心律

逸搏（escape beat）是基本心搏延迟或阻滞，下级潜在起搏点被动地发出激动而产生的心脏搏动。连续 3 个或 3 个以上的逸搏，称为逸搏心律（escape rhythm）。逸搏和逸搏心律具有保护作用。逸搏与逸搏心律常见于病态窦房结综合征、严重程度的房室传导阻滞等。

按逸搏发生的部位分为房性、房室交界性和室性逸搏，逸搏 QRS 波群的特点分别与相应的早搏相似，其差别是：早搏提前发生，而逸搏则在长间歇后发生，属延迟出现。早搏系主动性异位节律，而逸搏则属被动性异位节律。临床上以房室交界性逸搏最为多见，其次是室性逸搏，房性逸搏较少见。

（一）交界性逸搏心律

交界性逸搏心律（junctional escape rhythm）是最常见的逸搏心律，见于窦性停搏，更多见于三度房室传导阻滞。QRS 波群呈交界性搏动特征，频率 40 ~ 60 次/分钟，慢而规则（照片 20 - 28 上图）。交界性逸搏心律具有相对的稳定性和可靠性，是有效的生理性保护机制。

（二）室性逸搏心律

室性逸搏心律（ventricular escape rhythm）多见于窦房结和房室结双结病变或发生于束支水平的三度房室传导阻滞。QRS 波群呈室性搏动波形，频率为 20 ~ 40 次/分钟，一般不十分规则（照片 20 - 28 下图）。

第六节 电解质紊乱及药物所致心电图改变

一、电解质紊乱

电解质紊乱是指血清电解质浓度超出正常范围的增高与降低。无论其增高或降低都会影响心肌的除极、复极及激动的传导，并引起心电图的相应改变，其中尤以钾、钙离子变化对心电图的影响最为明显与重要。心电图在一定程度上虽然可以反映电解质紊乱的情况，但由于受多种因素的影响，心电图的改变与血清电解质水平并不完全一致，同时存在多种电解质紊乱时，相互之间的影响又可能加重或抵消心电图的改变。因此，对于此类心电图改变必须结合临床其他资料进行判断。

1. 低血钾 血钾浓度 < 3.5mmol/L 时，称为低血钾。低血钾导致心室复极障碍，引起 ST-T 及 U 波改变，还可使心肌自律性、兴奋性增高，传导延缓，因而出现各类心律失常。心电图表现为：S-T 段压低，T 波低平或倒置；U 波增高（V_2、V_3 最显著），可达 0.1mV 以上，甚至超过同导联 T 波；T、U 波可部分融接而呈“驼峰状”；T 波与 U 波融合难分时，可致 Q-T 间期不易测定或误为 Q-T 间期延长；严重低血钾时可出现频发、多源性室性早搏、室性心动过速等心律失常（图 20-45）。

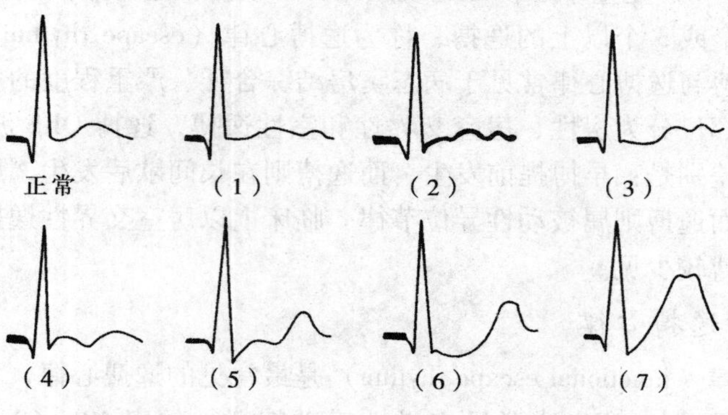

图 20-45 低血钾时的心电图改变

2. 高血钾 血钾浓度 > 5.5mmol/L 时，称为高血钾。高血钾时，心肌除极缓慢，心肌自律性降低，兴奋性先升高后降低，激动传导延缓，复极过程缩短。心电图表现：最初表现为 T 波高尖，基底狭窄，双支对称而呈“帐篷样”T 波，以胸导联明显，之后，随血钾浓度增高，R 波逐渐降低，S 波逐渐加深，S-T 段压低，继而 P 波电压降低、增宽，QRS 波群增宽。严重高血钾时，P 波消失（窦室传导），QRS 波群增宽、畸形，心室率缓慢，T 波宽而对称。最后可发生室性心动过速、心室扑动或颤动（图 20-46）。

3. 低血钙 血钙过低使心室肌动作电位曲线中 2 位相时间延长，出现以下心电图改变：S-T 段明显延长，Q-T 间期延长，直立 T 波变窄、低平或倒置。一般很少发生心律失常。

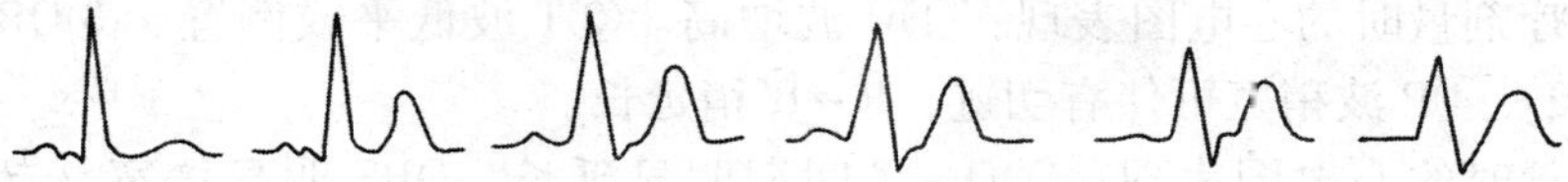

图 20－46 高血钾时心电图的演变

4. 高血钙 血钙过高使心室肌细胞动作电位 2 位相时间缩短，心电图表现为：S－T 段下垂、缩短。Q－T 间期缩短。重者可有 T 波低平、倒置，QRS 波群增宽，P－R 间期延长，偶可出现室性早搏或传导阻滞等心律失常。

二、药物影响

（一）洋地黄类制剂

洋地黄类制剂是治疗心力衰竭和某些室上性异位心律的重要药物。洋地黄对心电图的影响可分为治疗剂量时所致的洋地黄效应和中毒时所致的心律失常表现两类。

1. 洋地黄效应（digitalis effect） 治疗剂量的洋地黄可加速心内膜下心肌的复极作用，从而使心室的复极程序由心内膜向心外膜推进，与正常复极过程相反，故心电图上出现 ST－T 改变。同时又可加速心室复极而使 Q－T 间期缩短。其具体表现：

（1）ST－T 变化：最先表现在以 R 波为主的导联中 T 波低平，继之 S－T 段逐渐下垂，T 波双向（先负后正），斜行下垂的 S－T 段与 T 波倒置部分融合成为倒置而形状不对称的 ST－T 图形，其下行支在到达最低点时与突然上升的上升支几乎成直角而呈“鱼钩状”（图20－47）。

（2）Q－T 间期缩短。

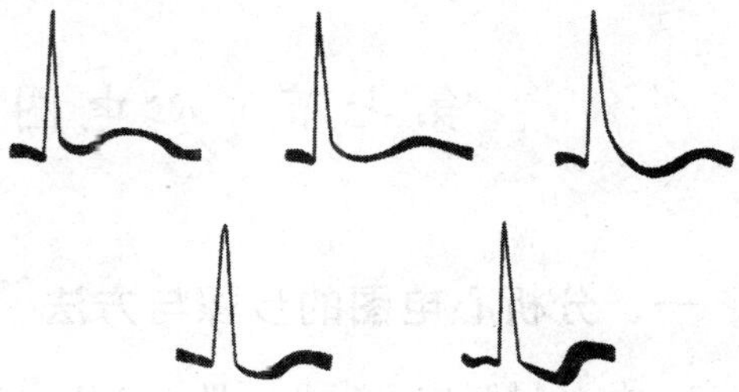

图 20－47 洋地黄引起的 ST－T 改变

洋地黄效应仅是应用洋地黄类制剂的标志，并不意味着洋地黄过量或中毒。

2. 洋地黄中毒（digitalis toxicity） 洋地黄中毒的心电图改变主要是心律失常，ST－T 改变不一定同时存在。常见的有：

（1）室性过早搏动最为常见，有时形成二、三联律，多源性室性早搏或成对出现的室性早搏。

（2）阵发性心动过速：阵发性室性心动过速较多见。

（3）阵发性心房（或心室）扑动或颤动。

（4）各种程度的房室传导阻滞。

（5）窦性心动过缓、窦性停搏及窦房阻滞。

（二）奎尼丁类制剂

奎尼丁属 I_A 类抗心律失常药物，是临床最常用的抗心律失常药物之一。它与心肌细胞膜的脂蛋白结合，降低细胞膜的通透性，抑制 Na^+ 内流和 K^+ 外流，延缓心肌细胞的除极与复极，从而抑制自律性及传导性，延长不应期，发挥其抗心律失常作用。

奎尼丁治疗剂量时的心电图表现：①U 波增高。②T 波低平或倒置。③QRS 波群增宽，Q－T 间期延长。④P 波稍宽可伴有切迹，P－R 稍延长。

奎尼丁中毒时的心电图表现：①Q－T 间期明显延长，QRS 明显增宽（超过用药前的 25% 时即应考虑中毒，超过 50% 可肯定中毒）。②不同程度的房室阻滞及窦性心动过缓、窦性停搏、窦房阻滞。③各种室性心律失常，严重者出现尖端扭转型室速，甚至室颤。

（三）抗心律失常药物的致心律失常作用

致心律失常作用（proarrhythmia）是指抗心律失常药物引起的新的心律失常或原有心律失常的恶化。致心律失常作用与药物的正常药理作用密切相关，且不一定呈剂量依赖性。可见于用药的早期，亦可见于长期用药的过程中。作用明显、最易引起心电图改变者主要有：I_C 类抗心律失常药作用于心肌梗死恢复期有症状的频发性室性早搏者，更易诱发致死性心律失常、心衰和使病情恶化。I_A 类药物奎尼丁治疗房颤时所致的“奎尼丁晕厥”是由于尖端扭转型室速、室颤所致。Ⅲ类抗心律失常药物如索他洛尔、胺碘酮亦可使 Q－T 间期显著延长，容易引发扭转型室速，索他洛尔还可使心率明显减慢。此外，其他多种抗心律失常药物在使用过程中亦可引起心率（律）及心电图的改变如出现窦性心动过缓、房室或室内传导阻滞、各种早搏等。所以，在抗心律失常药物的使用过程中，必须定期检查心电图。

第七节　心电图的分析方法及应用价值

一、分析心电图的步骤与方法

1. 将各导联按Ⅰ、Ⅱ、Ⅲ、aVR、aVL、aVF 及 $V_1 \sim V_6$ 的顺序排列，首先检查各导联心电图标记有无错误，导联有无接错，定准电压是否正确，有无个别导联电压减半或加倍，纸速如何，有无基线不稳、伪差和交流电干扰等。

2. 根据 P 波的有无、方向与形态、顺序及其与 QRS 波群的关系，确定基本心律是窦性心律抑或异位心律。

分析心律，首先要认出 P 波、QRS－T 波群，应将 P 波清晰的导联如Ⅱ（或 V_1）导联描记得相应长一些，然后根据 P 波的特点，决定基本心律。例如，P 波符合窦性条件的，诊断为窦性心律；P 波是逆行型的，P′－R 间期 <0.12s，为交界性心律；P 波消失，代之以一系列不规则的“f”波，是心房颤动。

在某些导联中出现早搏或逸搏等，都是附加的异位节律，必须加以说明。例如基本心律是窦性的，有很清楚的窦性 P 波，但同时又有完全性房室传导阻滞，心律项目栏上应记录为：窦性心律、完全性房室传导阻滞、室性自搏心律。又如基本心律是心房颤动，而又可以合并有室性早搏或完全性房室传导阻滞、交界性逸搏等。

3. 测定 P－P 或 R－R 间距、P－R 间期、Q－T 间期、P 波及 QRS 波群时间，必要时测定 V_1、V_5 导联的室壁激动时间。

选择适当的导联，测量 P－P 或 R－R 间距以计算心房率和心室率。在每一个 P 波后面均有 QRS 波群者，心房率等于心室率，只要计算心室率即可。而有明显心律不齐，心房率与心室率不相等者，则应分别计算心房率与心室率。

测量 P－R 间期应注意，在心率快速或 P－R 延长的病例中，P 波常和前面一个心动周期的 T 波互相重叠，或者完全被掩盖而不能看出，或者在 T 波下降支部位形成一个切凹而被误认为是 U 波，故应仔细核对，以免误诊。没有 P－R 间期的如心房颤动，或者 P 与 QRS 无固定关系者如完全性房室传导阻滞，P－R 间期一栏可以空着不填写。P－R 间期有规律性改变的，如文氏现象，可以将最短的与最长的注出，例如 0.18～0.36s。

测量 Q－T 间期应注意勿将异常明显的 U 波误计在 T 波内。有时各个导联 T 波平坦或者很低小，不易看清其终点，应加以说明。

4. 测定 QRS 平均电轴，可用目测法观察其是否偏移，如有左偏或右偏时应用查表法写出电轴的偏移度数。

5. 观测各导联 P、QRS、T 及 U 波的电压、形态、方向等以及 S－T 段有无移位。

应在每个导联内仔细检查 P、QRS、S－T、T 波等，先是从胸导联开始，判断是否正常。如不正常，则将不正常的特征一一分析描述。例如 V_1、V_5 的 QRS 波群分别为何种形态？QRS 是否属室上性激动（窦性、房性、房室交界区或房室束分叉以上的激动）下传心室抑或心室内异位激动所产生？有无提前或推迟出现的 QRS 波群？R 与 S 波电压正常否？有无异常 Q 波？QRS 与 P 波关系如何？S－T 段是否移位？移位的 S－T 段属何类型？T 波的形态、方向与电压正常与否？等等，加以初步判断，然后再分析肢导联的图形，并联系胸导联的结果，系统而有重点地总结出该份心电图的主要特征。

6. 综合心电图所见，并结合被检查者的年龄、性别、病史、体征、临床诊断、用药情况以及既往心电图检查资料等，判定心电图是否正常，作出心电图诊断。根据临床需要和心电图诊断的需要，必要时可加做某些导联或延长、重复描记，例如疑有右室大时加作 V_3R，对于心前区疼痛时 ST－T 异常者，应在20 分钟后重复描记，以便证实是否为心绞痛发作等。

二、心电图的报告方式

从上述心电图分析中，择其要点，按报告单要求填写心电图报告。一般心电图报告应包括以下几项内容：①基本心律及类别；②有无心电轴左偏或右偏及偏移的度数；③有钟向转位者可标明；④心电图特征性改变；⑤心电图是否正常；⑥结合临床提供参考意见，必要时建议复查。

关于心电图正常与否，可归纳为四类：①正常心电图。②大致正常心电图：指在个别导联中出现一些轻度异常的图形，包括 QRS 波群出现切迹，S－T 段轻微下移，T 波轻微降低等，而没有其他更显著的变异。③可疑心电图：心电图的异常情况较第二类为重，在多个导联有可疑的异常表现，但不足以肯定为某种异常。应说明可疑之处，如可疑右心室肥大等。④不正常心电图：指心电图有肯定的异常改变而有病理意义者，如左心室肥大、急性下壁心肌梗死、完全性左束支传导阻滞等。此时应直接写出心电图诊断。

三、分析心电图的注意事项

1. 结合临床资料综合分析 心电图只是心脏电活动的记录，检测技术存在一定的局限性，并且往往受到患者个体差异的影响，因此必须结合临床进行全面分析，方能作出正确的诊断。检查心电图之前应认真阅读申请单，必要时可亲自补充询问病史和必要的体格检查，便于结合具体病情进行心电图分析，或及时加作某些导联。临床医生则应认真填写申请单，尤其是与心电图密切相关的内容如心血管病史、洋地黄等药物使用情况等，均应写明，以供参考。

2. 心电图描记技术的要求 心电图机必须保证经放大后的电信息不失真，走纸速度正确稳定，毫伏标尺准确无误。描记时尽量避免干扰和基线漂移。应常规描记十二导联心电图，并根据临床需要及心电图变化，决定描记时间的长短和是否加作某些导联。对于心律失常，应选择 P 波清晰的导联，描记长度应达到能重复显示其异常改变的周期。

3. 熟悉梯形图的使用 梯形图（ladder-shaped diagram）以图解的方式描绘激动的发生及传导过程，是一种生动明简的分析复杂心律失常的方法。其方法是：在心电图下方划数条横线分别代表窦房结（S）、窦房交界（S－A）、心房（A）、房室交界区（A－V）和心室（V），另配以适当符号来分别表示激动的起源、激动的传导等（图 20－48、图 20－49）。

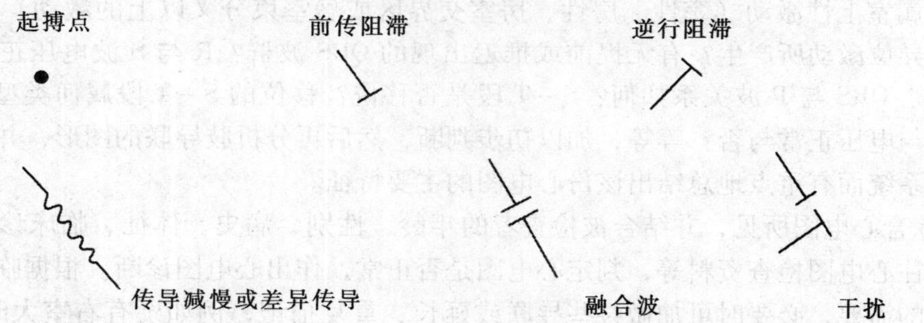

图 20－48 梯形图常用符号

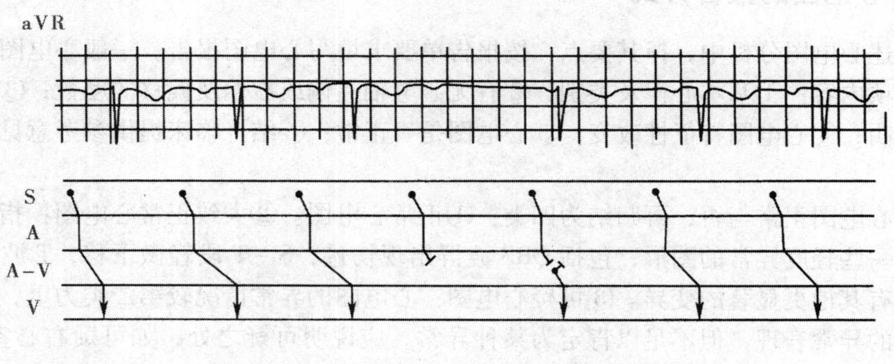

图 20－49 梯形图（二度 I 型房室传导阻滞）

四、心电图的临床应用价值

（一）心电图的主要应用范围和临床价值

1. 分析与鉴别各种心律失常。心电图是迄今为止检查心律失常最精确的方法，不仅可以确诊体格检查中有所发现者，还可确诊体格检查无法发现者，尤对于一度房室传导阻滞及束支传导阻滞的诊断更为必要。

2. 确诊心肌梗死及急性冠状动脉供血不足。心电图可明确反映心肌的缺血、损伤和坏死现象，因此对心肌梗死可以确定诊断，并可了解病变的部位、范围、演变与分期；对急性心肌缺血可反映其有无、部位及持续时间。

3. 协助诊断慢性冠脉供血不足、心肌炎及心肌病。

4. 判定有无心房、心室肥大，从而协助某些心脏病的病因学诊断。例如风湿性、肺源性、高血压性和先天性心脏病等。

5. 协助诊断心包疾病，如急性及慢性心包炎。

6. 观察某些药物对心肌的影响，包括治疗心血管疾病的药物（如洋地黄、抗心律失常药物）及可能对心肌有损害的药物。

7. 对某些电解质紊乱（如血钾、血钙的过高或过低），心电图不仅有助于诊断，还对指导治疗有重要参考价值。

8. 心电图监护广泛应用于外科手术、心导管检查、人工心脏起搏、电击复律、心脏复苏及其他危重病症的抢救，可以及时了解心律的变化和心肌供血情况，从而提示相应的处理。

9. 心电图作为一种电信息的时间标记，又是作其他一些检查所不可少的，如描记超声心动图、心音图、阻抗血流图等进行心功能测定和心脏电生理研究时，常需与心电图同步描记，以利于确定时相。

（二）心电图检查的局限性

（1）心电图检查正常并不能排除心脏病变的存在。如轻度心脏瓣膜病变及高血压病早期，尚未引起心脏负荷过重或心肌损伤时，心电图表现可正常；双侧心室肥大时由于心电向量的相互抵消，心电图表现也可正常。

（2）心电图表现不正常亦不能肯定有心脏病。因为影响心电图改变的因素很多，如电解质紊乱、内分泌失调、药物作用等都可能引起心电图改变，而一些异常心电图表现如偶发早搏亦可见于健康人，正常青年人心电图可出现左室高电压、早期复极的T波增高等现象。

（3）某些心电图的改变并无特异性，故只能提供诊断参考。如左心室肥大可见于高血压病，亦可见于主动脉瓣病变，还可见于冠心病；右心室肥大可见于风湿性二尖瓣狭窄，还可见于肺源性心脏病。

（4）不能判定心脏的储备功能。心电图只能反映心肌的兴奋性、传导性和自律性，而与心肌机械收缩性无关。有时临床上病人已有严重心力衰竭，而心电图检查结果可能正常或与心衰前相比并无改变。而有时心电图有显著异常，临床上却并无心脏功能减退的迹象。

（5）不能对心脏病的病因作出诊断。心电图改变只是反映心脏病变的心电异常，并不能说明病变的原因。例如，心电图上有明确的左心室肥大，临床医生只是多获得一项资料来发现此种病理变化或了解其程度，但左心室肥大的原因，却不能从心电图上直接得到解答。

第二十一章 肺功能检查

肺功能检查可对呼吸功能作出基本评价，如结合病史、体格检查、胸部影像学及其他检查，则肺功能检查还对临床诊断及病情评估都极有价值。肺功能检查的目的包括：①鉴别呼吸困难的原因。②早期发现呼吸系统疾病的肺功能损害。③评估手术适应情况。④评估药物疗效。⑤呼吸衰竭的诊断及监护。⑥职业性肺病的劳动力鉴定。

肺功能检查的项目繁多，大致可分为通气功能、气体交换功能、呼吸调节功能、肺循环功能、血液气体分析和酸碱测定等几个方面。本章只简要地介绍通气功能、气体交换功能、血液气体分析和酸碱测定的常用检测项目。

一、肺容积和肺容量

（一）肺容积

肺容积（pulmonary volume）是一次呼吸所出现的容积变化，反映外呼吸的空间，是不能分割的最小单位。它不仅具有静态解剖意义，也为动态呼吸活动提供基础。肺容积可分为四种基础肺容积，即潮气容积、补吸气容积、补呼气容积及残气容积（图 21－1）。

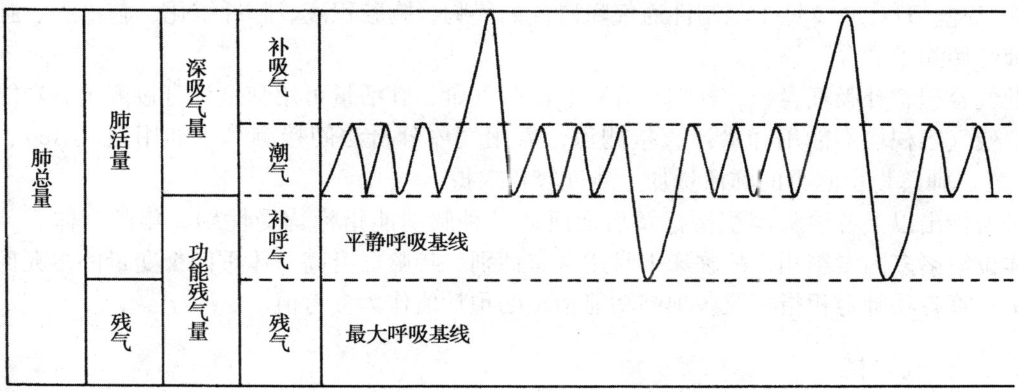

图 21－1 肺容积的组成及其关系

1．潮气容积（tidal volume，VT） 指平静呼吸时，每次吸入或呼出的气量。正常成人约 500ml。呼吸肌功能不全时 VT 减少。

2．补吸气容积（inspiratory reserve volume，IRV） 指平静吸气后所能再吸入的最大气量。呼吸肌功能减退时 IRV 减少。

3．补呼气容积（expiratory reserve volume，ERV） 为平静呼气后用力再呼出的最大气量。呼吸肌功能减退时 ERV 减少。

4. 残气容积（residual volume，RV） 指补呼气后仍残留于肺内的气量。正常成年男性 1615±397ml，女性 1245±336ml。RV 增大，RV/TLC（残气量与肺总量的比值）>40%（正常≤35%）提示肺内充气过度，见于阻塞性肺气肿、支气管哮喘发作等。RV 减少，见于急性呼吸窘迫综合征（ARDS）及限制性通气障碍。

（二）肺容量

肺容量（pulmonary capacity）包括两个或两个以上的肺容积。肺容量可分为四种基础容量，即深吸气量、肺活量、功能残气量和肺总量（图 21－1）。

1. 深吸气量（inspiratory capacity，IC） 为平静呼气末用力吸气所能吸入的最大气量，IC＝VT＋IRV。正常成年男性 2617±548ml，女性 1970±381ml。呼吸肌功能减退时 IC 减少，限制性通气功能障碍与阻塞性通气功能障碍时 IC 也可减少。

2. 肺活量（vital capacity，VC） 指最大吸气后所能呼出的最大气量。VC＝IC＋ERV。正常成年男性 4217±690ml，女性 3105±452ml。正常人 VC 不应低于预计值的 80%。VC 减少常见于各种疾病引起的限制性通气障碍，如胸廓、胸壁、胸膜的病变，以及肺实质病变性肺顺应性下降。VC 减少也可见于慢性阻塞性肺疾病、呼吸肌功能障碍等。

3. 功能残气量（functional residual capacity，FRC） 指平静呼气后肺内所含气量。FRC＝RV＋ERV。正常男性 3112±611ml，女性 2348±479ml。FRC 改变的临床意义与 RV 相同。

4. 肺总量（total lung capacity，TLC） 指深吸气后肺内所含有的气体总量。TLC＝VC＋RV。正常男性 5766±782ml，女性 4353±644ml。TLC 增加见于阻塞性通气障碍，如阻塞性肺气肿。TLC 减少见于限制性通气障碍，如气胸、胸腔积液、肺纤维化、肺水肿、肺不张、肺叶切除术后等。

潮气容积、补吸气容积、补呼气容积、深吸气量、肺活量可用肺量计直接测定。功能残气量、残气容积均不能用肺量计直接测得，需用气体分析法间接测算，如用氦（He）、氮（N_2）气。肺总量由测得的肺活量加上残气容积求得。

必需指出以上各项肺容积指标及后面所述各种肺功能指标均受性别、年龄、体重、身高、体位等诸多因素影响，故临床上常用含有性别、年龄、身高、体重四个变量的多元回归方程来计算各项肺容积指标及各项肺功能指标的预计值作为参考值。

二、通气功能

（一）肺通气量

1. 每分钟静息通气量（minute ventilation，V_E） 指静息状态下每分钟吸入或呼出的气量。由潮气容积（VT）乘以每分钟呼吸次数（RR）而测得，即 $V_E＝VT×RR$。正常男性约 6663±200ml，女性约 4217±160ml。V_E 增大提示通气过度，如气急早期。V_E 减少提示通气不足，如阻塞性肺气肿。

2. 肺泡通气量（alveolar ventilation，VA） 指静息状态下每分钟吸入气量中能达到呼吸性细支气管及肺泡进行气体交换的有效通气量。潮气容积为 500ml，存留在呼吸性细支气管以上气道中的气体，不参与气体交换，称为解剖无效腔（即死腔气），约150ml。已进入肺泡的气量可因局部肺泡毛细血管血流不足，不能进行气体交换，则形成肺泡无效腔。解剖无效腔加上肺泡无效腔，合称生理无效腔（dead space ventilation，VD）。肺泡通气量 VA =（VT - VD）×RR。正常人，生理无效腔与解剖无效腔基本相等。生理无效腔增大，肺泡通气量必然下降。

3. 最大通气量（maximal voluntary ventilation，MVV） 指单位时间内以最大的速度和幅度重复最大自主呼吸所得到的通气量。

（1）*测量方法*：有密闭式与开放式两种。开放式者只适用于基层医院大规模过筛普查。密闭式测定方法为：受检者取立位，加鼻夹，含口片与肺量计相连，平静呼吸4～5次后以最大呼吸幅度、最大呼吸速度持续呼吸12秒或15秒，要求其间的呼吸次数达10～15次。休息10分钟后再重复一次。注意事项：①测定全过程中，技术人员应对受检者发出及时的指令与持续的辅导与鼓励，争取受检者的配合。②严重心肺疾病及咯血患者不宜做此项检测。

（2）*计算方法*：选择呼吸速度与幅度基本一致的持续达12秒（或15秒）的曲线段，将12秒吸入或呼出气量乘以5得每分钟最大通气量（15秒的测定结果则乘以4）。要求两次测得的结果差异<8%，且应取其中最大值作为实测值，实测值低于预计值的80%则MVV降低。

（3）*临床意义*：①MVV降低见于阻塞性通气障碍，如阻塞性肺气肿；限制性通气障碍，如胸廓、胸膜、大面积肺组织病变；呼吸肌功能不全。②通气储备功能的考核，常用于手术耐受力的评价及职业性肺病的劳力鉴定。

$$通气储量（\%）=\frac{最大通气量-静息通气量}{最大通气量}\times 100\%$$

93%以上为正常，<86%提示通气功能储备不佳，<70%提示通气功能严重损害。

（二）用力肺活量

用力肺活量（forced vital capacity，FVC）旧称时间肺活量，指深吸气至肺总量（TLC）位后用最大力及最快速度所能呼出的全部气量。正常人 FVC = VC。FVC由于不受时间限制，故对阻塞性通气障碍的诊断作用有限。因此，肺功能检测时常更侧重一些由FVC衍变出来的单位时间呼气流速指标，常用的有以下几个（图21-2）：

1. 一秒钟用力呼气容积（forced expiratory volume in one second，$FEV_{1.0}$） 指最大吸气至TLC位后，开始呼气第1秒钟之内的快速呼出量。常以$FEV_{1.0}$占FVC或VC的百分比（$FEV_{1.0}$/FVC%，或$FEV_{1.0}$/VC%）表示，简称一秒率。同理，三秒钟用力呼气容积（$FEV_{3.0}$）是指最大吸气至TLC位后，3秒钟内的全部呼气量。正常$FEV_{1.0}$/FVC%为83%，$FEV_{3.0}$/FVC%为99%。$FEV_{1.0}$/FVC% <70%提示阻塞性通气障碍，见于慢性阻塞性肺疾病和支气管哮喘发作期。限制性通气障碍时，$FEV_{1.0}$/FVC%正常甚至增加。

2. 最大呼气中段流量（maximal mid - expiratory flow，MMEF） 用力肺活量曲线中，用力呼出中期50%肺活量所需的时间，称为最大呼气中段时间（mid expiratory time，MET）。中期50%肺活量除以最大呼气中段时间，叫最大呼气中段流量，即MMEF =

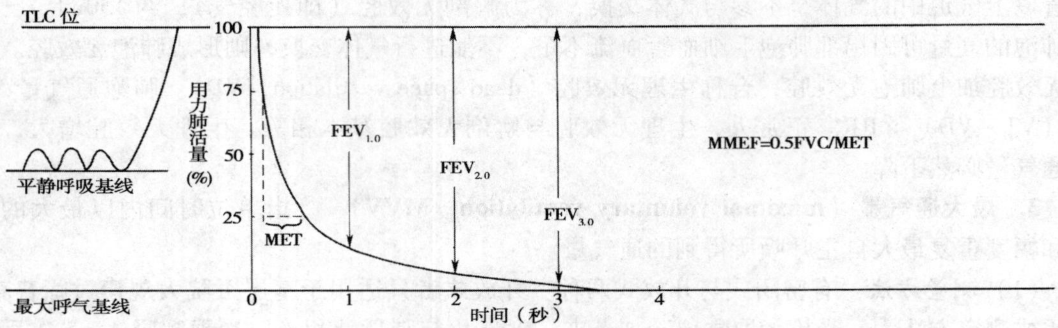

图21－2 用力肺活量及最大呼气中段流量

0.5FVC/MET。正常男性为3452±1160ml/s；女性为2836±946ml/s。

MMEF主要受小气道直径影响，比$FEV_{1.0}$/FVC%能更早反映小气道阻塞情况。MMEF下降反映小气道阻塞，见于慢性阻塞性肺疾病。

通气功能障碍一般分为阻塞性、限制性、混合性三种类型，三种的肺通气功能指标改变见表21－1。

表21－1 三种类型的通气障碍的通气功能指标比较

	阻塞性	限制性	混合性
FVC	N或↓	↓↓	↓
$FEV_{1.0}$	↓↓	N或↓	↓
$FEV_{1.0}$/FVC%	↓↓	N或↑	↓
MVV	↓↓	N或↓	↓
RV	↑↑	↓↓	不等
FRC	↑↑	↓↓	不等
RV/TLC%	↑	N或↑	不等

注：N为正常。

三、换气功能检查

肺换气功能与气体在肺内分布状态、通气/血流比值、弥散功能等因素有关。

（一）气体分布（gas distribution）

气体分布明显不均匀，则某些肺泡通气不足，通气不足的肺泡区域的通气/血流比值下降，导致静－动脉样分流效应，引起低氧血症。

1. 测定方法 吸入纯氧后测定呼出气中的氮浓度作为测定指标。常用单次呼吸法，测定过程是：受检者于深呼气至残气位后吸入纯氧至肺总量位，然后缓慢均匀地呼气至残气位。呼出的气体被持续引入快速氮气分析仪，连续测定呼出气的氮浓度，并描记出呼出气氮浓度曲线（图21－3）。单次呼吸法所得的氮浓度曲线分为四相。Ⅰ相为不含氮浓度的死腔气，为平段；Ⅱ相为气道与肺泡的混合气，氮浓度迅速升高，曲线上扬；Ⅲ相为各区域肺泡呼出气的混合气，呈高浓度氮的水平线，又称肺泡坪；Ⅳ相因下肺小气道关闭，含有较高氮浓度的气体从上肺呼出，曲线又呈上扬。

2. 临床意义 对测定吸入气体分布有重要意义的是Ⅲ相肺泡坪。正常人肺组织各区域肺泡气体分布相对均匀，肺泡气的氮浓度基本一致，故Ⅲ相肺泡坪近于水平。如气体分布不均匀，通气不足区域的肺泡吸入纯氧少，则肺泡气含氮浓度高，而且呼气排空在后，故氮浓

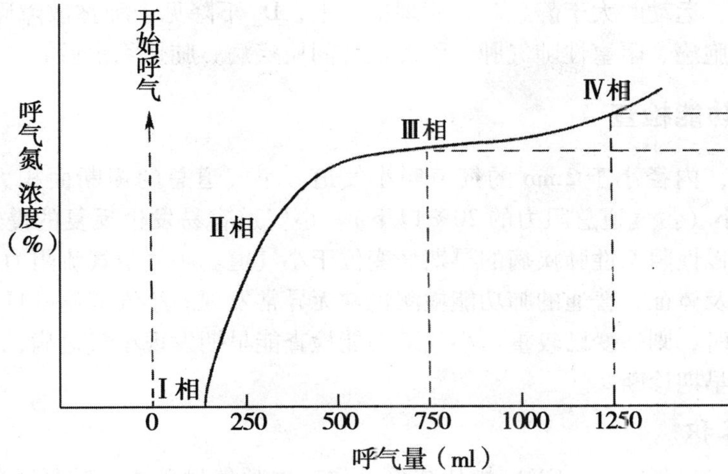

图 21－3 单次呼吸法氮浓度曲线

度曲线Ⅲ相就会由近于水平变为上扬。

单次呼吸法评价吸入气体分布不均的主要指标有：①$\triangle N_2$（曲线中呼出气750～1250ml间的氮浓度差），正常＜1.5%；②Ⅲ相斜率，健康人平均为（1.98±1.37）%/L。

$\triangle N_2$ 和Ⅲ相斜率增大，提示吸入气体分布不均匀，见于支气管局部阻塞、肺纤维化、肺淤血、肺水肿、肺气肿、胸腔积液等。

（二）通气/血流比值（ventilation/perfusion，$\dot{V}/\dot{Q}$）

有效的肺泡气体交换要求肺泡通气量和肺血流量不但充足，而且要二者匹配，比例适当。正常肺泡通气量约 4L/min，肺血流量约 5L/min，$\dot{V}/\dot{Q}$ 为 0.8。$\dot{V}/\dot{Q}$ 的测定方法较多，大多是通过动脉血气分析项目来计算相关指标进行推断，如测定肺泡－动脉氧分压差〔$P_{(A-a)}O_2$〕。$P_{(A-a)}O_2$ 增大，可见于 $\dot{V}/\dot{Q}$ 比例严重失调。$\dot{V}/\dot{Q}$ 大于0.8 说明肺泡无效腔气增多，临床上可见于肺动脉栓塞等。$\dot{V}/\dot{Q}$ 小于 0.8 提示有无效血流灌注，导致静－动脉样分流效应，见于支气管痉挛与阻塞、阻塞性肺不张、肺炎、肺水肿、呼吸窘迫综合征（ARDS）等。$\dot{V}/\dot{Q}$比值严重失调，会导致换气功能障碍，可引起缺氧，但常无二氧化碳潴留。

（三）弥散功能

反映弥散功能的指标有肺弥散量（pulmonary diffusing capacity，D_L）。肺弥散量是指肺泡膜两侧气体分压差为 1mmHg 时，每分钟透过呼吸膜的气体量（ml）。肺的气体弥散主要是 O_2 和 CO_2 的弥散，CO_2 的弥散速率为 O_2 的 20 倍，故一般不存在 CO_2 弥散障碍。

正常男性为 18.23～38.41ml/（mmHg·min）；女性为 20.85～23.9ml/（mmHg·min）。

弥散量受性别、年龄、体位、运动等生理因素影响，一般男性大于女性，成人大于儿童，卧位大于立位，运动时大于静息时。病理情况下，D_L 下降见于肺弥散障碍，如肺水肿、肺纤维化、肺泡细胞癌、阻塞性肺气肿、弥漫性肺间质疾病、肺切除术后。

四、小气道功能检查

在吸气状态下，内径小于 2mm 的气道叫小气道。小气道总的横断面积大（$100cm^2$ 以上），故气流阻力小（占气道总阻力的 20% 以下）。小气道容易发生反复的慢性炎症，比大气道更易阻塞，如慢性阻塞性肺疾病的早期病变位于小气道。小气道气流阻力小，发生病变时临床上可无症状及体征，普通的肺功能检测也常无异常发现。小气道病一旦出现临床症状和大气道阻力增加时，则病变已较重。小气道功能检查能早期发现小气道病，从而有助于慢性阻塞性肺疾病的早期诊断。

（一）闭合容积

闭合容积（closing volume，CV）指从肺总量位一次呼气过程中，肺低垂部位小气道开始闭合时所能继续呼出的气量。小气道开始闭合时的肺内存留气量，称为闭合总量（closing capacity，CC）。CC = CV + RV。CV 与 CC 是反映小气道功能的重要指标。

1. 测定原理 直立位或坐位时，胸腔负压自上而下呈梯度递减，在深呼气至残气位时，肺尖部的胸腔内压为 $-2.2cmH_2O$，而肺底部的胸腔内压则为 $+4.8cmH_2O$。吸气时，由于上肺区肺泡负压大于下肺区肺泡压，故吸入气先进入上肺区，后进入下肺区。呼气时，由于下肺区肺泡内压大于上肺区肺泡压，故下肺区肺泡先排气；继而上、下肺区同时排气；最后下肺区小气道先闭合停止排气，而上肺区则继续排气，此时的排气量即为 CV。

上肺区肺泡容量小于下肺区肺泡容量，吸纯氧时进入上肺区的氧气量较小，故上肺区肺泡中氮的浓度高于下肺区。利用此原理，可进行氮气法测定 CV。

2. 测定方法 一口气氮测定法：受检者取坐位，加鼻夹，含口片，进行 2 次深呼吸后，缓慢深呼气至残气位，然后令受检查者以 <0.5L/s 流量缓慢吸入纯氧至肺总量位后，不要屏气，立即以 0.3~0.5L/s 流量缓慢均匀地呼气。呼气过程中呼出气体的氮浓度改变和呼出气容量变化以函数记录仪描记成曲线，即闭合容积曲线（图 21-4）。曲线上有四相，Ⅰ相为气道与测定仪器管道内不含氮的无效腔气，氮浓度为零；Ⅱ相为无效腔气与肺内上、下各区肺泡气混合而成的呼出气体，氮浓度上升；Ⅲ相为上、下肺区同等排气，氮浓度较高且相对稳定；Ⅳ相为下肺区小气道开始闭合，停止排气，而来自含氮浓度高的上肺区气继续呼出，氮浓度突然上升，直至残气位。Ⅳ相呼出的气体量即 CV。

3. 临床意义 正常人：CV/VC%：30 岁为 13%，40 岁为 16%，50 岁为 20%。CC/TLC% <45%。

小气道有病变时，低垂部小气道可提前闭合于功能残气位，因而 CV 与 CC 增大。引起小气道病的常见原因有慢性阻塞性肺疾病、吸烟、大气污染等。

（二）最大呼气流量-容积曲线

1. 测定原理 最大呼气流量-容积曲线（maximal expiratory flow-volume curve，MEFV），也称 V-V 曲线。测定原理与最大呼气中段流量相同。深吸气后用力呼气至残气位

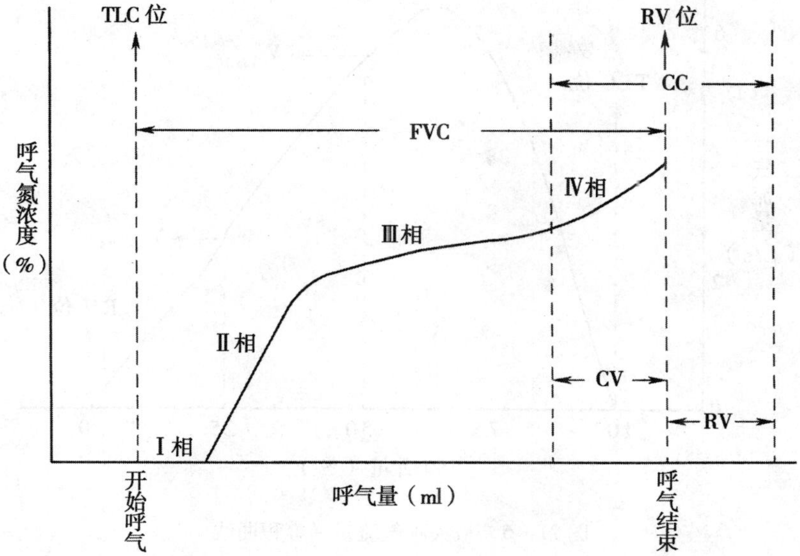

图 21－4 闭合容积曲线

的过程中，呼气初期单位时间呼气流量与用力程度有关，但到呼气中、后期则呼气流量只取决于小气道的功能，与用力程度无关。故 MEFV 与 MMEF 一样可作为反映小气道功能的指标。

2. 测定方法 受检者立位，夹鼻，先平静呼吸数次，适应后嘱受检者深吸气到肺总量位，然后立即以最大的力气、最快的速度用力呼气至残气位。在此过程中流量－容积记录仪能自动描记呼气流量与相应肺容积的相关曲线，X 轴代表肺容积，Y 轴代表呼气流量（图 21－5）。

3. 临床意义 一般以 50% VC 和 25% VC 时的呼气瞬时流量（$\dot{V}_{max50}$ 和 $\dot{V}_{max25}$）作为检测小气道阻塞的指标。$\dot{V}_{max50}$ 和 $\dot{V}_{max25}$ 受性别、年龄、身高影响。如两项指标的实测值与预计值之比小于 70%，且 $\dot{V}_{max50}/\dot{V}_{max25} < 2.5$，则提示小气道功能障碍。

（三）最大呼气中段流量

最大呼气中段流量（MMEF）也是反映小气道功能的指标。

（四）频率依赖性肺顺应性

肺顺应性（compliance of lung，C_L）是指肺扩张的难易性，是单位压力改变（$\triangle P$）时所引起的肺容积变化（$\triangle V$），$C_L = \triangle V / \triangle P$。肺顺应性分为静态肺顺应性与动态肺顺应性两种。正常人的肺顺应性不受呼吸频率影响，故静态肺顺应性与动态肺顺应性基本一致。但小气道有病变时，随着呼吸频率加快，肺顺应性下降，此现象为频率依赖性肺顺应性（frequence dependence of dynamic compliance，FDC）。

检测时，常分别检测每分钟 20 次呼吸频率时的肺顺应性（C_{Ldyn20}）与每分钟 60 次呼吸

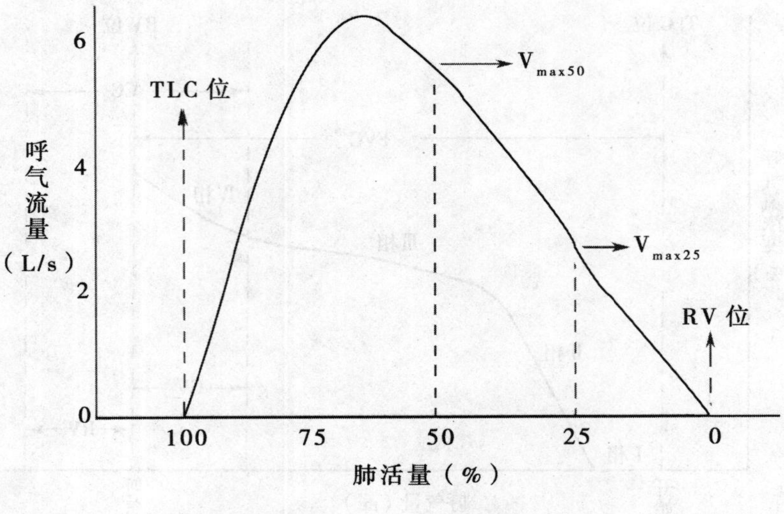

图 21－5　最大呼气流量－容积曲线

频率时的肺顺应性（C_{ldyn60}）。正常人 $C_{ldyn60}/C_{ldyn20} \geq 0.75$，如小于 0.75 则反映小气道病变。目前认为 FDC 是检测小气道病最敏感的指标。

五、血液气体分析与酸碱度测定

呼吸功能减退常导致血液气体及血液酸碱度发生异常，故血液气体分析与酸碱度测定也是反映肺功能的重要指标。许多肺功能受损的疾病，如单用肺功能检测而不进行血液气体分析，则是不全面的，如能将二者结合起来，则能更好地对它们作出合理的临床解释。

1. 动脉血氧分压（PaO_2）　是指物理溶解于动脉血液中的氧分子所产生的压力。PaO_2 是判断机体有无缺氧的重要指标。正常 PaO_2 约为 95～100mmHg。

PaO_2 下降表示机体缺 O_2。根据 PaO_2 的高低将缺 O_2 分为轻度（PaO_2 < 80 mmHg）、中度（PaO_2 < 60mmHg）、重度（PaO_2 < 40mmHg）三型。由于 PaO_2 在 60mmHg 以上时氧合血红蛋白解离曲线近似水平线，动脉血氧饱和度为 90%，在 60mmHg 以下曲线斜率变大，动脉血氧饱和度 < 90%，所以 PaO_2 < 60mmHg 才会引起组织缺氧，故 PaO_2 < 60mmHg 为诊断呼吸衰竭的主要指标。

引起 PaO_2 下降的原因有：①吸入气氧分压过低，如高原病。②外呼吸功能障碍，如各种原因导致的呼吸衰竭。③静脉血分流入动脉血，如右向左分流的先天性心脏病。

2. 肺泡－动脉血氧分压差〔$P_{(A-a)}O_2$〕　是肺泡氧分压（P_AO_2）与动脉血氧分压（PaO_2）之差。$P_{(A-a)}O_2$ 是反映肺换气功能的主要指标。$P_{(A-a)}O_2$ 值受年龄影响，青年人约为 15～20mmHg，随年龄增加 $P_{(A-a)}O_2$ 增大，但上限一般不超过 30mmHg。

$P_{(A-a)}O_2$ 增大提示肺换气功能障碍。见于：①肺弥散功能受损，如肺水肿、急性呼吸窘迫综合征。②静脉血分流入动脉血，如右向左分流的先天性心脏病。③$\dot{V}/\dot{Q}$ 比例失调。

3. 动脉血氧饱和度（SaO_2）　指动脉血中 Hb 的氧含量（实际 O_2 含量）与氧容量

（Hb 所能结合的最大 O_2 容量）的比值，即：$SaO_2 = \frac{HbO_2}{\text{全部 Hb}} \times 100\% = \frac{\text{血氧含量}}{\text{血氧容量}} \times 100\%$。正常 SaO_2 为95% ~98%。

SaO_2 反映动脉血中氧与 Hb 结合的程度，主要受血氧分压影响。SaO_2 与 PaO_2 的相关曲线，称氧合血红蛋白解离曲线（图 21－6）。氧合血红蛋白解离曲线受 pH、$PaCO_2$、温度和红细胞内 2，3 二磷酸甘油酸（2，3－DPG）影响。pH 下降、$PaCO_2$ 增加、温度升高和 2，3－DPG 增加，使氧合血红蛋白解离曲线右移，氧合血红蛋白易释放氧以保证有氧代谢正常进行；pH 升高、$PaCO_2$ 下降、温度下降和 2，3－DPG 减少，使氧合血红蛋白解离曲线左移，氧合血红蛋白不易释放氧，故可使缺 O_2 者的组织缺 O_2 加重。

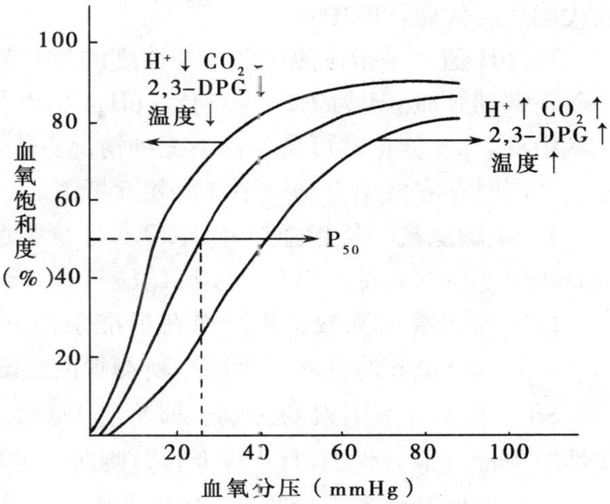

图 21－6 氧合血红蛋白解离曲线及其影响因素

半饱和氧分压（P_{50}）是在 37℃、pH 为 7.4、$PaCO_2$ 为 40mmHg、碱剩余为 0mmol/L 的条件下，SaO_2 为 50% 时的 PaO_2 值。P_{50} 反映 Hb 与 O_2 的亲和力。P_{50} 正常约为 26 ~27mmHg。P_{50} 升高，说明氧离曲线右移；P_{50} 下降，说明氧离曲线左移。

4. 混合静脉血氧分压（$P_{\bar{v}}O_2$） 为取自右心房、右心室或肺动脉的静脉血的血氧分压。$P_{\bar{v}}O_2$ 是反映组织缺氧程度的指标。正常 $P_{\bar{v}}O_2$ 为 36 ~43.5mmHg。

$P_{\bar{v}}O_2$ 下降说明机体缺 O_2 或组织耗 O_2 量增多；$P_{\bar{v}}O_2$ 升高说明组织的氧利用有障碍，如氰化物中毒。

5. 动脉血氧含量（CaO_2） 是指 1L 动脉血液中实际含有氧的毫摩尔数（mmol），或 100ml 动脉血液中实际含有氧的毫升数（ml）。包括物理溶解的氧及化学结合的氧，通常情况下，物理溶解的氧非常少，可忽略不计。正常 CaO_2 为 8.55 ~9.45mmol/L（19 ~21ml/dl）。

动脉血氧分压下降、贫血或血红蛋白异常，均可引起 CaO_2 下降，导致机体缺 O_2。

6. 动脉血 CO_2 分压（$PaCO_2$） 是指动脉血中物理溶解的 CO_2 分子所产生的压力。CO_2 的弥散系数比 O_2 大 20 倍，即气体分压相同时，CO_2 的扩散速度是 O_2 的 20 倍，故弥散障碍时不会影响 CO_2 的扩散而导致 $PaCO_2$ 改变。$PaCO_2$ 只反映肺泡通气状况，$PaCO_2$ 与肺泡通气量成反比。通气不足，$PaCO_2$ 升高；通气过度，$PaCO_2$ 下降。

正常 $PaCO_2$ 为 35 ~45mmHg。

$PaCO_2$ 因能反映肺泡通气状况，故其临床意义有：①判断呼吸衰竭的类型：Ⅰ型（低氧血症型）呼吸衰竭，由换气功能障碍所致，故 $PaO_2 < 60mmHg$ 而 $PaCO_2$ 低于正常或在正常范围；Ⅱ型（高碳酸血症型）呼吸衰竭，由肺通气功能障碍所致，故 $PaO_2 < 60mmHg$，

$PaCO_2>50mmHg$。②判断酸碱平衡的类型：$PaCO_2>45mmHg$ 表示肺通气不足，见于呼吸性酸中毒或代偿后的代谢性碱中毒；$PaCO_2<35mmHg$，提示肺通气过度，见于呼吸性碱中毒或代偿后的代谢性酸中毒。

7. pH 值 是指血液中氢离子浓度的负对数值，是反映酸碱平衡的重要指标。

正常动脉血 pH 为 7.35～7.45。pH<7.35 见于失代偿性酸中毒；pH>7.45 见于失代偿性碱中毒。pH 值正常可见于以下三种情况：①酸碱平衡正常。②酸碱平衡紊乱，但代偿良好。③同时存在酸中毒和碱中毒而相互抵消。

8. 碳酸氢盐 是指血浆中 HCO_3^- 含量。反映碳酸氢盐的指标有两个：标准碳酸氢盐（standard bicarbonate，SB）和实际碳酸氢盐（actual bicarbonate，AB）。

（1）*标准碳酸氢盐*：指全血在标准条件下（即在 38℃、血红蛋白氧饱和度为 100%、$PaCO_2$ 为 40mmHg 的气体平衡后）所测得的碳酸氢盐浓度。正常为 22～27mmol/L。

SB 已排除呼吸因素的影响，即不受 $PaCO_2$ 影响，只受 HCO_3^- 的影响。SB 下降见于代谢性酸中毒（原发性 HCO_3^- 减少）及呼吸性碱中毒（肾代偿后继发性 HCO_3^- 减少）。SB 增多见于代谢性碱中毒（原发性 HCO_3^- 增多）及呼吸性酸中毒（肾代偿后继发性 HCO_3^- 增多）。

（2）*实际碳酸氢盐*：是指隔绝空气的血液标本，在实际的温度、$PaCO_2$ 和血氧饱和度的条件下测得的血浆 HCO_3^- 浓度。正常人由于不存在 CO_2 排出过多及潴留，故 AB=SB，且等于正常值。

如 AB>SB 则表明有 CO_2 潴留，见于呼吸性酸中毒及肺代偿后的代谢性碱中毒；AB<SB 则表明有 CO_2 排出过多，见于呼吸性碱中毒及肺代偿后的代谢性酸中毒。如 AB=SB，且小于正常值，见于未代偿的代谢性酸中毒；AB=SB，且大于正常值，见于未代偿的代谢性碱中毒。

9. 缓冲碱（buffer bases，BB） 是指血液中一切具有缓冲作用的负离子碱的总和。包括血浆和红细胞中的 HCO_3^-、Hb^-、HbO_2^-、血浆蛋白和 HPO_4^{2-}，通常在标准状态下测定，故不受呼吸因素影响。正常 BB 为 45～55mmol/L。

BB 下降见于代谢性酸中毒及肾代偿后的呼吸性碱中毒；BB 升高见于代谢性碱中毒及肾代偿后的呼吸性酸中毒。

10. 剩余碱（bases excess，BE） 是指在 38℃、$PaCO_2$ 为 40mmHg、SaO_2 为 100% 的情况下，用酸或碱将 1L 的全血或血浆滴定到 pH 7.40 时所用的酸或碱的量，用 mmol/L 表示。需用酸者为正值，说明碱剩余；需用碱者为负值，说明碱缺失。

正常 BE 值为 0±3mmol/L。BE 的临床意义与 SB 基本相同。

11. 血浆 CO_2 总量（total plasma CO_2 content，$T-CO_2$） 指血浆中以各种形式存在的 CO_2 的总量。主要是结合形式的 HCO_3^-，少量是物理溶解的 CO_2，还有极少量碳酸、氨甲酰基化合物。$T-CO_2$ 的正常范围为 23～31mmol/L。

代谢性酸中毒和呼吸性碱中毒，$T-CO_2$ 下降；代谢性碱中毒和呼吸性酸中毒，$T-CO_2$ 增加。

12. 二氧化碳结合力（carbon dioxide combining power，CO_2CP）　主要指血浆 HCO_3^- 中的 CO_2 含量。正常为 23～31mmol/L，其临床意义与 SB 基本相同。

13. 阴离子间隙（anion gap，AG）　是血浆中未测定的阴离子（undetermined anion，UA）与未测定的阳离子（undetermined cation，UC）的差值。未测定的阳离子主要是 K^+、Ca^{2+}、Mg^{2+}，未测定的阴离子主要包括乳酸、酮体、SO_4^{2-}、HPO_4^{2-}、蛋白质等。由于细胞外液阴离子与阳离子总当量数相等，AG 可由血 Na^+ 减去血 Cl^- 和 HCO_3^- 算出，故 $AG = Na^+ - (Cl^- + HCO_3^-)$。

AG 正常范围是 8～16mmol/L。一般 AG > 30mmol/L 时，肯定有酸中毒；AG 在 20～30mmol/L 时，酸中毒可能性很大；AG 在 17～19mmol/L 时，可能有酸中毒。

AG 增高见于：AG 增高型代谢性酸中毒，如乳酸酸中毒、糖尿病酮症酸中毒、水杨酸中毒等，也可见于与代谢性酸中毒无关的情况，如脱水、使用大量含钠盐的药物等。

AG 降低在诊断酸碱失衡方面意义不大，见于低蛋白血症等。

常见的几种酸碱平衡紊乱的血气分析及酸碱度、电解质测定结果见表 21－2。

表 21－2　常见酸碱平衡紊乱的实验室检查结果

	pH	$PaCO_2$	HCO_3^-	BE	AG	K^+	Cl^-
代谢性酸中毒	↓≈	↓≈	↓	－→	↑≈	↑	↑≈
代谢性碱中毒	↑≈	↑≈	↑	＋→		↓	↓
呼吸性酸中毒	↓≈	↑	↑≈	≈或＋→		↑	↓≈
呼吸性碱中毒	↑≈	↓	↓≈	≈或－→		↓	↑≈
呼酸合并代酸	↓↓	↑	↓≈	≈或－→	↑	↑	↑≈
呼酸合并代碱	↑≈↓	↑	↑↑	＋→		↓	↓
呼碱合并代碱	↑↑	↓	↑≈	≈或＋→		↓	↓≈
呼碱合并代酸	↑≈↓	↓	↓↓	－→	↑	≈	↑≈

注：AG 阴离子间隙　≈接近正常　＋正值　－负值　→增大

第二十二章 内镜检查

内镜（endoscope）在200年里从最初的硬管式内镜、半曲式内镜到纤维内镜（fiberendoscope），又到如今的电子内镜（electronicendoscope），结构发生了四次大的改进。随着科技的进步，影像质量也发生了质的飞跃。最初Bozzine研制的第一台硬管内镜以烛光为光源，后来改为灯泡作光源，而当今从内镜获得的是彩色相片或彩色电视图像。这类图像不再是组织器官的普通影像，而是如同在显微镜下观察到的微观影像，微小病变清晰可辨，可见其影像质量已达到了较高的水平。

电子内镜的第一代产品自1983年应用于临床以来，到目前已生产出第三代电子内镜应用于临床。内镜检查（endoscopy）的问世，给百余年来内镜的诊断和治疗开创了历史新篇章，相信电子内镜将会在临床、教学和科研中发挥出巨大的作用。

电子内镜是继第一代硬管式胃镜（gastroscopy）和第二代光导纤维内镜之后的第三代内镜。电子内镜主要由内镜、电视信息系统中心（video information system center）和电视监视器（television monitor）三个主要部分组成。它的成像主要依赖于镜身前端装备的微型电子耦合元件（charge coupled device，CCD），CCD就像一台微型摄像机将图像经过图像处理器处理后，显示在电视监视器的屏幕上，比普通光导纤维内镜的图像清晰，色泽逼真，分辨率更高，而且可供多人同时观看。

消化系统电子内镜的成像原理是利用电视信息中心装备的光源所发出的光，经内镜内的导光纤维将光导入受检体腔内，CCD图像传感器接收到体腔内黏膜面反射来的光，将此光转换成电信号，通过导线将信号输送到电视信息中心，再经过电视信息中心将这些电信号经过贮存和处理，最后传输到电视监视器中，在屏幕上显示出受检脏器的彩色黏膜图像。目前世界上使用的CCD图像传感器有两种，两种传感器具体形成彩色图像的方式略有不同。

支气管内镜从硬质支气管镜发展到纤维支气管镜（fibrobronchoscope）有一百多年的历史。1897年德国科学家Killian首先报道了用长25cm，直径为8mm的食管镜第一次从气道内取出骨性异物，从而开创了硬质窥镜插入气管和对支气管进行内窥镜操作的历史。现代纤维支气管镜的应用为临床疾病的诊断、治疗提供了有益的手段。纤维支气管镜从常规检查发展到急救，从肺内发展到肺外，是目前临床工作中不可缺少的检查治疗工具之一。

无论是电子内镜还是纤维内镜，内镜均利用体表自然孔道或切口导入人体，可检查食道、胃肠、气管、肺、腹腔、膀胱、关节，甚至大脑等组织。微型内镜可导入胆管、胰管等难以达到的地方。活检钳、细胞刷的使用，可配合进行病理检查，显著提高诊断准确率。各种治疗附件的使用可以进行止血、圈套结扎等内镜治疗。通过摄影、录像还可以记录各种病变。计算机及图文处理系统的有机结合，更有利于资料的储存、图像的采集、分析与交流，成为现代消化系统疾病和呼吸系统疾病诊断、治疗中不可缺少的工具，大大推动诊断治疗的进展，并可供会诊、教学使用。内镜不仅在消化道疾病和呼吸系统疾病的诊断上发挥了极其重大的作用，而且可延伸到对泌尿系统、生殖系统、胸腹腔病变进行诊断、治疗，因而形成一个崭新的诊治领域，称为内镜学（endoscopicology），达到了内镜技术发展的全新境界。

一、上消化道内镜检查

上消化道内镜检查包括食管、胃、十二指肠的检查，是应用最早、进展最快的内镜检查，通常亦称胃镜检查。

【适应证】

1. 有咽下困难、胸骨后疼痛、烧灼感等症状而原因不明者。

2. 有上腹疼痛、不适、饱胀、反酸、食欲下降等上消化道症状需确诊者。

3. 上消化道出血需查明原因者（胃炎、胃溃疡、胃癌）。

4. X线钡餐检查不能确诊的上消化道病变。特别是黏膜病变和疑有肿瘤者。

5. 上消化道药物及手术治疗前后对比。

6. 需要随访观察的病变，如溃疡病、萎缩性胃炎、胃食管反流病等，以及胃癌前病变的监视、随访、观察。

7. 需通过内镜治疗的患者，如上消化道出血止血及食管静脉曲张的硬化剂注射与结扎、食管狭窄的扩张治疗、上消化道息肉摘除术等。

【禁忌证】

1. 神志不清、精神失常，检查不能合作者。

2. 休克、昏迷等危重状态。

3. 严重心肺疾患，如严重心律失常、心力衰竭、心肌梗死活动期、严重呼吸功能不全及哮喘发作期等。轻症心肺功能不全不属禁忌，但需在监护条件下进行。

4. 食管、胃、十二指肠穿孔急性期。

5. 严重咽喉部疾患、腐蚀性食管炎和胃炎、巨大食管憩室、主动脉瘤及严重颈胸段脊柱畸形等。

6. 急性传染性肝炎或胃肠道传染病一般暂缓检查，慢性乙型肝炎、丙型肝炎或病原携带者、艾滋病患者应备有特殊的消毒措施。

【检查前准备】

1. 检查前禁食8小时。胃排空延缓者需禁食更长时间，幽门梗阻者应事先洗胃再检查。

2. 阅读胃镜申请单，简要询问病史，了解检查的指征，有否禁忌证，说明检查的必要性、安全性和检查方法，以取得患者的合作。

3. 检查前5~10分钟用2%利多卡因喷雾咽部2~3次或吞服1%丁卡因糊剂约10ml，后者兼具麻醉及润滑作用。

4. 过分紧张者可用地西泮5~10mg肌注或静注。

5. 可用二甲硅油去除胃、十二指肠黏膜表面泡沫，使视野更加清晰。

6. 检查胃镜及配件，注意光源、送水及送气阀和吸引装置、操纵部旋钮控制的角度等，检查电子胃镜的线路、电源开关，注意监视器屏幕影像。此外，内镜室内应备有监护设备、氧气及急救药品。

【检查方法】

1. 患者取左侧卧位，头下垫枕，使颈部松弛，解开领口及腰带。

2. 口边置弯盘，嘱患者咬紧牙垫。

3. 医生左手持胃镜操纵部，右手持胃镜管先端约20cm处，直视下将胃镜经咬口插入口腔，缓缓沿舌背、咽后壁插入食管。嘱患者做深呼吸，配合吞咽动作，将减少恶心，有助于插镜。注意动作轻柔，避免暴力。勿误入气管。

4. 可逐一检查十二指肠、胃及食管各段病变。注意胃肠腔的大小、形态，胃肠壁及皱襞情况，黏膜，黏膜下血管，分泌物性状以及胃蠕动情况。在胃窦时注意观察胃角及其附近，退镜时注意观察贲门及其附近病变，逐段仔细观察，应无盲区，注意勿遗漏胃角上部、胃体垂直部、后壁及贲门下病变。

5. 对有价值部位可摄像、活检、刷取细胞涂片及抽取胃液检查助诊。

6. 对取活检者嘱其勿立即进食热饮及粗糙食物。

【临床应用】

1. 胃肠道疾病 ①食道：慢性食道炎、食道静脉曲张、食管裂孔疝、食道平滑肌瘤、食道癌及贲门癌等。②胃及十二指肠：慢性胃炎、胃溃疡、胃良性肿瘤、胃癌、十二指肠溃疡、十二指肠肿瘤。

2. 胰腺、胆道疾病 内镜逆行胰胆管造影（endoscopic retrograde cholangio pancreatography，ERCP）可诊断胰腺癌、胆管癌，并可经十二指肠、胆道放置支架等。

二、下消化道内镜检查

下消化道内镜检查包括结肠镜（colonoscope）、小肠镜（small intestine endoscope）检查，由于小肠镜应用较少，设备及技术要求比较高，在此仅讨论结肠镜检查。结肠镜检查可分为乙状结肠镜（romanoscope）及全结肠镜（total colonoscope）检查。乙状结肠镜检查自肛门至乙状结肠60cm范围的病变，而全结肠镜则可到达回盲部甚至末段回肠，从而了解部分小肠及全结肠病变以协助下消化道疾病的诊断。

【适应证】

1. 有腹泻、便血、下腹痛、贫血、腹部包块等症状或体征而原因不明者。

2. 钡灌肠或乙状结肠镜检查有异常者，如狭窄、溃疡、息肉、癌肿、憩室等。

3. 肠道炎性疾病的诊断与随访观察。

4. 结肠癌肿的术前诊断、术后随访，癌前病变的监视，息肉摘除术后随访观察等。

5. 需作止血及结肠息肉摘除等治疗者。

【禁忌证】

1. 肛门、直肠严重狭窄者。

2. 急性弥漫性腹膜炎及腹腔脏器穿孔者。

3. 重症痢疾、溃疡性结肠炎及憩室炎等。

4. 妊娠妇女。

5. 严重心肺功能不全、精神失常及昏迷患者。

【检查前准备】

肠道准备是检查成功的关键之一。

1. 检查前1～2日用少渣半流质饮食，当晨禁食。

2. 清理肠道。可于检查前3小时嘱患者饮含氯化钠的洗肠液3000～4000ml，或含磷酸缓冲液的清肠液1000ml。现在多用20%甘露醇500ml和5%葡萄糖生理盐水1000ml混合液，于检查前一天傍晚口服，导致渗透性腹泻，对结肠黏膜无刺激作用。

3. 阅读结肠镜申请单，简要询问病史，了解检查的指征，有否禁忌证。

4. 术前用药：成人乙状结肠镜检查多无需术前用药；全结肠镜检查者如操作熟练，患者又能充分理解与配合者亦可不用药。但对过度紧张，敏感性较强的患者，可肌注或静注地西泮5～10mg，哌替啶50mg。但由于使痛阈增高，降低引起肠穿孔等反应的信号，应特别警惕。解痉剂可抑制肠蠕动，有利于操作，术前5～10分钟可用阿托品0.5mg肌注或山莨菪碱10mg肌注（对青光眼、前列腺肥大或近期发生尿潴留者禁用）。12岁以下小儿作结肠镜需用氯氨酮肌注或静脉麻醉。

5. 检查室内应备有暗室设备及X线机、监护装置及抢救药品。

6. 检查结肠镜及配件如同胃镜，以确保结肠镜性能及质量。

【检查方法】

1. 我国多采用无X线透视下双人操作检查，亦可单人操作。镜检难度较胃镜为大，需要术者与助手配合默契，共同完成。

2. 嘱患者穿上开洞的检查裤后取左侧卧位，双腿屈曲。

3. 术者先作直肠指检，了解有无肿瘤、狭窄、痔疮、肛裂等。助手将肠镜先端涂上润滑剂（一般用硅油，不可用液状石蜡）后，再嘱患者张口呼吸，放松肛门括约肌，以右手示指按压镜头，使镜头滑入肛门，然后按术者指令缓缓进镜。

4. 遵照循腔进镜配合滑进，少量注气、适当钩拉、去弯取直、防襻、解襻等插镜原则，助手随时用蘸有硅油纱布润滑镜身逐段缓慢插入肠镜。特别注意抽吸缩短与取直乙状结肠及横结肠，在脾曲、肝曲处适当钩拉、旋镜，并配合患者呼吸及体位进镜，以减少转弯处的角度，缩短检查的距离。

5. 助手按检查要求用适当手法按压腹部，以减小肠管弯曲及结襻，防止乙状结肠、横结肠结襻，对检查特别有帮助。

6. 到达回盲部的标志为内侧壁皱襞夹角外可见圆形、卵圆形漏斗状的阑尾开口，Y字形（画盘样）的盲尖皱襞及鱼口样的回盲瓣，部分患者可见到鞭虫。在体表可看到右下腹集中的光团。在回盲瓣口尽可能调整结肠镜前端角度，插入或挤进回盲瓣，观察末端回肠15～30cm范围的肠腔与黏膜。

7. 退镜时，操纵上下左右旋钮，可灵活旋转前端，环视肠壁，适量注气、抽气，逐段仔细观察，注意肠腔大小、肠壁及袋囊情况。对转弯部位或未见到结肠全周的肠段，调整角度钮及进镜深度，甚至适当更换体位，重复观察。

8. 对有价值部位可摄像、取活检及行细胞学等检查助诊。

9. 检查结束时，尽量抽气以减轻腹胀，嘱患者稍事休息，观察15～30分钟再离去。

10. 作过息肉摘除、止血治疗者，应抗菌治疗，半流质饮食，适当休息3～4天，以策安全。

【临床应用】

(1) 小肠：小肠肿瘤、平滑肌肿瘤、肉瘤、息肉、淋巴瘤、炎症等。

(2) 结肠：非特异性溃疡性结肠炎、Crohn病、慢性结肠炎、结肠息肉、结肠癌等。

(3) 直肠：直肠息肉、直肠癌等。

三、纤维支气管镜检查

纤维支气管镜（纤支镜）检查已成为诊断气管、支气管肿瘤及明确病理类型最为有效的手段，使肺部疾病在诊断和治疗方面取得了巨大进展。按国内外诊断标准，有人报道约70%～80%的患者确诊支气管肺部肿瘤时已属中、晚期。所以对40岁以上，有刺激性干咳、痰中带血、胸痛、发热，有吸烟史的高危人群，都应及时行纤维支气管镜检查、刷检、活检等，可对疾病诊断、定位，并为治疗提供方案。

【适应证】

1. 原因不明的咯血或痰中带血者。

2. 原因不明的咳嗽难以用吸烟或气管炎解释，或原有的咳嗽性质发生了改变（特别是中老年人）者。

3. 在同一部位反复发生肺炎者。

4. 难以解释的持续性咳嗽或局限性喘鸣音者。

5. 原因不明的肺不张或胸腔积液者。

6. 原因不明的喉返神经麻痹、膈神经麻痹或上腔静脉阻塞者。

7. 临床表现或X线检查疑为肺癌者。

8. X线胸片无异常，而痰中找到癌细胞者。

9. 诊断不明的支气管、肺部疾病，需经纤维支气管内镜检查，做支气管活检、刷检或冲洗及细胞学和细菌学检查者。

10. 用于治疗：支气管胸膜瘘瘘口的闭合，紧急情况下以纤维支气管内镜引导行气管插管实施机械通气，肺化脓症需直视下吸除脓痰、冲洗、引流以解除气道阻塞，肺癌局部瘤体注药、冷冻、激光治疗等，以及了解病变范围，确定外科手术方式，评价治疗效果等。

【禁忌证】

1. 极度衰弱不能耐受检查者。

2. 肺功能严重损害，呼吸困难者。

3. 有严重心脏病、心功能不全、明显心律失常、频发心绞痛者。

4. 有严重高血压病者。

5. 主动脉瘤有破裂危险者。

6. 出、凝血机制异常者。

7. 颈椎畸形，无法插入者。

8. 对麻醉药过敏者。

9. 近期有大咯血、哮喘急性发作、急性上呼吸道感染者，应暂缓检查。

【检查前准备】

1. 术前应详细了解病史和体格检查，对拟经插管的鼻腔作鼻窥镜检查。若经口插入，有义牙者应摘下。详阅胸部X线片、CT片，对病变准确定位。

2. 对年龄较大且有心脏病的患者，术前应作心电图检查。做纤维支气管镜检查时，应在心电监护下进行，并做好必要的急救准备。

3. 有呼吸困难、低氧表现，$PaO_2 < 70mmHg$ 者，镜检时应给氧。

4. 术前禁食4~6小时，术前半小时皮下注射阿托品0.5mg，肌注地西泮10mg，必要时肌注哌替啶50mg。

5. 先以1%~2%丁卡因或2%~4%利多卡因溶液喷雾咽喉作局部麻醉，每2~3分钟一次，共3次，然后再经环甲膜穿刺注入或于镜管插入气管后立刻注入2~5ml。

【检查方法】

1. 患者取仰卧位，肩部垫高，头部摆正，略向后仰，鼻孔朝上。术者左手握纤支镜的操纵部，拨动角度调节钮，使插入部末端略向上翘起，用右手将镜徐徐插入鼻腔，然后将角度调节钮拨回原位，沿咽后壁滑入喉部，找到会厌与声门，观察声带活动情况。

2. 多采取经鼻插管，先于选好之鼻腔滴入1%麻黄碱溶液2~3滴，如遇两侧鼻腔均有病变或狭窄不便插管，或有呼吸功能不全需同时高浓度给氧者，可经口插管。

3. 在镜检过程中，应注意支气管黏膜的颜色、表面情况与质地，有无充血、水肿、渗出、出血、糜烂、溃疡、增生、结节与新生物，有无脓液溢出等。对直视下看到的病变，先取活检，后用毛刷刷取涂片，或用10ml灭菌生理盐水注入病变部位进行灌洗（bronchial lavage，BL）或支气管肺泡灌洗（broncho - alveolar lavage，BAL），作细胞学或病原学检查。

4. 为防误吸，镜检术后应禁食水2小时，待麻醉作用消失后方可进食，并尽量少讲话，使声带得到休息。

5. 术后24~48小时注意观察患者体温、肺部啰音，对已有肺部感染者，术前即应给予抗生素。

【临床应用】

1. 肺部疾病

（1）对弥漫性肺病变确诊率一般为73%~79%。支气管结核，镜检阳性率可达90%以上。对活动性出血的咯血患者，镜检93%病例可确定出血部位。对肺癌诊断阳性率可达83%，对痰检癌细胞阳性而X线胸片无异常的隐性肺癌的定位确诊率可达90%。

（2）目前我国约有71.8%的肺结核患者痰菌为阴性，这些患者中临床症状不典型，X线也不典型，易导致误诊和漏诊，影响治疗。通过纤支镜直接从病灶处取材查结核杆菌，确诊率为60.4%~95.0%。

（3）纤支镜导管介入治疗耐药肺结核，也有对初治或复治病例在全身化疗同时，在病变部位给予抗痨药物，效果明显。

（4）慢性呼衰，肺部感染控制不理想，痰无力咳出，分泌物黏稠，引流不畅等患者，在纤支镜直视下把气道分泌物抽吸干净，有利于患者的康复及减少抗生素用量。

（5）支气管扩张、肺脓肿、肺炎等，由于支气管黏膜充血、肿胀及脓性分泌物增加，使引流的支气管被阻塞，全身用药难以达到有效药物浓度，感染往往难以控制，用支气管肺泡灌洗（BAL）治疗可使传统方法难以见效的患者获得满意效果。灌洗液可选用青霉素、头孢唑林、头孢呋辛、头孢他啶及妥布霉素等，也可根据细菌培养选用抗生素，加入适量地塞米松，一般每周2次为宜。

（6）对弥漫性肺泡细胞癌，向一侧肺的各叶、段、支气管注入抗癌药物，每周2～3次，两肺轮流注药，也有报道。

（7）经纤支镜向肿瘤组织注射抗癌药物、无水乙醇，可使瘤体缩小。用高频电流、激光、微波、冷冻及纤支镜介入腔内后装机，放射治疗晚期肺癌也有报道。

2. 胸膜病变

（1）应用纤支镜可代替胸腔镜对疑难的积液进行诊断。先用纤支镜将胸腔内积液抽吸干净，再由上到下仔细观察脏层胸膜和膈胸膜，在病灶处活检，对胸腔积液病因诊断可达91%～95%，避免了剖胸探查。

（2）对难治性气胸（指自发性气胸患者经胸腔闭式引流或持续负压吸引超过2周漏气仍然存在者），用纤支镜代替胸腔镜检查，约92%患者查明了气胸长期不愈的原因，其中包括胸膜下肺大泡、胸膜粘连、胸膜增厚、胸膜结核、支气管胸膜瘘等。

（3）对一些如肺大泡引起漏气者，向漏气口喷注50%葡萄糖40ml＋四环素0.5g＋2%利多卡因4ml，绝大多数患者肺完全复张。

（4）纤支镜代替胸腔镜可直视整个胸腔，从肺表面到肺胸膜、纵隔淋巴结等，还能为肺癌是否手术治疗提供可靠依据。

目前多数医院已有纤支镜，开展此项工作可扩大纤支镜使用范围，提高利用率，方法简单，易操作，便于推广。纤支镜柔软，操作灵活，可视范围大，确诊率高，患者在清醒状态下进行操作，易观察病情变化，损伤小，操作时间短，安全。

3. 急诊医学

（1）在纤支镜引导下经鼻气管插管等救治急慢性呼吸衰竭，是安全、方便、痛苦小的方法。一般20秒～2分钟可完成操作，优于盲插。

（2）气管狭窄可引起严重的呼吸困难，重者导致窒息。在纤支镜下放置镍钛记忆合金支架治疗气道狭窄，国内外近3～4年有所报道。镍钛记忆合金支架具有强度高，耐腐蚀，组织相容性好，无毒性等优点。

（3）经纤支镜取异物方便，能起到立竿见影的效果。经纤支镜向出血部位注射止血剂等，止血效果肯定。

4. 胸外科疾病

（1）肺叶切除后出现支气管残端瘘是胸外科治疗较为棘手的并发症之一。将纤支镜调向支气管残端，充分吸出局部痰液，用微导管经活检管道直抵残端，对较小的瘘在直视下经微导管注入医用黏涂胶（OB胶或ZT胶），对较大的瘘可先用活检钳将明胶海绵送入瘘口，再滴入黏涂胶。

（2）在中晚期食管癌根治术中，影响手术切除率及安全性的关键问题之一是肿瘤向外侵及气管支气管，而术中最难解剖分离的仍是肿瘤侵及气管支气管树和大血管。在纤支镜下可发现食管癌与气管、支气管之间有无异常，气管、支气管有无紧密接触性侵犯，后壁有无破坏，气道是否移位或隆突增宽，气管支气管是否受侵，肿瘤是否侵至气管或支气管黏膜，某些病例可见气管-食管瘘等。根据受侵的程度及部位，确定能否进行手术治疗及手术治疗范围等。所以，纤支镜检查在帮助估价食管癌可切除性方面有一定价值。

（3）创伤性支气管断裂常发生于胸部严重闭合性损伤，伤后病情严重，容易漏诊，死亡率较高，早期诊断是治疗的关键。早期行纤支镜检查是诊断支气管断裂的可靠方法，可直接观察气管断裂的情况，为进一步手术治疗提供定位依据。

此外，有人对非肿瘤引起的支气管胸膜瘘及气管食管瘘，孔洞在3cm以下者，用10%硝酸银、黏合剂、速高捷、纤维蛋白胶等修补成功。

四、其他内镜检查

（一）内镜逆行胰胆管造影（ERCP）的应用

ERCP是在纤维十二指肠镜直视下通过十二指肠乳头将导管插入胆管和（或）胰管内进行造影。本法可直接观察十二指肠及乳头部的情况和病变，对可疑病变直接取材作活检；收集十二指肠液、胆汁、胰液进行理化及细胞学检查；通过造影显示胆道系统和胰腺导管的解剖和病变。对胆道疾病，特别是黄疸的鉴别诊断有较大价值。

ERCP亦可用于治疗，如行鼻胆管引流治疗胆道感染，行Oddi括约肌切开治疗Oddi括约肌狭窄，经十二指肠、胆道放置支架治疗梗阻性黄疸，以及胆总管下端取石及胆道蛔虫病取石等治疗。ERCP可诱发急性胰腺炎和胆管炎，术后应密切观察。

（二）腹腔镜的临床应用

近10年来，腹腔镜（laparoscope）的应用有了显著发展，突出的表现在不仅能以微小的创伤、很轻的痛苦直观间接地获取诊断依据，并能使诊断与手术一体化，大大拓宽了现代腹腔镜的应用范围。联合应用腹腔镜超声诊断技术则可使用高分辨率的超声探头直接探查靶器官及周围脏器的“表”“里”结构，以高清晰度的扫描图像获得更为明确的诊断。20世纪80年代我国已开展了腹腔镜胆囊切除术，其优点：①手术安全；②患者创伤小，疼痛轻，进食早，恢复快；③通过配合常规器械，解决了腹膜后间隙手术中遇到的无腔隙、解剖部位及标记不清的难题；④使用一次性用品很少，减少患者费用。

（三）膀胱镜的临床应用

20世纪80年代，膀胱镜（cystoscope）在我国泌尿系统疾病的诊断中已广泛应用，如软性膀胱镜和软性输尿管镜的应用等。20世纪90年代北京医科大学率先开展了应用膀胱镜诊断和治疗泌尿外科疾病的研究，目前应用最广泛的是合并激光或电击结石手术。膀胱镜在妇科的应用范围也日趋扩大，如在直视下取活组织检查确诊子宫内膜异位症、卵巢囊肿摘除术等。

第五篇　影像诊断

第二十三章　超声诊断

超声诊断（ultrasonic diagnosis）是研究和应用超声的物理特性，用超声诊断仪检查人体，诊断疾病的非创伤性检查方法。

超声诊断仪分为主机和探头（probe）两大部分。主机供给高频交变电场。探头又称换能器（transducer），由压电晶片组成，是声能和电能的转换器。在探头这个声源中，电能转换成声能（逆压电效应），发射到人体。超声在人体这个超声场中传播，将各种正常或病理脏器、器官、组织的信息反射回探头，再转变成电能（正压电效应），这些微弱电流在主机内经过检波、放大等处理后，以不同形式的回声（echo）显示出来。将接收到的回声，根据回声的强弱用明暗不同的光点依次显示在屏幕上，通过不同的扫查方式，便可显示出人体断面的超声图像，称为声像图（ultrasonogram）。通过声像图可精确测量器官或病灶的各种径线、血流的速度；通过计算机软件测出心功能、跨瓣压差、孕龄等；通过打印、录像、光碟等方式将所需的图像保留下来，结合解剖、生理、病理、临床医学来分析总结图像规律，对人体软组织和心血管的物理特性、形态结构与功能状态作出判断。

超声诊断的独特优点是显像清晰，实时动态，分辨率高，彩色显示。诊断疾病范围广、符合率高。既可非侵入性地获得活性器官和组织的精细大体断层解剖图像和观察大体病理形态学改变，亦可使用介入性超声或腔内超声探头深入体内获得超声图像，并可无创性地重复检查。近年来又开拓了新的领域，如彩色多普勒能量成像、对比谐波成像、组织谐波成像、三维超声重建成像、超声内镜及高强度超声聚焦治疗等，扩展了临床诊断和应用范围。

第一节　超声成像的基本知识

一、超声的定义及物理特性

（一）超声的定义

声是一种机械振动，在弹性介质中以压缩和弛张交替变化的纵波形式传播能量。声的单位是赫兹（Hz），1Hz 即每秒振动一次，1MHz（兆赫）是 10^6Hz。

声分为可闻声、超声和次声。可闻声频率为 20～20000Hz，次声的频率 <20Hz，而超声的频率则大于 20000Hz。超声波即振动频率超过人耳听阈上限（20000Hz）的声波。

（二）与超声有关的物理量

超声诊断最常用的物理量是波长、频率、声速。波长（λ）：声振动一个周期传播的距离。频率（f）：声每秒振动的次数。声速（C）：声单位时间内在介质中传播的距离。三者之间的关系是：$C = f \cdot \lambda$。

超声在固体中传播速度最快，例如颅骨中为3360m/s；在软组织和液体（包括体液、血液）中次之，平均1540m/s；在空气中很慢，332m/s。

超声在人体软组织中传播时，由于声速不变，故f和λ呈反比。在临床应用上，超声探头频率越高，则波长越短，分辨率越高，穿透性越差。超声探头频率越低，则波长越长，分辨率越低，穿透性越强。检测表浅器官用高频探头，取其分辨率高的优势；检测内脏用低频探头，取其穿透性强的优势。

（三）超声的物理特性

1. 指向性（束射性） 超声指向性良好，超声探头置于体表某一部位，超声指向的相应内部结构就显示出来。频率越高，指向性越佳。指向性是超声对人体器官定向探测的基础。

2. 反射、折射和散射 超声在介质中传播时，由于不同介质的声阻抗不同，界面大小不一，可发生反射、折射和散射。

声阻抗（Z）指阻挡声在介质中传播的力。

$Z = C \cdot \rho$（式中C为声速，ρ为介质的密度）

声速越快，介质密度越高，声阻抗就越大。所以超声在固体中传播时声阻抗最大，例如颅骨为5.57×10^5，在软组织和液体中次之，平均1.57×10^5，气体中最小（空气0.000428×10^5）。

两种声阻抗不同的物体相接触形成一个界面（interface）。界面尺寸大于波长时叫大界面，小于波长时叫小界面。

超声遇到大界面时产生反射和折射（图23-1）。入射声波的能量一部分在这个界面上被反射回去，另一部分被折射或透射到下一层介质中去。声阻抗差越大，反射就越强，折射或透射就越小。反之，声阻抗差越小，折射或透射就越强，反射就越小。这样使探头发射的超声波由浅而深地通过人体各界面，反射带回各层组织的信息，在超声仪上构成图像。

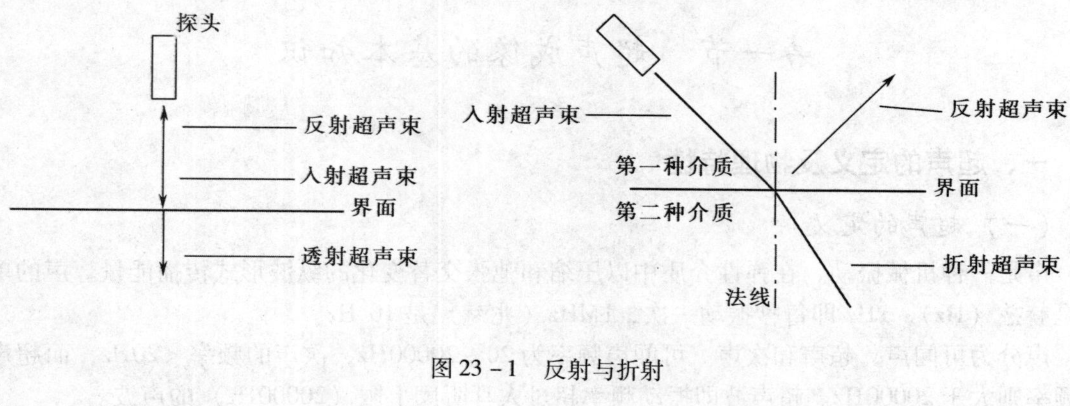

图23-1 反射与折射

超声遇到小界面时，发生绕射和散射（图 23－2）。界面尺寸略小于波长时发生绕射，界面尺寸远小于波长时发生散射。人体中的散射源是血液中的红细胞和脏器内部的细微结构。红细胞是人体血流多普勒频移信号的基础，脏器内部的细微结构是形成人体脏器细微结构变化的声像图基础。

3. 吸收、衰减　超声在介质中传播时，由于介质的黏滞性、导热性等因素，一部分声能不可逆地转换成其他形式的能量，使声能损耗，称为吸收。由于界面上的反射、折射、远场扩散以及吸收，使声能在介质中随传播距离的增加而逐渐减弱，称为衰减。人体深部组织超声探查时，用时间增益补偿（time gain compensation，TGC）、远场增益补偿后，方能获得较满意图像。

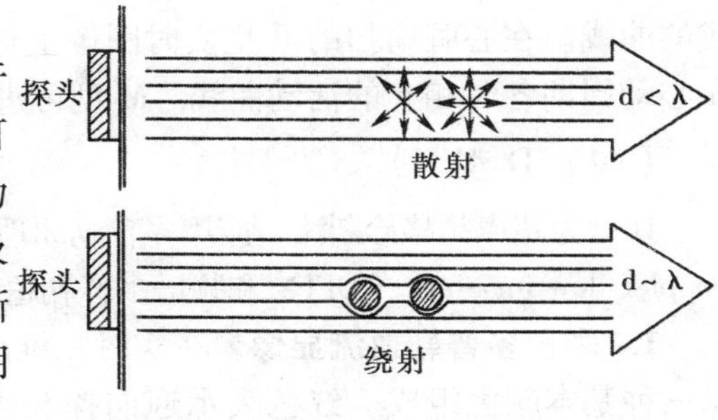

图 23－2　绕射与散射

4. 多普勒效应　声源遇到与其做相对运动的界面时，造成反射频率不同于发射频率的现象，称为多普勒效应（Doppler effect）。发射频率与反射频率之差，称多普勒频移（Doppler shift）。频移的大小与相对运动的方向及运动的速度有关，当界面向着探头运动速度越快时，反射频率增高越多；当界面背离探头运动速度越快时，反射频率减低越明显。运用超声的多普勒效应，可以检测人体中的运动体，如心脏及各级血管内的血液、瓣膜、心壁、血管壁等组织中某一点运动的方向、速度及性质。

二、超声诊断仪分类

目前临床最常用的超声诊断仪分类方法是按显示回声的方式分类。

（一）A 型

A 型（amplitude mode）为超声示波诊断法。幅度调制型，回声形式是波。只获得一条声束射线上回波反射的时差和振幅，根据回声波幅的有无、多少、高低进行诊断。因其不直观、不形象、有混叠，现已基本被淘汰，偶用于测颅中线和眼轴。

（二）B 型

B 型（brightness mode）为超声显像诊断法。辉度调制型，回声形式是光点。B 型显示的是人体组织二维解剖断面，又叫二维或切面法。把白到黑分成若干灰阶（grey scale）级，回声越强光点越亮，回声越弱光点越暗。如结石、骨骼密度大，回声强，声像图上显示为亮（近白色）；而血液、胆汁、尿液、胸水等液体密度小，回声弱，声像图上显示为暗（近黑色）。当成像速度大于每秒 24 帧时，能显示器官的活动状态，称为实时显像（real time imaging）。B 型又可分为凸弧扫、线扫、扇扫和圆周扫。凸弧扫多用于腹部内脏探查；线扫用于表浅器官探查，如眼、甲状腺、乳腺、阴囊等及颈部和四肢血管探查；扇扫用于心脏探查；圆周扫用腔内探头，如阴道探头、直肠探头、食道探头。B 型可清晰实时显示软组织的微细结构，目前是其他影像诊断方法不能比拟的，是临床使用最广泛的超声诊断法，是 M 型、D 型超声诊断法的图像基础。

（三）M 型

M 型（motion mode）为超声光点扫描诊断法。辉度加幅度调制型，回声形式是曲线。用于心脏探查。M 型超声心动图是心脏相对体表不同距离的各层组织随时间变化而运动形成的曲线。在心脏扇扫的 B 型实时图像上选定 M 型取样线，取得相应瓣膜、室壁或血管壁在心动周期各时相上的活动曲线。M 型可进一步丰富、完善扇扫的诊断，尤其是瓣膜病变。

（四）D 型

D 型为超声频移诊断法，应用多普勒原理进行超声诊断，又分为彩色多普勒血流显像（color Doppler flow imaging，CDFI）和频谱多普勒超声心动图（spectral Doppler echocardiogram）。

1. 彩色多普勒血流显像 在实时二维图像上叠加彩色编码的实时血流显像，由红、蓝、绿三种基本颜色组成。红色表示迎向探头流动的血流，蓝色表示背向探头流动的血流，即“红迎蓝离”，绿色表示有湍流（流速不均，方向不一的紊乱血流）。血流速度越快血流信号颜色越明亮，血流速度越慢则血流信号颜色越暗淡。有湍流时红绿混合成黄色，蓝绿混合成青蓝色，使湍流时呈现特征性的红、黄、青、蓝、紫等多色镶嵌形（mosaic pattern），增强了对血流的直观感，便于观察血流的方向、速度、范围，有无分流或反流，程度如何。

2. 频谱多普勒 幅度调制型，回声形式是频移形成的示波曲线。在 CDFI 图像上将取样容积置于所需部位，如某瓣膜口，转换成频谱多普勒，可准确测定该点的血流方向和速度大小。频谱多普勒又可分为脉冲波多普勒（pulsed wave Doppler，PW）和连续波多普勒（continual wave Doppler，CW）。PW 定位准确，但可测的最大血流速度受限。CW 可测的最大血流速度不受限，但定位不准确。现一般先用 PW 准确定位，再转为 CW 测高速血流。

三、人体组织的声学分型

人体组织的结构极其复杂，声阻抗也不一样，当组织或脏器有病变时又可使超声反射出现异常。不同组织有不同的回声强度和不同程度的声衰减，声像图的分析包括以下内容：

1. 强回声（strong echo） 超声通过结构复杂、排列无一定规律的实质性组织及有病变的组织时，可遇到较多而紊乱的界面，因此回收的反射较多。反射系数大于 50% 时，灰度明亮，后方常伴有声影，如结石和各种钙化灶等。

2. 高回声（hyper echo，high level echo） 反射系数大于 20% 左右，灰度较明亮，后方不伴声影，如肾窦和纤维组织等。

3. 等回声（iso – echo，medium echo） 灰阶强度呈中等水平，如正常肝、脾等实质脏器的回声。

4. 低回声（hypoecho，low level echo） 超声通过正常的肾皮质等基本均质的实质性组织时，回声较少，表现为少量均匀细小的中等强度光点。

5. 弱回声（poor echo） 表现为透声性较好的暗区，如肾锥体和正常淋巴结的回声。

6. 无回声（anecho） 液体为人体内最均匀的介质，内部不存在声阻抗差，也就无声学界面。超声波通过时，无界面反射，表现为无回声暗区，如尿液、胆汁、血液、胸腹水及心包积液等。

7. 声影（acoustic shadowing） 在遇到强反射界面或声衰减很大的组织时，其后方出现超声不能达到的暗区称为声影区。利用声影可识别结石、钙化灶和骨骼的存在。

8. 后方回声（postrior ehoes） 器官和肿块的后方回声增强，而且其后方出现内收的增强回声，称为蝌蚪尾征，表示其衰减系数较低，如含液性的囊肿或脓肿。

9. 全反射（total reflection） 当超声波到达软组织与含气组织（如肺、肠等）所形成的界面时，界面两侧组织的声阻抗相差达3000倍以上，声能几乎全部被反射，不能透射入下一组织，显示屏上出现强反射，界面后方的组织结构不能显示，这种含气器官或含气病变属于全反射型。因此，肺、胃肠道等脏器病变的超声诊断受到较大限制。使用耦合剂就是为了防止换能器和皮肤之间存在的空气所产生的全反射，使换能器与皮肤之间形成良好的声学通道，保证超声检查顺利进行。

四、超声诊断的临床应用

（一）优点及临床应用

1. 无放射性损伤。超声检查是无创性检查，对人体无损害，简便易行，对治疗后的病灶可重复检查，动态随访。

2. 超声图像层次清楚，信息量丰富，接近人体解剖真实结构，能清晰显示脏器大小、边缘形态、毗邻关系和内部回声。

3. 超声分辨力强，对小病灶有良好的显示能力，1～2mm的占位病变能清晰显示并准确定位和测量大小。

4. 可清晰显示各种管腔结构，如心脏、大血管及外周血管，有无占位、赘生物、钙化斑和血栓；胆管有无占位、结石和蛔虫。

5. 对活动界面能动态实时显示，观察心内各结构的形态和活动，心血管的病变部位及程度；动态观察胎儿发育，有无先天畸形，胎盘位置、功能，羊水量，脐带位置和脐带血流。

6. 检测体腔（胸腔、腹腔、心包、宫腔）有无积液，敏感性优于其他影像学检查。

7. 越来越先进完善的计算机软件可检测心脏收缩和舒张功能、血流速度和血流量、胆囊收缩功能、膀胱排空功能等，还可预测孕龄。

8. 介入性超声（interventional ultrasound）是在超声的引导下穿刺做针吸细胞学或组织学活检，以协助诊断，并能进行引流及药物治疗。

9. 三维超声重建成像，高强度超声聚焦治疗已用于临床，取得了良好的诊断和治疗效果。

（二）缺点

1. 超声穿透性差。超声遇到骨骼、结石、钙化等密度大的介质时，声阻抗大，超声被完全反射回去。对含气器官如肺、肠道，因声阻抗差大而反射率几乎等于100%。穿透性差，难达其深层。

2. 由于超声本身的一些复杂物理效应，如旁瓣效应、侧后折射声影、侧壁失落效应、镜像效应、混响效应、折射重影效应等，常在超声图像中伴生，造成图像伪差，若超声诊断医生经验不足，可导致错误分析、诊断。

3. 仪器的优劣对超声的分辨率也有很大影响。经体腔和经体表探头相比，经体腔探头一是探头频率高，分辨率高；二是排除肺内气体或肠腔内气体的干扰，图像清晰度高。如子宫内膜病变用阴道探头，前列腺病变用直肠探头，均比经腹壁的探头分辨率高。心脏病变用食道探头比经胸壁探头分辨率高。

有自然组织谐波的仪器，对肥胖、肺气肿、腹胀等条件困难的患者，能改善二维图像质量。高分辨率彩超仪可经枕骨大孔和颞骨探测，看到颅内 Willis 环、大血管走向，并测频谱流速，代替经颅多普勒（transcranial Doppler）。

（三）发展趋势

1. 三维、四维超声 用计算机程序把静态二维图像模拟成三维（立体）图像，立体感强，更形象，受到临床医生欢迎。

2. 多普勒组织成像技术 多普勒技术不仅用于血流，而且用于室壁、血管壁。滤去血流的速度信号，仅保留室壁的信号，对冠心病室壁运动的检测有量化指标。

3. 介入性超声发展迅速 ①腔内探头不断发展，从经食道、经阴道、经直肠发展到胃镜超声、膀胱镜超声、腹腔镜超声以及血管内超声。②体腔内造影剂，尤其是微泡造影剂心肌显影、造影剂二次谐波显像，使微血管内低速血流显影向前迈进一步。③超声引导下穿刺：不仅做细胞学检查、组织学活检、引流，还可注入药物治疗，尤其是对癌症，不仅可注入酒精、药物，近年来用微波、激光、射频、冷冻、高温等消融治疗也都取得较好疗效。

4. 超声仪器新技术不断出现 自然组织谐波、超宽频技术、全数字化技术、面阵探头等使超声分辨率越来越高，应用范围越来越广。

第二节 超声心动图

用于检查心脏及与其相连的大血管的超声技术叫超声心动图（ultrasonic cardiography，UCG）。包括 M 型、B 型和 D 型，即 M 型超声心动图、二维超声心动图（two-dimensional echocardiogram，2DE）和 D 型超声心动图，D 型中又分频谱多普勒和彩色多普勒血流显像，即彩色多普勒超声心动图和频谱多普勒超声心动图。

超声心动图能实时显示心内各结构（瓣膜、各房室壁等）的形态及活动，形象显示有无反流及分流，并通过软件测量心功能，在临床上成为心脏疾病诊断的首选影像学方法。

【适应证】

1. 瓣膜病变 风湿性心脏病、退行性瓣膜病、先天性瓣膜畸形等，首选超声心动图。

2. 占位性病变 左心房黏液瘤、间皮瘤、心包积液，首选超声心动图。

3. 先天性心脏病 房间隔缺损、室间隔缺损、动脉导管未闭、法洛四联症、右心室双出口等，首选超声心动图。

4. 心肌病 肥厚型、限制型心肌病可基本确诊，扩张型心肌病要结合临床方可确诊。

5. 其他 冠心病、慢性肺源性心脏病、高血压心脏病等，要结合临床进行诊断。

【正常声像图】

超声心动图检查常用体位：左侧卧位或仰卧位。

常用声窗：最常用的是胸骨旁和心尖，其次是剑突下及胸骨上窝，必要时取胸骨右缘。

（一）二维超声心动图

二维超声心动图（2DE）常用切面有：胸骨旁左心室长轴切面、心底短轴切面、二尖瓣口短轴切面、乳头肌切面等系列短轴切面，心尖四腔、二腔切面。

1. 左心室长轴切面 上方从前向后依次显示右心室流出道、主动脉和左心房。下方从前向后依次显示右心室、室间隔、左心室、左心室后壁。主动脉前壁与室间隔相延续，主动脉后壁与二尖瓣前叶相延续。可见到二尖瓣前后叶、主动脉右冠瓣和无冠瓣。瓣膜光洁柔和，随心动周期规律性开放、关闭。室壁、房壁和主动脉壁随心动周期规律性收缩、舒张（图 23 – 3）。

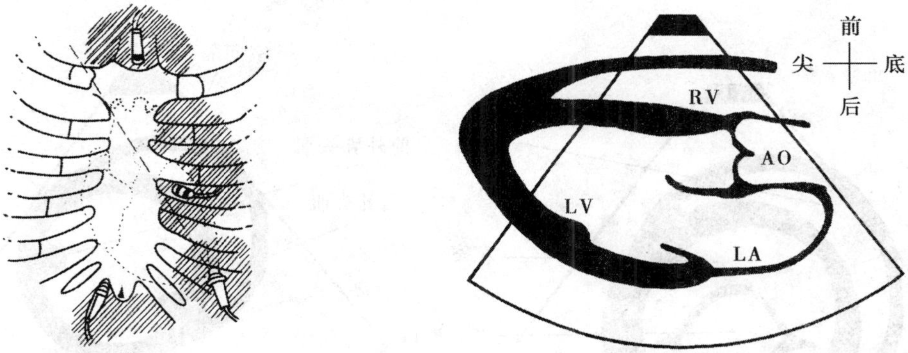

探头位置及扫描方向　　　　该切面图像

RV：右心室；LV：左心室；LA：左心房；AO：三动脉

图 23 – 3 胸骨旁左室长轴切面

2. 心底短轴切面 可见中间的主动脉及其瓣叶横断面，其周围一圈，从后向前顺时针依次为左心房、房间隔、右心房、三尖瓣、右心室、右心室流出道、肺动脉瓣、主肺动脉和左、右肺动脉。主动脉三个瓣膜开放呈“▽”形，关闭呈“Y”形（图 23 – 4）。青少年儿童可清晰看到左、右冠状动脉开口处。

3. 二尖瓣水平左心室短轴切面 可显示左心室壁环状横断面向心性规律的收缩、舒张。可见右心室的一部分。二尖瓣口前后叶舒张期开放呈鱼口状，关闭呈“一”字形（图 23 – 5A）。

4. 左心室乳头肌水平短轴切面 左、右心室与二尖瓣短轴切面所见相仿，可看到前外侧乳头肌和后内侧乳头肌（图 23 – 5B）。

5. 心尖四腔切面 可见房间隔、室间隔、二尖瓣、三尖瓣将心腔分为左、右心室和左、

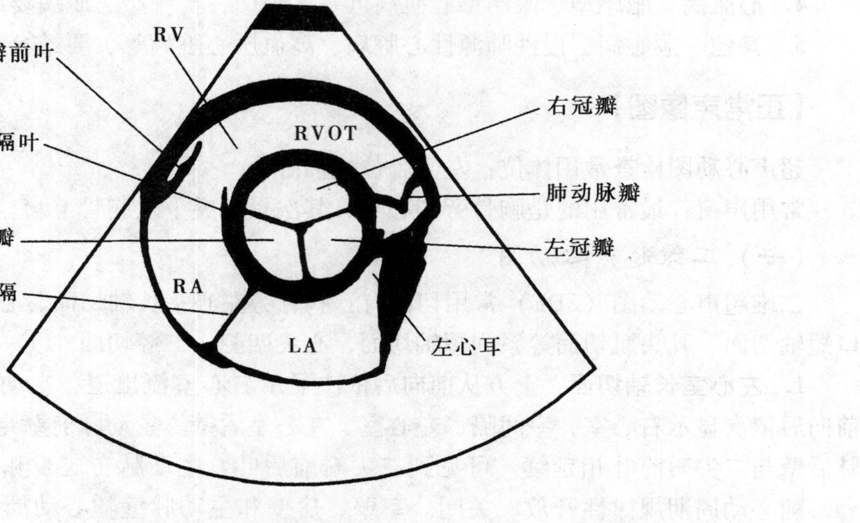

RVOT：右室流出道；RA：右心房；LA：左心房

图 23－4 主动脉短轴切面

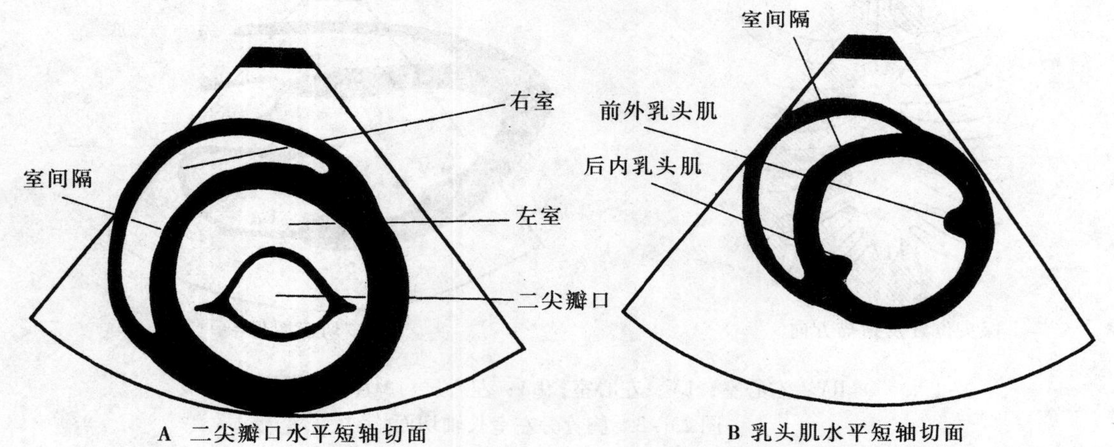

A 二尖瓣口水平短轴切面　　B 乳头肌水平短轴切面

图 23－5 左心室横切面

右心房四个腔（图 23－6）。患者图像条件好的可见与左心房相连的四条肺静脉。探头稍向上倾斜见到主动脉根部，为心尖五腔观。

6. 剑下四腔切面 可见左右心房、左右心室四个腔。房间隔与声束方向近于垂直，诊断房间隔缺损的假阳性率最低，是确诊有无房间隔缺损的最佳切面。

7. 主动脉弓长轴切面 探头置于胸骨上窝，可见主动脉弓及其主要分支无名动脉、左颈总动脉和左锁骨下动脉，还可见右肺动脉横断面。

（二）M 型超声心动图

在二维超声心动图左心室长轴切面，由心尖向心底取五条标准曲线 1 区、2a 区、2b 区、

3 区、4 区，主要看 4 区和 2b 区（图 23－7）。

1. 心底波群（4 区）　声束通过主动脉根部和主动脉瓣，从前向后依次为右心室流出道、主动脉根部和左心房。见主动脉前后壁两条平行曲线，收缩期向前，舒张期向后，舒张中期可见再次向前的重搏波。主动脉内可见主动脉瓣活动曲线，收缩期开放呈六边长方盒形，舒张期关闭呈一线。

2. 左心室二尖瓣前后叶波群（2b 区）　声束通过二尖瓣前后叶，从前向后依次为右心室前壁、右心室、室间隔、左心室、左心室后壁。左心室腔内见二尖瓣曲线，前叶曲线依次见 A、B、C、D、E、F、G 点。舒张期曲线上升形成 E、A 两峰，呈 M 形，E 峰是快速充盈高峰，A 峰是心房收缩形成舒张晚期的缓慢充盈高峰。正常情况下 E 峰大于 A 峰。二尖瓣后叶与前叶呈逆向运动，曲线呈 W 形，幅度比前叶小。收缩期前后叶关闭呈一线即 C－D 段。

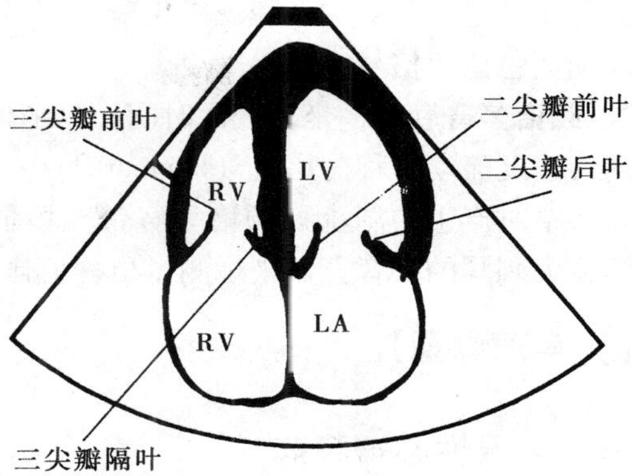

图 23－6　心尖四腔心切面

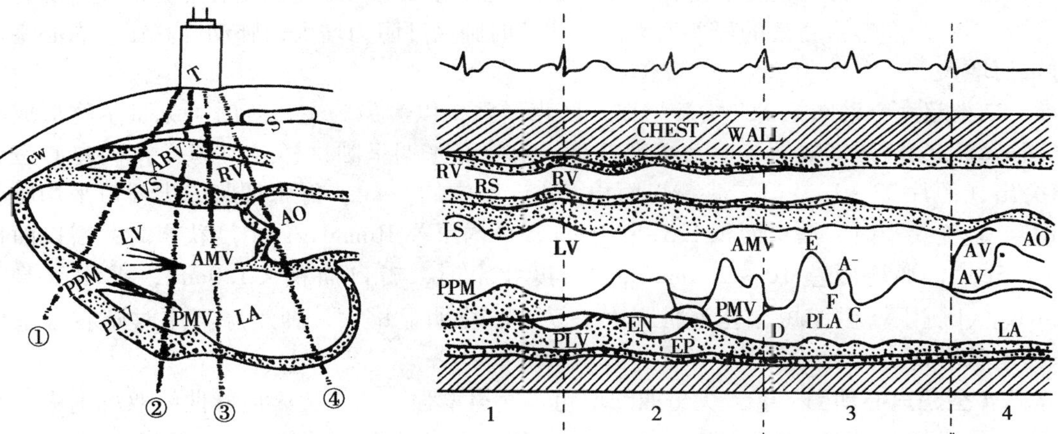

胸骨旁左室长轴观　　左室长轴观引导下 M 型连续扫描线

CW：胸壁；ARV：右室前壁；RV：右室；IVS：室间隔；AO：主动脉；LV：左室；AMV：二尖瓣前叶；PMV：二尖瓣后叶；LA：左房；PPM：后乳头肌；PLV：左室后壁；RS：室间隔右室面；LS：室间隔左室面；EN：心内膜；EP：心外膜；PER：心包膜；PLA：左房后壁；AV：主动脉瓣。①1 区；②2a、2b 区；③3 区；④4 区

图 23－7　左室长轴及 M 型连续扫描模式图

（三）多普勒超声心动图

1. 彩色多普勒血流显像（CDFI）　在二维图像上将血流添加彩色编码，各切面上由于血流的方向不同而出现“红迎蓝离”的血流信号。正常情况下，各瓣膜口无反流信号，

心内无分流信号。如心尖五腔观二尖瓣口、三尖瓣口可见舒张期红色血流信号，主动脉瓣口见收缩期蓝色血流信号。

2. 频谱多普勒 横坐标表示时间，纵坐标表示频移血流速度。正常红细胞以比较一致的方向与速度流动，称为层流（laminar flow），频谱呈窄带中空形。异常血流（反流、分流或瓣口狭窄时产生的湍流）频谱呈宽带充填形。同时记录的可闻声信号，层流为平顺的乐音，湍流为刺耳的噪音。纵坐标测量出峰值血流速度。

【异常声像图】

一、风湿性心瓣膜病

（一）二尖瓣狭窄

二尖瓣狭窄后，舒张期左心房血液不能畅通进入左心室，淤积在左心房，使左心房容积增大，左心房与左心室之间的压差增大。失代偿时肺循环阻力增大，肺动脉高压，右心室负荷过重而增大。

1. 二维超声心动图 ①二尖瓣增厚，回声增强，以瓣尖为主，有时可见赘生物形成的强光团。②二尖瓣活动僵硬，运动幅度减小。前叶舒张期呈圆拱样（气球样）向左心室流出道突出（照片23-1）。③二尖瓣口面积缩小。正常约4cm^2，舒张期跨二尖瓣口平均压差5mmHg。轻度狭窄时，瓣口面积1.5~2.0cm^2，平均压差10mmHg；中度狭窄时，瓣口面积1.0~1.5cm^2，平均压差10~2.0mmHg；重度狭窄时，瓣口面积<1.0cm^2，平均压差>20mmHg。④腱索增粗缩短，乳头肌肥大。⑤左心房明显增大，肺动脉高压时则右心室增大，肺动脉增宽。

2. M型超声心动图 ①二尖瓣曲线增粗，回声增强。②二尖瓣前叶曲线双峰消失，呈城墙样（平台样）改变，EF斜率减低。③二尖瓣前、后叶呈同向运动，后叶曲线套入前叶。④左心房增大（照片23-2）。

3. 多普勒超声心动图 ①CDFI：二尖瓣口见五彩镶嵌的湍流信号。②频谱多普勒：二尖瓣频谱呈单峰宽带充填形，峰值血流速度大于1.5m/s，可达6~8m/s。

（二）二尖瓣关闭不全

二尖瓣关闭不全时，收缩期左心室一部分血液经关闭不全的瓣口反流回左心房，使左心房压增高，容积增大。舒张期左心室能顺利充盈，瓣口血流量增加。较晚出现肺动脉高压。

1. 二维超声心动图 ①二尖瓣增厚，回声增强，以瓣尖为主。有时可见赘生物强光团。②二尖瓣活动僵硬，运动幅度减小。收缩期二尖瓣前后叶关闭错位或有空隙。③左心房大，左心室大，严重时出现肺动脉增宽、右心室大。

2. M型超声心动图 ①二尖瓣曲线增粗，回声增强，后叶运动幅度明显减低。②收缩期前后叶关闭呈双线。③左心房大，左心室大。

3. 多普勒超声心动图 CDFI：左心房内见从二尖瓣口发出的收缩期反流信号（照片23-3）。频谱多普勒：收缩期出现反流频谱，峰值速度一般大于4m/s（照片23-4）。

如患者为二尖瓣狭窄合并关闭不全，则为以上声像图特点之和。主动脉瓣及其他瓣膜病变特征与二尖瓣相仿（照片 23－5）。

50 岁以上的人群中越来越多见老年性退行性瓣膜病，以钙盐沉着在瓣环为特征。与风湿性瓣膜病的超声心动图鉴别如表 23－1。

表 23－1　风湿性瓣膜病与退行性瓣膜病的鉴别

	风湿性瓣膜病	退行性瓣膜病
发病年龄	青少年多见	50 岁以上多见
好发瓣膜	二尖瓣为主	主动脉瓣为主
瓣膜增厚	瓣尖为主	瓣根、瓣环为主
瓣膜病变	狭窄为主	关闭不全为主
房室大小改变	明显	不太明显
心功能改变	明显	不太明显
预后	差	较好

二、左心房黏液瘤

黏液瘤是心脏良性肿瘤中最常见的一种，以左心房黏液瘤为最多见，占 90%，有蒂，瘤体为半透明胶冻状，表面为大小不等的结节。临床表现酷似二尖瓣狭窄。但心脏杂音多变。

二维超声心动图：多个切面均可见左心房内有一回声增强的光团，多附于房间隔或二尖瓣前叶的左心房面。随舒张期二尖瓣开放，黏液瘤可到达二尖瓣口，部分甚至全部堵塞二尖瓣口，造成机械性二尖瓣口狭窄（照片 23－6）。收缩期随二尖瓣关闭，黏液瘤返回左心房，左心房因之增大。合并出血坏死时强光团内可见无回声区。二尖瓣未见异常回声。

三、先天性心脏病

1. 房间隔缺损、室间隔缺损　均可在二维超声心动图上见到房间隔或室间隔有回声连续中断，断口处可见穿隔分流血流信号（照片 23－7、照片 23－8）。可见全心动周期分流频谱。

2. 动脉导管未闭　二维超声心动图可见降主动脉与肺动脉间有相通的液性管道和分流信号。缺损或导管细小时，二维超声图像显示不清，主要用 CDFI 看分流的血流信号，频谱多普勒测其血流速度（照片 23－9）。

3. 法洛四联症　室间隔缺损、主动脉骑跨、右心室肥厚和肺动脉狭窄，均可在二维超声心动图和多普勒超声心动图上有特征性表现而确诊。

4. 其他先天性心脏病　心内膜垫缺损、单心房、单心室、三尖瓣下移等先天性心脏病在二维超声心动图上均一目了然。复杂先天性心脏病如右心室双出口、大动脉转位等，多切面探查，配合 CDFI 也可明确诊断。

四、心肌病

原发性心肌病指原因不明的心肌病变，分为扩张型、肥厚型、限制型。

1. 扩张型心肌病 又称充血性心肌病。二维超声心动图特征为：①全心扩大呈球形，以左心为主。②各瓣膜形态正常，开放幅度变小，二尖瓣口与左心室形成“小瓣口大心腔”的特征性表现。M 型超声心动图上二尖瓣曲线呈低矮菱形的“钻石样”改变，E 峰与室间隔距离（EPSS）增大，常大于 15mm。室间隔与左心室后壁运动幅度明显减低。频谱多普勒超声：各瓣膜口血流峰值速度减低，可见反流信号。

2. 肥厚型心肌病 二维超声心动图特征为：①心肌不对称性增厚，室间隔增厚更明显，厚度大于 15mm。室间隔与左心室后壁之比大于 1.3。②梗阻性肥厚型心肌病，收缩期二尖瓣前叶前移，左心室流出道变窄，该处血流峰值速度明显增高。

3. 限制型心肌病 心内膜、心肌广泛纤维化，导致心室舒缩功能障碍。二维超声心动图表现为：①心内膜弥漫性均匀增厚，回声增强。②室壁运动幅度明显减弱。左心室收缩功能明显减低。③左心室内径明显缩小，左心房、右心房多增大。

五、其他心脏病

超声心动图对冠心病、高血压性心脏病及肺源性心脏病等的诊断均要密切结合临床。

1. 冠心病 超声心动图是冠心病的辅助检查方法。只能间接看主动脉弹性、室壁节段运动有无异常。经食道超声可排除肺气干扰。急性心肌梗死时，可看到有无腱索断裂、乳头肌功能不全、室壁瘤、血栓等并发症。血管内超声成像可了解冠状动脉斑块的形态、结构与管腔的关系，并直接测定冠状动脉血流，显示管腔和管壁的病变，还可分析粥样斑块的性质。

2. 高血压性心脏病 表现为左心室肥厚，主动脉增宽，主动脉弹性减低。

3. 慢性肺源性心脏病 右心室肥大，肺动脉增宽，这些特征均可在超声心动图上表现出来，但不是特征性改变。

第三节 肝、胆道、胰腺的超声诊断

超声检查对肝脏、胆道、胰腺和脾脏疾病的诊断效果最佳，是首选的影像学检查。胃和十二指肠病变阳性率不如胃镜，肠道疾病因胃肠道有粪便、气体而阳性率较低。

一、肝脏疾病

【适应证】

1. 占位性病变 包括肝癌、肝血管瘤等实质性占位病变和肝囊肿、肝脓肿、肝包囊虫病等液性占位性病变，超声检查均属首选。

2. 弥漫性病变 诊断肝硬化首选超声检查。脂肪肝、典型的中晚期血吸虫病肝脏损害，超声检查可确诊。肝淤血、轻型或不典型血吸虫病肝脏损害、各型肝炎，声像图上有相应改变，但无特异性改变，需结合临床诊断。

【正常声像图】

正常肝脏近似楔形，肝右叶厚而大，向左侧渐小而薄。肝的后缘近膈顶端圆厚，呈半弧形的钝角，近下缘处扁而薄。肝脏轮廓光滑、整齐，轮廓线回声强而清晰。肝实质内回声呈细小的光点，分布均匀，可见散在的略强光点及短小的线状回声（照片23－10）。肝门静脉为管壁回声较强的管状结构，门静脉主干内径为1.0～1.2cm。门静脉主干内血流方向为向肝性，流速为15～25cm/s。肝静脉在声像图上不易显示。正常的肝内胆管内径0.2～0.3cm，肝外胆管内径为0.4～0.6cm，约为其后方门静脉的1/3左右。肝右叶最大斜径正常值为12～14cm，肝右叶前后径正常值<11cm，肝右叶横径正常值<10cm。左半肝厚度正常值（包括尾状叶）<6.0cm，左半肝长度正常值<9.0cm。正常人在平稳呼吸时肋缘下无肝脏回声。

彩色多普勒超声心动图可显示门静脉、肝静脉和肝动脉的血流信号。

【异常声像图】

（一）原发肝细胞肝癌

1．分型 声像图：①巨块型：癌瘤直径大于5cm。②结节型：癌瘤直径大于2cm，小于5cm。③弥漫型：癌瘤直径小于2cm，弥漫分布于全肝。④混合型：以上三种中任意两种甚至三种同时存在。

2．超声诊断要点

（1）直接征象：肝内见一个或多个光团，回声可强可弱，光团边缘形态不规则，光团内光点分布不均匀，回声强弱不一，周边可见声晕或靶环征（为癌肿推开周围小血管，形成的血管围绕征）（照片23－11）。光团内可出现液化形成的无回声暗区。弥漫型肝癌多在肝硬化基础上形成，肝内见散在弥漫分布的粗强光斑、小光团，要注意与肝硬化相鉴别。

（2）间接征象：①肝肿大，边缘形态失常，可见驼峰征（肿瘤向包膜外突起形成）、角征（癌肿使右下缘角或左下缘角变钝）。②压迫征象：门静脉、肝静脉受压变形，第一肝门处肝癌可压迫胆管造成肝内胆管扩张，产生阻塞性黄疸。③转移征象：门静脉、肝静脉、下腔静脉内癌栓；腹水；第一肝门旁、腹主动脉旁淋巴结转移。

（3）多普勒超声：CDFI检查显示癌瘤光团周边和光团内见丰富的动脉血流信号。频谱多普勒示阻力指数（RI）大于0.75或小于0.5。肝动脉血流信号明亮，峰值速度增高，RI大于0.75或小于0.5。

（二）肝囊肿、多囊肝

患者无自觉症状，常在体检时发现，可分为单发和多发。声像图上见肝内有一个或数个类圆形无回声暗区，壁纤细、光洁，暗区内清亮（照片23－12）。

多囊肝则见肝内布满无数大小不等无回声暗区，正常肝组织被挤压变薄或显示不清，常合并多脏器多囊改变，如多囊脾、多囊胰、多囊肾。

（三）肝脓肿

肝脓肿分细菌性肝脓肿和阿米巴性肝脓肿。细菌性肝脓肿是通过血液传至肝脏，形成多发小脓肿，现已少见。临床所见绝大部分是阿米巴性肝脓肿。

阿米巴性肝脓肿超声诊断要点：

（1）完全或部分液化：肝内见一个或数个无回声暗区，壁厚，内壁毛糙呈虫蚀样，无回声暗区内见细小光点，不全液化时暗区内可见部分实质回声。

(2) 动态观察：早期尚未液化时，炎症区呈强回声光团，欠规则，无声影，易与肝癌相混（照片23－13）。动态观察可见脓肿内回声逐步减低，部分液化以至完全液化。治疗后脓肿暗区可逐步缩小以至消失。

(四) 肝硬化

肝硬化是由各种慢性肝病反复发作引起的肝细胞变性坏死、纤维组织增生、肝细胞结节状再生、假小叶形成等病理改变。肝脏呈结节样变，血管扭曲移位以及门静脉高压。

超声诊断要点：①肝体积缩小，逐步向右上移行。部分患者肝左叶早期可代偿性增大。②肝包膜回声增强，呈锯齿样改变。肝内光点增粗增强，分布紊乱（照片23－14）。血吸虫病性肝纤维化由于门静脉小分支被虫卵充填实变，而呈网络样改变。③脾肿大，脾实质回声增强，脾增大的程度与肝硬化严重程度一致。④胆囊壁增厚毛糙，有腹水时可呈双边。⑤可见腹水的无回声暗区。⑥门静脉内径增宽＞1.3cm，门静脉高压导致门静脉血流信号减弱，血流速度减低，常在15～25cm/s以下。可出现脐静脉重新开放。⑦癌变时在肝硬化基础上出现肝癌声像图特征，以弥漫型为多见。

二、胆道疾病

【适应证】

超声能动态观察管道内的病变，是胆道疾病的首选和最佳影像学检查。适应于胆囊炎、胆管炎、胆道结石、胆囊息肉、胆囊癌、胆管癌等的诊断。

【正常声像图】

超声检查肝内胆管，正常可见左、右肝管。肝外胆管可见十二指肠上段。胆囊大小为长4～9cm，前后径2～3cm，壁厚小于2mm。囊内清亮。肝门处胆总管内径0.6cm左右，应小于0.8cm。左右肝管内径0.2cm。肝内二级以上胆管不显示，即表示肝内外胆管不扩张。

【异常声像图】

(一) 胆囊炎

1. 急性胆囊炎 单纯性胆囊炎声像图无特异性改变，形成化脓性胆囊炎后声像图特征较明显。胆囊肿大，大于8cm×4cm。壁增厚，大于3mm，呈双边征。胆囊无回声暗区中出现细的低回声光点，分布稀疏或密集，后无声影，可伴有胆囊结石。

急性胆囊炎多伴有急性胆管炎，胆管壁增厚，回声增强，胆管内径可稍宽，胆总管内径在0.8～1.2cm之间，内可见低回声细小光点。

经治疗后炎症控制，胆囊、胆管形态可恢复到正常。

2. 慢性胆囊炎 慢性胆囊炎是急性胆囊炎症反复发作迁延所致。胆囊壁因纤维增生而增厚、毛糙，胆囊大小正常或萎缩，囊内多伴有结石。胆囊收缩功能差。单纯胆囊壁增厚，原因有多种，不是胆囊炎所特有，要结合病史方能下诊断。

(二) 胆道结石

1. 胆囊结石 典型的胆囊结石声像图特征如下：①胆囊内见一个或数个强光团、光斑。②光团、光斑后方伴声影或彗星尾（照片23－15）。③强光团或光斑可随体位改变而依重力方向移动。两种情况除外，一是结石嵌顿在胆囊颈部，二是结石炎性粘连在胆囊壁中，多为泥沙样小结石，又叫壁间结石。不典型者如充填型胆结石，胆囊为充满大小不等结石，声像图上看不见胆囊回声，胆囊区见一条强回声弧形光带，后方伴直线形宽大声影。

2. 胆管结石　①胆管内见强光团或光斑，后伴声影。结石上方的胆管扩张呈树枝分叉状。②肝内小胆管内的结石可仅在肝实质中见强光斑或光团，后伴声影，结石上下均无扩张的胆管（照片23－16）。胆道结石与胆囊炎可互为因果。

（三）阻塞性黄疸的鉴别诊断

二维声像图上阻塞性黄疸有肝内、外胆管扩张，而非阻塞性黄疸无肝内、外胆管扩张。阻塞性黄疸的原因有胆道内的结石、肿瘤或蛔虫。胆道外的原因有：第一肝门处肝癌压迫肝门处胆管，造成其上方的肝内胆管扩张。胰头癌压迫胰腺后段胆总管造成胆囊肿大，肝内外胆管扩张，胰管扩张。十二指肠乏特腹壶部出现梗阻时可造成胆囊肿大，胆总管全程扩张，肝内胆管扩张。

声像图上根据胆管扩张的程度、范围，胆囊有无肿大，胰管有无扩张来确定梗阻部位，寻找梗阻原因。

三、胰腺疾病

【适应证】

胰腺占位病变，最常见的是胰腺癌，超声为首选。急性胰腺炎超声检查有特征性改变，结合临床可确诊。慢性胰腺炎无特征性表现。

【正常声像图】

通过胰腺周围的血管来定位胰腺（图23－8）。前方：右侧是肝左叶，左侧是胃。后方有脾静脉、下腔静脉、腹主动脉和肠系膜上动脉。胰腺多为腊肠形，胰大小边缘形态正常，胰内光点分布均匀，胰管居中，不扩张（<2mm）。

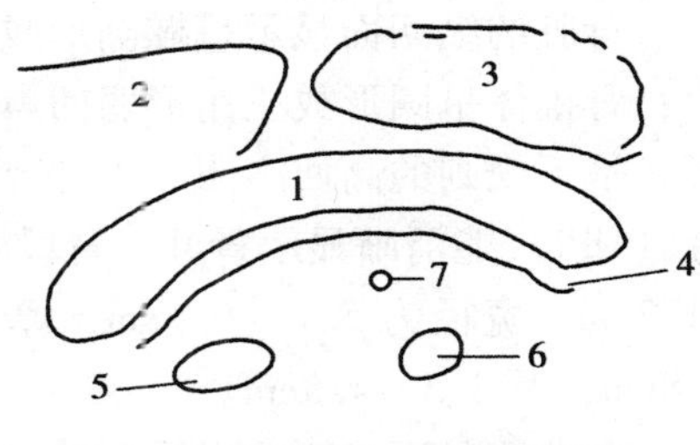

1. 胰腺；2. 肝左叶；3. 胃；4. 脾静脉；5. 下腔静脉；6. 腹主动脉；7. 肠系膜上动脉

图23－8　胰横断面解剖超声示意图

【异常声像图】

1. 急性胰腺炎　声像图特征为：①胰腺均匀弥漫性轻度肿大，胰内光点增粗，回声减低，分布欠均。②有出血坏死时，胰内见局限性低回声或无回声区，胰周边可见局限性低回声或无回声区。③胰管可轻度扩张，内径3mm左右。

2. 慢性胰腺炎　急性胰腺炎反复发作可出现纤维化表现，使胰边缘回声增强，欠光洁。胰内光点增粗、增强，分布紊乱。可出现假性囊肿。胰管壁增厚，回声增强，内径可正常，也可稍宽。胰管内有时可见一个或多个结石的强光团、强光斑，其后伴声影。

3. 胰腺癌

（1）直接征象：胰内出现形态不规则的光团，可位于胰头、胰体或胰尾。光团边界不清，多为低回声。光团内光点分布不均，出现液化坏死时可见不规则无回声暗区。CDFI示周边和胰腺内血流信号较丰富。

（2）间接征象：①胰局限性肿大，边缘形态失常。②压迫征象：胰头癌可压迫胆总管的胰腺后段，造成肝内胆管扩张，胆囊肿大，胰管扩张，胰管汇入处以上的胆总管扩张。

（3）转移征象：腹主动脉旁淋巴结转移，肝转移。

第四节 泌尿系统超声诊断

【适应证】

1. 泌尿系结石 超声检查为首选。检出率：膀胱结石 > 肾结石 > 输尿管结石。

2. 占位性病变 超声是首选。包括液性占位性病变：肾囊肿、多囊肾；实质占位性病变：膀胱癌、肾错构瘤、肾癌。

3. 先天畸形 肾缺如、异位肾、马蹄肾、双肾盂、双输尿管、膀胱憩室。

4. 移植肾 观察有无术后并发症，如尿路阻塞（肾积水），肾周围积液，肾血管病变（肾动脉狭窄阻塞、肾静脉血栓），肾实质病变（急、慢性肾排异，急性肾小球坏死）等。

5. 炎性病变 超声图像有改变但无特异性，要结合临床。慢性肾功能不全者，超声可显示肾纤维化表现。

【正常声像图】

肾脏的纵切面显示呈椭圆形或扁卵圆形；肾包膜光滑、清晰；肾皮质呈均匀的中、低回声；肾锥体呈圆形或三角形弱回声区；肾中心部分为肾窦区，包括肾盂、肾盏、血管和脂肪等，呈不规则的高回声团。正常肾盂无回声区前后径≤1.5cm。彩色多普勒和多普勒能量显像（DPI）能清晰显示肾叶、肾段及弓形小血管的分布。正常肾脏大小：男性，长径为10～11.2cm，宽径为5.1～6.1cm，厚3.8～4.6cm；女性，长径为9.8～11cm，宽径为5.0～5.8cm，厚3.5～4.5cm。

正常情况下双侧输尿管不扩张。膀胱充盈时见膀胱壁光洁，未见隆起，高分辨仪器可显示膀胱各层次结构。膀胱内尿液的无回声暗区中无异常回声。

前列腺大小不超过3cm×4cm×2cm，横切时形如栗形。前列腺内为低回声光点，分布均匀。50岁以后随年龄增长可分出内、外腺，回声逐步增强。

【异常声像图】

一、肾积水

前列腺肥大、尿路结石或肿瘤、尿路外肿瘤压迫等引起的尿路梗阻均可导致肾积水。梗阻部位可在肾盏、肾盂、输尿管、膀胱和尿道的任何部位。肾积水时肾盂和肾盏扩张，伴不同程度肾皮质受压变薄。

（1）轻度肾积水：肾盂、肾盏分离，分离腔无回声区呈窄带状或花朵形，前后径在

1.0～1.5cm 以上，肾形态无明显变化。

（2）中度肾积水：肾脏增大，肾窦分离，无回声区前后径＞2.0cm，可呈多个无回声区，形如手套状或烟斗状，积水的无回声区转动探头相互交通。当积水使输尿管扩张时，肾盂积水无回声区与输尿管积水无回声区相连续（照片 23－17）。

（3）重度肾积水：无回声暗区内见分隔光带，肾盏、肾盂重度扩张，呈相互通连的多房囊状结构或调色碟形，肾实质变薄。

超声检查发现肾积水时应进一步探查原因。肾窦部轻度分离时（1.0～1.5cm）要嘱患者排尿后复查，以排除膀胱过度充盈引起的一时性肾盂轻度扩张。

二、泌尿系结石

超声见强回声光团或光斑，后伴声影或彗星尾征（照片 23－18）。输尿管结石多位于输尿管狭窄处，膀胱结石可随体位依重力方向移动。可伴有肾积水。检出率：膀胱结石最高，肾结石次之，输尿管结石因腹腔内肠管胀气干扰而显示较差。检查前嘱病人排空大便，充盈膀胱，可提高输尿管结石检出率。

三、肾囊肿

发病机制不明，患者无症状，多在体检时发现。可单发也可多发，可一个肾有，也可双肾均有。发病率高，多见于 55 岁以上人群，预后好，无遗传倾向。

声像图特征：肾内见一个或多个类圆形无回声暗区，壁光洁，暗区内清亮，后方回声增强（照片 23－19）。无回声暗区可向包膜外突起，则肾形态失常。可向内压迫肾窦部，则肾窦部变形。囊肿多发时，超声医师转动探头，多个暗区互不相通。输尿管一般不扩张。

四、多囊肾

声像图见肾体积增大，典型者形态失常，肾包膜不规则。肾内布满大大小小无回声暗区，转动探头不相互交通。正常肾组织回声明显减少，甚至看不到。CDFI 示肾内血流信号明显减少，可合并多脏器多囊改变（照片 23－20）。

五、肾实质性肿瘤

肾实质性肿瘤中良性的有肾血管瘤、肾错构瘤。恶性肿瘤中成人最多见是肾细胞癌，儿童最多见的是肾母细胞瘤。肾细胞癌局限型者癌瘤光团多从肾表面向外隆起，形态不规则，癌瘤光团内光点分布不均匀。回声可强可低，可为中等回声，光团内可见因坏死出血而液化的无回声暗区。肾窦部被压移位变形。光团周边血流信号丰富，光团内血流信号较丰富。可见肾静脉、下腔静脉内的癌栓。较小的肾癌易漏诊，检出率不如 CT、MRI。

六、膀胱癌

膀胱癌是泌尿系最常见的恶性肿瘤。膀胱癌患者最早的症状是无痛性血尿。声像图特征：膀胱壁局限性略厚或隆起，呈乳头状、菜花状光团向膀胱内突起，可大可小，形态不规则。光团内光点分布不均匀，回声强弱不一。光团有的有蒂，蒂有长有短，有蒂肿瘤可随体位变化而有漂动感。光团内可见丰富血流信号。光团周边的膀胱壁可有不同程度浸润而增厚，可观察膀胱壁浸润的程度、范围及与周围脏器的粘连或转移。一般膀胱癌超声检出率高，可代替膀胱镜检查。但地毯型膀胱癌患者膀胱壁弥漫不规则增厚，增厚的壁上光点分布不均，血流信号较丰富，容易漏诊，故检出率不如膀胱镜。

七、前列腺增生

前列腺增生是中老年男性常见病。声像图特征：前列腺增大，以内腺增生为主，外腺萎缩变薄。前列腺内光点分布均匀。伴结节样增生时，前列腺内见等回声或稍强回声光团。无包膜，边界欠清。前列腺内和周边未见明显血流信号。伴前列腺炎时，前列腺内光点增粗，前列腺尿道壁增厚，回声增强。

八、前列腺癌

前列腺癌以外腺好发。早期外腺区见低回声光团，多边界模糊不清，可向包膜外突起。前列腺内光点分布不均，血流信号增加。中期前列腺不规则增大，内外腺境界不清，光团形态不规则，光团内回声强弱不一，血流信号增加。晚期可向精囊腺、膀胱、直肠浸润。前列腺结节样增生要与之鉴别。用经直肠探头探查可排除肠气干扰，提高对前列腺癌的检出率，并可经直肠超声引导自动活检术而确诊。

第五节　妇产科超声诊断

【适应证】

（一）妇科

1. 盆腔包块　超声诊断是首选。包括：①子宫：良性包块有肌瘤、腺肌瘤。恶性包块有子宫癌。②卵巢：囊性占位性病变：卵巢囊肿（囊腺瘤）、皮样囊肿、卵巢内膜样肿瘤。囊实性占位病变：良性的畸胎瘤、恶性的卵巢癌。

2. 炎性病变　炎性包块要结合临床，治疗前、后观察比较，输卵管积液可诊断。盆腔炎、子宫内膜炎，要密切结合临床才能诊断。

3. 先天畸形　超声诊断首选。无子宫、幼稚子宫、双子宫（双角子宫）、子宫纵隔、处女膜闭锁等。

（二）产科

超声是监测优生优育的最佳方法。早期妊娠：有无孕，胚胎存活否，宫内还是宫外孕，有无滋养细胞病变。中晚期妊娠：胎儿发育，有无先天畸形，胎位，羊水量，胎盘位置，有无胎盘前置或早期剥离、脐带绕颈等。均有确诊价值。

【正常声像图】

（一）正常子宫及附件

饮水后膀胱充盈方可进行超声检查。子宫大小：长5.5～7.5cm，左右径4.5～5.5cm，前后径3.0～4.0cm。子宫边缘形态正常，肌层光点中等回声，分布均匀，内膜线居中。内膜厚度随月经周期的不同时期而变化。宫颈回声稍强，宫颈管不分离。正常情况下双侧输卵管不显示。双侧卵巢大小约4cm×3cm×1cm，随月经周期的不同时期卵巢大小有变化，卵巢内卵泡有无及大小也有变化。

（二）正常妊娠

临床分为三期，早期妊娠为妊娠第12周末前，中期妊娠为妊娠第13～27周末，晚期妊娠为妊娠第28周以后。

1. 早期妊娠 子宫增大，第5周宫内见孕囊，为圆形无回声暗区，壁厚回声强。第6～7周，囊内可见胚芽组织。第7～8周胚芽组织内可见规律有力的原始心管搏动。随妊娠周数增加，孕囊逐步增大，胚芽组织逐步增大，分出头体，出现胎动。第12周孕囊消失，可测量胚胎头臀长（照片23－21）。

2. 中、晚期妊娠 第12周出现胎头的椭圆形光环，第15周见脑中线。可测胎儿双顶径，30周前每周增长约3mm，30周后每周增长约2mm。随孕周增加，胎儿颅内各结构逐步完善。脊柱于11～12周可见，15～16周可清晰显示。胎儿心脏横径与胸廓横径之比是0.52，胎心搏动规律有力。腹腔内肝、肾、胃、膀胱等组织均可清晰辨认。胎儿由脐和胎盘相连，CDFI可清晰显示脐带血流，测量脐动脉血流各参数，有助于了解有无胎儿宫内发育迟缓（照片23－22）。

3. 晚期妊娠 看胎位，确定胎先露的部分，以助产科医师决定产妇分娩的方式。可观察胎儿生理功能，如呼吸样运动，胎动和肌张力；可观察有无脐带绕颈（照片23－23）；同时观察胎盘的位置、厚度、成熟度，羊水量的多少。三维彩超表面成像可快速检查胎儿的发育（照片23－24）状况，四维超声成像技术可显示胎儿的动作和表情。

【异常声像图】

（一）子宫肌瘤

子宫肌瘤是成年女性最常见的良性肿瘤。根据肌瘤所在部位分为浆膜下肌瘤、肌壁间肌瘤和黏膜下肌瘤。

1. 直接征象 子宫内见一个或数个圆形、椭圆形实质光团，边界尚清。光团内光点分布均匀，当伴有出血、坏死时可出现不规则低回声区或无回声暗区；当合并钙化时可见强光斑；合并肉瘤样变时可见光团周边模糊，光团内光点分布不均，回声强弱不一。光团回声根据组成成分不同而异，纤维组织成分较多的回声增强，平滑肌成分较多的回声减低，纤维组织和平滑肌组织成分相仿的为等回声。

2. 间接征象 子宫增大，浆膜下肌瘤可向包膜外隆起，使子宫形态失常。

3. 压迫征象 肌壁间肌瘤可压迫子宫内膜，造成内膜线移位及变形。黏膜下肌瘤则宫腔内膜线消失，代之以回声增强的光团（肌瘤）。

CDFI：子宫肌瘤周边可见较丰富血流信号，阻力指数不变（照片23－25）。

（二）卵巢肿瘤

声像图上可分为囊性、实性、囊实性三种。常见的有：

1. 卵巢囊肿 又称囊腺瘤，是卵巢最常见的液性占位性病变。可分为浆液性囊腺瘤和黏液性囊腺瘤。若无蒂扭转，则临床无症状。一侧多见，双侧少见。

（1）浆液性囊腺瘤：一侧或双侧附件区可见圆形或椭圆形的无回声区，壁薄，光滑，完整，边界清；囊肿后方回声增强；多房性囊内可见细光带间隔回声；囊肿大小一般为5.0～10cm。CDFI显示囊壁无血流信号（照片23－26）。

（2）黏液性囊腺瘤：呈均匀厚壁型（>5mm），为多房结构，房腔大小不一，无回声区内可见散在的细小光点；囊腺瘤内径多>10cm，甚至巨大占满全腹部；少数肿瘤有乳头状物生长时，囊壁上可见局限性光团，呈乳头状凸向囊内或壁外。CDFI显示囊壁无血流信号。

2. 卵巢内膜样肿瘤（巧克力囊肿） 是子宫内膜异位在卵巢形成的囊肿，有痛经史。声像图上见子宫某一侧有一类圆形无回声暗区，壁厚，囊内见细小光点，动态观察月经期增大。

卵巢囊肿要与卵巢非赘生性囊肿相鉴别，最常见的是卵泡囊肿（卵泡明显增大而尚未排出）、黄体囊肿（如妊娠早期）。卵泡囊肿在月经期复查无回声暗区消失，而囊腺瘤仍在。

3. 畸胎瘤 是胚胎发育过程中多胚层组织进入卵巢中，在青春期逐步随卵巢发育而形成，以多胚层组织中外胚层组织为主，如皮肤、皮脂腺、毛发、牙齿、骨骼等，声像图上在子宫的某一侧见一个类圆形无回声暗区（照片23－27）。又分成：

（1）脂液分层征：无回声暗区内有一分界，上层为均匀密集的细小光点，是脂质回声，下层为无回声暗区。

（2）面团征：无回声暗区内见一附壁强光团，是毛发、脂质等紧密相裹所致。

（3）瀑布征：无回声暗区内附壁强光团后方逐步衰减变暗，形如瀑布，是毛发与脂质相裹的松散结构。

（4）紊乱混合结构征：无回声暗区内可见强光团、光斑，扭曲乱绕的细光条、光点，后可伴声影，可有衰减，是毛发、骨骼、牙齿、脂质等结构散在的回声，又叫复杂型。

4. 卵巢实质占位病变 比囊性占位病变少，以恶性为主，也有临界恶性。声像图特征：某侧卵巢区见一个实质性光团。良性者光团形态规则，光团内光点分布均匀。恶性者光团边缘形态不规则，光团内光点杂乱不均，可出现不规则的无回声暗区。CDFI示光团内有丰富的血流信号，可合并腹水。

（三）子宫发育异常

子宫发育异常是胚胎发育演变的不同阶段发育障碍而形成的各种先天性子宫畸形，最常见的有：①先天性无子宫：充盈膀胱后，声像图上膀胱后方无子宫回声。②幼稚子宫：子宫各径线小于正常，尤其前后径小于2cm。③双子宫：盆腔见两个子宫回声，横切时呈猫耳征，宫颈较正常宽（照片23－28）。④处女膜闭锁：处女膜闭锁患者在青春期周期性下腹痛而无月经来潮。声像图见子宫稍大，宫腔内出现液性暗区，阴道囊样扩张，内见无回声暗区，暗区内可见细小光点。

（四）病理产科

早期妊娠常见的有流产、异位妊娠和葡萄胎。

1. 流产 先兆流产时，孕妇出现阴道流血，超声见孕囊、胚芽组织和规律性原始心管搏动，声像图无明显异常。难免流产时超声发现孕囊位置偏下，原始心管搏动无力、过快或不规律。过期流产时胚胎停止发育，超声见孕囊变形，胚芽组织较小，未见原始心管搏动，甚至只见空囊，无明显胚芽组织。

2. 异位妊娠 指孕囊着床在子宫体腔以外的地方。按着床部位可分为输卵管妊娠、宫颈妊娠、宫角妊娠、卵巢妊娠、阔韧带妊娠及腹腔妊娠，95%为输卵管妊娠。

声像图特征：①未破裂者：子宫无明显增大，宫内光点略紊乱，未见胚芽组织和原始心管搏动，而在子宫某一侧见孕囊、胚芽组织及原始心管搏动。此时超声可确诊为异位妊娠。②已破裂者：子宫某一侧见一个囊实性包块，形态不规则，边界不清，包块内光点分布不均。CDFI在光团内和周边未见血流信号。子宫直肠窝见多少不一的无回声暗区，严重者腹腔内可见程度不同的无回声暗区，此时超声不能确诊，只能结合临床。有停经史，血、尿绒毛膜促性腺激素（HCG）阳性，方可考虑为异位妊娠可能。

3. 滋养细胞疾病 包括葡萄胎、恶性葡萄胎和绒毛膜癌。葡萄胎是良性肿瘤，最常见。现以葡萄胎为代表。葡萄胎临床有停经史，妊娠反应明显，出现不规则阴道出血，查血、尿HCG均为强阳性。

声像图特征：①子宫明显增大，超过妊娠周数。②子宫内未见孕囊、胚芽组织和原始心管搏动。③子宫内出现许多大小不等的小无回声暗区，形似“蜂窝样”改变，或出现许多强光斑，形如降雪。④合并有出血时“蜂窝样”或“降雪样”回声内可见不规则无回声暗区。⑤一侧或两侧附件区可见类圆形无回声暗区，为黄素囊肿，暗区内可见光带分隔。

4. 前置胎盘 胎盘位置低下，下缘部分或全部遮盖子宫内口。胎盘剥离或破裂可造成胎儿宫内窒息死亡或孕妇大出血死亡。

注意事项：孕妇需中度充盈膀胱，方可在声像图上见到胎盘下缘与子宫内口的关系。膀胱过度充盈易造成假象。胎盘位置可随孕龄增加而自动上移，故只有在妊娠晚期方可诊断前置胎盘（照片23－29）。

5. 胎儿先天畸形 如无脑儿、脑积水、脑膜膨出、脊柱裂、脊膜膨出、内脏外翻、单脐动脉，先天胸水、腹水、阴囊鞘膜积液等先天畸形，均可在中期妊娠时超声检查发现特征性声像图表现。故在中期妊娠时常规检查一次超声，有助于优生。

第六节　其他部位的超声诊断

一、眼部疾病

二维超声可清晰显示眼内各结构及眼眶、眼球、球后，不受角膜混浊、白内障、玻璃体混浊等的影响。

【适应证】

（1）视网膜疾病：视网膜脱离、视网膜母细胞瘤。

（2）色素膜疾病：脉络膜脱离、脉络膜黑色素瘤、脉络膜血管瘤。

（3）眼外伤：眼内异物、晶状体脱位。

（4）眼眶疾病：眼眶肿瘤，如横纹肌瘤、泪腺混合瘤、皮样囊肿等；眶血管疾病，如海绵状血管瘤、视神经肿瘤和视乳头炎等。

【正常声像图】　浅层最先见到的是眼睑、角膜和前房，而后依次为虹膜、晶状体、玻璃体、球壁强回声，最后为三角形强回声，位于三角形强回声中部的长条形暗区为视神经。CDFI可在视神经周围或其前端自后向前分别显示眼动脉、睫状后动脉和视网膜中央动脉。

【异常声像图】

1．视网膜脱离

（1）部分视网膜脱离：玻璃体暗区内出现异常强弧形回声带，薄而整齐，凹面向前，后端与视乳头相连，前端可达周边部（锯齿缘）。眼球运动时此带轻度震动，运动方向垂直于眼球壁。

（2）全视网膜脱离：玻璃体暗区显示倒“八”字形光带，宽口向前，窄口向后，与视乳头相连。继发性者光带与眼球壁之间的暗区内常有异常回声，如继发于炎症，其内有强回声光点。

2．视网膜母细胞瘤　是儿童期最常见的眼内恶性肿瘤，临床症状为黑矇猫眼，即视力丧失，瞳孔区黄白色反应（白瞳症）。声像图特征：玻璃体内见视网膜局部增厚，向玻璃体内隆起，呈半圆形光团，可单发，也可多发，边缘不整齐，中等回声，光团内光点分布不均，回声强弱不一。出现坏死液化时，光团内可见不规则无回声暗区，多数伴有强光斑，常继发视网膜脱离。CDFI示光团内有较丰富血流信号。

3．眼内异物　外伤等意外引起，可造成眼内出血、感染、视力丧失等。超声探查不受眼内异物性质的限制，不管是金属还是非金属，超声均可见玻璃体无回声暗区内的强光斑或光点，金属后可伴彗星尾征或声影。超声可准确定位，引导取异物。

二、甲状腺疾病

【适应证】

1．甲状腺弥漫性肿大　如甲状腺功能亢进症、单纯性甲状腺肿、结节性甲状腺肿，要结合临床。

2．甲状腺炎　如亚急性甲状腺炎、慢性淋巴细胞性甲状腺炎，要结合临床。

3. 甲状腺肿瘤 如甲状腺腺瘤、甲状腺癌等，可确诊有无肿瘤，良恶性最终要靠病理切片证实。

【正常声像图】 颈部横切呈蝶状，边界清楚，边缘完整，左右各一叶，中央由峡部相连。甲状腺内光点中等回声，分布均匀。峡部后方是气管的弧形衰减区，左右叶外侧分别见左右颈总动脉和颈内静脉的横断面。

【异常声像图】

1. 甲状腺功能亢进症 声像图特点：甲状腺呈均匀、对称性弥漫性肿大，颈总动脉和颈内静脉被挤压而向外侧移位。甲状腺内光点增粗，早期回声不增强，随病程进展而回声增强，分布可欠均。CDFI见血流信号异常丰富，呈“火海征”（照片23－30）。频谱多普勒示血流最高速度、最低速度均增高，阻力指数降低，

2. 甲状腺腺瘤 是甲状腺良性肿瘤，分为滤泡状腺瘤和乳头状腺瘤。声像图见患侧甲状腺增大，甲状腺组织内见圆形或椭圆形光团，边界清，包膜光滑，光团内光点分布均匀。滤泡状腺瘤多为低回声，乳头状多为稍强回声。光团内可有大小不等的无回声暗区，光团周边可见晕环征。CDFI示光团周边见成圈或不成圈的彩环征。血流速度不高，阻力指数正常。光团内实质回声中不见或仅见少许低速血流信号（照片23－31）。

有20%腺瘤可癌变，出现癌变时光团边缘形态不规则，包膜不完整；光团内光点分布不均，回声强弱不一，后方可有衰减。坏死液化时可出现不规则无回声暗区。CDFI示光团周边见高速血流信号，光团内亦可见丰富血流信号。

三、乳腺疾病

二维超声能清晰显示乳房由外向内的皮下脂肪、乳腺组织、深筋膜和胸大肌。

【适应证】

1. 占位性病变：首选。如良性的纤维腺瘤、乳管内乳头状瘤、脂肪瘤，恶性的如乳腺癌、乳房肉瘤。

2. 乳腺组织增生，要结合临床。

3. 急性乳腺炎、化脓性乳腺炎，首选。

【异常声像图】

1. 乳腺炎 多发生在哺乳期。声像图于患乳红肿硬块处，早期见回声增强光团，边界不清，压痛明显，光团内光点分布不均匀。随病程进展而光团内光点回声逐步减低，继之出现不规则无回声暗区，暗区内可见散在低回声光点，此时已化脓。

2. 乳腺纤维瘤 乳腺纤维瘤是良性肿瘤。乳腺组织内见圆形或椭圆形低回声光团，包膜完整光滑，内光点分布尚均，周边和光团内未见明显血流信号。

3. 乳腺癌 声像图特征为：乳腺组织内见边缘形态不规则的光团，多为低回声。光团内光点分布不均，后方常有衰减，伴出血或液化时光团内可见不规则无回声暗区，而呈囊实性改变。光团周边和光团内均可见丰富明亮的动脉血流信号，走行迂曲。可伴有腋窝或锁骨上淋巴结肿大。

四、阴囊疾病

【适应证】

1. 对精原细胞瘤、畸胎瘤、淋巴瘤、睾丸囊肿、附睾囊肿等睾丸肿瘤，鞘膜积液，有确诊价值。精索静脉曲张用彩超亦可确诊。

2. 睾丸炎，附睾炎，外伤引起鞘膜内出血、睾丸挫伤破裂，要结合临床诊断。

【正常声像图】 在阴囊中隔左、右各见一卵圆形分布均匀的中等回声，包膜光滑，边界清晰，为正常睾丸。睾丸后上方可见与睾丸回声相仿的附睾头，多呈三角形。附睾体、尾位于睾丸背侧和下方，呈中等回声。正常情况下睾丸鞘膜腔内有少量液体。CDFI 检查，睾丸周围及内部可见星点状或条状血流信号，并可显示精索内动、静脉血流信号。

【异常声像图】

1. 鞘膜积液 以睾丸鞘膜积液最多见。声像图特征：①患侧阴囊内见大片状无回声暗区包绕睾丸、附睾，当暗区内有细小光点、光带或絮状回声时提示有感染、出血或包裹。②睾丸及附睾的大小、形态、内部回声，一般无异常。积液继发于肿瘤时，可见原发灶，炎症时有轻微改变，如光点增粗、增强，分布欠均。③精索鞘膜积液时，囊性包块位于睾丸上方。

2. 睾丸肿瘤 以原发性为多见，多属恶性。声像图特征：①患侧睾丸可弥漫性肿大，并伴有局部隆起和形态不规则。②精原细胞瘤时睾丸内可见低回声光团，椭圆形。胚胎癌：睾丸明显肿大，光团形状不规则，光点粗、强，分布紊乱，见回声减低区或无回声区，提示有纤维化、出血、坏死。畸胎瘤：光团呈囊实性改变，光团周边和光团内可见丰富血流信号，可在腹膜后及主动脉旁、肾门处见肿大的转移淋巴结回声，可引起双侧肾积水。

五、周围血管病变

【适应证】

1. 对周围血管有无先天畸形，如主动脉窦瘤、腹主动脉瘤、颈动脉瘤、夹层动脉瘤、马方综合征、动脉粥样硬化性狭窄或闭塞等，超声可清晰显示。高分辨率彩超仪可清楚显示深静脉血栓，有诊断价值。

2. 对多发性大动脉炎、血栓闭塞性脉管炎，可结合临床诊断。

【正常声像图】

1. 二维超声 正常动脉管壁内膜呈光滑线状的弱回声带，中膜为暗区带，外膜呈明亮的高回声带。动脉管腔内为血液均质的无回声，管壁随心动周期搏动，管腔不能压瘪（照片 23－32）。正常静脉管壁薄，管腔内为血液的无回声，内径大于伴行的动脉，管腔能压瘪。在深吸气或做乏氏动作（深吸气后憋气）后，可见静脉内径增宽。静脉瓣膜纤细，多数呈双瓣型。

2. 多普勒超声 多普勒频谱为典型的三相波型，开始为心脏收缩引起的前向高速血流，接着为舒张早期的反向血流，最后为舒张中、晚期的前向低速血流（照片 23－32）。正常肢体静脉血流曲线为随呼吸运动变化的单向低速回心血流。挤压小腿放松后或做乏氏试验，大、中静脉内血流频谱信号停止，或出现短暂反流。远端肢体加压或抬高时，近心端血流加速。上肢大、中静脉血流呈双向性。

【异常声像图】

1. 主动脉夹层动脉瘤 长期高血压使主动脉中层变性、坏死、囊性变，内膜出现裂口，血流从主动脉流入疏松的中层，使之剥离并向远端延伸。

声像图表现：病变部位主动脉壁增厚，并呈双层，主动脉外径增大而内径变窄。CDFI见主动脉腔内血流信号明亮而夹层瘤腔内血流信号明显暗淡。

2. 动脉粥样硬化性狭窄或闭塞 动脉粥样硬化是最常见的老年退行性血管病变，可全身动脉广泛受累。

声像图表现：病变动脉内膜、中层厚度增加，>1mm，内膜略厚，毛糙，回声增强。粥样硬化斑块突向腔内，分为硬斑（强回声，后伴声影）、软斑（低回声，后不伴声影）、溃疡斑（斑块表面不平，低或无回声）和扁平斑（强光带后无声影）（照片23－33）。管腔不规则狭窄，狭窄处血流信号变明亮，峰值流速增快。狭窄的下段内径局部扩张，该处血流信号变弱，峰值速度减慢，有时可见血栓的低中回声实质光团。动脉硬化严重者频谱三相波中的反相波消失，腔内无血流信号，无多普勒频谱信号。狭窄或闭塞动脉远端的管腔内可探及低速低阻的血流频谱信号。

颈动脉粥样斑块好发于颈总动脉分叉处、颈内动脉起始处，可引起一过性脑缺血而晕厥。斑块脱落和管腔的闭塞是引起脑梗死的主要原因。

六、浆膜腔积液

超声对心包积液、胸腔积液和腹腔积液的诊断是首选，少量积液也能准确查出，优于X线和CT。可定位引导穿刺，以明确病因和治疗。

1. 心包积液

（1）少量心包积液：心包腔内液体为50～200ml。二维超声心动图检查，左心室长轴切面探查仅左心室后壁心包腔内整个心动周期见0.5cm左右局限性液性暗区，心尖部和右心室前壁心包腔内无液性暗区。

（2）中等量心包积液：心包腔内液体为200～500ml。二维超声心动图检查，右心室前壁心包腔内可见0.5～1.0cm液性暗区，左心室后壁心包腔内可见1.0～2.0cm的液性暗区。

（3）大量心包积液：心包腔内液体>500ml。二维超声心动图检查，整个心包腔内可探及>2.0cm的液性暗区；心腔内径缩小，舒张受限，可见心脏摆动征；室间隔及左心室后壁呈同向运动；右心室前壁活动增强，呈波浪式运动。

2. 胸腔积液 患者坐位，探头沿背部肋间探查。

（1）少量游离的胸腔积液：一般可见在肺的强回声与膈肌、肝脏之间呈小的长条形或三角形的无回声区。

（2）中等量积液：液性暗区上界不超过第6后肋水平。

（3）大量积液：液性暗区上界超过第6后肋水平。肺受压体积变小，膈肌下移。

3. 腹腔积液 可因炎症、肿瘤、肝硬化、心力衰竭、低白蛋白血症等引起，也可因内脏破裂出血引起。超声可敏感准确的检测有无积液及积液部位。危及生命的最常见的是外伤引起的内脏破裂大出血或异位妊娠破裂大出血造成的腹腔积液。

这里重点介绍外伤引起的内脏破裂，最常见有脾破裂（照片 23 - 34）、肾破裂、肝破裂等（照片 23 - 35）。以脾破裂为代表，介绍如下：①中央型脾破裂：脾边缘形态正常，脾包膜完整，实质回声异常。实质内光点增粗、增强，分布不均，见片状或团块状回声增强区，或局限性低回声区、无回声区。动态观察可见无回声区逐步扩大。②包膜下脾破裂：脾包膜完整，包膜下见梭形或不规则形无回声暗区，暗区内有时可见低回声实质区或条索状回声。③真性脾破裂：脾包膜出现连续中断，中断处包膜外见少量无回声暗区（脾周积液）。腹腔内可见游离积液的无回声暗区。

第二十四章　放射诊断

第一节　总　　论

1895 年德国物理学家威·康·伦琴（W. C. Röentgen）在做物理实验时发现一种能穿透人体的看不见的射线，称为 X 线，不久就被用于人体疾病诊断，形成了放射诊断学。

医学影像学发展非常迅速，医学影像设备不断更新，检查技术不断完善。20 世纪 50 ~ 60 年代开始应用超声与核素扫描进行人体检查，出现了超声成像（ultrasonography，USG）和 γ 闪烁成像（γ - scintigraphy）。70 年代和 80 年代又相继出现了 X 线计算机体层成像（X - ray computed tomography，X - ray CT 或 CT）、磁共振成像（magnetic resonance imaging，MRI）和发射体层成像（emission computed tomography，ECT），包括单光子发射体层成像（single photon emission computed tomography，SPECT）与正电子发射体层成像（positron emission tomography，PET）等新的成像技术。80 年代兴起的介入放射学（interventional radiology），即在影像监视下采集标本或对某些疾病进行治疗，使影像诊断学成为现代医学中非常重要的一门学科。

影像诊断主要是通过对图像的观察、分析、归纳与综合而作出的。因此，需要掌握图像的观察与分析方法，能辨别正常表现与异常表现，了解异常表现的病理基础及其在诊断中的意义。这需要了解不同的成像手段在不同疾病诊断中的作用与限度，以便能选择恰当的一种或综合应用几种成像手段和检查方法来进行诊断。

一、X 线成像

（一）X 线的产生及特性

1. X 线的产生　X 线是在真空管内高速行进的成束电子流撞击钨（或钼）靶而产生的。X 线发生装置主要包括 X 线管、变压器和操作台。

X 线管为一高真空的二极管，杯状的阴极内装置灯丝，阳极由斜面的钨靶和附属散热装置所组成。

变压器为提供 X 线管灯丝电源和高电压而设置。一般灯丝电源仅需 6 ~ 12V，为降压变压器；高电压需 40 ~ 150kV，为升压变压器。

操作台主要为调节电压、电流和曝光时间而设置，包括电压表、电流表、时计、调节旋钮和开关等。

在 X 线管、变压器和控制台之间以电缆相连。X 线机主要部件见图 24 - 1。

2. X 线的特性　X 线是一种波长很短的电磁波，波长范围为 0. 006 ~ 500nm。目前 X 线诊断常用的波长范围为0.08～0.31nm。

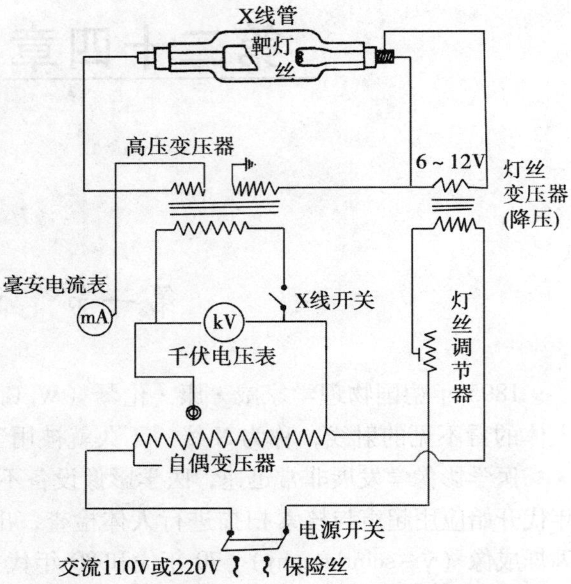

图24－1 X线机主要部件示意图

（1）穿透性（penetrability）：X线波长很短，具有很强的穿透力，能穿透一般可见光不能穿透的各种不同密度的物质。X线的穿透力与X线管电压密切相关，电压越高，所产生的X线的波长越短，穿透力就越强；反之，电压低，所产生的X线波长长，其穿透力就较弱。另一方面，X线的穿透力还与被照物体的密度和厚度相关。密度高、厚度大的物体吸收的X线多，通过的X线少。X线穿透性是X线成像的基础。

（2）荧光效应（fluorescence）：X线能激发荧光物质（如钨酸钙），使波长短的X线转换成波长较长的荧光，这种转换叫做荧光效应。荧光效应是进行透视检查的基础。

（3）感光效应（sensitization）：涂有溴化银的胶片，经X线照射后，可以感光，产生潜影，经显影、定影处理，感光的溴化银中的银离子（Ag^+），被还原成金属银（Ag），并沉淀于胶片的胶膜内。金属银的微粒在胶片上呈黑色，而未感光的溴化银，在定影及冲洗过程中，从X线胶片上被洗掉，因而显出胶片片基的透明本色。依金属银沉淀的多少，便产生了黑白影像。所以，感光效应是X线摄影的基础。

（4）电离效应（ionization）：X线通过任何物质都可产生电离效应。空气的电离程度与空气所吸收X线的量成正比，故测空气的电离程度可测X线的量。X线进入人体，也产生电离作用，使人体产生生物学方面的改变，即生物效应。它是放射防护学和放射治疗学的基础。

（二）X线成像的基本原理

X线之所以能使人体组织在荧光屏上或胶片上形成影像，一是基于X线的穿透性、荧光和感光效应，二是基于人体组织之间有密度和厚度的差别。当X线穿过人体后，由于人体各部组织的密度和厚度不同，在荧光屏和X线片上显出黑白阴影，相互间形成明显的对比。这样才使我们有可能通过X线检查来识别各种组织，并根据阴影的形态和黑白变化来分析它们是否正常。由此可见，组织结构和器官密度、厚度的差别是产生影像对比的基础，是X线成像的基本条件。人体组织结构和器官形态不同，厚度也不一样，厚的部分，吸收X线多，透过的X线少，薄的部分则相反，于是在X线片和荧光屏上显示出黑白对比和明暗差别的影像。

（三）X线图像特点

X线图像由从黑到白不同灰度的影像所组成。这些不同灰度的影像以密度来反映人体组织结构的解剖及病理状态。在工作中，通常用密度的高与低表达影像的白与黑。例如用高密度、中密度和低密度分别表达白影、灰影和黑影，并表示物质密度的高低（表 24－1）。人体组织发生改变时，则用密度增高或密度减低来表达影像的白影与黑影。还应指出，X 线图像是 X 线束穿透某一部位的不同密度和厚度组织结构后的投影总和，是该穿透路径上各个结构影像相互叠加在一起的影像。

表 24－1 不同密度组织与 X 线阴影的关系

人体	密度	透视	摄片
骨、钙化块	高	黑	白
软组织、体液	中	暗	灰白
脂肪组织	较低	较亮	灰黑
含气组织	低	亮	黑

（四）X 线的检查方法

由于人体结构的密度和厚度不同，对 X 线吸收不同，因此，它们的影像密度有差异。这种利用人体组织器官本身密度的差异来形成对比清楚的影像者，称为自然对比（nature contrast）。人体内，胸部及肢体的各种组织的自然对比最为明显。在胸部 X 线片上，肺野含气量多而呈低密度的黑色阴影，肋骨因含钙多而呈高密度的白色阴影，胸廓周围软组织则呈中等密度的灰白色阴影，中央部分为具有肥厚肌肉并含有血液而呈高密度的白色心脏阴影，它们相互间都存在着清楚的对比。在四肢 X 线片上，白色的高密度骨骼阴影与周围呈灰白色的中等密度的肌肉阴影之间亦存在着清楚的对比。对于人体内缺乏自然对比的组织和器官，人为地引入一定量的、在密度上高于或低于它的物质，使之产生对比，称为人工对比（artificial contrast），这种方法也称为造影检查。

1．普通检查 包括透视和摄影。

（1）透视（fluoroscopy）：为常用的检查方法。此法除了观察内脏的解剖形态和病理改变外，还可以观察人体器官的动态，如膈肌的呼吸运动、心脏大血管的搏动、胃肠道的蠕动和排空功能等。透视的缺点为不能显示细微病变，不能留下永久记录，不便于复查对比。

（2）X 线摄影（radiography）：又称平片，是 X 线检查的主要方法。优点是影像清晰，对比度及清晰度均较好，可使密度与厚度较大或密度差异较小的部位的病变显影，并可留作客观记录，便于复查对比。其缺点为不能观察人体器官的动态功能改变。

2．特殊检查

（1）软 X 线摄影（soft X ray radiography）：用钼作靶面的 X 线管所产生的 X 线波长较长，穿透力较弱，称之为软 X 线。软 X 线摄影用以检查软组织（如乳腺）。

（2）其他特殊检查：如放大摄影是采用微焦点和增大人体与靶片距离以显示较细微的病变；荧光摄影是在荧光成像基础上进行缩微摄片，主要用于集体检查。

3．造影检查（contrast examination） 是将密度高于或低于该器官的物质引入需要检查的体内器官，使之产生对比以显示其形态与功能的办法。引入的物质称为对比剂（contrast medium），也称造影剂。

（1）造影剂：分高密度造影剂和低密度造影剂。①高密度造影剂：常用的为钡剂和碘剂。钡剂为医用硫酸钡混悬液，主要用于食管和胃肠造影。碘剂分离子型和非离子型造影剂。非离子型造影剂性能稳定，毒性低，适用于血管造影、CT 增强；离子型如泛影葡胺（urografin）用于肾盂及尿路造影。②低密度造影剂：如空气、氧等，常用于关节囊，腹腔应用较少。

(2) *造影检查方法*：①直接引入法：即将造影剂直接引入器官内或器官周围。如胃肠造影、逆行肾盂造影、子宫输卵管造影等。②间接引入法：造影剂先被引入某一特定组织和器官内，后经吸收并聚集于欲造影的某一器官内，从而使之显影。包括吸收性与排泄性两类。吸收性如淋巴管造影；排泄性如口服胆囊造影、静脉肾盂造影等。

(3) *造影准备及造影反应的处理*：各种造影检查前都有相应的准备及注意事项，以保证检查满意和患者的安全。在选择碘剂造影剂时，要了解患者有无碘过敏史及严重的肾脏疾病。值得指出的是，尽管过敏试验阴性，在造影中仍然可以发生反应。因此，必须有抢救过敏反应的准备。严重的反应包括周围循环衰竭和心脏停搏、惊厥、喉水肿、肺水肿及哮喘发作等。遇上述过敏反应者立即停止造影检查，并积极进行抗休克、抗过敏治疗。

（五）X 线诊断原则与步骤

1. X 线诊断原则 在分析 X 线所见时，首先要能识别所显示阴影的密度、形态、位置与大小等，在生理上和解剖上是正常还是异常。因此，必须熟悉人体的解剖和生理，以及正常的 X 线表现，更需了解各系统、各种疾病的基本变化和演变过程的 X 线表现。

2. X 线诊断步骤 X 线诊断是重要的临床诊断方法之一。诊断以 X 线图像为基础。因此，需要对 X 线影像进行认真、细致地分析，综合 X 线各种病理表现，结合临床资料及各种检查结果，进行分析推理，才可能提出比较正确的 X 线诊断。为了不遗漏重要 X 线征象，应按一定顺序系统地进行读片分析。同样的 X 线征象可以在不同的疾病中出现，所谓“异病同影”，反之出现所谓“同病异影”。有时两三种 X 线检查方法都是必须的。

最后的 X 线诊断结果基本上有三种情况：①肯定性诊断：经过 X 线检查可以确诊；②否定性诊断：即 X 线检查后，排除了某些疾病；③可能性诊断：即经过 X 线检查发现了某些 X 线征象，但不能确定病变性质，因而可以考虑列出数个可能性。

（六）X 线检查中的防护

X 线穿透人体将产生一定的生物效应。若接触的 X 线量超过允许辐射量，可能产生放射反应甚至放射损害。

在技术方面，可以采取屏蔽防护和距离防护原则。包括使用铅或含铅的物质作为屏障以吸收不必要的 X 线。在患者方面，由于 X 线设备的改进，影像增强技术、高速增感屏和快速 X 线感光片的使用，X 线辐射量显著减少。因此，不应对 X 线检查产生疑惑或恐惧。但仍应注意重视孕妇、小儿患者和长期接触放射线的工作人员，特别是介入放射工作者的防护。遵照国家有关放射防护卫生标准的规定，制定必要的防护措施，定期监测放射线工作者所接受的剂量。

二、数字 X 线成像

数字 X 线成像是将普通 X 线摄影装置同电子计算机相结合，使 X 线信息由模拟信息转换为数字信息而得数字图像的技术（图 24－2）。平板探测器数字 X 线成像图像质量好、成像快，已在大多数大中型医院广泛使用。

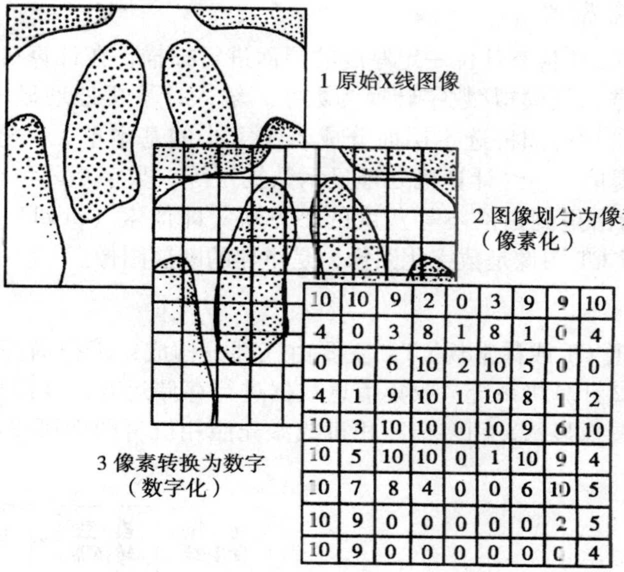

图 24－2　图像像素化、数字化

1. 计算机 X 线成像（computed radiography，CR）　CR 以影像板（image plate，IP）代替 X 线胶片作为介质。IP 上的影像信息经过读取、图像处理和显示等步骤，显示出数字图像，数字信息经数字/模拟转换器（digital/analog converter）转换，在荧屏上显示出人眼可见的灰阶图像，还可摄照在胶片上，或用磁带、磁盘和光盘保存。

CR 的设备，除 X 线机外，主要由 IP、图像读取、图像处理、图像记录、存储和显示装置及控制用的计算机等组成（图 24－3）。

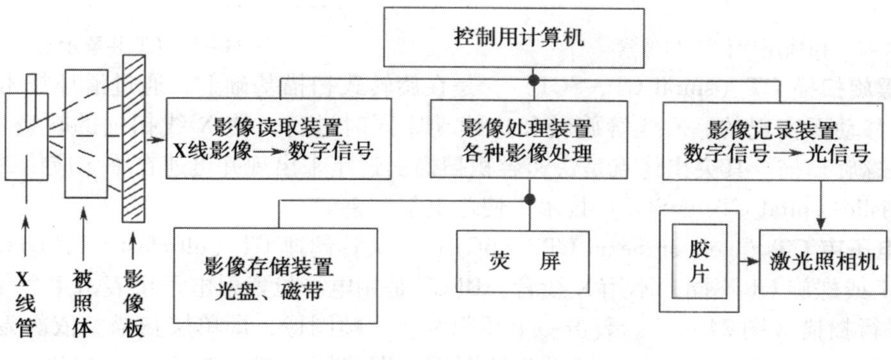

图 24－3　CR 装置示意图

2. 平板探测器数字 X 线成像　用平板探测器将 X 线信息转换成电信号，再行数字化，整个转换过程都在平板探测器内完成。因没有经摄像管或激光扫描的过程，所以 X 线信息损失少，噪声小，图像质量好。

三、X线计算机体层成像（CT）

（一）CT的成像原理

CT是用X线来对人体检查部位一定厚度的层面进行扫描，在计算机的控制下做机架旋转，由探测器采集数据，经模拟/数字转换为数字，输入计算机处理显示数字矩阵（digital matrix）。图像形成的处理有如将选定层面分成若干个小的基本单元，称之为体素（voxel）（图24－4）。扫描所得信息再经计算机处理显示数据矩阵，数字矩阵可存储于磁盘或光盘，再经数字/模拟转化为由黑到白的不等灰度的小方块，即像素（pixel），并按照矩阵排列，即构成CT图像。所以CT图像是数字化图像，是重建的断层图像。

（二）CT设备

1. 普通CT 普通CT或称常规CT，主要由三部分构成：①扫描部分：由X线管、探测器和扫描架组成；②计算机系统：收集信息数据进行存储运算；③图像显示和存储系统：经计算机处理重建的图像显示，用多幅照相机或激光照相机将图像摄于胶片上。CT成像流程及装置见图24－5。

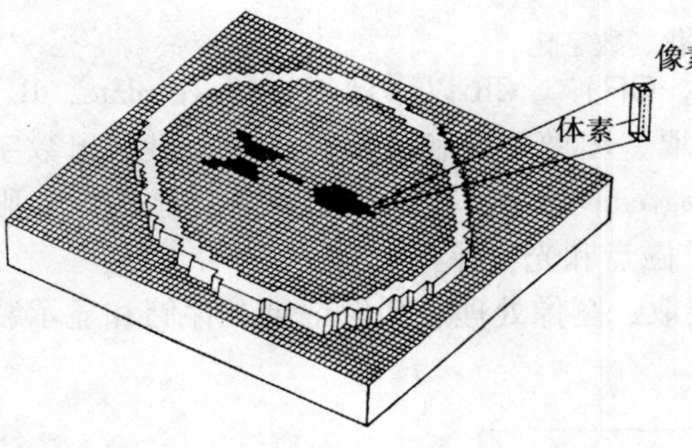

图24－4 扫描层面体素与像素

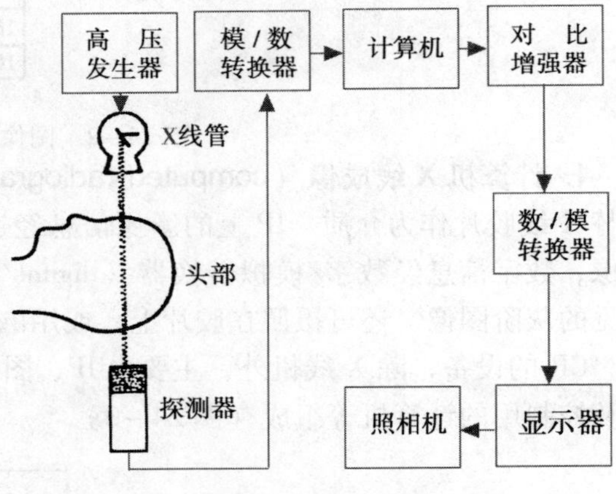

图24－5 CT装置示意图

2. 螺旋扫描CT（spiral CT，SCT） 是在旋转式扫描基础上，通过滑环技术与扫描床连续平直移动而实现的。X线管旋转和连续动床同时进行，使X线扫描的轨迹呈螺旋状，因而得名螺旋扫描。其突出优点是快速容积扫描。近年来出现并迅速在临床应用的多层螺旋CT（multislice spiral CT，MSCT）技术，使之更加完善。

3. 电子束CT（electron beam CT，EBCT） 又称超速CT（ultrafast CT，UFCT），结构与普通CT或螺旋CT不同，不用X线管。UFCT是用电子枪发射电子束轰击4个环靶所产生的X线进行扫描（图24－6）。轰击一个环靶可得一帧图像，即单层扫描。依次轰击4个环靶并由两个探测器环接受信号，可得8帧图像，即多层扫描。与SCT一样进行容积扫描，不间断地采集扫描范围内的数据。UFCT对心脏大血管检查有独到之处。

（三）图像特点

CT图像是以数字排列的矩阵，这个数字是相应体素的吸收，经数字/模拟转换灰度成为

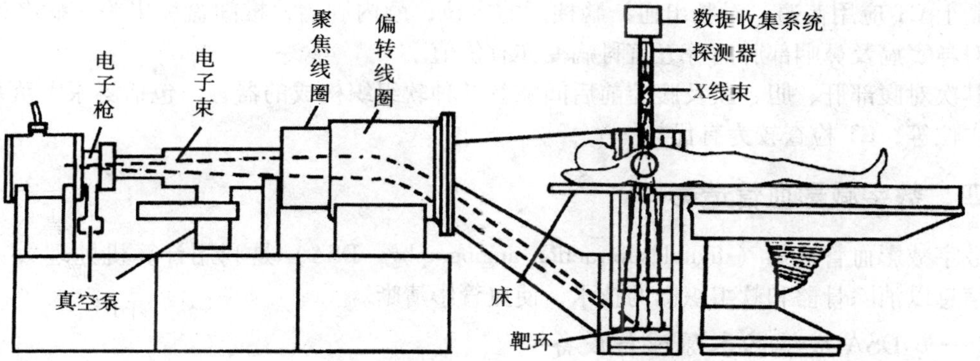

图 24-6 电子束 CT 示意图

像素。不同 CT 装置所得图像的像素大小及数目不同，像素越小，数目越多，构成的图像越细致，即空间分辨率高。CT 图像的空间分辨率不如 X 线图像高。

CT 图像以不同的灰度来表示，反映器官和组织对 X 线的吸收程度。CT 的密度分辨率高，所以 CT 能更好地显示由软组织构成的器官如脑、脊髓、纵隔、肺、肝、胆、胰以及盆部器官等。CT 图像以不同灰度显示其密度的高低。可用 CT 值说明密度，CT 值单位为 HU（Hounsfield unit，HU）。水的吸收系数为 1.0，CT 值定为 0 HU，人体中密度最高的骨皮质吸收系数最高，CT 值定为 +1000HU，而空气密度最低，定为 -1000HU。人体中密度不同的各种组织的 CT 值则介于 -1000 ~ +1000HU 的 2000 个分度之间。

（四）CT 检查技术

1. 普通 CT 分平扫、增强扫描和造影扫描。

（1）平扫（plain scan）：不用增强或造影的扫描。一般都是先做平扫。

（2）增强扫描：血管内注入碘剂后，器官与病变内碘的浓度可产生差别形成密度差。常用团注法（bolus injection），即在二十几秒内将造影剂迅速注入。

（3）造影扫描：先做人体器官或结构的造影，然后再行扫描。

以上三种扫描在普通 CT、螺旋 CT、电子束 CT 上均可进行，特别是前两种是 CT 检查的基本扫描方法。

2. 高分辨率 CT 扫描 高分辨率 CT（high resolution CT，HRCT）是指在短时间内，取得良好空间分辨率 CT 图像的扫描技术。用薄层扫描，厚度为 1 ~ 1.5mm，矩阵用 512 × 512。高空间分辨率 CT 扫描可显示较小的组织结构。

（五）CT 分析与诊断

在分析 CT 图像时，应先了解扫描的技术与方法，是平扫还是增强扫描。对每幅图像要进行观察，了解器官大小、形状和器官周围解剖关系。发现病变及分析病变的大小、形状、数目和边缘，还可测定 CT 值，以了解密度的高低。如增强扫描看有无钙化等等。

（六）临床应用

CT 已广泛应用于临床，在疾病诊断上显示出很大的优越性，特别在中枢神经系统疾病的诊断上 CT 应用普遍。对脑出血、脑梗死的定位，颅内肿瘤，椎间盘突出等疾病有诊断价值；对鼻窦癌及鼻咽部肿瘤等五官科病变亦有价值。

其次对腹部肝、胆、胰及腹腔前后间隙及各种软组织构成的器官，包括泌尿生殖系统疾病及占位等，CT 检查较为有优势。

四、数字减影血管造影

数字减影血管造影（digital subtraction angiography，DSA）是利用计算机处理数字化的影像信息以消除骨骼和软组织影的技术，使血管影清晰。

（一）DSA 成像基本原理与设备

DSA 基本原理是将受检部位未注入造影剂和注入造影剂后（血管造影）的 X 线荧光图像，分别经影像增强器增益后，用高分辨率摄像管作矩阵化扫描，形成由像素组成的视频图像，进而将视频信息经对数增幅和模拟/数字转换为不同值的数字，即通过数字化形成数字图像存储起来。经计算机在数字化图像之间行减影处理，减影处理后的数字化图像经数字/模拟转换成不同灰阶度的模拟减影图像，显示于荧屏上。

DSA 基本设备包括 X 线发生器、影像增强器、电视透视、高分辨率摄像管、模/数转换器、电子计算机和图像储存器等。

（二）DSA 检查技术

根据将造影剂注入动脉或静脉而分为动脉 DSA（intra arterial DSA，IADSA）和静脉 DSA（intra venous DSA，IVDSA）两种。由于 IADSA 血管成像清楚，造影剂用量少，所以现在大都用 IADSA。

IADSA 的操作是将导管插入动脉后，经导管注入肝素 3000～5000U，行全身低肝素化，以防止导管凝血。将导管尖插入欲检查的动脉开口，导管尾端接压力注射器，团注造影剂。

（三）DSA 的临床应用

DSA 适用于心脏大血管的检查。对心内解剖结构异常、主动脉瘤、主动脉缩窄或主动脉发育异常等显示清楚，是显示冠状动脉的最好方法。

IADSA 显示颈段和颅内动脉均清楚，可用于诊断颈段动脉狭窄或闭塞、颅内动脉瘤、血管发育异常和动脉闭塞以及颅内肿瘤的供血动脉和肿瘤染色等。对腹主动脉及其大分支以及肢体大血管的检查，DSA 也很有帮助。

DSA 设备与技术已相当成熟，三维立体实时成像，加上旋转，可动态地从不同方位对血管及其病变进行观察，并能观察血流动力学情况。对介入技术，特别是血管内介入技术的发展，DSA 更是不可缺少的。

五、磁共振成像（MRI）

（一）成像基本原理与设备

1. MRI 基本原理 含有单数质子的原子核（如^{1}H、^{13}C 等），具有自旋及磁矩的物理特性。人体内广泛存在的氢原子核，其质子有自旋运动，带正电荷而产生磁矩，犹如一个小的磁体。这些小磁体在正常情况下自旋轴的排列杂乱无章，但如在一均匀磁场中，这些小磁体的自旋轴将按磁场磁力线方向重新排列，仅按平行或反平行于外磁场两个方向排列。在这种状态下，用特定频率的射频脉冲进行激发，作为小磁体的氢原子核将吸收一定量的能量产生共振，即发生磁共振现象。

当停止发射射频脉冲，被激发的氢原子核将把吸收的能量逐步释放出来，恢复到激发前状态，这一恢复过程，称为弛豫过程。恢复到原来状态所需的时间，称为弛豫时间。分 T_1 和 T_2 两种弛豫时间。T_1 为纵向磁化由零恢复到原来数值的63%所需的时间，为纵向弛豫时间（longitudinal relaxation time，简称 T_1）；T_2 为横向磁化由最大减小到最大值的37%所需的时间，为横向弛豫时间（transverse relaxation time，简称 T_2）。

人体不同器官的正常组织与病理组织的 T_1 与 T_2 是相对固定的，而且它们之间有一定差别，这种组织之间弛豫时间上的差别就是MRI成像的基础。把被检查的人体层面分成一定数量的小体积即体素，获得每一个体素的 T_1 值（或 T_2 值）后进行空间编码，数字化后经计算机处理，经转换器将每个T值转为模拟灰度而重建图像。

2. MRI设备 MRI设备包括主磁体、梯度线圈、射频发射器及MR信号接收器，这些部分产生MR信号、探测信号与编码，而模拟转换器、计算机、磁盘与磁带机等负责数据处理、图像重建、显示与存储等（图24-7）。

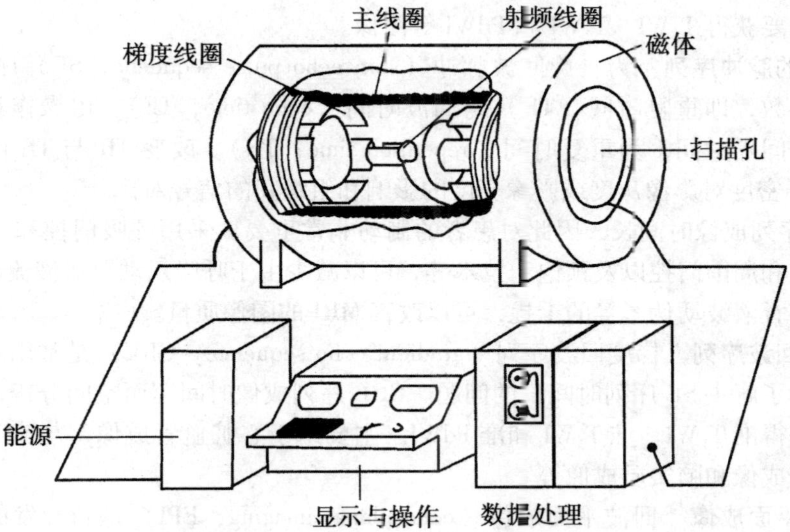

图24-7 MRI设备基本结构示意图

（1）主磁体：直接关系到磁场强度（场强）、均匀度和稳定性，影响MRI的图像质量。主磁体的场强要相当强。场强单位为特斯拉（T）或高斯（Gauss，G），1T = 1000G。根据磁体的结构可分为永久磁体（permanent magnets）、阻抗磁体（resistive magnets）和超导磁体（super conducting magnets）三种。

（2）梯度线圈：改变主磁体场强，产生梯度场，用作选层和信息的空间定位。因为是三维空间，故需要有三套相应的梯度线圈。

(3) 射频发射器与 MR 信号接收器：射频发射器是为了产生不同的脉冲序列，以激发体内氢原子核，产生 MR 信号。MRI 设备中数据采集、处理和图像显示，除图像重建用 Fourier 变换替代了反投影以外，与 CT 设备相似。

（二）MRI 图像特点

由 T_1 差别形成的图像，为 T_1 加权像（T_1 weighted image，T_1WI）；用较长的回波时间（echo time，TE），组织间的信号强度差别靠 T_2，得 T_2 加权像（T_2 weighted image，T_2WI）；由质子密度差别形成的图像，为质子密度加权像（proton density weighted image，PdWI）。

MRI 的成像有许多优势，主要有高的软组织对比分辨率，无骨伪影干扰；多参数成像，可获得 T_1WI、T_2WI 和 PdWI，便于比较对照；多方位成像，可获得冠状面、矢状面和横断面的断层像；流动效应，不用对比剂即可使血管及血管病变如肿瘤及动静脉发育异常成像，即血流成像；由于质子弛豫增强效应，使一些物质如正铁血红蛋白于 MRI 上被发现。

用顺磁性物质钆（Gadolinium，Gd）作对比剂可行对比增强检查，效果好，副反应少。在诊断上具有显示病变敏感、确定病变位置与定量诊断准确等优势。

（三）检查技术

MRI 的检查技术较为复杂。检查不仅要横断面图像，而且常需要矢状面或（和）冠状面图像，还需要获得 T_1WI、T_2WI 和 PdWI 等图像。

1. 常用的脉冲序列 为自旋回波脉冲（spin echo pulse sequence，SE）序列。SE 序列有两个扫描参数，即重复时间（TR）与回波时间（echo time，TE），由操作者掌握。两个激励脉冲间的间隔时间，为重复时间（repetition time，TR）。改变 TR 与 TE 可以改变组织 T_1、T_2 或质子密度对影像灰度或影像亮度的影响和组织间的信号对比。

SE 脉冲序列成像时间长，因此对患者的制动非常重要。采用呼吸门控和（或）呼吸补偿、心电门控和周围门控以及预饱和技术等，可以减少由于呼吸运动及血液流动所导致的呼吸伪影以及脑脊液波动伪影等的干扰，可以改善 MRI 的图像质量。

2. 梯度回波序列 梯度回波序列（gradient echo sequence，GRE）是常用的快速成像脉冲序列，是为了解决 SE 序列时间长的问题。GRE 序列成像时间短而空间分辨率及信噪比均较高。它可获得准 T_1WI、准 T_2WI 和准 PdWI。主要用于心脏血管成像、与流动液体相关的成像、骨关节成像和脑实质成像等。

3. 回波平面成像 回波平面成像（echo planar imaging，EPI）是新开发的快速成像技术，获得一个层面的时间，可以短到 20 毫秒。这样，可以不用门控技术，对功能性 MRI 是必要的。

4. 其他检查方法 如脂肪抑制、血管造影、水成像、弥散成像和灌注成像。

（四）临床应用

MRI 诊断已广泛应用于临床，并显示出它的优越性。在神经系统应用较为成熟。三维成像使病变定位诊断更为准确，血管成像则可观察病变与血管的关系。对脑干、幕下区、枕大孔区、脊髓与椎间盘的显示明显优于 CT。对头颈部疾病的诊断帮助也很大，如在眶内病变，特别是肿瘤的诊断，由于其较高的软组织分辨力和三维成像，使之对肿瘤的定位、定量诊断，乃至定性诊断有很大帮助；对鼻窦的肿瘤、黏液囊肿诊断很有价值。

水成像技术使膜迷路显示清晰，从而对内耳前庭、耳蜗及半规管显示清晰，有助于先天发育异常的诊断。心脏大血管在 MRI 上因可显示其内腔，所以，心脏及大血管的形态学与动力学的研究可在无创的检查中完成。MRI 在显示骨骼和胃肠方面有一定限制，胃肠方面以钡餐检查为主要手段。

六、不同成像技术的综合应用

影像诊断学中有 X 线、CT、DSA 和 MRI 等多种成像技术，在每种成像技术中还有多种检查方法。应当指出，各种成像技术和检查方法都有它的优势与不足，并非一种成像技术可以适用于人体所有器官的检查和疾病诊断，也不是一种成像技术能完全取代另一种成像技术，而是相辅相成、相互补充和印证的。

在选用时要权衡利弊，进行选择和综合应用，有时需综合采用几种成像技术或检查方法才能明确诊断。虽然有了 CT 和 MRI 等先进的成像技术，但在中枢神经系统，对头颅和脊椎骨疾病，X 线平片多可解决诊断问题；对颅内和椎管内疾病，如肿瘤、脑损伤和脑血管意外等，则以 CT 或 MRI 为好。

对肺与纵隔应先用 X 线检查，然后再用 CT 或 MRI。胃肠道的检查，钡剂造影是有效而可靠的诊断方法。

骨关节疾病，X 线检查在多数情况下可以解决诊断问题，但 CT 与 MRI 可观察病变的细节。

因此，应该在充分了解、掌握各种影像检查技术和方法的优势、适用范围、价值与限度的基础上，根据患者的症状、体征及其他临床检查中得出的初步诊断，本着有效、安全、经济、简便的原则，提出影像检查的程序。

第二节 肺与纵隔

一、检查方法

（一）X 线检查

1. 胸部透视（chest fluoroscopy） 方法简单，可采用多体位方向转动病人观察病变。缺点是患者所接受的放射线剂量大于胸部摄片，且不易发现细微病变。

2. 胸部摄片（chest radiography） 后前位（正位），前胸壁贴片，X 线自背后射入；侧位，患侧侧胸壁贴片，两手抱头，X 线自侧面射入。

（二）CT 检查

1. CT 扫描 CT 具有较普通 X 线密度分辨率高的优势，可定位后直接扫描。对弥漫性肺间质病变等，用高分辨力 CT 作薄层扫描。

2. 增强扫描 对多数肺部病变，平扫已能达到诊断要求。如欲了解血管病变、区别肺门增大的原因和纵隔与心脏大血管的关系等，则需增强扫描。

（三）MRI 检查

MRI 已逐渐用于胸部疾病及纵隔病变的诊断。特别是门控技术和快速成像技术的应用，克服了心跳及呼吸运动造影的移动伪影。通常采用自旋回波序列，常规作 T_1WI 横断面及冠状面成像和 T_2WI 横断面成像，必要时可作 T_1 矢状面成像。MRI 检查有较高的软组织分辨率，又有流空效应特点，不用造影剂也能显示心脏及大血管，因此对纵隔肿瘤和心脏大血管病变具有很高的诊断价值。

二、正常影像表现

（一）正常胸部 X 线表现

1. 胸廓 正常胸部 X 线影像是胸腔组织器官及胸壁软组织、骨骼、心、肺、大血管、胸膜、膈肌等相互重叠的综合投影（图 24－8）。

（1）胸壁软组织：①胸锁乳突肌和锁骨上皮肤皱褶：胸锁乳突肌与颈部软组织在两肺尖内形成外缘锐利、均匀致密的阴影。当颈部偏斜时，两侧胸锁乳突肌可不对称或失去锐利的边缘。锁骨上皮皱褶系与锁骨上缘平行的 3～5mm 宽的薄层软组织影，其内侧与胸锁乳突肌影相连。系锁骨上皮肤及皮下组织的投影。②胸大肌：在肌肉发达的男性，于两侧肺野中外带可形成扇形致密影，下缘锐利，呈一斜线，与腋前皮肤皱褶连续。③乳房及乳头：女性乳房可重叠于两肺下野形成下缘清楚、上缘不清且密度逐渐变淡的半圆形致密影。

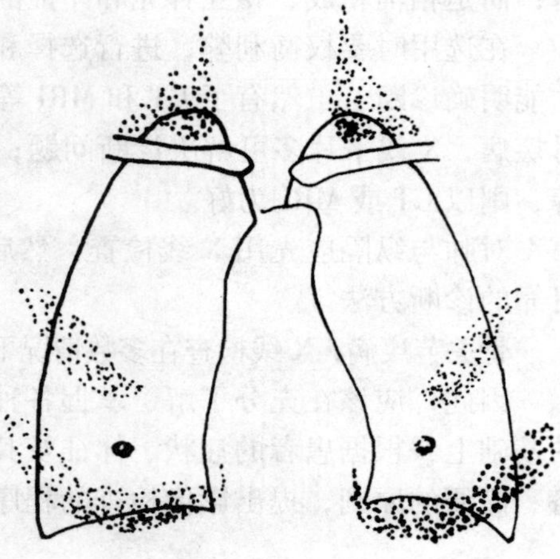

图 24－8 胸部后前位软组织阴影

（2）骨骼：①肋骨：肋骨前后端不在同一水平，一般第 6 肋骨前端相当于第 10 肋骨后端的高度。第 1～10 肋骨前端有肋软骨与胸骨相连，因软骨不显影，故 X 线片上肋骨前端状似游离。②肩胛骨：内缘在摄片时，可与肺野外带重叠。青春期肩胛骨下角可出现两次骨化中心，勿误认为骨折。

（3）胸膜：衬于胸壁内面的胸膜，为壁层胸膜；包绕于肺表面者，为脏层胸膜。其间为一间隙，即胸膜腔。位于叶间裂的叶间胸膜经常可以看到，如斜裂胸膜和水平裂胸膜。

2. 肺

（1）肺野（lung field）：是含有空气的肺在胸片上所显示的透明区域。通常将一侧肺野纵行分为三等份，称为内、中、外带。又分别在第 2、4 肋骨前端下缘画一水平线，将肺野分为上、中、下三野（图 24－9）。

（2）肺门（hilum pulmonis）：正常肺门阴影主要由肺动脉、肺叶动脉、肺段动脉、伴行支气管以及与肺动脉重叠的肺静脉阴影构成（图 24－10）。后前位上，肺门位于两肺中野内带第 2～5 前肋间处，左侧比右侧高 1～2cm。

右肺门可分为上、下两部。上部由上肺静脉及段间静脉近段、上肺动脉及下肺段动脉干

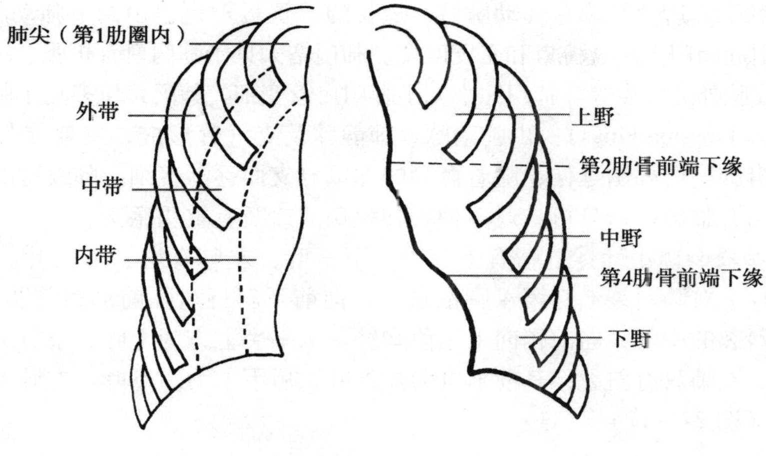

图 24－9 肺野的划分

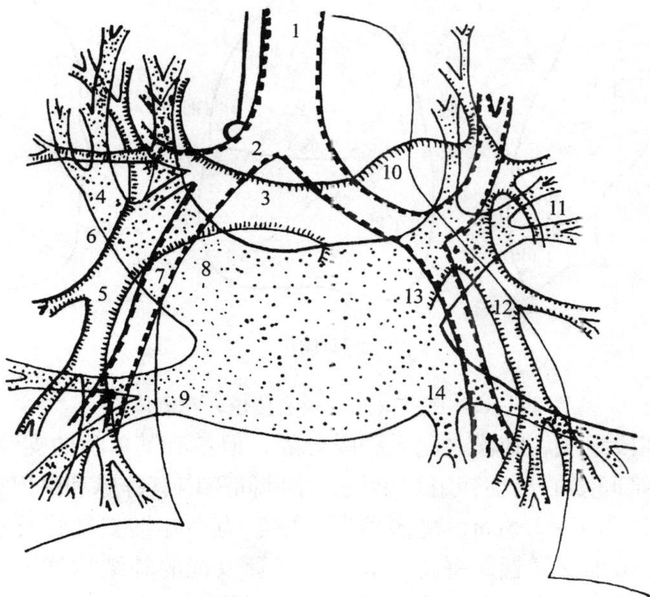

1. 气管 2. 右主支气管 3. 右肺动脉 4. 下后静脉干 5. 右下肺动脉
6. 肺门角 7. 中间支气管 8. 右上肺静脉 9. 右下肺静脉 10. 左肺动脉弓
11. 舌叶动脉 12. 左下肺动脉 13. 左上肺静脉 14. 左下肺静脉

图 24－10 肺门结构示意图

后回归支以及上叶支气管及肺段支气管起始部构成。下部由右下肺动脉及肺段动脉起始部构成。正常成人右下肺动脉横径不超过 15mm。上下部相交形成一钝的夹角，称肺门角。

左肺门上部由左肺动脉弓、左上叶支气管及肺段支气管起始部、左上叶肺动脉及肺段动脉起始部以及上肺静脉的分支构成。下部由左下肺动脉及肺段动脉起始部构成。

侧位胸片上两侧肺门大部分重叠，右肺门略偏前。肺门表现似一尾巴拖长的“逗号”，其前缘为上肺静脉干，后上缘为左肺动脉弓，拖长的“逗号”尾巴由两下肺动脉干构成。

多种疾病可引起肺门大小、位置和密度改变。肺门增大见于肺门血管扩张、肺门淋巴结增大、支气管腔内或腔外的肿瘤等。肺门缩小见于肺门血管变细。肺门移位多见于肺叶不张。

（3）肺纹理（lung markings）：由肺动脉、肺静脉及支气管形成，主要成分是肺动脉及其分支。肺纹理自肺门向外围延伸，随着血管的逐级分支而逐渐变细。肺纹理的改变受多种因素影响，密切结合临床进行分析，对多种心肺疾病的诊断有重要意义。

（4）肺叶、肺段和肺小叶：右肺有上、中、下三叶，左肺有上、下两叶。各肺叶由叶间裂分隔。侧位片上右肺斜裂上起第 4 胸椎水平，向前下斜行达膈前部距前肋膈角 2～3cm 处。水平裂起自斜裂的中部，向前稍向下达前胸壁。水平裂上方为上叶，下方为中叶，斜裂之后下方为下叶。左肺只有斜裂，其前上方为左上叶，后下方为左下叶。左肺上叶相当于右肺的上、中两叶（图 24－11）。

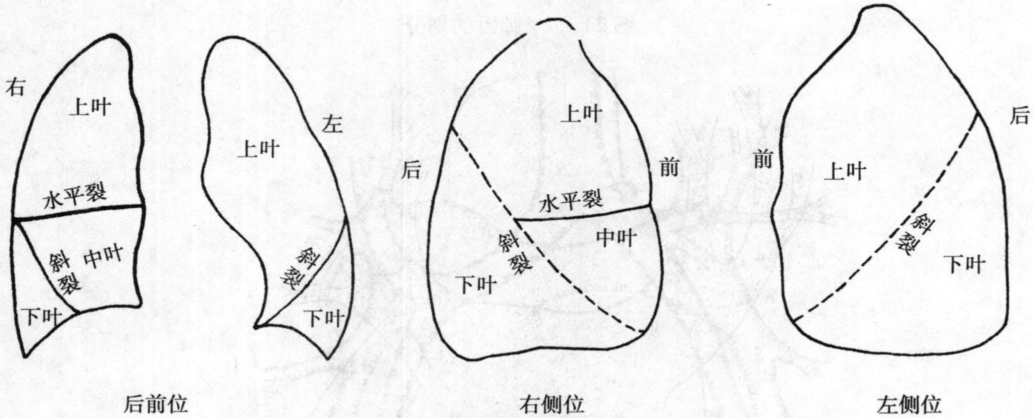

图 24－11　肺叶（正位及右侧位、左侧位）

肺叶由 2～5 个肺段组成，肺段之间无胸膜分隔，但各有其单独的支气管和血管供应。

肺小叶是具有纤维间隔的最小肺组织单位，小叶间隔内有静脉和淋巴管穿行。小叶的大小不完全一致，直径约为 1～2. 5cm，呈多角形，中心为小叶细支气管及小叶动脉。小叶细支气管分出 3～5 支终末细支气管，每支终末细支气管以远的肺结构称为一个腺泡，因而一个肺小叶包括 3～5 个腺泡，再分为肺泡管、肺泡囊，最后为肺泡。

（5）气管、支气管：气管起于环状软骨下缘，长 11～13cm，宽 1. 5～2cm，在第 5～6 胸椎平面分为左、右主支气管。两侧主支气管逐渐分出叶、肺段、小支气管，经多次分支，最后与肺泡相连。终末细支气管以上的支气管仅有传输空气的作用，终末细支气管以下的呼吸细支气管、肺泡管和肺泡囊则兼有气体传输和气体交换两种作用。

在胸部后前位及左、右斜位上各支气管名称及其分支（图 24－12）。

（6）肺实质和肺间质：肺实质为肺部具有气体交换功能的含气间隙及结构。肺间质是肺的支架组织，分布于支气管、血管周围，肺泡间隔及脏层胸膜下。

3. 纵隔（mediastinum）　位于胸骨之后，胸椎之前，介于两肺之间。其中包含心脏、大血管、气管、食管、主支气管、淋巴组织、胸腺、神经及脂肪等。纵隔的分区在判断纵隔

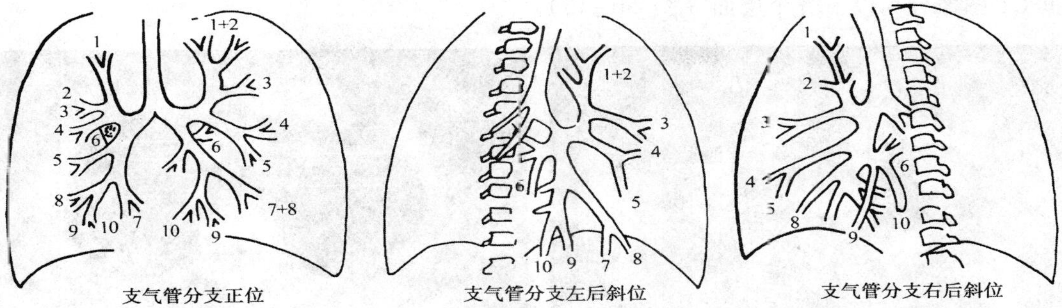

1. 尖支 2. 后支 3. 前支 4. 外支或上舌支 5. 内支或下舌支
6. 背支 7. 内基底支 8. 前基底支 9. 外基底支 10. 后基底支

图 24－12 正常支气管分支示意图

病变的来源和性质上有重要意义。纵隔的分区方法有数种，简单的分法是以胸骨柄下缘到第4胸椎下缘的连线为界，将纵隔分为上下两部分，上纵隔又以气管的后缘为界，分为前、后纵隔。下纵隔以心包为界，划分为前、中、后三区（图24－13）。

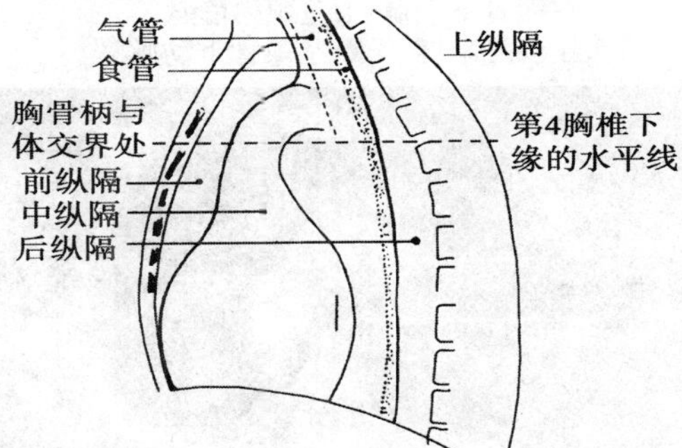

图 24－13 纵隔分区示意图

4. 膈（diaphragm） 是分隔胸腔和腹腔的一块扁肌，两侧呈圆顶状，内侧与心脏形成心膈角。右膈顶较左侧高1～2cm，一般位于第9、10后肋水平。呼吸时两膈上下对称运动，运动范围为1～3cm，深呼吸时可达3～6cm。膈的形态、位置及运动，可因膈的发育及胸腹腔的病变而改变。膈的局部可发育较薄，向上呈局限性膈膨升，多发生于右侧，为正常变异。胸腔及腹腔压力的改变，可影响膈的位置。胸腔压力减低，如肺不张、肺纤维化，腹腔压力升高，如妊娠、腹水、腹部巨大肿块等，均可使膈升高。反之，胸腔压力升高可使膈位置降低，如肺气肿、气胸、胸腔积液等。膈神经麻痹时，膈也升高。

（二）正常胸部CT表现

1. 纵隔 正常纵隔CT图像（图24－14）。

2. 纵隔淋巴结 纵隔是胸部淋巴循环的集中点，有众多淋巴结分布于纵隔各区。正常CT图像上大部分淋巴结不能显示。纵隔淋巴结接受纵隔、双肺、胸壁及膈的淋巴引流，右侧汇入支气管淋巴干，左侧汇入胸导管。前纵隔淋巴结包括前胸壁淋巴结和血管前淋巴结。中纵隔淋巴结由气管旁淋巴结、气管支气管淋巴结、支气管肺淋巴结（肺门淋巴结）和隆突下淋巴结组成。后纵隔淋巴结接受心包、食管及膈后部的淋巴引流。关于胸内淋巴结的分区、分组目前多采用美国胸科协会的分区方法（ATS）。

3. 肺门 由于肺动脉、肺静脉与支气管的位置比较恒定，在简单了解肺门解剖之后，根据 CT 图像分为以下五个层面（图 24－15）。

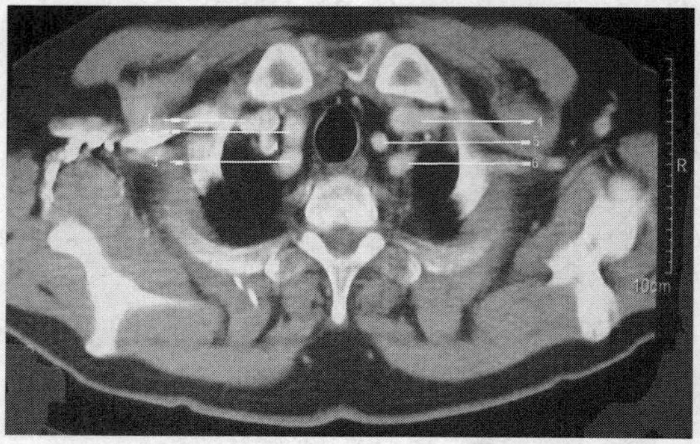

a.胸廓入口层面
1.右颈内静脉　2.右颈总动脉
3.右锁骨下动脉　4.左颈内静脉
5.左颈总动脉　6.左锁骨下动脉

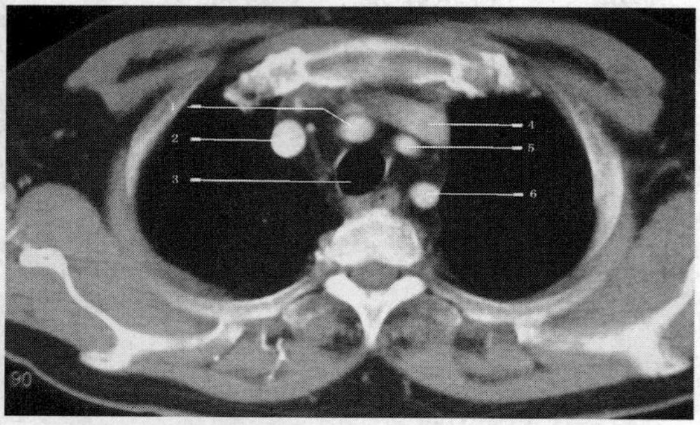

b.上纵隔主动脉弓层面
1.无名动脉　2.右头臂静脉
3.气管　4.左头壁静脉
5.左颈总动脉　6.左锁骨下动脉

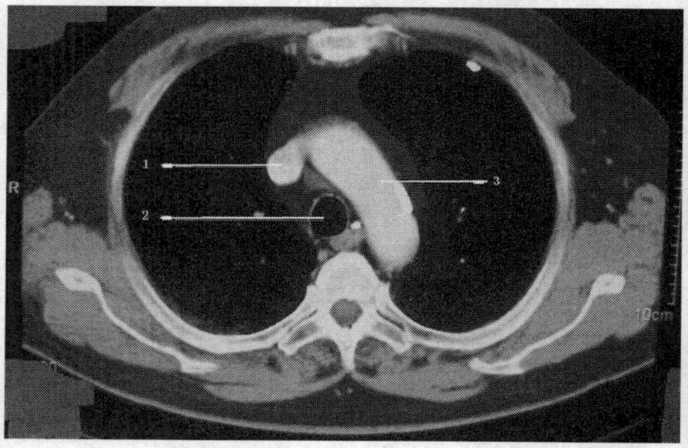

c.主动脉弓层面
1.上腔静脉　2.气管
3.主动脉弓

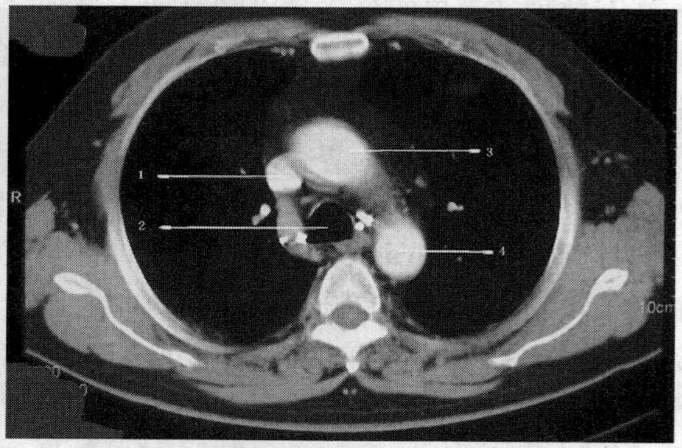

d.主动脉弓下层面
1.上腔静脉　2.气管
3.升主动脉　4.降主动脉

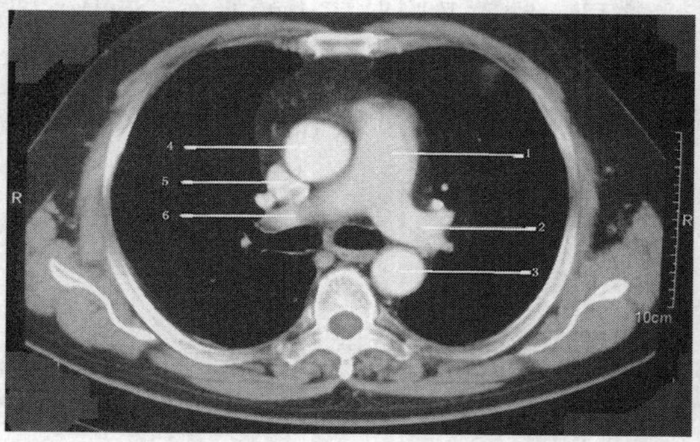

e.中纵隔层面
1.主肺动脉　2.左肺动脉
3.降主动脉　4.升主动脉
5.上腔静脉　6 右肺动脉

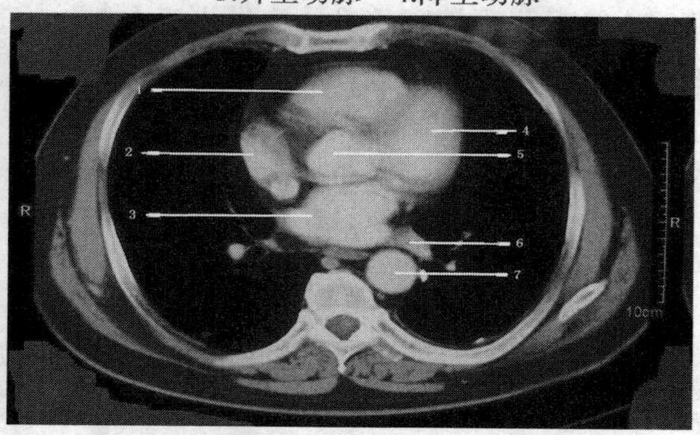

f.左心房层面
1.右心室　2.右心房　3.左心房
4.左心室　5.主动脉
6.左下肺静脉　7.胸主动脉

图 24－14　正常纵隔的 CT 表现

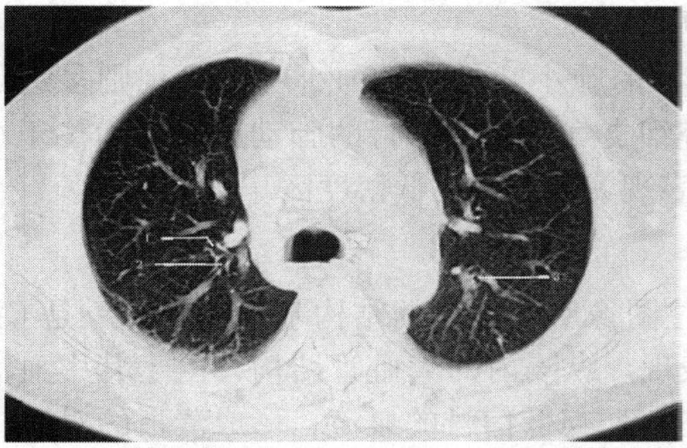

a. 主动脉窗层面
1. 右肺上叶前段支气管
2. 右肺上叶后段支气管
3. 左肺尖后段支气管

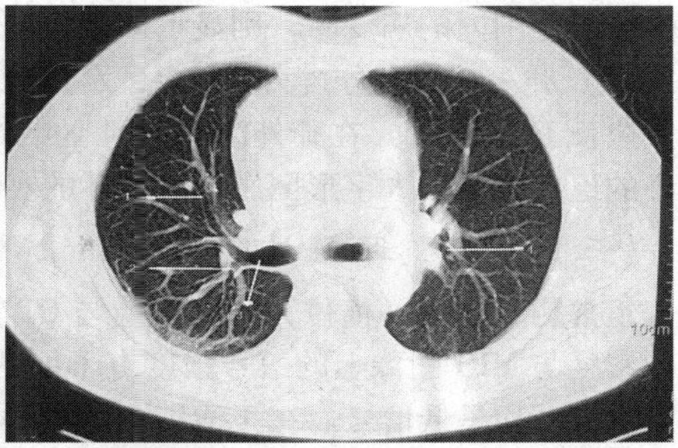

b. 右上叶支气管层面
1. 右肺前段支气管
2. 右肺后段支气管
3. 右肺上叶支气管
4. 左肺尖后段支气管

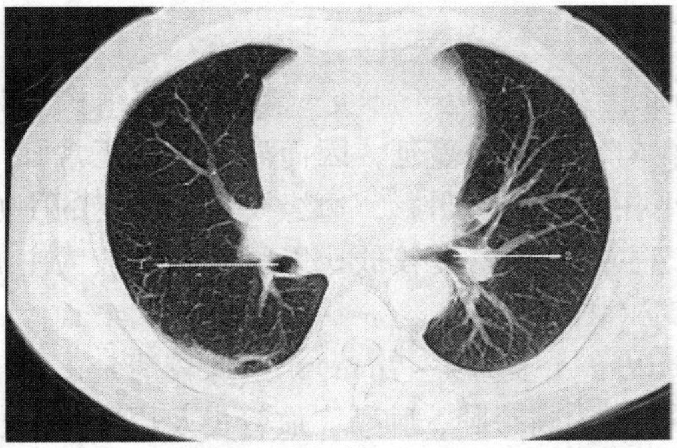

c. 中间支气管层面
1. 右肺主支气管
2. 左肺主支气管

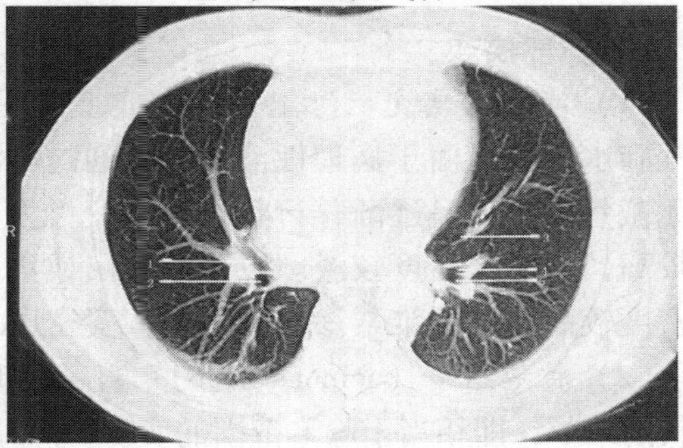

d. 中叶支气管口层面
1. 右肺中叶支气管
2. 右肺下叶支气管
3. 左肺下叶下段支气管
4. 左肺下叶上段支气管
5. 左肺前内底段支气管

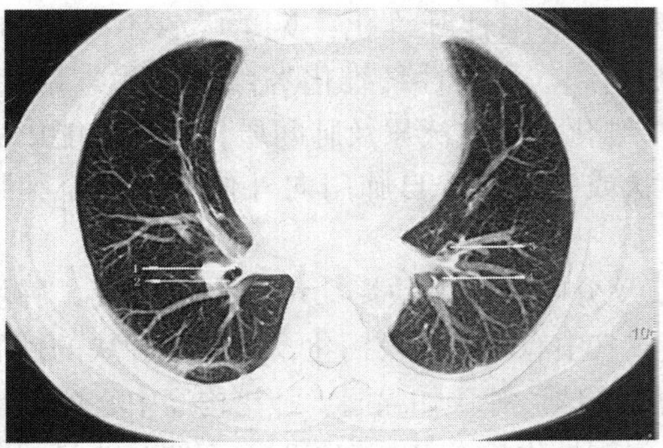

e. 心室层面
1. 右肺下叶前基底段支气管
2. 右肺下叶内基底段支气管
3. 左肺前基底段支气管
4. 左肺后基底段支气管

图 24－15 正常肺门及支气管的 CT 表现

4. 肺野

（1）肺叶和肺段：叶间裂是肺内的重要解剖标志。各肺段之间没有明确边界。肺段与所属支气管同名。它们的大致位置可通过各自支气管的位置和走行方向进行定位。当肺段内发生肺段范围内的病变时，则显示肺段似锥体形态。

（2）肺小叶：高分辨力 CT 能显示部分正常的肺小叶结构，肺小叶呈不规则多边形结构，边长 1～2.5cm。在肺外围看不到小叶中心细支气管，但伴行的肺动脉表现为位于小叶中心的逗点状或小人字形阴影，而小叶的实质表现为无结构的低密度区。

（三）正常胸部 MRI 表现

正常胸部轴位（横位）MRI 图像与 CT 轴位图像所能看到的结构基本相同，只是 CT 图像的密度与 MRI 图像上的信号强度有不同的表现。纵隔内的大血管结构，由于其中血流的流空效应，均呈低信号。在 T_1WI 上呈高信号的脂肪与低信号的血流，形成清晰的对比（图 24－16）。

还可以有正常胸部冠状位和矢状位 MRI 图像。

三、呼吸系统病变的基本 X 线表现

1. 肺部病变

（1）渗出与实变：渗出是产生实变常见的原因之一，见于肺炎、渗出性肺结核、肺出血及肺水肿等。由于病理性液体可以通过肺泡孔向邻近肺泡蔓延，因而病变区与正常肺组织间无截然分界，呈逐渐移行状态。实变可大可小，形成片状阴影，边缘模糊。实变的中心密度较高，边缘区密度较淡。以浆液渗出或水肿为主的实变密度较低；以脓性渗出液为主的实变密度较高；以纤维素渗出为主的实变密度最高（图 24－17）。

（2）腺泡结节（acinous node）：直径在 1cm 以下（多为 4～7mm），边缘较清楚，呈梅花瓣状的结节，即相当于腺泡范围的实变，病理基础多为肉芽肿、肿瘤、血管炎及周围炎，也可以是渗出、出血或水肿。发生于上、中肺野的腺泡结节样病变多见于肺结核增殖性病变及各种慢性炎症，也可见于寄生虫病如肺吸虫病。病变一般没有融合的趋向。分布较弥散的腺泡结节影，可见于细菌性及真菌性肺炎、肺泡蛋白沉积症、支原体肺炎、肺出血及肺水肿。

（3）纤维化：可分为局限性和弥漫性两类。①局限性纤维化：见于吸收不全的肺炎、肺脓肿和肺结核等。肺组织破坏后，代之以结缔组织。局限性纤维化 X 线表现为索条状影，密度高，僵直，与正常肺纹理不同。②弥漫性纤维化：常广泛累及肺间质，对肺功能影响较大。弥漫性纤维化 X 线表现为紊乱的条状、网状或蜂窝状，自肺门向外伸展，直至肺野外带，与正常肺纹理不同。

（4）肿块（tumor）：肿块为圆形或类圆形以及分叶状致密块影，可单发或多发。肿块的数目、边缘、密度、形态、与肺门及胸膜的关系，其中有无空洞及钙化，对确定肿块的性质有重要意义。肺良性肿瘤多有包膜，呈边缘锐利光滑的球形肿块如腺瘤。肺错构瘤中心可有“爆玉米花”样的钙化。肺的恶性肿瘤多无包膜，呈浸润性生长，靠近胸膜时可有线状或星状阴影与胸膜相连，形成胸膜凹陷。由于生长不均衡，其轮廓呈分叶状或有脐样切迹。较大的恶性肿瘤特别是鳞癌，中心易发生坏死而形成厚壁空洞。肺转移癌常为多发肺部肿块，大小不一，以中下肺野较多，密度均匀，边缘整齐，短期复查可有明显增大（图 24－18）。

（5）空洞（cavity）与空腔（cavern）：空洞为肺内病变组织发生坏死、液化，坏死组织经引流支气管排出而形成。空洞壁可由坏死组织、肉芽组织、纤维组织、肿瘤组织以及洞壁

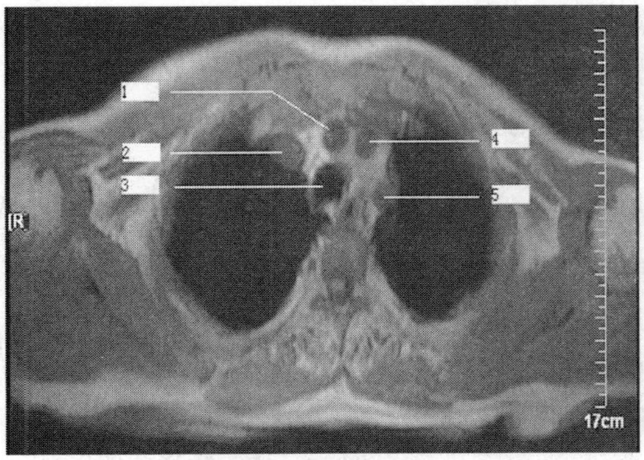

a.胸锁关节层面
1.无名动脉 2.右头臂静脉
3.气管 4.左颈总动脉
5.左锁骨下动脉

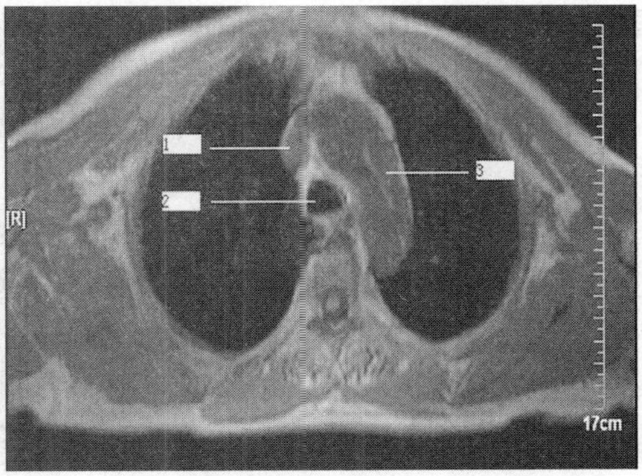

b.主动脉弓层面
1.上腔静脉 2.气管
3.主动脉弓

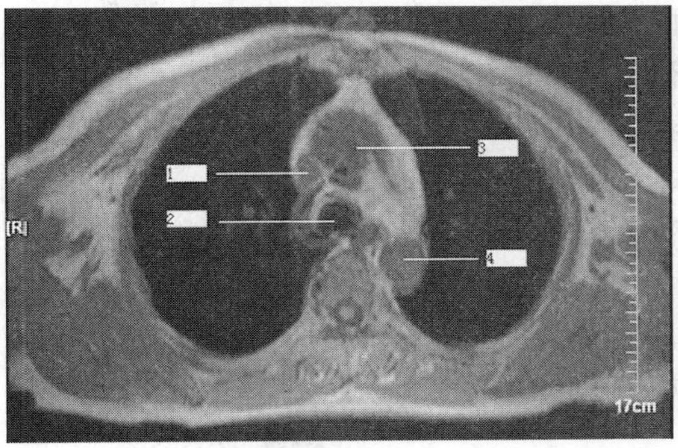

c.主动脉窗层面
1.上腔静脉 2.气管
3.升主动脉 4.降主动脉

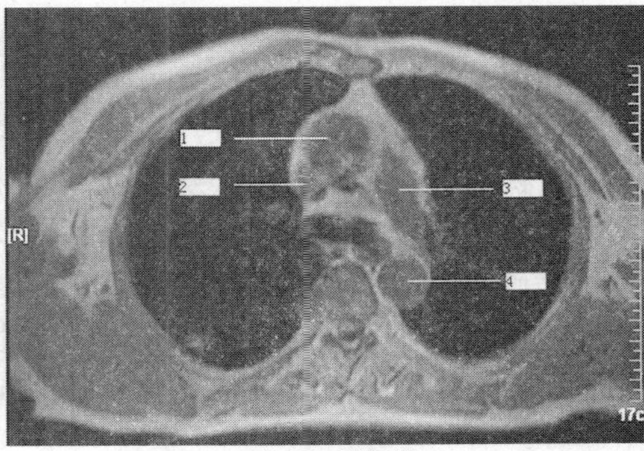

d.左肺动脉层面
1.升主动脉 2.上腔静脉
3.左肺动脉 4.降主动脉

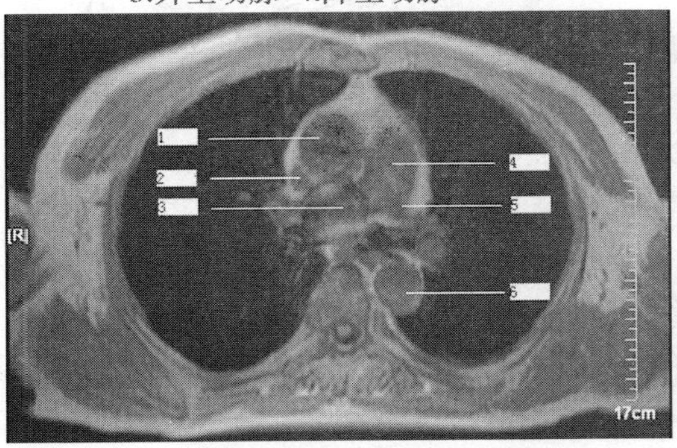

e.主肺动脉与右肺动脉层面
1.升主动脉 2.上腔静脉
3.右肺动脉 4.主肺动脉
5.左肺动脉 6.降主动脉

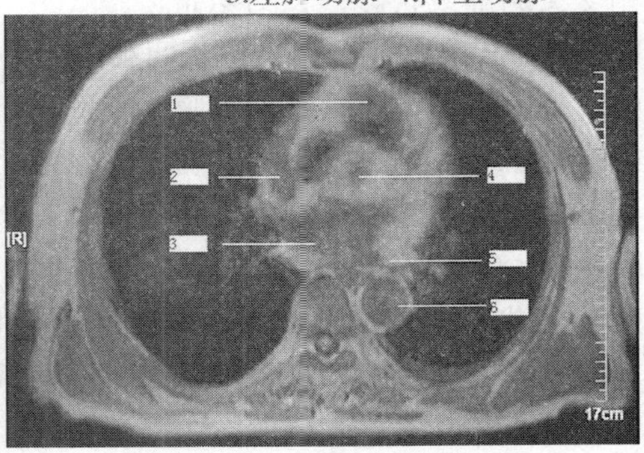

f.左心房层面
1.右心室 2.右心房
3.左心房 4.主动脉
5.左下肺静脉 6.降主动脉

图 24－16　正常胸部 MRI 表现

周围的薄层肺不张所形成。空洞在 X 线片上表现为大小、形态不同，有完整洞壁的透明区。

根据洞壁的厚度、形态可分为薄壁空洞和厚壁空洞（图24－19）。

薄壁空洞的洞壁在3mm以下，由薄层纤维组织及肉芽组织形成。

厚壁空洞的洞壁超过3mm，X线表现为空洞形状不规则的透光影，周围有密度高的实变区。内壁凹凸不平或光滑整齐，多为新形成的空洞，见于肺脓肿、肺结核及肺癌。结核性空洞多无或仅有少量液体，而肺脓肿的空洞则多有明显的液面。癌瘤内形成的空洞其内壁多不规则，呈结节状。

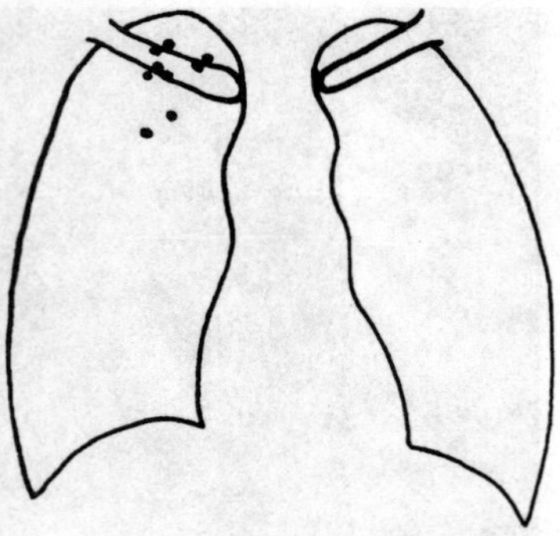

图24－17 肺增殖性病变

空腔是肺内腔隙的病理性扩大，如肺大泡、含气的肺囊肿及肺气囊等。

（6）网状、细线状及条索状阴影：肺部的网、线及条索状阴影在病理上是间质病变的反应。肺间质内积聚异常的病理组织，可以是渗出液或漏出液。多种疾病可表现为弥漫性网、线、条状阴影，常见的有特发性肺纤维化、老年慢性支气管炎、癌性淋巴管炎、组织细胞病X、结节病、结缔组织病（特别是硬皮病、系统性红斑狼疮、皮肌炎）、尘肺及间质性肺水肿等。小叶间隔内有液体或组织增生，可表现为不同部位的间隔线。多见于肺静脉高压、肺间质水肿。间隔线有以下三种。

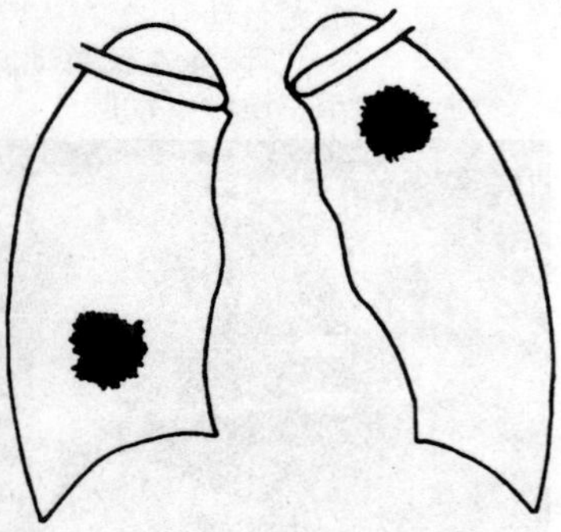

图24－18 肺肿块性病变

Kerley's A线：为位于肺野中带，指向肺门并与肺纹理相交叉的细线状影，长约4cm。

Kerley's B线：较多见，位于两肺下野外侧，近肋膈角处，呈水平走行，垂直于胸膜，长约2cm，常为数条平行存在，也可存在于中、上肺野外带，多见于风湿性心脏病等所致的左心衰。

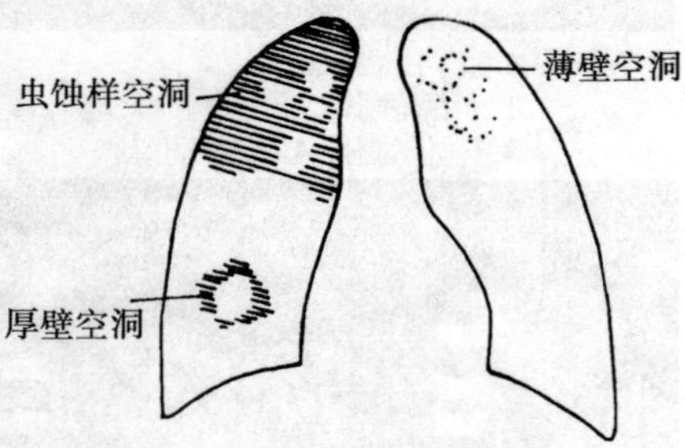

图24－19 空洞的X线表现

Kerley's C线：位于肺野呈紊乱的网状。

（7）钙化：一般发生在退行性变或坏死组织内，多见于肺或淋巴结干酪样结核灶的愈合。钙化的X线表现为高密度影，边缘锐利，形态不一，可为斑点状、块状或球形。

（8）肺门改变：肺门增大见于肺门血管扩张、肺门淋巴结增大、支气管腔内或腔外的肿瘤等。肺门缩小见于肺门血管变细。肺门移位多见于肺叶不张，上叶不张肺门影上移，下叶不张肺门影下移。肺门密度增高与肺门增大同时存在时，如未见肿块，多因支气管周围间质病变、炎症或肺水肿等。

2. 支气管阻塞性表现 支气管阻塞可因腔内肿块、异物、先天性狭窄、分泌物淤积、水肿、血块及痉挛收缩等原因引起，也可因外在压迫，如肿瘤、增大的淋巴结等所致。部分阻塞引起阻塞性肺气肿，完全阻塞引起阻塞性肺不张。

（1）阻塞性肺气肿：末梢细支气管远侧肺气肿为小叶肺气肿或泡性肺气肿。肺泡壁破裂，气体进入肺间质，为间质性肺气肿。多个肺泡壁破裂，可合并形成较大的空腔，称为肺大泡。

X 线片上患侧肺体积膨大，透亮度增加，肺纹理较正常稀疏、纤细，胸廓前后径增大，肋间隙增宽，膈穹隆平坦，位置下降，呼吸活动减弱。

（2）阻塞性肺不张：肺泡内不含气体或仅含少量气体时，肺组织萎陷，称为肺不张。X 线片上表现为均匀的密度增高的片状或三角形阴影。患肺体积缩小，常伴有叶间裂、肺门或纵隔移向患区或膈升高。如一侧肺全肺不张时，X 线可见患侧普遍密度增高，纵隔移向患侧，同时膈肌升高，肋间隙变窄等。侧位观察更有利于识别各肺叶不张的形态（图 24－20）。

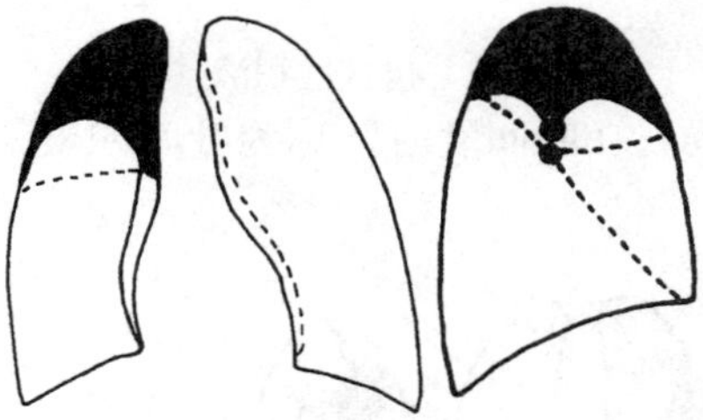
A.右上叶不张

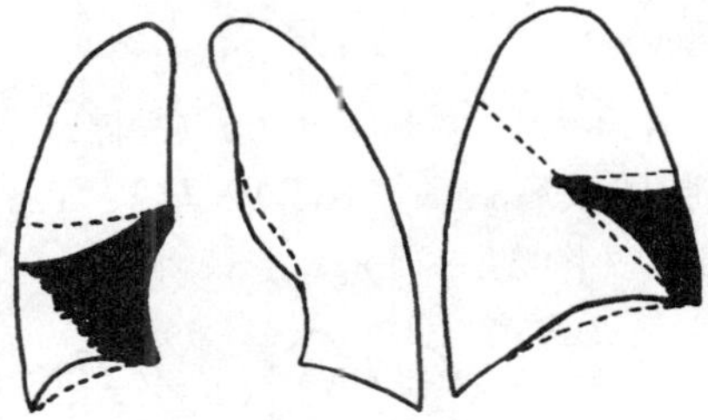
B.右中叶不张

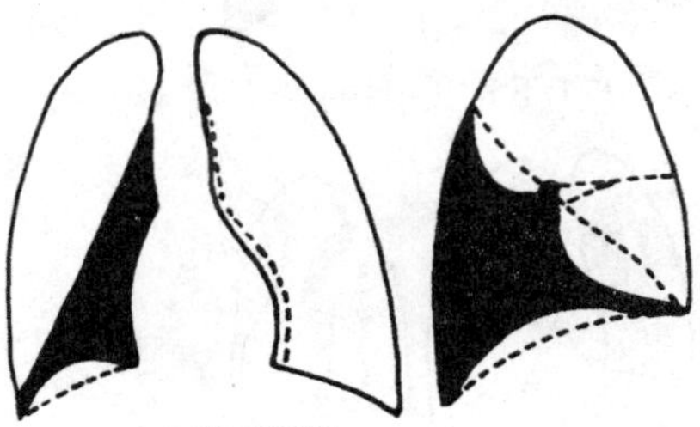
C.右下叶不张

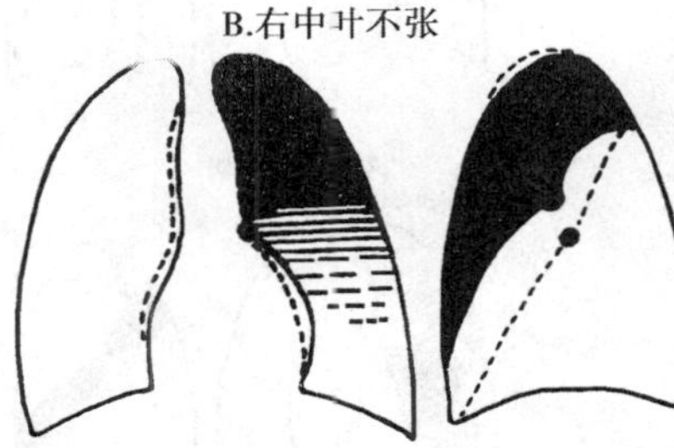
D.左上叶不张

图 24－20　各肺叶不张的 X 线表现

3. 胸膜病变

（1）胸腔积液：病因可以是感染性、肿瘤性、变态反应性、化学性或物理性等。液体的性质可以是渗出液、漏出液，也可以是血性或乳糜性积液。

X 线检查能明确积液的存在，但难以区别液体的性质。①少量积液：首先在侧位胸像上显示后肋膈角变钝，继之在后前位胸像上显示患侧外肋膈角变钝。②中量积液：指积液面超过整个膈面。立位后前位胸像表现为患侧肋膈角消失，下肺野均匀致密，上缘呈内低外高的弧线影。③大量积液：指积液面内上缘超过肺门角水平。表现为患侧肋间隙增宽，肺野大部分均匀致密，纵隔向健侧移位（图 24－21）。

胸腔积液因胸膜粘连而局限在胸腔某一处时，称为包裹性积液（encapsulated fluid），多

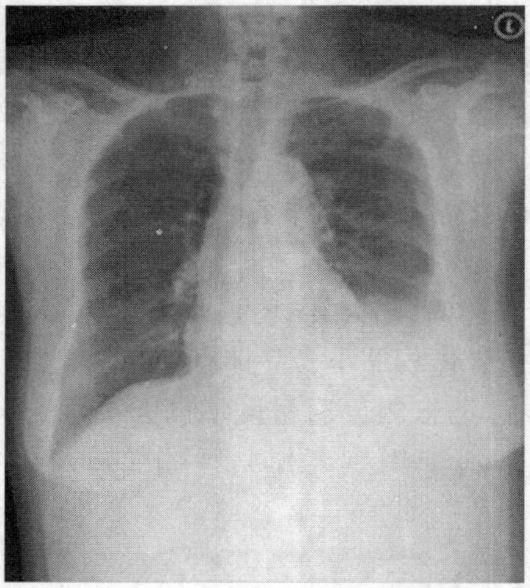

图 24－21　左侧胸腔积液（左侧）

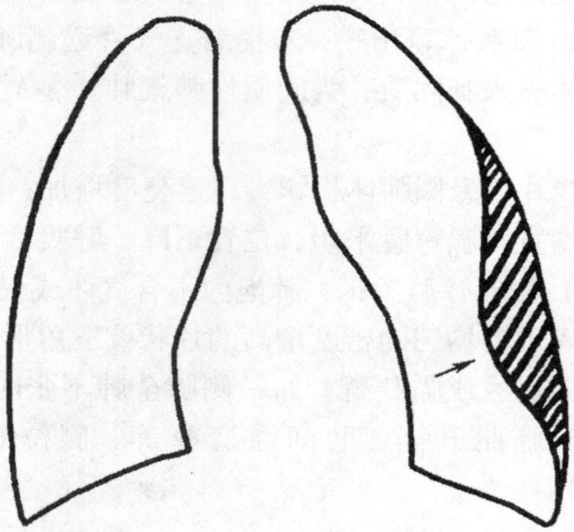

图 24－22　包裹性积液（左侧）

发生在侧胸壁或后胸壁（图 24－22）。包裹性积液局限在叶间裂时，称为叶间积液（interlobar effusion）（图 24－23）。

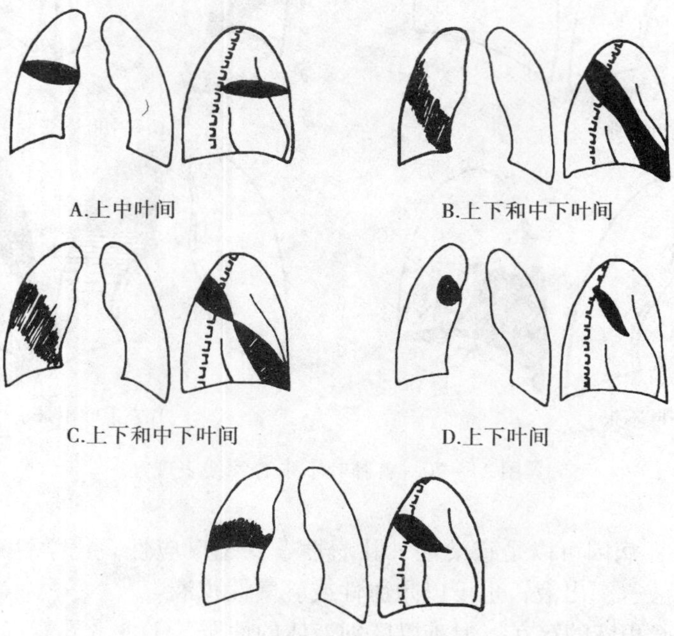

图 24－23　叶间积液 X 线表现

（2）气胸及液气胸：气体经胸壁的穿透伤或肺组织病变导致的胸膜破损，进入胸膜腔形成气胸（pneumothorax）。患侧肺萎陷致透亮度减低，并向肺门压缩；可见丝状脏层胸膜线；肺与胸壁间出现无肺纹理的透亮带；张力性气胸时纵隔可向健侧移位；横膈下降变平，可伴有矛盾运动。胸腔积气和积液并存时，称为液气胸（hydro－pneumothorax）。立位检查时表现为横贯一侧胸腔的气液平，其上方为空气及被压缩的肺。

（3）胸膜增厚、粘连、钙化：胸膜肥厚与粘连常同时存在。胸膜轻度增厚时，X 线表现为肋膈角变钝或消失。广泛胸膜肥厚则呈大片不均匀性密度增高影，并可使纵隔移向患侧。患侧胸廓塌陷，膈肌升高，胸椎弯曲侧凸。

四、常见呼吸系统疾病的影像诊断

（一）慢性支气管炎

长期慢性支气管炎，可使管壁增厚，管腔变窄，尤其是细支气管及末梢支气管更为严重，有时还可并发小叶性肺炎。肺间质中也出现纤维组织增生。

X 线表现：早期病情较轻，X 线可无异常发现。病情较重、病程较长者，X 线可见肺纹理增多、增粗、扭曲，肺纹理伸展至肺野外带，有时尚可见到肺间质纤维化的网状阴影。并发肺内感染时，尚可出现散在的斑片状阴影。病情更重者多并发肺气肿（图 24－24）。

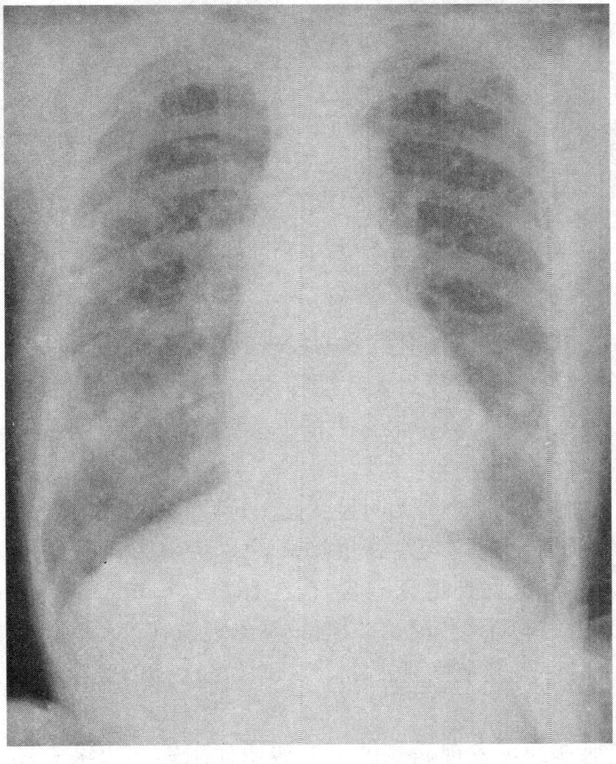

图 24－24 慢性支气管炎

（二）支气管扩张症

支气管扩张是常见的慢性支气管疾病，常继发于各种肺部疾病，也可为先天性。支气管扩张主要有柱状、囊状和混合型。

（1）X 线表现：部分轻者平片无阳性表现，少数可见肺纹理增多、增粗、紊乱或网状。扩张而含气的支气管可见管状透明阴影。囊状扩张可表现为多个薄壁空腔。部分空腔内可有液平。

（2）CT 表现：支气管呈柱状扩张时，呈“双轨”征。囊状支气管扩张时则见支气管远端呈囊状膨大。成簇的囊状扩张可形成葡萄串状阴影，合并感染时囊内可出现液平及囊壁增厚。目前高分辨力 CT 可确诊支气管扩张（图 24－25）。

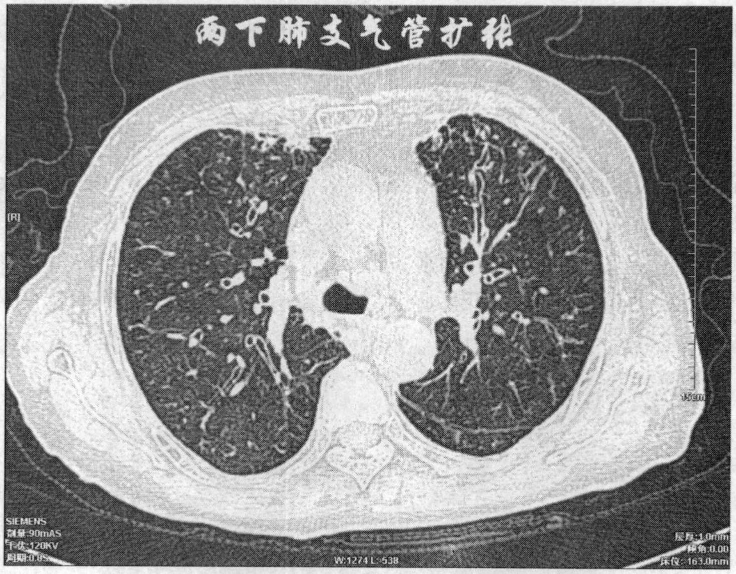

图 24－25　支气管扩张（高分辨率 CT，双轨征）

（三）肺炎

肺炎为肺部常见病，影像学检查对病变的发现、部位、性质以及动态变化，都可提供重要诊断资料。按病变的解剖分布可分为大叶性肺炎、支气管肺炎及间质性肺炎。

1. 大叶性肺炎　是细菌性肺炎中最常见的，多为肺炎链球菌致病。炎症可累及整个肺叶，也可呈肺段分布。

（1）X 线表现：充血期 X 线检查无明显变化，或仅可见到局限性的肺纹理增粗、增深。实变期 X 线检查可发现肺野出现均匀性密度增高的片状阴影，病变范围呈肺段性或大叶性分布，在大片密实阴影中常可见到透亮的含气支气管影（air bronchogram）。消散期 X 线可见实变阴影逐渐减退，由均匀性变为不均匀性，并出现散在性的斑片状影，大小不等，继而可见到增粗的肺纹理，最后可完全恢复正常。X 线片上病灶影完全吸收，往往比临床症状消失为晚（照片 24－26）。

（2）CT 表现：充血期即可发现病变区呈毛玻璃样阴影，边缘模糊。实变时可见大叶或肺段分布的致密阴影，在显示含气支气管影方面 CT 较普通胸片更清晰。

2. 支气管肺炎　亦称小叶性肺炎。主要病理改变是肺泡及细支气管中充满炎性渗出物，病变多散在分布于两侧中下肺野，也有部分融合成大片。

（1）X 线表现：病变常位于两肺下野的中内带，表现为沿增粗的肺纹理有散在的多数密度不均匀的、边界模糊的小斑片状致密阴影，亦有的融合成片状或云絮状密度增高的阴

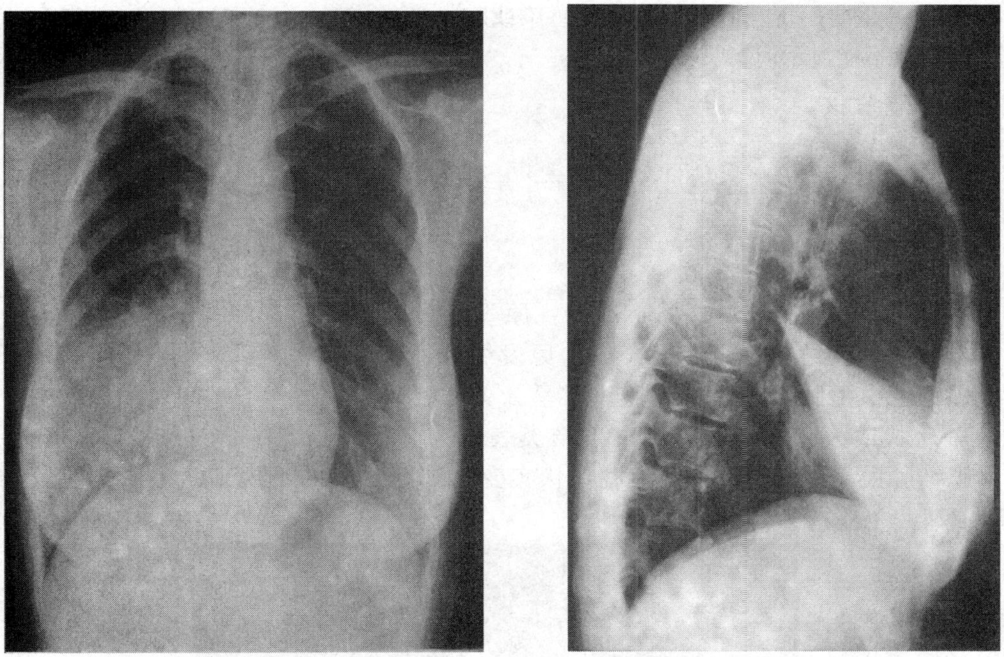

正位　　　　侧位

图 24－26　大叶性肺炎

影，但密度不均匀。

（2）CT 表现：常规 CT 扫描两肺中下部支气管血管束增粗，可见大小不同的结节状及片状阴影，大小约 1～2cm，边缘模糊，多个小片状阴影之间掺杂有含气的肺组织。

3. 间质性肺炎　系由细菌或病毒感染所致。病变炎性细胞浸润主要侵及小支气管壁及肺间质。

（1）X 线表现：常同时累及两肺，以中下肺野显著。表现为肺纹理增粗、模糊，可交织成网状，并伴有小点状影。肺门密度增高，模糊，结构不清。

（2）CT 表现：间质性肺炎的早期可表现两侧支气管血管增粗，并伴有毛玻璃样阴影。较重者表现为小斑片状阴影。肺门、纵隔淋巴结可肿大。

（四）肺脓肿

肺脓肿（lung abscess）是由化脓性细菌引起的坏死性炎性病变。分急性与慢性两种。感染途径可为：吸入性、血源性和附近器官感染直接蔓延。临床发病急剧，高热，咳嗽逐渐加重并咳吐大量脓臭痰。

（1）X 线表现：早期 X 线表现呈一较大的片状致密影，中心密度较浓，愈向外愈淡，边缘模糊。当病变中心肺组织坏死、液化及部分咳出后，则在致密的实变中出现含有液平的空洞。慢性肺脓肿时，周围炎性浸润部分吸收，而结缔组织增生．可见空洞影，洞壁较厚，有或无液平面。血源性肺脓肿以外围多见，多个类圆形致密影，可有空洞形成（图 24－27）。

（2）CT：主要用于当肺内有较广泛感染或胸水掩盖肺内脓肿而平片不能显示时。

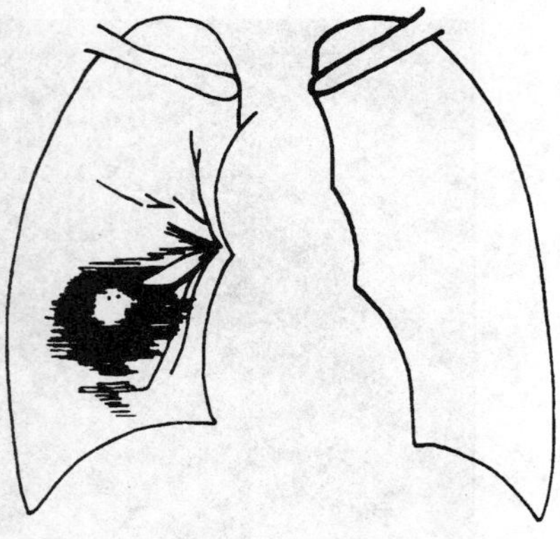

图 24－27　右肺脓肿

（五）肺结核

结核病共分五型。

1. 原发型肺结核（Ⅰ型）　可表现为原发综合征及支气管淋巴结结核。

（1）X 线表现

1）原发综合征（primary complex）：原发病灶、淋巴管炎及肺门淋巴结炎，三者组合成为原发综合征。原发病灶多位于中上肺野，邻近胸膜，常呈云絮样，边缘模糊的斑片状或大片实变。肺门淋巴结炎表现为肺门、纵隔淋巴结肿大。淋巴管炎表现为斑片状实变与肺门之间的不规则索条影，但较难见到（图 24－28）。

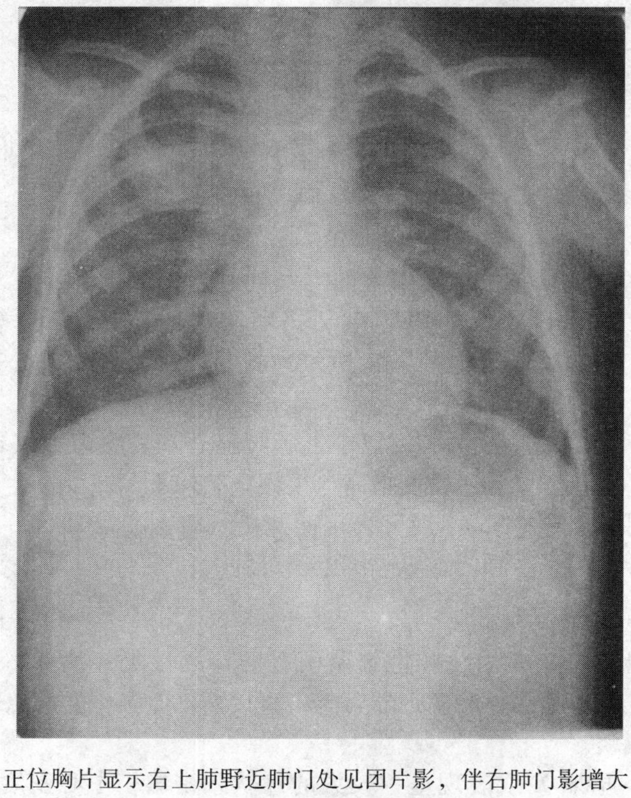

正位胸片显示右上肺野近肺门处见团片影，伴右肺门影增大

图 24－28　原发综合征

2）支气管淋巴结结核：当原发病灶已被吸收或掩盖而不能发现时，则原发型肺结核即只表现为肺门或纵隔淋巴结肿大，即为支气管淋巴结结核。淋巴结内可见低密度区（坏死、液化），也可钙化及周围浸润。

（2）CT 表现：CT 扫描可发现肺门及纵隔淋巴结增大，对隆突下淋巴结增大，X 线片不易显示，而 CT 可以清晰显示。肺内的原发病灶表现为小叶性或小叶融合性高密度阴影，CT 可早期发现原发灶内的干酪样坏死，表现为病灶中心相对低密度区。

2. 血行播散型肺结核（Ⅱ型）　根据结核杆菌进入血液循环的途径、数量、次数以及机体的反应，可分为急性粟粒型肺结核及亚急性或慢性血行播散型肺结核。

（1）X 线表现

1）急性粟粒型肺结核：两肺弥漫性大小一致的粟粒样（直径 1 ~ 3mm）致密阴影，边界清楚。其特点为三均匀，即分布均匀、大小均匀和密度均匀。这种病变在透视下不能看出，必须摄片方能显示（图 24 – 29）。

2）亚急性或慢性血行播散型肺结核：常为分布不均匀（多见于上、中肺野）、大小不等、密度不均（软组织密度与钙化均可见）的双肺粟粒或结节，有时可见纤维索条、胸膜增厚（图 24 – 30）。

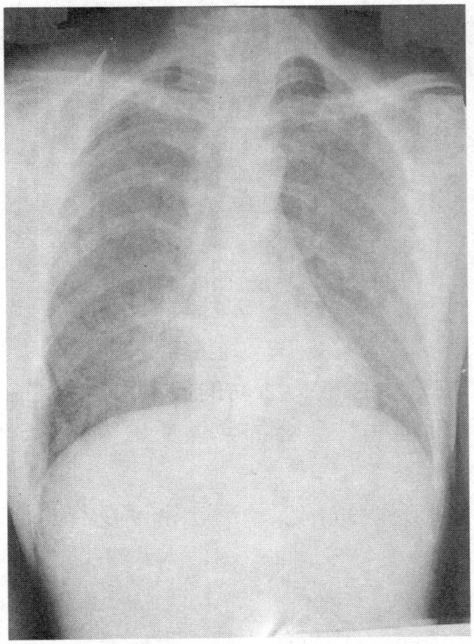

正位胸片两肺内可见大小一致、密度均匀、分布均匀的粟粒样致密影

图 24 – 29　急性粟粒型肺结核

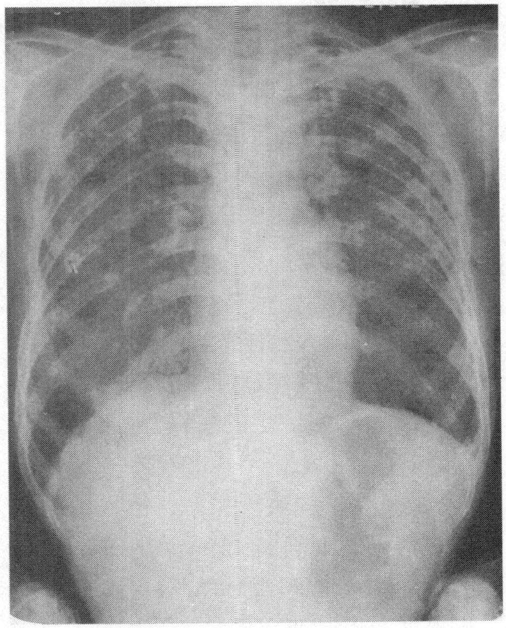

正位胸片两肺为可见大小、密度分布不均匀的结节状致密影

图 24 – 30　慢性血行播散型肺结核

（2）CT 表现：CT 特别是高分辨力 CT，更易显示粟粒性病灶。急性粟粒型为两肺广泛分布的 1 ~ 2mm 的小点状阴影，密度均匀，边界清楚，分布均匀，与支气管走行无关。亚急性或慢性血行播散型肺结核 CT 与 X 线胸片所见相似，表现为多发大小不一的结节影，上肺结节多且大于下肺结节，部分病灶可有钙化。

3. 继发性肺结核（Ⅲ型）　为成年结核中最常见的类型。

（1）浸润型肺结核：多在肺上叶尖段、后段及下叶背段。

X 线表现：多种多样，可以一种为主或多种征象混合并存。斑片状实变：边缘模糊的斑片状阴影（图24－31）。肺段或肺叶实变：边缘模糊，密度不均，可见支气管充气征和（或）空洞，常见于干酪性肺炎。结核性空洞：引流支气管呈索条轨道影与空洞相连。支气管播散：沿支气管分布的斑点、斑片实变，病变可融合。间质结节：常排列成“花瓣样”，是肺结核的典型表现。结核球：边界清晰的圆形、椭圆形结节，密度较高，内常有钙化、裂隙样或新月样空洞，周围可见“卫星灶”（图24－32）。

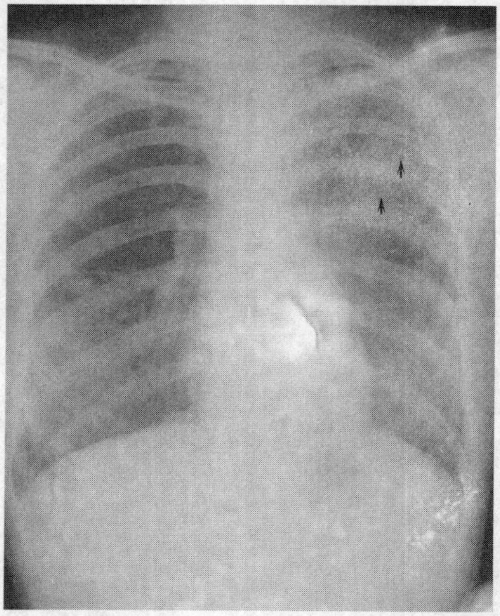

图24－31 增殖性病变（箭头所示）

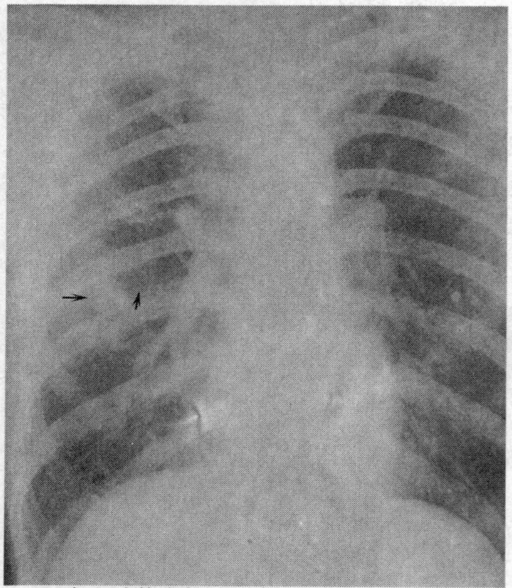

右上肺偏内侧球形高密度影（大箭头），边缘清楚。边缘可见卫星灶（小箭头）

图24－32 结核球

斑片状实变、肺段或肺叶实变、结核灶空洞和支气管播散为活动的浸润型肺结核征象，间质结节和结核球为稳定的浸润型肺结核征象，而结核病灶愈合的常见征象为钙化、纤维索条。

CT表现：与X线表现相似，但显示病变大小、形态、范围、轮廓、密度及其与周围结构间关系更清晰、准确。

（2）慢性纤维空洞型肺结核

X线表现：单侧或双侧肺上、中肺野的透亮区，壁厚，内壁较光整，周围有大量纤维索条、斑片状实变、小结节、钙化。病变肺叶萎缩，肺门上移。患侧胸膜增厚粘连。健侧代偿性肺气肿（图24－33）。

4. 结核性胸膜炎（Ⅵ型） 多见于儿童与青少年。临床上分为干性及渗出性结核性胸膜炎两种。

X线表现：①干性结核性胸膜炎：多数可自然愈合或遗留肋膈角粘连。X线检查无异常表现或有膈肌运动受限。②渗出性结核性胸膜炎：多为一侧，液体一般为浆液性，偶可为血性。病程较长，有大量纤维素沉着，引起胸膜肥厚或粘连钙化等。X线所见随积液量、部位以及胸膜粘连增厚情况而有不同变化（图24－34）。

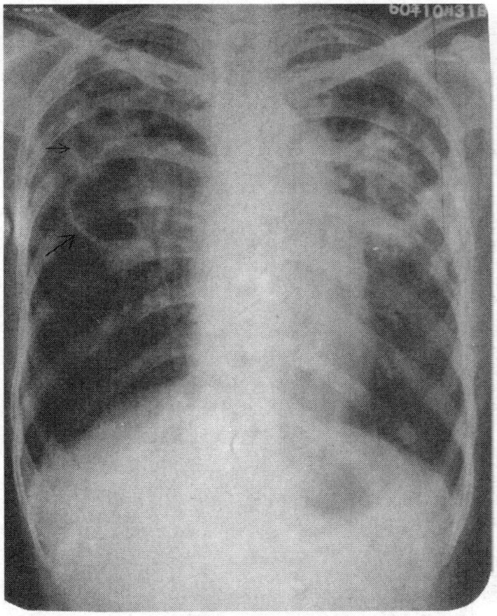

右肺尖部内壁不规划空洞影，边缘可见卫星灶

图 24－33 结核性空洞

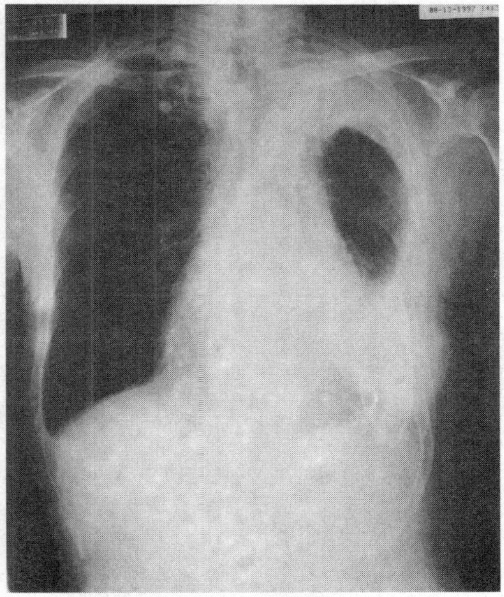

左侧胸膜增厚，胸膜钙化

图 24－34 胸膜炎型肺结核

（六）肺肿瘤

肺肿瘤分原发性与转移性两类。原发性肿瘤又分良性及恶性，良性肿瘤少见。恶性肺肿瘤中98%为原发性支气管肺癌，少数为肺肉瘤。

1. 原发性支气管肺癌 起源于支气管上皮、腺体或细支气管及肺泡上皮。根据 WHO 制定的肺癌组织学分型，主要分为小细胞癌及非小细胞癌，后者又分为鳞癌、腺癌、复合癌及大细胞未分化癌。

按发生部位可分三型：①中心型：发生于主支气管、肺叶及肺段支气管。②外围型：发生于肺段以下支气管直达细支气管以上。③细支气管肺泡癌：发生于细支气管或肺泡上皮。

正侧位 X 线胸片用于初步筛查肺癌，胸部 CT 是诊断肺癌的首选影像检查方法。

（1）X 线表现

1）中心型肺癌：早期局限于黏膜内，可无异常改变。病变发展，使管腔狭窄，引起肺叶或一侧肺阻塞性肺气肿，但很难发现。多数病例由于支气管狭窄，引流不畅而发生阻塞性肺炎，表现为在相应部位反复发作、吸收缓慢的炎性实变。继而癌瘤可将支气管完全阻塞而引起肺不张。如肿瘤同时向腔外生长或（和）伴有肺门淋巴结转移时则可在肺门形成肿块。发生于右上叶的支气管肺癌，肺门部肿块和右肺上叶不张连在一起可形成横行“S”状的下缘即横“S”征（图 24－35）。有时肺癌发展迅速，较大，其中心可发生坏死而形成空洞，多见于鳞癌，表现为内壁不规则的偏心性空洞（decentered cavity）。

2）外围型肺癌：早期较小，直径多在 2cm 内。多表现为肿块或结节，部分结节呈磨玻璃样不透明区。肿块常见不规则分叶、短细的毛刺、不规则的厚壁空洞，肿块内钙化少见，可有胸膜凹陷征（图 24－36）。

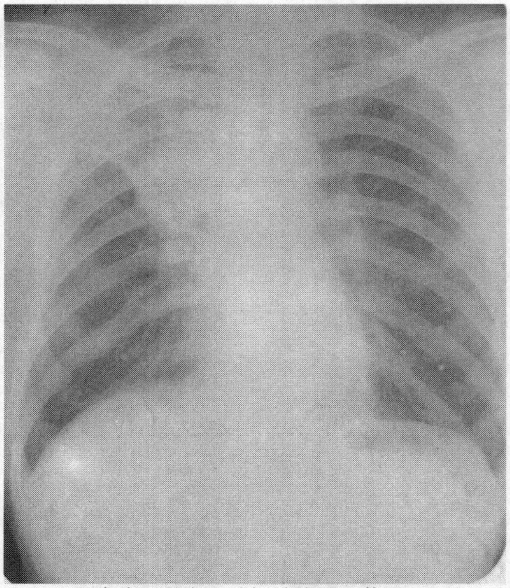

胸片显示右上肺门肿块影，伴阻
塞性肺炎及肺不张，横“S”征

图 24－35　中心型肺癌

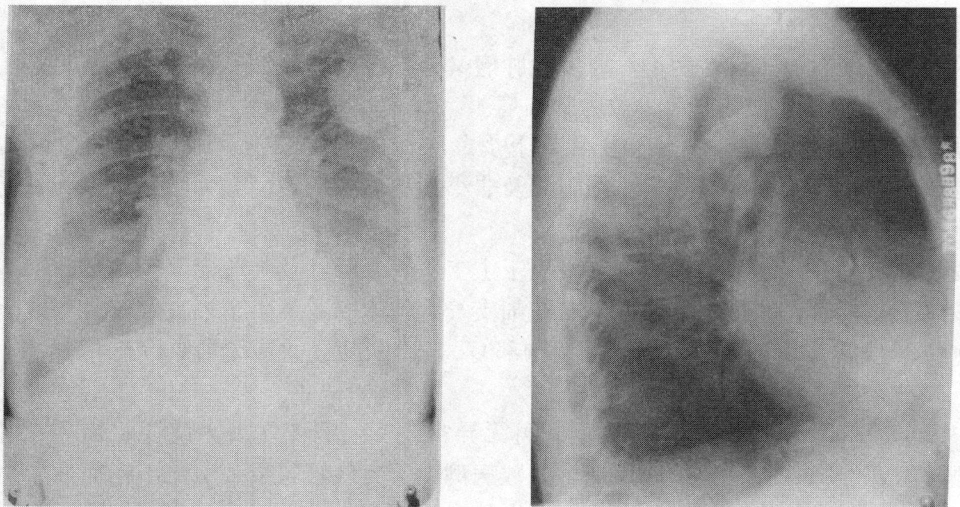

正位　　侧位

正侧位胸片显示左上肺肿块影，肿块呈不规则分叶状改变，边缘有毛刺

图 24－36 外围性肺癌

（2）CT 表现

1）中心型肺癌：①支气管腔狭窄 CT 断面图像上能更清晰地显示。②肺门肿块，表现为分叶状或边缘不规则的肿块，常同时伴有阻塞性肺炎或肺不张。③侵犯纵隔结构，表现为瘤体与纵隔结构之间的脂肪界面消失，瘤体直接与纵隔结构相连。④纵隔淋巴结转移（图 24－37）。

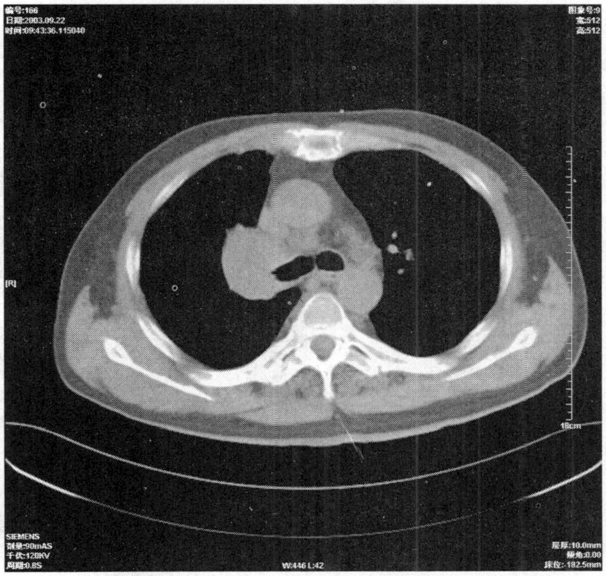

CT 纵隔窗显示右肺门肿块影伴右肺支气管中断，气管前见肿大的淋巴结

图 24－37　中心型肺癌

2）外围型肺癌：CT 扫描，特别是高分辨率 CT 扫描能提供较 X 线胸片更清晰的图像，有利于分析结节或肿块的边缘、形态、瘤周表现、内部结构特点及密度变化等（图 24－38）。

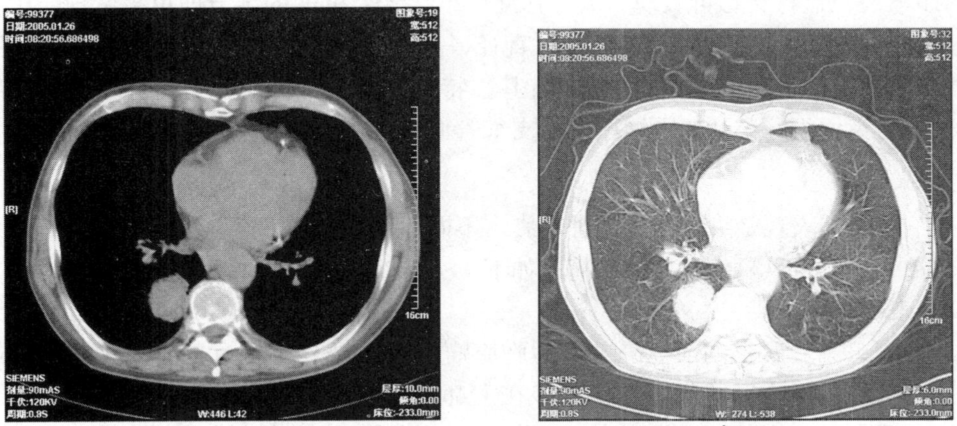

a　　b

CT 纵隔窗显示右下肺脊柱旁肿块影，边缘有毛刺及分叶

图 24－38 外围型肺癌

（3）MRI 表现：MRI 可作冠状、矢状及横断面扫描，对确定肺门部肿块与支气管的关系较 CT 更为清楚。

2. 转移性肺肿瘤　人体许多部位的恶性肿瘤可以经血行、淋巴道或邻近器官直接蔓延等途径转移至肺部。在恶性肿瘤的诊断与治疗中，肺部被列为常规影像学检查。X 线胸像常用，但容易漏诊 5mm 以下的转移结节。胸部 CT 最佳。

（1）X 线表现：①血行转移：表现为单个或多个的棉球状阴影或广泛粟粒状阴影，轮廓光滑，密度均匀，大小不一，多出现在中下肺野。连续观察，转移性肿瘤可在短期内增大、增多。②淋巴转移：表现为肺门淋巴结肿大，肺纹理增粗、增深。肿大的淋巴结常是多个，故外形呈分叶状结节影（图 24－39）。

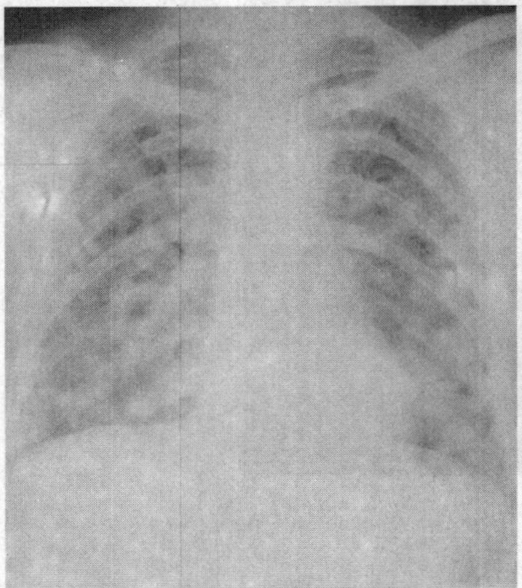

正位胸片显示两肺多发棉球样结节病灶

图 24－39 肺转移瘤

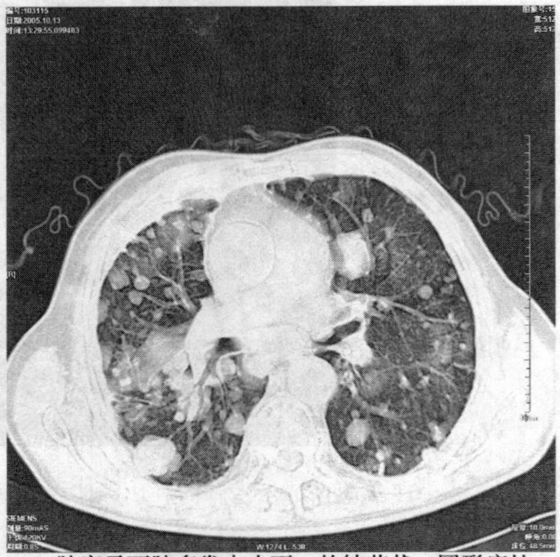

CT肺窗示两肺多发大小不一的结节状、圆形病灶

图 24－40 肺转移瘤（CT）

（2）CT 表现：血行转移可表现为两肺弥漫性小结节，2mm 的结节即可被发现，中下野及胸膜下区较多。也可表现为多发球形灶，直径一至数厘米，边缘光滑，密度均匀（图 24－40）。高分辨率 CT 对淋巴道转移的诊断有其独特的效果，可表现为肺门及纵隔淋巴结增大，支气管血管束增粗，小叶间隔增厚，沿支气管血管束、小叶间隔可见多数小结节影。

（七）纵隔肿瘤

纵隔肿瘤的共同表现是纵隔凸出的肿块影。不同性质的纵隔肿瘤在纵隔内部各有其好发部位，现将前、中、后纵隔的常见肿瘤简述如下。

1. X 线表现

（1）前纵隔肿瘤：常见的前纵隔肿瘤为胸腺瘤及畸胎瘤。表现为自前纵隔向一侧或两侧凸出的椭圆形或梭形块影。胸内甲状腺多在上部，轮廓清楚，块影的边缘向上可伸入颈部。胸腺瘤位置低，恶性者常呈分叶状。畸胎瘤位置更低，囊性者又称皮样囊肿。

（2）中纵隔肿瘤：主要为淋巴瘤，多见于中纵隔上部的气管两旁、气管隆突附近和肺门区。X 线表现为上纵隔和肺门区有向两侧凸出的分叶状肿块影，边界一般较清楚。

（3）后纵隔肿瘤：常见者为神经源性肿瘤，多发生在脊柱旁沟神经组织的神经纤维瘤、神经节瘤和神经鞘瘤等。肿瘤可压迫邻近椎体或肋骨，引起骨质压迹缺损，有的可使椎间孔受压变大（图 24－41）。

2. CT 表现 皮样囊肿与畸胎瘤的 CT 表现相似，囊状和含脂肪成分是本病的 CT 特征。恶性者边缘常不清楚，并可压迫或侵犯周围组织。典型的畸胎瘤是含有各种组织的混合物。

皮样囊肿在增强时出现边缘强化。淋巴瘤多同时侵及纵隔内多个淋巴结，肿块呈分叶状。神经源性肿瘤，恶性者边缘不清，发生在椎间孔处的肿瘤呈哑铃状，且椎间孔扩大，并可见椎管内外软组织肿块以及脊髓受压情况。

3. MRI 表现 囊性畸胎瘤的MRI与CT类似。但囊内液体信号变化较大，T_1WI上多呈低信号，T_2WI上呈高信号。当脂质含量较高时，T_1WI上即呈高信号。淋巴瘤、神经源性肿瘤在T_1WI上为中等偏低信号，T_2WI上为中等偏高信号。纵隔肿瘤一般凭借所在部位和某些特征再结合病史不难作出诊断。

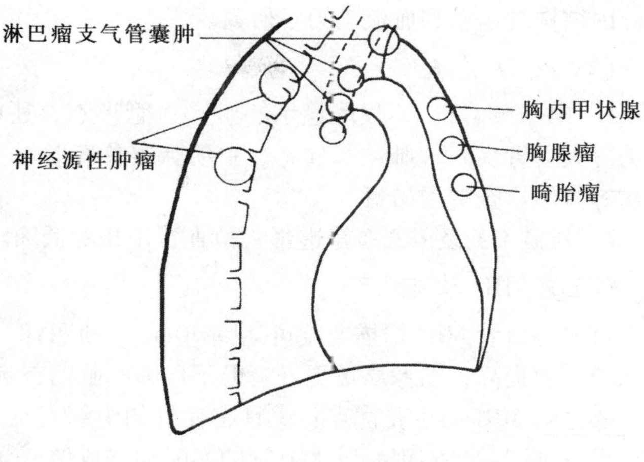

图 24-41 纵隔肿瘤发生部位

第三节 心脏与大血管

一、检查方法

影像学检查对心脏及大血管病变的诊断有一定意义，它不仅能显示心脏及大血管的外部轮廓，而且能显示心脏及大血管的壁及腔内的解剖结构和运动。

（一）X线检查

1. 胸部透视 方法简便，可多体位、动态观察心脏和大血管及其搏动，但清晰度差，无永久记录，接受X线剂量大。已不作为常规检查手段，只在特殊需要时作为补充手段。

2. 心脏摄片 投照要求在立位下进行。靶片距要求2m，常规体位包括后前位、左前斜位、右前斜位和侧位。

（二）心血管造影

心血管造影（angiocardiography）是将对比剂经导管快速注入心脏大血管，观察其解剖结构运动及血流状态的影像学检查方法。常规造影检查包括心腔、主动脉及主肺动脉造影、选择性造影指冠状动脉、外周动脉造影等。

适用于各种无创性影像技术不能明确诊断，或为制定外科手术方案提供确切的形态学、血流动力学诊断，或进行介入性治疗。

（三）数字减影心血管造影

由于所获图像是数字化的和减影后的，无心血管以外组织结构影像的干扰，可对图像进行多种处理以改善影像质量，配合使用各种软件功能，可进行心脏大血管壁的形态、功能以及腔内结构的运动和血流动力学研究。

（四）CT 检查

1. 电子束 CT 不仅能显示心脏大血管形态，还能显示动脉和血流动态。主要用于检查胸部大血管疾病（肺动脉栓塞、主动脉瘤及畸形、主动脉夹层）、瓣膜病、心脏肿瘤、心肌病等。但检查费用昂贵。

2. 螺旋 CT 及 CT 血管造影 检查费用相对低廉。适用范围同电子束 CT。

（五）MRI 检查

目前心血管 MRI 扫描速度可达到 20ms 一帧图像，可用于心脏大血管的实时动态成像。时间分辨力提高，图像质量更好。但不作为心脏的首选影像检查。

心血管 MRI 的主要优点：①具有良好的组织对比，能清楚显示心脏解剖形态。②可迅速获得三维图像，实现心脏大血管的实时动态成像。③无射线损伤，无需含碘对比剂。④对血流有特殊敏感性，能够评价流量、流速甚至血流方向。⑤能够准确显示心脏功能、血流灌注及心肌活性。

二、正常心脏与大血管的 X 线表现

1. 心脏和大血管的正常投影 心脏和大血管在透视或平片上的投影相互重叠。因此必须用不同位置的投照，才能使各房室和大血管的边缘显示出来。

（1）后前位（posteroanterior position，PA）：心右缘分为两段，中间有一切迹。上段为升主动脉与上腔静脉，在幼年和青年为上腔静脉，其边缘平直，向上伸至锁骨平面，升主动脉被上腔静脉遮盖。在老年，由于主动脉延长迂曲，升主动脉突出于上腔静脉边缘之外，边缘呈弧形。右心缘下段为右心房，弧度较大，密度较高。心缘与膈顶相交处呈一锐角，为心膈角（cardiophrenic angle）（图 24－42）。

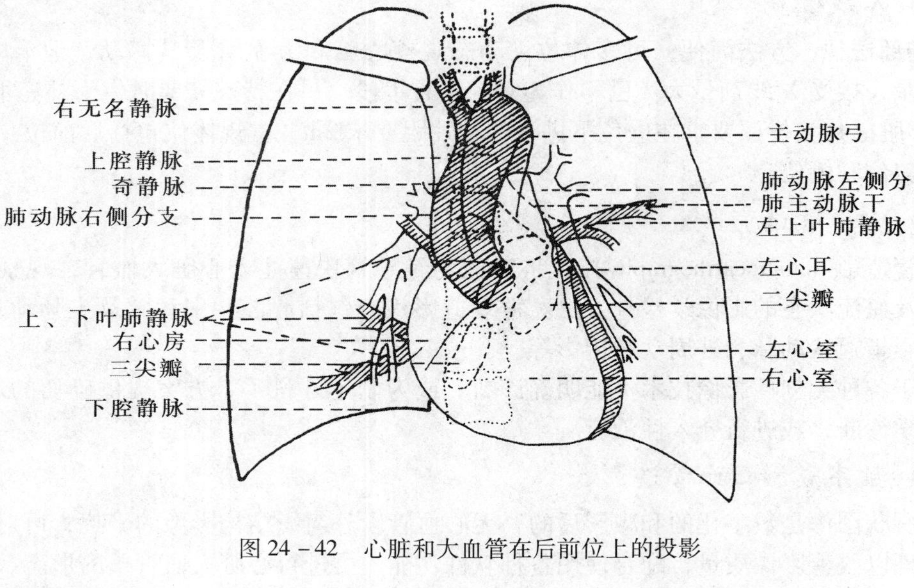

图 24－42 心脏和大血管在后前位上的投影

心左缘分三段：上段为主动脉球，呈弧形突出，老年人更明显。中段为肺动脉干，偶尔可为左肺动脉构成，称为心腰，又称肺动脉段，此段平直或稍突出。下段为左心室。左心室与肺动脉之间，有长约 1.0cm 的一小段，由左心耳构成，正常时，不能与左心室段区分。左心室与肺动脉段的搏动方向相反，两者的交点为相反搏动点，是衡量左右心室增大的标志。

（2）*右前斜位*（right anterior obligue position，RAO）（第一斜位）：心前缘，自上而下由主动脉弓及升主动脉、肺动脉、右心室漏斗部、右心室前壁和左心室下端构成。两心室组成心前缘下部的比例因人体旋转角度而不同。旋转角度大时主要为右心室，角度小时则左心室成分增加。心后缘与脊柱之间较透明，称为心后间隙或心后区（图 24－43）。

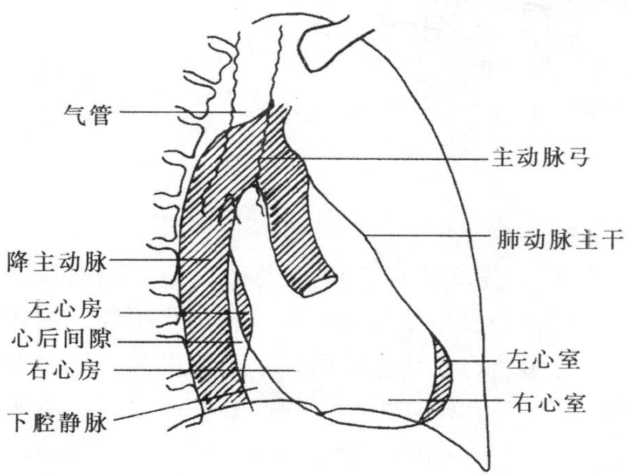

图 24－43 心脏和大血管在右前斜位上的投影

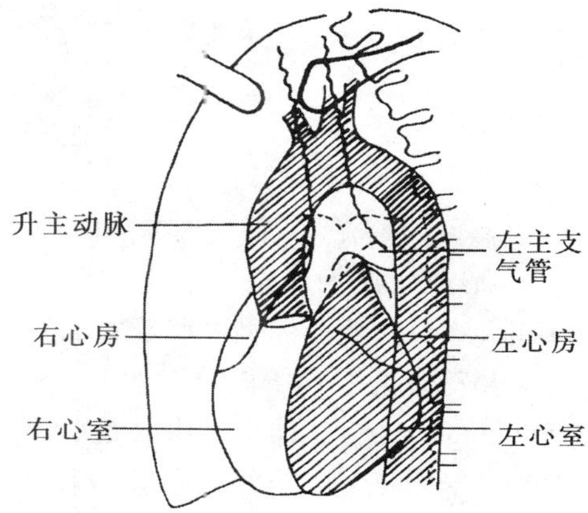

图 24－44 心脏和大血管在左前斜位上的投影

（3）*左前斜位*（left anterior obligue position，LAO）（第二斜位）：心脏大血管影位于脊柱的右侧。人体旋转约 60°角投照时，室间隔与中心 X 线接近平行。因此，两个心室大致是对称性地分为左右两半，右前方一半为右心室，左后方一半为左心室。心前缘上段为右心房，下段为右心室，右心房段主要为右心耳构成，房室分界不清。心后缘可分为上、下两段，上段为左心房，下段为左心室。在左心室段的下端可见一浅切迹，为室间沟。还可显示胸主动脉和主动脉球，在主动脉窗内可见气管分叉、主支气管和肺动脉（图 24－44）。

（4）*左侧位*（left lateral position）：侧位片上，可见心影从后上向前下倾斜，心前缘下部为右心室前壁，上部由右心室漏斗部与肺动脉主干构成。下部与前胸壁紧密相邻，上部心缘逐渐离开胸壁呈一浅弧，向上向后倾斜。心后缘上中段由左心房构成，下部由左心室构成，并转向前与膈成锐角相交，下腔静脉常在此角内显影。心后下缘，食管与膈之间的三角形间隙，为心后食管前间隙（图24－45）。

2. 心脏大血管的搏动 心左缘的搏动主要代表左心室的搏动。收缩期急剧内收，舒张期逐渐向外扩张。搏动幅度的大小与左心室每次搏动的输出量有关，输出量小则幅度小，输出量大，则幅度也大。心右缘的搏动代表右心房的搏动。右心室增大时，其强而有力的心室搏动可以传导至右心缘。

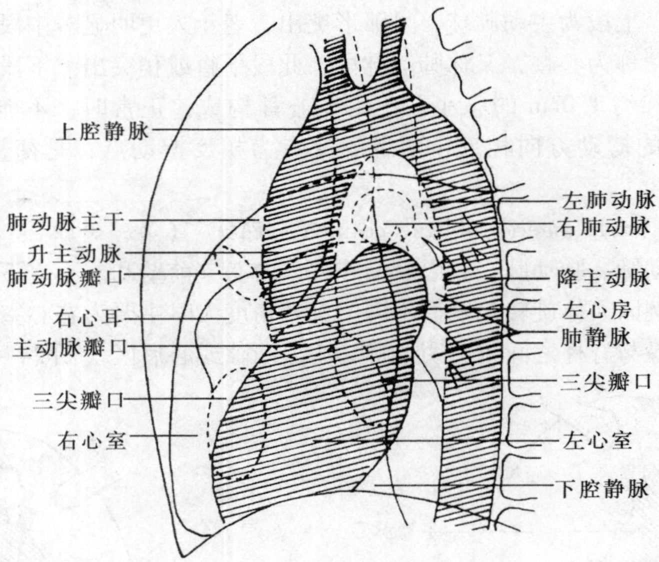

图 24－45 心脏和大血管在左侧位上的投影

3. 心脏大血管形态 正常心脏可分为横位心、斜位心和垂位心三种类型。①横位心（horizocardia）：矮胖体型者胸廓宽而短，膈位置高，心脏呈横位，心脏纵轴与水平面的夹角小（<45°），心脏与膈的接触面大，心胸比值大于0.5。主动脉球明显，心腰凹陷。②斜位心（oblique heart）：体型适中（健壮型），胸廓形态介于其他两型之间，心脏呈斜位，心脏纵轴与水平面夹角约45°，心脏与膈接触面适中，心胸比值约0.5，心腰平直。③垂位心（vertical heart）：体型瘦长（无力型），胸廓狭长，膈位置低，心影较小而狭长，呈垂位，心脏纵轴与水平面的夹角>45°，心脏与膈接触面小，心胸比值小于0.5，肺动脉较长，稍突出（图 24－46）。

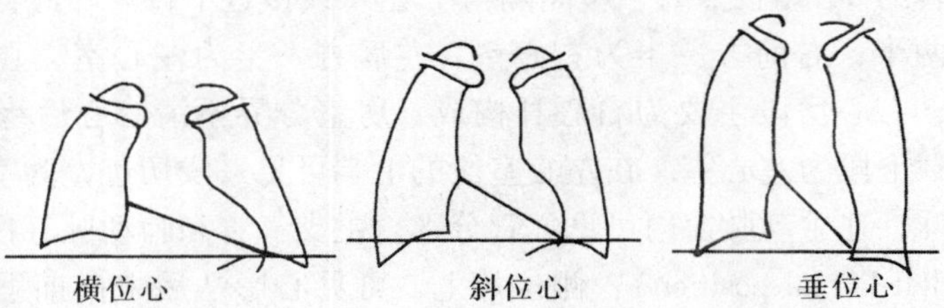

图 24－46 三种不同体型的心脏形态

三、基本病变的影像学表现

（一）X 线表现

1. 心脏增大 心脏增大包括心壁肥厚和心腔扩张，两者常并存。在X线下很难区分肥厚和扩张，因此统称为增大。确定心脏增大最简单的方法为心胸比例法。正常成人心影横径一般不超过胸廓横径的一半，即心胸比值（cardio thoracic ratio）≤0.5（图 24－47）。

(1) *左心室增大*：①心尖向下向左延伸。②相反搏动点上移。③左心室段延长、圆隆并向左扩展。④左前斜位，左心室仍与脊柱重叠，室间沟向前下移位。⑤左侧位，心后间隙变窄甚至消失，心后下缘的食管前间隙消失。左心室增大常见的原因为高血压病、主动脉瓣关闭不全或狭窄、二尖瓣关闭不全及部分先天性心脏病如动脉导管未闭等（图 24－48）。

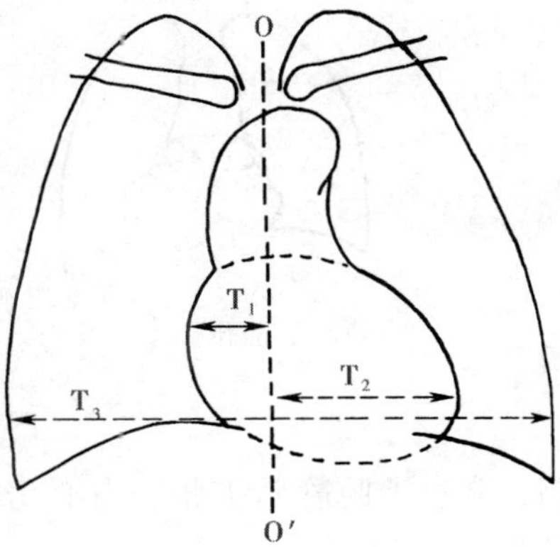

图 24－47 心胸比率测量图

(2) *右心室增大*：①右心室主要向前、向左、向后增大，心脏呈二尖瓣型。②心腰变为平直或膨起。③相反搏动点下移。④右前斜位，左心室段前缘呈弧形前突，心前间隙变窄。⑤左前斜位，心脏膈面延长，心前下缘向前膨隆，室间沟向后上移位。右心室增大的常见原因为二尖瓣狭窄、慢性肺源性心脏病、肺动脉瓣狭窄、肺动脉高压、心内间隔缺损和 Fallot 四联症等（图 24－49）。

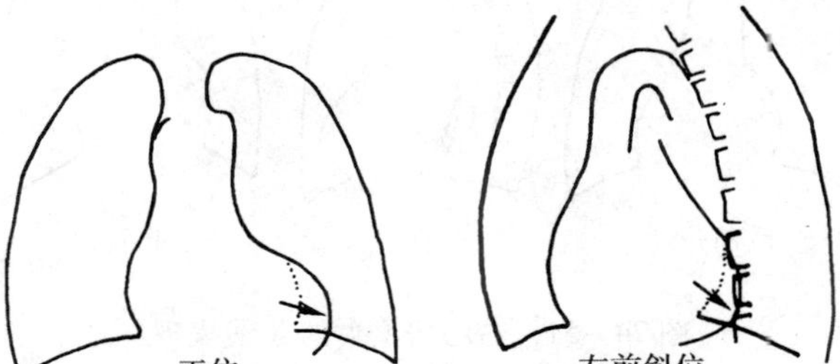

图 24－48 左心室增大的 X 线表现

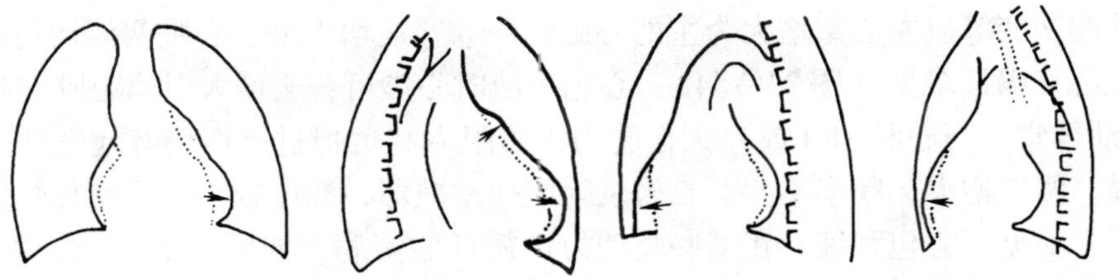

图 24－49 右心室增大的 X 线表现

(3) *左心房增大*：左心房增大可向后、右、左及上方增大。①食管受压向后移位。②心右缘双弧影，心底部双心房影。③心左缘可见左心耳突出（第三弓）。④左主支气管受压抬高。左心房增大常见于二尖瓣病变、左心衰竭和一些先天性心脏病如动脉导管未闭等（图 24－50）。

(4) *右心房增大*：①左前斜位，右心房段延长超过心前缘长度一半以上，膨隆，并与心室段成角。②后前位，心右缘向右扩展、膨隆，显著增大时，弧度加长，最突出点位置较

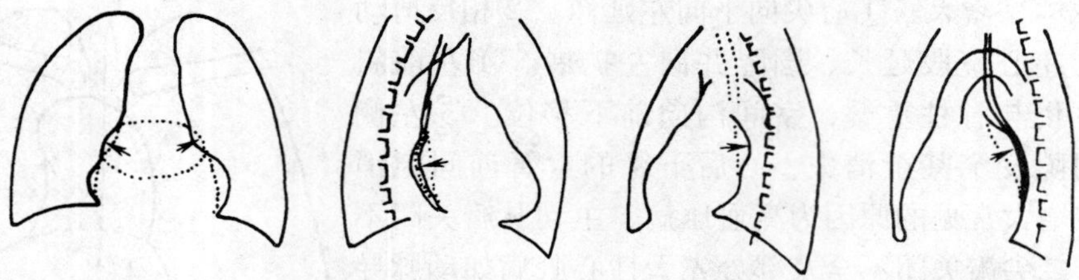

图 24-50 左心房增大的 X 线表现

高，常有上腔静脉扩张。右心房增大见于右心衰竭、房间隔缺损、三尖瓣病变（图 24-51）。

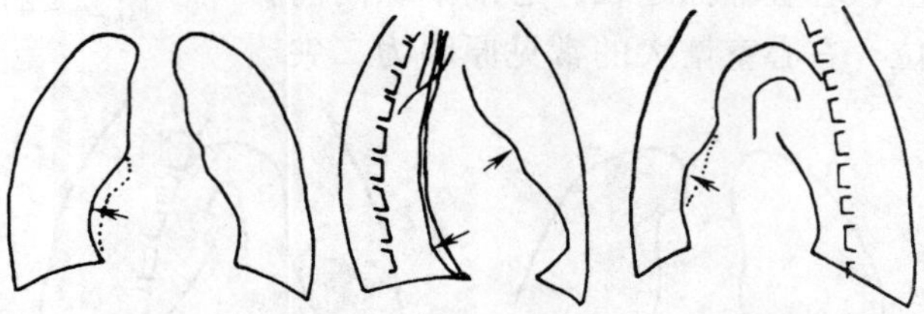

图 24-51 右心房增大的 X 线表现

2. 形态改变 心脏大血管疾病时，心脏可失去正常形态，在诊断上分为三型：①二尖瓣型：右或（和）左心缘不同程度地向外膨突，心尖上翘，肺动脉凸出，主动脉球较小（图 24-52）。常见于二尖瓣狭窄、房间隔缺损、肺动脉瓣狭窄、慢性肺源性心脏病。②主动脉型：呈靴形，心腰凹陷，左下缘向左扩张，主动脉球突出（图 24-53），常见于高血压病和主动脉瓣病变等以左心室增大为主的心脏病。③普遍增大型：心脏两侧均匀性增大，以心肌炎和全心衰竭最多见（图 24-54）。心包积液时心影可普遍增大但非心脏本身增大。

3. 搏动异常 当心脏和（或）大血管为克服阻力和负担过重而仍有代偿功能时，则心脏搏动增强，幅度增大，频率不变。心力衰竭则搏动减弱，幅度减小，频率加快。心脏搏动完全消失，主要见于心包积液。在某些高动力性循环的疾病，如甲状腺功能亢进症和贫血，则心脏和主动脉的搏动均有增强。

4. 肺血管改变

（1）肺充血：指肺动脉内血流量过多。X 线表现为肺动脉段膨隆，两肺门影增大，透视下可见肺动脉段和两肺门血管搏动增强，即所谓肺门“舞蹈”（hilus dance）。常见于左向右分流的先天性心脏病，如房室间隔缺损、动脉导管未闭，亦可见于循环血容量增加，如甲状腺功能亢进症和贫血等。

（2）肺血减少：指肺动脉内血流量减少。X 线表现为肺门血管变细，肺纹理稀疏。主要见于肺动脉狭窄、三尖瓣狭窄和其他右心排血受阻的先天性心脏病。

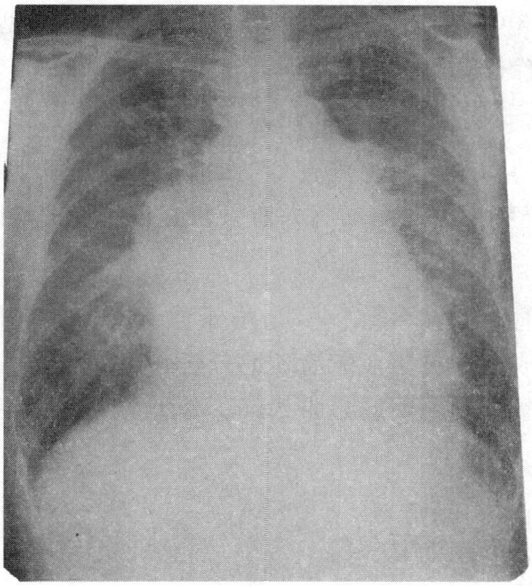

图 24－52 二尖瓣型心脏

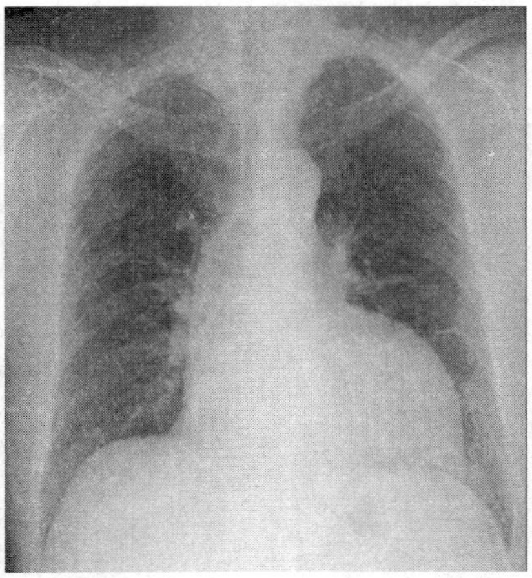

图 24－53 主动脉型心脏

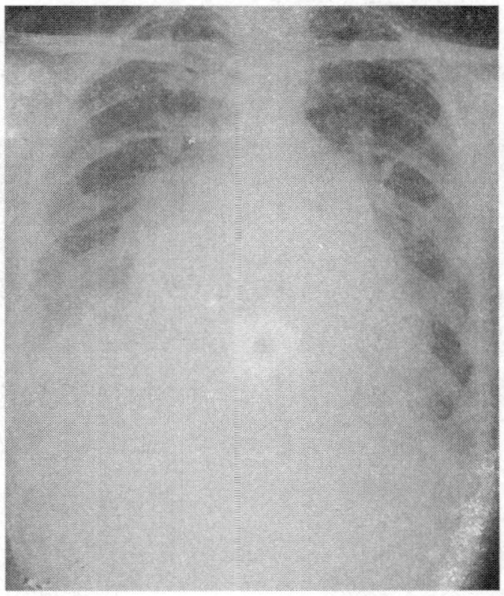

图 24－54 普遍增大型心脏

（3）肺静脉高压：肺毛细血管－肺静脉压＞10mmHg 即为肺静脉高压。X 线表现随压力升高程度而异。开始是肺淤血，表现为肺野透明度降低，肺门血管纹理模糊，上肺野血管增多，上肺静脉增粗且管径大于下肺静脉。压力＞25mmHg 时，间质性肺水肿出现，表现为各种间隔线即 Kerley's A、B、C 线，以 B 线最多见，为长 2～3cm、宽 1～3mm 的水平线，位于肋膈角区并可伴有胸膜增厚和胸腔积液。当压力进一步升高，则出现肺泡性肺水肿，表现为肺内边缘模糊的斑片状阴影，严重者可见聚集在肺门区周围的“蝶翼状”阴影。常见于二尖瓣、主动脉瓣损害及各种疾病引起的左心衰竭（图 24－55）。

（4）肺动脉高压：肺动脉主干收缩压超过 30mmHg，平均压超过 20mmHg，即为肺动脉高压。X 线表现为：①肺动脉段突出；②肺门动脉及其大分支扩张，而中小动脉外带分支变细，出现肺门截断现象；③中心肺动脉搏动增强；④右室大。常见于肺心病、先天性心脏病肺血流量增多及肺动脉血栓栓塞等。

（二）CT 表现

心脏及大血管是不断搏动的器官，普通 CT 扫描很难克服心脏及大血管搏动的影响。超速 CT 能适应于检查。其优势在于对主动脉大血管及心包病变的诊断。

（三）MRI 表现

MRI 检查心脏及大血管有很多优点。一是由于血流的流空效应呈低信号或无信号，所以血液和心脏结构之间形成良好对比，能清晰地分辨心肌、心腔、心内膜、瓣膜和心包。二是用心电门控技术动态观察心动周期的心肌状态、心脏与大血管疾病时的形态学改变，将有助于诊断。

四、常见疾病的诊断

（一）风湿性心脏病

1. 单纯二尖瓣狭窄 X 线表现为心影增大呈二尖瓣型，左心房及右心室增大，左心耳部凸出，肺动脉段突出，主动脉结及左心室变小，二尖瓣瓣膜偶见钙化。肺内为肺静脉高压或伴有肺动脉高压表现。X 线检出率较高（图 24－56）。

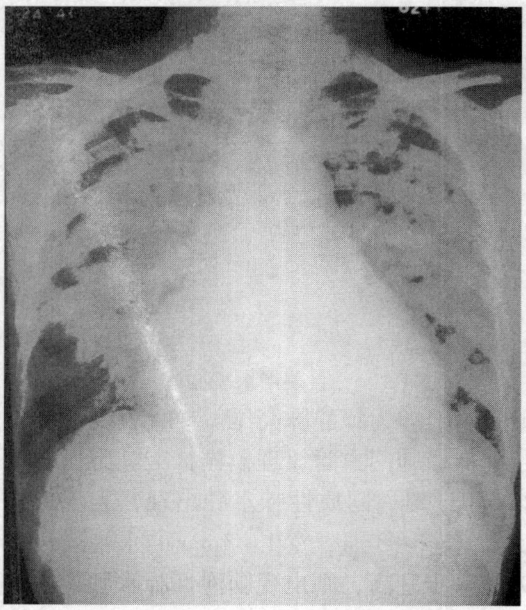

图 24－55 间质性肺水肿

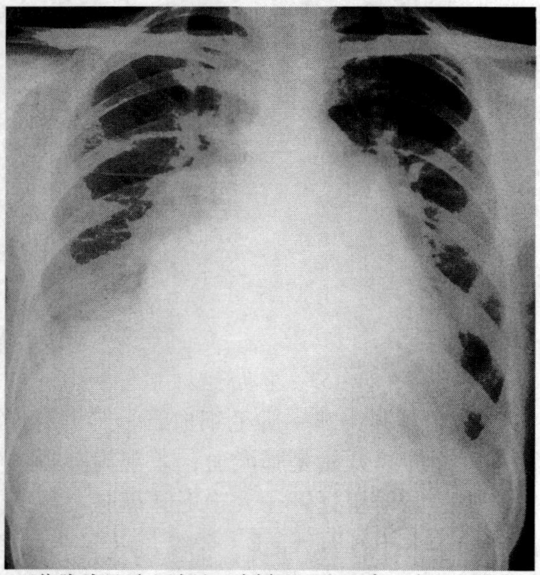

正位胸片显示心脏呈二尖瓣型，左心房、右心室增大，肺动脉段、左心耳突出，肺淤血

图 24－56 风湿性心脏病

2. 二尖瓣关闭不全 单纯二尖瓣关闭不全少见，常合并二尖瓣狭窄。X 线表现与左心室血液的回流程度有关。如回流较轻，心影位置、形态、大小可无明显改变，仅见左心房和左心室轻度增大。如回流在中度以上，则左心房和左心室明显增大。多数病人到晚期才出现

明显肺循环高压，右心室亦可增大。

（二）高血压性心脏病

高血压性心脏病是继发于长期高血压引起的心脏改变。

（1）X线表现：心脏改变以左心室肥厚增大及主动脉增宽、延长、迂曲为主。早期高血压不引起心脏增大，长期血压持续升高才使左心室肥厚，左心室段增大。左心衰竭时左心房增大，并有肺淤血和肺水肿征象。严重者则心脏普遍增大，但以左心室增大为主。

（2）CT表现：可以显示心脏大小、室间隔及心室壁的厚度及升主动脉扩张。

（三）冠状动脉粥样硬化性心脏病（冠心病）

（1）X线表现：一般不用于检查冠心病。合并高血压时出现心脏（左心室）增大及不同程度的肺静脉高压——肺淤血、间质性肺水肿和（或）肺泡性肺水肿征象。

（2）CT表现：电子束CT或螺旋CT多表现为沿冠状动脉走行的斑点状、条索状影，亦可呈不规则轨道形式或整条冠状动脉钙化。多层螺旋CT血管造影能够显示冠状动脉斑块的形态、管腔异常，判断冠状动脉搭桥术后桥血管以及冠状动脉介入治疗后的开通情况。

（3）MRI表现：心肌梗死患者常采用SE脉冲序列横轴位和短轴位像，可全面显示病理改变。MRI电影可用于评价心功能，室壁运动状态，显示室壁瘤或室间隔破裂等并发症。心绞痛的病人，可以应用造影增强结合快速扫描技术评价心肌血流灌注和鉴别心肌活力。

（4）冠状动脉造影：至今仍是明确冠状动脉狭窄程度、部位和范围的首选检查方法。

（四）慢性肺源性心脏病

慢性肺源性心脏病的病因常为慢性支气管炎、肺实质病变、胸廓畸形等，引起肺循环阻力增加，致使肺动脉压升高，导致右心增大，伴有或不伴有充血性右心衰竭。

（1）X线表现：主要为慢性肺胸部病变、肺气肿、肺动脉高压和右心室增大。肺胸部改变为慢性支气管炎、广泛的肺纤维化与胸膜增厚。肺气肿表现胸廓前后径增大，肋骨走行变平，肋间隙变宽，肺内除纤维化外，肺野透亮度增加，80%为中度以上肺气肿。肺动脉高压表现为肺动脉段突出，肺动脉主干、分支明显增大，周围肺野动脉骤然变细，形成残根状（图24－57）。右心室增大以肥厚为主，心影增大不明显，因同时有肺气肿，故心胸比率不大。

（2）CT表现：普通CT可显示肺气肿及肺部病变，而高分辨力CT有助于肺间质病变的诊断，电子束CT或螺旋CT对比增强能显示主肺动脉、左右肺动脉扩张，右心室、室间隔肥厚以及肺动脉管腔内的充盈缺损、狭窄或阻塞性病变。

（3）MRI表现：肺动脉干和左、右肺动脉主干增粗，管腔扩大（肺动脉干内径＞30mm）。SE序列T_1WI肺动脉干内出现血流高信号，提示有肺动脉高压。右心室壁增厚（厚度＞5mm），可等于或超过左心室壁厚度，右心房亦可扩大，腔静脉扩张，晚期左心房室亦可扩大。

（五）心包炎

心包炎可分干性和湿性两种。干性心包炎是心包脏、壁层出现以纤维蛋白为主的渗出物，心脏表面粗糙而呈绒毛状，但X线无异常改变。湿性心包炎则伴有积液。

1. 心包积液

（1）X 线表现：积液在 300ml 以下者，X 线可无异常发现。大量积液的典型 X 线征象为多数病例肺血管纹理正常，部分病例可伴有不同程度的上腔静脉扩张；心影向两侧扩张，呈“普大”型或球形，心腰及心缘各弓的正常分界消失，心膈角变钝；心缘搏动普遍减弱以至消失，主动脉搏动可正常；短期内心影大小可有明显的变化（图 24－58）。

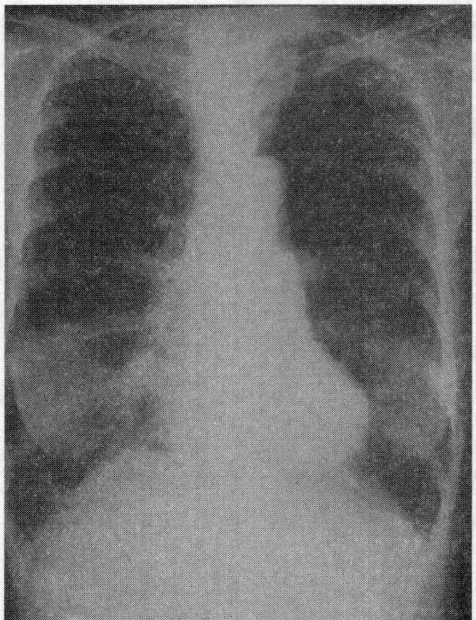

正位胸片显示右心室增大，肺动脉段突出，肺动脉高压，两肺纹理增多、增粗、扭曲

图 24－57　慢性肺源性心脏病

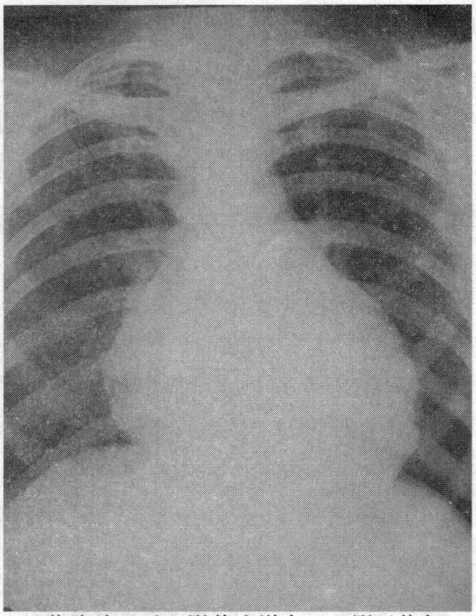

正位胸片显示心影普遍增大，心影呈烧杯形，正常心缘弧度消失

图 24－58　心包积液

（2）CT 表现：平扫可显示积液为沿心脏轮廓分布、近邻脏层心包脂肪层的环形低密度带，依部位不同此低密度带的宽度有所变化。EBCT 或螺旋 CT 对比增强可清楚地显示积液。

（3）MRI 表现：显示积液的主要征象为心包脏、壁层间距增宽。根据间距的宽度，对积液能行半定量评价，且有利于显示局限性积液；同时 MRI 具有一定的组织特定功能，可根据积液的信号强度推测积液的成分。

2. 缩窄性心包炎　为心包脏、壁两层之间发生粘连并形成坚实的纤维结缔组织，明显限制心脏的收缩和舒张活动。增厚的心包如同盔甲，包裹在心脏上，厚度可达 1cm 以上，一般以心室面（包括膈面）增厚、粘连为著，而心房和大血管根部较轻。

（1）X 线表现：半数心影大小正常，半数轻至中度增大。由于心包增厚粘连，心影边缘不规则，变直，各心弓分界不清，心底部横径增宽，心影可呈三角形，心脏和大血管搏动与心包增厚的程度有关，增厚部位搏动减弱。心包钙化可呈蛋壳状，常在房室沟、右心房及右心室表面。肺血改变视舒张充盈受限部位而定。

（2）CT 表现：最主要的征象是心包增厚，约在 5～20mm，呈弥漫性，亦可为局限性增厚。心包内可出现钙化。可见上、下腔静脉扩张，肝肿大及胸、腹腔积液。

（3）MRI 表现：心包不规则增厚，SE 脉冲序列 T_1WI 多数呈中等信号，可见斑块状极低信号（心包钙化）。左、右心室腔缩小，心室缘及室间隔僵直并有轻度变形。此外，还可见下腔静脉和肝静脉扩张。

（六）心肌病

原发性心肌病又分为扩张型、肥厚型、限制型。继发性心肌病形成原因很多，如感染性、内分泌代谢性、胶原病等。

1. 扩张型心肌病　心脏常呈球形增大，主要侵犯左心室，有时累及右心室或双心室，以心腔扩张为主，通常肌壁不厚。心室收缩功能减低。X 线表现为有不同程度的肺淤血、间质性肺水肿，各房室均可增大，而以左室增大为著。电子束 CT 对比增强可显示心脏增大以左室扩张为主，室壁和肌部间隔厚度正常或稍变薄。MRI 通过不同体位扫描可显示各类心肌病的形态变化，表现基本同电子束 CT。

2. 肥厚型心肌病　心肌肥厚，心腔不扩张，且多缩小、变形。病变可侵犯心室的任何部位，但最常累及肌部室间隔引起非对称性室间隔肥厚。X 线表现：肺血管纹理多正常，心脏明显增大的病例可见肺淤血和间质性肺水肿。一般心脏不大或仅见左室肥厚为主的轻度增大。电子束 CT 对比增强可显示室壁及肌部间隔异常肥厚的部位、程度和范围。

3. 限制型心肌病　临床少见。X 线平片用于初步筛选；MRI 和 CT 可作为辅助检查方法，可直接显示心肌和心腔的形态变化及其功能动态改变；心血管造影仅用于限制型心肌病的确诊。

第四节　消化系统

一、检查方法

（一）胃肠道检查方法

1. 普通检查　包括腹部平片和透视，两种方法常合并用于诊断急腹症。

（1）腹部平片：通常拍摄仰卧前后位和立位片。仰卧前后位片易于显示膨胀、扩张的胃肠管腔和区分大、小肠，也易于观察腹腔内有无积液。立位片则有利于观察膈下游离气体和肠腔内有无异常液气平面形成。对于危重病人则可采用侧卧位水平投照。

（2）透视：一般采用胸腹联合透视。其意义在于：①了解急腹症症状是否由胸部病变所引起；②了解膈肌运动情况及有无脏器穿孔致膈下游离气体，可粗略了解有无胀气之胃肠腔及有无异常液平面形成。

2. 造影检查　根据检查部位和检查方法可分为：①食道吞钡检查：在病人服钡时，观察食道黏膜、轮廓、蠕动和食道扩张度及通畅性。在疑有不透 X 线异物停留时，可令病人口服浸以钡剂的棉花球，注意有否钩挂现象。双重对比检查有利于显示食道早期病变。②上胃肠道钡剂检查：检查范围应包括食道、胃、十二指肠和上段空肠。③小肠系钡剂造影：可在钡餐检查后每隔 1 ~2 小时检查一次，主要了解小肠排空情况、黏膜病变和占位病变。有时为避免重叠和更清楚显示病变，可将导管从口插入小肠，分段注入气、钡行小肠双重对比检查。④结肠造影：常以钡剂灌肠方式造影，应用气钡双重对比检查后，可发现结肠黏膜溃疡、息肉和恶性占位性病变。

钡剂检查注意要点：①造影前病人均应禁食6小时以上，造影前3天不服用含重金属元素的药物。作钡剂灌肠者检查前一天晚需服轻泻剂清洁肠道，或于检查前2小时行清洁灌肠。②钡剂造影检查时要多方位、多角度观察和摄片，将透视时见到的功能改变和照片上形态学改变相结合，并参考触压时所了解的胃肠壁柔软度、移动性、压痛或有无肿块等一并考虑才能作出正确诊断。

（二）肝、胆、胰的影像检查方法

1. 肝脏 肝脏影像学检查的目的，主要在于：①确定肝内占位性病变并提出定性、定位诊断；②鉴别右上腹肿块的来源，以及与周围邻近组织器官的关系；③了解肝的结构和其他病变，如门静脉高压的原因及程度。

（1）X线检查：透视和平片只能大致了解肝的轮廓、大小、钙化和积气，诊断价值有限。选择性腹腔动脉造影，除肝脏外，还可同时显示胰、脾和部分胃及十二指肠的血管。

（2）CT检查：①CT平扫：扫描前30分钟口服1%～2%泛影葡胺500～800ml充盈胃和小肠，患者取仰卧位，扫描层厚和间距通常为10mm，扫描范围从肝脏膈顶至肝下段。对小病灶可用2～5mm的薄层扫描。②增强扫描：通常使用60%的泛影葡胺100ml或含碘300mg/ml非离子型对比剂100ml。增强扫描的目的：增加正常肝组织与病灶之间的密度差，显示平扫不能发现的或可疑的病灶，帮助鉴别病灶的性质。

（3）MRI检查：T_1WI主要用于显示器官解剖结构，T_2WI主要用于观察病理变化。MRI增强扫描目的基本上与CT相同。动态增强MRI血管造影可获得清晰的肝动脉、肝静脉和门静脉全貌，主要用于判断肝癌对血管的侵犯情况，如肝动脉-门静脉瘘、门静脉癌栓形成等。

2. 胆道系统 胆道系统的病变也常需X线检查。

（1）X线检查：目前常用的有：①经皮肝胆管造影（percutaneous transhepatic cholangiography，PTC）：在透视监视下，将22G细针经皮穿入肝管后注入对比剂显示肝内胆管和胆总管。②经内镜逆行性胰胆管造影（endoscopic retrograde choangiopancreatography，ERCP）：透视下插入内镜到十二指肠降部，再通过内镜把导管插入十二指肠乳头，注入对比剂造影显示胰胆管。③术后经T形管逆行造影（retrograde T-tube cholangiography）：胆管术后常放置“T”形引流管。经“T”形管注入对比剂也可显示胆管。

（2）CT检查：①平扫：病人空腹，检查前准备同肝脏扫描，若怀疑胆系结石，则不必口服碘造影剂。胆系扫描范围从膈顶至胰钩突区。层厚和间距通常为10mm，胆囊区和其他重点层面3～5mm薄扫。②增强扫描：静脉注射60%泛影葡胺80～100ml后CT扫描，肝脏及其动静脉、胰腺强化，能更清晰地衬托出胆道影像。静脉注射60%胆影葡胺约20～30ml后CT扫描，胆道和胆囊充盈造影剂，显示清晰。口服胆囊造影剂后CT扫描，可特异性地显示胆囊。

（3）MRI检查：检查时应空腹。薄层扫描有助于胆囊内细微结构的观察。MR胆胰管成像（MR cholangiopancreatography，MRCP）是一种利用水成像原理的无创性检查技术，在不注射对比剂的情况下可清楚显示含有液体的胆管和胰管全貌。

3. 胰腺检查　CT 和 MRI 的出现以及成像技术的不断改进，使胰腺准确的定性、定位诊断成为可能。

(1) X 线检查：逆行性胆胰管内镜造影，对诊断慢性胰腺炎、胰头癌和壶腹癌有一定帮助。

(2) CT 检查：CT 可显示胰腺的大小、形态、密度和结构，区分病变属囊性或实性，是胰腺疾病的首选影像学检查方法。检查前口服 1.5% ~3.0% 泛影葡胺 500ml，于检查前 30 分钟和临检查前两次服完，显示十二指肠环及空肠上段，以了解胰腺病变对邻近肠曲的影响。通常先做平扫，然后再做增强扫描。由于胰腺较小，一般采用 4 ~6mm 层厚。采用螺旋 CT 扫描可以做薄层重建。增强扫描可更好地显示病变及其与血管的关系。

(3) MRI 检查：MRCP 是显示胰管、胆管的无创性检查技术，对胆管、胰管梗阻性病变的诊断有很高的敏感性和特异性。

二、正常消化系统的影像学表现

(一) 正常 X 线表现

1. 胃肠道　应用钡剂造影显示消化道的位置、轮廓、腔的大小，内腔及黏膜皱襞的情况，是目前胃肠道疾病的首选检查方法。

(1) 咽部：吞钡正位观察，上方正中为会厌，两旁充钡小囊状结构为会厌溪，会厌溪外下方较大的充钡空腔是梨状窝，梨状窝中间的透亮区为喉头。该区也称为下咽部。

(2) 食管：食管起始于第 6 颈椎水平与下咽部相连，其下端相当于第 10 ~11 胸椎水平与贲门相接。分颈、胸、腹三段。从食管过渡到胃的区域，称为食管前庭段。位于气管后的食管入口与咽部连接处以及膈的食管裂孔处各有一生理狭窄区，为上、下食管括约肌。右前斜位是观察食管的常规位置，前缘可见三个压迹，从上至下为主动脉弓压迹、左主支气管压迹、左心房压迹。食管少量充钡，黏膜皱襞表现为数条纵行、相互平行的纤细条状阴影。

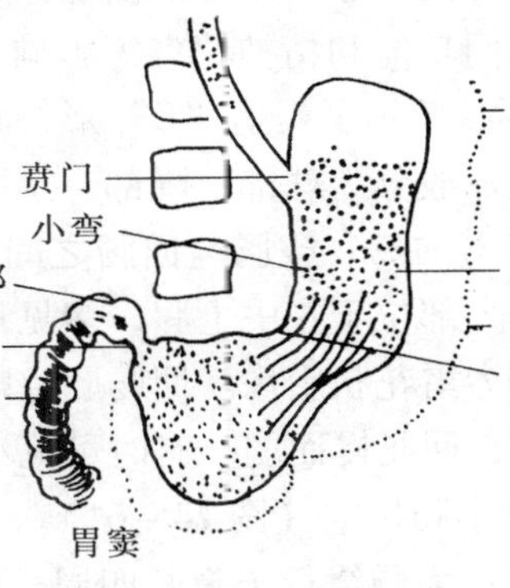

图 24 -59　胃各部的名称

(3) 胃：一般分为胃底、胃体、胃窦三部分及胃小弯和胃大弯（图24 -59）。

胃的形状与体型、张力及神经系统的功能状态有关。一般可分为四型：①牛角型：位置、张力高，呈横位，上宽下窄，胃角不明显，形如牛角。②钩型：位置、张力中等，胃角明显，胃的下极大致在髂嵴水平，形如鱼钩。③瀑布型：胃底大，呈囊袋状向后倾，胃泡大，胃体小，张力高。充钡时，钡剂先进入后倾的胃底，充满后再溢入胃体，犹如瀑布。④长钩型：又称为无力型胃，位置、张力低，胃腔上窄下宽如水袋状，胃下极位于髂嵴水平以下（图24 -60）。

胃的轮廓在胃小弯侧及胃窦大弯侧光滑整齐，胃体大弯侧则呈锯齿状，系横、斜走行的

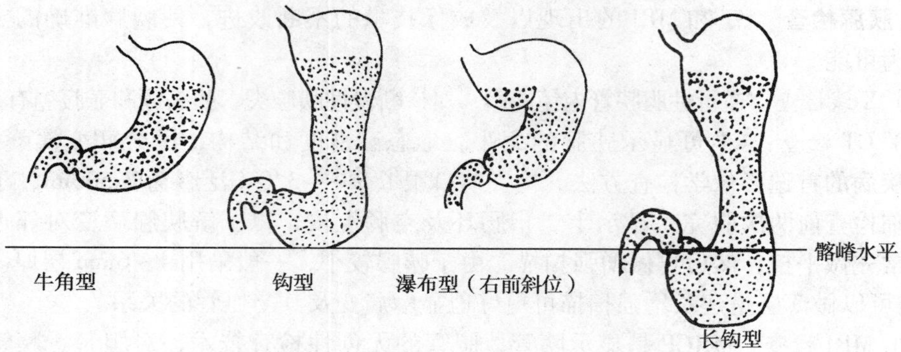

图 24-60　胃的分型

黏膜皱襞所致。胃的黏膜皱襞像，可见皱襞间的沟内充以钡剂，呈致密的条纹状影，皱襞则显示为条状透亮影。胃小弯侧的皱襞平行整齐，一般可见 3~5 条。角切迹以后，一部分沿胃小弯走向胃窦，一部分呈扇形分布，斜向大弯。胃体大弯侧的黏膜皱襞为斜行、横行而呈现不规则之锯齿状。双重对比造影能显示黏膜皱襞的微细结构即胃小区、胃小沟。正常胃小区约 1~3mm 大小，呈圆形、椭圆形或多角形大小相似的小隆起，是钡剂残留在周围浅细的胃小沟而显示出的，呈细网眼状。胃的蠕动来源于肌层的波浪状收缩，自胃体上部开始，有节律地向幽门方向推进，波形逐渐加深，一般同时可见 2~3 个蠕动波。胃的排空受胃的张力、蠕动、幽门功能和精神状态等影响，一般于服钡后 2~4 小时排空。

（4）十二指肠：全程呈“C”形，将胰头包绕其中。在描述时，可将十二指肠全程称为十二指肠曲。一般分为球部、降部、水平部（横部）和升部。

（5）空肠与回肠：空肠与回肠之间没有明确的分界，但上段空肠与下段回肠的表现大不相同。空肠大部位于左中上腹，多见环状皱襞，蠕动活跃，常显示为羽毛状影像，如肠内钡剂少则表现为雪花状影像。回肠肠腔略小，皱襞少而浅。小肠的蠕动是推进性运动，空肠蠕动迅速有力，回肠慢而弱。有时可见小肠的分节运动。服钡后 2~6 小时钡的先端可达盲肠，7~9 小时小肠排空（图 24-61）。

（6）大肠：大肠绕行于腹腔四周。横结肠和乙状结肠的位置及长度变化较大，其余各段较固定。大肠充钡后，X 线主要特征为结肠袋，表现为多数结肠袋呈对称的袋状突出。大肠黏膜皱襞为纵、横、斜三种方向交错结合的纹理。盲肠与升、横结肠皱襞密集，以斜行和横行为主，降结肠以下皱襞渐稀且以纵行为主。大肠的蠕动主要是总体蠕动，右半结肠出现强烈的收缩，呈细条状，将钡剂迅速推向远侧。结肠的充盈和排空时间差异较大，一般服钡后 6 小时可达肝曲，12 小时可达脾曲，24~48 小时排空。阑尾在服钡或钡灌肠时都可能显影，呈长条状影，位于盲肠内下方，一般粗细均匀，边缘光滑，易推动。阑尾不显影、充盈不均匀或其中有粪石造成的充盈缺损，不一定是病理性改变，阑尾排空时间与盲肠相同，但有时可延迟达 72 小时。

2. 肝、胆、胰、脾　X 线平片检查的价值有限。脏器内有钙化、胆囊内有不透 X 线（阳性）结石可显示出高密度阴影，或脏器内有气体可见低密度阴影时，有可能提示诊断。

（1）肝脏：一般取仰卧前后位或立位后前位摄影。肝脏呈软组织密度，上缘紧贴膈肌，而胃肠道气体可衬托出肝脏下缘，借此了解肝的形状和大小。平片可对某些疾病引起的肝内钙化、积气以及脓腔定位有所帮助。

（2）胆道：胆囊及胆管呈软组织密度，与周围脏器常不易分辨。胆囊形状一般为卵圆形或梨形，正常胆囊大小为长 7～10cm，宽 3～5cm。胆囊管长 3～4cm，宽 2.5～3.5mm（图24－62）。

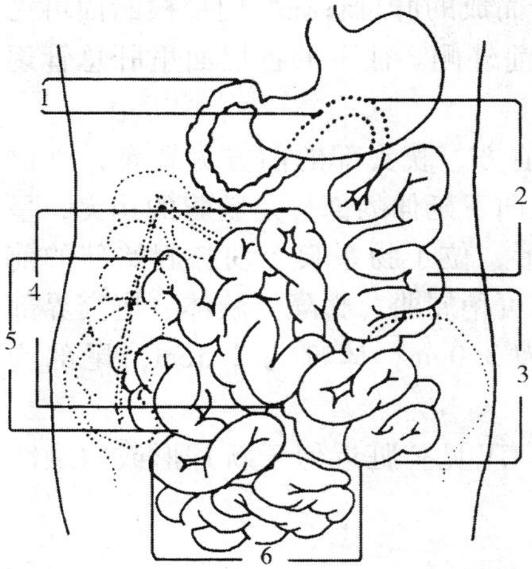

1. 十二指肠　2. 空肠上部　3. 下部空肠　4. 上部回肠　5. 中部回肠　6. 下部回肠

图 24－61　小肠的分组

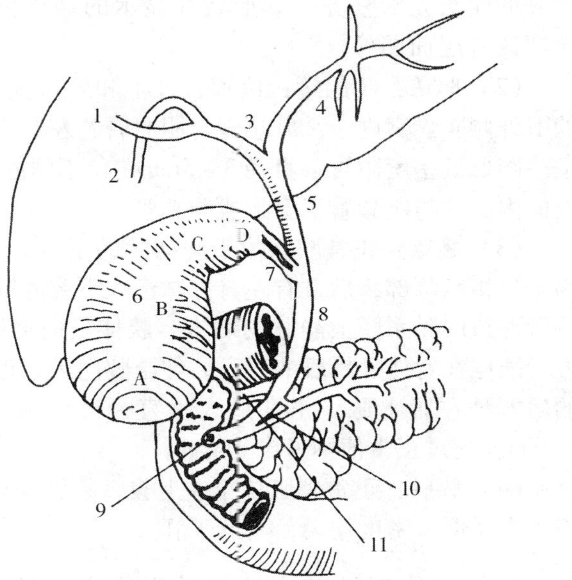

1. 右肝管前支　2. 右肝管后支　3. 右肝管　4. 左肝管　5. 肝总管　6. 胆囊（A. 底部　B. 体部　C. 漏斗部　D. 颈部）　7. 胆囊管　8. 胆总管　9. Oddi 括约肌和瓦氏壶腹　10. 主胰管　11. 副胰管

图 24－62　正常胆囊胆管解剖图

（二）正常 CT 表现

1. 胃肠道　CT 并非首选检查方法。但对某些消化道疾病，如恶性肿瘤向腔外侵犯的有无与程度，同周围脏器及组织间的关系，有无淋巴结转移和远离脏器的转移等，CT 检查均有较高价值。此外，CT 检查还用于恶性肿瘤手术后、放射治疗和药物治疗的随诊观察。CT 检查多在胃肠道造影发现病变后进行。

2. 肝、胆、胰、脾　CT 对密度的分辨率是平片的 10 倍，所以，CT 可以清楚地观察肝、胆、胰、脾这些实质性脏器，并能将因病变而造成的密度改变明显地反映出来。通过注射对比剂后增强 CT 扫描还能准确了解病变部位的血供情况。CT 的安全性和可靠性已使它成为腹部实质性脏器病变检查的首选方法。

（1）肝：正常肝实质密度均匀，CT 值为 40～60HU，高于脾、胰，更高于肾。静脉注射对比剂增强 CT，肝实质密度均匀增高。平扫时，正常肝内的管道系统（胆管，肝动、静脉和门静脉）CT 值均低于肝实质。但受部分容积效应的限制，位于周边的正常管道小分支 CT 上不显示。而位于肝门附近的门静脉、胆管和肝动脉的主干较粗大，则可明显显示为低密度树枝状阴影。增强 CT 可使这些血管与胆管清楚区分开，血管呈高密度而胆管呈低密度。螺旋 CT 双期扫描时，动脉期可见肝动脉有对比剂而呈高密度，门静脉期则门静脉变成高密度影。肝门和肝韧带裂，因有较多纤维和脂肪组织，均为低密度。正常肝的轮廓光滑整齐，其形状和显示的结构依据层面不同而异，要了解肝的全貌，需依次阅读各层面图像。

（2）胆道：①胆囊：位置、大小和外形变异很大。正常时，位于肝左内侧段（方叶）的下外侧胆囊窝内。②肝总管与胆总管：左、右肝管汇合而成的肝总管在肝门部横断面可见呈一圆形低密度阴影，直径 3 ~5mm，位于门静脉主干的前外侧。往下的各层面里肝总管逐渐向内，并与胆囊管汇合形成胆总管。

（3）胰腺：正常胰腺位于脾动脉的下方、脾静脉的前方，胰头部的前方为胃窦，外侧为十二指肠降部，后方有左肾静脉汇入下腔静脉，胰头部向下延伸的部分是胰腺的钩突，呈钩形返折向肠系膜上静脉的后方。胰体呈向前突出的弓形，位于肠系膜上动脉起始部的前方。胰尾在胃体、胃底的后方，伸至脾门区，近脾门部时可稍屈曲、膨隆。胰体、尾交界部的后方是左肾上腺。正常最大垂直径分别为：胰头部为 3.0cm，体部为 2.5cm，尾部为 2.0cm。超过正常值则考虑为异常。

（4）脾脏：正常脾脏位于左上腹，胰腺与肾脏之间。CT 见脾脏近似于新月形或内缘凹陷的半圆形，密度均匀，略低于肝。

三、消化系统基本病变的影像学表现

（一）胃肠道基本病变

钡剂造影显示的是胃肠道内腔或内壁。当胃肠道病变引起黏膜和管腔改变时，可由胃肠造影检查显示。胃肠的炎症、溃疡、肿瘤可以造成形态和功能等多方面改变。

（1）胃肠道轮廓改变：①龛影（niche）：是由于胃肠道壁产生溃烂，达到一定深度，造影时被钡剂填充，当 X 线从病变区呈切线位投影时，形成一突出于腔外的钡斑影像。②憩室：是由于胃肠道管壁的薄弱区向外膨出，或由于管腔外邻近组织病变的粘连、牵拉造成管壁全层向外突出，致使钡剂充填形成的囊袋状影像。其内及附近的黏膜皱襞的形态正常。③充盈缺损（filling defect）：是指消化管腔内因隆起性病变而致使钡剂不能在该处充盈。多见于恶性肿瘤和肉芽肿。

（2）黏膜皱襞的改变：①黏膜皱襞破坏：表现为黏膜皱襞影像消失，代之以杂乱而不规则的钡影，与正常的黏膜皱襞有明显分界，从而造成了黏膜皱襞中断现象。大都由于恶性肿瘤侵蚀所致。②黏膜皱襞平坦：表现为皱襞的条纹状影变得平坦而不明显，一是黏膜和黏膜下层被恶性肿瘤浸润，二是由于黏膜和黏膜下层炎性水肿而引起。③黏膜皱襞增宽和迂曲：表现为透明条纹影像增宽，也称黏膜皱襞的肥厚或肥大，伴有走行迂曲，结构紊乱，是由于黏膜和黏膜下层炎性浸润、肿胀和结缔组织增生所致。多见于慢性胃炎和胃底静脉曲张。④黏膜皱襞纠集：表现为黏膜皱襞从四周向病变区集中，呈放射或车辐状。常因慢性溃疡性病变产生的纤维结缔组织增生，瘢痕收缩而造成；有时浸润型癌也可产生类似改变，但黏膜僵硬而且不规则，并有中断现象。

（3）管腔大小的改变：包括功能性和器质性、腔内和腔外病变以及炎性和肿瘤等。①管腔狭窄：超过正常限度的管腔持久性缩小，称为管腔狭窄。炎性狭窄表现为纤维组织增生造成狭窄，范围较广泛或为分段性，边缘较整齐，病变区和正常区分界不截然；肿瘤性狭窄的范围较局限，边缘不整齐，管壁僵硬，病变区与正常区分界较明显，局部可触及包块。②管腔扩张：超过正常限度的管腔持续性增大，称为管腔扩张。各种原因造成的胃肠道梗阻产生近端胃肠道扩张，累及范围比较长，并可见积气和积液征象，肠管蠕动增强。

（4）位置及移动度改变：腹部肿块可造成对胃肠道的压迫移位，局部胃肠道空虚，并可见弧形压迹，被推移部分之肠管相互聚集；肠管粘连、牵拉造成的位置改变，移动性受限。

（5）功能性改变：胃肠道器质性病变常有功能性改变，但功能性改变亦可单独存在。①张力改变：张力增高造成管腔缩窄、变小，而张力低则使管腔扩大。痉挛是局部张力增高，多为暂时性。②蠕动改变：表现蠕动波多少、深浅、运动速度及运动方向的改变。蠕动增强表现为蠕动波增多、加深，运行加快；蠕动减弱表现为蠕动波减少，变浅，运行减慢。③运动力改变：运动力即胃肠道运送食物的能力。服钡造影时，表现为各部分的排空时间。它与胃肠道张力及蠕动等有密切关系。④分泌功能改变：某些疾病可引起分泌功能改变。胃分泌增加造成空腹状态下胃液增多，在站立位可见胃内液面，为空腹潴留。

（二）肝胆胰脾病变的影像表现

1. 肝脏病变　腹部实质性脏器及后腹膜病变的检查，CT 应是首选的检查方法。

（1）CT：①病变密度：相对于正常肝组织密度而言，肝脏病变可表现为低密度、等密度、高密度及混杂密度影。一个病灶内兼有两种或两种以上的密度者，则为混杂密度病变。多数良性、恶性肿瘤及肝脓肿为低密度灶，其 CT 值在水与正常肝之间。肝内高密度灶可见于血肿与钙化。②病变形态：肝内病变多呈圆形或类圆形，恶性肿瘤边缘不清，良性肿瘤、肝脓肿等边界光滑。③病灶大小：CT 可发现直径 0.5cm 以上的病灶。④病灶数目：肝转移瘤常为多发病灶。原发于肝的良性、恶性肿瘤及肝脓肿既可单发也可多发。增强扫描：病灶可表现为不强化、环状强化及不同程度的病灶实质强化。囊性病变不强化。脓肿壁呈环状强化，脓腔不强化。肝肿瘤呈不同程度的强化，且肿瘤性质不同其强化的高峰时期也不同。

（2）MRI：①病变形态：肝内良性肿瘤多呈圆形或椭圆形，边界光滑；恶性肿瘤形态多不规则，边界不清。②病灶信号强度：肝内病变信号强度高于、等于或低于正常肝实质信号，分别称为高信号、等信号或低信号病变。如果信号不均，则称为混杂信号病变。大多数肝内病变在 T_1WI 上呈低信号，T_2WI 上为高信号，但不同性质的病变，信号强度存在差异。③病灶大小及数目：MRI 可发现肝内直径为 0.5cm 以上的病灶。

2. 胆囊病变

（1）CT：①形态及大小异常：胆管结石或肿瘤可致梗阻近端的胆管扩张，肝内胆管扩张表现为肝内增宽、迂曲的条状或树枝状低密度影，从肝门向肝的外周延伸。胆总管直径超过 1cm 为胆总管扩张。胆囊增大可为胆总管下端结石或肿瘤所致的胆囊扩张。②密度异常：胆囊、胆管结石表现为相应部位的高密度影，呈类圆形，边界清楚。软组织密度影可见于胆囊息肉、胆囊癌、胆道癌及泥沙状结石。

（2）MRI：胆道异常表现主要包括大小、形态、数目异常和信号强度异常。胆系的梗阻性病变可使胆囊体积明显增大以及肝内外胆管扩张。

3. 胰腺病变

（1）CT：①形态轮廓异常：急性水肿型胰腺炎胰腺弥漫性肿大，边缘模糊；慢性胰腺炎由于纤维增生，胰腺萎缩变细；胰腺肿瘤表现为胰腺局部性隆起，肿瘤较小者胰腺形态可正常。②密度异常：胰内低密度灶可见于水肿明显或坏死性胰腺炎、胰腺囊肿、胰腺肿瘤；高密度灶可见于慢性胰腺炎的钙化灶、胰内出血灶；胰岛细胞瘤、部分胰腺癌平扫时可表现为等密度病变。

（2）MRI：诊断原则与 CT 相仿。

4. 脾脏病变 CT：①脾肿大：正常脾前后径平均为 10cm，宽为 6cm，上下径为 15cm，超过此径线为脾脏增大。②密度异常：低密度病灶见于脾肿瘤、脓肿、囊肿、脾梗死与脾挫伤等。肿瘤多为稍低密度影，与正常脾密度差较小，平扫不易分辨。

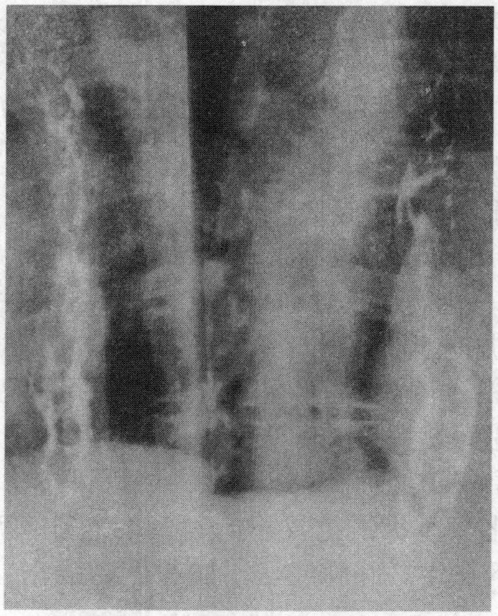

食管中下段黏膜皱襞明显增宽、迂曲，
呈蚯蚓状或串珠状充盈缺损

图 24－63 食管静脉曲张

四、常见消化系统疾病的影像诊断

（一）食管静脉曲张

食管静脉曲张是门静脉高压的重要表现，常见的原因是肝硬化。食管任何部位的静脉回流障碍，均可发生静脉曲张。

早期食管静脉曲张发生于食管下段，X 线表现为黏膜皱襞稍增粗、增宽或略有迂曲，有时因皱襞显示不连续而如虚线状。晚期病情发展到典型阶段，X 线表现为食管中下段的黏膜皱襞明显增宽、迂曲，呈蚯蚓状或串珠状充盈缺损，管壁边缘呈锯齿状（图 24－63）。

（二）食管癌

食管癌好发于 40～70 岁男性，主要症状为进行性吞咽困难。病理形态可分为三型。①浸润癌型：管壁呈环状增厚，管腔狭窄。②增生型：肿瘤向腔内生长，形成肿块。③溃疡型：肿块形成一个局限性大溃疡，深达肌层。以上各型可混合出现。

X 线表现：①黏膜皱襞改变：由于肿瘤破坏黏膜层，使正常皱襞消失、中断、破坏，形成表面杂乱不规则影像。②管腔狭窄：在浸润癌，肿瘤表现为环状狭窄，狭窄范围较局限。管腔狭窄也见于各型食管癌进展期，范围较大，轮廓不清楚，不对称，管壁僵硬。③腔内充盈缺损：肿瘤向腔内突出，形成不规则、大小不等的充盈缺损，此为增生型癌主要表现。也常造成管腔狭窄。在溃疡型癌，可见一个较大的、轮廓不规则的长形龛影，其长径与食管的纵轴一致，周围有不规则的充盈缺损区（图 24－64、图 24－65）。

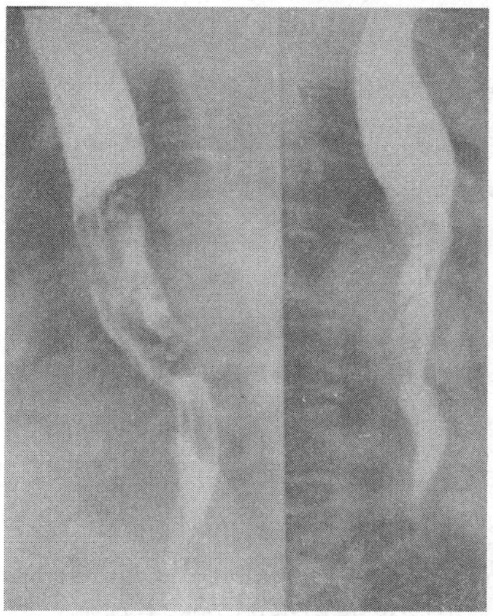

食管中段充盈缺损及偏心性狭窄，与正常食管分界清晰

图 24－64　食管癌（增殖型）

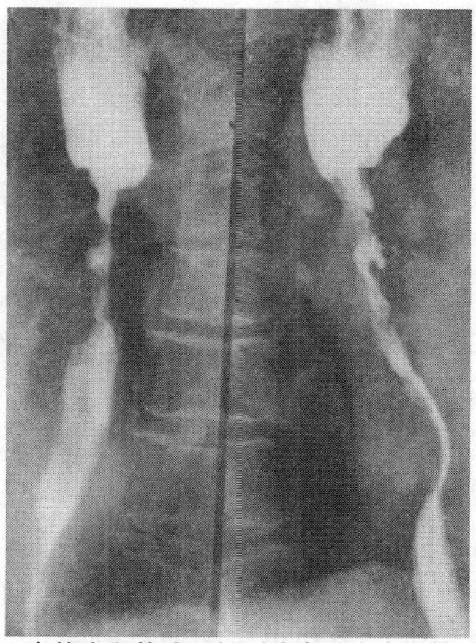

食管中段管腔不规则狭窄及小充盈缺损，黏膜中断破坏，狭窄上方扩张

图 24－65　食管癌（混合型）

（三）消化性溃疡

消化性溃疡是常见疾病，好发于 20～50 岁。胃溃疡从黏膜开始并侵及黏膜下层，常深达肌层。溃疡口部周围呈炎性水肿。慢性溃疡如深达浆膜时，称穿透性溃疡。如浆膜层被穿破且穿入腹腔为急性穿孔。后壁溃疡易慢性穿孔，与网膜、胰等粘连甚至穿入其中。溃疡周围具有坚实的纤维结缔组织增生者，称为胼胝性溃疡。

1. 胃溃疡　直接征象是龛影，多见于胃小弯，其切线位呈乳头状，边缘光滑整齐，密度均匀。龛影口部常有一圈黏膜水肿所造成的透明带（图 24－66）。

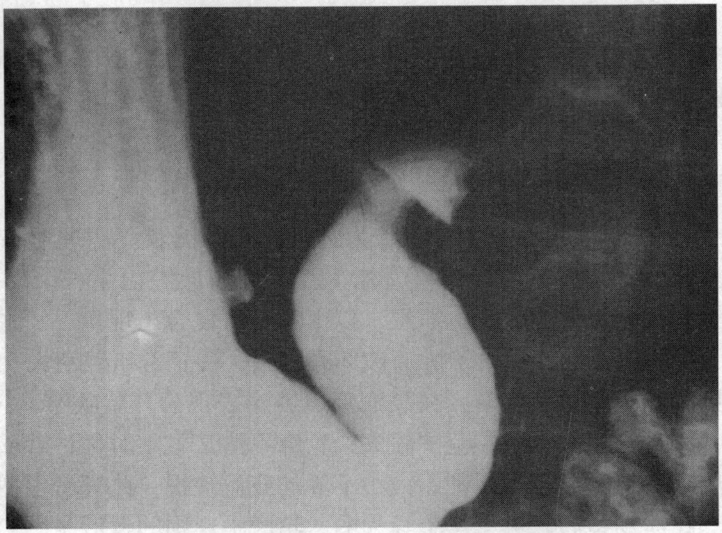

胃小弯龛影，突出胃壁外，基底宽，似有水肿带

图 24－66　胃溃疡

功能性改变包括：①痉挛性改变：表现为胃壁上的凹陷（又称切迹），小弯龛影在大弯的相对处出现深的痉挛切迹。胃窦痉挛和幽门痉挛也很常见。②分泌增加：使钡剂不易附着于胃壁，液体多时在胃内形成液面。③胃蠕动增强或减弱：张力增高或减低，排空加速或减慢。溃疡好转和愈合时，功能性改变也常随之减轻或消失。胃溃疡引起的瘢痕性改变可造成胃的变形和狭窄。

2. 十二指肠溃疡　绝大部分发生在球部，占 90% 以上。球部溃疡常较胃溃疡小，直径多在 4～12mm，大都在后壁和前壁，因此该龛影轴位像上近似火山口状，表现为类圆形或米粒状密度增高影，其边缘大都光滑整齐，周围常有一圈透明带，或有放射状黏膜纠集。球部变形主要是由于瘢痕收缩、黏膜水肿和痉挛所致。球部腔小壁薄，溃疡易造成球部变形，X 线检查易于发现（图 24－67）。

间接征象：①激惹征：表现为钡剂到达球部后不易停留，迅速排出；②幽门痉挛，开放延迟；③胃分泌增多和胃张力及蠕动方面的改变，也常伴有胃炎的一些表现如胃黏膜皱襞的粗乱、迂曲等；④球部有固定压痛。

（四）胃癌

胃癌是胃肠道最常见的肿瘤，好发于 40～60 岁。可发生在胃的任何部位，但以胃窦、小弯和贲门区常见（图 24－68、图 24－69）。早期胃癌的诊断主要依靠胃镜活检。晚期胃癌按胃癌的大体形态分为三型：①蕈伞型（息肉型、肿块型、增生型）：癌瘤可向胃腔内生长，表面大多高低不平，如菜花状，常有糜烂，与周围有明确的分界。②浸润型（硬癌）：肿瘤沿胃壁浸润生长，常侵犯胃壁各层，使胃壁增厚、僵硬，弹性消失。黏膜表面平坦而粗糙，与正常部位分界不清，病变可只侵犯胃的一部，但也可侵及胃的全部。③溃疡型：肿瘤

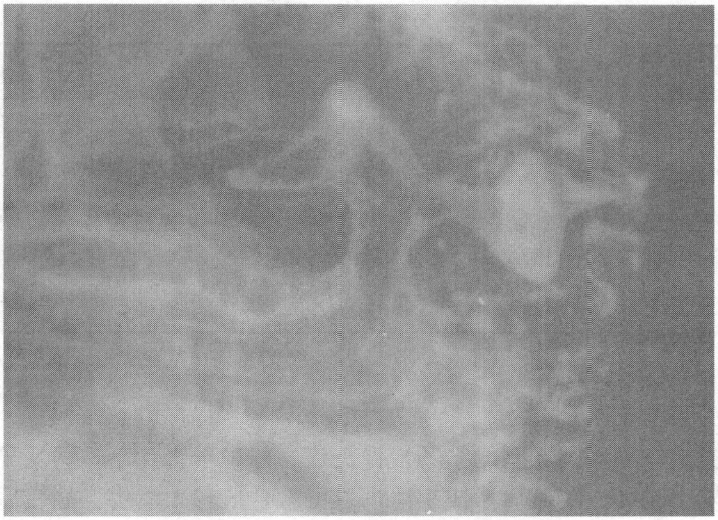

十二指肠球部龛影，基底宽，似有水肿带

图 24－67 十二指肠球部溃疡

常深达肌层，形成大而浅的盘状溃疡，其边缘有一圈堤状隆起，称环堤。溃疡型癌又称恶性溃疡（与良性胃溃疡鉴别见表 24－2）。

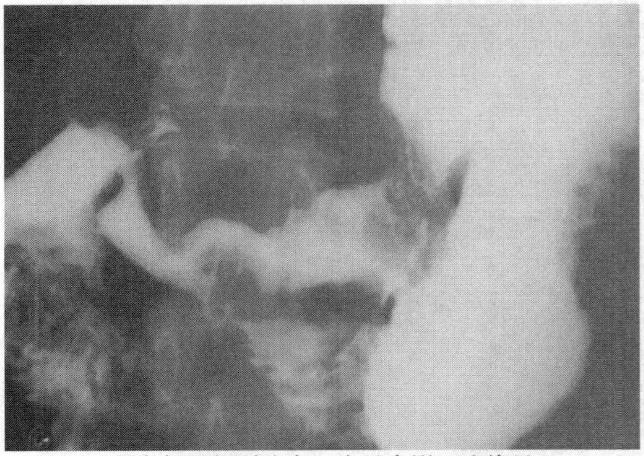

胃窦部不规则狭窄，内见龛影，边缘呈多角征，周围有环堤，黏膜中断、破坏

图 24－68 胃癌

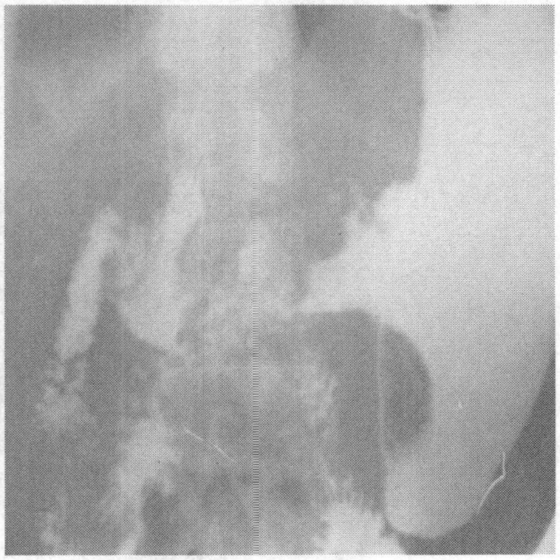

图 24－69 胃癌（充盈缺损）

1. X 线表现 ①充盈缺损：形状不规则，多见于蕈伞型癌。②胃腔狭窄，胃壁僵硬：主要由浸润型癌引起，全胃受累时形成“革袋状胃”。也可见于蕈伞型癌。③龛影：多见于溃疡型癌，龛影形状不规则，位于胃轮廓之内；龛影周围绕以宽窄不等的透明带，即环堤。④黏膜皱襞破坏、消失或中断：黏膜下肿瘤浸润常使皱襞异常粗大、僵直。⑤肿瘤区蠕动消失。

2. CT 检查 CT 检查的重要价值还在于直接观察肿瘤侵犯胃壁、周围浸润及远处转移的情况。如果胃周围脂肪线消失提示肿瘤已突破胃壁。

表 24-2 胃良性溃疡与恶性溃疡的 X 线鉴别诊断

	良性溃疡	恶性溃疡
龛影形状	圆形或椭圆形，边缘光滑整齐	不规则，扁平，有多个尖角
龛影位置	突出于胃轮廓外	位于胃轮廓之内
龛影周围和口部	黏膜水肿的表现如黏膜线、项圈征、狭颈征等，黏膜皱襞向龛影集中直达龛口	指压迹样充盈缺损，有不规则环堤，皱襞中断、破坏
附近胃壁	柔软，有蠕动波	僵硬，峭直，蠕动消失

（五）溃疡性结肠炎

溃疡性结肠炎是一种原因不明的结肠慢性炎症，好发于青壮年。病变早期黏膜充血、水肿，而后形成多发小脓肿，溃破后形成小溃疡，可融合成较大溃疡。病变后期出现肠壁纤维化，管腔狭窄、缩短，管壁增厚、变硬，黏膜上形成多数假息肉，为肉芽组织。病变好发于远侧结肠，90%侵及直肠，逐步侵犯全部结肠，甚至侵犯末端回肠。主要症状为发作与缓解交替出现的腹泻、排脓血便伴有腹痛。

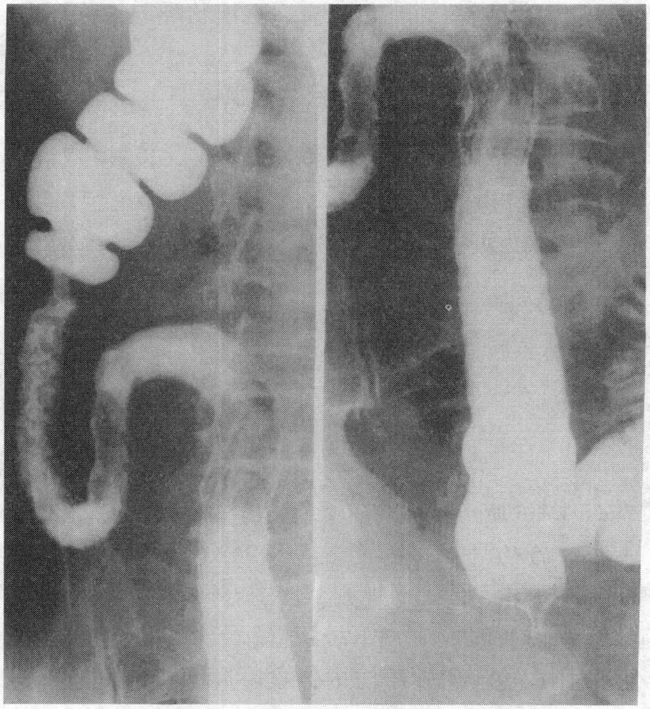

钡灌肠造影显示肠管从下向上呈向心性狭窄，边缘僵硬

图 24-70 溃疡性结肠炎

钡剂灌肠检查在充盈像上见病变肠管痉挛，病变肠管结肠袋变浅、消失，肠管边缘光滑

或见多数毛刺状突出的小龛影。黏膜皱襞多紊乱，粗细不一，其中可见溃疡龛影。慢性晚期病例 X 线表现为肠管从下向上呈连续性的向心性狭窄，边缘僵直，同时肠管明显缩短，形如硬管状（图 24－70）。

（六）结肠癌

结肠癌好发于直肠和乙状结肠。可分三型：①增生型：肿瘤向腔内生长，呈菜花状，表面可有浅溃疡。肿瘤基底部宽，肠壁增厚。②浸润型：癌瘤主要沿肠壁浸润，使肠壁增厚，病变常绕肠壁环形生长，使肠腔呈环形狭窄。③溃疡型：肿瘤主要表现为深而不规则的溃疡。临床表现为腹部肿块，便血和腹泻，或有顽固性便秘，也可有脓血便和黏液样便。直肠癌主要表现为便血、粪便变细和里急后重感。

结肠气钡双重对比造影表现如下：①肠腔内可见肿块：轮廓不规则，黏膜皱襞消失。病变多发生在肠壁的一侧，该处肠壁僵硬平直，结肠袋消失。②肠管狭窄：常累及一小段肠管，可偏于一侧或形成环状狭窄，轮廓可以光滑整齐或不规则。肠壁僵直，黏膜破坏消失，病变界限清楚。此型肿瘤易造成梗阻。③溃疡型有较大的龛影：形状多不规则，边缘多不整齐，具有一些尖角，龛影周围常有不同程度的充盈缺损和狭窄，肠壁僵硬，结肠袋消失，黏膜皱襞破坏（图 24－71、图 24－72）。

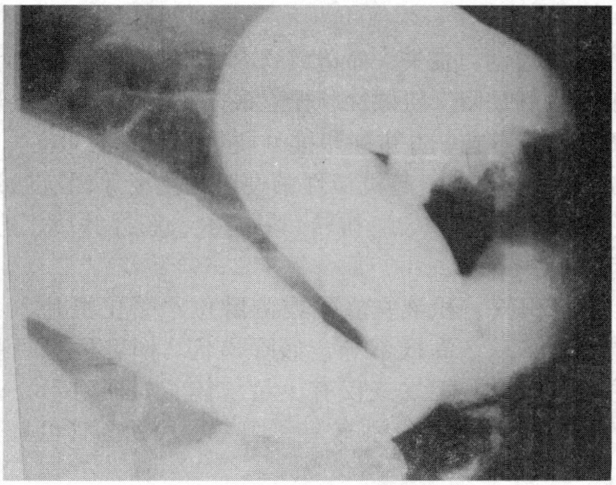

图 24－71　结肠癌

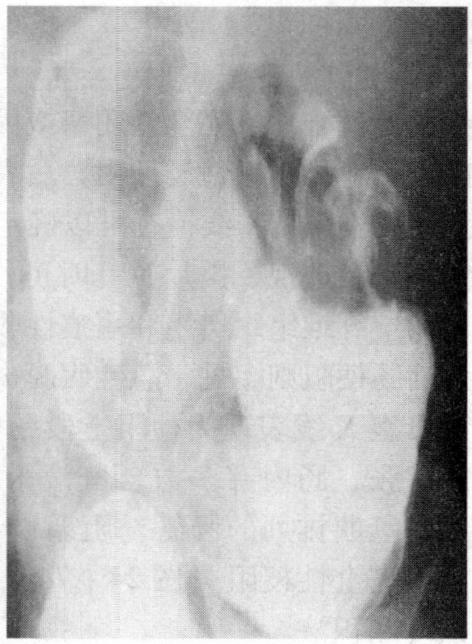

图 24－72　结肠癌

（七）胃肠道穿孔

胃肠道穿孔是胃肠道溃疡、癌肿、炎症等疾病的严重并发症，尤以胃及十二指肠溃疡穿孔最为常见。突发性剧烈腹痛为临床典型症状。

X 线表现：到目前为止，腹部透视及腹部平片仍是诊断胃肠道穿孔的最简单、最有效的方法。主要 X 线征象为膈下游离气体，表现为双侧膈下线条状或新月状透光影，边界清楚，其上缘为光滑整齐的膈肌，下缘分别为肝、脾上缘。大量气腹时可见双膈位置升高，内脏下移，有时衬托出肝、脾、胃等脏器的外形轮廓。有时十二指肠后壁穿孔，气体可进入小网膜囊内及右侧肝下间隙内。在仰卧位平片上表现为右上腹肝、胃之间或右肾上方可见椭圆形或三角形透亮影，位置比较固定（图 24－73）。

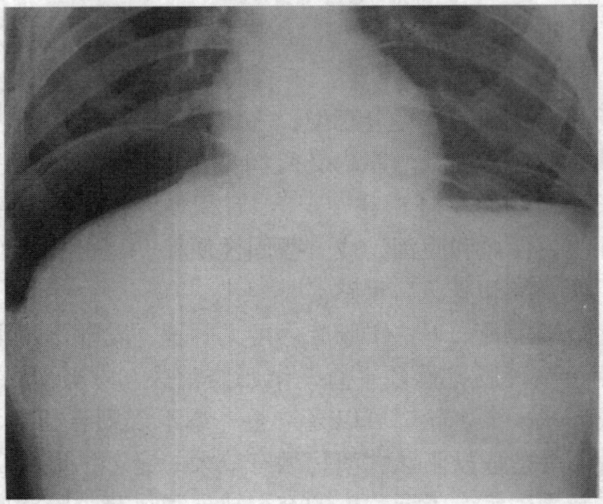

立位腹部平片，两侧膈下有弧形透亮气体影

图 24－73 胃肠道穿孔

（八）肠梗阻

肠腔部分性或完全性闭塞或因整个胃肠道动力丧失，而造成肠内容物通过障碍，称为肠梗阻。前者称机械性肠梗阻，后者称麻痹性肠梗阻。机械性肠梗阻根据部位又可分为小肠梗阻和结肠梗阻。X 线检查可以确定有无肠梗阻存在，并进一步推测梗阻的程度和部位。X 线检查方法有透视、摄片，有时可作钡剂灌肠检查。引起机械性肠梗阻的主要原因有肠道肿瘤、肠壁纤维组织增生和瘢痕性收缩所致的肠腔狭窄、肠扭转、肠套叠、肠外肿块压迫等。麻痹性肠梗阻则多见于急性腹膜炎和手术后肠麻痹。

典型 X 线表现为梗阻上段肠管扩张、积气、积液。立位或侧卧位水平位摄片，可见肠管扩张，肠内有多数含气液平面，长短不一，高低不等，如阶梯状。仰卧位可见膨胀充气、盘曲排列的肠管。阻塞以下的肠管闭合，无气或仅有少量气体。如梗阻不完全亦称为不完全性梗阻（图 24－74），则阻塞上段的肠管扩张较轻，阻塞下段的肠管可有少量的积气和积液。

1. 机械性肠梗阻 发病 3～4 小时开始，梗阻上段的肠管内出现积气和积液，肠腔随即扩张，根据扩张肠曲的形态及分布位置，可估计肠梗阻的部位。如胀气肠曲排列呈弹簧状或鱼肋骨样皱襞影者，为空肠段；如胀气肠曲呈平滑而无皱襞纹为回肠段；结肠充气扩张时，肠襞边缘有间隔较宽呈袋形的半环形切迹，以及不贯穿肠腔的短条状皱纹。

2. 麻痹性肠梗阻 由于整个胃肠道动力丧失，在卧位腹部平片上，可见大肠和小肠呈普遍性轻度至中度扩张，胃也常有充气扩张。在立位平片上，也可见多数含气液面，但较机械性肠梗阻液面短而少。

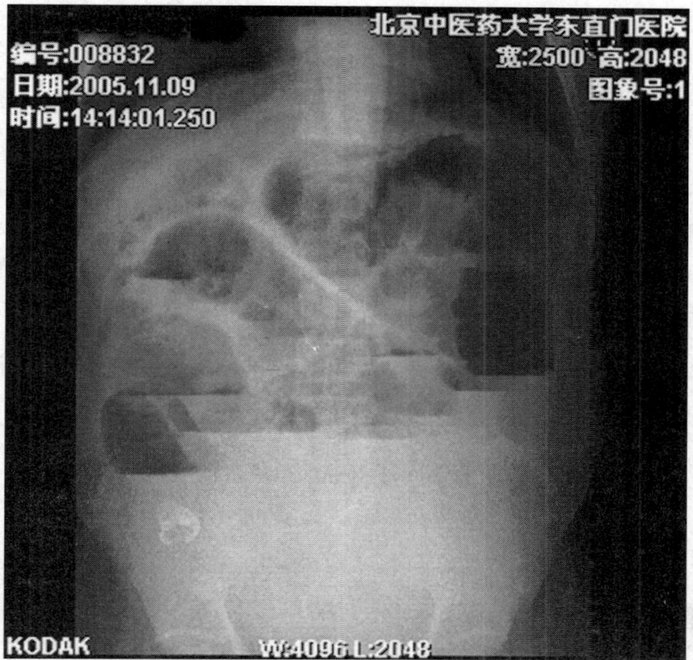

立位腹部平片，上腹部见多个大小不等的气液平面，肠管明显充气扩张

图 24－74　肠梗阻

（九）原发性肝癌

病理学上分三型：巨块型：肿块直径≥5cm；结节型：每个癌结节＜5cm；弥散型：＜1cm 的小结节弥散分布全肝。

1．X 线检查　肝动脉造影可出现以下异常改变：肿瘤供血的肝动脉扩张；肿瘤内显示病理血管；肿瘤染色，勾画出肿瘤的大小；肝血管受压拉直、移位，或被肿瘤包绕；动静脉瘘；肿瘤湖征。

2．CT 检查　平扫常见肝硬化，边缘轮廓局限性突起，肝实质内出现单发或多发、圆形或类圆形的边界清楚或模糊的肿块，肿块多数为低密度，周围可见低密度的透亮带为肿瘤假包膜。巨块型肝癌中央可发生坏死而出现更低密度区。对比增强螺旋 CT 多期扫描：动脉期，主要为门静脉供血的正常肝实质还未出现对比增强，而以肝动脉供血的肿瘤很快出现明显的斑片状、结节状强化，CT 值迅速达到峰值；门静脉期，正常肝实质对比增强密度开始升高，肿瘤对比增强密度迅速下降；平衡期，肿块对比增强密度继续下降，在明显强化的肝实质内又表现低密度状态。全部对比增强过程呈“快显快出”现象（图 24－75）。

3．MRI 检查　在 T_1 WI 上肿瘤表现稍低或等信号，肿瘤出血或脂肪性变表现为高信号，坏死囊变则出现低信号。T_2WI 上肿瘤表现为稍高信号，巨大肿块时 T_2WI 信号多不均匀。假包膜在 T_1 WI 上表现为环绕肿瘤周围的低信号环。对比增强多期扫描，肿块增强表现与 CT 相同。

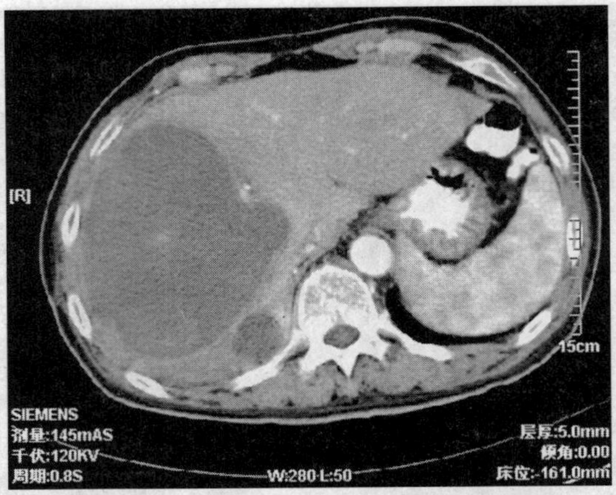

图 24－75 肝癌（巨块型）

（十）转移性肝癌

1. X 线检查 血管造影可见血供丰富的多发结节瘤灶，瘤灶内有病理血管、肿瘤染色、动静脉瘘等。周围血管受压弯曲。

2. CT 检查 平扫可见肝实质内多发小圆形或类圆形的低密度肿块，少数也可单发。肿块密度均匀，发生钙化或出血，肿瘤内有高密度灶；液化坏死、囊变则在肿瘤中呈水样密度。对比增强扫描，动脉期呈不规则边缘强化，门静脉期可出现整个瘤灶均匀或不均匀强化，平衡期对比增强消退。少数肿瘤中央见无增强的低密度，边缘强化呈高密度，外周有一稍低于肝密度的水肿带，构成所谓“牛眼征”。

3. MRI 检查 显示肝内多发或单发、边缘清楚的瘤灶。T_1WI 常表现均匀的稍低信号，T_2WI 则呈稍高信号。少数肿瘤在 T_2WI 上中心呈高信号，T_1WI 呈低信号。

（十一）胆囊炎、胆石症

1. X 线表现 急性胆囊炎不需作 X 线检查。慢性胆囊炎 X 线片上有时可见胆囊结石和胆囊壁钙化。胆囊造影检查时见胆囊显影淡或不显影。服脂肪餐后复查，胆囊收缩不明显，排空时间缓慢。

含钙盐的结石可在腹部平片上显示出来，称为阳性结石。结石大小不一，可自沙粒样至鸡卵大小，可单发或多发。阴性结石可在造影检查时于胆囊或胆管显影情况下显示出来，呈透亮的阴影。

2. CT 表现 急性胆囊炎时胆囊增大，胆囊壁增厚，胆囊周围水肿。慢性胆囊炎时胆囊萎缩则胆囊变小，胆囊壁增厚，如胆囊壁钙化更有助于诊断。

胆囊阳性结石即使含钙量较少也可为 CT 所显示，表现为高密度影（图 24－76）。胆固醇结石 CT 不能显示。

（十二）急性胰腺炎

急性胰腺炎是胰蛋白酶原溢出被激活成胰蛋白酶引发胰腺及其周围组织自身消化的一种急性炎症。急性胰腺炎分轻型（水肿型）和重型（出血坏死型）两种。

1. X线检查 平片可显示上腹部肠曲扩张，以及由肠系膜水肿所致的胃与横结肠间距增大，并可见肺底炎症浸润和胸腔积液等改变。

2. CT检查 对急性胰腺炎的诊断有重要作用，对了解病变的范围和程度很有帮助，在提供腹部和后腹膜的综合性信息方面也颇具优势。急性胰腺炎典型表现是胰腺局部或弥漫性肿大，密度稍减低，胰腺周围常有炎性渗出，导致胰腺边缘不清，邻近肾前筋膜增厚，此征象尽管非胰腺炎所特有，但却是胰腺炎的重要标志。水肿型胰腺炎病变程度较轻，而坏死出血性胰腺炎者胰腺明显肿大，上述改变更显著，胰腺密度不均。坏死呈低密度而出血呈高密度，增强扫描可见坏死区不增强，据此可帮助了解胰腺的坏死范围（图24－77）。

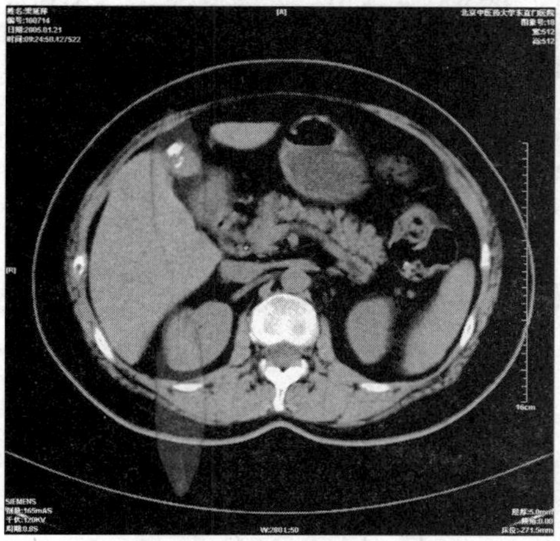

图24－76 胆石症

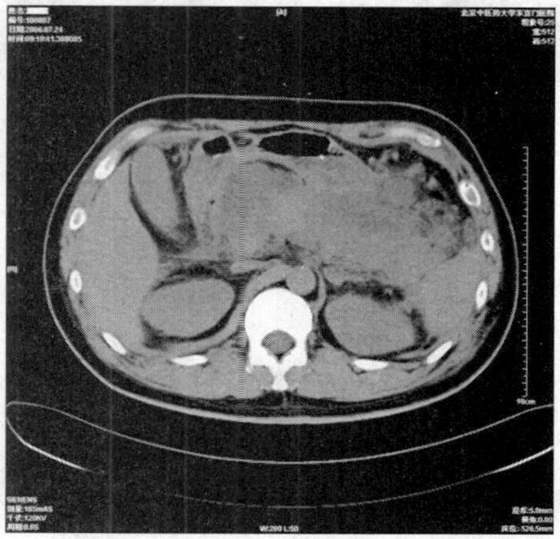

图24－77 急性胰腺炎（重型）

3. MRI检查 胰腺增大，于T_1WI上表现为胰腺信号减低，T_2WI上则增高，T_1WI脂肪抑制像上信号不均匀，增强扫描为不均匀强化。由于胰腺周围脂肪组织水肿，胰腺边缘多模糊不清。胰周积液时在T_1WI上呈低信号，在T_2WI呈高信号。

（十三）胰腺癌

1. X线检查 低张十二指肠造影可见十二指肠曲扩大，其内侧缘出现压迹、双边征或反“3”字征。

2. CT检查 肿瘤的密度常与胰腺的密度相等或略低，故平扫可发生漏诊。较大的肿块可引起胰腺局部增大。如病灶内出现坏死、液化则形成低密度区。增强扫描时肿块强化不明显，呈相对低密度。CT对胰腺癌能作出较为准确的术前分期，对判断手术切除的可能性和准确性较高（图24－78）。

3. MRI检查 可见胰腺形态、轮廓发生改变，局部肿大，轮廓不规则。T_1WI上肿瘤信号一般稍低或等于正常胰腺和肝，坏死区信号更低，T_2WI上信号则稍高且不均匀，坏死区显示为更高信号。使用T_1WI加脂肪抑制和动态增强GRE序列观察胰腺肿块可获得更好的检查效果。

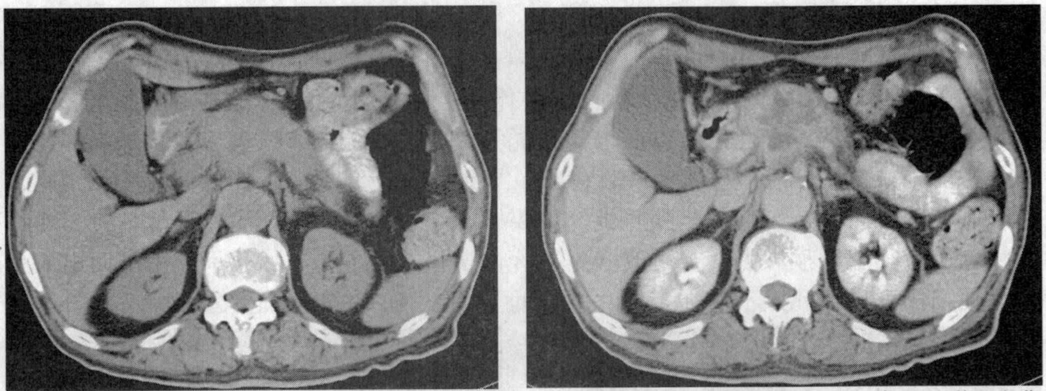

CT 平扫：胰头团块状影，边界清晰，密度欠均　　CT 增强：团块影不均匀强化，中心无明显强化

图 24－78　胰腺癌

第五节　泌尿系统

一、泌尿系统的影像检查方法

（一）X 线检查

1. 普通检查　腹部平片是泌尿系统常用的检查方法。常规摄仰卧位、前后位片。

2. 造影检查　可分为排泄性尿路造影和逆行性尿路造影。

（1）排泄性尿路造影（excretory urography）：又称静脉肾盂造影（intravenous pyelography，IVP）。有机碘化物的水溶液如泛影葡胺或碘苯六醇于静脉注射后，几乎全部由肾小球滤出而排入肾盏和肾盂内，如此不但能显示肾盏、肾盂、输尿管及膀胱的内腔，且可大致了解双肾的排泄功能。具体检查方法是：①检查前准备：病人无对比剂应用禁忌证，碘过敏试验无副反应，清洁肠道并限制饮水；②取仰卧位检查，先摄取腹部平片；③下腹部应用压迫带，暂时阻断输尿管后，于静脉内注入对比剂 60% 泛影葡胺等，成人剂量为 20ml；④注药后 1～2 分钟、15 分钟和 30 分钟分别摄取双侧肾区片。如肾盏、肾盂显影良好则除去压迫带并稍候摄取全腹片，此时输尿管和膀胱亦显影。若其后行排尿动作并摄片，则尿道也显影。

（2）逆行性尿路造影（retrograde urography）：包括逆行性肾盂造影、逆行性膀胱造影和逆行性尿道造影。逆行性肾盂造影是在行膀胱镜检查时，将导管插入输尿管内，于透视下缓慢注入对比剂，以使肾盂、肾盏显影，此法常用于排泄性尿路造影显影不佳者。逆行性膀胱和尿道造影则是分别将导管插入膀胱内或将注射器抵住尿道口，并注入对比剂，以使膀胱或尿道显影，其清晰度优于排泄性尿路造影。

（二）CT 检查

1. 平扫检查　肾与输尿管 CT 检查无需特殊准备；膀胱检查需在检查前 1～2 小时分次口服 1%～2% 泛影葡胺 800ml，以利识别盆腔内肠管，检查还需在膀胱充盈状态下进行。层厚通常为 10mm，偶用以显示小病灶。

2. 增强扫描　肾与输尿管应常规行增强检查。方法是于静脉内快速团注 60% 泛影葡胺或相同碘含量的非离子型对比剂 60～100ml。注毕后行双肾区扫描，可显示肾实质强化；5～10分钟后，再次行双肾区及输尿管区扫描，以观察肾盂和输尿管充盈情况。如用螺旋 CT 扫描，还可行肾实质增强双期扫描，即注入对比剂后 1 分钟内和 2 分钟时分别扫描双肾区，可观察肾皮质、髓质强化程度随时间所发生的变化。膀胱增强检查的方法是静脉注入对比剂后即行扫描，并于注药后 30～60 分钟再次扫描。

（三）MRI 检查

1. 平扫检查　泌尿系统 MRI 检查常规用 SE 序列，行横断面 T_1WI 和 T_2WI 检查，必要时辅以冠状或矢状面 T_1WI 检查。层厚通常为 10mm。一般用体部表面线圈。检查膀胱时可联合应用相控阵表面线圈与直肠腔内表面线圈，有利于膀胱结构分辨。

2. 增强检查　顺磁性对比剂 Gd－DTPA 如同含碘的尿路对比剂，也由肾小球滤过。方法是静脉内快速注入 Gd－DTPA，即行 T_1WI 检查或 T_1WI 并脂肪抑制技术检查。

二、正常泌尿系统的影像学表现

（一）X 线表现

1. 腹部平片　于脊柱两侧常可观察到双肾轮廓。正常肾影边缘光滑，密度均匀。其内缘中部略凹，为肾门所在。肾影长约 12～13cm，宽约 5～6cm，位于第 12 胸椎至第 3 腰椎之间，一般右肾略低于左肾。侧位片上，肾影与腰椎重叠，肾上极较下极略偏后。正常输尿管不能显示，膀胱一般也不易成影。

2. 造影检查

（1）排泄性尿路造影：注入对比剂后 1～2 分钟，肾实质显影；2～3 分钟后肾盏和肾盂开始显影，15～30 分钟显影最浓；解除腹部压迫带后，输尿管和膀胱显影；行排尿动作，尿道显影。

1）肾脏：肾实质显影密度均匀，两侧肾显影一致。

2）肾盏和肾盂：肾盏包括小盏和大盏。肾小盏分体部和穹隆部：①体部又称漏斗部，是与肾大盏相连的短管；②穹隆部为管的远端，其顶端由于肾乳头突入而形成杯口状凹陷，杯口两侧缘的尖锐部分是小盏穹隆。

肾大盏边缘光整，呈长管状，可分为三部分：①顶端或尖部，与数个肾小盏相连；②峡部或颈部，为长管状部分；③基底部，为与肾盂相连处。

3）输尿管：输尿管管腔充盈对比剂后显影，全长约 25～30cm。可分为三段即腹段、盆段和壁内段。输尿管有三个生理性狭窄区，即与肾盂连接处、越过骨盆缘即与髂血管相交处和进入膀胱处。正常输尿管边缘光整，具有柔和感，可有折曲，宽度约为 3～7mm。

4）膀胱：造影所显示的是膀胱腔，其大小、形态取决于充盈程度及相邻结构对膀胱的推压，膀胱正常容量为 350～500ml。前后位观察，充盈较满的膀胱呈类圆或横置的椭圆形，位于耻骨联合上方，边缘光滑整齐，其顶部可以略凹，系子宫或乙状结肠压迫所致。

5）尿道：男性尿道分前、后两部。前尿道较宽，自外而内分舟状窝、海绵体部（为最长部分）与球部（为尿道最宽部），长 13～17cm。后尿道较窄，自外而内分为膜部和前列腺部，长 3～4cm。膜部有外括约肌围绕，为后尿道最窄部。逆行法造影时，因括约肌收缩，后尿道常充盈不良，表现为细状影，勿误诊为狭窄。女性尿道短而直，长约 3～5cm。

（2）*逆行性尿路造影*：与排泄性尿路造影不同，逆行性尿路造影不能显示肾实质，而肾盏、肾盂、输尿管、膀胱及尿道的显示情况基本相同，但仍有差异，分析时需注意。

（二）CT 表现

1. 平扫检查 在肾周低密度脂肪组织的对比下，肾表现为圆形或椭圆形软组织密度影，边缘光滑、锐利。肾实质密度是均一的，不能分辨皮、髓质。自肾盂向下连续层面追踪，多可确定位于腰大肌前缘处的腹段输尿管，呈点状软组织影，而盆段输尿管难以识别。

2. 增强扫描 肾的强化表现取决于对比剂用量、注射速度及扫描时间。常规剂量团注法增强检查早期（相当于注药后 1 分钟内），肾血管和肾皮质明显强化，而髓质仍维持较低密度；注药后约 2 分钟进行扫描，髓质强化程度类似或略高于皮质，肾盂、肾盏开始强化；5～10 分钟检查，肾实质强化程度减低，肾盏、肾盂和输尿管发生明显变化。

（三）MRI 表现

SE 序列检查在 T_1WI 像上，由于皮质、髓质含水量不同，致皮质信号高于髓质，T_1WI 脂肪抑制像上，这种差异更为显著。T_2WI 像上，皮、髓质难以分辨，均呈较高信号。肾窦脂肪组织在 T_1WI 和 T_2WI 上分别呈高信号或中等信号。肾动脉和静脉由于流空效应表现为低信号影。Gd－DTPA 增强检查，肾实质强化形式取决于检查时间和成像速度，类似 CT 增强检查。

三、常见泌尿系统疾病的影像诊断

（一）泌尿系结石

临床表现为向下腹部和会阴部的牵涉性疼痛及血尿。结石梗阻还可造成肾盏、肾盂、输尿管扩张积水。由于结石成分不同，致使其密度及含钙量也不同，约 90% 结石可由 X 线平片显示，称为阳性结石；少数结石如尿酸盐结石难在平片显影，故称阴性结石。

1. 肾结石 平片检查，肾结石可为单侧或双侧性，位于肾窦部位，表现为圆形、卵圆形、桑椹状或鹿角状高密度影，可均匀一致，也可浓淡不均或分居。桑椹状、鹿角状和分层均为结石典型表现。CT 检查能确切发现位于肾盏和肾盂内的高密度结石。

2. 输尿管结石 多为肾结石脱入所致，易停留在生理性狭窄处。X 线平片和平扫 CT 均表现为输尿管走行区内约米粒大小的致密影，CT 还可发现结石上方的输尿管和肾盂扩张。

3. 膀胱结石 X 线检查膀胱结石多为阳性结石，表现为耻骨联合上方圆形或椭圆形致密影，大小自数毫米直至 10cm 以上，边缘光滑或毛糙，密度均匀、不均或分层（图 24－79），可随体位而改变位置。CT 检查结石为膀胱腔内致密影，即使阴性结石，密度也显著高于其他病变。MRI 检查，结石在 T_1WI 和 T_2WI 上呈很低的信号。

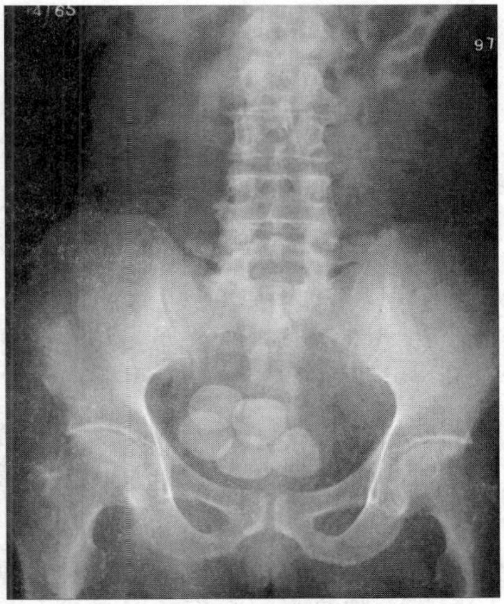

图 24－79 膀胱结石

（二）泌尿系统结核

1. 肾结核 多为继发性。肾结核初期为皮质感染，其后蔓延至髓质，形成干酪化坏死灶。肾乳头受累发生溃疡，继而造成肾盏和肾盂破坏。病变向下蔓延则引起输尿管结核，致管壁增厚、僵直和管腔狭窄、闭塞。肾结核干酪化病灶可发生钙化，甚至全肾钙化，称为肾自截。

（1）X 线表现：平片可无异常发现，有时显示肾区内云絮状钙化，甚至全肾钙化。尿路造影检查，早期病变局限在肾实质内，可表现正常，当肾实质空洞与小盏相通时，显示小盏外侧有一团对比剂与之相连，肾盏、肾盂受侵而边缘不整，呈虫蚀状改变。病变进展，造成肾盏、肾盂广泛破坏或形成肾盂积脓时，排泄性尿路造影常不显影，逆行性尿路造影显示肾盂、肾盏共同形成一扩大而不规则的空腔。

（2）CT 表现：依病变发展阶段而异。早期显示肾实质内低密度，边缘不整，增强检查可有对比剂进入，代表肾实质内结核性空洞，然而肾盂、肾盏的早期破坏难以显示。病变进展，可见部分肾盏乃至全部肾盏、肾盂扩张，呈多个囊状低密度灶，CT 值略高于水。肾结核钙化时，呈点状或不规则高密度影，乃至肾大部分钙化。

（3）MRI 表现：肾实质的脓肿或空洞及扩张的肾盏、肾盂均呈长 T_1 低信号和长 T_1 高信号灶，MR 尿路造影也可清楚显示这些改变。

2. 输尿管结核

（1）X 线表现：平片检查多无价值，偶可发现输尿管钙化。尿路造影：早期，输尿管全程扩张和管壁轻微不整；病变进展，管壁蠕动消失，出现多发狭窄与扩张相间而呈串珠状。

（2）CT 表现：早期仅显示输尿管轻度扩张，后期则显示输尿管壁增厚并管腔多发狭窄与扩张。

（3）MRI 表现：输尿管僵硬、不规则，呈多发相间的狭窄与扩张，犹如尿路造影所见。

3. 膀胱结核 通常由肾、输尿管结核蔓延所致。初期膀胱黏膜充血、水肿，进而形成溃疡和（或）肉芽肿，开始位于输尿管口处，其后延伸至三角区乃至全部膀胱。晚期膀胱肌层广泛受累，壁增厚，并发生膀胱挛缩。

（1）X 线表现：尿路造影早期可显示输尿管口部膀胱壁不规则及变形，若病变累及全部黏膜时则整个膀胱内缘不规整；晚期发生膀胱挛缩，体积变小，边缘呈锯齿状改变。

（2）CT、MRI 表现：均可发现膀胱壁内缘不规则，水肿或肉芽组织造成的膀胱壁增厚和膀胱腔缩小。

（三）慢性肾盂肾炎

病理特点为肾脏不规则瘢痕形成，而于表面形成多发深浅不同的凹陷，严重者双侧肾脏萎缩。

1. X线表现 平片示肾影变小，表面呈波浪状，多累及双肾，但程度可不同。尿路造影同样可显示平片所见，并且由于实质内瘢痕形成，致肾小盏变形而成为杵状。严重者肾盂、肾盏广泛变形并扩张。

2. CT、MRI表现 可见肾体积变小，肾实质变薄，肾表面有多发深浅不等切迹；若行增强检查，强化的肾盏外缘可达肾边缘处。

（四）肾癌

1. X线表现 平片上较大肾癌可致肾轮廓局限性外突，偶可发现肿瘤钙化，呈细点状或弧线状致密影。尿路造影检查，由于肿瘤的压迫、包绕，可使肾盏伸长、狭窄和受压变形，也可使肾盏封闭或扩张；若肿瘤较大而影响多个肾盏，可使各肾盏聚集或分离；由于肿瘤侵蚀，可使肾边缘不整或出现充盈缺损；肿瘤邻近肾盂时，也可造成肾盂受压、变形、破坏及充盈缺损。

2. CT表现 平扫时肾癌表现为肾实质肿块，呈类圆形或分叶状，大的肿瘤明显突向肾外，肿块密度不均。增强检查早期，肿瘤多有明显不均一强化，其后由于周围肾实质强化而呈相对低密度的不均一肿块。肿瘤向外侵犯致肾周脂肪密度增高、消失和肾筋膜增厚。肾静脉和下腔静脉发生瘤栓时，管径增粗，内有充盈缺损或不再发生强化（图24－80）。

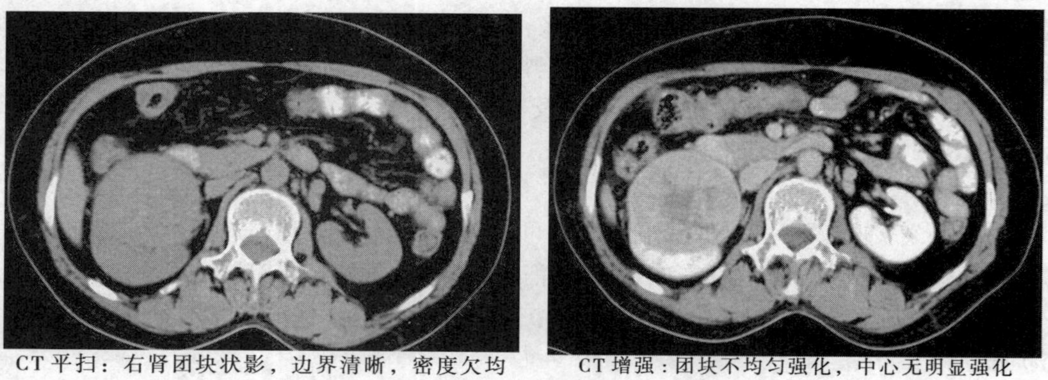

CT平扫：右肾团块状影，边界清晰，密度欠均　　CT增强：团块不均匀强化，中心无明显强化

图24－80　肾癌

3. MRI表现 表现类似CT检查所见。MRI检查的重要价值在于确定肾静脉和下腔静脉内有无瘤栓及其范围，发生瘤栓时，血管内流空信号消失。

（五）多囊肾

多囊肾即肾的多囊性病变（polycystic kidney disease），系遗传性病变，成人型多囊肾表现双肾有多发大小不等囊肿，早期囊肿间仍有正常肾实质，晚期全部肾实质几乎完全为大小不等的囊肿所替代，囊内容为尿及浆液，可有出血。约1/2病例合并多囊肝。

1. X线表现 平片可示双肾影呈分叶状增大。尿路造影可见双侧肾盏及肾盂移位、拉长、变形和分离，呈“蜘蛛足”样改变。

2. CT表现 双肾布满多发大小不等圆形或卵圆形水样低密度病变，增强检查病变无强化。肾的形态早期正常，随病变进展，囊肿增大且数目增多，肾的体积增大，边缘呈分叶状。部分囊肿内可有急性出血而呈高密度（图 24－81）。

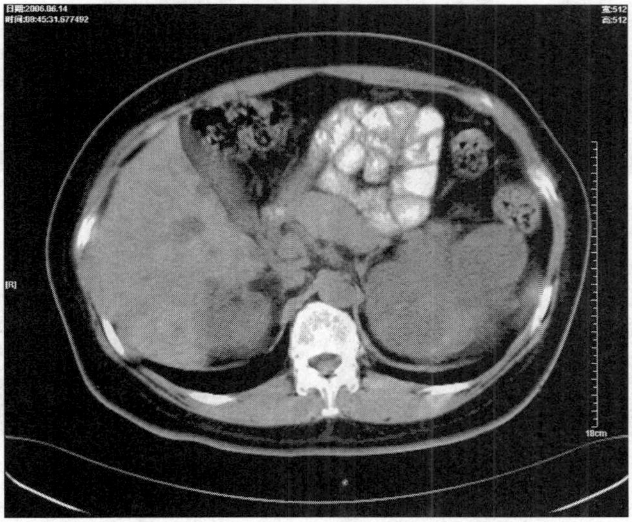

图 24－81 多囊肾、多囊肝

（六）膀胱肿瘤

1. 膀胱癌 多为移行细胞癌，少数为鳞状细胞癌和腺癌。好发于 40 岁以上男性。病理上，移行细胞癌常呈乳头状生长，故称乳头状癌，起自膀胱黏膜，突向腔内，并常侵犯肌层；鳞状细胞癌、腺癌及部分移行细胞癌呈浸润性生长，造成局部膀胱壁增厚。

（1）X 线表现：平片诊断价值不大。膀胱造影检查，表现为自膀胱壁突向腔内的结节状或菜花状充盈缺损，表面凹凸不平；浸润性生长则显示局部膀胱壁僵硬。

（2）CT 表现：平扫可见由膀胱壁突向腔内的结节、分叶或菜花状软组织密度肿块，大小不等，表面可有点状钙化，常位于膀胱侧壁和三角区。部分肿瘤仅见局部膀胱壁不规则增厚。增强检查，早期肿块有强化，延迟扫描呈腔内低密度充盈缺损。

（3）MRI 表现：膀胱癌的形态学表现与 CT 检查相仿，即自膀胱壁突向腔内的肿块和（或）膀胱壁的不规则增厚。在 T_1WI 上，肿瘤与膀胱壁呈等信号，而在 T_2WI 上则呈高信号。

2. 膀胱非上皮肿瘤 少见，其中良性者可为平滑肌瘤、嗜铬细胞瘤等，恶性者包括平滑肌肉瘤、横纹肌肉瘤、淋巴瘤和转移癌等。

（1）X 线表现：平片诊断受限制。

（2）CT、MRI 表现：平滑肌瘤在 T_1WI 和 T_2WI 上均呈低信号；横纹肌肉瘤常表现为膀胱三角区较大肿瘤；嗜铬细胞瘤在 T_2WI 上呈明显高信号。

（七）尿路梗阻与肾盂积水

1. X 线表现 尿路造影轻度肾盂积水时见肾小盏杯口变平，穹隆部变为圆钝。肾盏逐渐变短而粗，成杵状。肾盂略扩大，排空能力减弱。肾盂积水逐渐发展时，上述改变更为明显，肾小盏顶端变为圆形，形状更为粗短，肾盂下缘由凹面变为隆凸。肾功能低下，显影延迟，密度减低。严重肾盂积水时肾盂成一大囊，密度极低甚至完全不显影。

2. CT、MRI 表现 可显示梗阻造成的上方尿路扩张积水，结石则表现为梗阻端处的极低信号影（图 24-82）。

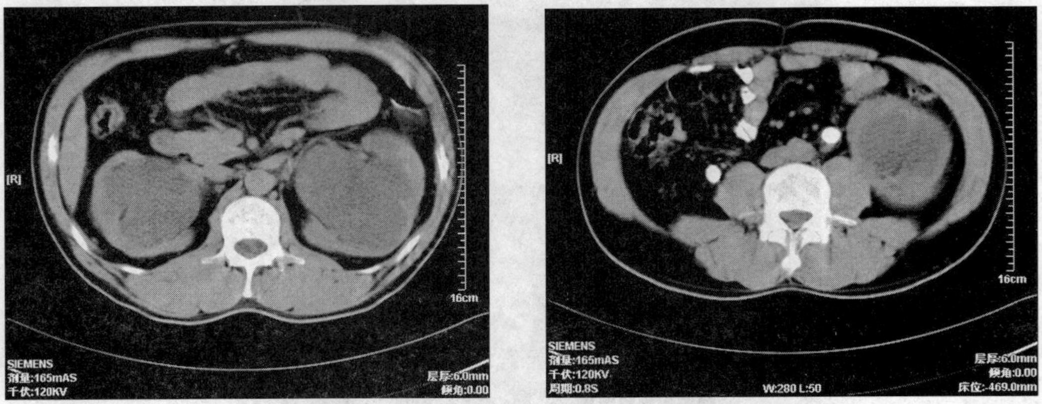

图 24-82 双侧输尿管结石、双肾积水

第六节 骨关节系统

骨、关节和软组织的疾病多而复杂，除创伤、炎症、肿瘤外，营养代谢和内分泌疾病、某些先天性及遗传性疾病、地方病和职业病等，都可有相应的骨、关节或软组织改变。影像诊断的各种成像手段都能在不同程度上反映上述疾病的病理变化。由于检查方法简便、费用较低，目前 X 线平片仍是骨、关节和软组织疾病的首选检查方法。CT 密度分辨率高，无影像的重叠，在显示解剖关系较复杂部位的结构、骨病变和软组织病变方面，较 X 线更具优势。

一、骨关节的影像检查方法

（一）X 线检查

骨骼含有大量钙盐，密度高，同周围的软组织有鲜明的对比。X 线检查不仅能显示病变的范围和程度，而且还有可能作出定性诊断。但不少骨关节疾病，X 线表现比病理改变和临床表现出现晚，因此，初次检查结果阴性，不能排除早期病变的存在。例如炎症的早期和肿瘤仅在骨髓内浸润就可能无重要发现，应根据临床拟诊，依不同疾病的发展规律，定期复查或进一步作 CT、MRI 检查。也有时初次 X 线检查能发现病变而不能确诊，经过复查后才能作出定性诊断。还须指出，不少骨关节疾病缺乏典型或特殊的 X 线表现，需结合临床资料，如发病缓急、症状轻重和体征特点等，才能明确诊断。

1. X 线平片 摄片要注意以下几点：

（1）任何部位，包括四肢长骨、关节和脊柱都要用正、侧两个摄影位置。某些部位还要用斜位、切线位和轴位等。

（2）应当包括周围软组织。四肢长骨摄片都要包括邻近的一个关节。在行脊柱摄影时，例如摄照腰椎应包括下部胸椎，以便计数。

（3）两侧对称的骨关节，病变在一侧而症状与体征较轻，或X线片上一侧有改变，但不够明显，应在同一技术条件下摄照对侧，以便对照。

2. 血管造影 用于肢体动脉。主要用于血管疾病的诊断和良、恶性肿瘤的鉴别。

（二）CT检查

当临床和X线诊断有疑难时，可选用CT作出进一步检查。对软组织病变和骨骼解剖较复杂的部位如骨盆和脊柱，也可首选CT。

1. 平扫 检查时尽量将病变部位及其对侧部位同时扫描，以便作两侧对照观察。行横断面扫描，根据病变的性质和范围决定层厚，一般为5mm或10mm。由于骨和软组织的CT值相差很大，对同一层图像需用较低的窗位和较窄的窗宽，来观察软组织，并用较高的窗位和较大窗宽来观察骨组织。

2. 增强扫描 对于软组织病变和骨病变的软组织肿块，常须进行增强扫描以进一步了解病变是否强化、强化的程度和有无坏死等。增强扫描常对确定病变的范围和性质有较大帮助。脊柱的CT检查一般先在定位像上标定扫描层面和层面方向。椎间盘病变扫描层厚多用2～5mm。脊柱病变则多为5～10mm。疑有椎管受累时，可向硬膜囊内注射非离子型有机碘对比剂，再作CT扫描，即脊髓造影CT扫描（CTM）。

（三）MRI检查

MRI也是检查骨和软组织疾病的重要手段，对各种正常软组织如脂肪、肌肉、韧带、肌腱、软骨、骨髓等，病变如肿块、坏死、出血、水肿等都能很好显示。但是MRI对钙化和细小骨化的显示不如X线和CT。因此对多数骨和软组织病变的MRI诊断，应在平片基础上进行。正确评价和合理应用X线平片、CT和MRI，对诊断骨关节疾病是十分重要的。

二、正常骨关节系统影像学表现

（一）正常X线表现

1. 骨的结构发育

（1）骨的结构：骨质按其结构分为密质骨和松质骨两种。长骨的骨皮质和扁骨的内外板为密质骨，主要由多数哈氏系统组成。密质骨由于骨结构密实，X线片显影密度高而均质。松质骨由多数骨小梁组成，X线片显影密度低于密质骨，且可见多数骨小梁交叉排列。

（2）骨的发育：包括骨化与生长。骨化有两种形式，一种为膜化骨，包括颅盖诸骨和面骨。膜化骨是间充质细胞演变为成纤维细胞，形成结缔组织膜，在膜的一定部位开始化骨，成为骨化中心，再逐步扩大，完成骨的发育。另一种为软骨内化骨，躯干及四肢骨和颅底骨与筛骨均属软骨内化骨。软骨内化骨是由间充质细胞演变为软骨，并由其中的成骨细胞的成骨活动而成骨，形成原始骨化中心。以后，还出现继发骨化中心。骨化中心不断扩大，最后全部骨化，而完成骨骼的发育（图24－83）。锁骨及下颌骨则兼有两种形式的骨化。骨骼的发育、发展主要是以成骨和破骨的形式进行的。

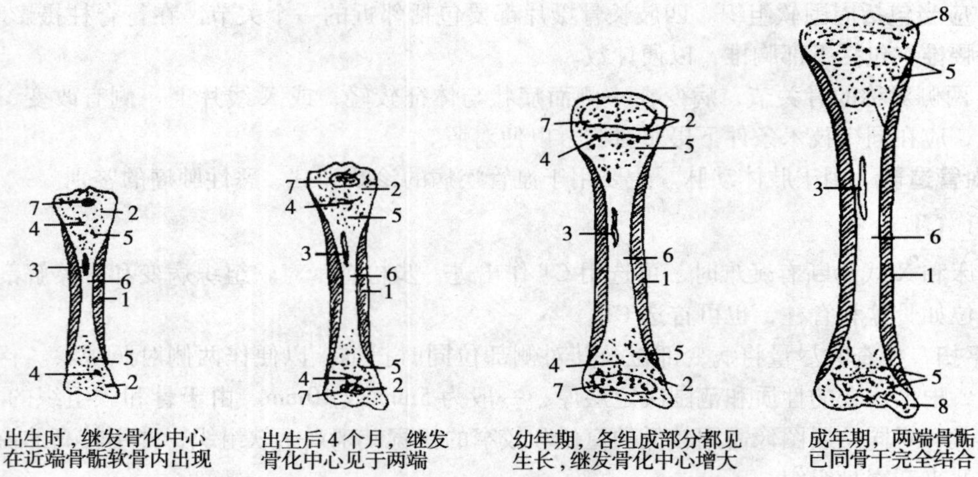

1. 骨皮质　2. 骨骺软骨　3. 营养管　4. 先期钙化带　5. 松质骨
6. 骨髓腔　7. 继发骨化中心　8. 关节软盘骨

图 24－83　长骨（胫骨）的发育生长

2. 长骨的 X 线表现

（1）小儿骨骼：长骨是软骨雏形经骨化形成的，一般有三个以上的骨化中心，一个在骨干，另外的在两端。骨干者为原始或一次骨化中心，两端者为继发或两次骨化中心。出生时，长骨骨干已大部分骨化，只两端仍为软骨，即骺软骨。因此，小儿长骨的主要特点是骺软骨，且未完全骨化，可分为骨干、干骺端、骺和骺板等部分。

骨干：管状骨周围由密质骨构成，为骨皮质，含钙多。X 线表现为密度均匀致密影。骨干中央为骨髓腔，含造血组织和脂肪组织。X 线表现为由骨干皮质包绕的无结构的半透明区。骨皮质外面和里面（除关节囊部分以外）均覆有骨膜，前者为骨外膜，后者为骨内膜。骨膜为软组织，X 线上不能显影。

干骺端：为骨干两端的较粗大部分，周边为薄的骨皮质，顶端为一横行薄层致密影，为干骺端的临时钙化带。此临时钙化带随着软骨内成骨而不断向骨骺侧移动，骨即不断增长。骨干与干骺端之间无清楚分界线。

骺：为长骨未完成发育的一端。在胎儿及儿童时期多为软骨，即骺软骨，X 线片上不显影。骺软骨有化骨功能。

骺板（骺盘）：当骺与干骺端不断骨化，二者之间的软骨逐渐变薄而呈板状时，则称为骺板。因为骺板是软骨，X 线片上呈横行半透明线，称之为骺线（epiphyseal line）。骺板不断变薄，最后消失，即骺与骨干结合，完成骨的发育。X 线表现为骺线消失。

（2）成人骨骼：成人骨骼的外形与小儿骨骼相似，但骨发育完全。骺与干骺端结合，骺线消失，只有骨干和由骨松质构成的骨端。骨端有一薄层壳状骨板为骨性关节面，表层光滑。其外方覆盖的一层软骨，即关节软骨，X 线片上不能显示。成人长骨骨皮质较厚，密度高。骨端各部位所承受重力、肌肉张力以及功能活动不同，其骨小梁分布的比例和排列方向也不同。此外，靠近关节附近还常有光滑的子骨附于骨骼附近的肌腱中，位置与数目正常有所差异，以手及足部为多见。

3. 脊柱正常X线表现 脊柱包括颈椎7个、胸椎12个、腰椎5个、骶椎5个和尾椎4个。颈、胸、腰椎各脊椎间均可活动，而骶椎与尾椎则分别连成骶骨和尾骨。除第1颈椎外，每个脊椎分椎体及椎弓两部分。椎弓由椎弓根、椎弓板、棘突、横突和关节突组成。同侧上下两个关节突组成脊椎小关节，有关节软骨和关节囊。椎弓由两个椎弓根和两侧椎弓板构成，椎弓板后方联合成棘突。在每侧椎弓都附有一个横突及上、下关节突。各个椎体与椎弓围成椎管，容纳脊髓。椎间盘居椎体之间，在椎体上下面附有一层纤维软骨板，椎间盘中心为髓核，周围为纤维环。颈椎、胸椎小关节侧位显示清楚，腰椎正位清楚。椎间盘的纤维软骨板、髓核及周围的纤维环系软组织密度，故呈宽度匀称的横行半透明影，称之为椎间隙。椎间孔居相邻椎弓、椎体、关节突及椎间盘之间，呈半透明影，颈椎斜位显示清楚，胸、腰椎侧位清楚（图24－84）。

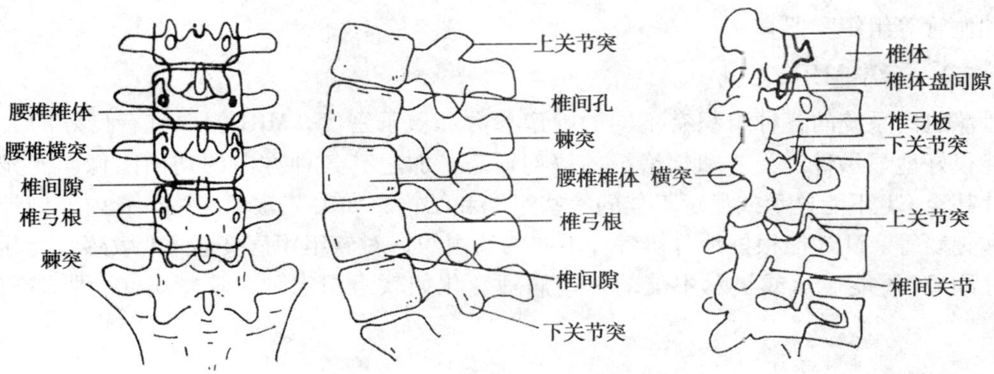

图24－84 正常人脊柱解剖图

4. 关节的X线表现 四肢关节由两个或两个以上的骨端所组成。在每个骨端的关节面上覆盖一层软骨，称为关节软骨。X线不显影的两端关节软骨及介于其间真正微小的空隙，形成X线所见的关节间隙。因而关节间隙的宽度即可大致代表两端关节软骨的厚度。关节软骨的厚度在小关节一般约0.2～0.5mm，在大关节约2～4mm。关节周围为X线不能显示的关节囊所包围（图24－85）。

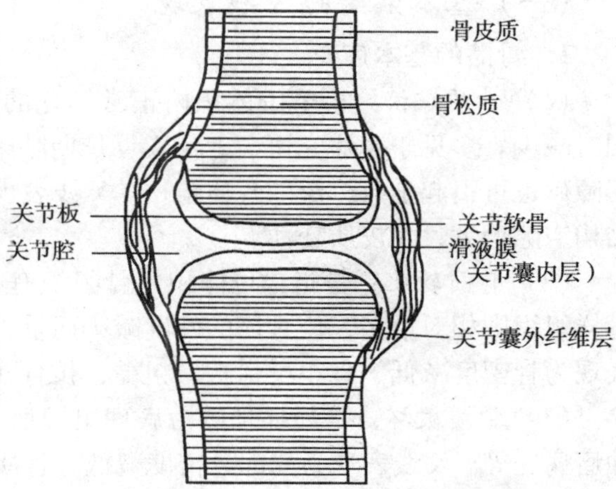

图24－85 四肢关节结构图解

（二）正常CT表现

1. 躯干、四肢骨骼 躯干、四肢的CT检查一般作横断扫描。在以骨窗显示的CT图像上，可以很好地观察骨皮质和骨小梁，前者表现为致密的线状或带状影，后者表现为细密的网状影。骨干的骨髓腔因骨髓内的脂肪成分而表现为低密度。在软组织窗上，中等密度的肌肉、肌腱和骺软骨在低密度脂肪组织衬托下也能清楚显示。脊椎的CT横断面像上，在经过椎体中部的层面上可见由椎体、椎弓根和椎弓板构成椎管骨环，环的两侧有横突，后方可见棘突，外侧方可见椎间孔和上下关节突。黄韧带为软组织密度，附着在椎弓板和关节突的内侧，厚约2～4mm。硬膜囊居椎管中央，呈软组织密度，其与椎管壁间有数量不等的脂肪组织。在椎间盘层面上，可见椎间盘影，其密度低于椎体，CT值为50～100HU。

2．关节 CT能很好地显示关节骨端和骨性关节面，后者表现为线样高密度影。关节软骨常不能显示。在适当的窗宽和窗位时，可见关节囊、周围肌肉和囊内外韧带的断面，这些结构均呈中等密度影。正常关节腔内的少量液体在CT上难以辨认。关节间隙为关节骨端间的低密度影。

3．软组织 CT不仅能显示软组织结构横断面解剖，而且可分辨密度差别较小的脂肪、肌肉和血管等组织和器官。

（三）正常MRI表现

骨骼肌肉系统的各种组织有不同的弛豫参数和质子密度，MRI图像具有良好的天然对比，能很好地显示骨、关节和软组织的解剖形态，加之其各种方向的切面图像，能显示X线照片甚至CT不能显示或显示不佳的一些组织和结构，如关节软骨、关节囊内外韧带、椎间盘和骨髓等。MRI能很好地分辨各种不同的软组织，对软组织病变较CT敏感，能显示X线照片和CT不能显示或显示不佳的一些病理变化如软组织水肿、骨髓病变、肌腱和韧带变性。

三、骨与关节基本病变的影像学表现

（一）基本病变的X线表现

1．骨骼的基本病变

（1）骨质疏松：指单位体积内正常钙化的骨组织减少，常为有机质和无机质（盐类）同时减少。多见于炎症充血、老年人、长期卧床或肢体长期废用等；营养不良、代谢与内分泌障碍也可引起全身广泛的骨质疏松。X线表现为骨质密度减低，骨小梁稀疏、粗糙，网状结构空隙增大，骨皮质变薄。

（2）骨质软化：是指单位体积内骨组织有机成分正常，而矿物质含量减少，未钙化的骨样组织则相对增多，使骨骼的硬度减小而发生软化。主要见于佝偻病、骨软化症等。X线表现为骨密度减低、骨小梁稀疏、粗糙，长骨往往弯曲变形，脊柱椎体可呈双凹变形。

（3）骨质破坏：是局部骨质为病理组织所代替而造成的骨质消失。见于炎症、结核或肿瘤病变等。X线表现为局部骨密度减低。骨质破坏发生在骨松质时，则可见骨小梁模糊和消失；发生在骨皮质时，则表现为骨皮质缺损或完全消失，病变区的境界清晰或模糊不清。病变区域的大小、形态及范围因病而异。

（4）骨质增生硬化：指单位体积内骨量的增多。组织学上可见骨皮质增厚，骨小梁增粗增多，为成骨增多或破骨减少或两者同时存在所致。X线表现为骨质密度增高，伴有或不伴有骨骼增大。骨质增生硬化见于多种疾病，多数是局限性骨增生，见于慢性骨髓炎、外伤和某些原发良性骨肿瘤、骨肉瘤或成骨性转移瘤。

(5) *骨膜增生*：又称骨膜反应。骨膜可因炎症、肿瘤、创伤等出现增生性反应，产生骨化，以致本来不显影的骨膜可在X线下显影。X线表现为骨骼增粗或不规则的隆起。骨膜改变可呈多种形态，有线型（平行型）、成层型（葱皮型）、垂直型、散射型（日光型）和花边型等（图24－86）。①线型：表现为与骨皮质表面平行的线样阴影。多见于急性炎症开始时。②成层型：表现为多层的线状阴影，似葱皮样。可见于炎症或恶性肿瘤。③垂直型：与骨皮质成垂直的针刺形，常见于恶性肿瘤。④散射型：自反质呈放射状伸入附近软组织内，是骨肉瘤较为特殊的表现之一。⑤花边型：骨膜新骨呈花边状的外缘，隆起在骨干上。多见于慢性骨髓炎。

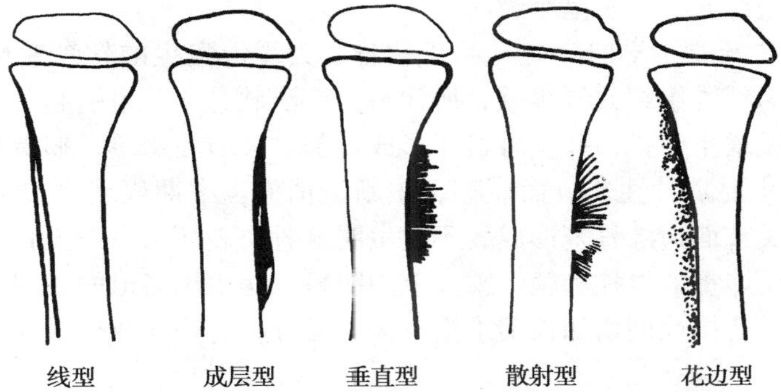

图24－86 骨膜改变的各种X线表现

(6) *骨内或软骨的钙化*：原发于骨的软骨类肿瘤可出现肿瘤软骨内钙化；骨栓塞所致骨质坏死可出现骨髓内钙化；少数关节软骨或椎间盘纤维软骨退行性变也可出现软骨钙化。X线表现为颗粒状或小环状无结构的致密影，分布较局限。

(7) *骨质坏死*：是指骨组织局部代谢停止，坏死的骨质称为死骨。形成死骨的原因主要是血液供应中断。组织学上是骨细胞死亡、消失，骨髓液化、萎缩。死骨的X线表现是骨质局限性密度增高，呈游离的条状或颗粒样致密阴影。骨质坏死多见于慢性化脓性骨髓炎，也可见于骨缺血性坏死和外伤骨折后。

(8) *矿物质沉积*：铅、磷、铋等进入体内，大量沉积于骨内，在生长期主要沉积于生长较快的干骺部。X线表现为多条横行相互平行的致密影，厚薄不一。于成年则不易显示。氟进入人体内过多，可激起成骨活跃，亦可引起破骨活动增加，其骨质变化以躯干骨为明显，有的X线表现为骨小梁粗糙、紊乱，而骨密度增高。

(9) *骨骼变形*：骨骼变形多与骨骼大小改变并存，可累及一骨、多骨或全身骨骼。局部病变或全身病变均可引起。如骨肿瘤可使骨局部膨大变形；发育畸形使一侧骨骼增大；脑垂体功能亢进使全身骨骼增大；骨软化症和成骨不全使全身骨骼变形。

(10) *周围软组织病变*：外伤和感染所致者，X线表现为软组织肿胀，密度增高，软组织的正常层次模糊不清。软组织肿瘤或恶性肿瘤，可见软组织块影。

2. 关节病变的基本X线表现

(1) 关节肿胀：常由于关节腔积液或关节囊及其周围软组织充血、水肿、出血和炎症所致。X线表现为关节周围软组织肿胀，密度增高，各软组织层次变模糊。大量关节积液时可见关节间隙增宽。

(2) 关节破坏：是关节软骨及其下方的骨性关节面骨质为病理组织所侵犯、代替所致。其X线表现是：当破坏只累及关节软骨时，仅见关节面间隙变窄；累及关节面骨质时，则出现相应区域的骨质破坏和缺损，严重时可引起关节半脱位和变形。关节破坏是诊断关节疾病的重要依据。破坏部位与进程因疾病而异。急性化脓性关节炎，软骨破坏开始于关节持重面，或从关节边缘及软骨下骨质，软骨与骨破坏范围有时很广泛。关节滑膜结核，软骨破坏常开始于边缘，逐渐累及骨质，表现为边缘部的虫蚀状破坏。类风湿性关节炎到晚期才引起关节破坏，也从边缘开始，多呈小囊状。

(3) 关节退行性变：早期改变开始于软骨，为缓慢发生的软骨变性、坏死和溶解，骨板被吸收并逐渐为纤维组织或纤维软骨所代替。广泛软骨坏死可引起关节间隙狭窄，继而造成骨性关节面骨质增生硬化，并于骨边缘形成骨赘。关节囊肥厚，韧带骨化。关节退行性变的早期X线表现主要是骨性关节面模糊、中断、消失。中期表现为关节间隙狭窄，软骨下骨质囊变和骨性关节面边缘骨赘形成，不发生明显骨质破坏，一般无骨质疏松。这种变化多见于老年，以承受体重的脊柱和髋、膝关节为明显，是组织衰退的表现。此外，也常见于从事体力劳动的人，与慢性创伤和长期承重有关。另外，有些职业病和地方病可引起继发性关节退行性改变。

(4) 关节强直：可分为骨性强直和纤维性强直两种。骨性强直是关节明显破坏后，关节骨端由骨组织所连接。X线表现为关节间隙明显变窄或消失，并有骨小梁通过关节连接两侧骨端。多见于急性化脓性关节炎愈合后。纤维性强直也是关节破坏的后果，虽关节活动消失，但X线上仍可见狭窄的关节间隙，且无骨小梁贯穿。常见于关节结核。

(5) 关节脱位：是组成关节骨骼的脱离、错位。有完全脱位和半脱位两种。关节脱位多为外伤性，也有先天性或病理性。任何关节疾病造成关节破坏后都能发生关节脱位。

(二) 基本病变的CT表现

1. 骨基本病变 由于CT是人体的断面图像以及明显优于X线的密度分辨力，X线平片上所能观察到的病变在CT上均能观察到，而且反映更为敏感与细致。CT还易于区分松质骨和皮质骨的破坏，松质骨的破坏表现为斑片状松质骨缺损区；骨皮质破坏表现为其内外表面的不规则虫蚀样改变、骨皮质变薄或斑片状骨皮质缺损。CT显示骨内与软骨内钙化和肿瘤内的骨化较平片敏感。对软组织病变的观察CT明显优于X线，X线所不能显示或显示不清的一些病变在CT上可得以清晰显示。水肿表现为局部肌肉肿胀、肌间隙模糊，密度正常或略低，邻近的皮下脂肪层密度增高并可出现网状影。血肿表现为边界清楚或不清楚的高密度区。软组织肿块在CT上易于观察，肿块的密度可均匀或不均匀，边缘可光整或不规则，肿块的边界常能清楚显示。

2. 关节基本病变 CT是断面显像且密度分辨力大大高于X线，因此关节基本病变的CT表现的形式和内容与X线表现有所不同。

（1）关节肿胀：在 CT 上可见软组织密度的关节囊肿胀、增厚，关节腔内积液 X 线一般不能显示，在 CT 上可见关节腔内水样密度影，如合并出血或积脓其密度较高。关节附近的滑液囊积液在 CT 上也可见到，表现为邻近关节的含液囊状影。

（2）关节破坏：包括关节软骨破坏和骨质破坏。虽然目前 CT 尚不能显示软骨，但软骨破坏导致的关节间隙狭窄却易于发现，尤其是与健侧对比时。CT 可清晰地显示关节软骨下的骨质破坏，即使是细微的改变也能发现。

（3）关节退行性变：各种 X 线征象如骨性关节面中断、消失，关节间隙变窄，软骨下骨质囊变和关节面边缘骨赘形成等在 CT 上均可发现。

（4）关节骨性强直：表现为关节间隙消失并有骨小梁连接两侧骨端，应对各个层面作仔细观察才能对关节强直情况作出全面评价。

（5）关节脱位：CT 图像避免了组织的重叠，易于显示一些难以发现的关节脱位，如胸锁关节前、后脱位和骶髂关节脱位。

（三）基本病变的 MRI 表现

1. 骨基本病变 骨病变的 MRI 表现与 CT 的表现相似。软组织病变的基本 MRI 表现较 CT 丰富而明显。大多数肿瘤在 T_1WI 上表现为低信号而在 T_2WI 多表现为程度不同的高信号。在长骨的纵切面和脊椎的矢状面图像上较易发现恶性骨肿瘤的跳跃病灶和骨转移瘤。骨骼病变影像学的各种基本表现，对定性诊断多无特征意义。

2. 关节基本病变 MRI 能较 CT 更好地显示关节的各种基本病变。

（1）关节肿胀：除见关节囊增厚外，在 T_2WI 上可见关节囊尤其是滑膜层的高信号，另外，关节周围软组织肿胀也可呈 T_1WI 低信号、T_2WI 高信号。MRI 对关节积液很敏感，一般积液 T_1WI 低信号、T_2WI 高信号，合并出血时 T_1WI 和 T_2WI 均为高信号。关节周围的软组织肿胀也多呈 T_1WI 低信号、T_2WI 高信号。

（2）关节软骨破坏：早期可见关节软骨表面毛糙、凹凸不平、表面缺损致局部软骨变薄，严重时可见关节软骨不连续，呈碎片状，或者大部分破坏消失。关节软骨破坏时低信号的骨性关节面中断不连续。

（3）关节退行性变：除关节软骨改变和关节间隙变窄外，还可见骨性关节面中断或局部增厚，关节面下骨质增生在 T_1WI 和 T_2WI 上均为低信号。骨赘的表面为低信号的骨质，其内可见高信号的骨髓。关节面下的囊变区呈 T_1WI 低信号、T_2WI 高信号，大小不等，边缘清晰。

（4）关节强直：骨性强直时关节软骨完全破坏，关节间隙消失，可见骨髓贯穿于关节骨端之间。纤维性强直时关节间隙仍可存在，但关节骨端有破坏，骨端间可有高、低混杂的异常信号。

（5）关节脱位：MRI 不但可显示关节脱位，还可以直观地显示关节脱位的合并损伤，如关节内积血、囊内外韧带和肌腱断裂以及关节周围的软组织损伤。对解剖结构复杂部位的关节脱位显示 MRI 有独到之处，如矢状面成像可清楚显示寰枢椎关节的脱位和对颈髓的压迫。

MRI 由于对软组织具有很高的分辨力，能分别直接观察关节囊、滑膜、关节软骨等结构，准确地对病变的定位、定量作出判断，但对定性诊断仍有一定的限度，必须结合临床表现、实验室检查结果和X线平片所见，综合作出诊断。

四、常见骨关节疾病的影像诊断

（一）骨折

由于暴力冲击，使骨骼结构中断者，称为外伤性骨折；另一种骨折是由于骨骼本身的疾病而引起的，称为病理性骨折。以长骨骨折和脊椎骨折较为常见。

1．长骨骨折

（1）X线平片：长骨骨折的基本X线表现是骨骼发生断裂，骨的连续性中断。骨骺分离也属于骨折。骨皮质的连续性中断、骨小梁断裂和歪曲，在骨断裂处可见到边缘光滑锐利的线状透亮阴影，称为骨折线。在中心X线通过骨折断面时，则骨折线显示清楚，否则显示不清，甚至不易发现。严重骨折骨骼常弯曲、变形。嵌入性或压缩性骨折骨小梁紊乱，甚至密度增高，而看不到骨折线。

根据骨折程度可分为完全性骨折和不完全性骨折。完全性骨折时骨折线贯穿骨骼全径，不完全性骨折时骨折线不贯穿全径。根据骨折线的形状和走行，可将骨折线分为线形、星形、横行、斜行和螺旋形骨折。复杂的骨折又可按骨折线形状，分为T形、Y形骨折等。按骨片情况可分为撕脱性、嵌入性、青枝性和粉碎性骨折等。

1）骨折的对位与对线关系：完全性骨折，要注意骨折断端的移位。确定移位，在长骨以骨折近端为准，借以判断骨折远端的移位方向和程度。骨折端可发生向内、向外、向前、向后移位，上、下断端亦可相错重叠或分离。重叠时必然有向内、向外或向前、向后移位。骨折端还可有成角，即两端纵轴形成大小不等的交角。此外，骨折还可发生旋转移位，断端围绕该骨纵轴向内或向外回旋。上述骨折断端的内外、前后和上下移位，称为对位不良，而成角移位则称为对线不良（图24－87、图24－88）。

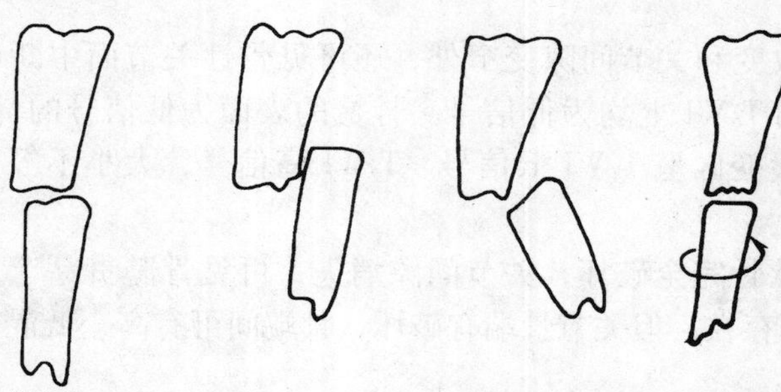

图24－87 长骨骨折，断骨移位的各种类型

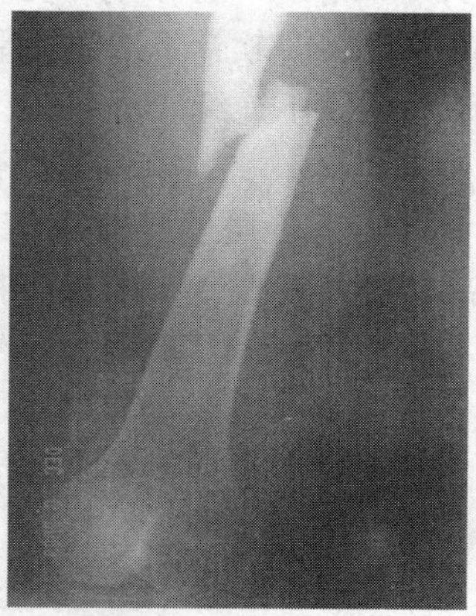

图24－88 长骨骨折（纵移位）

2）骨折的愈合：骨折的愈合是一个连续的过程。基本过程是先形成肉芽组织，再由成骨细胞在肉芽组织上产生新骨，依靠骨痂使骨折断端连接并固定。骨折后在断端之间、骨髓腔内和骨膜下形成血肿，约一周后开始经过机化、纤维性及软骨性骨痂形成以及钙化而形成

硬骨痂，最后骨折部的骨结构可以恢复正常形态。儿童长骨的骨骺和骨干尚未愈合，所以暴力可引起骨骺分离，如不矫正，可影响骨的纵向生长，使肢体形成畸形缩短。

3）骨折的并发症

骨折延迟愈合或不愈合：复位不良、固定不佳、局部供血不足、全身营养代谢障碍、肌肉嵌入断端间和并发感染等都可引起延迟愈合或不愈合。愈合不良的 X 线表现是骨痂出现延迟、稀少或不出现，骨折线消失迟缓或长期存在。不愈合的表现是断端为密质骨封闭，断端间有明显裂隙。有时可形成假关节。

骨折畸形愈合：可有成角、旋转、缩短和延长改变。轻者不影响外观与功能。

外伤后骨质疏松：骨折经固定后引起失用性骨质疏松，轻者恢复，重者则持续较久且影响功能。

骨关节感染：见于开放性骨折或闭合性骨折手术复位后。

骨缺血性坏死：动脉供血中断或因反复手术复位所致，例如股骨颈骨折后股骨头坏死。

关节强直：多因关节周围及关节内粘连所致。X 线片上关节间隙依然存在，但可见骨质疏松和软组织萎缩。

关节退行性变：关节内骨折或骨折畸形愈合，可引起这种改变。

骨化性肌炎：骨折后于软组织中形成广泛性骨化，可引起局部疼痛和关节活动受限。

（2）CT：CT 是平片的重要补充，对骨盆、髋、肩、膝关节以及脊柱和面骨外伤的检查非常重要，可以了解这些解剖比较复杂的部位有无骨折和骨折碎片的数目及位置。三维重建可以全面直观地了解骨折情况。

（3）MRI：在显示骨折线方面不及 CT，但可清晰显示骨折断端及周围出血、水肿和软组织损伤情况，以及邻近组织的脏器损伤情况。

2．脊柱骨折　是由于暴力突然使脊柱过度弯曲，或由于外力与支重的关系而形成椎体压缩性骨折。易发生于脊柱活动较大的胸椎下段和腰椎上段，以单个椎体多见（图 24－89）。

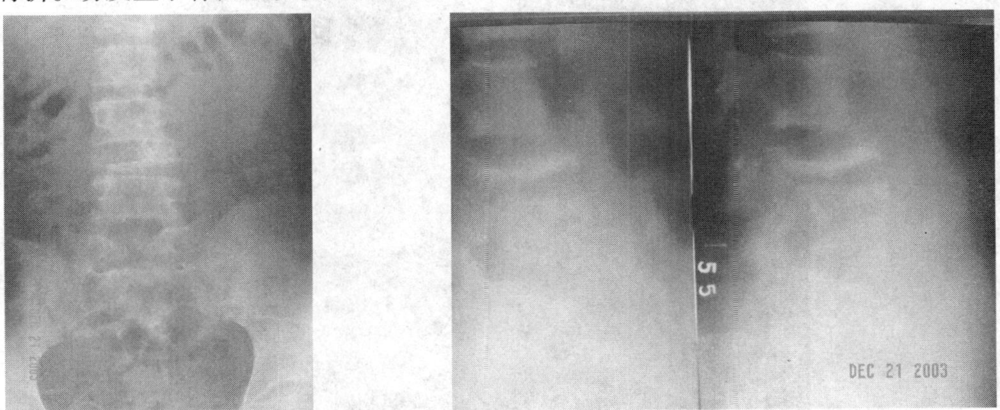

a　　b

图 24－89　脊柱骨折（椎体压缩变扁）

（1）X 线表现：为椎体压缩呈楔形，前缘骨皮质嵌压。因断端嵌入，故见不到骨折线，反而可见横行不锐利、不规则的线状致密影。有时，椎体前上方可见分离的骨碎片，上下椎间隙保持正常。严重时常并发脊椎后突成角、侧移，甚至发生椎体错位，压迫脊髓引起截瘫。常并发棘突间韧带撕裂，使棘突间隙增宽，甚至并发棘突撕脱骨折，也可发生横突骨折。

（2）CT表现：X线检查不能完全显示脊柱外伤的范围和严重程度，而CT可以充分显示脊椎骨折、骨折类型、骨折片移位程度、椎管变形和狭窄以及椎管内骨碎片或椎管内血肿等。CT还可以对脊髓外伤情况作出判断。CT检查的重点是观察骨折对脊髓和神经根的影响，了解有无骨折片突入椎管及骨折移位对脊髓的压迫情况。

（3）MRI表现：MRI除能显示CT所见的骨折情况外，在矢状和冠状位上可见椎体上下骨板的皮质骨低信号带失去完整性、凹凸不平或部分嵌入椎体。由于受伤椎体内的渗出和水肿，在T_1WI上呈低信号，T_2WI上呈高信号。根据骨折部位、类型、程度可呈多种信号。

3．关节脱位　外伤性关节脱位易发生于活动范围大、关节囊和周围韧带不坚强、结构不稳固的关节。多见于肩、肘或髋关节。关节脱位的X线表现是组成关节的两个骨端失去正常的相对位置。最常见的是先天性髋关节脱位。

（1）X线表现：股骨头位于髋臼之外，并向外上、向后移位，髋臼变浅。病程长者则于髂骨外方形成假关节，股骨头变为扁平，股骨颈缩短，股骨干细小。病理性脱位，常见于股骨头缺血性坏死的髋关节脱位。

（2）CT及MRI检查常有助于对这类脱位的确诊。

4．椎间盘突出　是髓核通过破裂的纤维环向外突出。它可发生于脊柱的任何部位，多见于活动度较大的部位，其中腰椎间盘突出最多见（约占90%），其次为颈椎间盘，胸椎间盘突出少见。

椎间盘由透明软骨终板、髓核和纤维环构成。随年龄增长，出现髓核脱水、变性、弹性减低，纤维环出现裂隙，周围韧带松弛等退行性改变，为椎间盘突出的内因。急性或慢性损伤造成椎间盘内压增加，为纤维环破裂及髓核突出的外因（图24-90）。

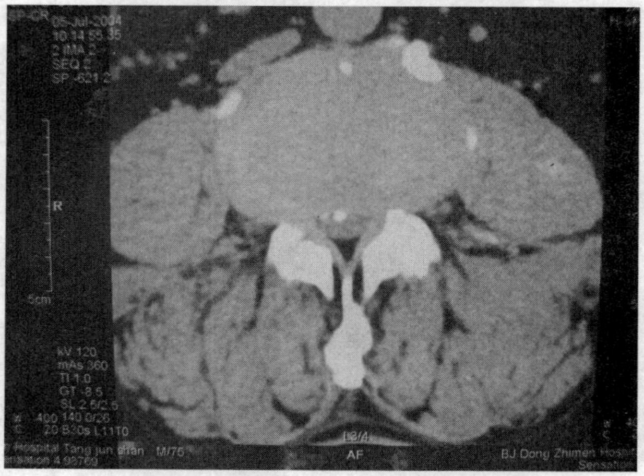

椎间盘膨出、突出，硬膜囊受压

图24-90　椎间盘突出

（1）X线表现：多无特异性，有些征象可提示诊断：①椎间隙变窄或前窄后宽；②椎体后缘唇样肥大增生、骨桥形成或游离骨块；③脊柱生理曲度异常或侧弯。Schmorl 结节表现为椎体上或下面的圆形或半圆形凹陷，其边缘有硬化线，常对称见于相邻椎体的上、下面且多累及数个椎体，据此可作出诊断。

椎间盘疝可分为三型：纤维环膨出、髓核突出和髓核脱出，未穿破后纵韧带，进入硬膜囊外间隙者称为突出，反之为脱出。

(2) CT 表现：①椎间盘后缘变形，有局限性突出。②硬膜外脂肪移位和消失，两侧硬膜外间隙不对称。③硬膜外间隙中有软组织密度的块，其 CT 值通常高于硬膜囊，为 50 ~ 105HU，偶尔为等密度。测 CT 值时需选好 ROI（感兴趣区）并测内部值对照，即测硬膜囊的 CT 值作为对比。④硬膜囊受压变形和移位。⑤神经根鞘移位或消失。⑥约 4% 疝的盘物质有钙化。⑦椎管内有“含气现象”，即气体出现于硬膜外间隙中。

（二）骨关节化脓性感染

1. 化脓性骨髓炎 是骨髓、骨和骨膜的化脓性炎症。常由金黄色葡萄球菌侵入所致，可同时累及骨松质，尤好发于下肢胫骨和股骨。根据病情发展和病理改变，可分为急性骨髓炎和慢性骨髓炎。

(1) 急性骨髓炎：炎症先在骨髓腔内蔓延，并可穿过骨皮质，形成骨膜下脓肿使骨外膜与骨皮质分离。骨膜下脓肿可再经哈佛管进入骨髓腔，因而造成病骨的广泛受累，亦可穿过骨膜扩延至软组织内形成软组织脓肿。由于骨膜掀起和血栓性动脉炎，使骨质血供发生障碍而出现骨质坏死，与相邻活骨分离，形成死骨。

骨髓炎发病 10 天后开始出现修复改变，坏死骨吸收和新生骨形成发生于骨坏死的周围。骺板软骨对化脓性感染有一定阻碍，故在儿童，除少数病例外，感染一般不穿过骺板而侵入骺及关节。但在成人，由于已无骺软骨，所以感染可侵入关节而引起化脓性关节炎。若干骺端位于关节囊内则感染可以侵入关节。例如股骨上端骨髓炎就常累及髋关节，有时骨膜下脓肿也可延伸入关节。

1) X 线表现

软组织肿胀：骨髓炎发病 7 ~ 10 天内，骨质改变常不明显，主要为软组织充血、水肿，表现为肌肉间隙模糊或消失，皮下组织与肌肉间的分界不清。

骨骼改变：在干骺端骨松质内可出现局限性骨质疏松。继而骨小梁模糊或消失，形成多数分散不规则斑点状骨质破坏区，破坏区边缘模糊。以后骨质破坏向骨干发展，范围扩大，可达骨干大部或全部。骨破坏的同时，开始出现骨质增生，表现为骨破坏周围密度增高。

骨膜增生：由于骨膜下脓肿的刺激，骨皮质周围出现骨膜增生。表现为一层密度不变的新生骨与骨干平行，骨膜新生骨围绕骨干的全部或大部形成包壳。由于炎症病灶中的骨营养动脉血栓形成和骨膜被脓肿掀起而切断血供，局部骨皮质因失去营养而形成死骨。

2) CT 表现：CT 能很好显示急性化脓性骨髓炎的软组织感染、骨膜下脓肿、骨髓内的炎症、骨质破坏。平片难以显示的小骨破坏区和小死骨以及软组织改变，CT 均能清晰显示。

3) MRI 表现：在确定急性化脓性骨髓炎的髓腔侵犯和软组织感染的范围方面，MRI 明显优于 X 线和 CT。骨髓的充血、水肿、渗出和坏死在 T_1WI 上均表现为低信号，与正常骨髓信号形成明显对比，在与骨干长轴平行的矢状和冠状层面上，骨髓腔受累的范围显示良好。在病变早期的 T_1WI 上，病变区与正常骨髓分界模糊，出现骨质破坏后分界趋向清楚。受累骨周围软组织肿胀，肌间隙和皮下脂肪模糊不清，在 T_2WI 上充血、水肿的肌肉和脓肿呈高信号，增强后脓肿壁可出现明显强化。

（2）慢性化脓性骨髓炎：临床仍可见排脓瘘管经久不愈或时愈时发，主要是因为脓腔或死骨的存在。

X 线表现：X 线平片可见到明显的修复，患骨虽然有骨质修复、增生，但如未痊愈，则仍可见骨质破坏和死骨（图 24－91）。

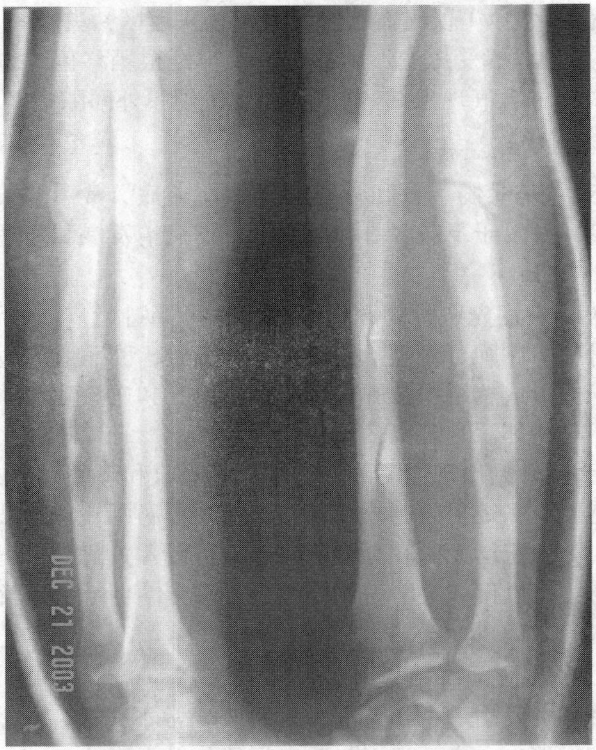

尺骨骨折后，尺骨干增粗，骨髓腔闭塞，有脓腔

图 24－91　骨折后慢性化脓性骨髓炎

2. 化脓性关节炎　为细菌血行感染滑膜或因骨髓炎继发侵犯关节所致。致病菌以金黄色葡萄球菌最多见。关节滑膜充血、水肿，关节内多量渗出液，滑膜坏死，软骨和软骨下骨质发生破坏。

（1）X 线表现：关节软组织水肿，关节囊肿胀和关节间隙增宽，此时极易破坏关节囊造成关节的半脱位或脱位，以婴儿和儿童髋关节最常见。关节骨骼明显疏松，关节软骨破坏后，引起关节间隙变窄。病变侵犯骨端，骨质发生破坏，严重时可形成骨性强直。

（2）CT 表现：可显示化脓性关节炎的关节肿胀、积液及骨质破坏，明确病变的范围。

（3）MRI 表现：显示化脓性关节炎的滑膜炎症和关节渗出都比平片和 CT 敏感，能明确炎症侵犯周围软组织的范围，显示关节囊、韧带、肌腱、软骨等的破坏情况。MRI 还可显示骨髓的炎症反应，表现为长 T_1、长 T_2 信号。

（三）骨及关节结核

骨、关节结核是以骨质破坏和骨质疏松为主的常见慢性病。多发于儿童和青年。原发病灶多在肺部。结核杆菌经血循环到骨或关节，停留在血管丰富的松质骨内，如椎体、骨骺和干骺部或关节滑膜。脊椎是好发部位，其次是髋关节和膝关节，多为单发。

1. 骨结核

（1）X 线表现

1）长骨结核：多见于干骺端及骨骺，常破坏软骨侵及关节，局限性骨干的病灶较少见，病灶常为偏心性的、无明显硬化边缘的囊状骨质破坏。片中显示为局限性的、边缘尚清楚的类圆形骨质密度减低的破坏区，其周围无骨质硬化现象，偶在其中可见死骨碎屑影。附近无骨膜反应，患骨骨质疏松，病变部位软组织肿胀。

2）短骨结核：多见于 5 岁以下儿童，好发部位为手或足之短骨。因儿童再生能力强，故除骨质破坏外，尚有较显著的骨膜反应。X 线片中表现为：①骨松质骨小梁疏松，继之骨质吸收呈囊状密度减低区，其中可有数条残留的骨小梁影。②骨皮质变薄。③骨干膨胀性扩大似梭形。④骨膜增生，骨外形粗大。

（2）CT 表现：骨结核 CT 可显示低密度的骨质破坏区，其内常见多数小斑片状高密度影为死骨。病骨周围软组织肿胀，结核性脓肿密度低于肌肉，注射对比剂后边缘可有强化。

（3）MRI 表现：结核性脓肿在 T_1WI 呈低信号，在 T_2WI 呈高信号，其内可见斑点状或索条状低信号影，代表脓肿内的纤维化或钙化，增强后脓肿壁可强化。

2. 关节结核

（1）X 线表现：滑膜型关节结核在病变初期，因关节滑膜呈炎性肿胀，关节囊肿大，密度增加，关节间隙可稍增宽，关节附近骨骼呈普遍性骨质疏松。病变进展侵及关节软骨下骨时，关节面及邻近骨质模糊及有虫蚀状不规则破坏，这种破坏多在关节边缘，而且常上下两端相对应存在。再继续发展，则关节软骨进一步破坏致关节间隙变窄，甚至关节间隙消失，骨端可相互融合，关节畸形。因长期废用，患肢骨质疏松与萎缩。

骨型关节结核是骨结核发展成的关节结核，故骨质破坏较明显。表现为关节一侧的骨骺或干骺端骨质出现圆形或不规则的破坏区。软骨破坏后，则关节间隙变窄。由于关节面和软骨的破坏程度不一致，所以关节间隙显示不对称性狭窄，久之关节面可强直变形。

（2）CT 表现：可见肿胀增厚的关节囊和关节周围软组织以及关节囊内积液，骨性关节面毛糙、虫蚀样骨质缺损。关节周围的冷性脓肿表现为略低密度影，注射对比剂后其边缘可出现强化。

3. 脊椎结核 脊椎结核是骨结核中最常见的，以腰椎最多。主要 X 线变化是椎体骨质破坏、变形，椎间隙变窄或消失和冷脓肿出现。CT 显示椎体及附件的骨质破坏、死骨和椎旁脓肿优于平片。椎体骨质破坏可引起椎体塌陷后突以致椎管狭窄，CT 可显示这一改变。脊椎结核的骨质破坏区在 MRI 上表现为 T_1WI 呈低信号，T_2WI 为高信号，并混有少许低信号影。骨质破坏区周围骨髓因反应性水肿在 T_1WI 上也呈低信号而在 T_2WI 上呈高信号。

（四）骨肿瘤

X线检查对骨肿瘤的诊断有重要意义，不仅可以早期发现骨肿瘤的存在，并多数能识别为良性或恶性，还往往能指出其为原发或转移。但有时对良性或恶性肿瘤鉴别却相当困难，需综合临床资料及病理组织检查来确定。

良性骨肿瘤生长缓慢，形成一种局限性、扩张性或压迫性病变，与正常骨组织分界清楚，不发生转移，不伴有骨膜反应。恶性骨肿瘤则生长迅速，是一种进行性破坏性病变，与正常骨组织间分界不清，常有骨膜反应，多发生转移。

原发骨肿瘤好发于长骨，转移瘤好发于躯干骨及四肢近侧骨的近端；骨巨细胞瘤好发于长骨骺部；骨肉瘤好发于长骨干骺部。

1．良性骨肿瘤 以骨软骨瘤和骨巨细胞瘤为例。

（1）*骨软骨瘤*：是常见的良性骨肿瘤之一。多见于青年人，好发于胫骨、腓骨、肱骨的近端及股骨远端的干骺端，可单发也可多发。

X线表现：在长骨干骺端向外突出的类圆形或圆形骨质阴影，有一细长的蒂或宽阔的基底与骨体相连，又称外生骨疣。瘤体内含有松质骨及密质骨，也可混合存在。外缘为一层薄的骨皮质。顶部有一层软骨覆盖，如不钙化则不显影。软骨钙化，则呈不规则斑片状影。

CT表现：与X线所见相同，但在平片显示不清的情况下，CT可以显示骨皮质和骨松质与载瘤骨相延续的肿瘤基底，从而明确诊断。增强扫描无明显强化。

（2）*骨巨细胞瘤*：组织来源不明，由梭形和卵圆形基质细胞以及散在分布的多核巨细胞组成。多见于20～30岁青年，好发于长骨的骨端，如股骨远端、胫骨近端及桡骨远端，部分肿瘤可以是恶性的。

X线表现：在长骨干骺端可见到偏侧性的膨胀性的骨质破坏透亮区，呈圆形、分叶状或椭圆形，骨皮质变薄并向外膨出。良性者皮质多无破坏和中断现象，肿瘤与正常分界清晰，透亮区内可见不规则的骨性间隔分隔成肥皂泡样的多房影。如肿瘤呈弥漫浸润性破坏，骨膨胀不明显，环绕骨干出现软组织肿块影时，可为恶性骨巨细胞瘤；骨质破坏明显迅速，亦可为恶性（图24－92）。

CT表现：与X线所见相同，还可更清晰显示骨性包壳。肿瘤内密度不均，可见低密度的坏死区，有时可见液－液平面。此外，CT对解剖结构较复杂的部位和侵袭性较强的肿瘤，也都能很好地显示肿瘤的相应特征，对诊断很有帮助。

2．原发性恶性骨肿瘤 骨肉瘤是起源于间叶组织最常见的恶性肿瘤。多见于青年，男性较多。好发于长骨干骺端，以股骨下端、胫骨上端及肱骨上端多见。主要临床症状为局部进行性疼痛、肿胀和功能障碍，局部皮肤较热并有静脉怒张，病变进展迅速。

（1）*X线表现*：可综合为下列三种表现类型。

溶骨型：自骨髓腔和骨松质发展的溶骨性破坏，形成边缘模糊的密度减低区，其中不见骨组织或少见斑片状包壳骨影，逐渐使骨皮质破坏。

成骨型（硬化型）：病灶区呈无结构的毛玻璃样斑片状或大片状致密的骨质硬化改变，如象牙质变。早期骨皮质完整，以后则破坏。

混合型：多数病变兼有溶骨型和成骨型的骨质改变，可以是以成骨为主或以溶骨为主。

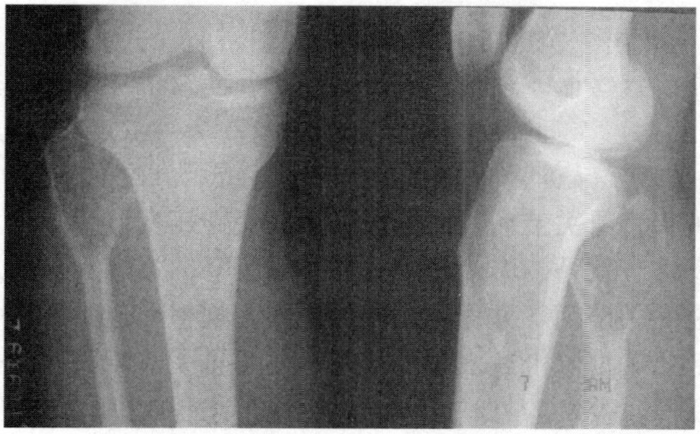

腓骨头囊性膨胀性骨质破坏，骨壳菲薄，破坏区直达骨性关节面

图 24-92 骨巨细胞瘤

骨膜变化：病变区骨膜可呈成层型或放射型，在肿瘤突破骨膜处，可见袖口征样改变，即形成骨膜三角影。局部软组织肿块：肿瘤迅速侵犯软组织，形成软组织肿块，在软组织肿块中可见少量斑片状硬化骨影（图 24-93）。

（2）CT 表现：CT 所见与 X 线所见相同，但 CT 发现骨肿瘤较平片敏感。瘤骨分布在骨破坏区和软组织肿块内，与平片所见相似，但密度差别较大，CT 值（HU）从几十至数百或更高。CT 能很好地显示肿瘤与邻近结构的关系，血管神经等结构受侵表现为肿瘤组织直接与这些结构相贴或包绕它们，两者之间无脂肪层相隔。CT 能较好地显示肿瘤在髓腔的蔓延范围，表现为低密度含脂肪的骨髓为软组织密度的肿瘤所取代。增强扫描的肿瘤实质部分（非骨化的部分）可有较明显的强化，使肿瘤与周围组织的区分变得较为清楚。

3. 转移性骨肿瘤 一般以血行转移为主，癌或肉瘤均可转移至骨。常在中年以后发病。原发肿瘤多为乳癌、甲状腺癌、前列腺癌、肾癌、肺癌及鼻咽癌等，消化道癌少见。常发生于胸椎、腰椎、肋骨和股骨上段，其次为髂骨、颅骨和肱骨，膝关节和肘关节以下的骨骼很少累及。主要临床表现为进行性疼痛、病理性骨折和截瘫。

（1）X 线表现：可分为溶骨型、成骨型及混合型三种表现，以溶骨型占大多数，病变多发生自髓腔，易发生病理骨折。

（2）CT 表现：CT 显示骨转移瘤远较 X 线平片敏感，还能清楚显示骨外局部软组织肿块的范围、大小以及与邻近脏器的关系。溶骨型转移表现为松质骨和（或）皮质骨的低密度缺损区，边缘较清楚，无硬化，常伴有不太大的软组织肿块。成骨型转移表现为松质骨内斑点状、片状、棉团状或结节状边缘模糊的高密度灶，一般无软组织肿块，少有骨膜反应。混合型则兼有上述两型表现。

（3）MRI 表现：MRI 对含脂肪的骨髓组织中的肿瘤组织及周围水肿非常敏感，因此能检出 X 线平片、CT 甚至核素骨显像不易发现的转移灶，能发现尚未引起明显骨质破坏的骨转移瘤，明确转移瘤的数目、大小、分布和邻近组织是否受累。大多数骨转移瘤在 T_1WI 上呈低信号，在高信号的骨髓组织的衬托下显示非常清楚；在 T_2WI 上呈程度不同的高信号，脂肪抑制序列可以清楚显示。

（五）慢性关节病

慢性关节病是指发病缓慢、逐渐发展、病程长、涉及全身关节的疾病。不易治愈，病因多不明。

1. 退行性骨关节病 又称骨性关节炎、增生性或肥大性关节炎，是一种由于关节软骨退行性改变所引起的慢性骨关节病，而不是真正的炎性病变。

X线表现：由于关节软骨破坏，而使关节间隙变窄，关节面变平，边缘锐利或有骨赘突出，软骨下骨质致密，关节面下方骨内出现圆形或不规整形透明区，为退行性假囊形成、骨内纤维组织增生所致。晚期除上述表现加重外，还可见关节半脱位和关节内游离骨体，但多不造成关节强直（图24－94）。

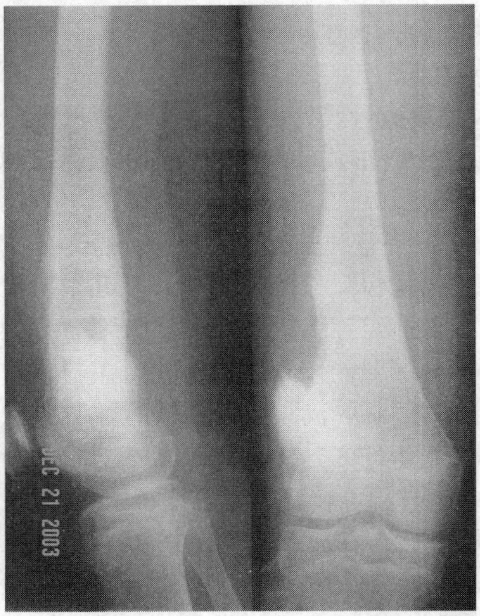

股骨下端混杂密度影，可见骨膜反应

图24－93 骨肉瘤（混合型）

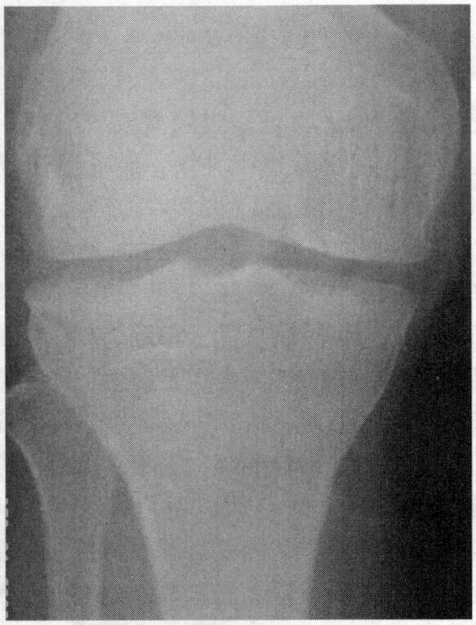

骨质增生，关节内见游离体

图24－94 膝关节退行性骨关节病

2. 类风湿性关节炎 是以多发性、非特异性慢性关节炎症为主要表现的全身性疾病，以对称性侵犯手足小关节为特征。主要病理变化为关节滑膜的非特异性慢性炎症。多见于中年妇女，病变常累及手足小关节。

X线表现：早期手足小关节多发对称性梭形软组织肿胀，关节间隙可因积液而增宽，进而关节间隙变窄。骨侵蚀起始于关节边缘，即边缘性侵蚀，为类风湿性关节炎重要早期征象。骨性关节面模糊、中断，常有软骨下囊性病灶，呈多发、边缘不清楚的小透亮区，是血管翳侵入所致。骨质疏松为类风湿性关节炎重要表现，早期多位于受累关节周围，以后可累及全身骨骼。晚期可见四肢肌肉萎缩，关节半脱位或脱位。类风湿关性节炎可引起关节纤维性强直，骨性强直少见。

第七节 中枢神经系统

脑和脊髓深藏在骨骼包围的颅腔和椎管内，一般物理学诊断不易达到。脑瘤、脑外伤、脑血管病、颅内感染和脊髓疾病等，传统X线检查如平片、造影检查等有一定的局限性。现代影像技术如DSA、CT、MRI等提供了高分辨率和高对比度的直观图像，可明确病变的有无及其位置、大小、数目和性质，提高了中枢神经疾病的诊断水平。

一、影像检查方法

1．头颅平片（plain film of skull） 方法简单、经济、无痛苦，是基本检查方法。常用后前位及侧位。

2．脊柱平片 在脊柱正侧位的观察下，有可能发现椎管内病变，如椎管肿瘤。

3．脑血管造影 脑血管造影（cerebral angiography）是将有机碘造影剂注入颈内动脉或椎动脉使脑血管显影。DSA技术更加安全可靠。

4．脊髓造影 在透视下观察造影剂在椎管内流动情况和形态，以诊断椎管内病变。

5．脑CT平扫 一般用横断面扫描为主，以眦耳线（眼外眦与外耳孔中心连线）为基线，依次向上扫描8~10层，层厚8mm或10mm。有时加扫冠状面。

6．脑MRI平扫 常规采用横断面，需要时再选择冠状面或（和）矢状面扫描。观察颅后窝和脊髓病变，首选矢状面扫描。MRI是诊断脊髓疾病的主要方法。

二、正常影像学表现

（一）正常X线表现

1．头颅平片 正常头颅因个体、年龄和性别而有明显差别。侧位及后前位上表现见图24－95。

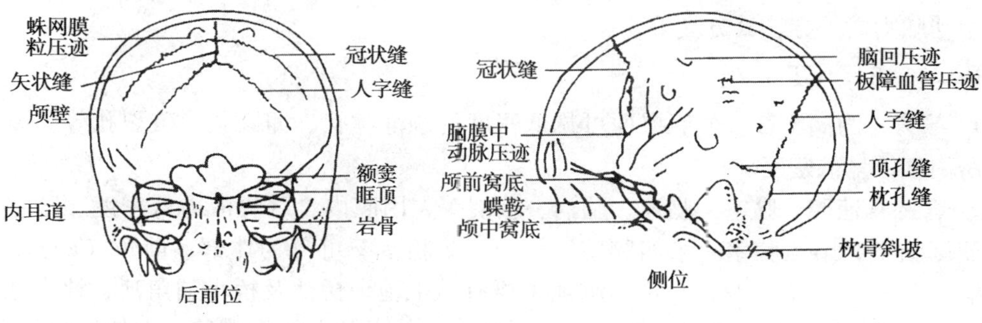

图24－95 正常颅骨平片表现

（1）颅壁：儿童较薄，成人较厚，还因部位不同而有差异。成人颅壁分内、外板及板障三层。

（2）颅缝：冠状缝、矢状缝及人字缝之间有时可见多余之骨块，为缝间骨，数目不定。

缝间骨多无病理意义，但不要误认为骨折。

(3) *颅壁压迹*：①脑回压迹是大脑回压迫内板而形成的局限性变薄区，X 线表现为圆形或卵圆形的较透明影。②脑膜中动脉压迹是脑膜中动脉对内板压迫所致。③板障静脉压迹粗细不均，呈网状或树枝状排列，多见于顶骨。④蛛网膜粒压迹表现为边缘清楚而不规则的低密度区，位于额顶骨中线两旁。

(4) *蝶鞍*：侧位上可观察蝶鞍大小、形状及结构。前后径平均 11.5mm，深径 9.5mm。

(5) *岩骨与内听道*：内耳道两侧基本对称，大小相差一般不超过 0.5mm。

(6) *颅内非病理性钙化*：①松果体钙化；②大脑镰钙化；③床突间韧带钙化；④侧脑室脉络丛球钙化。以松果体钙化常见。

2. 颈动脉造影的动脉期正常脑血管表现 见图 24-96。

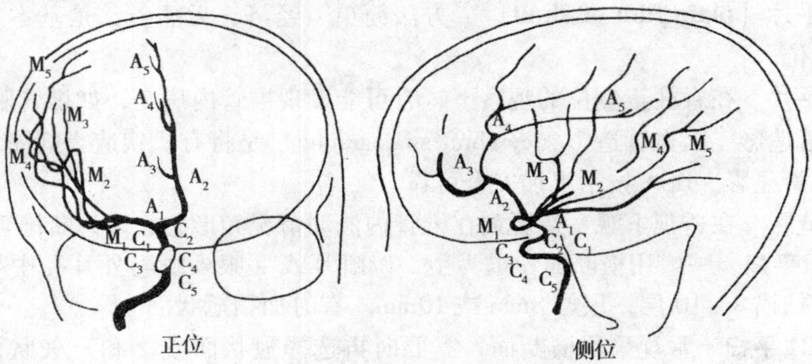

A：大脑前动脉；M：大脑中动脉；C：颈内动脉

图 24-96 正常颈动脉造影表现

颈内动脉进颅后先分出眼动脉，前行入眶，再分出脉络膜前动脉及后动脉交通支向后走行。然后分为大脑前、中两动脉。大脑前动脉分为胼周动脉及胼缘动脉，大脑中动脉分出额顶升支、顶后支、角支和颞后支，于侧位像上易于分辨。前后位片上大脑前动脉居中线，而大脑中动脉则居外方，其分支重叠。

(二) 正常 CT 表现

1. 颅骨 为高密度，颅底层面可见低密度的颈静脉孔、卵圆孔、破裂孔等。鼻窦及乳突气房内气体呈低密度。

2. 含脑脊液腔 脑室、脑池、脑沟、脑裂等，因腔内含脑脊液为低密度。脑室系统包括双侧侧脑室、第三脑室、第四脑室，其中，侧脑室又可分为体部、前角（额角）、下角（颞角）、后角（枕角）及三角部。脑池主要有鞍上池、桥池及桥小脑角池、枕大池、脚间池与环池、四叠体池、外侧裂池和大脑纵裂池等，其中鞍上池为蝶鞍上方的星状低密度区，多呈六角形或五角形。

3. 脑实质 CT 可区分皮质及髓质，皮质密度略高于髓质。大脑基底节是大脑半球的中央灰质核团，包括尾状核与豆状核。豆状核分内侧的苍白球及外侧的壳核。

颅脑断层解剖见图 24-97～图 24-101。

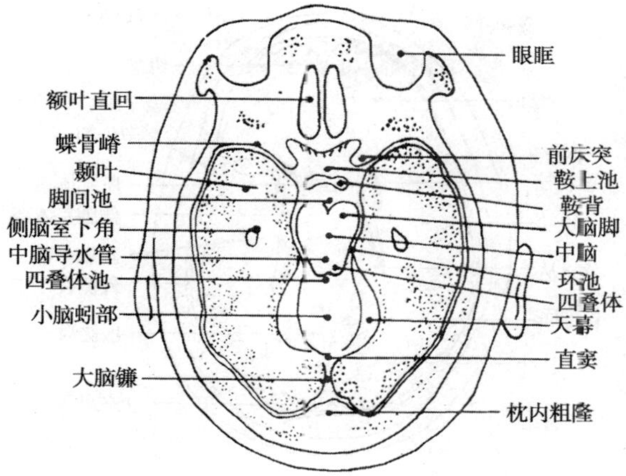

图 24 - 97　横断面鞍上池层面

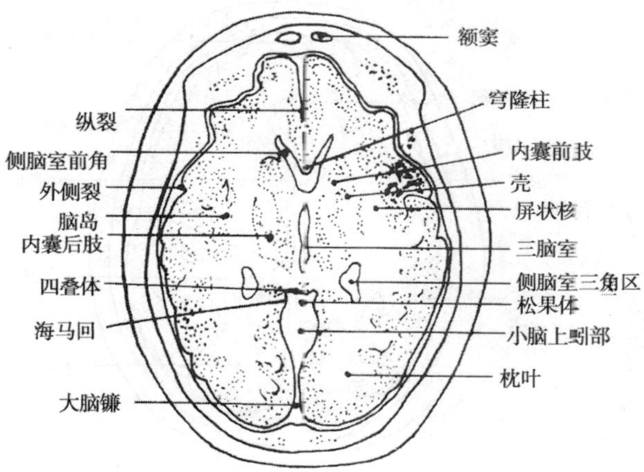

图 24 - 98　横断面三脑室下部层面

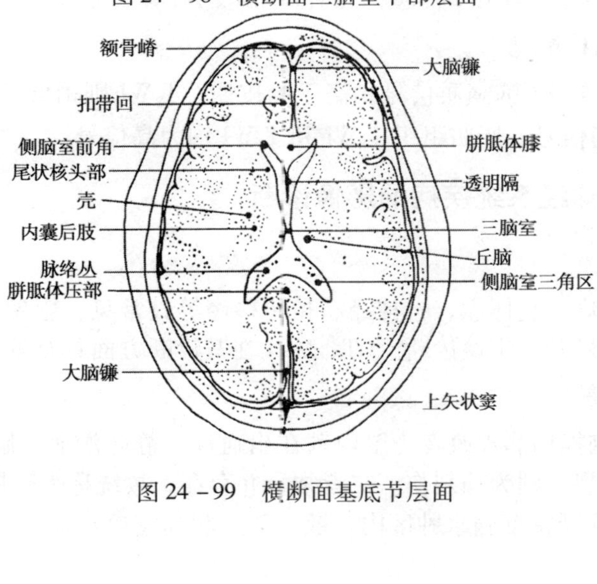

图 24 - 99　横断面基底节层面

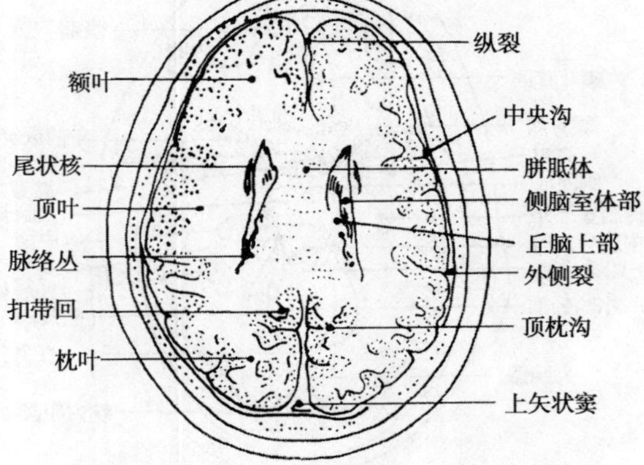

图 24－100　横断面侧脑室体部层面

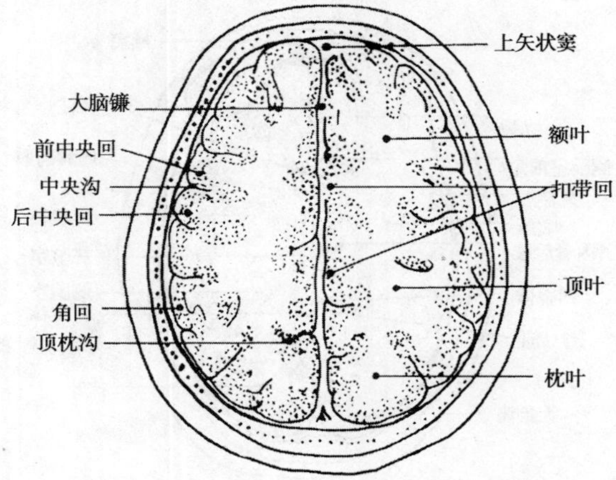

图 24－101　横断面大脑皮层下部层面

（三）正常 MRI 表现

正常脑 MRI 上，T_1WI 脑髓质信号稍高于脑皮质，T_2WI 则稍低于脑皮质。脑脊液 T_1WI 为低信号，T_2WI 为高信号。脂肪组织 T_1WI 和 T_2WI 均为高信号。

三、常见中枢神经系统疾病的影像诊断

（一）脑瘤

以胶质瘤、脑膜瘤、垂体瘤、听神经瘤和转移癌等较常见，影像检查可确定肿瘤有无，并对其作出定位、定量乃至定性诊断。CT、MRI 在其诊断方面具有重要的价值。

（二）颅脑外伤

1. 脑挫裂伤　脑挫伤病理改变为脑内散在出血灶、静脉淤血、脑水肿和脑肿胀；如伴有脑膜、脑或血管撕裂，则为脑裂伤。二者常合并存在，故统称为脑挫裂伤。

（1）CT 表现：为低密度脑水肿区内，散在斑点状高密度出血灶，伴有占位效应。有的

表现为广泛性脑水肿或脑内血肿。

(2) MRI 表现：脑水肿 T_1WI 呈等信号或稍低信号，T_2WI 呈高信号；脑血肿 T_1WI 和 T_2WI 均呈高信号。

2．颅内出血　包括硬膜外、硬膜下、脑内、脑室和蛛网膜下腔出血等。

(1) 硬膜外血肿：多由脑膜血管损伤所致，脑膜中动脉常见。血液聚集硬膜外间隙。CT 上颅板下见梭形或半圆形高密度灶，多位于骨折附近。

(2) 硬膜下血肿：多由桥静脉或静脉窦损伤出血所致，血液聚集于硬膜下隙，沿脑表面广泛分布。CT 上，急性期见颅板下新月形或半月形高密度影，常伴有脑挫裂伤或脑内出血，脑水肿和占位效应明显。亚急性或慢性血肿，呈稍高、等、低或混杂密度灶。CT 上的等密度血肿，MRI 上常呈高信号，显示清楚（图 24－102）。

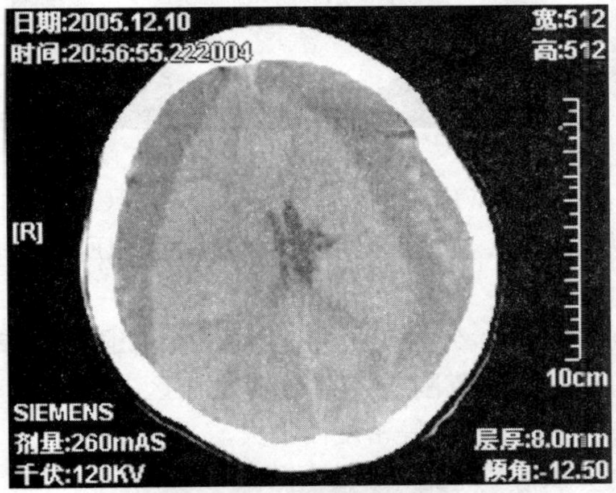

图 24－102　硬膜下出血

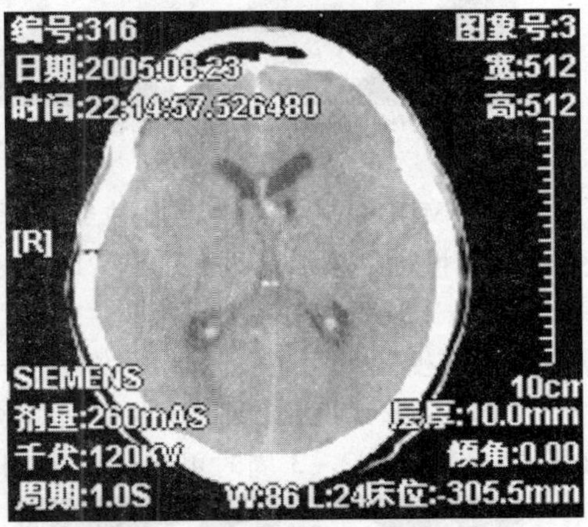

图 24－103　蛛网膜下出血

(3) 脑内血肿：多发生于额、颞叶，位于受力点或对冲部位脑表面区，与高血压性脑出血好发于基底节和丘脑区不同。CT 上呈边界清楚的类圆形高密度灶。

(4) 蛛网膜下腔出血：儿童脑外伤常见，出血多位于大脑纵裂和脑底池。CT 上大脑纵裂出血于中线区常见纵行窄带形高密度影。出血亦见于外侧裂、鞍上池、环池、小脑上池或脑室内（图 24－103）。

（三）脑血管病

脑血管病又称脑卒中，其中脑出血和脑梗死，CT 和 MRI 诊断价值大，动脉瘤和血管畸形则需配合 DSA、CT 血管造影或 MR 血管造影诊断。

1．脑出血　自发性脑内出血多继发于高血压、动脉瘤、血管畸形、血液病和脑肿瘤等，以高血压性脑出血常见，多发生于中老年高血压和动脉硬化患者。出血好发于基底节、丘脑、脑桥和小脑，且易破入脑室。

(1) CT 表现：急性期血肿呈边界清楚、密度均匀增高的肾形、类圆形或不规则形团块影，周围水肿带宽窄不一，局部脑室受压移位（图 24－104、图 24－105）。破入脑室可见脑室内积血。

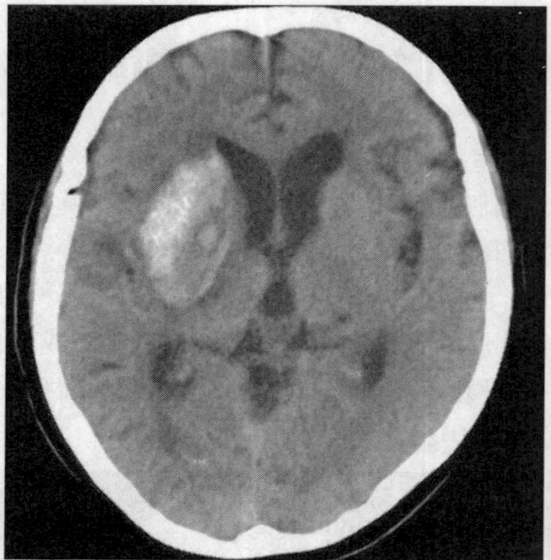

右侧基底节区出血灶，周围轻度水肿

图 24－104　脑出血

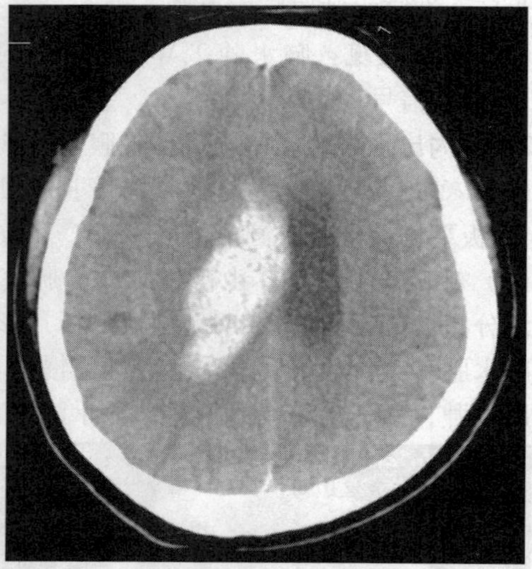

图 24－105　脑出血破入脑室

（2）MRI 表现：急性期血肿 T_1WI 呈等信号，T_2WI 呈稍低信号，显示不如 CT 清楚；亚急性期和慢性期血肿 T_1WI 和 T_2WI 均表现为高信号，周边可见含铁血黄素沉积所致的低信号，此期 MRI 探测比 CT 敏感。

2．脑梗死　脑血管闭塞所致脑组织缺血性坏死。分为缺血性、出血性、腔隙性脑梗死。

（1）缺血性梗死：CT 上见低密度灶，其部位和范围与闭塞血管供血区一致，呈扇形（图 24－106）。2～3 周时可出现“模糊效应”，病灶变为等密度而消失。

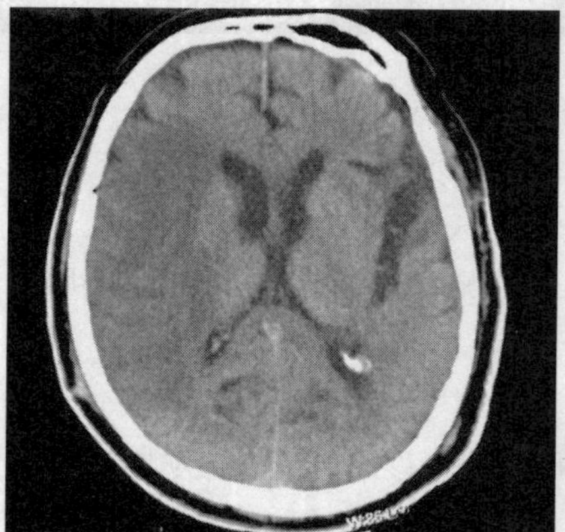

右侧额颞顶叶大片状低密度影，边缘欠清，相应脑沟消失

图 24－106　缺血性脑梗死

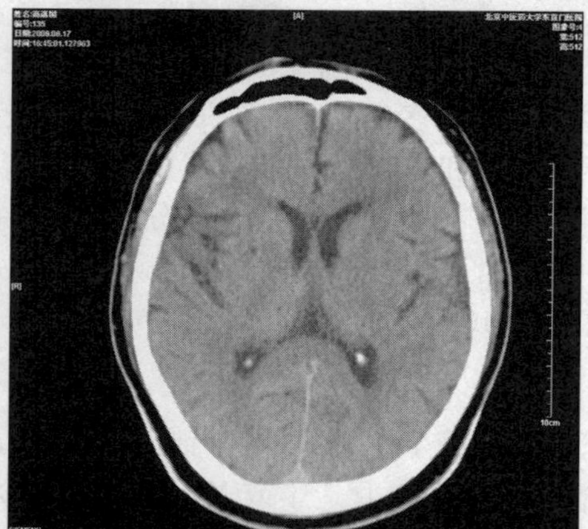

图 24－107　腔隙性脑梗死（右基底节区）

（2）出血性梗死：CT 上在低密度脑梗死灶内，出现不规则斑点、片状高密度出血灶，占位效应较明显。

（3）腔隙性梗死：系深部髓质小血管闭塞所致。低密度缺血灶 10～15mm 大小，好发于基底节、丘脑、小脑和脑干，中老年人常见（图 24－107）。

MRI 对脑梗死灶发现早、敏感性高。发病后 1 小时可见局部脑回肿胀，脑沟变窄；随后

出现长 T_1 和长 T_2 信号异常。MRI 对基底节、丘脑、小脑和脑干的腔隙性梗死灶十分敏感。

（四）脊髓疾病

1. 椎管内肿瘤 髓内肿瘤，以室管膜瘤和星形细胞瘤常见；髓外硬膜内肿瘤，多为神经源性肿瘤和脊膜瘤；硬膜外肿瘤，常见为转移瘤。

2. 脊髓损伤 分为出血性和非出血性损伤，后者表现为脊髓水肿和肿胀，其预后较好。脊髓横断损伤可为部分性或完全性，伴有出血。损伤后期合并症包括脊髓软化、囊性变、蛛网膜粘连和脊髓萎缩等。

CT 平扫可见脊髓内出血或硬膜外血肿。MRI 上，可直观地显示脊髓的损伤类型、部位、范围和程度。脊髓损伤出血 T_1WI 和 T_2WI 呈高信号灶；脊髓水肿 T_1WI 呈低或等信号，T_2WI 呈高信号。

第八节 眼、耳鼻咽喉

一、眼

（一）影像诊断检查方法

1. X 线检查 X 线平片常用 20°后前位和 53°后前斜位。前者观察眶骨，后者检查视神经孔。正常眼眶平片表现：20°后前位上，眼眶呈类方形，四角圆钝。两侧眶窝大小、形状和密度基本相同。眼眶结构包括眶顶，蝶骨大、小翼，眶上裂，筛骨纸板及眶底等，两侧对称（图 24－108）。在 53°后前斜位上，正常视神经孔呈类圆形或三角形，直径约 5mm。

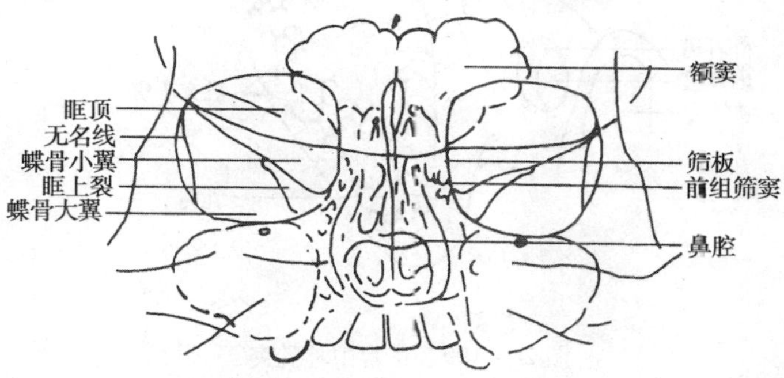

图 24－108 正常眼眶（20°后前位）

2. CT 检查 眼眶 CT 常规横断面和冠状面扫描，层厚 5mm。平扫发现病变后，应行增强扫描。正常 CT 表现：眼球周边是由巩膜、脉络膜和视网膜组成的致密环影，称眼环。球内为低密度的玻璃体，前方可见高密度的晶状体，呈梭形或类圆形。球后脂肪呈负 CT 值低密度影。视神经和眼外肌在横断面上呈带状软组织影。

（二）眶内常见疾病的影像学表现

1. 眶内肿瘤 良性者有血管瘤、神经鞘瘤、脑膜瘤、泪腺混合瘤、皮样囊肿等；恶性有脑膜肉瘤、恶性混合瘤、转移瘤等。平片为筛选方法，CT 和 MRI 可确定眶内肿瘤及其部位、大小、范围和性质。

2. 眼眶外伤及眶内异物 眼眶外伤包括眶骨骨折、眶内损伤和异物。眶内异物表现为高密度者如金属、中等密度者如沙石和玻璃、低密度者如竹和木片等，位于眼球内或外。

平片可观察眶骨骨折和高密度异物，对中等和低密度异物的观察和定位困难。CT 易于在冠状面上观察眶壁骨折及骨折片移位，确定异物有无及其眼球内、外位置。MRI 适于观察 CT 上等密度的异物。眶内气肿 CT 和 MRI 上表现为低密度/低信号区。眶内血肿 CT 上急性期为高密度灶，随着时间推移血肿范围缩小，密度逐渐减低；MRI 上血肿信号依血肿期龄而异。视神经损伤显示视神经不规则增粗或中断。MRI 易于确定眼眶内容物向鼻窦内疝出。

二、中耳及乳突

（一）正常影像学表现

1. 正常 X 线表现 乳突平片常用25°侧斜位即 Schüller 位，是常规检查和筛选方法。按乳突小房发育程度分为气化型、板障型、混合型和硬化型。气化型小房发育良好，清晰透明。板障型、混合型和硬化型的小房数目和大小逐渐减少乃至消失（图 24－109）。

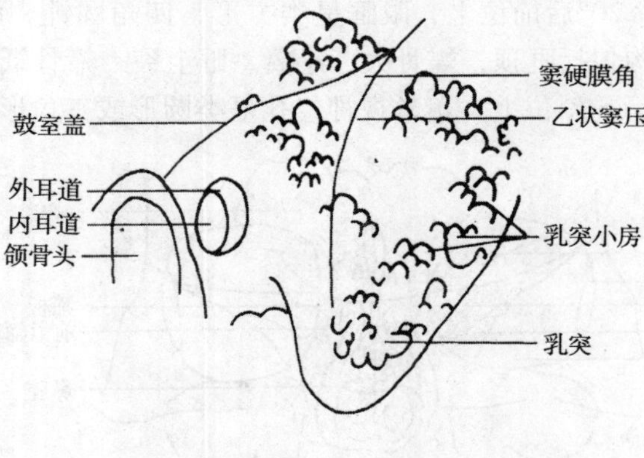

图 24－109 正常中耳乳突

2. 正常 CT 表现 通常用高分辨率 CT 行横断面和冠状面扫描。横断面和冠状面上，可显示耳部各种细微结构。外耳道呈管状低密度影，边缘光滑。鼓室位于外耳道内侧。鼓室后方较窄的气道为乳突窦入口，与乳突窦相连。迷路居于鼓室内侧，自前向后依次为耳蜗、前庭和三个半规管。内耳道位于耳蜗内侧，呈管状低密度影。乳突小房表现为大小不等的气腔，可延伸至颞骨鳞部和岩锥部。

3. 正常 MRI 表现 常规行横断面和冠状面扫描。外耳道、中耳、听骨链和乳突小房在 T_1WI 和 T_2WI 均呈低信号。乳突和岩锥的骨髓在 T_1WI 和 T_2WI 分别为高和中等信号。

（二）乳突炎、胆脂瘤

中耳乳突炎（otitis media and mastoiditis）有急、慢性之分，多为化脓性感染者。慢性者多为急性中耳乳突炎治疗不彻底迁延所致，常合并胆脂瘤。

平片上，急性中耳乳突炎显示乳突小房密度增高，间隔模糊；乳突积脓并骨质破坏时，则出现大小不等的透亮区。慢性中耳乳突炎的小房发育不良，密度增高和黏膜增厚，呈板障型或硬化型；合并胆脂瘤可见边缘硬化的骨质缺损。CT 显示病变更清楚，并可直观胆脂瘤的部位、大小和范围，及小骨和半规管破坏情形。

三、鼻窦

（一）正常影像学表现

1. X 线表现 常规摄取枕颏位即 Waters 位片。坐位水平投照可显示鼻窦内积液。辅助位置包括鼻颌位、侧位和颏顶位。

正常平片表现：鼻腔呈梨形气腔，鼻中隔为纵行致密影，顶、底和外侧骨壁易于显示。中、下鼻甲呈卷曲状，附于外侧壁上，上鼻甲短小难以显示。鼻窦为含气空腔，额窦呈扇形，位于眼眶内上方，可有骨性间隔；筛窦呈蜂房状，居鼻中隔二方两侧和眼眶之间；上颌窦位于眼眶下方，鼻腔外侧，呈尖端向下的三角形；蝶窦呈类圆形，两侧常不对称，颏顶位显示较佳。

2. CT 表现 行横断面和冠状面扫描。含气的鼻腔和鼻窦呈低密度区；鼻甲、鼻中隔和窦壁为高密度区。正常窦壁黏膜很薄，不能显示。

3. MRI 表现 常规行横断面和冠状面 T_1WI 和 T_2WI 检查。窦腔内气体和骨皮质呈低信号，骨髓呈高或中等信号。窦壁黏膜呈线形影，T_1WI 呈低或中等信号，T_2WI 呈高信号。窦周脂肪 T_1WI 和 T_2WI 分别呈高和中等信号。

（二）常见疾病的影像学表现

1. 鼻窦炎 按病因分为化脓性和变态反应性两种，常多个鼻窦受累。急性鼻窦炎以黏膜水肿和渗出为主要病理变化；慢性鼻窦炎窦腔黏膜增厚、息肉样变或伴有窦壁骨质增生硬化。

平片和 CT 上，急性鼻窦炎显示窦腔密度增高、混浊，腔内可见气 - 液面。CT 还能发现骨髓炎、眶内和颅内的并发症。MRI 较少应用。慢性鼻窦炎在 X 线平片和 CT 上，可见黏膜环形增厚，窦壁骨质增生硬化。息肉在 CT 上呈软组织结节，若充满整个窦腔则呈均匀性密度增高。

2. 鼻窦囊肿 多继发于慢性鼻窦炎。窦口阻塞可发生黏液囊肿，常见于额窦和筛窦；黏液腺口阻塞，则形成潴留囊肿，多见于上颌窦；黏膜下液体聚集则形成黏膜下囊肿，只发生于上颌窦。

平片上，黏液囊肿早期表现类似鼻窦炎，当囊肿增大时，压迫窦腔呈圆形膨大。CT 和 MRI 上呈含液囊肿表现。潴留囊肿和黏膜囊肿表现为上颌窦内半圆形肿块，类似上颌窦息肉，但无黏膜增厚。

3. 鼻窦肿瘤 良性肿瘤常见为骨瘤，好发于额窦、筛窦；恶性肿瘤以鳞癌多见，好发于上颌窦。平片和CT上，骨瘤呈突向窦腔内的骨性肿块，边缘光滑，大者可充满整个窦腔，诊断不难。上颌窦癌早期表现为窦腔内软组织肿块，缺少特征性；肿瘤进展破坏窦壁，并向窦外侵犯时，平片和CT上可见窦壁破坏，窦腔内外软组织肿块。MRI上，肿块在T_1WI和T_2WI呈低或中等不均匀信号；瘤内出血时呈高信号。

第九节 介入放射学

介入放射学（interventional radiology）属于微创医学的范畴，是在20世纪70年代初期，以Seldingre技术为基础而发展起来的。它的定义为：以影像诊断学为基础，并在影像设备的导向下，利用经皮穿刺和导管技术等，对一些疾病进行非手术治疗或者用以取得组织学、细菌学、生理和生化资料，以明确病变性质的学科。介入放射学的导向设备主要为X线电视透视、超声、CT和MRI。根据导向设备的不同，可分为X线介入治疗、B超介入治疗和CT介入治疗技术。介入放射学的技术主要包括成形术、栓塞术、动脉内灌注术、经皮穿刺体腔减压术、经皮针刺活检术和消融术等。

一、血管介入技术

血管介入技术是指在血管内进行的治疗和诊断性操作，以经皮腔内血管成形术（percutaneous transluminal angioplasty，PTA）、经导管栓塞术（transcatheter embolization）和经导管动脉内药物灌注术（transcatheter intra - arterial infusion）三大技术为基础。现已能对出血、动静脉血管畸形、动脉瘤、血管狭窄等血管性疾病进行有效治疗，对实体良、恶性肿瘤的术前栓塞或姑息治疗，以及风湿性二尖瓣狭窄及冠状动脉狭窄进行成形术治疗等。

（一）经导管栓塞术

经导管栓塞术亦称为栓塞治疗（embolotherapy），是采用Seldinger插管技术经动脉或静脉途径将栓塞物有控制地注入靶器官的供应血管内，中断血供，以达到止血、治疗肿瘤和血管性病变以及消除患病器官功能之目的。

1. 栓塞物 栓塞物是经导管送入用以堵塞靶血管中断血流的材料，种类较多，主要是为了适应不同部位、不同性质病变的栓塞治疗需要。目前临床常用的有以下几种栓塞物：自体血凝块、明胶海绵、碘化油、螺圈和静脉硬化剂等。

2. 器材

（1）血管造影导管：穿刺针、导丝、扩张器，其头端有不同的形状，可将导管选择性插入不同器官的血管内。

（2）球囊阻塞导管（occlusive balloon catheter）：常用于术前暂时性阻断血流，能为处于失血性休克的外伤患者赢得手术时间；导管前端可膨胀的球囊可阻断靶血管血流，以防止栓塞物注入时反流至正常血管内造成误栓。

（3）同轴导管系统（coaxial catheter system）：适用于脑动脉药物灌注和肝脏亚段栓塞。

3. 方法 用 Seldinger 技术。它包括两个含义：①操作是经皮肤穿刺进行。②通过导丝和导管交换的方式送入导管。不论是血管性或非血管性介入操作，只要符合这两个条件的均称之为 Seldinger 技术。

4. 临床应用

（1）外伤性出血：栓塞治疗可达到根治或为手术创造条件的目的。肝、肾、脾外伤性破裂出血，可根据出血部位和程度作选择性或超选择性栓塞；骨盆骨折所致的盆腔大出血，可进行髂内动脉栓塞。

（2）肿瘤出血：身体各部位的实体肿瘤出血均可行栓塞治疗，疗效肯定，但易复发。鼻咽部肿瘤行颈外动脉栓塞，肺癌伴咯血可行支气管动脉栓塞，盆腔肿瘤可行髂内动脉栓塞等。

（二）经皮腔内血管成形术

经皮腔内血管成形术（percutaneous transluminal angioplasty，PTA）是采用导管技术扩张或再通动脉粥样硬化或其他原因所致的血管狭窄或闭塞性病变的方法。由于 PTA 不同于外科手术血管成形术，故在血管成形术之前以“经皮”、“腔内”两个特定的术语，以示区别。经过几年的临床实践，一致认为血管支架优于其他技术，成为当前主要的血管成形技术。随着血管内金属支架广泛、大量应用，由此也发现了它的很多不足之处。因此又有学者正在研制生物降解性支架，可能不久的将来会进入更为完美的生物支架的阶段。

（三）心脏瓣膜狭窄经皮球囊成形术

经皮球囊导管瓣膜成形术与外科手术相比，疗效相当，且明显减少患者的创伤性及经济负担，现已成为首选治疗方法。临床常用在二尖瓣、肺动脉瓣、主动脉瓣狭窄成形术。切记需严格操作及筛选病人，否则有严重并发症。

（四）经导管药物灌注治疗

1. 化疗药物灌注治疗 一般均经股动脉穿刺，将导管选择性插入靶动脉内灌注化疗药物。灌注方式有：①一次性冲击疗法：一次性注入大剂量化疗药，不保留导管，该法简便易行，但药物与肿瘤接触时间有限；②植入式导管药盒系统灌注化疗：将导管插入靶动脉后与一小型药盒相连接并植入皮下。用介入方法植入药盒是目前化疗药灌注治疗的一种新方法。

2. 动脉内溶栓治疗 将导管直接插入靶器官闭塞动脉的血栓内注入高浓度溶栓药，力求在短时间内使血栓溶解，血管复通，中断靶器官的缺血状态并使器官的梗死降低到最低程度。目前可用于冠状动脉溶栓、脑动脉溶栓、周围血管溶栓。掌握溶栓时机是最重要的。

二、非血管介入技术

非血管介入技术是指在血管以外进行的治疗和诊断性操作，它是以经皮穿刺体腔减压技术和经皮针刺活检术等为基础，包括经皮穿刺胆道引流术、取石术、肝肾囊肿硬化治疗和脓肿引流术、经口食管胃肠道狭窄扩张术、经皮肾穿引流术及输尿管成形术，抽取体液和采集细胞标本等。

（一）管腔狭窄扩张成形术

胃肠道、胆道、气管、支气管等器官由于肿瘤、炎症、外伤或手术后发生的狭窄，可用球囊扩张术和（或）放置支架的方法治疗。

1. 球囊扩张术 透视下将导管、导丝一并送入管腔，沿导丝将选好的球囊导管送入，使球囊中部置于狭窄段，充胀球囊扩张狭窄病变。

2. 支架留置术 操作导丝过程同球囊扩张术，将支架推送器沿导丝送至狭窄段，将支架对准狭窄段后，释放支架。

（二）结石的处理

胆道和泌尿系统结石是临床常见病、多发病，以往多以外科手术为主要治疗手段，并发症较多、侵袭大、易复发是其弱点。通过穿刺建立通道后，可以使用内镜或其他介入器材进行直接取石或粉碎取石或将结石溶解剂直接注入结石局部进行溶石治疗。介入治疗方法简单，侵袭小，但是多发性结石时操作耗时较长，也不易取净。

经T形管瘘管取石是比较成熟的治疗方法，适用于术后胆管残留结石。对于胆管内嵌顿性结石，肝内Ⅱ级胆管分支以上的胆管结石，T形管瘘管过长、过于迂曲或有急性感染，则不适宜用这一疗法。

（三）经皮穿刺引流与抽吸技术

经皮穿刺引流与抽吸术在脓肿、囊肿、血肿、积液的治疗中得到广泛应用。经皮穿刺病灶后，直接在导丝引导下放置引流管进行引流、抽吸。抽吸液可作细胞学、细菌、生化等项检查，以进一步明确病变性质。还可经引流管灌注硬化剂、抗生素或化疗药物进行治疗。引流治疗操作简单，见效快，疗效确切，对囊肿、脓肿的治疗已可取代手术治疗。

（四）经皮针刺活检、经皮椎间盘脱出切吸术

经皮针刺活检是在影像导向下进行，不同于开放式和盲目活检。经皮穿刺腰椎间盘脱出切吸术，根据术前的X线片、CT所确定的椎间盘脱出平面，在消毒、局麻之后，用套管针穿刺，在透视下确认进针方位正确后，将套管送至椎间盘，经切割夹碎并夹取出髓核。

第二十五章 放射性核素诊断

第一节 总 论

临床核医学（clinical nuclear medicine）是一门利用开放型放射性核素诊断和治疗疾病的学科。其中，诊断方法按放射性核素是否引入受检者体内分为两类。

凡需要将放射性核素引入体内者，称为体内检查法。根据最后是否成像又分为显像和非显像两种。利用放射性核素实现脏器和病变部位显像的方法，称为放射性核素显像（radionuclide imaging）。其本质是放射性示踪。这种显像有别于单纯形态结构的显像，为独特的显示器官和病变组织的解剖结构与代谢、功能相结合的显像，是核医学的重要特征之一。

非显像检查法是利用较为简便的放射性探测器在体表探测和记录放射性核素或其标记物在脏器和组织中被摄取、聚集和排出的情况，以时间－放射性曲线等形式显示，主要用来对某些脏器的功能状态做出判断。

凡不需要将放射性核素引入体内者称为体外检查法。最有代表性的是放射免疫分析法，它是一种超微量生物分析技术，对医学的发展有重大的影响。

临床核医学在我国起步于20世纪50年代末，至70年代进入迅速发展阶段，80年代中期以来，开始了现代核医学阶段。主要标志是：100多台单光子发射计算机断层仪（single emission computed tomography，SPECT）陆续投入使用，正电子发射计算机断层仪（positron emission computed tomography，PET）也开始试制。临床核医学展示了它的重大价值，逐渐被公认为临床医学不可缺少的重要学科，成为医学现代化的重要标志之一。

第二节 脏器功能检查

一、甲状腺吸^{131}碘功能检查

（一）原理

甲状腺与碘有着密切的联系，碘是甲状腺合成甲状腺激素的主要原料，甲状腺有摄取和浓聚碘离子的能力，它摄取碘离子的数量和速度与它的功能状态密切相关。放射性^{131}碘化钠具有与普通碘化钠相同的生物化学性质，进入人体后同样能够被甲状腺摄取，利用放射性^{131}碘能发出γ射线的特性，可使用甲状腺功能仪测定甲状腺部位不同时间的放射性，从而反映甲状腺的功能状态。

（二）方法

受检者必须在检查前停止服用含碘的食物和药物2～4周以上才可进行甲状腺吸^{131}碘功能检查。空腹口服^{131}碘化钠74kBq（kilobecquerel，$1kBq=10^3Bq$）后3小时、6小时、24小时用甲状腺功能仪分别测定本底（background）、甲状腺部位及标准源的放射性计数，按下述公式算出甲状腺吸^{131}碘率。

$$\text{甲状腺吸碘率（\%）}=\frac{\text{甲状腺部位计数}-\text{本底计数}}{\text{标准源计数}-\text{本底计数}}$$

以时间为横坐标，吸碘率为纵坐标，将三个时段的吸碘率绘制在坐标纸上，可得到甲状腺吸^{131}碘率曲线，以正常人群所得结果作为正常范围评价受检者结果。

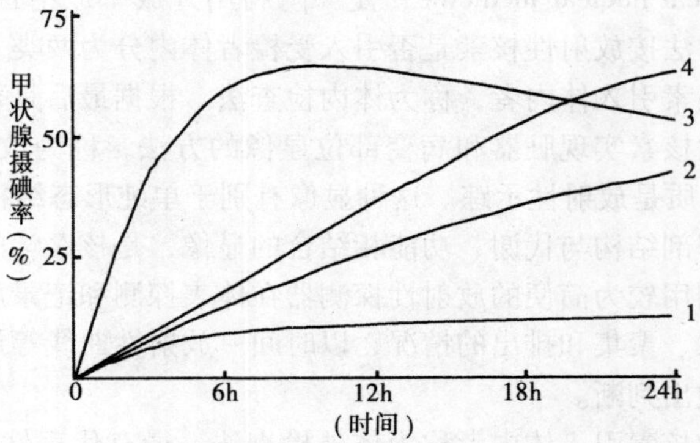

1. 甲状腺功能减退症；2. 正常；3. 甲状腺功能亢进症；4. 地方性甲状腺肿或甲亢

图25－1 甲状腺吸^{131}碘率曲线

（三）结果评价

1. 正常参考值 第3小时为5.5%～25.9%，第6小时为11%～36%，第24小时为17.9%～51%。吸碘率随时间增加逐渐增高，正常高峰出现在24小时。

正常值受各地食物和饮水中含碘量不同及所用技术和方法的不同而有较大差别，各实验室应建立自己的正常参考值。

2. 临床意义

（1）甲状腺功能亢进症 各时相吸碘率均明显增高，吸碘高峰前移，对未经治疗的甲状腺功能亢进症初发病人，诊断符合率可达90%以上。

（2）甲状腺功能减退症 各时相吸碘率均低于正常值下限，高峰可延迟至48小时出现，诊断符合率可达80%左右。

（3）甲状腺其他疾病 地方性甲状腺肿，各时相吸碘率均高于正常值，但高峰仍在24小时。桥本病早期吸碘率正常或偏高，晚期则明显低于正常。功能自主性甲状腺瘤，吸碘率可偏高。甲状腺良恶性肿瘤和囊肿，吸碘率一般在正常范围，当病变损害严重时，吸碘率可降低。

二、邻^{131}碘马尿酸肾图

（一）原理和方法

用放射性邻^{131}碘马尿酸作示踪剂，使用量为185～370kBq，将其以“弹丸”方式注入静脉。用肾图仪在肾区体表连续测量随时间变化的放射性强度，并绘制出曲线。根据曲线形态和有关参数，可以判断肾脏的功能及尿路的通畅情况，特别是能够据此分别判断左右肾的功能。

（二）肾图（renogram）分析

1．正常肾图及观察指标

（1）示踪剂出现段（a段）：在静脉注射邻^{131}碘马尿酸后10秒钟左右即出现，主要代表肾外血管床的放射性（60%），30%来自肾小管上皮细胞的摄取，10%来自肾血管床的放射性。

（2）聚集段：又称分泌段（b段）。a段之后曲线呈持续缓慢斜行上升，在2～4分钟到达高峰（P）。其上升高度与肾血流量和肾小管上皮细胞的分泌功能有关，反映肾小管上皮细胞从血液中摄取示踪剂的速度和数量，即邻^{131}碘马尿酸在肾内浓聚的过程，可作为肾有效血容量的判断指标。

（3）排出段（c段）：曲线的下降部分，为b段达到高峰后出现的下降曲线，其斜率反映示踪剂随尿液离肾下行的速率及尿路的通畅情况。

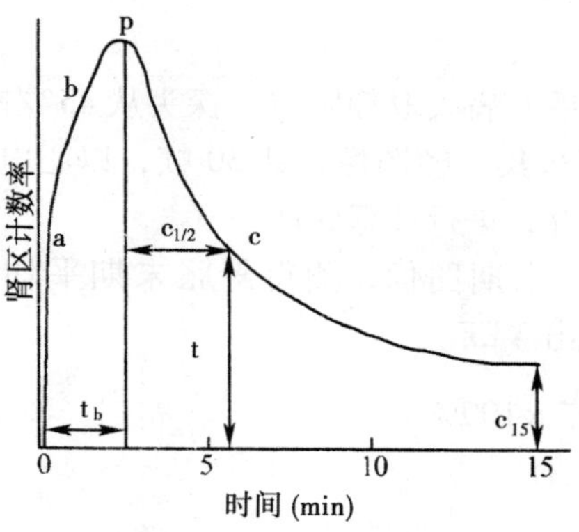

t_b：峰时；$c_{1/2}$：半排时间；c_{15}：15分钟的计数率

图25-2 肾图分析

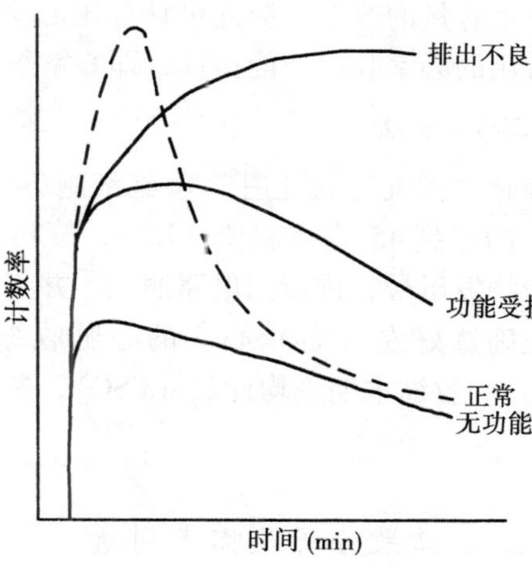

图25-3 异常肾图类型

（4）正常肾图观察指标：①高峰时间（峰时）：指示踪剂进入肾内放射性达到高峰，即肾图曲线中b段所经历的时间，正常范围小于5分钟，是反映肾脏有效血流量的一个灵敏指标。②半排泄时间（$c_{1/2}$）：指峰值下降一半所需的时间，正常小于8分钟，反映肾盂中放射性尿液被排出的效率。

2．异常肾图

（1）功能受损型：a 段不同程度地降低，b 段不同程度地上升缓慢，峰时一般 >5 分钟，c 段下降缓慢，$c_{1/2}$ >8 分钟。受损严重时看不到明显的 b 段和 c 段，而呈低水平线。此型肾图多提示肾功能受损，但尿路轻度不畅也可呈现此类图形。

（2）无功能型：a 段明显低下，看不到上升的 b 段，a 段之后曲线缓缓下降，多见于肾缺如、肾萎缩。

（3）排出不良型：整个图形呈不对称的抛物线状，b 段上升正常或缓慢，c 段下降明显延缓，$c_{1/2}$ >8 分钟，甚至 15 分钟或更长时间不见下降，峰时多后延。此型肾图多见于肾结石、输尿管结石、肾盂狭小、前列腺肥大、多囊肾引起的尿路梗阻。

需要特别指出的是：各类异常肾图的临床意义有一定的交叉，必须结合临床症状和体征进行分析，必要时应作进一步的鉴别诊断。

三、心脏功能检查

（一）原理

以“弹丸”形式将放射性示踪剂静脉注射后通过心脏，随心脏的舒张和收缩变化，从体外测得的心室放射性计数亦随之出现升高和下降变化。把几个心动周期的放射性变化描成曲线，曲线高峰代表舒张末期的放射性，低谷代表收缩末期的放射性，放射性高低变化即反映了心室容量的改变，据此可计算出心室射血分数（VEF），并估价出室壁运动情况。VEF 为最常用的心室收缩功能指标，即心室每搏搏出量占心室舒张末容积的百分数。

（二）方法

静脉“弹丸”式注射^{99m}Tc 红细胞 740～925MBq 后，病人取仰卧位，探头从 45°右前斜位（RAO）到 45°左后斜位（LPO）旋转 180°，每 6°采集一帧图像，共 30 帧，以心电图 R 波作为触发讯号，进行门电路照相，并将所得信息贮存，进行计算处理。

正确选好左（右）心室的心脏收缩末期和舒张末期图像，测得舒张末期平均计数（EDC）和收缩末期平均计数（ESC），按下述公式算出 VEF。

$$VEF（\%）=\frac{EDC-ESC}{EDC}\times 100\%$$

（三）结果分析及临床判断

1．左室射血分数

（1）正常值：休息时左室射血分数值 >50%，运动后左室射血分数增高 5% 以上。

（2）异常表现：冠心病时，由于冠状动脉狭窄，储备能力受损，左室射血分数低于正常，最低值仅 26% 左右；运动时非但不升高反而降低。

2．左室室壁运动分析

（1）正常表现：心室舒张末期与收缩末期之间每一半轴缩短应在 20% 以上，长轴至少要缩短 20%。

（2）异常表现：心室舒张末期影像与收缩末期影像大小无变化，病变部位的收缩末期影像反较舒张末期的影像大（轴变长），提示室壁瘤。

第三节 脏器显像

一、甲状腺显像（thyroid imaging）

（一）原理和方法

利用甲状腺能特异地摄取^{131}I和吸附^{99m}Tc的特性，给受检者口服^{131}I 1.85～3.7MBq或静脉注射$^{99m}TcO_2$74～185MBq，用γ照相机或SPECT显示甲状腺的位置、形态、大小及放射性分布。当甲状腺发生病变时，病变部位对^{131}I或^{99m}Tc的代谢功能发生变化，表现为对核素摄取功能的增强或降低，在显像图的相应部位可出现放射性浓聚或稀疏区，从而对甲状腺疾病的类型及病变部位的功能状态做出正确判断。由于^{99m}Tc的物理性能远优于^{131}I，甲状腺显像一般用^{99m}Tc，但诊断异位甲状腺和寻找甲状腺癌转移灶时须用^{131}I。

（二）图像分析

1. 正常图像 正常甲状腺位于颈前正中下部，胸骨柄切迹上方，气管两侧，形态呈蝶形，分左右两叶，两叶的放射性分布均匀，右叶常略大于左叶，两叶的下1/3部由峡部相连，峡部放射性分布略稀疏，有时于峡部上方可见锥形叶（照片25－1）。

2. 异常图像

（1）异位甲状腺：异位甲状腺多位于舌根部、胸骨后、卵巢内。怀疑异位甲状腺者，需在排除甲状腺癌转移灶的前提下，当上述部位出现异常放射性浓聚区，则可做出相应诊断。

（2）甲状腺癌转移灶的定位：分化较好的甲状腺癌具有一定程度摄取^{131}I的能力，对于确诊为甲状腺癌的病人，在用^{131}I进行显像时，若甲状腺外出现异常的放射性浓聚区，应高度怀疑为甲状腺癌转移灶。

（3）甲状腺结节的功能判断：甲状腺结节根据其在显像图上的表现可分为：

①“热结节”（hot nodule）：结节部位的放射性高于正常甲状腺组织，或仅结节部位显影，正常甲状腺组织不显影。“热结节”几乎无恶性，多见于功能自主性甲状腺腺瘤，也见于甲状腺局部组织增生等。

②“温结节”（warm nodule）：结节部位的放射性等于或接近正常甲状腺组织，说明该结节仍具有一定的甲状腺功能。温结节多见于甲状腺腺瘤，少数为甲状腺癌（占2.3%～12.8%）。

③“冷（凉）结节”（cold nodule）：结节部位呈放射性缺损或其放射性明显低于邻近正常甲状腺组织。冷（凉）结节中甲状腺癌占12%～23%，除此之外，也见于甲状腺囊肿、腺瘤、结节性甲状腺肿等（照片25－2）。

（4）甲状腺大小和重量的判断：用^{131}I治疗甲状腺功能亢进症前，应根据甲状腺的大小（重量）确定用药剂量。依据甲状腺显像图显示的甲状腺正面面积，通过以下经验公式可估算出甲状腺的重量。

甲状腺重量（g）=甲状腺正面面积（cm^2）×甲状腺平均高度（cm）×K

式中K为常数，其值为0.32。

（5）颈部肿块的鉴别诊断：在甲状腺显像图上，如果甲状腺形态完整，触诊的颈部肿块位于甲状腺轮廓之外并且无放射性分布，可排除其在甲状腺内的可能。若触诊的颈部肿块位于甲状腺轮廓之内，显像图显示甲状腺形态不完整，则无论该肿块有无摄碘功能，都应诊断为甲状腺内肿块。

（三）临床评价

甲状腺显像为临床提供有关甲状腺的形态与功能等多项指标，对异位甲状腺和甲状腺癌术后转移灶的检出，以及对功能自主性甲状腺腺瘤的诊断均有独特的价值，对甲状腺结节的功能判断以及颈部包块的鉴别诊断也有较大的临床意义。

甲状腺显像的局限性是不能鉴别甲状腺结节的良恶性，对直径小于0.5~1cm的结节不易检出，对于生长在包膜下或包埋于腺组织中的小结节也易漏诊。

二、心肌灌注显像

（一）原理

静脉注射心肌显像剂后能够被有功能的心肌细胞选择性地摄取，摄取量主要取决于心肌血流量，并且与心肌细胞活性有关。因此，可利用γ照相机或SPECT在体外进行心肌灌注显像（myocardial perfusion imaging）。心肌灌注显像可用^{201}Tl、^{99m}Tc-MiBi使正常心肌显像而缺血或坏死心肌不显影的“冷区”显像法，也可用^{99m}Tc-PYP或^{111}In-抗肌凝蛋白抗体使新鲜坏死心肌显影而正常心肌不显影的“热区”显像法。下面介绍“冷区”显像法。

正常心肌由于血流量正常，在静息状态或运动试验后，心肌显像均无异常变化。心肌缺血时，虽然冠状动脉管腔已有狭窄，但由于冠脉贮备能力和侧支循环的建立，在静息状态下心肌缺血往往被掩盖，显像图可无异常表现。当患者进行运动试验时，心肌增加做功，此时正常冠脉能自行扩张，血流量增加3~5倍，然而已有病变的心肌不能增加做功，狭窄的冠状动脉不能增加其血流量，心肌显像时该区域出现局限性放射性稀疏或缺损区。

^{201}Tl注射后5分钟，心肌摄取量即达高峰，显像剂在最初时间的分布取决于器官血流量，以后放射性重新分布。^{201}Tl从心肌清除，放射性逐渐减少，3~4小时后达到新的平衡。正常心肌对显像剂的摄取和清除都较快，而缺血心肌由于局部血流减少，运动高峰时^{201}Tl的摄取降低，消除也明显延缓，当3~4小时后再显像时，局部的放射性稀疏或缺损可以消失并与正常心肌接近，表现为放射性再“充填”，这是心肌缺血的特征。而梗死心肌对^{201}Tl无摄取功能，运动中与运动后都表现为放射性缺损区。

^{99m}TcMiBi（^{99m}Tc-甲氧基异丁基异腈）心肌灌注显像无明显再分布，需分别做运动及静息两次检查。

（二）方法

1. 静息显像 静脉注射^{99m}TcMiBi555~1110MBq，60~240分钟后显像，常规取前后位（ANT），左前斜位（LAO）30°~45°，左前斜位（LAO）70°。

2．运动试验 是检查心肌缺血的主要方法。于运动高峰时注入^{201}Tl 60～74MBq 并继续运动 30～60 秒，运动结束后 5 分钟即可进行显像，体位同前。3～4 小时后作“再分布”显像，体位同前。

3．潘生丁试验 用于某些不适宜进行运动试验的病人，如支气管哮喘、慢性肺部疾患以及跛足等。按 0.568mg/kg 体重的剂量给病人静脉注射潘生丁，于 4 分钟内注射完毕，然后注入^{201}Tl 74MBq，即刻行心肌显像，3～4 小时后行心肌再分布显像。

（三）图像分析

1．正常图像 以 30°～45°左前斜位为例：左心室心肌显像清晰，形态呈卵圆形或 U 字形，放射性分布均匀，中心区因心腔而呈放射性稀疏或缺损，心尖部由于肌肉较薄，放射性分布亦稀疏，但范围很小（照片 25－3）。

2．异常图像

（1）心肌缺血：心腔正常或扩大，运动试验于上述 3 个体位中有 2 个体位可见局限性放射性缺损或稀疏，3～4 小时后显像，原缺损或稀疏区有放射性再充填，恢复到正常水平，为心肌缺血的典型表现（照片 25－4）。

（2）心肌梗死：于运动试验中显示放射性缺损或稀疏区，3～4 小时后显像，未见任何放射性再充填，表明心肌已坏死，呈不可逆性改变（照片 25－5）。

（3）心肌缺血合并梗死：于原缺损区显示放射性部分充填，但仍可见稀疏或缺损区。

（四）临床应用及评价

1．冠心病的诊断 心肌灌注显像可以提供心肌局部血流灌注情况，是诊断冠心病，鉴别心肌缺血与梗死很有价值的方法。

2．左室室壁瘤的应用 病变处放射性分布呈缺损，故可判断瘤体部位心肌组织梗死的程度与范围。

3．冠状动脉搭桥术前后的应用 对心肌缺血与梗死进行鉴别，心肌缺血为手术适应证。术后可判断缺血区的恢复状况，评估手术疗效。

4．急性心肌梗死预后判断 由于心肌梗死病人的预后与梗死部位及范围密切相关，故心肌显像可以协助判断其预后。

5．溶栓疗法的监测 通过比较治疗前后病灶的范围，可对治疗效果做出评估。

三、肺灌注显像（lung perfusion imaging）

（一）原理

静脉注射^{99m}Tc－MAA（大颗粒聚合人血清白蛋白），这些颗粒直径大小约为 10～60μm，随血流达到肺动脉。由于这些颗粒直径大于 10μm，不能通过肺毛细血管（管道直径平均为 8μm），故一过性嵌顿在肺小动脉－肺毛细血管床内，其放射性分布与局部血流量成正比。当各种原因引起肺动脉血流改变，可出现局部放射性分布的改变。

（二）方法

病人取仰卧位，静脉注射前先将显像剂摇匀，注射时尽可能减少回血，注射完毕即可显像。显像剂的常用量为 111 ~185MBq。

（三）图像分析

1. 正常图像 两肺外形完整，轮廓清晰，右肺面积稍大，左肺略小。两肺放射性分布大致均匀，肺尖及肺底部放射性略少。两肺底部及心缘处受呼吸及心搏动影响，边缘可能不齐。纵隔及心脏部位呈现放射性缺损，可见心影轮廓及大小（照片 25 -6）。

2. 异常图像

（1）肺栓塞：肺栓塞的临床诊断很困难，症状与体征均非特异性，而肺灌注显像对诊断肺栓塞很有价值。肺栓塞的早期，尚未发生肺组织坏死时，X 线胸片无实质性改变，仅见肺动脉高压及肺血管纤细，对诊断帮助不大。此时肺显像已有明显异常，表现为局部血流灌注受损，呈肺叶、肺段或亚段性缺损，形状有楔形、三角形、长方形及长条形等。肺栓塞最快在 24 小时内恢复正常，约 40% 在几天内恢复，其余可持续 2 ~3 周，甚至完全不恢复（照片 25 -7）。

（2）肺炎、肺大泡、肺结核：也可出现局部灌注缺损，其范围不按肺的节段分布，与 X 线片上的发现吻合。

（3）肺癌：中央型肺癌由于肿瘤压迫和侵袭肺门血管，造成肺灌注显像的大片放射性缺损区，其范围常常较实际略大，故对早期诊断有一定帮助。如一侧肺血流量少于正常的 1/3 时，手术切除的机会在 5% 以下。

（4）慢性阻塞性肺部疾病：慢性支气管炎、慢性阻塞性肺气肿引起的慢性肺源性心脏病有 90% 以上的病人肺灌注显像不正常。主要表现为肺动脉高压的血流动力学改变和多发性肺动脉受损。

（5）肺动脉高压的血流分布图形：两肺上部的放射性增多，甚至超过两肺下部，形成一种“八”字形。

（四）临床评价

1. 适应证

（1）临床怀疑肺栓塞。

（2）了解肺部肿瘤、肺大泡、肺结核及支气管扩张等病变对肺血流的影响程度和范围，为手术和化疗提供血运情况。

（3）观察慢性支气管炎、慢性阻塞性肺气肿和慢性肺心病的肺血运受损情况及中西药的疗效。

（4）原因不明的肺动脉高压或右心负荷增加。

（5）肺肿瘤患者肺血流受损范围的观察。

（6）结缔组织疾病、大动脉炎怀疑有肺动脉受累者。

2. 禁忌证 对有明确的血清过敏史者或过敏性体质者禁用；对有右到左分流者慎用，因为颗粒有可能通过体循环栓塞到大脑、肾、心脏等重要脏器；对严重肺动脉高压及肺血管床重度受损者禁用。对肺叶切除者给一半的剂量。

3. 临床价值 肺灌注显像对肺栓塞的早期诊断极有价值，此外对肺动脉高压等呼吸道疾病有一定的诊断价值，而对肺部肿瘤的诊断无特异性，但由于肺部肿瘤的病理解剖特点，在图像上可出现异常，有的异常先于X线胸片，故可提供临床参考。

四、骨显像

（一）原理

骨组织由无机盐和有机物组成，无机盐主要是一种羟基磷灰石结晶，呈六角形，晶体表面可对一些磷酸盐和磷酸化合物进行化学吸附，后二者还能与骨组织中的有机成分骨胶原，特别是未成熟骨母质相结合。将^{99m}Tc标记的亚甲基二磷酸盐（^{99m}Tc-MDP）注入静脉，通过上述机制沉积于骨组织中，在体外利用γ照相机或SPECT可以获得全身或局部骨的放射性影像，称为全身或局部骨显像（bone imaging）。

骨组织聚集显像剂的量与其局部血流量及代谢活性有关。当局部血流量增加，成骨细胞活跃和新骨形成时，骨组织无机盐代谢趋于活跃，能比正常骨组织浓聚更多的放射性，在显像图上表现为局部放射性浓聚区；反之，当局部血供减少，病变区呈溶骨性改变，显像剂的聚集亦随之减少，显像图上则出现放射性稀疏或缺损。因此，可根据显像图上的变化，判断骨骼局部因某些病理性原因所致血供、代谢活性改变而发生的疾病，并为临床提供有效的定位依据。

（二）方法

静脉注射^{99m}Tc-MDP 370～740MBq后，嘱病人多饮水，以利于血中及组织中未被骨组织摄取的放射性物质尽快排出体外，2小时后，嘱病人排尿，仰卧于检查床，根据临床要求，进行局部平面显像或全身骨显像。

（三）图像分析

1．正常图像　全身骨呈对称性放射性聚集，扁平骨由于代谢活跃，血供丰富，因而比长管状骨显影清晰，长管骨骨骺端又较骨干部显影清晰，发育成长期儿童及青少年骨骼及干骺端浓聚放射性的程度高于成年人。在分析图像时，还应充分注意两侧对比，并根据以上规律对显像图进行正确分析与判断（照片25-8）。

2．异常图像　骨显像最常见的异常表现为局灶性放射性浓聚区，这种表现可出现在骨组织发生功能代谢变化的早期阶段。因此，骨显像对骨骼疾病诊断的灵敏度明显高于X线检查，一般比后者早发现病灶3～6个月。在骨骼疾病的早期阶段，局部血供呈病理性增加，骨细胞代谢活跃，溶骨及成骨过程加速，导致局部骨组织摄取显像剂增加，骨显像呈异常放射性浓聚区，此时X线检查多仍为阴性；病程进行期，骨质破坏及新骨形成反应明显，骨显像及X线检查可同时表现为异常；当病变进入静止期（陈旧性病变），骨组织代谢活性下降，血供恢复正常，骨显像多为正常，而X线则可发现病灶骨密度的改变。根据以上骨骼疾病的病理过程及分期，熟悉骨显像和X线检查各自的特点和规律，合理选择，配合应用，可对骨骼疾病作出正确的诊断。

骨显像时异常的放射性减低区，常见于骨组织血供减少或溶骨性疾病，如骨囊肿、骨梗死、股骨头缺血性坏死早期等。

（四）临床应用

1．恶性肿瘤骨转移的判断 恶性肿瘤病人有无骨转移对疾病分期、治疗方案选择及预后判断均有重要价值。骨显像是目前早期诊断骨转移癌最有价值的方法，且明显优于X线检查，其典型表现为多发性异常放射性浓聚区。同时，骨显像常用于恶性肿瘤病人术前筛选、转移性定位、治疗过程监测和复发预报等（照片25－9）。

2．原发性骨肿瘤的应用 多表现为局部放射性浓聚，其中成骨肉瘤、网状细胞瘤阳性率较高，而多发性骨髓瘤因瘤细胞可分泌作用于破骨细胞的多肽而产生溶骨，新生骨形成少，阳性率较低。

值得注意的是：对骨肿瘤进行骨显像时，早期阳性率高，而晚期病灶出现骨硬化时，显像可为阴性。

3．骨折 某些细小的骨折常发生于颅骨、肋骨、指掌骨及趾骨处，X线平片常为阴性，而骨显像可在发病后数小时内即发现局部异常放射性浓聚区。

4．股骨头缺血性坏死的诊断 早期病变部位骨显像呈局部放射性减低，当病情进展伴滑膜炎时，髋臼部位放射性可呈明显浓聚，当病变出现血管再生时，股骨头及其相邻部位放射性明显浓聚。

5．移植骨术后监测 可判断手术疗效，如移植骨血运通畅，存活良好，其放射性浓聚程度应不低于周围正常骨组织及对侧相应部分，骨床连接处放射性增浓。如移植骨本身放射性减低，提示血运不良。

五、肝血池显像

（一）原理

肝脏75%的血液来自门静脉，其余25%由肝动脉供应。静脉注射^{99m}Tc－红细胞等显像剂后，能与血中转铁球蛋白结合，较多地分布在肝血池内，据此可进行肝血池显像（liver blood pool imaging）。当肝脏有占位性病变时可引起病灶部位血供的改变，依据不同的显像结果对肝脏占位性病变进行诊断和鉴别诊断。

（二）方法

静脉"弹丸样"注入显像剂74MBq后行肝血流血池系列显像。按3秒/帧，连续9帧，为肝血流期（包括动脉及静脉期），再于注射后5、10、15、20、30、40分钟后各取1帧，为平衡后血池相。

（三）图像分析

1．正常图像 注射后3～12秒为动脉相（即腹主动脉和脾肾血管床显影时），此时肝内仅有少量放射性。12秒以后为静脉相，大量放射性显像剂经门静脉进入肝脏后见肝内放射性明显增加。静脉相后，放射性显像剂在血循环中混合均匀，即进入平衡血池相。正常肝血池影像与肝显像影像相似，病变影像则根据病变区血容量的多少，表现为放射性分布高于、低于或等于正常肝组织，并由于病变性质的不同，呈现不同的特征。

2. 异常图像

(1) 肝海绵状血管瘤：动脉相时放射性积聚较少，平衡相时放射性逐渐填充增浓，最终明显高于周围正常肝组织。

(2) 原发性肝癌：动脉相时病灶区放射性立即出现，平衡相时放射性可相当于正常肝组织。

(3) 转移性肝癌：动脉相时病灶区放射性稍增加，以后逐渐增加，平衡相时常低于正常肝组织。

(4) 肝囊肿及脓肿：表现为放射性缺损区。

(四) 临床评价

肝血池显像前应常规进行肝显像，如肝内发现占位性病变时再进一步做血池显像。肝血池显像对肝内占位性病变的性质可进行诊断和鉴别诊断，其中对肝海绵状血管瘤的诊断意义最大。

第四节 体外竞争性放射分析

体外竞争性放射分析法包括放射免疫分析法（radioimmunoassay，RIA）、免疫放射分析法（immunoradiometric assay，IRMA）、放射受体分析法及竞争性酶结合分析法，均为超微量分析方法。其中最经典的是放射免疫分析法，它是放射性核素示踪技术的高灵敏度和免疫学抗原抗体结合的高特异性相结合的产物。这种分析方法不仅灵敏度高、特异性强，并且还具有操作简便、重复性好和准确性高等优点。

放射免疫分析法的基本原理为竞争性结合或竞争性抑制。标记抗原（labelled antigen）和未标记抗原对抗体有着相同的结合能力。所谓标记抗原（＊Ag）是指标记有放射性核素的某种物质。未标记抗原（Ag）有两种，一种是指待测的某微量物质，另外一种则是指已知浓度的该微量物质（标准品）。标记抗原和未标记抗原竞争结合抗体，当抗体的量有限时，这种结合就出现相互竞争，彼此抑制。在一定的反应系统中，标记抗原（＊Ag）和未标记抗原（Ag）与抗体（Ab）的结合能力取决于二者的浓度比例。

Ag　　　　　　　　Ag－Ab（未标记抗原抗体复合物）＋Ag

　　　　＋Ab↔

＊Ag　　　　　　　＊Ag－Ab（标记抗原抗体复合物）＋＊Ag

Ag浓度高，Ag－Ab也多，而＊Ag－Ab减少；Ag浓度越低，Ag－Ab也越少，那么＊Ag－Ab就越多。

在此反应系统中，加入分离剂把结合型Ag－Ab、＊Ag－Ab（B）和游离型Ag、＊Ag（F）分离开，分别测定B和F的放射性，则B/F的比值与抗原抗体间的结合强度、待测抗原量呈函数关系。将B/F或其他参数作为纵坐标，以已知浓度的未标记抗原（标准品）为横坐标，可绘出标准曲线。在标准品与待测样品实验条件完全相同的情况下，根据B/F从标准曲线上可查出待测抗原的浓度。

因为各地区人群、饮食、实验室技术以及选择参考组的不同，所以各实验项目的参考值都会有差异，因而每个实验室都应该建立自己的参考值。

1. 总三碘甲状腺原氨酸（TT_3）

【原理】 总三碘甲状腺原氨酸（TT_3）是甲状腺滤泡细胞合成及分泌的激素，其合成及释放受促甲状腺激素释放激素（TRH）及促甲状腺激素（TSH）控制调节。血清中 TT_3 浓度较总甲状腺素（TT_4）低得多（TT_4∶TT_3 =66∶1），但生理作用却较 TT_4 强数倍，外周组织中 TT_3 主要是由 TT_4 转换而来。TT_3 代谢速度比 TT_4 快，对代谢及垂体负反馈都比 TT_4 更重要。血清 TT_3 水平随年龄增长而缓慢递减。

【参考值】 0.7～2.3ng/ml。

【临床意义】 TT_3 是诊断甲状腺疾病的一项重要项目，也是诊断甲状腺功能亢进症的灵敏指标，对甲状腺功能亢进症前期及治疗后复发患者，TT_3 测定较 TT_4 测定灵敏。缺碘所致地方性甲状腺肿，血清 TT_3 水平升高，以维持甲状腺功能。长期营养不良、禁食或患全身性严重疾病、肝硬化等情况可见血清 TT_3 低下。

2. 总甲状腺素（TT_4）

【原理】 TT_4 与 TT_3 一样是由甲状腺滤泡细胞合成及分泌的激素，并受垂体 TSH 的调节。T_4 以游离形式释放入血循环中，并迅速与血浆中甲状腺结合球蛋白（TBG）等结合，仅 0.04% 呈游离状态。结合型 T_4 与游离型 T_4 两者称为总甲状腺素。

【参考值】 45～130ng/ml。

【临床意义】 TT_4 是甲状腺功能测定的基本方法，在 TBG 浓度正常情况下，对未经治疗的甲状腺功能亢进症及甲状腺功能减退症的诊断符合率均为 96% 以上。任何原因引起 TBG 浓度或结合力改变（如妊娠、哺乳、肝硬化、肾病综合征等）均影响 TT_4 水平；各种急、慢性全身性严重疾病，自身免疫作用或应激反应使内源性 T_4 转化受阻，亦可造成 TT_4 升高。上述情况下，宜同时测定 TT_3、TT_4 或多项甲状腺有关激素（TT_3、TT_4、rT_3、TSH）联合测定进行诊断。

3. 游离 T_3、游离 T_4

【原理】 血循环中的 T_3、T_4，绝大部分都是与血浆蛋白结合，游离 T_3（FT_3）和游离 T_4（FT_4）仅分别占 0.03% 和 0.04%。FT_3 及 FT_4 可通过细胞膜进入细胞，并与细胞中受体结合，起到蛋白质合成及调节代谢的作用，还能反馈性调节垂体分泌。FT_3 与 FT_4 是甲状腺功能检测的灵敏指标，且不受 TBG 生理性增加或病理性减少的影响。

【参考值】 FT_3：3.19～9.15pmol/L。

FT_4：9.11～25.47pmol/L。

【临床意义】 FT_3 和 FT_4 是诊断甲状腺功能的灵敏指标，早期或复发先兆甲状腺功能亢进症时，FT_3 升高早于 FT_4。但 FT_3 对甲状腺功能减退症的诊断价值不及 FT_4。

在生理或病理情况下影响 TBG 浓度或其结合力时，FT_4 能较正确地反映甲状腺功能状态（如妊娠期甲状腺功能检测）。在甲状腺功能亢进症早期及随访，或某些疾病引起低 T_3 综合征等病理情况时，FT_4 与 FT_3 及 TSH 相配合，可提高诊断符合率。

4. 反 T_3（rT_3）

【原理】 在甲状腺激素代谢过程中，T_4 外环5位上脱单碘形成 T_3，而内环5位上脱单碘即形成3，3，5 - T_3，称为反 T_3（rT_3）。每日约有55%的 T_4 转变为 rT_3。此激素不具生物活性，但在调节 T_3 和 T_4 的水平、维持最佳状态方面起重要作用。

【参考值】 0.3～0.45ng/ml。

【临床意义】 rT_3 不仅反映甲状腺分泌功能，也反映外周甲状腺激素代谢的情况。在甲状腺功能亢进症的药物治疗及甲状腺功能减退症的替代治疗过程中，联合测定 T_3、T_4、rT_3 可提示用药剂量是否恰当。急性心肌梗死、肝硬化、糖尿病、尿毒症等疾病时，rT_3 含量变化与疾病严重程度有关，能以 rT_3 值及 rT_3/T_3 比值作为判断疾病严重程度的指标。

5. 促甲状腺激素（TSH）

【原理】 TSH是垂体前叶分泌的一种糖蛋白激素，它作用于甲状腺，与甲状腺滤泡上皮细胞上的特异受体相结合，促进甲状腺激素合成和分泌。在正常情况下，甲状腺的功能活动受垂体分泌的TSH调节，TSH又受下丘脑分泌的TRH调节，而血循环中的游离甲状腺激素又能反馈性影响TSH及TRH的分泌，构成下丘脑 - 垂体 - 甲状腺轴。

【参考值】 0.3～5.0mIU/ml。

【临床意义】 TSH测定是甲状腺功能体外试验的首选项目。甲状腺功能亢进症时TSH降低，甲状腺功能减退症时TSH增高。如TSH升高而 T_3、T_4 正常，可能为亚临床甲减，TSH降低而 T_3、T_4 正常，可能为亚临床甲亢。

6. 人绒毛膜促性腺激素（β - HCG）

【原理】 绒毛膜促性腺激素（HCG）由胎盘滋养层合体细胞合成和分泌，可以进入母体血液循环和胎儿体内。凡滋养细胞疾病如绒毛膜细胞癌、葡萄胎等均可大量分泌HCG进入血中。

【参考值】 成年女性＜0.88ng/ml。

【临床意义】 增高见于妊娠、葡萄胎、绒癌。

7. 促卵泡激素（FSH）和促黄体激素（LH）

【原理】 两者均为垂体分泌的促性腺激素。FSH促进女性卵泡成熟及分泌雌激素，LH促进女性排卵和黄体生成，促进黄体分泌雌激素和孕激素，因此得名。在男性，FSH可促进生精，LH可促进间质细胞增生分泌雄激素。因而两者在下丘脑 - 垂体 - 性腺轴中占有重要地位。

【参考值】 FSH 男性：0～8.2mIU/ml。
女性：卵泡期：0～8.2mIU/ml；
黄体期：0～5.3mIU/ml；
排卵期：5.7～13.1 mIU/ml；
绝经期：≥16.4mIU/ml。
LH 男性：0～15mIU/ml。
女性：卵泡期：0～23mIU/ml；
黄体期：0～15mIU/ml；
排卵期：30～90mIU/ml；

绝经期：≥13mIU/ml。

【临床意义】 增高见于垂体腺瘤、原发性性功能减退症、围绝经期综合征。减低见于下丘脑和垂体性性功能减退症、女性不孕症和功能性子宫出血、大量应用性激素、长期服用避孕药。

8. 催乳素（PRL）

【原理】 催乳素是垂体前叶催乳素细胞合成和分泌的一种蛋白质激素，有昼夜节律变化。主要作用是促进乳腺生长、发育及分泌乳汁，并有抑制促性腺激素、参与月经调节的作用。

【参考值】 男性：0～15ng/ml。
女性：0～20ng/ml。

【临床意义】 增高见于下丘脑或垂体病变、垂体瘤（PRL瘤、肢端肥大症、乳溢－闭经综合征等）、原发性甲状腺功能减退症、异位性PRL分泌（如肾癌、未分化支气管肺癌等）、应用氯丙嗪等中枢神经系统药物、神经刺激等。

9. 雌二醇（E_2）

【原理】 女性 E_2 主要来源于卵泡、黄体和胎盘，男性主要来自睾丸。肝脏是 E_2 主要降解部位。E_2 的主要生理作用为：促进女性生殖系统器官的生长发育，维持和促进女性副性征的发育，促进卵泡发育，增强阴道对细菌的抵抗能力，对蛋白质、糖、脂类、水、电解质和钙磷代谢有一定影响。

【参考值】 男性：0～35pg/ml。
女性：卵泡期：50～205pg/ml；
排卵期：115～400pg/ml；
黄体期：50～270pg/ml。

【临床意义】 增高见于多胎妊娠、糖尿病孕妇、肝硬化、冠心病、系统性红斑狼疮、卵巢癌等。减低见于妊娠高血压综合征、轻度糖尿病、垂体囊肿、垂体性或卵巢性闭经等。

10. 孕酮（P）

【原理】 孕酮由卵巢分泌，不仅在月经周期的调节中起重要作用，也是维持妊娠必需的激素，它能使子宫内膜增厚，促进乳腺腺泡与导管发育，对黄体功能具有直接调节作用，并可使血管和消化道平滑肌松弛。

【参考值】 男性：＜0.6ng/ml。
女性：卵泡期：0.1～1.5ng/ml；
黄体期：2.5～28ng/ml；
绝经期：0～0.7ng/ml。

【临床意义】

（1）增高：见于葡萄胎、多胎、轻度妊娠高血压综合征、原发性高血压、先天性肾上腺增生、糖尿病孕妇等。

（2）降低：见于原发性或继发性闭经、无排卵型功能失调子宫出血、黄体功能不全、多囊卵巢综合征、妊娠期胎盘功能不良、胎儿发育迟缓、死胎、严重妊娠高血压综合征等。

11. 睾酮（T）

【原理】 睾酮是雄激素中最重要的一种，男女水平差异悬殊。男性青春期合成分泌开始增加，成年后稳定，50 岁后随年龄增长而下降。青年男子可有昼夜节律性分泌及周期性波动。女性卵巢也有少量睾酮分泌。睾酮除与 FSH 共同促进精子形成及成熟外，能刺激内生殖器的生长，促进副性器官发育和蛋白质合成，使氨基酸分解代谢减弱。

【参考值】 男性：2.7～10.7ng/ml。

女性：0.06～0.86ng/ml。

【临床意义】 增高见于睾丸良性间质细胞瘤、真性性早熟、女性特发性多毛症、皮质醇增多症等。降低见于性发育不全、男性性功能减退症、垂体功能减退症、肾上腺皮质功能减退症等。

12．生长激素（GH）

【原理】 生长激素（GH）由垂体前叶 GH 细胞分泌，有促进生长，影响蛋白质、糖、脂肪代谢的作用。其分泌有昼夜节律。

【参考值】 1～3μg/L。

【临床意义】 增高见于肢端肥大症和巨人症、严重营养不良、活动后、入睡后、大手术时、应用某些药物（胰岛素、精氨酸等）。降低见于垂体前叶功能减退症。

13．促肾上腺皮质激素（ACTH）

【原理】 ACTH 由腺垂体分泌，为 39 个氨基酸组成的直链多肽，能促进肾上腺皮质激素合成与释放，主要是促进皮质醇的分泌。对下丘脑有反馈抑制作用，能刺激胰岛 β 细胞分泌胰岛素及刺激垂体分泌生长激素，也能促进肾上腺素的合成。

【参考值】 上午 10 时：2.2～17.6pmol/L；晚上 10 时：<2.2pmol/L。

【临床意义】 增高见于异位 ACTH 综合征（肺癌、支气管类癌等）、严重应激状态、原发性肾上腺皮质功能减退症、某些类型肾上腺皮质增生。降低见于垂体前叶功能病变、大剂量糖皮质激素治疗、肾上腺皮质肿瘤。

14．皮质醇（Cortisol）

【原理】 皮质醇由肾上腺皮质的束状带和网状带分泌，其分泌受促肾上腺皮质激素的控制。皮质醇入血后 90% 以上与血浆中的肾上腺皮质激素结合球蛋白及白蛋白等结合而储存及运输，具有生理活性的游离皮质醇甚少（仅 5% 左右）。主要作用为增加糖的异生，促进蛋白转化为糖，抑制葡萄糖进入脂肪细胞，增加生长激素的合成和反馈抑制促肾上腺皮质激素的分泌。游离皮质醇可直接反映肾上腺皮质激素的分泌，同时测定 ACTH 可用于原发性和继发性肾上腺皮质功能不全的鉴别诊断。皮质醇的分泌呈明显的昼夜节律变化，晨间最高，午夜最低。应在固定时间采血测定。

【参考值】 上午 8 时，140～630 nmol/L；下午 4 时，80～410 nmol/L；晚 8 时，小于上午 8 时的 50%。

【临床意义】

（1）增高：见于皮质醇增多症、异位产生 ACTH 肿瘤（肺、卵巢、睾丸、大肠、胰腺癌等）、单纯性肥胖、糖尿病、慢性肝病、严重应激状态。

（2）降低：见于原发性和继发性肾上腺皮质功能减退、某些药的影响（类固醇、苯妥英钠、水杨酸等）。

15. 抗利尿激素（ADH）

【原理】 又称加压素，由下丘脑视上核神经细胞产生的一种9个氨基酸组成的肽，与载体蛋白结合，运送到垂体后叶储存，在适当的刺激下释放进入血中。ADH分泌受渗透压、血容量、血压、药物、疼痛、创伤、情绪刺激等因素调节。主要作用为增加肾脏远曲小管和集合管对水重吸收，减少水排泄，保持体液渗透压稳定，维持体液容积，使血管平滑肌收缩，增高血压，降低内脏血容量及门静脉压。

【参考值】 11.6±4.8pg/ml。

【临床意义】

（1）增高：心力衰竭及电解质紊乱时，ADH水平可升高；慢性肾功能不全，肾对ADH分解代谢降低；ADH过多综合征，较常见于燕麦细胞型肺癌等。

（2）降低：中枢性尿崩症，由于ADH合成、分泌障碍所致。

16. 胰岛素（Insulin）

【原理】 胰岛素由胰岛β细胞合成，内源性和外源性因素可刺激胰岛素的分泌，如葡萄糖、胰高糖素、胃肠道激素和氨基酸等。其生理作用是降低血糖、脂肪酸和氨基酸水平。

【参考值】 空腹：9.8±5.8mIU/ml。

胰岛素释放试验的结果有较大个体差异，一般峰值为空腹值的5～6倍，峰时出现在餐后30～60分钟，餐后180分钟后下降为空腹值。

【临床意义】 1型糖尿病由于胰岛素分泌减少，空腹胰岛素明显低下，餐后胰岛素释放不足，反应甚微，表明胰岛β细胞严重破坏，需要胰岛素治疗。2型糖尿病病人在相当长的病程中能保持一定程度的胰岛β细胞功能，空腹胰岛素值比正常人高，但与同期血糖相比，胰岛素仍低，故是高血糖的原因；餐后峰值高于正常，但峰时延迟到120或180分钟。2型病人中一部分空腹胰岛素值低于正常，餐后释放反应也低，但峰时延迟，说明β细胞对葡萄糖的反应下降，这部分病人常需用胰岛素治疗。

17. C肽

【原理】 C肽是和胰岛素一起由β细胞呈等分子释放的激素，凡是能刺激或抑制胰岛素分泌的物质，也同样能刺激或抑制C肽的分泌。因此C肽测定是了解β细胞功能的重要方法。但C肽又有许多与胰岛素不同的生化及生理特点，使C肽测定在某些情况下，如对正在用外源性胰岛素治疗的病人，比胰岛素测定更能说明问题。

【参考值】 0.6～4.0ng/ml。

【临床意义】 C肽测定不仅可反映患者的β细胞功能，还有助于指导胰岛素治疗。鉴别低血糖原因：①糖尿病伴胰岛细胞瘤者血中胰岛素及C肽均升高。②外源性胰岛素过量致低血糖者则血中胰岛素升高，而C肽降低。③胰岛细胞瘤术后C肽仍升高，提示肿瘤未完全切除，或有复发和转移。

糖尿病病人长期用胰岛素，产生胰岛素内生抗体，干扰胰岛素测定，此时只能用C肽测定来了解β细胞功能，但若自身抗体过多时也会使C肽测定值升高。

18. 肾素、血管紧张素（ATⅡ）

【原理】 肾素由肾入球小动脉的近球细胞分泌，是一种羧基蛋白水解酶。血管紧张素

Ⅰ（ATⅠ）是一个10肽。肾素活性是以RIA法测定ATⅠ生成的速率来表示。ATⅠ转化酶作用于ATⅠ，脱去其肽链上最后两个氨基酸，变成血管紧张素Ⅱ（ATⅡ）。血管紧张素Ⅱ为8肽，是肾素－血管紧张素系统最重要的成分，在调节人体的血压、水和电解质平衡，维持机体内环境的恒定方面起着重要作用。

【参考值】　见表25－1。

【临床意义】

(1) 正常：见于正常肾素型原发性高血压、单侧肾病、双侧肾血管或肾实质疾病、库欣综合征、嗜铬细胞瘤及主动脉狭窄。

(2) 增高：见于原发性高血压高肾素型、恶性高血压、巴特综合征、肾性高血压、妊娠、肝硬化、水肿、低钠饮食、肾小球旁细胞瘤及口服避孕药。

表25－1　肾素、ATⅡ放免参考值（X±SD）（ng/ml）

饮食	状态	肾素	血管紧张素Ⅱ
普食	卧位	0.42±0.37	40.2±12.0
	立位	2.97±1.02	85.3±30.0
低钠	卧位	2.85±3.28	92.5±28.2
	立位	4.62±3.49	65.8±35.2

(3) 降低：见于原发性高血压低肾素型、原发性醛固酮增多症、假性原醛增多症、糖类皮质激素抑制性醛固酮增多症、肾上腺瘤分泌促肾上腺皮质激素异位瘤、肾实质病变。

19. 醛固酮（ALD）

【原理】　醛固酮（aldosterone，ALD）是肾上腺皮质球状带细胞分泌的盐皮质类固醇，参与电解质和水的代谢，调节人体内电解质的平衡和维持体液容量的恒定，在血液中主要以游离状态存在和运输，其分泌受肾素血管紧张素系统调节。

【参考值】　见表25－2。

【临床意义】

(1) 增高：见于原发性醛固酮增多症（多因肾上腺皮质增生、腺瘤或腺癌引起）、继发性醛固酮增多症（多因充血性心力衰竭、肾病综合征、肾性高血压、多胎妊娠、肝硬化、甲亢和长期低钠饮食等引起）。

表25－2　醛固酮放免参考值（X±SD）（pg/ml）

饮食	状态	醛固酮
普食	卧位	86.0±37.5
	立位	151.3±88.3
低钠	卧位	233.1±120.0
	立位	340.9±177.0

(2) 降低：见于肾上腺皮质功能减低、醛固酮减少症、高钠饮食、自主神经功能紊乱、妊娠高血压综合征、宫内死胎、恶性葡萄胎和应用某些药物（如利血平、甲基多巴）等。

20. 尿17－羟皮质类固醇和17－酮皮质类固醇

【原理】　17－羟皮质类固醇（17－hydroxycorticosteroid，17－OHCS）和17－酮皮质类固醇（17－ketosteroid，17－KS）是肾上腺皮质激素的中间产物及代谢物。尿17－OHCS在男女均来源于肾上腺皮质激素及其代谢物，其高低主要反映肾上腺皮质功能。尿17－KS在女性几乎全部来自肾上腺皮质，而在成年男性约有2/3来自肾上腺皮质，1/3来自睾丸，儿童则主要来自肾上腺皮质。故尿17－KS测定对女性或儿童主要反映肾上腺皮质功能，对成年男性则反映肾上腺皮质或睾丸的功能。

【参考值】 通常测定24小时尿中的17－OHCS和17－KS。儿童随年龄增加而逐渐升高，至青春期达到成人水平；15岁以前无性别差异；60岁以上的老年人较中年人为低。

成人尿17－OHCS：男性 8.3～27.6μmol/24h。

女性 5.5～22.1μmol/24h。

成人尿17－KS：男性 28.5～47.2μmol/24h。

女性 20.8～34.7μmol/24h。

【临床意义】

（1）尿17－OHCS：增高：常见于肾上腺皮质增生引起的肾上腺皮质功能亢进症、肾上腺皮质腺瘤及异位ACTH综合征、甲状腺功能亢进症等。降低：常见于慢性肾上腺皮质功能减退、腺垂体功能低下等。

（2）尿17－KS：增高：常见于肾上腺皮质功能亢进症。常伴男性性早熟，女性多毛症等。降低：常见于肾上腺皮质功能减退、腺垂体功能低下、男性性功能障碍等，也见于肝硬化、慢性消耗性疾病（结核、糖尿病）等。

21. 尿儿茶酚胺

【原理】 肾上腺髓质的嗜铬细胞可合成、分泌肾上腺素（E）、去甲肾上腺素（NE）和多巴胺（DA），统称儿茶酚胺（catecholamine，CA）。E和NE入血后，经过单胺氧化酶及儿茶酚胺氧位甲基转移酶作用代谢的产物为香草扁桃酸，经尿排出。测定尿中CA可反映交感神经和肾上腺髓质的功能。

【参考值】 88.5～118nmol/L。

【临床意义】

（1）增高：嗜铬细胞瘤患者发作时尿CA明显升高，可达正常的2～20倍，但发作间期正常。尿CA升高还见于原发性高血压、肾上腺髓质增生、更年期综合征、甲状腺功能亢进症及心肌梗死等。

（2）降低：见于甲状腺功能亢进症、Addison病等。

22. 尿香草扁桃酸

【原理】 香草扁桃酸（VMA）由尿排出，主要用于嗜铬细胞瘤的诊断。

【参考值】 5～45μmol/24h尿。

【临床意义】 尿VMA在嗜铬细胞瘤患者发作期明显升高，发作间期可以正常。神经母细胞瘤和交感神经细胞瘤患者也见升高。

第六篇　病历与诊断方法

第二十六章　病　历

一、病历书写的重要意义

完整病历是临床医师在诊疗工作中的全部记录和总结，它反映了疾病的全过程，包括病人的发病、病情演变、转归和诊疗情况。完整病历是确定诊断、制定治疗和预防措施的依据，也是临床、教学、科学研究的真实可靠的素材，更是重要的法律依据。编写系统而完整的病历是医师必须掌握的一项基本技能，临床医师必须努力学习，以极端负责的精神和实事求是的科学态度，进行病历的采集和编写。

二、书写病历的基本要求

1．严肃认真，客观如实　病历编写必须态度认真，实事求是地反映病情和诊治经过，不能有丝毫的臆断和虚构。内容的真实来源于认真而仔细的问诊、全面而细致的体格检查、客观而正确的分析以及科学的判断，这不仅关系到病历的质量，也能反映出医师的品德和作风。

2．系统完整，条理清楚　病历记录要避免记流水账，不能病人说什么就记什么，而应该将病人的诉说和其他搜集到的资料进行综合分析后，系统完整地记录。无论是住院病历还是病程记录，都要做到条理清楚。各项、各次记录要注明记录日期，危、急、重症病人的病历还应注明记录时间。

3．语言规范，描述准确　病历记录中要使用通用的医学词汇和术语，描述力求精练、准确，并要运用规范的汉语和汉字书写，避免使用俗语或俚语，更不能用不规范字。

4．字迹清晰，切忌涂改　病历记录一定要做到字迹清晰，不可潦草或涂改。记录结束时须签全名并易于辨认。凡修改和补充之处，应用红色墨水书写，使被修改的原文依然清晰可见（可用杠改），并签上修改者全名。

三、病历的格式和内容

（一）门诊病历

1．门诊病历记录应简明扼要，重点突出。病历中要注明科别、就诊日期或时间，其内容包括病史、体征、实验室检查结果、初步诊断及处理意见等。所有门诊病历必须在接诊时完成。

2. 门诊复诊病历重点记录病情变化和治疗效果，并对初步诊断和处理提出进一步的意见。

3. 危、急、重症病人就诊时，时间记录必须精确到分钟。除简要病史和重要体征外，应记录诊断及救治措施等。门诊抢救无效而死亡的病例，应记录抢救经过、死亡时间和死亡原因。

（二）住院病历

住院期间的病历主要包括住院病历、入院记录、病程记录、会诊记录、转科记录、出院记录和死亡记录等。住院病历记录应尽可能完整。在实际工作中，可根据具体情况作适当增减。实习医师一律书写完整的住院病历，并应在24小时内完成。危、急、重症病人的病历应及时完成。

1. 完整住院病历格式与内容

（1）一般项目：姓名、性别、年龄、婚姻、民族、职业、籍贯、住址、工作单位、入院日期、记录日期、病史叙述者以及可靠程度。

（2）病史

主诉：指病人最主要、最明显的症状（或体征）及持续时间。要求能正确反映病人的主要病情，尽量避免使用诊断术语。

现病史：围绕主诉，详细记录从发病至就诊时的进展、转变及治疗经过。通常包括发病时间、起病时情况、病情进展情况、伴随症状、诊治经历等。与本次疾病虽无紧密关系，但仍需治疗的其他疾病情况，可在现病史后另起一段予以记录。

既往史：记录病人一般健康状况、预防接种史、传染病史、过敏史、外伤史、手术史及各系统回顾复习等，系统回顾尽可能以症状描述为主。

个人史：简要记录病人的生长史、生活条件、饮食、嗜好、居住与工作环境及精神状态等。

婚姻史：记录婚姻情况、配偶健康状况、夫妻关系等。

月经及生育史：记录月经初潮年龄、月经周期和经期天数、经血的量和色、经期症状、末次月经时间及闭经年龄、妊娠与生育胎次、人工或自然流产史等。

家族史：直系亲属的健康状况、疾病症状或死亡原因，有无遗传病、家族性疾病及传染病等情况。

（3）体格检查：体温、脉搏、呼吸、血压。

一般状况　发育、营养、体位、步态、面容与表情、神志意识、能否与医生合作等。

皮肤、黏膜　颜色、湿度、弹性，是否有水肿、出血、皮疹、皮下结节或肿块、蜘蛛痣、溃疡及瘢痕、毛发等，并明确记录其部位、大小及形态。

淋巴结　全身各组浅表淋巴结（颌下、耳后、颈部、锁骨上窝、腋窝、滑车上、腹股沟及腘窝部等）有无肿大及肿大的数目、大小、压痛、硬度、移动性，有无瘘管和瘢痕等。

头部及其器官

头颅：大小、形态、压痛、肿块、头发（量、色泽、分布）。

眼：眉毛（有无脱落），睫毛（是否倒睫），眼睑（有无水肿、下垂、运动状况），泪囊（有无黏液、脓性分泌物），眼球（是否凸出、凹陷，运动状况，有无震颤、斜视），结膜（是否充血、水肿、苍白，有无出血、滤泡），巩膜（有无黄染等），角膜（有无浑浊、瘢痕、溃疡、老年环等），瞳孔（大小、形态、对称性、对光及调节反射）。

耳：听力，耳郭有无瘘管、结节、局部发热疼痛、牵拉痛，外耳道有无分泌物、血液或异物堵塞等；乳突有无红肿或压痛等。

鼻：有无鼻外形异常、鼻翼扇动、鼻甲肿大阻塞、鼻窦压痛、分泌物、出血，鼻中隔是否歪曲。

口腔：气味，唇（色，有无疱疹、皲裂、溃疡），牙（有无龋齿、缺牙、义齿、残根，并注明其位置），牙龈（色泽，有无肿胀、溢脓、出血、铅线），口腔黏膜（溃疡、白斑、腮腺开口、麻疹斑等），舌（形态、舌质、舌苔、运动，有无溃疡、震颤、偏斜），扁桃体（大小，有无充血、分泌物、假膜），咽（色泽、反射，有无分泌物），喉（发音）。

颈部　是否对称，有无强直、颈静脉怒张、肝－颈静脉反流征、颈动脉或颈静脉异常搏动，气管位置，甲状腺（大小、硬度，有无压痛、结节、震颤、杂音）。

胸部

胸廓：是否对称，有无畸形、局部隆起、压痛，弹性；呼吸（频率、节律、深度）；异常搏动；乳房（大小，有无肿块等）；静脉有无曲张。

肺脏：视诊：呼吸运动（两侧对比），肋间隙变宽或变窄。

触诊：语颤强弱，胸膜摩擦感，皮下捻发感，呼吸时胸廓活动度如何。

叩诊：叩诊音（清音、过清音、浊音、实音、鼓音），肺下界及肺下界移动度。

听诊：呼吸音（性质、强弱，有无异常呼吸音），有无干湿啰音、胸膜摩擦音，语音传导情况。

心脏：视诊：心前区是否隆起，心尖搏动或心脏搏动的位置、范围及程度。

触诊：心尖搏动的位置、强度，有无震颤（部位、期间）、心包摩擦感。

叩诊：心脏左、右浊音界，可用左、右第2、3、4、5肋间距前正中线的距离（cm）表示之，并注明左锁骨中线至前正中线的距离。

听诊：心率、心律、心音（强度，有无分裂，P_2 与 A_2 的比较）、额外心音（奔马律、开瓣音、喀喇音等）、杂音（部位、性质、时间、强度、传导方向）、心包摩擦音等。

血管：桡动脉：脉率，节律（规则、不规则、脉搏短绌），有无奇脉，左、右桡动脉脉搏的比较。动脉壁的性质和紧张度。

周围血管征：有无毛细血管搏动征、枪击音、水冲脉、动脉异常搏动等。

腹部

视诊：是否对称，大小，有无膨隆、凹陷，呼吸运动状况，有无皮疹、色素沉着、条纹、瘢痕，腹部体毛状况，脐，有无疝、静脉曲张（及其血流方向）、胃肠蠕动波、上腹部搏动。腹围测量（有腹水或腹部包块时）等。

触诊：腹壁紧张度，有无压痛、反跳痛、液波震颤、包块（部位、大小、形态、硬度、压痛、搏动、移动度）。

肝脏　大小（右叶可在右锁骨中线上从肋缘至肝下缘，左叶可由剑突至肝左叶下缘多少厘米表示之），质地，表面及边缘情况，有无压痛、搏动。

胆囊　大小，形态，有无墨菲征阳性，有无压痛。

脾脏　大小、硬度、表面及边缘状况，有无压痛。

肾脏　大小、形状、硬度、移动度，有无压痛、肾区叩击痛。

膀胱　膨胀与否，是否叩浊，输尿管有无压痛点。

叩诊：肝浊音界，有无肝区叩击痛、移动性浊音、高度鼓音。

听诊：肠鸣音（正常、增强、减弱或消失），有无振水音、血管杂音。

肛门、直肠：有无痔、肛裂、脱肛、肛瘘。直肠指诊有无狭窄、包块、压痛、前列腺肿大及压痛。

外生殖器：根据病情需要作相应的检查。

男性　有无发育畸形、包茎、鞘膜积液，睾丸、附睾、精索状况。

女性　有特殊情况时，可请妇产科医生作检查。

脊柱：有无侧凸、前凸、后凸、压痛，活动度如何。

四肢：有无畸形、杵状指（趾）、静脉曲张、骨折，关节有无红肿、疼痛、压痛、积液、脱臼、活动度受限、畸形、强直，有无水肿、肌肉萎缩、肢体瘫痪或肌张力增强。

神经反射：肱二头肌反射、肱三头肌反射、膝腱反射、跟腱反射、腹壁反射、提睾反射情况，有无病理反射。必要时作运动、感觉及神经系统其他检查。

专科情况：如外科情况、眼科情况、妇科情况等。

（4）实验室及其他检查

实验室检查：要求在病人入院后24小时内完成三大常规的检查。

血液：红细胞计数、血红蛋白测定、白细胞计数及分类、血小板计数。

尿液：色、比重、酸碱反应、蛋白质及糖定性、尿沉渣显微镜检查。

粪便：观察色、性状及有无血、黏液、脓液，涂片显微镜检查。

器械检查：病人住院期间，根据病情需要，进行X线及其他有关检查（如心电图、B超、肺功能、CT及特殊的实验室检查等）。

（5）摘要：把病史、体格检查、实验室检查及其他检查等的主要资料摘要综合，揭示诊断和鉴别诊断的依据，使其他医生或会诊医生通过摘要内容能了解基本病情。

（6）初步诊断：列出已确定的诊断或可能诊断的病名。

（7）记录者签名。

2．入院记录　内容同住院病历，但重点更突出、更简要。入院记录不逐项列标题，以叙述方式按主诉、现病史等住院病历标题的顺序分段书写，最后写初步诊断，病名可按主次顺序排列，不冠数码（格式与内容见病历举例）。

3．病程记录　要求真实、客观地记录病人住院期间的全部病情经过，包括下列内容：

（1）病人自觉症状、精神状态、情志、饮食及睡眠情况的变化，新出现的症状与体征的改变，并发症的发生等。

（2）特殊检查的结果及其分析、判断，治疗操作的经过情况，疗效及其反应，重要医嘱的更改及理由。

（3）病情分析及今后诊疗意见和计划。

（4）本科各级医生对诊断及治疗的意见。

（5）它科会诊的意见。

（6）病情告知及与家属或有关人员的谈话记录。

（7）原诊断的修改、补充以及新诊断的确定，并说明其根据。

（8）对住院时间较长的病人，应定期作出阶段小结。

首次病程记录，必须于入院的当日完成，其中应简要综述、分析入院时所采集的有关病史、体征和其他检查资料，提出初步诊断及依据，并拟定近期的诊疗计划。

4. 会诊记录　病人在住院期间出现它科情况，经有关科室会诊后，应由会诊医师书写会诊记录，内容包括会诊医师对病人病史、体征的补充，对诊断、进一步检查及诊疗的意见。

5. 转科记录　病人在住院期间出现其他科情况，经有关科会诊同意转科后，应书写转科记录，内容包括主要病情、诊治经过、转出理由、本科诊断、目前情况及治疗措施，以供转入科室参考。当病人由其他科转入时，应书写入科记录，将病人转科原因、转科前的病情及转入时的问诊及检查结果作摘要记录，重点写明转入本科诊治的疾病情况。

6. 出院记录　即住院小结。包括入、出院日期，入院时情况，诊疗经过，出院时情况，出院诊断，出院后注意事项（关于休养、饮食与治疗的医嘱，复诊时间等），为随访或随诊提供参考。

7. 死亡记录　如病人在住院期间，因病情严重，救治无效而死亡，应立即书写死亡记录。内容包括病历摘要、住院情况、病情转危过程、抢救经过、死亡时间、死亡原因和最后诊断。

（三）再次住院病历

如病人再次住院，应在病历上注明本次住院属第几次，并按下列要求编写再次住院病历。

1. 因旧病复发而再次住院，需将过去病历摘要及上次出院后至本次入院前的病情与治疗经过详细记入病历，而对既往史、个人史等可以从略，但如有新的情况应加以补充。

2. 如因新患疾病而再次住院，需按完整的住院病历格式编写，并将过去的住院诊断列入既往史中。

四、病历举例

（一）住院病历

住　院　病　历

姓名：许××　　性别：男

年龄：75 岁　　婚姻：已婚

民族：汉　　职业：退休

籍贯：辽宁沈阳　　　　　　　　　　　　　现住址：上海市乌鲁木齐路21号
入院时间：2006年2月10日10am　　　　　 病史陈述者：患者本人
记录时间：2006年2月10日11am　　　　　 可靠程度：可靠

病　史

主诉：慢性咳嗽史30年，咳嗽、气急加重伴下肢肿2周。

现病史：患者有慢性咳嗽史30年，每年冬天咳嗽加重，晨起或夜间痰多。有活动气急10余年。曾有多次因咳嗽、气急、发热而住院，经X线等检查，诊断为“慢性支气管炎急性发作”，每次均经抗感染治疗而愈。近2年出现间歇性下肢浮肿，下午加重，晨起减轻，服利尿药浮肿可消退，实验室检查提示肾功能正常。2周前感冒后，咳嗽、气急加重，咯黄痰，不发热，双下肢再度出现浮肿，在当地医院就诊，给予“丁胺卡那”、“双氢克尿噻”等治疗1周，咳嗽略好转，但浮肿仍未消退。今天在本院门诊检查血象：白细胞：$8.9 \times 10^9/L$，中性分叶核粒细胞0.80，淋巴细胞0.19，嗜酸性粒细胞0.01。X线胸片提示：两肺野透亮度增加，肺纹理紊乱，心影向左略增大。心电图发现有房颤、低电压和肺型P波。为进一步诊治，门诊拟诊“慢性支气管炎急性发作，肺源性心脏病”收住入院。

既往史：否认外伤史，35年前有阑尾切除术史。

系统回顾：

呼吸系统：有慢性咳嗽史及活动气急史如上所述。40年前有肺结核史，曾经1年抗结核治疗。无咯血史或哮喘史。

循环系统：有反复心悸史3年，多于咳嗽加重时发生。否认发作性胸闷、胸痛史，无高血压史。

消化系统：偶有空腹时上腹部不适，少量进食后可缓解。否认恶心呕吐、腹泻及黑便史。无急性胆囊炎发作史。

泌尿生殖系统：尿频、尿急、尿痛反复发作史5年；无血尿、蛋白尿；无寒战、发热伴腰痛史，无外生殖器溃疡史。

造血系统：无皮肤紫癜或皮下出血史，无鼻出血史，无贫血史。

神经系统：无头痛、头晕。无意识障碍或癫痫发作史。

内分泌系统：无口渴、多饮、多尿、消瘦史，无怕热、多汗、失眠史，无毛发分布异常史。

运动系统：无关节疼痛及运动障碍史。

个人史：出生于沈阳，5岁时迁居上海。否认疫区生活史或疫水接触史。否认药物过敏史。吸烟史45年，平均10支/天，近3年已戒烟，不嗜酒。

婚姻史：结婚46年，爱人体健，育一子，体健。

家族史：父母均故。父亲因高血压脑出血去世，母亲早年亡故，死因不详。有姐、弟各一人，身体均健康。家族中无遗传病、先天性疾病及其他传染病史。

体 格 检 查

T：36.5℃　　P：100 次/分　　R：28 次/分　　BP：130/70mmHg

一般情况：老年貌，发育正常，营养中等，气略促，神志清，高枕卧位，对答切题，检体合作。

皮肤黏膜：皮肤、黏膜无黄染，未见出血点，无皮疹。

淋巴结：全身浅表淋巴结无肿大。

头部：头形如常；头发花白，分布均匀；头部无瘢痕，面色较黯。

眼：眼睑无水肿，睑结膜轻度充血，未见出血点及乳头增生，巩膜无黄染，角膜透明，瞳孔等大等圆，直径 0.25cm，对光反射灵敏。

耳：听力尚佳，耳道无流脓，乳突无压痛。

鼻：鼻道通畅，无流涕或鼻道积脓，鼻窦区无压痛。

口腔：口唇轻度发绀，全副义齿，牙龈无红肿、溢脓，口腔黏膜无溃疡，舌苔黄微腻，两侧扁桃体无肿大，咽部无充血。

颈部：无强直，两侧对称，颈静脉怒张，气管居中，甲状腺不大。

胸部：胸廓对称，呈桶状胸，肋间隙增宽；呼吸规则，较短促；胸壁未见浅静脉显露。

肺脏：视诊　呼吸运动两侧相等。

触诊　两侧呼吸运动一致，语音震颤两侧无明显差别，无胸膜摩擦感。

叩诊　呈过清音，肺下缘位于右侧锁骨中线上第 6 肋，肩胛线上第 11 肋，左侧肩胛线上第 11 肋，移动度约 2cm。

听诊　两肺呼吸音低，两下肺闻及细湿啰音，以右侧为多，间有哮鸣音。语音传导两侧对称。

心脏：视诊　心尖搏动不明显，胸骨下端左缘可见心脏搏动。

触诊　心尖搏动较弱，位于左第 5 肋间、锁骨中线外侧 1cm 处；于胸骨下端左缘可及心脏搏动，未及心包摩擦感或震颤。

叩诊　心界向左略大，心浊音界如下所示：

右（cm）	肋间隙	左（cm）
2.5	Ⅱ	3
3	Ⅲ	4.5
4	Ⅳ	6
4.5	Ⅴ	9

左锁骨中线距前正中线 8.0cm。

听诊　心率 100 次/分，心音较低，房颤律，$P_2 > A_2$，心尖区可闻及 2/6 级吹风样收缩期杂音，吸气时增强，不向腋下传导，未闻及心包摩擦音。

周围血管征：无毛细血管搏动征、枪击音及水冲脉，颈动脉无异常搏动。

腹部：视诊　平坦，无腹壁静脉怒张，未见肠型或蠕动波。

触诊　腹软，无压痛，全腹未及块物。肝肋下触及2cm，剑突下3cm，质偏中，无触痛，肝－颈静脉反流征（+）。胆囊未及，墨菲征（－）。脾肋下未触及。麦氏点（－）。双肾未触及。

叩诊　肝上界在右锁骨中线第6肋间。腹部呈鼓音，移动性浊音（－）。

听诊　肠鸣音正常，无震水音及血管杂音。

外生殖器及肛门：无瘢痕及溃疡，无脱肛及痔核。外生殖器未检。

脊柱及四肢：杵状指（+），脊柱无畸形，关节活动正常。双下肢有Ⅰ°凹陷性水肿。

神经系统：双侧肱二头肌反射及膝腱反射存在，病理反射未引出。

实验室及其他检查

血常规（2006.2.10）：红细胞 5.5×10^{12}/L，血红蛋白160g/L，白细胞 8.9×10^{9}/L，中性分叶核粒细胞0.80，淋巴细胞0.19，嗜酸性粒细胞0.01。

胸片（2006.2.10）：两肺野透亮度增加，肺纹紊乱；心影向左略增大。

ECG（2006.2.10）：房颤，低电压，肺型P波，电轴右偏。

摘　要

患者许××，男性，75岁。因慢性咳嗽30年，咳嗽、气急加重伴下肢肿2周入院。

入院检体：神清，气促，口唇轻度发绀。颈静脉怒张，桶状胸，两肺叩诊呈过清音。呼吸音低，两下肺闻及散在细湿啰音，右侧为多。心界向左略大，胸骨下端左缘可触及心脏搏动；心音较低，心率100次/分，房颤律，心尖区内侧闻及吹风样收缩期杂音2/6级，吸气时增强，不向腋下传导。腹软，肝肋下触及，约2cm，剑突下3cm，无触痛。肝－颈静脉反流征（+），杵状指（+）。患者双下肢有Ⅰ°凹陷性水肿。

实验室及其他检查：血常规示红细胞 5.5×10^{12}/L，血红蛋白160g/L，白细胞 8.9×10^{9}/L，中性分叶核粒细胞0.80，淋巴细胞0.19，嗜酸性粒细胞0.01。胸部X线：两肺野透亮度增加，肺纹理紊乱，心影向左略大。ECG：房颤，低电压，肺型P波，电轴右偏。

初步诊断：

1. 慢性支气管炎急性发作
2. 慢性阻塞性肺气肿
3. 慢性肺源性心脏病

　　慢性心力衰竭加重（NYHA Ⅲ级）

　　心律失常（慢性房颤）

医生签名：

(二) 入院记录

入 院 记 录

王××，37岁，男性，已婚，记者。因反复上腹部疼痛，伴泛酸3月，黑便1天，于

2006年4月17日入院。

病人于3个月前连续工作24小时后出现反复中上腹偏右处疼痛不适，多于餐前发生，伴泛酸水，进食后可缓解，有时下半夜亦有发作。因工作忙，未予重视。两天前，午餐进食竹笋后又出现上腹疼痛，自服阿托品后好转。今晨起解柏油样大便，不成形，约500ml。下午又先后两次解黑便，质、量同前。病程中无呕血，无昏厥。来院急诊，收治入院。

既往身体尚健，无烟酒嗜好。近1年有血压偏高史，未用药物治疗。其母有十二指肠球部溃疡史。

体格检查：T 37.8℃，P 102次/分，R 24次/分，BP 85/50mmHg。病人呈贫血貌，神志清楚，查体合作。发育正常，营养中等。全身皮肤无黄染，无出血点。全身浅表淋巴结无肿大。巩膜无黄染，甲状腺无肿大。胸廓对称，胸骨无压痛，两肺叩诊呈清音，呼吸音清晰，心浊音界不大，心率102次/分钟，律齐，心尖区可闻及2/6级柔和的收缩期吹风样杂音。腹部平软，中上腹偏右轻压痛，无肌卫，无反跳痛，墨菲征（-）。肝上界在右锁骨中线第5肋间，肋缘下未及，肝区叩痛（-）。脾左肋缘下未扪及，移动性浊音（-），肠鸣音活跃。四肢欠温，双下肢无凹陷性水肿。膝腱反射正常，未引出病理反射。

血常规：白细胞5.5×10^9/L，中性分叶核粒细胞0.68，淋巴细胞0.32，红细胞1.98×10^{12}/L，血红蛋白49g/L，血小板190×10^9/L。大便隐血（卌）。

初步诊断：

十二指肠球部溃疡并发上消化道出血

继发性贫血

失血性休克

医师签名：

（三）病程记录

病 程 记 录

2006-1-15

患者因反复发作性胸痛2月，加重3天入院。胸痛发作与疾走、登楼及持重物有关，休息后5分钟左右可缓解。3天来胸痛发作加重，次数增多，持续时间有时达15分钟左右，发作时心电图提示有$V_4\sim V_6$导联S-T水平型压低，伴T波浅倒。有血压偏高史3年，血胆固醇偏高史2年，未做正规治疗。入院诊断为：①冠状动脉粥样硬化性心脏病（不稳定型心绞痛）；②高血压病；③高脂血症。

今天为入院第2天，昨入院后胸痛发作3次，胸痛发作时即刻ECG见有$V_4\sim V_6$导联S-T段下斜型压低0.1~0.2mV，含服硝酸甘油后均即刻缓解，缓解后ECG恢复正常。检体：神清，气平。两肺呼吸音清晰，未闻及啰音。心界不大，心率80次/分，律齐，各瓣膜区未闻及杂音。腹软，全腹无压痛，肝脾肋下未触及，肝-颈静脉反流征（-）。下肢无水肿。血压140/85mmHg。目前已予硝酸酯类、肠溶阿司匹林、调脂治疗。因患者胸痛发作较为频繁，拟用低分子肝素速避凝脐周皮下注射，已请示主治医师，同意使用。

进一步明确病情需做血脂、心肌酶、胸片等检查，必要时冠状动脉造影，行冠脉介入治疗。目前仍需密切观察心电图，警惕病情进一步发展加重。已向家属（其女儿）告知病情。

医师签名：

2006－1－22

入院第7天，患者已用抗心绞痛及低分子肝素治疗6天，胸痛发作次数明显减少。但入院后心电图发现有 $V_2 \sim V_6$ 广泛冠状T波及S－T水平型压低，并有动态变化，伴有心肌酶谱异常，肌钙蛋白T升高，故考虑诊断为非S－T段抬高型心肌梗死（NSTEMI）。昨日起有心悸，心电图提示有频发室性早搏。已给予胺碘酮口服。今日××主治医师查房，详细了解病史，并认真查体后认为患者病情仍未稳定。体格检查：神志清楚，呼吸平稳。两肺呼吸音清晰，未闻及啰音。心率76次/分，有早搏，3次/分钟。宜予以心电监护，以防突发心血管事件，故今日转入CCU监护治疗。

医师签名：

2006－1－25

××主任医师查房，同意NSTEMI的诊断。NSTEMI包括以往部分内膜下心梗或称无Q波心梗，在治疗上也与S－T段抬高型心梗不同，后者应积极进行冠脉开通，可选用静脉溶栓，而NSTEMI溶栓无益，主要是抗心肌缺血治疗，也包括抗血小板和抗凝治疗。目前，患者经低分子肝素及胺碘酮治疗，胸痛基本无发作，心肌酶、肌钙蛋白（TNI）已降至正常范围，病情趋于稳定。心电监护中仍可见室性早搏（但未发现有早搏连发或短阵室性心动过速），考虑胺碘酮尚未达有效药物浓度，继续使用并调整剂量。建议请中医科会诊，联合使用中药辨证治疗。患者病情稳定后考虑择期做冠脉造影和介入治疗。近日完成家属谈话。胺碘酮治疗中除需密切观察心电图，了解有无Q－T间期及P－R间期变化外，还须注意甲状腺功能，因该药在部分患者中可引起甲状腺功能亢进或减退。

医师签名：

（四）死亡记录

死亡记录

患者张××，女，39岁。因发热2个月，面部浮肿1个月，于2006年1月22日入院。入院后因病情恶化，抢救无效，于2006年2月10日6时20分死亡。

病人入院前2个月，反复发热，继之出现面部浮肿，进行性贫血，肾功能进行性恶化，心脏进行性增大及肝脏增大，血沉增快。入院后，经检查发现血狼疮细胞阳性，抗核抗体1∶5240阳性，临床诊断为系统性红斑狼疮。给予泼尼松50mg，每日1次口服，环磷酰胺600mg/24h（连续静滴2日，每2周一次）治疗，病人症状有所缓解。但4天前，尿量逐渐减少，并出现痰中带血，时有夜间阵发性呼吸困难，给予利尿、止血，加强抗感染及支持疗法等处理，病情仍有恶化趋势。病人于2月10日清晨5时40分，突然咯出大量鲜血，呼吸骤停，心电监护示室性逸搏节律，即予吸痰，使用呼吸兴奋剂等心肺复苏抢救，呼吸未恢复，6时20分心跳停止，心电图显示等电位线，抢救无效死亡。

死亡原因：肺出血，窒息。

死亡诊断：系统性红斑狼疮

狼疮性肾炎（急进型）

狼疮性心肌损害 急性左心衰

狼疮性肺损害 肺出血

主治医师（签名）/住院医师（签名）：

（五）出院记录

出 院 记 录

范××，女，28岁，工人。2005年5月21日入院。2005年6月12日出院，共住院22天。

患者因寒战、发热伴腰痛、尿频、尿急3天入院。入院时体温38.8℃，双侧上输尿管点有压痛，双肾区叩击痛。尿常规：尿蛋白微量，白细胞（++），红细胞4～8/高倍镜视野，脓细胞（++）。入院后作中段尿培养，结果为大肠杆菌生长，菌落数大于10^5/ml，临床诊断为急性肾盂肾炎。入院后给予抗感染治疗及中药辅助治疗，症状消失，尿常规正常，尿培养阴性，故予出院，门诊继续治疗。

出院诊断：急性肾盂肾炎。

出院后注意事项：

1. 注意预防感冒和避免过度疲劳。
2. 门诊随访，继续维持中药治疗，抗生素服满1个月。
3. 复查小便，停药后连作3次尿培养。

主治医师（签名）/住院医师（签名）：

第二十七章 诊断步骤和临床思维方法

诊断是将问诊、体格检查、实验室检查及其他各项检查所收集到的资料，经过归纳整理、综合分析和推理判断，所作出的合乎病人客观实际的结论。正确诊断是预防和治疗疾病的重要依据和前提。医疗实践中，确定诊断的过程就是不断正确认识疾病的过程。正确的诊断，不仅需要丰富的医学专业知识和熟练的诊疗技术，更需要掌握科学的思维方法。

一、确定诊断的步骤

确定诊断的过程，一般要经历“调查研究，搜集资料”、“综合分析，提出诊断”、“反复实践、验证诊断”三个步骤。

（一）调查研究，搜集资料

正确诊断来源于周密的调查研究，即搜集资料（data collection）。它包括询问病史、体格检查、实验室和其他辅助检查。

1. 病史（history） 完整而详尽的病史可以解决不少诊断问题，甚至有些疾病单凭问诊就能确立，如慢性支气管炎、消化性溃疡、癫痫、支气管哮喘等。采集病史不是单纯的询问，而应充分应用症状诊断学的知识，掌握主要症状的不同伴随症状及问诊要点，边思考边询问，在询问过程中注意搜集诊断和鉴别诊断的依据。通过一次成功的病史询问，往往可以基本形成比较符合病情的初步印象（primary impression）。病史的采集要全面系统，真实可靠，还要能反映疾病的进程和动态变化，应学会在复杂的表现中找出该病例的特征，并随着临床经验和医学理论的日益丰富，逐渐掌握询问病史的要点和精髓。

2. 体格检查（physical examination） 全面系统又重点深入的体格检查，不仅可进一步验证在询问病史中已形成的初步印象正确与否，还能补充问诊的不足，搜集到只能通过体检才能获取的重要资料，从而为确立正确诊断和进行鉴别诊断提供客观依据。体格检查时不仅要留意那些支持诊断的阳性体征，还要重视对诊断或鉴别诊断有重要意义的阴性体征。要求医师熟悉各系统常见疾病的特殊体征，应做到边查边想（doing and thinking），反复加以验证核实，以达到融会贯通。

3. 实验室及辅助检查（lab and auxiliary examination） 三大常规作为基础的实验室检查起过筛和初查的作用。根据问诊和体检结果所提示的线索选择必要的实验室检查及其他辅助检查，可进一步获取疾病的诊断依据，使临床诊断更为及时而准确。各种检查的选择要切合病情和诊断需要，切忌撒网式的检查，更要避免单凭实验室检查结果来诊断疾病，而忽视了采集病史和获取体征。识别疾病和临床决策的基本程序应该是：根据问诊和体检得出的初步诊断安排必要的检查，以确定、补充、修正或排除诊断。

在搜集资料的时候必须重视以下“三性”。

真实性：询问病史、体格检查时，必须从病人的自觉症状和客观体征的实际出发，实事求是，严肃认真，而不能先入为主，主观臆测，只注意采集合乎自己主观要求的资料，对具体的事实随意取舍，这样收集到的资料无疑会有片面性和不真实性，这是导致诊断错误的常见原因。例如，以病人自己的叙述（常常是并不确切的定义，如“昏厥”、“心绞痛”等）确定疾病的存在，或仅根据其他医疗单位的诊断和病情记录，不加验证地完全照搬等。

全面性：资料的搜集不仅要客观，而且要全面。病史应能反映疾病发生和发展的全过程，体格检查也要全面细致地查清整个身体的健康状况，而不能像盲人摸象那样，只知局部不见整体。要重视病人提供的每一项有意义的线索，借以了解病人的整体情况。对病史和各种客观检查不能有所偏废和忽视。例如，一位高热、白细胞计数及中性粒细胞都明显增高的男青年，因医生忽视了家属提供的尿潴留和行走中数次跌倒的事实，因而未能及时作有关神经系统的体格检查和进一步脊髓 CT 检查，漏诊了一例髓旁脓肿，以致失去了救治机会。又如一位心包积液伴浮肿的病人，只注意询问心脏病相关的病史和检查心脏病相关体征，而忽视了患者怕冷、便秘等症状和黏液性浮肿的体征，没有作甲状腺功能检查，故未能及时诊断为甲状腺功能减退而延误了治疗。病人的某些症状、体征或检查结果，有时可能是疾病本质的一种反映，对它的识别除了需要仔细，更需要丰富的临床经验和扎实的理论基础。另一方面，也不能只根据个别或部分表现轻易作出疾病诊断。

系统性：病人在叙述病史时，常缺乏条理性和系统性，医生应当按顺序逐一问诊，并不断考虑病人所述症状之间的内在联系及其发展，逐一深入询问。体格检查时应当从一般状态，到头、颈、胸、腹、脊柱四肢和关节、生殖器、肛门和直肠，最后神经系统，逐一全面而细致地检查，随时注意各种体征的病理生理及其内在联系，并按这些体征所提示的线索作必要的进一步检查。

（二）综合、分析资料

尽管在搜集资料的时候已经注意到了真实性、全面性和系统性，但作为诊断依据，还需要进行归纳整理，综合、分析资料（data processing），以去粗取精，去伪存真，由表及里，抓住主要矛盾加以推理，比较其与哪些疾病的表现相近，结合医师掌握的医学理论和临床知识，逐一进行鉴别，最后作出初步诊断（primary diagnosis）。在分析、综合、推理和判断过程中，特别要注意以下几个问题。

1．现象与本质 病人的症状、体征及各项检查结果都是疾病的临床表现，一定的临床表现具有一定的临床意义，这就是现象与本质的关系。如何透过临床表现去认识疾病的本质，这要求我们必须掌握各种症状、体征及各项检查结果与疾病本质的联系，这是认识疾病的基础。尤其是当现象和本质不符合时，或者临床表现不能用已知疾病解释时，则往往提示尚存在着另一种未知的情况或疾病。如一个甲状腺功能亢进症的患者，心率仅 50 次/分，与甲亢的临床表现不符合，通过进一步检查，发现该患者有病态窦房结综合征，他（她）的心率不能像一般甲亢患者那样增快。又如一个持续房颤长期服用地高辛的患者，心律突然变得规则了，但临床症状并没有好转，经心电图检查为非阵发性交界性心动过速，提示洋地黄过量。

2. 主要表现与次要表现 疾病的临床表现和过程往往比较复杂，常常包括许多症状、体征和各种异常检查结果。必须在复杂的表现中，分清主次，找出主要表现，进而抓住疾病的本质，作出正确的诊断。这要求我们十分熟悉各种疾病的特征性表现，例如，右心衰竭的肝－颈静脉反流征、风湿性二尖瓣狭窄的心尖区隆隆样舒张期杂音、弥漫性腹膜炎的板状腹、胃肠穿孔时的肝浊音界消失、消化性溃疡的节律性上腹痛等等。在一组复杂的临床表现中如能找到某种疾病的特征性表现，然后假设为这一疾病来探求该组临床表现的内在联系，那么一个符合病人实际情况的正确诊断就离之不远了。

3. 共性与个性 不同疾病可出现相同表现，即这些疾病的共性；而同一表现在不同的疾病中又各有其临床特点，即该病的个性。例如，水肿可见于心脏病、肾脏病、肝脏病及甲状腺病变等，水肿为这些疾病的共同表现；但心脏病性水肿常始于身体的低垂部位，称为“下垂性水肿”，肾脏病性水肿则首先出现于皮下的疏松组织如眼睑等处，肝脏病性水肿突出地表现为腹水，甲状腺功能减退或亢进的黏液性水肿常表现为肢体肿胀显著而凹陷性不明显，这些即为上述各种疾病中水肿表现的特点。在分析临床资料时，考虑一项临床表现可能为哪几种疾病的共性，有助于全面分析产生该项临床表现的各种可能原因，而抓住其个性则有利于鉴别诊断，减少误诊。

4. 典型与不典型 临床上所谓“典型”病例只占少数，大多数病人的临床表现并不典型。疾病的典型临床表现为人们所熟知，故对于具有典型临床表现的病例不难作出正确诊断。不典型病例给人以许多模糊的假象。如早期应用抗生素已使典型的大叶性肺炎、风湿热及伤寒十分少见，而代之以不典型或轻型表现；急性心肌梗死时没有胸痛，而表现为莫名其妙的牙痛；右下肺炎表现为右上腹疼痛；慢性病可以急性起病，急性病可以暴发；一些少见症状在个别病人却成为突出的临床表现；有时疾病已进入晚期才以早期表现作为初发症状而就诊。临床症状如此多变，体征和实验室检查结果也可因病情不同而异乎寻常，如果考虑不周全，很可能造成误诊或漏诊。因而我们除了要掌握疾病的典型表现外，也要熟悉它们的不典型表现。

综上所述，医生对疾病的认识要以全面调查研究所得的翔实资料为依据，进行归纳、分析，找出其相互间的内在联系、发生发展规律，分清主要、次要表现，透过这些现象来探讨其本质，从反复临床思维过程中得出结论，即是该病人的初步诊断。

（三）验证或修正诊断

初步诊断是否正确，还需在临床实践中反复验证，即需要经过“实践——认识——再实践——再认识”的过程，才能最后确定诊断，这就是验证或修正诊断（diagnosis correcting）的过程。

初步诊断可能不够完善，甚至是错误的。这是因为搜集的资料并不一定完整无缺，或初诊时疾病本身的特点还没有充分表现出来等。疾病过程常处于不断变化之中，一些重要的表现在就诊时可能尚未出现或已经消失；或者疾病本身的主要表现与次要表现已相互转化；也可能一种疾病痊愈了，另一种疾病却发生了。例如，伤寒在发病第2周后，血清凝集试验的阳性率才显著升高，第4周可达到90%；“麻疹黏膜斑”在麻疹发病后2～3日出现，经过2～3日后，斑点溃烂融合而不明显，继之消失；急性胰腺炎时，血淀粉酶在发病后6～12小时才开始升高，持续3～5日后恢复正常等等。

因此，我们既要尽可能全面了解就诊前的情况，又要详细观察初诊后的变化，对于新的发现、新的检查结果，需要医师不断反思，予以解释，以免遗漏具有重要诊断意义的资料。有些疾病经过询问病史、体格检查和必要的辅助检查后，仍无法肯定诊断，进行诊断性治疗也是一公认可行的准则，但所使用的必须是针对性强、疗效可靠、观察评价指标明确的疗法。医务人员在临床工作中的误诊并不少见，但事实上有许多误诊是可以避免的。国内一项由30多位专家参加、历时10年、统计46万份病历的大型研究发现，疾病的误诊率为27.8%（12.8万/46万）。误诊的常见原因有以下四种：①医学经验不足（25%）；②医师问诊及体格检查不细致（17.3%）；③未选择特异性检查（17%）；④医师过分依赖或迷信辅助检查结果（14.7%）。此外，先入为主，主观臆断，妨碍了客观而全面地搜集和分析资料，致使判断偏离了疾病的本质。

二、临床诊断思维的过程和基本原则

（一）诊断思维的过程

对每一具体病例，临床医师的诊断思维活动过程既是活跃的，又有一定的程序，可概括为以下10个步骤：

1. 考虑解剖上有何异常？
2. 考虑生理上有何改变？
3. 从病理生理角度提出病理变化和发病机制的可能性。
4. 考虑几个可能的致病原因。
5. 考虑病情的轻重，勿放过可能的致病原因。
6. 提出1～2个可能的假说。
7. 检验该假说的正确与错误，权衡支持与不支持这一假说的临床资料。
8. 寻找特殊的症状体征组合，进行鉴别诊断。
9. 缩小诊断范围，考虑诊断的最大可能性。
10. 提出进一步检查和处理的措施。

（二）诊断思维的基本原则

科学的临床思维方法是一把开启诊断和治疗大门的钥匙。在疾病诊断过程中，以下几项基本原则是应该遵循的。

1. 实事求是的原则 在搜集到的临床资料中，常会遇到偏离一般规律的个体化表现，医师不能因其不符合疾病的一般规律就随意舍弃，或认为是患者的神经症，或牵强附会地将其纳入自己理解的框架中；而应该尊重事实，认真观察，深入分析，全面综合，实事求是地对待客观临床资料。

2. "一元论"的原则 即单一病理学原则。最好能用一个主要疾病来解释病人的多种临床现象。当然，如遇到不能解释的现象，则应重新全面考虑，不要勉强用一个疾病来加以解释。如经证实确有两种或几种疾病同时存在，则不应受此原则限制，但在下诊断时应将疾病分清主次，先后排列。

3. 优先考虑常见病、多发病的原则 疾病的发病率可受多种因素的影响，疾病谱随不同年代、不同地区而变化。当几种疾病都有可能的情况下，要首先考虑常见病、多发病，其次考虑罕见病的诊断。这种选择原则符合概率分布的基本原则，可以减少误诊的机会。

4. 首先考虑器质性疾病的原则 当鉴别器质性疾病与神经症有困难时，应多考虑器质性疾病。在没有充分根据可以排除器质性疾病以前，不要轻易下神经症的诊断。过早地不适当地诊断为神经症，可导致延诊、漏诊或误诊，以致失去及时治疗器质性疾病的机会，给患者带来不可弥补的损失。当器质性疾病和功能性疾病可能并存时，也应重点考虑器质性疾病的诊断。

5. 首先考虑可治性疾病的原则 当患者病情不典型，疑有不可治愈性疾病和可治愈性疾病的诊断均可能存在时，应首先考虑可治性疾病，以便早期、及时地给予恰当的处理，这样常可事半功倍，最大限度地减少诊断过程的周折，减轻患者的负担和痛苦。但这并不意味可以忽略不可治或预后不良的疾病。

6. 简化思维程序的原则 医师在感知疾病现象后，应首先参照疾病的多种表现逐一对照，逐一排除，抓住关键和特征，把多种诊断倾向归纳到一个最小范围中去，以选择最大可能的诊断。尤其在急诊重症病例，按此原则有利于迅速建立诊断的假设，以便及时决定进一步诊疗的方向。

三、诊断内容

完整诊断应能反映病人所患疾病的全部状况，其内容包括病因诊断、病理解剖诊断和病理生理诊断等。如同时患多种疾病，则应分清主次，顺序排列。排序应注意以下几点：①本科疾病在前，他科疾病在后；②主要疾病在前面，次要疾病则根据其重要性依序后排。本次就诊的疾病和影响病人健康最大或威胁病人生命的疾病是主要疾病，应排在最前；并发病（在发病机制上与主要疾病有密切关系的疾病）列于主要疾病之后；伴发病（与主要疾病无关而同时存在的疾病）应依序后排。③如为一组有直接因果关系的疾病，则按其发展顺序来写。例如由慢性支气管炎发展为肺心病，诊断时应先写慢性支气管炎，再写慢性阻塞性肺气肿，最后写慢性肺源性心脏病。

1. 病因诊断 指明致病原因及疾病的本质。病因诊断对疾病的发展、转归、治疗和预防有重要的指导意义，是最重要也是最理想的临床诊断内容。例如，风湿性心肌炎、结核性胸膜炎、先天性心脏病、病毒性肝炎等，其中风湿性、结核性、先天性、病毒性均为病因诊断，列在最前面。对病因还不十分明确的疾病，临床诊断时只能用其他方式来表示，如高血压病、原发性血小板减少性紫癜。

不少疾病有不同的分型和病期，如冠心病分为心绞痛、心肌梗死、猝死等5种不同的类型，糖尿病有1型、2型之分，传染性肝炎有甲、乙、丙等不同类型，慢性肾炎有氮质血症期和尿毒症期之分。故病因诊断中尚需包括疾病的分型和分期。对疾病进行分型和分期可充分发挥其对治疗抉择的指导作用。

2. 病理解剖诊断 指出病变部位、范围、性质以及组织结构的改变，列为第二位。作病理解剖诊断时，可按解剖部位，分为心、肝、肺、肾、胃肠等写出病变部位，如二尖瓣狭窄、肝硬化、胸膜钙化、左肾萎缩等。

3. 病理生理诊断　表明疾病引起的机体功能改变，列为第三位。循环系统疾病的病理生理诊断最为复杂，其内容包括心力衰竭及心功能分级、休克、心脏神经症、心律失常等。病理生理的变化反映病变脏器的功能，它不仅是机体和脏器功能判断所必需的，而且也可由此作出预后判断和劳动力鉴定。

4. 并发症的诊断　指原发疾病的发展，导致机体、脏器进一步损害。虽然与主要疾病性质不同，但在发病机制上密切相关，如胃溃疡并发上消化道出血、急性心肌梗死并发心室壁破裂、风湿性心瓣膜病并发感染性心内膜炎等。

5. 伴发疾病诊断　指与主要诊断的疾病同时存在的又不相关的疾病。伴发病对机体和主要疾病可能发生影响。

在临床工作中，并不是一切疾病都能作出完整诊断的。未查明病因的，应根据疾病的性质，作出病理形态诊断和（或）病理生理诊断。对于一时查不清病因，也难以作出病理形态和病理生理诊断的疾病，可以其突出症状或体征为主题的“待查”方式来处理。同时，应尽可能根据对所收集资料的分析和综合，提出一些可能诊断，并按其可能性大小排列，以反映诊断的倾向性。

临床诊断举例：

例一　诊断：1. 风湿性心瓣膜病　（病因诊断）
二尖瓣狭窄伴关闭不全，全心扩大　（病理解剖诊断）
慢性心衰（NYHAⅢ级）　（病理生理诊断）
慢性心房颤动
2. 胆囊结石　慢性胆囊炎　（伴发疾病诊断）

例二　诊断：1. 慢性支气管炎急性发作期
2. 慢性阻塞性肺气肿
3. 慢性肺源性心脏病（相对性三尖瓣关闭不全）
慢性心衰（NYHAⅡ级）
慢性呼吸功能衰竭（Ⅱ型呼衰）
频发房性早搏
肺性脑病
4. 龋齿 $\begin{array}{c|c} 5 & \\ \hline & 7 \end{array}$

附录

Ⅰ 临床常用诊断技术

诊断技术是临床医师必须掌握的重要技术操作，这些技术操作不仅对诊断有重要意义，而且也有重要的治疗作用。临床实践过程中，临床医师应当掌握每项技术操作的适应证、禁忌证、操作步骤和要领，并通过长期的临床实践，不断提高诊断技术操作的技巧和准确、熟练程度，这也是一名合格临床医师的基本条件。

每次操作前，应了解患者的基本病情，向患者和家属详细说明检查的意义，取得他们的充分理解与合作。操作应在诊疗室进行，因病情需要也可在病房或床旁进行，周围用屏风遮蔽。术前应仔细阅读操作规程，检查所需物品是否齐全。术者应洗手，必要时穿隔离衣，戴口罩、手套。术中应严格无菌操作，注意患者反应。术后应对患者的生命体征及有关表现进行严密观察，以便及时发现、处理可能出现的意外。对被污染的物品进行妥善处理。

一、胸膜腔穿刺术

胸膜腔穿刺术（thoracentesis）是用于检查胸腔积液的性质，抽气、抽液减轻压迫症状，或通过穿刺途径向胸膜腔内给药的一种诊疗技术。

【适应证】

经临床各种检查未能确诊的伴有胸腔积液的疾病，用于检查胸腔积液的性质；胸腔抽气、抽液减轻压迫症状；胸腔内给药；脓胸患者抽脓或注药治疗。

【禁忌证】

出血性素质和（或）出血性疾病；穿刺局部皮肤有细菌性感染；一般情况差或心肺功能衰竭；不合作或有精神病者。

【方法】

术前要详细了解患者的病史，参阅患者胸部X线或CT片，进行体格检查和必要的实验室检查，如血常规、血小板计数、出血时间、活化部分凝血活酶时间及凝血酶原时间等。

1．嘱患者面向椅背坐于椅上，两前臂平放在椅背上缘，头伏于前臂上。不能起床者，可取半坐卧位，患侧前臂应上举抱于枕部。

2．胸腔积液的穿刺部位应在胸部叩诊实音最明显处进行。常选取肩胛线或腋后线第7、8肋间或腋中线第6、7肋间。包裹性积液可根据X线或超声波检查定位，确定穿刺部位及进针的深度，或在超声引导下穿刺。气胸的穿刺点常取患侧锁骨中线第2肋间隙。穿刺点确定后可用蘸龙胆紫的棉签在皮肤上作标记（图Ⅰ－1）。

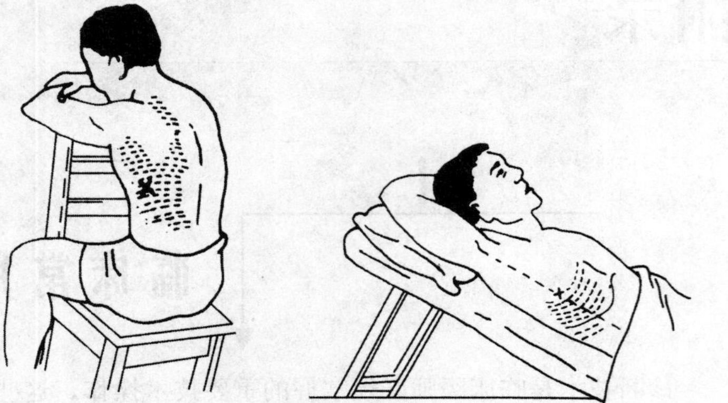

图Ⅰ-1 胸腔穿刺时病人体位及穿刺点（以“×”标示）

3. 常规消毒皮肤，术者戴口罩和无菌手套，覆盖消毒洞巾。

4. 用2%利多卡因在下位肋骨上缘的穿刺点自皮肤至胸膜壁层进行局部麻醉。麻醉过程中，针头逐渐深入，直至进入胸膜腔抽出胸水为止，并判断皮肤至胸膜腔的距离。也可使用1%普鲁卡因作局部麻醉，但使用前应做过敏试验。

5. 左手食指和中指固定穿刺点部位皮肤，右手将穿刺针的三通活栓（图Ⅰ-2）旋转到与胸腔关闭处（也可使用针尾上套有橡皮管的穿刺针，管腔必须夹闭），再将穿刺针在麻醉处缓缓刺入，穿刺针进入深度比局麻时针头进入深度稍深入3~5mm，当针尖抵抗感突然消失时，表示已穿入胸腔。取50ml注射器接于三通活栓（或橡皮管端），转动三通活栓使其与胸腔相通，进行抽液、抽气。助手应用止血钳固定穿刺针，防止穿刺针刺入过深伤及肺组织。注射器抽满后，转动三通活栓使其与外界相通，排出液体或气体。

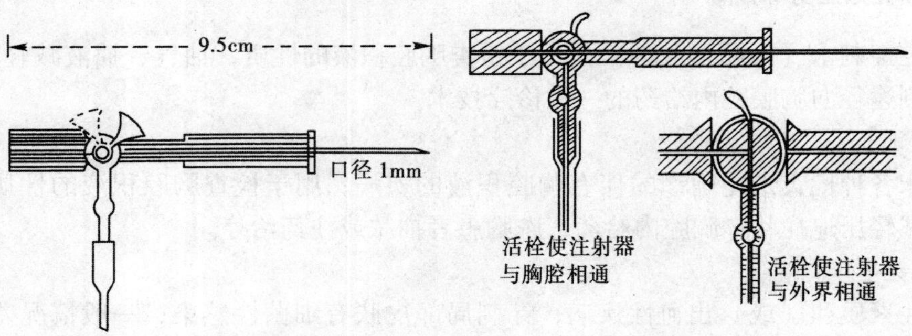

图Ⅰ-2 三通活栓模式图

如用针尾上套有橡皮管的穿刺针，应先将橡皮管用血管钳夹闭，然后再进行穿刺，进入胸腔后，接上注射器，由助手协助松开血管钳，术者进行抽液或抽气，注射器抽满后由助手再次夹闭橡胶管，然后取下注射器，将液体注入容器，予以计量或送检。

6. 操作完毕后拔出穿刺针，覆盖无菌纱布，稍用力压迫穿刺部位，用胶布固定。嘱患者静卧。

【注意事项】

1. 穿刺前应向患者说明穿刺目的，消除患者顾虑。对精神过度紧张者可于术前半小时给予地西泮 10mg 或可待因 30mg 以镇静止痛。

2. 操作过程中，应密切观察患者的反应，如有头晕、面色苍白、出汗、心悸、胸部压迫感或剧痛、昏厥等胸膜过敏反应，或出现连续性咳嗽、气短、咳泡沫痰等现象，应立即拔出穿刺针，并皮下注射 1/1000 肾上腺素 0. 3 ~0. 5ml，或根据临床表现作相应的对症处理。

3. 一次抽液不可过多、过快。诊断性抽液只需 50 ~100ml 即可；减压抽液一般首次不超过 600ml，以后每次抽液不超过 1000ml；如为脓胸，应尽量每次抽净。疑为化脓性感染时，助手用无菌试管留取标本，然后涂片作革兰染色镜检、细菌培养及药敏试验。检查肿瘤细胞至少需 100ml 液体，并应立即送检，以免细胞自溶。

4. 在操作过程中，应具备严格的无菌观念，同时要防止空气进入胸膜腔，始终保持胸膜腔内负压。

5. 需进行药物治疗时，可在抽液完毕后将药物经穿刺针注入。

6. 应避免在第 9 肋间以下穿刺，以免穿透膈肌伤及腹腔内脏器。

二、心包穿刺术

心包穿刺术（pericardiocentesis）常用于判断积液的性质与病原体；抽液可缓解心包填塞所形成的压迫；化脓性心包炎时可穿刺排脓、给药。

【适应证】

确定心包积液的性质及病因。大量心包积液时，穿刺放液以减轻心脏压塞。化脓性心包炎时，穿刺排脓、注药。

【禁忌证】

心包积液尚未证实，慢性缩窄性心包炎。

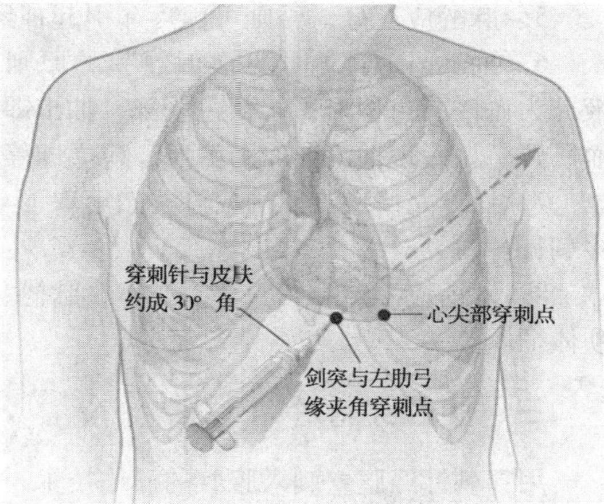

图Ⅰ-3 心包穿刺部位

【方法】

1. 患者取坐位或半卧位，以手术巾盖住面部。仔细叩出心脏浊音界，选好穿刺点，并用醮龙胆紫的棉签标记。常取心尖部穿刺点，根据膈位置高低而定，一般在左侧第 5 肋间或第 6 肋间心浊音界内 2. 0cm 处；也可以在剑突与左肋弓缘夹角处进针（图Ⅰ-3）。

2. 常规局部皮肤消毒，戴无菌手套，铺消毒洞巾，用 2% 利多卡因行自皮肤到心包壁层的局部麻醉。

3. 将心包穿刺针的胶管用止血钳夹住尾端，由原麻醉点刺入皮肤至皮下。在心尖部进针时，应使针头由下而上、向脊柱方向缓慢刺入；在剑突与左肋弓缘夹角处进针时，应使针头与腹壁保持 30° ~40°角，向上、向后并稍向左刺入心包腔后下部。穿刺针尖接近心包壁层时，安上注射器并抽成负压，边进针边抽，待针尖抵抗感突然消失或抽出液体时，则表示已穿过心包壁层进入心包腔。如感到心脏搏动而引起震动，此时应稍退针，避免划伤心脏。助手应立即用血管钳夹住穿刺针的针体以固定深度。术者将注射器套于针尾的橡皮管上，然后松开夹闭橡皮管的止血钳，缓慢抽出液体，准确记录液量，送检。如果作细菌培养，应用灭菌试管留取。同时可用穿刺针给药。

4. 操作完毕后拔针，覆盖消毒纱布，压迫数分钟，用胶布固定。

【注意事项】

1. 术前应向患者讲明穿刺目的和必要性，消除紧张情绪和顾虑，且应嘱患者在穿刺过程中勿咳嗽或深呼吸，如需要，可在术前半小时口服地西泮 10mg 或可待因 30mg。

2. 应严格掌握适应证。因心包穿刺有一定的危险性，故应由有经验的医师操作或指导，且应在心电图监护下进行穿刺，较为安全。

3. 术前应进行心脏超声波检查，确定液性暗区大小和穿刺部位，然后选液性暗区最大、距体表最近点作为穿刺部位。如能在超声显像指示下进行穿刺、抽液，更为准确、安全。

4. 首次抽液一般不应超过 100ml，如因病情需要（如心包填塞严重）最多也不应超过 200ml，以后逐次抽液再增加到 300～500ml。抽液速度要慢。如过快、过多，可导致回心血量骤然增多，从而发生急性肺水肿。

5. 麻醉应充分，否则可因疼痛引起神经源性休克。

6. 抽液时应遵循“见血即停”的原则。若开始即抽出颜色污秽、3～5 分钟不凝的血液，为血性心包积液；若颜色较鲜，抽出即凝或后来变为血性，则可能是损伤心脏的血管出血所致。如发现抽出液体为鲜血，应立即停止抽吸，并严密观察有无心包填塞出现或加重。

7. 操作完毕应夹闭橡皮管，然后取下与之连接的注射器，避免空气进入心包腔，拔出穿刺针。

8. 术前应测定患者心率、心律、脉搏、血压、呼吸。术中、术后仍需严密观察以上各项体征。

三、腹腔穿刺术

用穿刺针经腹壁刺入腹腔的操作技术，称为腹膜腔穿刺术（abdominocentesis）。

【适应证】

抽出腹水来判定腹水性质，以便鉴别诊断；疑有内出血，如脾破裂、异位妊娠等；大量腹水有压迫症状，适当间歇放腹水以减轻症状；腹腔内给药。

【禁忌证】

有肝性脑病先兆、电解质严重紊乱、结核性腹膜炎粘连包块、包虫病、卵巢囊肿者。

【方法】

1. 穿刺前须排空小便，以免穿刺时损伤膀胱。

2. 患者可采用坐位、半卧位、平卧位或侧卧位。对疑有腹腔内出血或腹水量少者行诊断性穿刺时，最好采取侧卧位。

3. 穿刺点应以叩浊部为准。一般选择左下腹脐与髂前上棘连线的中 1/3 与外 1/3 的交接处，此处不易伤及腹壁动脉，肠管较游离亦不易损伤。也可选脐与耻骨联合连线中点的上方 1.0cm、偏左或偏右 1.5cm 处（图Ⅰ-4），此穿刺点处无重要器官且易愈合。侧卧位穿刺点在脐水平线与腋前线或腋中线相交处，此处常用于诊断性穿刺。如仅少量积液，尤其是有包裹性分隔时，必须在 B 超定位后或 B 超指示下穿刺。

4. 常规局部消毒，戴无菌手套，盖消毒洞巾，用2%利多卡因自皮肤至腹膜作局部麻醉。

5. 操作者用左手的示指与中指或示指与拇指固定穿刺部位皮肤，右手持针经麻醉处垂直刺入腹壁，当进针阻力突然消失，表示针尖已进入腹腔，即可抽出腹水。按临床需要留取各种用途的标本送检。如需作细菌培养则用灭菌试管留存腹水。如诊断性穿刺，则可用20ml或50ml注射器及适当针头行直接穿刺抽液。如目的是大量放液，则需用尾部连接橡皮管的穿刺针进行操作，助手用血管钳固定针体，以输液夹夹持胶管，调节放液速度。腹水放出后应计量，送检。

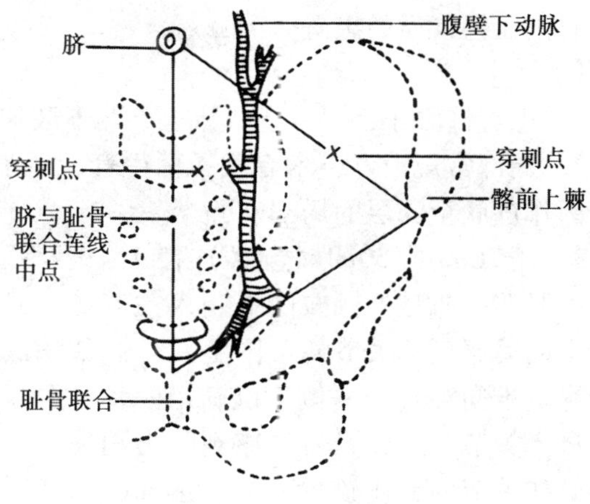

图Ⅰ-4 腹腔穿刺点及其与腹壁下动脉的关系

6. 穿刺结束后拔出穿刺针，覆盖消毒纱布，以手指压迫穿刺点数分钟，最后用胶布固定。大量放腹水后，患者应束以多头腹带，避免因腹部压力骤降，内脏血管扩张，导致回心血量减少而引起血压下降或休克。

【注意事项】

1. 术中应密切观察患者有无头晕、恶心、心悸、气短、脉率增快、面色苍白等症状，同时应监测血压。一旦有以上表现应立即拔出穿刺针，同时作出及时判断和处理。

2. 放腹水过程中，发现流出不畅时，可稍调整穿刺针的深度、角度或改变体位。

3. 放腹水不宜过快、过多。肝硬化患者一次放液超过3000ml，则可能诱发肝性脑病、电解质紊乱，甚至血压下降，但在维持输入大量白蛋白的基础上，可视病情大量放液。

4. 术后患者应平卧，并使穿刺点位于腹水平面以上，防止医腹腔内压力过大导致腹水继续漏出。腹水较多，腹腔内压力大的患者，为了避免拔针后腹水继续漏出，可在穿刺针头进入皮下组织后，将针头斜行向周围移动1~2cm后，再进入腹腔，使穿刺孔不在从皮肤到腹膜壁层的一条直线上。如采用此法腹水仍有漏出，则用蝶形胶布或火棉胶粘贴。

5. 穿刺前后应测量腹围、脉搏、血压，检查腹部体征，密切观察病情变化。

四、膝关节腔穿刺术

膝关节腔穿刺术（knee joint cavity paracentesis）是用于诊断、治疗膝关节腔内病变的诊疗技术。

【适应证】

诊断性穿刺：抽取关节内液体进行化验检查、细菌培养或动物接种。治疗性穿刺：抽出关节内液体或同时注入治疗药物。特殊检查性穿刺：如注入造影剂或空气后拍摄X线片。

【禁忌证】

有出血性素质的患者。

【方法】

1．患者仰卧于手术台上或床上，两下肢伸直。

2．局部常规消毒，术者戴无菌手套，盖消毒洞巾，用2%利多卡因作皮肤至深层的局部麻醉。

3．用20ml或50ml注射器连接7～9号针头。一般在髌骨上方，由股四头肌腱外侧向内下刺入关节囊；或于髌骨下方，由髌韧带旁向后穿刺达关节囊（图Ⅰ－5）。如积液不多，穿刺前可将髌骨尽量推向穿刺的一侧，以确定髌骨和股骨髁间的间隙。当穿刺针进入关节腔时，术者可感到阻力消失，并可见关节液流入注射器。如关节内液体较少而欲尽量抽吸积液时，可由助手按压关节周围，以便积液集中于穿刺针头处。

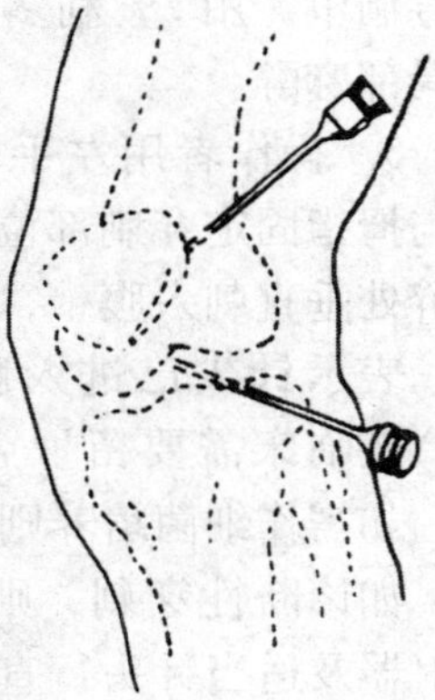

图Ⅰ－5　膝关节腔穿刺示意图

4．抽液完毕后，若需关节腔内给药，则需另换无菌注射器。

5．术后用消毒纱布覆盖穿刺点，用胶布固定。

【注意事项】

1．穿刺器械须经严格消毒，操作应在严格无菌下进行，避免无菌的关节腔内渗液发生继发性感染。

2．穿刺应在距关节腔最近的皮肤表面处穿刺，但不要损伤周围重要的血管和神经。

3．操作应细致、轻柔，防止因操作导致的关节软骨损伤。

4．如关节腔内积液量多，于穿刺抽吸后应适当予以加压固定。

五、腰椎穿刺术

腰椎穿刺术（lumbar puncture）是用腰穿针经腰椎间隙刺入椎管的技术操作。

【适应证】

中枢神经系统感染性疾病；脑血管性疾病而CT扫描阴性者；疑为颅内占位病变但颅内高压征象不明显；原因不明的昏迷、抽搐等疾病；可疑椎管内病变确定有无椎管阻塞；气脑、脊髓腔造影；药物鞘内注射或治疗性放脑脊液。

【禁忌证】

颅内压明显增高，特别是后颅凹占位病变；穿刺部位皮肤有明显感染；硬膜外脓肿；血小板减少或出血倾向；穿刺部位腰椎有畸形或骨质破坏；病人垂危或处于休克期；有颅底骨折脑脊液漏者。

【方法】

1．患者左侧卧位于硬板床上，背部与床面垂直，脊柱尽量靠近床边。头向前胸部屈曲，两手抱膝紧贴腹部，使躯干呈弓形，腰部尽量后弓使椎间隙增宽，便于穿刺。脊柱与床面平行，两髂前上棘连线与床面垂直。

2．以第3、4腰椎棘突间隙作为穿刺点，有时也可在上一或下一腰椎棘突间隙进行

（图Ⅰ-6）。

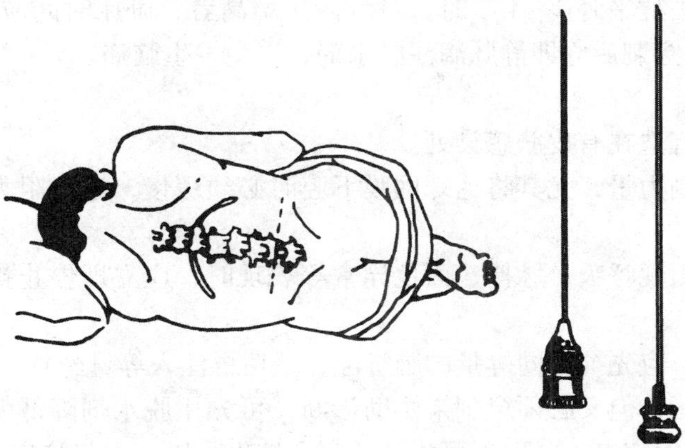

图Ⅰ-6 腰椎穿刺时病人体位及穿刺针

3. 常规局部消毒，戴无菌手套，盖无菌洞巾，用2%利多卡因自皮肤至椎间韧带作局部麻醉。先做皮内麻醉，然后做皮下麻醉，再后通过棘上韧带、棘间韧带、黄韧带和硬脊膜递进麻醉。麻醉过程中应坚持先抽吸后注药的原则，以防注入血管内。

4. 用左手固定穿刺点皮肤，右手持腰椎穿刺针刺入腰椎间隙，进针方向应与患者背面垂直，并使针尖稍斜向头部。一般成人进针深度为4~6cm，儿童则为2~4cm。一旦针头穿过棘上韧带、棘间韧带、黄韧带和硬脊膜，顿感阻力消失，此时缓慢将穿刺针针芯拔出，则可见脑脊液流出。用灭菌试管收集脑脊液送检。

5. 一般在放脑脊液前先接上测压管测量压力。测压时，颈部及躯干伸直，全身肌肉松弛，呼吸均匀，如能见到测压管中液平面随呼吸上下波动，即可测压。正常侧卧位脑脊液压力为70~180mmH_2O（10 mmH_2O=0.098kPa）或40~50滴/分钟。如要了解蛛网膜下腔是否阻塞，可作动力试验（Queckenstedt test）。

一般先做压腹试验。由助手用拳压病人腹部持续20秒，脑脊液压力即迅速上升，然后除去压腹，压力如迅速下降至原水平，证明腰穿针完全在蛛网膜下腔内，此时做动力试验才有意义。压腹试验的原理是：压迫腹部深层静脉→脊髓静脉丛淤滞→脊髓蛛网膜下腔压力增高。动力试验的方法：由助手压迫患者一侧颈静脉约10秒，正常时脑脊液压力立即升高一倍左右，解除压力后10~20秒压力又恢复至初压水平，即称该侧动力试验阳性，表示蛛网膜下腔通畅。动力试验的原理是：正常脑和脊髓的蛛网膜下腔是相通的，压迫颈静脉→颅内静脉压增高→脑脊液回流受阻→颅内压迅速上升。如压迫颈静脉后脑脊液压力不上升，称为动力试验阴性，表示蛛网膜下腔完全阻塞。若压力缓慢上升，放松后又缓慢下降，亦称动力试验阴性，表示不完全阻塞（如横窦内血栓形成或小脑窝内肿瘤）。颅内出血或压力明显增高者，禁做此试验。

6. 取下测压管后收集脑脊液标本，一般2~5ml。颅内压增高时放液需谨慎，要用针芯控制慢慢放出，最好不要超过2ml。

7. 穿刺术完毕后，将针芯插入穿刺针内，拔出穿刺针，覆盖无菌纱布，用胶布固定。

8. 术后，病人去枕平卧2～4小时。对颅内压增高者，卧床时间应延长，且严密观察。测知颅内压过高者，穿刺后立即静脉滴注脱水剂，以免发生脑疝。

【注意事项】

1. 穿刺部位不宜选在有皮肤感染处。

2. 进针时需控制力量，尤其将达蛛网膜下腔时必须缓慢，避免阻力突然消失时针尖损伤马尾神经及血管。

3. 穿刺时患者出现呼吸、脉搏、面色异常等表现时，应立即停止操作，并及时作相应处理。

4. 鞘内给药时，应先抽出同等量的脑脊液，然后再注入等量药物。

5. 疑有颅内高压，但又必须穿刺来协助诊断，可先用脱水剂降低颅内压，并选用细穿刺针，且放脑脊液速度宜慢，一般不可将针芯完全抽出，以免引起脑疝。

六、骨髓穿刺术

骨髓穿刺术（bone marrow puncture）是通过抽取骨髓做细胞学检查、细菌学检查或寄生虫（如疟原虫、黑热病的杜氏利什曼原虫）检查的诊断技术。

【适应证】

各种原因不明的贫血、粒细胞减少、血小板减少或全血细胞减少；临床怀疑白血病或白血病治疗过程中的病情观察；发热原因不明需作骨髓检查或培养者；骨髓腔注药治疗白血病；骨髓干细胞培养或骨髓移植。

【禁忌证】

血友病等出血倾向的病人。

【方法】

1. 骨髓穿刺部位有以下几个：

(1) 髂后上棘：在骶椎两侧，臀部上方突出的部位。此处骨皮质薄，骨髓腔大，容易刺入。穿刺在身后，患者看不见而不易害怕，故列为首选。

(2) 髂前上棘：位于髂前上棘后1～2cm，此处骨面相对较平，易于固定，便于穿刺，无危险。

(3) 腰椎棘突：位于腰椎棘突处，一般取第3、4腰椎棘突为穿刺点（图Ⅰ-7）。

(4) 胸骨柄：因胸骨较薄（约1.0cm），其后为心脏和大血管，故应防止穿通胸骨发生意外。但由于胸骨内骨髓含量丰富，当其他部位穿刺失败时，仍需作胸骨穿刺。

2. 不同的穿刺点应选择不同的体位。髂前上棘和胸骨穿刺应采用仰卧位；髂后上棘应采用俯卧位；腰椎棘突穿刺时患者可取坐位（面向椅背，双臂伏于椅背上）或侧卧位。

3. 常规消毒皮肤，术者戴无菌手套，盖无菌洞巾，用2%利多卡因作局部皮肤、皮下及骨膜麻醉。

4. 将骨髓穿刺针固定器固定在适当的长度上（胸骨穿刺约1.0cm，髂骨穿刺约1.5cm），左手拇指和示指固定穿刺部位的皮肤，以右手持针向骨面垂直刺入。当感觉针尖接触到骨质后则应稍加大穿刺用力，并将穿刺针左右旋转，缓缓钻入骨质，当阻力消失，则表示针尖部已进入骨髓腔内。

胸骨柄穿刺时，术者立于患者头侧。先用左手拇指摸清胸骨上切迹，并紧贴胸骨柄上缘将皮肤向下压紧。右手持针由胸骨上切迹中央沿胸骨柄水平方向进针，慢慢旋转刺入，达胸骨柄上缘骨板之正中，深度约 1 ~1.5cm（图Ⅰ－8）。

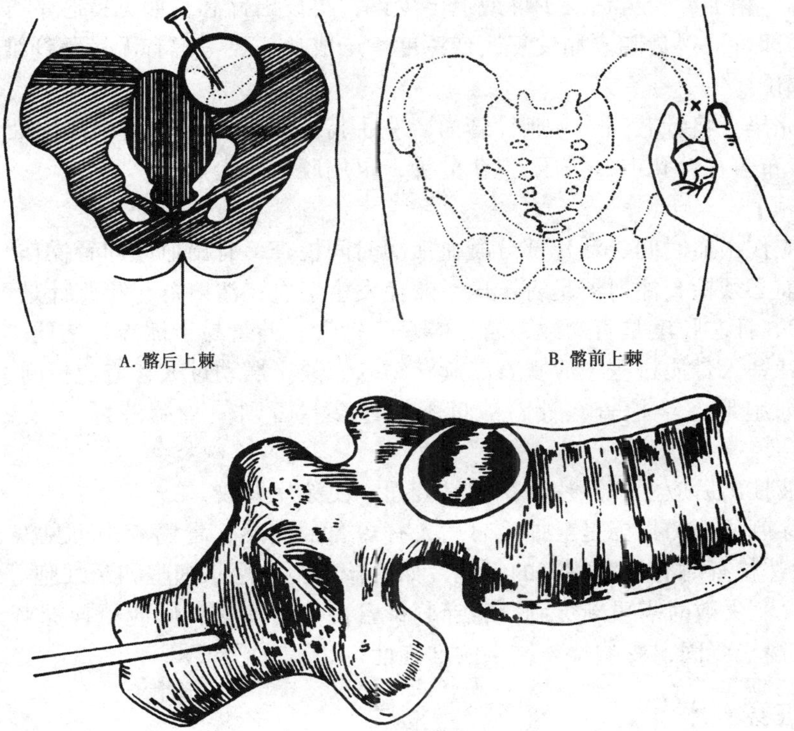

A. 髂后上棘　　B. 髂前上棘

C. 腰椎棘突

图Ⅰ－7　骨髓穿刺部位

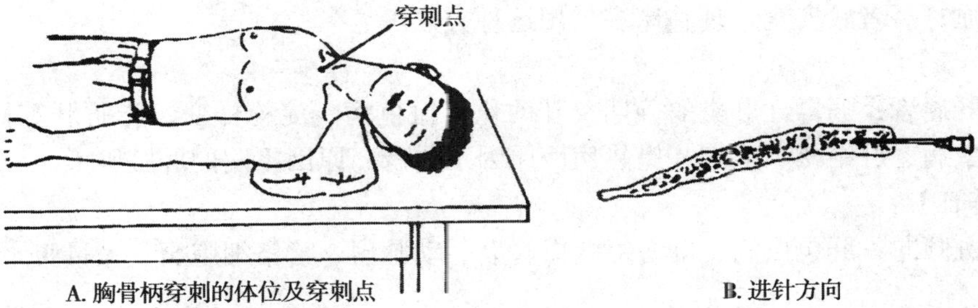

A. 胸骨柄穿刺的体位及穿刺点　　B. 进针方向

图Ⅰ－8 胸骨柄穿刺

5. 拔出针芯，可见针芯前段表面有少许血性液体，提示可能是骨髓，此时接上干燥的10ml 或 20ml 注射器，缓缓用力抽吸。若针尖部确在骨髓腔内，病人此时可感到一种轻微锐痛，随即可见少许红色骨髓液进入注射器内，若作血细胞学检查，仅需骨髓 0.1 ~ 0.2ml 即可，作骨髓细菌培养或找狼疮细胞，则应抽取 1 ~ 2ml 送检。

6. 将抽取的骨髓滴于载玻片上，推薄，急速作有核细胞计数，并涂片制标本后作细胞形态学及细胞化学染色检查。

7. 如未能抽出骨髓液，可能是针腔被皮肤或皮下组织块堵塞或干抽（dry tap），此时应重新插入针芯，稍加旋转再钻入少许或退出少许，再拔出针芯，如见针芯带有血迹，再接上注射器抽吸，即可取得骨髓。如反复改变深度均未成功，要考虑有无骨髓纤维化的可能，可换另一穿刺部位。

8. 抽吸完毕，将针芯插入穿刺针管内，左手持无菌纱布置于穿刺部位处，右手持针拔出，随即用纱布盖在针孔上，按压 1 ~ 2 分钟，再用胶布固定。

【注意事项】

1. 术前应作出血时间、活化部分凝血活酶时间检查，有出血倾向者操作时应特别注意。

2. 穿刺前必须检查注射器是否干燥，避免发生溶血；注射器与穿刺针是否密吻不漏气；检查穿刺针管、针芯长度是否一致，若针芯短于针管，针管易于被碎骨堵住。

3. 穿刺针钻入骨质过程中应垂直、旋转钻入，禁止摆动过大，避免折断。

4. 若作细胞形态学检查，骨髓液量不宜过多，否则使骨髓液稀释，影响结果分析、判断。

5. 骨髓液抽出后应立即涂片，否则易凝固，使涂片失败。

6. 骨髓穿刺成功的指标是：抽吸时病人有短暂的痛感，骨髓液中可见淡黄色的骨髓小粒或油珠，涂片检查时有骨髓特有的细胞，如巨核细胞、网状细胞和浆细胞等。

7. 一次穿刺失败时需重新穿刺，若穿刺针管内染有血迹，则应更换穿刺针再穿，否则可导致所取骨髓液凝固，影响检查结果的准确性。

七、肝脏穿刺术

肝脏穿刺术（needle biopsy of liver）是采取肝组织标本的一种简易手段，穿刺方法有多种，如一般的肝穿刺术、套管针穿刺术、分叶切除术、快速肝穿刺术等。前三种较易造成肝损害或出血；后者较安全，现临床多采用这种方法。

【适应证】

疑为肝癌者；病毒性肝炎的分期及肝硬化；血色病、淀粉样变、脂肪肝等代谢性疾病；怀疑血吸虫病、肝结核、疟疾、黑热病而原因不明者；原因不明的肝脏肿大。

【禁忌证】

有出血倾向、肝包虫病、肝海绵状血管瘤、动脉瘤、嗜铬细胞瘤、大量腹水或合并急腹症者。

【方法】

1. 患者取仰卧位，身体右侧靠床沿，将右手置于枕后（图Ⅰ-9）。

2. 穿刺点一般选用右侧腋中线第 8、9 肋间隙、肝实音处进针。疑诊肝癌者，宜选较突出的结节处穿刺。

3. 作常规皮肤消毒，用2%利多卡因由皮肤至肝被膜进行局部麻醉。

4. 使用快速穿刺套针（针长7.0cm，针径1.2mm或1.6mm）。针内装有长约2～3cm钢针芯活塞，空气和水可以通过，但可阻止吸进针内的肝组织进入注射器（图Ⅰ-10）。以橡皮管将穿刺针连接于10ml注射器，注射器内吸入无菌生理盐水3～5ml。

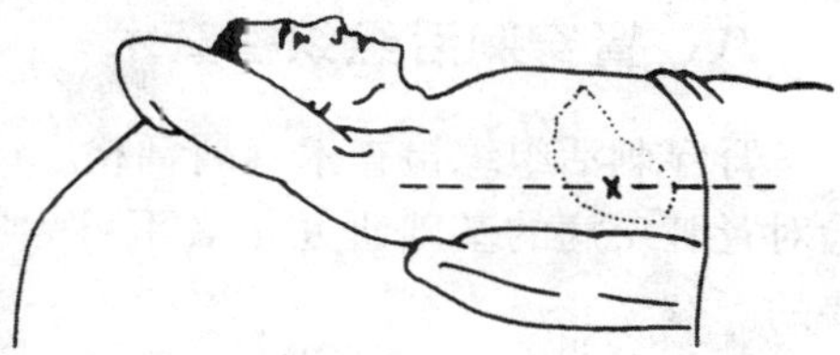

图Ⅰ-9 肝穿刺时病人体位及穿刺点（以“×”标示）

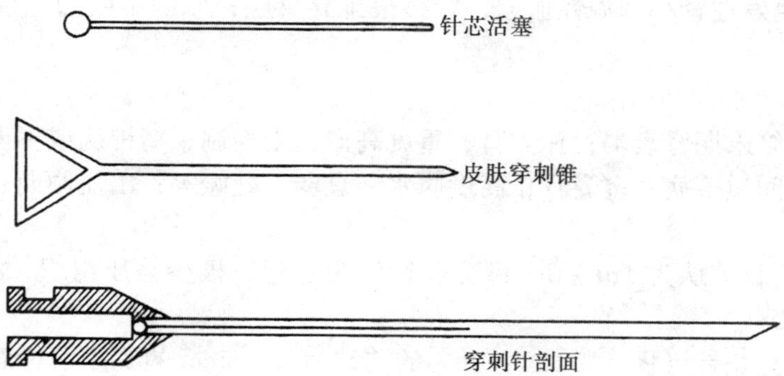

图Ⅰ-10 快速穿刺针剖面示意图

5. 先用皮肤穿刺锥在皮肤上刺孔，然后在刺孔处将穿刺针沿肋骨上缘与胸壁垂直方向刺入0.5～1cm。将注射器内生理盐水注出0.5～1ml，使穿刺针内可能存留的皮肤及皮下组织冲出，以免针头堵塞。

6. 让注射器处于负压状态，嘱患者先吸气，然后在深呼气末屏住呼吸（术前应反复让患者练习），此时术者将穿刺针迅速刺入肝内并迅速抽出，要求在1秒内完成，深度不超过6cm。拔针后患者才可呼吸。

7. 拔针后立即用无菌纱布按压创面5～10分钟，再以胶布固定，并用多头腹带扎紧。

8. 用生理盐水从针内冲出肝组织条于弯盘中，挑出，以95%乙醇或10%甲醛固定送检。

【注意事项】

1. 术前应检查血小板计数、活化部分凝血活酶时间、凝血酶原时间，如有异常应肌注维生素K_1 10mg，每日1次，3天后复查，如仍不正常，不应强行穿刺。

2. 术前应测血压、心率；X线胸部透视，观察有无肺气肿、胸膜增厚；验血型，以备必要时输血。术前1小时服地西泮10mg或艾司唑仑1mg。

3. 术后患者卧床24小时，在4小时内每隔15～30分钟测心率、血压一次，如发现心率增快、脉搏细弱、血压下降、烦躁不安、面色苍白、出冷汗等内出血现象，应紧急处理。

4. 穿刺后如局部疼痛，应仔细寻找原因。如仅为组织创伤性疼痛，可予止痛剂。若发生气胸、胆汁性腹膜炎、胸膜性休克，应及时处理。

八、肾穿刺活组织检查术

肾穿刺活组织检查术（肾活检，renal biopsy）是采取肾脏活组织标本的一种方法。肾活检对肾脏疾病的基础研究是必不可少的，对肾脏疾病的诊断、治疗及预后判断也是极为重要的。

【适应证】

原发性肾病综合征；肾小球肾炎导致的快速进展性肾衰竭；伴有蛋白尿、异常尿沉渣或肾衰竭的全身性免疫性疾病；原因不明的肾小球性蛋白尿伴尿沉渣异常或尿蛋白 > 1.0g/24h；持续性或复发性肾小球源性血尿；肾移植排异反应；原因不明的急性肾衰竭少尿期延迟等。

【禁忌证】

肾脏缩小的终末期肾衰竭；孤立肾；重度高血压未控制；精神病或不能配合操作者；感染性急性肾小管间质疾病；多囊肾；高度腹水、衰弱、妊娠等；出血倾向、凝血机制障碍。

【方法】

1．穿刺针 目前认为 Tru – Cut 型穿刺针较为理想，极少挤压组织，检获肾组织较多，穿刺成功率达 92%。

Tru – Cut 型穿刺针（图Ⅰ –11）：针芯的前端为长 0.5cm 的实体单斜面斜刺针尖，其后为 2cm 的凹陷取物槽，槽边锐利。套管针为紧套在针芯外的薄壁管，较针芯短 2.5cm，向前推进其尖端刚好与针芯尖端吻合，向后退刚好露出全部取物槽。

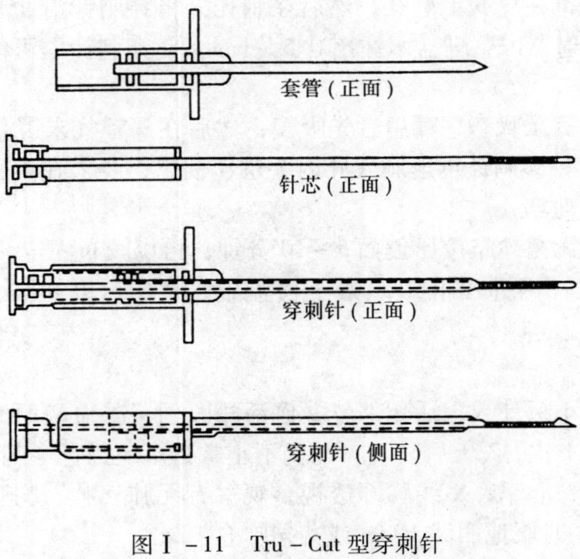

图Ⅰ –11 Tru – Cut 型穿刺针

2．穿刺点定位 因肾脏下极外侧缘含肾皮质组织多，无大血管，不易穿入肾盂肾盏，故术后并发症少，是理想的穿刺取材处。采用 B 超定位，测右肾下极至皮肤的距离及肾厚度。一般右肾下极约相当于第 1 腰椎水平，第 12 肋缘下 0.5 ~ 2.0cm，距脊柱中线 6 ~ 8cm。

若用B超穿刺探头定位，则直视下可见穿刺针尖部位，定位更为准确。

3．穿刺取材

（1）患者取俯卧位，腹部肾区相应位置下垫10～16cm长布垫，使肾脏紧贴腹壁，避免穿刺时滑动移位。

（2）局部消毒，盖无菌洞巾。以2%利多卡因皮内、皮下、肌肉逐层麻醉。然后换腰穿针逐层刺入，直至脂肪囊深层被膜外（进肾囊前应让患者屏住呼吸，过肾囊壁多有穿透感，到被膜常有顶触感，此时针应随呼吸同步运动），记下腰穿针的刺入深度。将腰穿针拔至肾囊外，再注射2%利多卡因少许，以麻醉深层软组织，然后拔针。

（3）用手术刀切通穿刺点皮肤，参考腰穿针所测深度将穿刺针刺入。患者屏气后刺入肾囊达被膜外，确实见穿刺针随呼吸同步运动后嘱患者吸气末屏气，助手抽吸注射器造成负压，术者用负压吸引穿刺针立即快速刺入肾脏3cm左右，取肾组织后迅速拔出。完成取材操作后让患者正常呼吸。助手加压压迫穿刺点5分钟以上。

在解剖显微镜下证实标本内有肾小球后结束手术。亦可用穿刺探头（B超探头上有进针狭缝或附加导针装置）导针直视穿刺。

（4）标本取出后可通过显微镜现场检查有无肾小球，若无肾小球应重复取材。现多数人主张，即使有肾小球也应重复一次取材，这样才能保证病理材料充分，且并不增加术后并发症。

（5）取材足够后应即送电子显微镜、光学显微镜及免疫荧光显微镜检查，送检前应使用不同溶液及方法予以固定。

【注意事项】

1．术前应解释肾穿的目的、意义，征得本人及家属同意，并让患者练习屏气及卧床排尿（术后需卧床24小时）。

2．检查血小板计数、出血时间、活化部分凝血活酶时间及凝血酶原时间。验血型，备血。术前2～3天肌注维生素K_1。

3．术前应检查肾功能，作同位素肾图，通过B超了解肾脏大小、位置及活动度。

4．术后应压迫穿刺部位5分钟以上，盖无菌纱布，用胶布固定，最后再用多头腹带捆绑固定，用担架推车送回病房。

5．术后患者应卧床24小时，有肉眼性血尿时延长卧床时间。密切观察心率、血压，并留尿作离心沉渣检查。

6．鼓励患者多饮水，避免肾出血形成血块梗阻尿路口，并在术后2～3天予以抗生素和止血药。

7．几乎每例患者术后均有血尿，一般常在1～3天内自行消失，如发现严重血尿，甚至排出较大血块，患者心率增快甚至血压下降，提示肾脏严重损伤，应及时输液、输血补充血容量，抗休克，并及时做好外科手术准备。

8．术后常见的并发症有血尿、肾周血肿、感染、损伤其他脏器、肾撕裂伤、腰痛及腹痛等。

九、淋巴结穿刺术

淋巴结穿刺（lymph node puncture）取得抽出液，制作涂片做细菌学或细胞学检查，可协助对感染性疾病、血液系统疾病、转移癌的诊断。

【适应证】

疑诊淋巴瘤、淋巴结结核、癌转移、黑热病及真菌病等。

【禁忌证】

可能的或已肯定的原发性恶性肿瘤；肿大的淋巴结直接靠近大动脉或神经。

【方法】

1. 选择肿大明显的体表淋巴结为穿刺对象。

2. 常规消毒穿刺部位皮肤，同时消毒术者手指。

3. 术者以左手拇指和示指固定淋巴结，右手持10ml干燥注射器，将针头以垂直方向或45°方向刺入淋巴结，边拔针边抽吸，利用负压将淋巴结内的液体和细胞成分吸出。不必等有组织液进入注射器内即固定注射器内栓并拔出针头，拔出针头时勿使抽吸物进入注射器内。将注射器取下充气后再将针头内的抽出液喷射到载玻片上，均匀涂片，备染色镜检。

4. 穿刺部位用无菌纱布覆盖，用胶布固定。

【注意事项】

1. 一般在饭前穿刺，以免抽取液中含脂质过多，影响染色。

2. 如未获抽出液，可将针头由原穿刺点进入，向不同方向穿刺、抽吸数次，只要未发生出血直到获得抽出液为止。

3. 选择穿刺的淋巴结不宜太小，应远离大血管，且易于固定。

4. 做涂片前应仔细观察抽出液的外观性状。

十、导尿术

导尿术（catheterization）是将导尿管经尿道插入膀胱，使尿液排出的一种方法。

【适应证】

适用于尿潴留，神经系统疾病，烧伤等危重病人及留尿作细菌培养，需准确记录尿量作为病情观察或送检验。此外，还用于判断尿道有无狭窄，膀胱冲洗，盆腔手术前准备，测定残余尿量、膀胱容量及压力，注入造影剂等。

【方法】

1. 用屏风围起患者，向患者作解释。能下地活动者，嘱患者自己先洗净外阴。患者取仰卧位，两腿屈膝外展分开，臀下垫以清洁塑料单或胶中单。用肥皂水清洁女性患者的外阴部，男性患者应翻开包皮清洗，再用干棉球拭干。

2. 用0.1%新洁尔灭或0.1%洗必泰溶液或2%红汞由内向外对尿道口与外阴部进行环形局部消毒，然后将外阴部盖以无菌洞巾，男性患者则以消毒巾裹住阴茎，露出尿道口。

3. 操作者戴无菌手套，位于患者的右侧。女性则分开小阴唇暴露出尿道口，右手持涂有无菌液状石蜡的导尿管（外端用止血钳夹闭）缓缓插入尿道，导尿管尾端开口置于消毒弯盘中，约进入6～8cm，松开止血钳，即可见尿液流出，见尿后再进入2cm左右。男性导尿时，左手用纱布包裹阴茎，拇指、示指夹持阴茎，提起阴茎和腹壁成60°（图Ⅰ－12），将包皮向后推露出尿道口，右手持涂有无菌液状石蜡的导尿管缓缓插入尿道，约进入15～20cm。若需作细菌培养，应将中段尿置入无菌试管中。其余可分别送常规、生化或其他特殊检查。

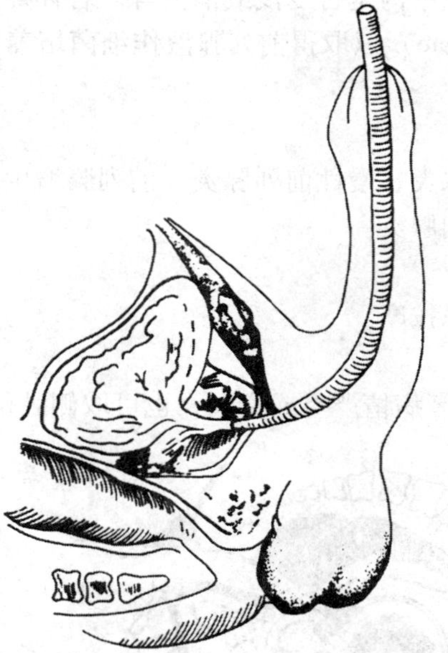

图Ⅰ－12 男病人导尿

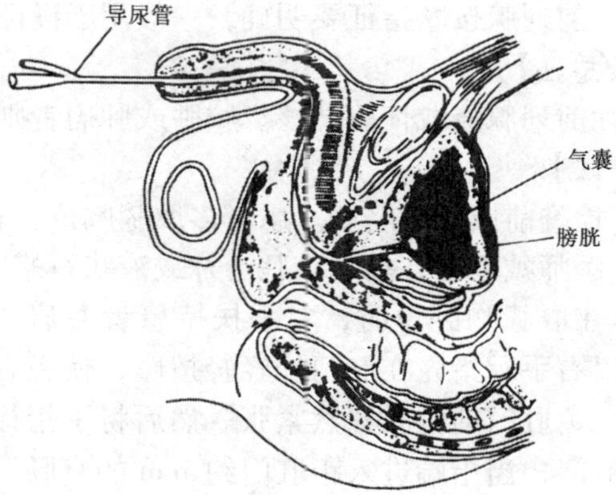

图Ⅰ－13 带气囊导尿管留置示意图

4. 如需保留导尿，用胶布固定尿管，中间段用输液调节器或止血钳夹闭，管口用无菌纱布包好或接上留尿无菌塑料袋，挂于床旁。

5. 如不需保留，则将导尿管拔出即可。

【注意事项】

1. 全过程均应严格无菌操作，避免增加尿路感染的机会。

2. 选择导尿管的直径粗细要因人而异，尤其对幼儿或疑有尿道狭窄者，尿管宜细。插入尿道时动作要轻柔，速度要缓，避免人为因素损伤尿道黏膜。如插入时有阻力可稍更换方向，见有尿液流出时再送入2cm即可。过深、过浅均不宜，尤忌反复抽动导尿管。

3. 如膀胱过度充盈，排尿宜缓，否则膀胱张力骤然下降，可出现晕厥或尿血。

4. 测定残余尿量时，应嘱患者先自行排尿，然后再导尿。一般残余尿量为5～10ml，如超过100ml，应保留导尿管。

5. 对留置的导尿管，应经常检查固定情况。如有必要，可用含有抗生素的等渗盐水每日冲洗膀胱一次。一般保留5～7日更换尿管一次，拔出尿管与再插入之间间隔时间应在2小时以上，让尿道充分松弛。

留置导尿采用前端带充气套的 Curity 乳胶导尿管，成人一般用 14 号导管，插入后经侧管注入液体约 4～5ml 固定（图Ⅰ－13）。此尿管耐腐蚀，组织相容性好，刺激性小，可留置 1 个月左右。

十一、前列腺检查及按摩术

前列腺检查（examination of prostate）主要通过直肠指诊进行。检查时应注意前列腺的大小、形状、硬度，有无结节、触痛、波动感以及正中沟是否变浅或消失等。若怀疑为慢性前列腺炎，则需要进行前列腺按摩（massage of prostate）以取得前列腺液作细菌培养和实验室检查。此外，此术亦可作为治疗方法应用。

【适应证】

前列腺检查主要用于前列腺病变，如急性前列腺炎、慢性前列腺炎、前列腺增生、前列腺癌等。前列腺按摩指征要明确，一般用于慢性前列腺炎。

【禁忌证】

急性前列腺炎或怀疑结核、脓肿或肿瘤者则禁忌按摩。

【方法】

1. 检查前应排空膀胱。患者多取膝胸位，若患者病情严重或衰弱，也可取侧卧位。

2. 医师戴手套，指端涂凡士林或液状石蜡。

3. 在取膝胸卧位时，左手扶持患者左肩或臀部，以右手示指先在肛门处轻轻按摩，使患者适应，以免肛门括约肌骤然紧张。然后将手指徐徐插入肛门，当指端进入距肛门约 5cm 的直肠壁处即可触及前列腺，注意前列腺的形状及改变。正常前列腺栗子大小，中等硬度，有弹性，能触及中间沟，表面光滑。

急性细菌性前列腺炎时，前列腺肿胀，压痛，局部温度升高，表面光滑，形成脓肿则有饱满或波动感。慢性前列腺炎时，前列腺饱满，增大，质软，轻度压痛；病程长者，前列腺缩小，变硬，不均匀，有小硬结。良性前列腺增生时，前列腺表面光滑，质韧，有弹性，中间沟消失或隆起。前列腺癌时，有前列腺结节，坚硬。

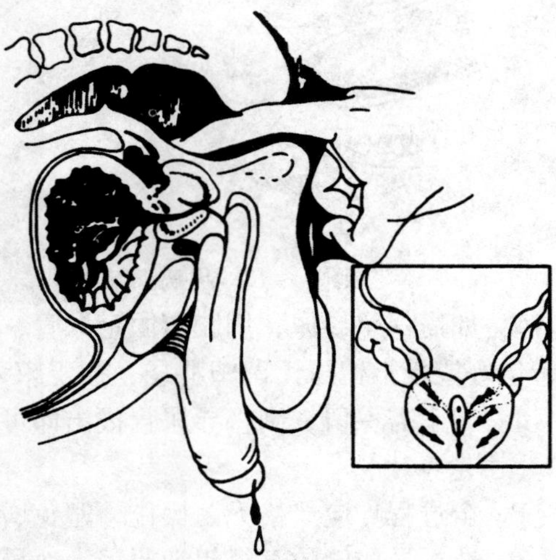

图Ⅰ－14 前列腺按摩示意图

4. 按摩前列腺时，自前列腺两侧向中间沟按摩。以手指末节自上向内、向下徐徐按摩，每侧约 4～5 次，然后将手指移至腺体的上部顺正中沟向下挤压，将前列腺液挤入尿道，这样前列腺液即可由尿道排出，留取标本送检测（图Ⅰ－14）。

【注意事项】

1. 按摩时用力要均匀适当，太轻时不能使前列腺液驱出，太重则会引起疼痛。

2. 按摩时要按一定方向进行，不应往返按摩。不合理的手法往往会使检查失败。

3. 一次按摩失败或检查阴性，如有临床指征，需隔3~5天再重复进行。

十二、中心静脉压测定

中心静脉压（central venous pressure，CVP）测定是指通过对右心房或上、下腔静脉胸腔段内压力的测定，判断患者血容量、心功能和血管张力等综合情况的一种方法。中心静脉压测定在危重病人的诊断、监测治疗方面有较广泛的临床应用价值。周围静脉压力测定则不能准确反映以上综合情况。

【适应证】

鉴别低血容量性休克或非低血容量性休克，尤其是与心源性休克的鉴别；鉴别少尿、无尿原因是肾前性或肾性因素；鉴别心力衰竭是因循环负荷过重或是心肌正性肌力下降；危重病人及体外循环手术时对血容量、心功能状态及周围血管阻力的监测。

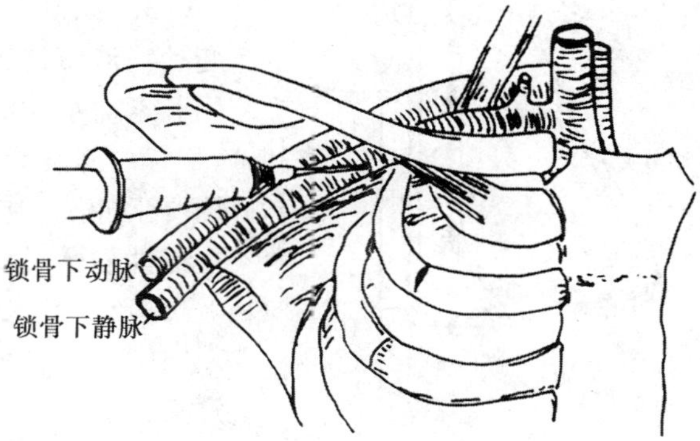

图Ⅰ-15 锁骨下静脉穿刺方法示意图

【方法】

1. 患者取仰卧位。如需大隐静脉穿刺或切开，则将该侧的下肢略外展。

2. 选好部位后，常规消毒，铺无菌洞巾，用2%利多卡因作局部麻醉。

3. 静脉置管的方法目前有两种：

（1）*经皮穿刺法*：是目前较广泛使用的方法。通常采用经头静脉或锁骨下静脉穿刺（图Ⅰ-15），插管至上腔静脉；或经股静脉穿刺，插管至下腔静脉。

（2）*静脉切开法*：现仅用于经大隐静脉切开插管至下腔静脉，或因血容量低、血压低导致血管收缩、充盈不好，致反复穿刺失败者。

一般认为经上腔静脉测压较经下腔静脉测压更准确，因腹胀气、肠梗阻、腹腔内巨大占位性病变、腹部大手术时往往腹腔压力增高，可使中心静脉压异常增高。

4. 将静脉导管与Y形管连接（图Ⅰ-16），将测压计的零点调到右心房水平（仰卧位平腋中线）。操作时先把A处夹子扭紧，使静脉导管关闭。如有体位变动则要随时调整。然后将输液管、测压计与Y形管连接处（B、C处）的夹子松开，使输液瓶液体充满测压管到高于预计的静脉压之上。再把输液管（B处）夹紧，松开A处夹子，这样静脉导管与测压计处于相通状态，此时观察到测压管内的水柱因静脉压的高低而下降或上升，当到一定水平刻度时，水柱不再上下移动，此时见到的水柱液面在测压计量尺上的相应刻度数，就是此时的中心静脉压。

测压时，如果水柱液面吸气时下降，呼气时上升，则表示静脉导管管端已达右心房或上、下腔静脉胸腔段。如果水柱不随呼吸上下移动，则表示管端尚未达右心房或上、下腔静脉胸腔段。如果水柱吸气时上升，呼气时下降，则表示管端在下腔静脉腹腔段。

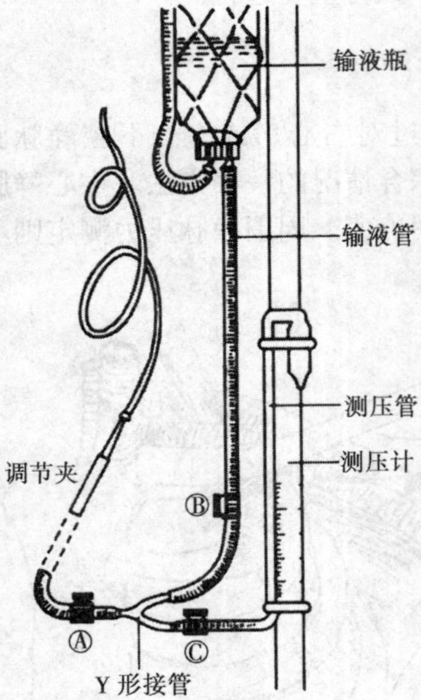

图Ⅰ-16 中心静脉压测定装置

不测压时，夹闭C处，松开A、B处，使输液瓶与静脉导管相通，补液继续进行。

【注意事项】

1. 测压时，发现静脉压突然升高且有显著波动，可能是静脉导管尖进入右心室所致，应抽出一小段后再测压。

2. 每次测压，倒流入测压管内的血液需冲洗干净，防止形成血栓，堵塞导管。

3. 如发现导管无血液流出，使用输液瓶内液体冲洗或变动输液瓶位置，仍无变化，应考虑可能有血栓堵塞，可用肝素盐水冲洗。

4. 静脉导管留置时间一般不超过5天，超过3天时需用肝素冲洗、抗凝，以防血栓形成，否则易发生静脉炎或血栓性静脉炎。

【临床意义】

CVP正常值为50～120mmH_2O，降低和增高都有临床意义，但必须强调CVP的变化应根据具体的临床表现进行客观分析。若休克患者CVP＜50mmH_2O，表示血容量不足，应立即补充血容量。若经补充血容量后，CVP＞100mmH_2O，患者仍处于休克状态，则应考虑有无容量血管过度收缩或心功能不全的可能，应控制输液速度及输液量，在严密观察病情的情况下分析原因，并及时做相应处理。若CVP＞150～200mmH_2O，则提示有容量负荷过重的趋势，或心力衰竭、急性肺水肿可能，应严格控制入量或停止补液，并根据具体情况静脉注射快速洋地黄制剂、利尿剂或静脉滴注血管扩张剂。

如有明显腹胀、肠梗阻、腹内巨大肿瘤或腹部大手术时，利用股静脉插管测量的CVP可高达250mmH_2O以上，不能代表真正的CVP。少数重症感染患者，虽CVP＜10mmH_2O也有发生肺水肿的可能，应予注意。

Ⅱ 临床检验参考值

一、血液

（一）血液一般检查

血红蛋白（Hb） 男性 120～160g/L
女性 110～150g/L
新生儿 170～200g/L

红细胞计数（RBC） 男性 （4.0～5.5）$\times 10^{12}$/L
女性 （3.5～5.0）$\times 10^{12}$/L
新生儿 （6.0～7.0）$\times 10^{12}$/L

白细胞计数（WBC） 成人 （4.0～10.0）$\times 10^{9}$/L
新生儿 （15.0～20.0）$\times 10^{9}$/L
6个月～2岁 （11.0～12.0）$\times 10^{9}$/L

白细胞分类计数

百分率 中性杆状核粒细胞 0.01～0.05（1%～5%）
中性分叶核粒细胞 0.50～0.70（50%～70%）
嗜酸性粒细胞 0.005～0.05（0.5%～5%）
嗜碱性粒细胞 0～0.01（0%～1%）
淋巴细胞 0.20～0.40（20%～40%）
单核细胞 0.03～0.08（3%～8%）

绝对值 中性杆状核粒细胞 （0.04～0.5）$\times 10^{9}$/L
中性分叶核粒细胞 （2.0～7.0）$\times 10^{9}$/L
嗜酸性粒细胞 （0.02～0.5）$\times 10^{9}$/L
嗜碱性粒细胞 （0～0.1）$\times 10^{9}$/L
淋巴细胞 （0.80～4.0）$\times 10^{9}$/L
单核细胞 （0.12～0.8）$\times 10^{9}$/L

碱性点彩红细胞 约0.0001（0.01%），绝对值<300/10^{6}红细胞

嗜多色性红细胞 <0.01（1%）

（二）血液的其他检查

红细胞沉降率（ESR）（Westergren法） 男性0～15mm/h
女性0～20mm/h

网织红细胞（Rtc） 成人 0.005～0.015（0.5%～1.5%） 绝对值（24～84）$\times 10^{9}$/L

新生儿 0.02～0.06（2%～6%）

网织红细胞生成指数（RPI） 2

红细胞平均直径（MCD） 6～9μm（平均7.2μm），曲线顶点在7～8μm之间

红细胞厚度 边缘部2μm，中央部1μm

红细胞比容（Hct） 微量法 男性 0.467±0.039L/L

女性 0.421±0.054L/L

温氏法 男性 0.40～0.50L/L（40%～50%）

女性 0.37～0.48L/L（37%～48%）

平均红细胞容积（MCV） 手工法80～94fl

血细胞分析仪法 80～100fl

平均红细胞血红蛋白（MCH） 手工法 26～32pg

血细胞分析仪法 27～34pg

平均红细胞血红蛋白浓度（MCHC） 320～360g/L

红细胞体积分布宽度（RDW） RDW－CV 11.5%～14.5%

红细胞生存时间 110～130天

红细胞半衰期（$T_{1/2}$） 25～32天

红细胞内游离原卟啉（FEP） 荧光光度法＜2.34μmol/L

血浆游离血红蛋白 ＜0.05g/L（1～5mg/dl）

红细胞渗透脆性试验 开始溶血 4.2～4.6g/L（0.42%～0.46%）氯化钠溶液

完全溶血 2.8～3.4g/L（0.28%～0.34%）氯化钠溶液

酸溶血（Ham）试验 阴性

自身溶血试验 阴性

蔗糖水溶血试验 阴性

冷热双相溶血（Donath－Landsteiner）试验 阴性

抗人球蛋白（Coombs）试验 直接与间接试验均阴性

热变性试验（Hb液） ＜0.005（0.5%）

血红蛋白溶解度试验 0.88～1.02（88%～102%）

血红蛋白H包涵体生成试验 ＜0.01（1%）

变性珠蛋白（Heinz）小体 ＜0.01（1%）

变性珠蛋白小体（Heinz小体）生成试验 ＜0.30（30%）

异丙醇沉淀试验 阴性

血红蛋白A_2测定 成人 0.015～0.03（1.5%～3%）

血红蛋白F测定（碱变性试验） 2岁后至成人 ＜0.02（2%）

血红蛋白F酸洗脱法测定 成人 ＜0.01（1%）

2岁后幼儿＜0.02（2%）

新生儿 0.55～0.85（55%～85%）

血红蛋白H包涵体生成试验 ＜0.01（1%）

血清结合珠蛋白 0.7～1.5g/L（70～150mg/dl）
血浆高铁血红素清蛋白 电泳法 阴性
高铁血红蛋白测定 0.3～1.3g/L
氰化物－抗坏血酸盐试验 阴性
红细胞G－6－PD活性测定 Zinkham法（WHO推荐） 12.1±2.09 IU/gHb（37℃）
Glock与Melean法（ICSH推荐） 8.34±1.59 IU/gHb（37℃）
硫化血红蛋白定性试验 阴性
硫氧血红蛋白 不吸烟者 0～0.023g/L（0～2.3mg/dl）
吸烟者 0.021～0.042g/L（2.1～4.2mg/dl）
一氧化碳血红蛋白 定性 阴性
定量 不吸烟者 <0.02（2%）
吸烟者 <0.10（10%）
红细胞镰变试验 阴性
高铁血红蛋白还原试验 还原率 >0.75（75%）

（三）止血与凝血功能的检查

毛细血管抵抗力（脆性）试验（CRT） Rumpel－Leede法
5cm直径圆圈内新出血点数 男性 <5个
女性及儿童 <10个
出血时间 测定器法 6.9±2.1min，超过9min为异常
血管性血友病因子抗原（vWF：Ag） 免疫火箭电泳法 94.1%±32.5%
血浆6－酮－前列腺素$F_{1\alpha}$（6－Keto－$PGF_{1\alpha}$） 酶联法 17.9±7.2ng/L
血浆血栓调节蛋白抗原（TM：Ag） RIA法 20～35μg/L
血浆内皮素－1（ET－1） ELISA法 <5ng/L
血小板计数 （100～300）$\times10^9$/L
血小板平均容积（MPV） 7～11fl
血小板分布宽度（PDW） 0.15～0.17（15%～17%）
血小板相关免疫球蛋白（PAIg） ELISA法 PAIgG 0～78.8ng/10^7血小板
PAIgM 0～7.0ng/10^7血小板
PAIgA 0～2.0ng/10^7血小板
血小板黏附试验（PAdT） 血小板黏附率 62.5%±8.61%
血块收缩试验（CRT） 血块收缩率 65.8%±11.0%
血块退缩时间 0.5～1h开始退缩，24h完全退缩
血块退缩度 析出血清与全血量之比0.40～0.50（40%～50%）
血浆β－血小板球蛋白（β－TG） ELISA法 16.4±9.8μg/L
血小板因子3（PF_3）有效性（PF_3aT） 复钙时间：Ⅰ组较Ⅱ组延长<5s
血浆血小板第4因子（PF_4）测定 ELISA法 3.2±2.3μg/L（3.2±2.3ng/ml）

血浆血小板P－选择素　1.61±0.72×10^{10}分子数/ml
血浆血栓烷B_2（TXB_2）　ELISA法　76.3±48.1ng/L
凝血时间（CT）　普通试管法　6～12min
　　　　　　　　硅管法　15～32min
活化部分凝血活酶时间（APTT）　手工法　32～43s（超过对照值10s为延长）
血浆凝血酶原时间（PT）　11～13s（比对照延长<3s）
　血浆凝血酶原比值（受检血浆PT/正常血浆PT）　1±0.05
　国际标准化比值　1±0.1
血浆凝血酶原浓度（活性）　0.80～1.00（80%～100%）
血浆复钙时间（RT）　1.5～3.0min
凝血酶时间　16～18s（比对照延长<3s）
血浆纤维蛋白（原）降解产物（FDP）测定　乳胶凝集法　<5mg/L（5μg/ml）
纤维蛋白肽A（RIA法）　<2μg/L
优球蛋白溶解时间（ELT）　加钙法　129.8±41.1min
　　　　　　　　　　　　加酶法　157.5±59.1min
血浆纤维蛋白原（FG）　2～4g/L
简易凝血活酶生成试验（STGT）　最短凝固时间<15s（10～14s）
血浆因子Ⅱ促凝活性（FⅡ：C）　97.7%±16.7%
血浆因子Ⅴ促凝活性（FⅤ：C）　102.4%±30.9%
血浆因子Ⅶ促凝活性（FⅦ：C）　103%±17.3%
血浆因子Ⅷ促凝活性（FⅧ：C）　103%±25.7%
血浆因子Ⅸ促凝活性（FⅨ：C）　98.1%±30.4%
血浆因子Ⅹ促凝活性（FⅩ：C）　103%±19.0%
血浆因子Ⅺ促凝活性（FⅪ：C）　100%±18.4%
血浆因子Ⅻ促凝活性（FⅫ：C）　92.4%±20.7%
血浆因子Ⅷ定性试验　24小时内纤维蛋白凝块不溶解
血浆因子Ⅷ亚基抗原　FⅧα：Ag　100.4%±12.9%
　　　　　　　　　　FⅧβ：Ag　98.8%±12.5%
血浆凝血酶片段$_{1+2}$（F_{1+2}）　0.67±0.19nmol/L
血浆纤维蛋白肽A（FPA）　不吸烟男性　1.83±0.61μg/L
　　　　　　　　　　　　不吸烟女性　2.22±1.04μg/L
可溶性纤维蛋白单体复合物（SMFC）　胶乳凝集法　阴性
　　　　　　　　　　　　　　　　　ELISA法　48.5±15.6mg/L
　　　　　　　　　　　　　　　　　RIA法　50.5±26.1mg/L
组织因子（TF）　双抗体夹心法　30～220ng/L
血浆抗凝血酶活性（AT：A）　108.5%±5.3%
血浆抗凝血酶抗原（AT：Ag）　免疫火箭电泳法：0.29±0.06g/L

血浆组织因子途径抑制物（TFPT） ELISA 法：97.5 ±26.6μg/L
血浆蛋白 C 抗原（PC: Ag） 免疫火箭电泳法：102.5% ±20.1%
血浆游离蛋白 S（FPS） 凝固法 100.9% ±29.1%
血浆凝固酶－抗凝血酶复合物（TAT） 1.45 ±0.4μg/L
血浆组织型纤溶酶原激活物（t－PA: A） 0.3 ~0.6U/ml
血浆纤溶酶原活性（PLG: A） 75% ~140%
血浆 α_2－纤溶酶抑制物活性（α_2－PI : A） 0.8 ~1.2 抑制单位/ml
血浆纤溶酶原激活抑制物－1 活性（PAI－1: A） 0.1 ~1.0 抑制单位/ml
血浆肝素定量测定 0 IU/ml
血浆 D－二聚体（DD）测定 乳胶凝集法 阴性
ELISA 法 <200μg/L
血浆鱼精蛋白副凝固（3P）试验 阴性
血浆纤维蛋白肽 $B\beta_{1-42}$ 0.74 ~2.24nmol/L
血浆纤维蛋白肽 $B\beta_{15-42}$ 1.56 ±1.20nmol/L
全血比黏度（ηb） 男性 3.43 ~5.07
女性 3.01 ~4.29
血浆比黏度（ηp） 1.46 ~1.82
血清比黏度（ηs） 1.38 ~1.66
全血还原比黏度 5.9 ~8.9
红细胞变形性 红细胞滤过指数 0.29 ±0.10
红细胞电泳时间 自身血浆电泳时间 1.65 ±0.85s

二、骨髓

有核细胞计数 （40 ~180）$\times 10^9$/L
增生程度度 增生活跃（即成熟红细胞与有核细胞之比为 20: 1）
粒/红（G/E）比例 （2.76 ±0.87）: 1（2: 1 ~4: 1）
原血细胞 0 ~0.007（0 ~0.7%）
各系细胞分类
粒系细胞总数 0.50 ~0.60（50% ~60%）
粒系细胞分类 原粒细胞 0 ~0.018（0 ~1.8%）
早幼粒细胞 0.004 ~0.039（0.4% ~3.9%）
中性中幼粒细胞 0.022 ~0.122（2.2% ~12.2%）
中性晚幼粒细胞 0.035 ~0.132（3.5% ~13.2%）
中性杆状核粒细胞 0.164 ~0.321（16.4% ~32.1%）
中性分叶核粒细胞 0.042 ~0.212（4.2% ~21.2%）
嗜酸性中幼粒细胞 0 ~0.014（0 ~1.4%）
嗜酸性晚幼粒细胞 0 ~0.018（0 ~1.8%）

嗜酸性杆状核粒细胞　0.002～0.039（0.2%～3.9%）
嗜酸性分叶核粒细胞　0～0.042（0～4.2%）
嗜碱性中幼粒细胞　0～0.002（0～0.2%）
嗜碱性晚幼粒细胞　0～0.003（0～0.3%）
嗜碱性杆状核粒细胞　0～0.004（0～0.4%）
嗜碱性分叶核粒细胞　0～0.002（0～0.2%）

幼红细胞总数　约占0.15～0.25（15%～25%）

红系细胞分类　原红细胞　0～0.019（0～1.9%）
早幼红细胞　0.002～0.026（0.2%～2.6%）
中幼红细胞　0.026～0.107（2.6%～10.7%）
晚幼红细胞　0.052～0.175（5.2%～17.5%）

淋巴细胞分类　原淋巴细胞　0～0.004（0～0.4%）
幼淋巴细胞　0～0.021（0～2.1%）
淋巴细胞　0.107～0.431（10.7%～43.1%）

单核细胞分类　原单核细胞　0～0.003（0～0.3%）
幼单核细胞　0～0.006（0～0.6%）
单核细胞　0.01～0.062（1%～6.2%）

浆细胞分类　原浆细胞　0～0.001（0～0.1%）
幼浆细胞　0～0.007（0～0.7%）
浆细胞　0～0.021（0～2.1%）

巨核细胞计数　0～0.003（0～0.3%）　7～35个/1.5×3.0cm^2

巨核细胞分类　原巨核细胞　0～0.05（0～5%）
幼巨核细胞　0～0.10（0～10%）
颗粒型巨核细胞　0.10～0.50（10%～50%）
成熟型巨核细胞　0.20～0.70（20%～70%）
裸核　0～0.30（0%～30%）
变性巨核细胞　0.02（2%）

网状细胞　0～0.01（0～1%）

内皮细胞　0～0.004（0～0.4%）

组织嗜碱细胞　0～0.005（0～0.5%）

组织嗜酸性细胞　0～0.002（0～0.2%）

吞噬细胞　0～0.004（0～0.4%）

脂肪细胞　0～0.001（0～0.1%）

分类不明细胞　0～0.001（0～0.1%）

中性粒细胞碱性磷酸酶（NAP）染色　阳性率0.1～0.4（10%～40%）
积分值40～80（分）

过氧化物酶（POX）染色　粒系（除原粒）细胞　强阳性

单核系细胞 弱阳性或阴性

淋巴系细胞 阴性

苏丹黑B（SB）染色 结果与POX染色大致相同

酸性磷酸酶（ACP）染色 T淋巴细胞、多毛细胞、Caucher细胞 阳性

B淋巴细胞、单核细胞、组织细胞、巨核细胞 阴性

氯化醋酸AS-D萘酚酯酶（AS-D NCE） 染色（特异性酯酶SE）

中性粒细胞 强阳性

单核及淋巴系细胞 阴性

α-醋酸萘酚酯酶（α-NAE） 染色（非特异性酯酶NSE）

粒系细胞 阴性或弱阳性（不被氟化钠抑制）

单核系细胞 阳性（可被氟化钠抑制）

淋巴系细胞 阴性

糖原染色（PAS反应） 原粒细胞 呈阴性，早幼粒至分叶核粒细胞呈阳性

单核细胞 呈弱阳性

淋巴细胞 阴性，少数弱阳性

巨核细胞 阳性

铁粒染色（普鲁士蓝反应） 细胞外铁 +～++

细胞内铁（铁粒幼细胞）20%～90%（平均65%）

三、肝脏病常用的实验室检查

血清总蛋白（TP） 60～80g/L

血清白蛋白（A） 40～55g/L

血清球蛋白（G） 20～30g/L

白蛋白/球蛋白比值（A/G） 1.5～2.5

血清蛋白电泳（醋酸纤维膜法） 白蛋白 0.61～0.71（61%～71%）

球蛋白 α_1 0.03～0.04（3%～4%）

α_2 0.06～0.10（6%～10%）

β 0.07～0.11（7%～11%）

γ 0.09～0.18（9%～18%）

血清前白蛋白 1岁 100mg/L

1～3岁 168～281mg/L

成人 280～360mg/L

血氨 谷氨酸脱氢酶法 11～35μmol/L

血清甲胎蛋白（AFP） 定性 阴性

RIA或ELISA法 成人 <25μg/L

碱性胎儿蛋白 7.4～115μg/L（平均47.6μg/L）

游离胆固醇 1.3～2.08mmol/L（50～80mg/dl）

总胆红素　3.4～17.1μmol/L

　结合胆红素　0～6.8μmol/L

　非结合胆红素　1.7～10.2μmol/L

阻塞性脂蛋白X　阴性

靛氰绿滞留（ICGR）试验　15min 滞留率＜0.10（10%）

丙氨酸氨基转移酶（ALT）　连续监测法　5～40U/L

　　Karmen 法　5～25 卡门单位

天门冬氨酸氨基转移酶（AST）　连续监测法　8～40U/L

　　Karmen 法　8～28 卡门单位

ALT/AST 比值　≤1

胆碱酯酶（ChE）

　全血胆碱酯酶（AchE）　比色法　80000～120000U/L

　　连续监测法　为血清 ChE 的 1.5～2.5 倍

　血清胆碱酯酶（SchE）　比色法　30000～80000U/L

　　连续监测法　620～1370U/L

胆碱酯酶活性　0.80～1.00（80%～100%）

脯氨酰羟化酶（PH）　39.5±11.87μg/L

5′－核苷酸酶　27～283mmol/L

亮氨酸基肽酶（LCHA 法）　男性　18.3～36.7U

　　女性　16.3～20.2U

乳酸脱氢酶（LDH 或 LD）　连续监测法　104～245U/L

　　速率法　95～200U/L

乳酸脱氢酶同工酶

　圆盘电泳法　LDH_1　0.327±0.046（32.7%±4.6%）

　　LDH_2　0.451±0.0353（45.1%±3.53%）

　　LDH_3　0.185±0.0269（18.5%±2.69%）

　　LDH_4　0.029±0.0086（2.9%±0.86%）

　　LDH_5　0.0085±0.0055（0.85%±0.55%）

　醋酸膜电泳法　LDH_1　0.24～0.34（24%～34%）

　　LDH_2　0.35～0.44（35%～44%）

　　LDH_3　0.19～0.27（19%～27%）

　　LDH_4　0～0.05（0～5%）

　　LDH_5　0～0.02（0～2%）

血清碱性磷酸酶（ALP）　连续监测法　成人＜40～110U/L

　　儿童＜250U/L

γ－谷氨酰转移酶（GGT 或 γ－GT）　连续监测法　＜50U/L

单胺氧化酶（MAO）　伊藤法　成人＜30U

中野法 23～49U

Ⅲ型前胶原氨基末端肽（P－ⅢP） 100ng/L

异常凝血酶原 <20μg/L

胆汁酸（BA） 总胆汁酸（酶法） 0～10μmol/L

胆酸（气－液相色谱法） 0.08～0.91μmol/L

鹅脱氧胆酸（气－液相色谱法） 0～1.61μmol/L

甘氨胆酸（气－液相色谱法） 0.05～1.0μmol/L

脱氧胆酸（气－液相色谱法） 0.23～0.89μmol/L

甲型肝炎病毒抗原（HAVAg） ELISA法 阴性

甲型肝炎病毒RNA（HAV－RNA） 反转录酶聚合酶链反应（RT－PCR）法 阴性

甲型肝炎病毒抗体（HAVAb） ELISA法 抗HAV－IgM 阴性

抗HAV－IgA 阴性

抗HAV－IgG 部分老年人可见阳性

乙型肝炎病毒表面抗原（HBsAg） ELISA法、RIA法 阴性

反向间接血凝法 阴性（滴度<1:8）

乙型肝炎病毒表面抗体（抗－HBs） ELISA法、RIA法 阴性

乙型肝炎病毒e抗原（HBeAg） ELISA法、RIA法 阴性

乙型肝炎病毒e抗体（抗－HBe） ELISA法、RIA法 阴性

乙型肝炎病毒核心抗原（HBcAg） ELISA法、RIA法 阴性

乙型肝炎病毒核心抗体（抗－HBc）

ELISA法、RIA法 抗－HBc总抗体 阴性

抗－HBc IgM 阴性

抗－HBc IgG 阴性

乙型肝炎病毒表面抗原蛋白前S_2（Pre－S_2） 阴性

乙型肝炎病毒表面抗原蛋白前S_2抗体（抗Pre－S_2） 阴性

乙型肝炎病毒DNA（HBV－DNA） 斑点杂交试验 阴性

聚合酶链反应（PCR） 阴性

丙型肝炎病毒RNA（HCV－RNA） 斑点杂交试验 阴性

反转录酶聚合酶链反应（RT－PCR） 阴性

丙型肝炎病毒抗体 ELISA法、RIA法 抗HCV－IgM 阴性

抗HCV－IgG 阴性

丁型肝炎病毒抗原（HDVAg） IFA法、ELISA法、RIA法 阴性

丁型肝炎病毒抗体（抗－HDV） IFA法、ELISA法、RIA法 阴性

丁型肝炎病毒RNA（HDV－RNA） 反转录酶聚合酶链反应（RT－PCR） 阴性

戊型肝炎病毒抗体（抗HEV） ELISA法、RIA法 抗HEV－IgM 阴性

抗HEV－IgG 阴性

庚型肝炎病毒抗体（抗HGV） ELISA法、RIA法 阴性

四、肾功能检查

菊粉清除率（CIN） 2.0～2.3ml·s^{-1}/1.73m^2（120～140ml/min）

内生肌酐清除率（Ccr） 1.3～2.0ml·s^{-1}/1.73m^2（80～120ml/min）

肾小球滤过率（GFR） 总 GFR 100±20 ml/min

血 $β_2$－微球蛋白（$β_2$－MG） 0.8～2.4mg/L，平均约 1.5mg/L

血尿素氮（BUN） 成人 3.2～7.1mmol/L

儿童 1.8～6.5mmol/L

肌酐（Cr） 全血 88.4～176μmol/L

血清或血浆 男性 53～106μmol/L

女性 44～97μmol/L

尿酸（UA） 磷钨酸盐法 男性 268～488μmol/L

女性 178～387μmol/L

尿酸酶法 男性 208～428μmol/L

女性 155～357μmol/L

儿童 119～327μmol/L

尿渗量（尿渗透压）测定 禁饮后 600～1000 mOsm/kg·H_2O（平均 800mOsm/kg·H_2O）

血浆渗量 275～305mmol/L（275～305mOsm/kg·H_2O）（平均 300 mOsm/kg·H_2O）

尿渗量/血浆渗量比值 3.0∶1～4.5∶1

渗透溶质清除率（空腹） 0.33～0.5ml/s（2～3ml/min）

肾小管葡萄糖最大重吸收量（TmG） 成人平均 340±18.2mg/min

男性 300～450mg/min

女性 250～350mg/min

对氨马尿酸最大排泌量（Tm_{PAH}） 60～90mg/min（80.9±11.3mg/min 1.73m^2）

昼夜尿比重试验（Mosenthal 浓缩和稀释试验）

24 小时尿总量 1000～2000ml

夜尿量＜750ml

昼尿量/夜尿量比值＜3∶1～4∶1

尿最高比重＞1.020

尿最高比重与最低比重之差＞0.009

二氧化碳结合力 22～31mmol/L

尿酸化功能测定 尿 HCO_3^-＜30mmol/L

可滴定酸＞10mmol/L

NH_4^+＞20mmol/L

有效肾血浆流量（ERPF） 600～800ml/min

肾全血流量（RBF） 1200～1400ml/min

肾小管酸中毒试验 氯化铵负荷（酸负荷）试验 尿 pH＜5.3

HCO_3^- 重吸收排泄（碱负荷）试验 HCO_3^- 排泄率≦1%

五、临床常用生化检查

血清钾 成人 3.5～5.1mmol/L
儿童 3.4～4.7mmol/L

血清钠 成人 135～147mmol/L
儿童 138～145mmol/L

血清氯化物（以氯化钠计）95～105mmol/L

血清钙 总钙（比色法） 2.25～2.58mmol/L
离子钙（离子选择电极法） 1.10～1.34mmol/L

无机磷 成人 0.97～1.61mmol/L
儿童 1.29～1.94mmol/L

血清镁 成人 0.8～1.2mmol/L
儿童 0.56～0.76mmol/L

血清铁 亚铁嗪显色法 男性 11～30μmol/L
女性 9～27μmol/L

血清总铁结合力 成人 男性 50～77μmol/L
女性 54～77μmol/L

转铁蛋白（TF） 免疫比浊法 28.6～51.9μmol/L

转铁蛋白饱和度（TS） 0.33～0.35（33%～35%）

血清铁蛋白（SF） ELISA 法或 RIA 法 男性 15～200μg/L
女性 12～150μg/L

血清硒 1.90～3.17μmol/L

血清铜 11.0～22.0μmol/L

血清锌 7.7～23.0μmol/L

血清锰 728μmol/L

血糖（空腹） 全血（Folin－吴法） 4.4～6.7mmol/L（80～120mg/dl）
血清或血浆（邻甲苯胺法） 3.9～6.1mmol/L（70～110mg/dl）

胰岛素（空腹） 10～20mU/L（10～20μU/ml）

血清胰岛素 C 肽（空腹） 265～1324pmol/L

胰岛素 C 肽释放试验 服糖后 1h 胰岛素及 C 肽上升至高峰
服糖后 3h 胰岛素及 C 肽均降到空腹水平

糖化血红蛋白（GHb）（按 GHb 占血红蛋白的百分比计算）
电泳法 5.6%～7.5%
微柱法 4.1%～6.8%
比色法 1.41±0.11nmol/mg Hb

血酮体 定性 阴性

定量（以丙酮计） 0.34～0.68mmol/L

血清乳酸 0.44～1.78mmol/L

血 β_2 微球蛋白 0.8～2.4mg/L（0.8～2.4μg/ml）

血清总脂 成人 4～7g/L

儿童 3～6g/L

血清游离脂肪酸 0.2～0.6mmol/L

血清总胆固醇 成人 2.82～5.7mmol/L

儿童 3.12～5.2mmol/L

血清游离胆固醇 1.3～2.08mmol/L

胆固醇脂 2.34～3.38mmol/L

胆固醇脂/总胆固醇 0.60～0.80（60%～80%）

胆固醇脂/游离胆固醇比值 3∶1

血清甘油三酯（TG） 0.56～1.7mmol/L

血清磷脂 1.4～2.7mmol/L

脂蛋白电泳 乳糜微粒（CM） 阴性

高密度脂蛋白（HDL） 0.30～0.40（30%～40%）

低密度脂蛋白（LDL） 0.50～0.60（50%～60%）

极低密度脂蛋白（VLDL） 0.13～0.25（13%～25%）

β 脂蛋白 <7g/L

α 脂蛋白 男性 517±106mg/L

女性 547±125mg/L

高密度脂蛋白胆固醇（HDL－C） 沉淀法 0.94～2.0mmol/L（老年人偏高）

低密度脂蛋白胆固醇（LDL－C） 沉淀法 2.07～3.12mmol/L（老年人偏高）

脂蛋白（a）（$LP_{(a)}$） ELISA 法 <300mg/L

载脂蛋白 A_1（Apo－A_1） ELISA 法 男性 1.42±0.17g/L

女性 1.45±0.14g/L

载脂蛋白 B（APO－B） ELISA 法 男性 1.01±0.21g/L

女性 1.07±0.23g/L

载脂蛋白 A/B 比值 1.0～2.0

血清肌钙蛋白 T（cTnT） ELISA 法 0.02～0.13μg/L，临界诊断值为>0.2μg/L

血清肌钙蛋白 I（cTnI） ELISA 法 <0.2μg/L，临界诊断值为>1.5μg/L

血清肌红蛋白 ELISA 法 50～85μg/L

放免法 6～85μg/L

血浆铜蓝蛋白（免疫扩散法） 成人 150～600mg/L

儿童 300～650mg/L

肌酸激酶 酶偶联法 37℃时 男性 38～174U/L

女性 26～140U/L

30℃时 男性 15～105U/L

女性 10～80U/L

肌酸显色法 男性 15～163U/L

女性 3～135U/L

连续监测法 男性 38～174U/L

女性 26～140U/L

肌酸激酶同工酶 CK－MB ＜0.05（5%）

CK－MM 0.94～0.96

CK－BB 阴性或微量

醛缩酶 3～8U（平均5.4U）

淀粉酶 Somogyi法 血清 800～1800U/L

尿液 1000～12000U/L

血清脂肪酶（APS） 比色法 0～79U/L

浊度法 0～160U/L

滴度法 ＜1500U/L

血清酸性磷酸酶（ACP） 化学法 0.9～1.9U/L

超氧化物歧化酶（SOD） 比色法 555～633μg/g·Hb

六、常用免疫学检查

免疫球蛋白（Ig） IgG 单向免疫扩散法 7.6～16.6g/L

IgA 单向免疫扩散法 血清型 0.71～3.35g/L

分泌型 唾液 314mg/L

泪液 30～80mg/L

初乳 5060.5mg/L

IgM 单向免疫扩散法 0.48～2.12g/L

IgD ELISA法 0.6～2.0mg/L

IgE ELISA法 0.1～0.9mg/L

血清M蛋白 阴性

总补体活性（CH_{50}） 试管法 50～100kU/L

补体旁路途径溶血活性（$AP-H_{50}$） 试管法 21.7±5.4 U/ml

补体 C_{1q} ELISA法 180～190mg/L

补体 C_3 单向免疫扩散法 1.14±0.27g/L

补体 C_4 单向免疫扩散法 0.55±0.11g/L

补体 C_3 裂解物（C_3SP） C_{3C} ＜94mg/L

补体旁路B因子（BF） 单向免疫扩散法 0.1～0.4g/L

T细胞花结形成试验（E－RFT）

T细胞总花结形成细胞（ETRFC） 0.644±0.067（64.4%±6.7%）

活化 T 细胞花结形成细胞（EARFT） 0.236 ±0.035（23.6% ±3.5%）

稳定 T 细胞花结形成细胞（ESRFT） 0.033 ±0.026（3.3% ±2.6%）

T 细胞转化试验（LTT） 形态学法 转化率：0.601 ±0.076（60.1% ±7.6%）

^{3}H－TdR 掺入法 刺激指数（SI） <2

T 细胞分化抗原

CD_3 免疫荧光法 63.1% ±10.8%

流式细胞术 61% ~85%

CD_4（T_H） 免疫荧光法 42.8% ±9.5%

流式细胞术 28% ~58%

CD_8（T_S） 免疫荧光法 19.6% ±5.9%

流式细胞术 19% ~48%

CD_4/CD_8 0.9 ~2.0

B 细胞膜表面免疫球蛋白（SmIg）

免疫荧光法 SmIg 阳性细胞 21%

SmIgG 阳性细胞 7.1%（4% ~13%）

SmIgM 阳性细胞 8.9%（7% ~13%）

SmIgA 阳性细胞 2.2%（1% ~4%）

SmIgD 阳性细胞 6.2%（5% ~8%）

SmIgE 阳性细胞 0.9%（0 ~1.5%）

红细胞－抗体－补体花结形成试验（EA－RFT）

B 细胞 EA 花结形成细胞（EA－RFC） 8% ~12%

B 细胞 EA－补体花结形成细胞（EAC－RFC） 8% ~12%

B 细胞鼠红细胞花结形成细胞（M－RFC） 8.5% ±2.8%

B 细胞分化抗原 CD_{19} 流式细胞术 11.74% ±3.37%

自然杀伤细胞活性（NK） ^{51}Cr 释放法 自然释放率 <10% ~15%

自然杀伤率 47.6% ~76.8%

^{51}Cr 利用率 6.5% ~47.8%

酶释放法 细胞毒指数 27.5% ~52.5%

流式细胞术 13.8% ±5.9%

抗体依赖性细胞介导细胞毒（ADCC）

^{51}Cr 释放法 <10% 为阴性

10% ~20% 为可疑阳性，>20% 为阳性

溶血空斑法 <5.6% 为阴性

白细胞介素 2 活性（IL－2） ^{3}H－TdR 掺入法 5 ~15kU/L

白细胞介素 2 受体（IL－2R） ELISA 法 <200U/ml

肿瘤坏死因子（TNF） ELISA 法 4.3 ±2.8μg/L

干扰素（IFN） ELISA 法 1 ~4kU/L

类风湿因子（RF） ELISA 法 1～4kU/L

C 反应蛋白（CRP） 免疫比浊法 阴性

单向免疫扩散法 <8mg/L

抗核抗体（ANA） 免疫荧光法 阴性

血清滴度 >1∶40 为阳性

抗双链脱氧核糖核酸抗体（抗 ds－DNA） 阴性

抗可提取性核抗原（ENA）抗体谱

抗核糖核酸蛋白抗体（抗 RNP） 阴性

抗酸性核蛋白抗体（抗 Smith，Sm） 阴性

抗干燥综合征－A 抗体（抗 SS－A） 阴性

抗干燥综合征－B 抗体（抗 SS－B） 阴性

抗系统性硬化症抗体（抗 Scl－70） 阴性

抗线粒体抗体（AMA） 阴性

抗平滑肌抗体（ASMA） 阴性

抗甲状腺球蛋白抗体（抗 TG） 间接血凝法滴度 ≤1∶32

ELISA 法、放射免疫分析法（RIA） 阴性

抗甲状腺微粒体抗体（抗 TM） 间接血凝、ELISA 法、PIA 法 阴性

抗乙酰胆碱受体抗体（AchRA） ELISA 法或 RIA 法 阴性或≤0.3nmol/L

循环免疫复合物（CIC） 聚乙二醇（PEG）沉淀法 低于正常对照值＋2SD 或 A 值≤0.12

微量抗补体法 阴性

C_{1q}结合法 低于正常对照值＋2SD 或 A 值≤0.12

冷球蛋白（CG） 阴性或<80mg/L

抗链球菌溶血素“O”（ASO） 胶乳凝集法 滴度低于 1∶400

溶血法 <500U/ml

Widal 反应 直接凝集法 “O” 低于 1∶80

“H” 低于 1∶160

“A” 低于 1∶80

“B” 低于 1∶80

“C” 低于 1∶80

伤寒沙门菌抗体 IgM 酶联免疫试验 阴性或滴度低于 1∶20

伤寒沙门菌可溶性抗原 胶乳凝集法 阴性

斑疹伤寒血清反应（Wei－Felix 反应） 阴性或低于 1∶40

布氏杆菌凝集试验 阴性或滴度低于 1∶25

流行性脑脊髓膜炎免疫测定 抗体、抗原测定均阴性

结核分枝杆菌抗体（TB－Ab） 胶体金法或 ELISA 法 阴性

结核分枝杆菌 DNA PCR 法 阴性

幽门螺杆菌抗体（Hp－Ab） 金标免疫斑点法 阴性

出血热病毒抗体 IgM　ELISA 法　阴性
流行性乙型脑炎病毒抗体 IgM　ELISA 法　阴性
人巨细胞病毒（HCMV）抗体 IgM 和 IgG　IFA 法或 ELISA 法　阴性
HCMV - DNA　阴性
柯萨奇病毒（Cox）抗体 IgM 或 IgG　IFA 法或 ELISA 法　阴性
Cox - RNA　阴性
轮状病毒抗体和 DNA　阴性
嗜异性凝集试验　红细胞凝集法　阴性或凝集效价低于 1∶8
弓形虫抗体和 DNA　阴性
日本血吸虫抗体　环卵沉淀法　阴性
　　ELISA 法　IgE　0 ~ 150IU/L
　　　　IgG、IgM　阴性
囊虫抗体（CSA）　ELISA 法　血清低于 1∶64，脑脊液低于 1∶8
　　间接血凝法　血清低于 1∶128，脑脊液低于 1∶8
疟原虫抗体　IFA 法和 ELISA 法测定　阴性
疟原虫抗原　免疫印迹法测定　阴性
沙眼衣原体（CT）抗体　IFA 法　CT - IgM 效价　≤1∶32
　　CT - IgG 效价　≤1∶512
梅毒螺旋体抗体　定性试验（非特异性抗体）　快速血浆反应素试验（RPR）　阴性
　　不加热血浆反应素试验（SRU）　阴性
　　美国性病研究实验室试验（VDRL）　阴性
　确诊试验（特异性抗体）　梅毒螺旋体血凝试验（TPTA）　阴性
　　荧光螺旋体抗体吸收试验（FTA - ABS）　阴性
人获得性免疫缺陷病毒抗体（抗 HIV）
　筛选试验　ELISA 法和快速蛋白印迹法　阴性
　确诊试验（测 HIV - RNA）　蛋白印迹法和 RT - PCR 法　阴性
钩端螺旋体抗体　补体结合试验和 ELISA 法　阴性（滴度 <1∶10）
　　间接血凝试验　阴性（滴度 <1∶60）
　　凝集溶解试验　阴性（滴度 <1∶400）
甲种胎儿球蛋白（AFP、αFP）　对流免疫电泳法　阴性
　　RIA 或 ELISA 法　<20μg/L
癌胚抗原（CEA）　RIA 或 ELISA 法　<5μg/L
癌抗原 125（CA125）　男性及 50 岁以上女性　RIA 或 ELISA 法　<2.5 万 U/L
　　20 ~ 40 岁女性　RIA 法　<4.0 万 U/L
组织多肽抗原（TPA）　RIA 法　<130U/L
癌抗原 15 - 3（CA15 - 3）　RIA 法、化学发光免疫分析法（CLIA）　<2.5 万 U/L
前列腺特异抗原（PSA）　RIA 法、CLIA 法　≤4.0μg/L

鳞状上皮癌抗原（SCC） RIA 法、CLIA 法 ≤1.5μg/L
癌抗原-50（CA-50） 固相放射免疫分析（IRMA）法、CLIA 法 0~2.0 万 U/L
癌抗原 72-4（CA72-4） ELISA 法 <6.7μg/L
糖链抗原 19-9（CA19-9） IRMA 法、ELISA 法 上限 2.6 万 U/L
癌抗原 242（CA242） ELISA 法 <20kU/L
前列腺酸性磷酸酶（PAP） RIA 法、CLIA 法 ≤2.0μg/L
神经元特异性烯醇化酶（NSE） RIA 法、ELISA 法 ≤12.5μg/L
异常凝血酶原（APT） <20μg/L
α-L-岩藻糖苷酶（AFU） ELISA 法 234~414μmol/L

七、排泄物、分泌物及体液检查

（一）尿液

尿量 1000~2000ml/24h
尿酸反应 弱酸性
比重 1.015~1.025（最大范围 1.002~1.030）
尿渗量 600~1000mmol/L（600~1000 mOsm/kg · H_2O）
尿蛋白 定性 阴性
定量 20~80mg/24h（平均 40mg/h）
Tamm-Horsfall 蛋白（THP） 29.8~43.9mg/24h
尿血红蛋白定性 阴性
尿糖定性 阴性
尿糖定量度 0.56~5.0mmol/24h（100~900mg/24h）
尿酮体定性试验 阴性
尿酮体定量（以丙酮计） 0.34~0.85mmol/24h（20~50mg/24h）
尿淀粉酶 Somogyi 法 1000~12000U/L
尿胆原定性试验 阴性或弱阳性（稀释 20 倍为阴性）
尿胆原定量 0~5.9μmol/24h（0~3.5mg/24h）
尿胆素定性试验 阴性
尿胆红素定性试验 阴性
乳糜试验 阴性
尿酸 2.4~5.9mmol/24h（0.4~1.0g/24h）
肌酸 男性 0~304μmol/24h（0~40mg/24h）
女性 0~456μmol/24h（0~60mg/24h）
肌酐 男性 7~18mmol/24h（0.8~2.0g/24h）
女性 5.3~16mmol/24h（0.6~1.8g/24h）
尿素氮 357~535mmol/24h（10~15g/24h）
氯化物 170~255mmol/24h（10~15g/24h）

钠　130～261mmol/24h（3～5g/24h）
钾　51～102mmol/24h（2～4g/24h）
钙　2.5～7.5mmol/24h（0.1～0.3g/24h）
磷　22～48mmol/24h（0.7～1.5g/24h）
铅　<0.48μmol/24h（0.1mg/24h）
汞　<25nmol/L（50μg/L）
紫胆原定性试验　阴性
紫胆原定量　0～4.4μmol/24h（0～1.0mg/24h）
尿卟啉　0～36nmol/24h（0～30μg/24h）
尿隐血试验　阴性
尿含铁血黄素（ROUSE）试验　阴性
Bence－Jones 蛋白　阴性
β_2 微球蛋白　<0.2mg/L（370μg/24h）
α_1 微球蛋白　0～15 mg/L
镁　2.1～8.2mmol/24h（50～200mg/24h）
铁　<179μmol/24h（10mg/24h）
铜　0.24～0.48μmol/24h（15～30μg/24h）
锌　2.3～18.4μmol/24h（0.15～1.2mg/24h）
总氮　<857mmol/24h（12g/24h）
粪卟啉定性试验　阴性
粪卟啉定量　75～240nmol/24h（50～160μg/24h）
5－羟吲哚醋酸定性　阴性
5－羟吲哚醋酸定量　10.4～52μmol/24h（2～10mg/24h）
肌红蛋白定量　<4mg/L
肌红蛋白定性　阴性
纤维蛋白降解产物　<0.25mg/L（0.25μg/ml）
黏蛋白　100～150mg/24h
免疫球蛋白测定　阴性
溶菌酶　0～2mg/L（0～2μg/ml）
补体 C_3 测定　阴性
尿沉渣检查　白细胞　<5/HP
红细胞　<3/HP
扁平或大圆上皮细胞　少许
透明管型　偶见/LP
12h 尿沉渣计数　红细胞　<50 万
白细胞　<100 万
透明管型　<5000 个

1h 细胞排泄率 红细胞 男性 <3 万/h

女性 <4 万/h

白细胞 男性 <7 万/h

女性 <14 万/h

中段尿细菌培养计数 $<10^6$ 菌落/L（10^3 菌落/ml）

$>10^5$ 菌落/ml 为尿菌阳性，$10^4 \sim 10^5$ 菌落/ml 者应复查或结合临床判断

（二）粪便

颜色 黄褐色

隐血试验 阴性

胆红素试验 阴性

粪胆原定量 68～473μmol/24h（40～280mg/24h）

粪胆素试验 阴性

蛋白质定量 极少

粪便脂肪测定（平衡试验） <6g/24h

细胞 上皮细胞或白细胞 无或偶见/HP

食物残渣 少量植物细胞、淀粉颗粒及肌纤维等

粪卟啉 600～1800nmol/24h（400～1200μg/24h）

胆汁酸总量 294～551μmol/24h（120～225mg/24h）

尿卟啉 12～48nmol/24h（10～40μg/24h）

（三）胃液

空腹胃液量 0.01～0.10L（10～100ml）

胃液性状 清晰无色，轻度酸味，含少量黏液

总酸量 空腹 10～50U

试餐后 50～75U

注射组胺（20min 后） 40～140U

游离酸 空腹 0～30U

试餐后 25～50U

注射组胺后 30～120U

乳酸 阴性

隐血试验 阴性

细胞 白细胞与上皮细胞少许

细菌 阴性

五肽胃泌素试验 基础胃液量 0.01～0.10L（10～100ml）

基础泌酸量（BAO） 0～5mmol/h（0～5mEq/h）

最大泌酸量（MAO） 20.6±8.77mmol/h（20.6±8.77mEq/h）

（四）脑脊液

性状　无色，水样

压力（侧卧）　70～180mmH$_2$O（0.686～1.76kPa）

蛋白定性（Pandy 试验）　阴性

蛋白定量　0.2～0.4g/L（20～40mg/dl）

白蛋白　0.1～0.3g/L（10～30mg/dl）

蛋白电泳　前白蛋白　0.02～0.06（2%～6%）

白蛋白　0.55～0.69（55%～69%）

α_1 球蛋白　0.03～0.08（3%～8%）

α_2 球蛋白　0.04～0.09（4%～9%）

β 球蛋白　0.10～0.18（10%～18%）

γ 球蛋白　0.04～0.13（4%～13%）

胆红素　阴性

免疫球蛋白　IgG　10～40mg/L（1～4mg/dl）

IgA　0～6mg/L（0～0.6mg/dl）

IgM　0～13mg/L（0～1.3mg/dl）

葡萄糖　2.5～4.4mmol/L（45～80mg/dl）

氯化物（以氯化钠计）　119～129mmol/L（695～755mg/dl）

乳酸脱氢酶　血清值的 0.10 以内

细胞数　（0～8）×10^6/L（0～8/μl）

细胞分类　淋巴细胞占 0.70（70%）

单核细胞 0.30（30%）

色氨酸试验　阴性

（五）精液

量　一次排精液 2.5～5.0ml

色　灰白色，久未排精者可呈淡黄色

黏稠度　稠，30min 完全液化

pH　7.2～8.9（平均 7.8）

比重　1.033

精子数　>20×10^9/L（>20×10^6/ml）

活动精子百分率（30～60min 内）　>0.70（70%）

精子形态　畸形者 <0.20（20%）

白细胞　<5 个/HP

（六）前列腺液

量　数滴至 1.0ml

性状　淡乳白色，稀薄液体

pH 6.3～6.5
卵磷脂小体 多量或满布视野
上皮细胞 少量
红细胞 偶见
白细胞 <10 个/HP
淀粉样体 老年人易见到
细菌 阴性

八、内分泌功能检查

血 TSH 放免法 2～10mU/L（2～10μU/ml）
血甲状腺素（T_4） 放免法 65～155nmol/L
血游离甲状腺素（FT_4） 放免法 10～30pmol/L
血三碘甲状腺原氨酸（T_3） 放免法 1.6～3.0nmol/L
血游离三碘甲状腺原氨酸（FT_3） 放免法 4～10pmol/L
血反 T_3（rT_3） 放免法 0.2～0.8nmol/L
血清甲状腺结合球蛋白（TBG） 放免法 15～34mg/L
甲状腺吸^{131}碘率 3h 0.057～0.245（5.7%～24.5%）
24h 0.151～0.471（15.1%～47.1%），出现高峰
基础代谢率 -0.10～+0.10（-10%～+10%）
血甲状旁腺激素（PTH） 免疫化学发光法 1～10pmol/L
放免法 氨基端（活性端） 230～630ng/L
羧基端（无活性端） 430～1860ng/L
血降钙素（CT） 放免法 男性 0～14ng/L
女性 0～28ng/L
尿 17－酮皮质激素（17－KS） 男性 34.7～69.4μmol/24h
女性 17.5～52.5μmol/24h
尿 17－羟皮质激素（17－OH） 男性 13.8～41.4μmol/24h
女性 11.0～27.6μmol/24h
血皮质醇 放免法 上午 8 时 140～630nmol/24h
下午 4 时 80～410nmol/24h
晚上 8 时 小于上午 8 时的 50%
尿游离皮质醇 放免法 30～276 nmol/24h
血浆游离儿茶酚胺 多巴胺 <888pmol/L（136pg/ml）
去甲肾上腺素 615～3240pmol/L（104～548pg/ml）
肾上腺素 <480nmol/L（88pg/ml）
尿儿茶酚胺（CA） 微柱法 71.0～229.5nmol/24h
尿香草扁桃酸（VMA） 比色法 5～45μmol/24h

血游离儿茶酚胺　多巴胺　<888pmol/L
去甲肾上腺素　615～3240pmol/L
肾上腺素　<480pmol/L

血醛固酮　放免法　普通饮食（上午6时）　卧位　238±104pmol/L
立位　418±245pmol/L
低钠饮食　卧位　646.6±333.4pmol/L
立位　945.6±491pmol/L

尿醛固酮（普通饮食）　21.36±7.2mmol/24h

血浆胰岛素（空腹）　10～20mU/L

血清胰岛素C肽（空腹）　265～1324pmol/L

葡萄糖耐量试验（口服法）
空腹血糖　<6.72mmol/L
服糖后30～60min　升至高峰7.84～8.96mmol/L
服糖后120min　血糖恢复到空腹水平
尿糖　均阴性

血促肾上腺皮质激素（ACTH）　放免法　上午8时　25～100ng/L
下午6时　10～80ng/L

血浆睾酮（T）　放免法　男性　青春后期　100～200ng/L
成人　3000～10000ng/L
女性　青春后期　100～200ng/L
成人　200～800ng/L
绝经后　80～350ng/L

血浆雌二醇（E_2）　放免法　男性　50～200pmol/L
女性　卵泡期　94～433pmol/L
黄体期　499～1580pmol/L
排卵期　704～2200pmol/L
绝经期　40～100pmol/L

血浆孕酮　放免法　非孕妇女　卵泡期（早）　0.7±0.1μg/L
卵泡期（晚）　0.4±0.1μg/L
排卵期　1.6±0.2μg/L
黄体期（早）　11.6±1.5μg/L
黄体期（晚）　5.7±1.1μg/L

血促甲状腺激素（TSH）　放免法　2～10mU/L

血生长激素　放免法　成人　男　<2μg/L
女　<10μg/L
儿童　<20μg/L

血抗利尿激素（ADH）　放免法　1～10μU/ml（平均4μU/ml）

尿抗利尿激素（ADH） 放免法 11～30μU/24h（平均28.9μU/24h）
血浆胃泌素 15～105ng/L（15～105pg/ml）
血浆肾素活性 0.82～2.0nmol/L·h（1.0～2.5ng/ml·h）
血浆血清素（5-羟色胺） 0.22～2.06μmol/L（39～361pg/ml）

九、肺功能检查

潮气量（TC） 500ml（成人）
深吸气量（IC） 男性 2617±690ml
女性 1970±381ml
补呼气量容积（ERV） 男性 1609±492ml
女性 1126±338ml
肺活量（VC） 男性 4217±690ml
女性 3105±452ml
功能残气量（FRC） 男性 3112±611ml
女性 2348±479ml
残气容积（RV） 男性 1615±397ml
女性 1245±336ml
肺总量 男性 5766±782ml
女性 4353±644ml
静息通气量（VE） 男性 6663±200ml
女性 4217±160ml
最大通气量（MVV） 男性 104±2.71L/min
女性 82.5±2.17L/min
肺泡通气量（VA） 4L/min
肺血流量 5L/min
通气/血流（V/Q）比值 0.8
无效腔气/潮气容积（VD/VT） 0.3～0.4
弥散功能（CO吸入法） 男 18.23～38.41ml/（mmHg·min）
女 20.85～23.9ml/（mmHg·min）
气道阻力 1～3cmH_2O·Ls^{-1}
动脉血氧分压（PaO_2） 95～100mmHg
动脉血二氧化碳（$PaCO_2$） 35～45mmHg
混合静脉血氧分压（PVO_2） 35～45mmHg
动脉血与混合静脉血氧分压差 60mmHg
肺泡-动脉血氧分压差（成人） <15mmHg
动脉血氧饱和度（SaO_2） 0.95～0.98（95%～98%）
静脉血氧饱和度 0.64～0.88（64%～88%）

动脉血氧含量（CaO_2） 8.55～9.45（19～21ml/dl）
静脉血氧含量 4.5～7.2mmol/L（10～16ml/dl）
血液酸碱度（pH值） 7.35～7.45（平均7.40）
血液氢离子浓度 35～45mmol/L（平均40mmol/L）
碳酸氢盐（标准或实际） 22～27mmol/L（平均24mmol/L）
动脉血浆二氧化碳含量（$T-CO_2$） 25.2mmol/L
二氧化碳结合力（CO_2CP） 22～31mmol/L（50～70vol%）
全血缓冲碱（BB） 45～55mmol/L（平均50mmol/L）
碱剩余（BE） 成人 ±2.3mmol/L，儿童 -4～+2mmol/L

Ⅲ 临床心电图常用表

表Ⅲ-1 自导联Ⅰ、ⅢQRS波测定心电轴表

心电轴 Ⅲ \ Ⅰ	-10	-9	-8	-7	-6	-5	-4	-3	-2	-1	0	+1	+2	+3	+4	+5	+6	+7	+8	+9	+10
-10	+240°	+242°	+244°	+246°	+248°	+251°	+254°	+257°	+261°	+265°	-90°	-84°	-78°	-72°	-66°	-60°	-53°	-47°	-41°	-35°	-30°
-9	+238°	+240°	+242°	+244°	+247°	+249°	+252°	+256°	+260°	+264°	-90°	-83°	-77°	-70°	-63°	-56°	-49°	-42°	-36°	-30°	-25°
-8	+236°	+238°	+240°	+242°	+245°	+247°	+251°	+255°	+259°	+263°	-90°	-82°	-75°	-68°	-59°	-51°	-43°	-37°	-30°	-24°	-19°
-7	+234°	+236°	+238°	+240°	+243°	+245°	+249°	+253°	+257°	+262°	-90°	-81°	-73°	-64°	-55°	-45°	-37°	-30°	-23°	-17°	-13°
-6	+232°	+234°	+235°	+237°	+240°	+243°	+246°	+251°	+256°	+261°	-90°	-80°	-70°	-60°	-49°	-39°	-30°	-22°	-16°	-11°	-7°
-5	+229°	+231°	+233°	+235°	+237°	+240°	+244°	+248°	+254°	+260°	-90°	-77°	-65°	-53°	-41°	-30°	-19°	-14°	-9°	-4°	0°
-4	+226°	+228°	+230°	+231°	+234°	+236°	+240°	+244°	+251°	+258°	-90°	-74°	-58°	-43°	-30°	-19°	-11°	-5°	-1°	+3°	+6°
-3	+223°	+225°	+226°	+228°	+230°	+232°	+235°	+240°	+246°	+255°	-90°	-68°	-50°	-30°	-15°	-7°	-1°	+4°	+8°	+11°	+13°
-2	+220°	+221°	+222°	+223°	+224°	+227°	+230°	+234°	+240°	+250°	-90°	-54°	-30°	-10°	-1°	+6°	+11°	+13°	+16°	+18°	+19°
-1	+215°	+216°	+217°	+216°	+219°	+220°	+222°	+225°	+230°	+240°	-90°	-30°	-2°	+8°	+14°	+18°	+20°	+21°	+22°	+23°	+24°
0	+210°	+210°	+210°	+210°	+210°	+210°	+210°	+210°	+210°	+210°		+30°	+30°	+30°	+30°	+30°	+30°	+30°	+30°	+30°	+30°
+1	+206°	+204°	+203°	+202°	+200°	+198°	+194°	+187°	+178°	+150°	+90°	+61°	+50°	+44°	+42°	+40°	+39°	+38°	+37°	+36°	+35°
+2	+199°	+197°	+195°	+193°	+190°	+185°	+179°	+168°	+150°	+124°	+90°	+70°	+60°	+52°	+50°	+47°	+45°	+43°	+42°	+41°	+40°
+3	+192°	+190°	+188°	+184°	+180°	+173°	+163°	+150°	+132°	+112°	+90°	+75°	+66°	+60°	+56°	+52°	+50°	+48°	+46°	+44°	+43°
+4	+186°	+184°	+179°	+175°	+169°	+161°	+150°	+137°	+120°	+106°	+90°	+78°	+70°	+65°	+60°	+56°	+54°	+52°	+50°	+48°	+47°
+5	+180°	+176°	+172°	+166°	+159°	+150°	+139°	+127°	+114°	+103°	+90°	+80°	+74°	+68°	+64°	+60°	+57°	+55°	+53°	+51°	+49°
+6	+173°	+169°	+164°	+158°	+150°	+141°	+130°	+120°	+110°	+100°	+90°	+82°	+76°	+71°	+67°	+60°	+60°	+58°	+56°	+54°	+52°
+7	+167°	+162°	+157°	+150°	+143°	+134°	+125°	+116°	+107°	+99°	+90°	+83°	+77°	+73°	+69°	+66°	+63°	+60°	+58°	+56°	+54°
+8	+161°	+156°	+150°	+144°	+136°	+129°	+120°	+112°	+105°	+98°	+90°	+83°	+79°	+75°	+71°	+68°	+65°	+62°	+60°	+58°	+56°
+9	+155°	+150°	+145°	+138°	+131°	+125°	+116°	+110°	+103°	+97°	+90°	+84°	+80°	+76°	+73°	+70°	+67°	+64°	+62°	+60°	+58°
+10	+150°	+145°	+140°	+135°	+127°	+120°	+114°	+108°	+101°	+96°	+90°	+85°	+81°	+77°	+74°	+71°	+68°	+66°	+64°	+62°	+60°

表Ⅲ－2　　心电图心率推算及QT间期正常最高值表

R－R（s）	每分钟心率	Q－T间期最高值（s）		R－R（s）	每分钟心率	Q－T间期最高值（s）		R－R（s）	每分钟心率	Q－T间期最高值（s）	
		男	女			男	女			男	女
0.30	200	0.24	0.25	0.86	70	0.40	0.42	1.42	42	0.52	0.54
0.32	187	0.25	0.26	0.88	68	0.41	0.43	1.44	41	0.52	0.55
0.34	176	0.26	0.27	0.90	67	0.41	0.43	1.46	41	0.52	0.55
0.36	167	0:26	0.27	0.92	65	0.42	0.44	1.48	40	0.53	0.56
0.38	158	0.27	0.28	0.94	64	0.42	0.44	1.50	40	0.53	0.56
0.40	150	0.27	0.29	0.96	68	0.42	0.45	1.52	39	0.53	0.56
0.42	143	0.28	0.30	0.98	61	0.43	0.45	1.54	39	0.54	0.57
0.44	136	0.29	0.30	1.00	60	0.43	0.46	1.56	38	0.54	0.57
0.46	130	0.29	0.31	1.02	59	0.44	0.46	1.58	38	0.55	0.57
0.48	125	0.30	0.32	1.04	58	0.44	0.46	1.60	37	0.55	0.58
0.50	120	0.31	0.32	1.06	57	0.45	0.47	1.62	37	0.55	0.58
0.52	115	0.31	0.33	1.08	56	0.45	0.47	1.64	37	0.55	0.58
0.54	111	0.32	0.34	1.10	55	0.45	0.48	1.66	36	0.56	0.59
0.56	107	0.32	0.34	1.12	54	0.46	0.48	1.68	36	0.56	0.59
0.58	103	0.33	0.35	1.14	53	0.46	0.49	1.70	35	0.56	0.59
0.60	100	0.34	0.35	1.16	52	0.47	0.49	1.72	35	0.57	0.60
0.62	97	0.34	0.36	1.18	51	0.47	0.50	1.74	34	0.57	0.60
0.64	94	0.35	0.36	1.20	50	0.48	0.50	1.76	34	0.58	0.61
0.66	91	0.35	0.37	1.22	49	0.48	0.51	1.78	34	0.58	0.61
0.68	88	0.36	0.38	1.24	48	0.48	0.51	1.80	33	0.58	0.61
0.70	86	0.36	0.38	1.26	48	0.49	0.51	1.82	33	0.58	0.62
0.72	83	0.37	0.39	1.28	47	0.49	0.51	1.84	33	0.58	0.62
0.74	81	0.37	0.39	1.30	46	0.49	0.52	1.86	32	0.59	0.62
0.76	79	0.38	0.40	1.32	45	0.50	0.52	1.88	32	0.59	0.62
0.78	77	0.38	0.40	1.34	45	0.50	0.53	1.90	32	0.60	0.63
0.80	75	0.39	0.41	1.36	44	0.51	0.53	1.92	31	0.61	0.63
0.82	73	0.39	0.41	1.38	43	0.51	0.54	1.94	31	0.61	0.63
0.84	71	0.40	0.42	1.40	43	0.51	0.54	1.96	31	0.61	0.64

表Ⅲ－3　　双倍二级梯运动测验（3min）登梯次数表　男性（女性）

体重（kg）＼年龄（岁）	15～	20～	25～	30～	35～	40～	45～	50～	55～	60～	65～	70～	75～79
23～	64(64)												
27～	62(60)												
32～	60(58)												
36～	58(56)	58(56)	58(56)	56(54)	54(52)	54(48)	52(46)	50(44)	50(42)	48(42)	46(40)	46(38)	44(36)
41～	56(52)	56(54)	56(52)	54(50)	54(48)	52(46)	50(44)	50(44)	48(42)	46(40)	44(38)	44(38)	42(36)
45～	54(50)	56(52)	56(52)	54(50)	52(48)	50(46)	50(44)	48(42)	46(40)	44(38)	44(36)	44(36)	40(34)
50～	52(46)	54(50)	54(50)	52(48)	50(46)	50(44)	48(42)	46(40)	46(38)	44(36)	42(36)	42(34)	40(32)
54～	50(44)	52(48)	54(48)	52(46)	50(44)	48(42)	46(40)	46(38)	44(38)	42(36)	40(34)	40(32)	38(30)
59～	48(40)	50(46)	52(46)	50(44)	48(42)	46(40)	46(38)	44(38)	42(36)	40(34)	40(32)	38(30)	36(30)
64～	46(38)	48(44)	50(44)	48(42)	48(40)	46(38)	44(38)	42(36)	40(34)	40(32)	38(32)	36(30)	36(28)
68～	44(34)	48(42)	50(40)	48(40)	46(38)	44(38)	42(36)	40(34)	40(32)	38(32)	36(30)	36(28)	34(26)
73～	42(32)	46(40)	48(38)	46(38)	44(38)	44(36)	42(34)	40(32)	38(32)	36(30)	36(28)	34(26)	34(24)
77～	40(28)	44(36)	46(36)	46(36)	44(34)	42(34)	40(32)	38(32)	36(30)	36(28)	34(26)	34(26)	32(24)
82～	38(26)	42(36)	46(34)	44(34)	42(34)	40(32)	38(32)	38(30)	36(28)	34(28)	32(26)	32(24)	30(22)
86～	36(24)	40(34)	44(32)	42(32)	42(32)	40(30)	38(30)	36(28)	34(26)	32(26)	30(24)	30(24)	28(22)
91～		38(32)	42(30)	42(30)	40(30)	38(28)	36(28)	34(26)	32(26)	32(24)	30(22)	28(22)	28(20)
95～		36(30)	42(28)	42(28)	38(28)	36(26)	34(26)	34(26)	36(24)	30(22)	28(22)	28(22)	26(20)
100～104		34(28)	40(26)	40(26)	38(26)	36(26)	34(24)	32(24)	30(22)	28(22)	26(20)	26(20)	24(18)

注：单倍二级梯运动测验（1.5min）登梯次数为上列数值的一半。

表Ⅲ－4　　心电图运动试验的预期心率

年龄（岁）	最大心率的85%～90%
20～29	175～180
30～39	170～175
40～49	165～170
50～59	160～165
60～69	155～160
70以上	150～155

Ⅳ 中英文索引

A

B

C

D

E

F

J

K

L

M

Q

T

W

X

参考文献

1. 殷凤礼主编. 西医内科学基础. 上海：上海科学技术出版社，1986.
2. 叶传蕙主编. 诊断学基础. 上海：上海科学技术出版社，1996.
3. 戴万亨主编. 诊断学基础. 北京：中国中医药出版社，2000.
4. 邝贺龄主编. 内科疾病鉴别诊断学. 第4版. 北京：人民卫生出版社，2000.
5. 李宗明主编. 临床症状鉴别诊断学. 第3版. 上海：上海科学技术出版社，1995.
6. 波拉·史蒂曼. 临床诊断学教程（中英对照）. 北京：北京医科大学中国协和医科大学联合出版社，1995.
7. 陈文彬，潘祥林主编. 诊断学. 第6版. 北京：人民卫生出版社，2004.
8. 欧阳钦主编. 临床诊断学（八年制教材）. 北京：人民卫生出版社，2005.
9. 戚仁铎主编. 诊断学. 第4版. 北京：人民卫生出版社，1996.
10. 邓长生主编. 诊断学. 第4版. 北京：人民卫生出版社，2001.
11. 杨志寅主编. 诊断学大辞典. 北京：华夏出版社，1993.
12. Richard L. De Gowin，Donald D. Brown：DeGowin's Diagnostic Examination. 7th Edition. Mc Graw – Hill，2000.
13. Swartz MH. Textbook of physical diagnosis：History and examination. 4th ed. Philadelphia：WB Saunders company，2002.
14. Bickley LS，Hoekelman RA. Barbara Bates' guide to physical examination and history taking. 7th ed. Baltimore，MD，Lippincott Williams & Wilkins，1998.
15. 叶任高，陆再英主编. 内科学. 第6版. 北京：人民卫生出版社，2004.
16. 陈灏珠主编. 实用内科学. 第12版. 北京：人民卫生出版社，2005.
17. Goldman L，Ausiello D. Cecil textbook of medicine. 22th ed. Philadelphia：WB Saunders company，2004.
18. 吴在德，吴肇汉主编. 外科学. 第6版. 北京：人民卫生出版社，2004.
19. 金惠铭，王建枝主编. 病理生理学. 第6版. 北京：人民卫生出版社，2004.
20. 王维治主编. 神经病学. 第5版. 北京：人民卫生出版社，2004.
21. Braunwald，E. Heart Disease：Textbook of cardiovascular medicine. 5th ed. Philadelphia：W. B. Saunders company，1997.
22. 王鸿利主编. 实验诊断学（八年制教材）. 北京：人民卫生出版社，2005.
23. 孙荣武，王鸿利主编. 临床实验诊断学. 第1版. 上海：上海科学技术出版社，2001.
24. 戴万荣，郭金星主编. 检验医学临床应用. 第1版. 上海：上海科学普及出版社，2001.
25. 巫向前主编. 临床检验结果的评价. 第1版. 北京：人民卫生出版社，2000.
26. 白继文主编. 检验医学诊断技术. 第3版. 北京：人民卫生出版社，2001.
27. 丛玉隆，王淑娟主编. 今日临床检验学. 第1版. 北京：中国科学技术出版社，1997.
28. Henry JB. Clinical diagnosis and management by laboratory method. 19th ed. Philadelphia：WB Saunders Company，1996.
29. 郑铁生主编. 临床生物化学检验. 第1版. 北京：中国医药科技出版社，2004.
30. 黄宛主编. 临床心电图学. 第5版. 北京：人民卫生出版社，2001.
31. 郭继鸿主编. 心电学进展. 第1版. 北京：北京医科大学出版社，2002.
32. 卢喜烈主编. 现代心电图诊断大全. 第1版. 北京：科学技术文献出版社，1999.
33. 黄大显主编. 现代心电图学. 第1版. 北京：人民军医出版社，1997.
34. 穆魁津，林友华主编. 肺功能测定原理与临床应用. 北京：北京医科大学中国协和医科大学联合出版社，1992.
35. 王纯正，徐智章主编. 超声诊断学. 第2版. 北京：人民卫生出版社，2001.
36. 周永吕，郭万学主编. 超声诊断学. 第3版. 北京：科学技术文献出版社，1997.
37. 吴恩惠主编. 医学影像诊断学. 北京：人民卫生出版社，2004.
38. 金征宇主编. 医学影像学. 北京：人民卫生出版社，2005.
39. 李少林主编. 核医学. 第6版. 北京：人民卫生出版社，2004.
40. 尹伯元主编. 放射免疫分析在临床上的应用. 第1版. 北京：原子能出版社，1991.

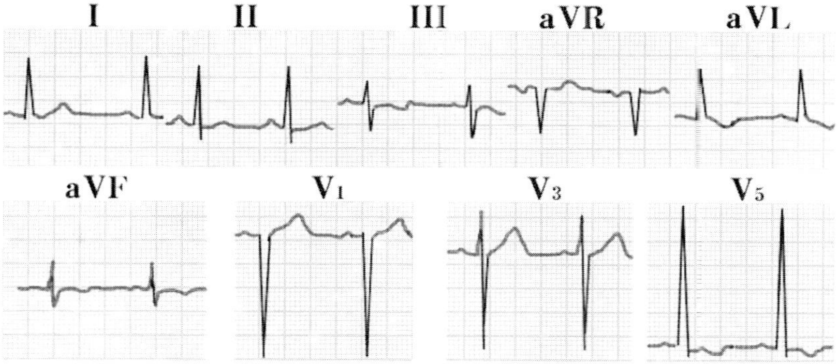

照片 20－1　左心室肥大伴劳损

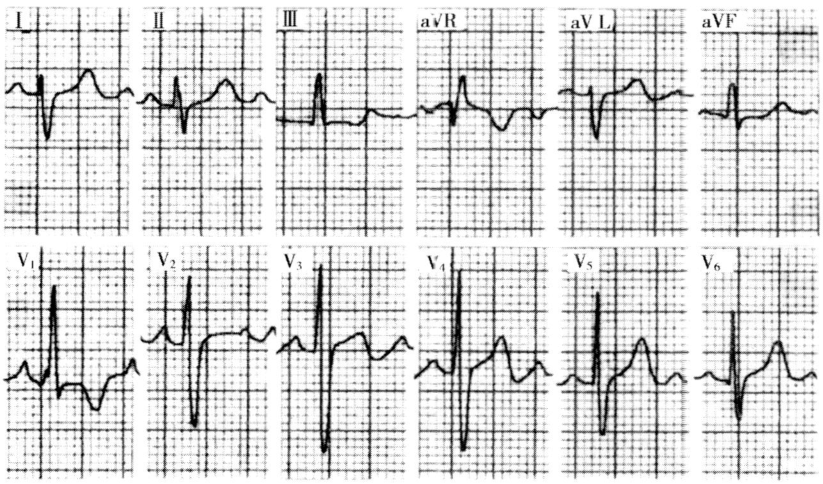

照片 20－2　右房、右室肥大

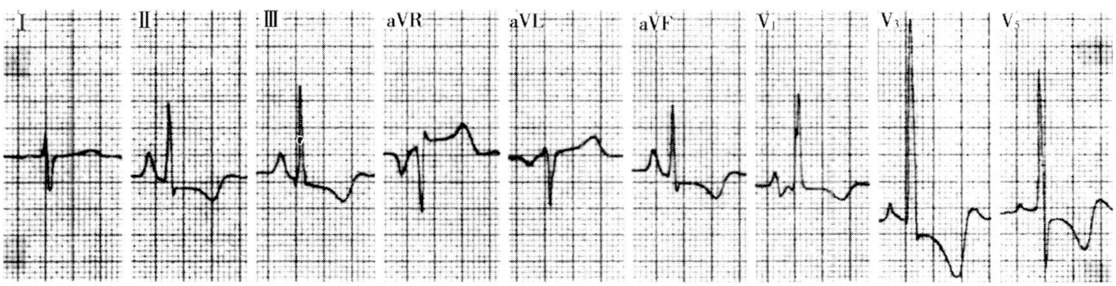

照片 20－3　双侧心室肥大

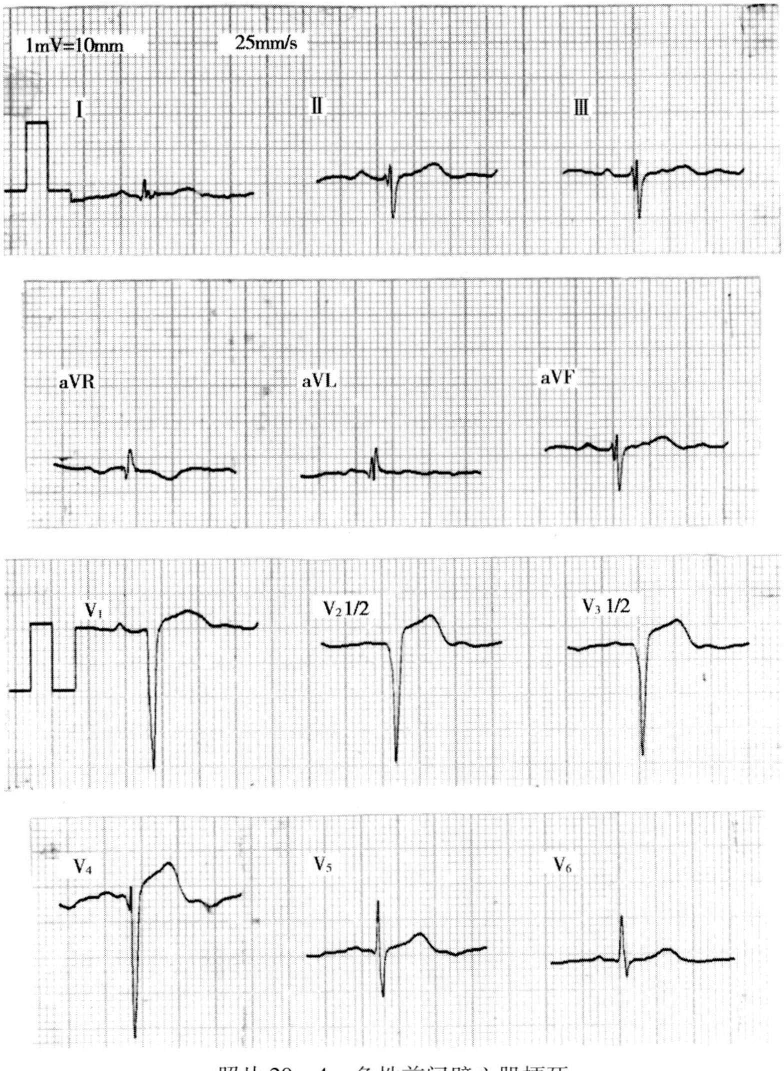

照片 20－4　急性前间壁心肌梗死

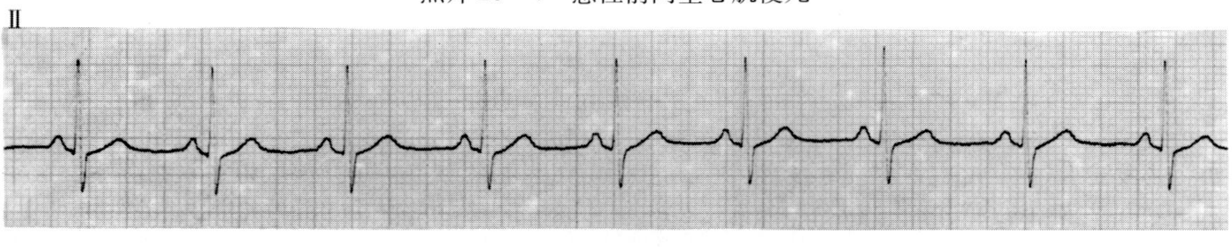

照片 20－5　正常窦性心律

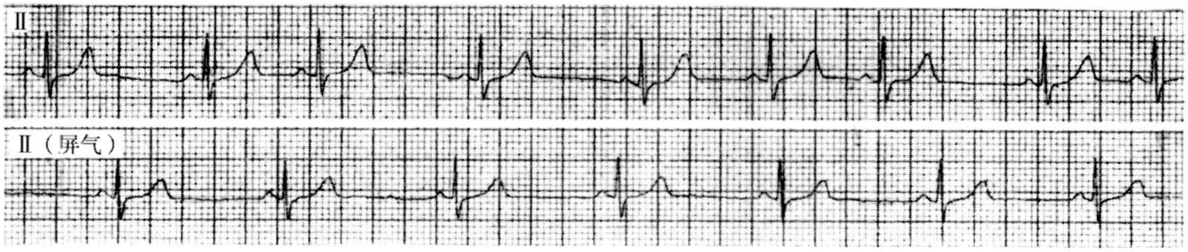

照片 20－6　呼吸性窦性心律不齐

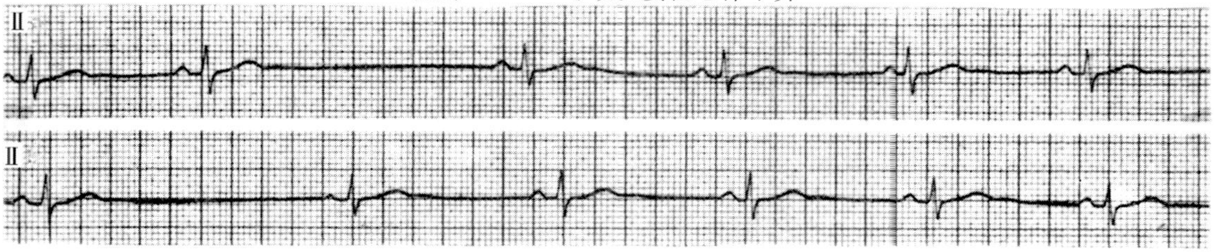

照片 20－7　窦性停搏、窦性心动过缓

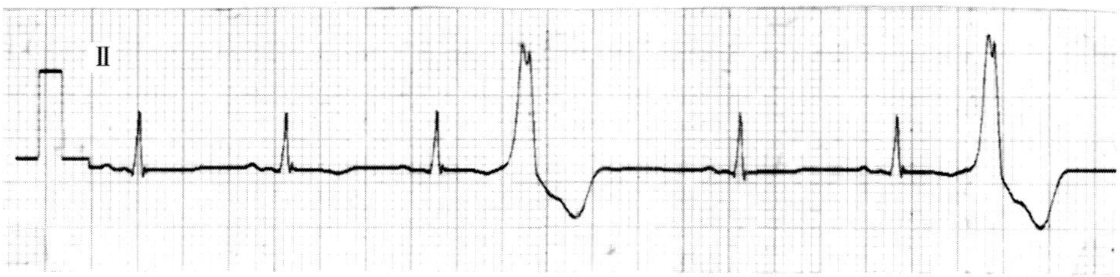

照片 20－8　室性过早搏动

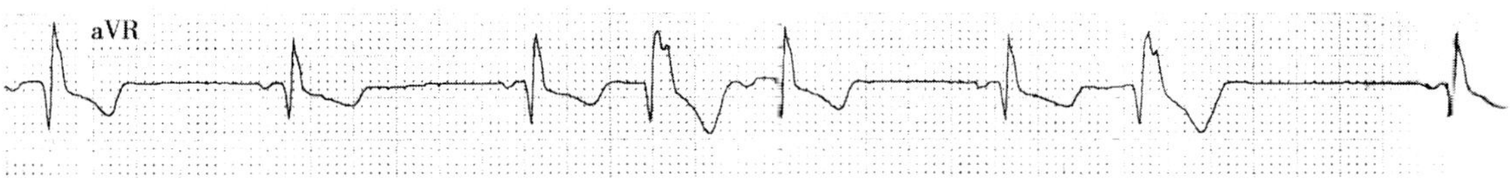

照片 20－9　间位性室性过早搏动（第 4 个 QRS 波群）

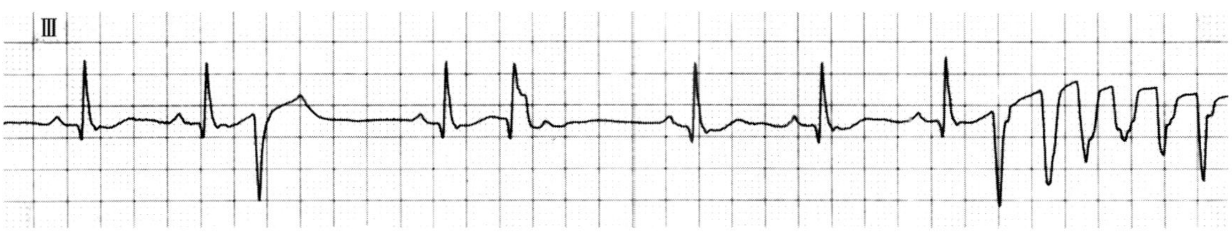

照片 20－10　多源性室性过早搏动及短阵室性心运过速

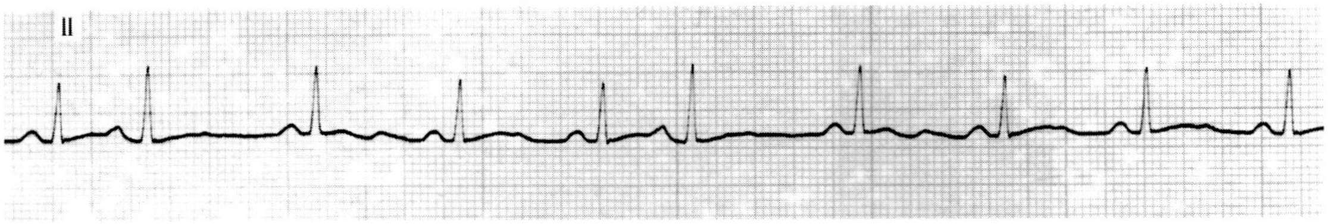

照片 20－11　房性过早搏动

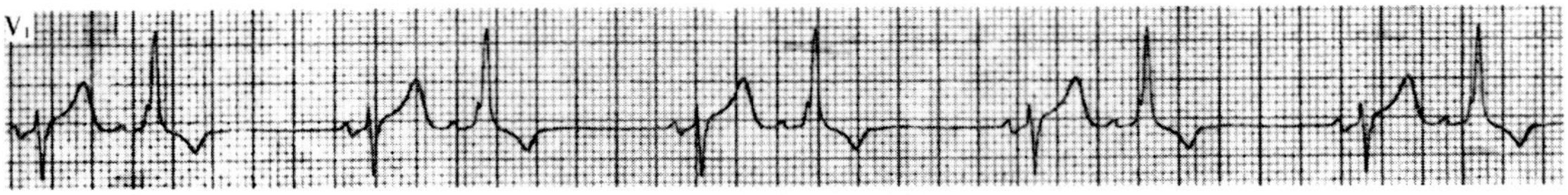

照片 20－12　房性过早搏动伴室内差异性传导并形成二联律

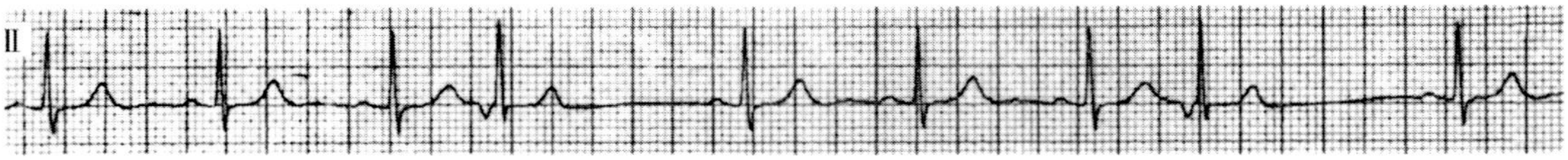

（逆行性 P′波位于提早的 QRS 波群之前）

照片 20－13　房室交界性过早搏动

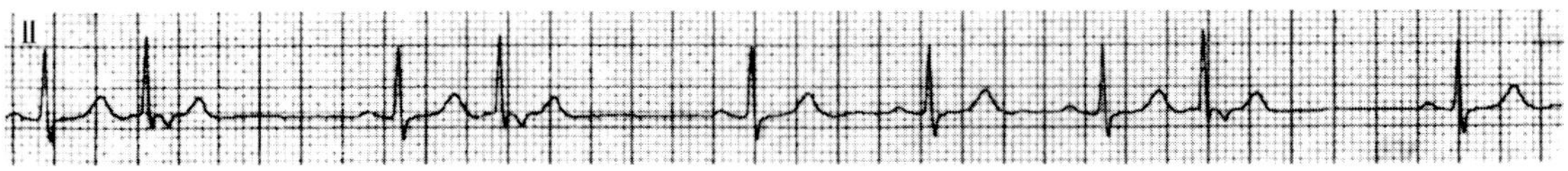

（逆行性 P′波位于提早的 QRS 波群之后）

照片 20－14　房室交界性过早搏动

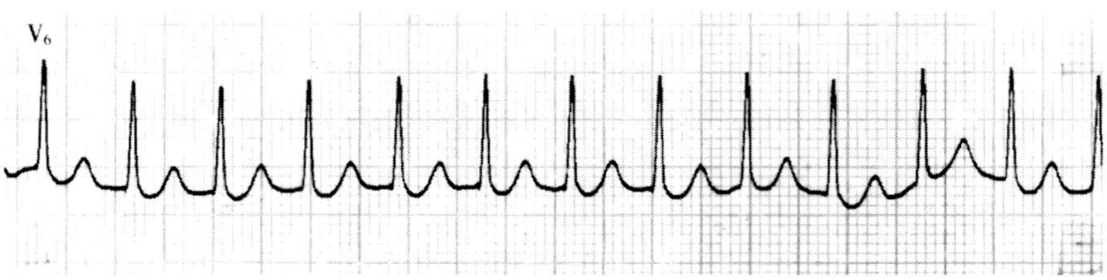

照片 20－15　室上性阵发性心动过速

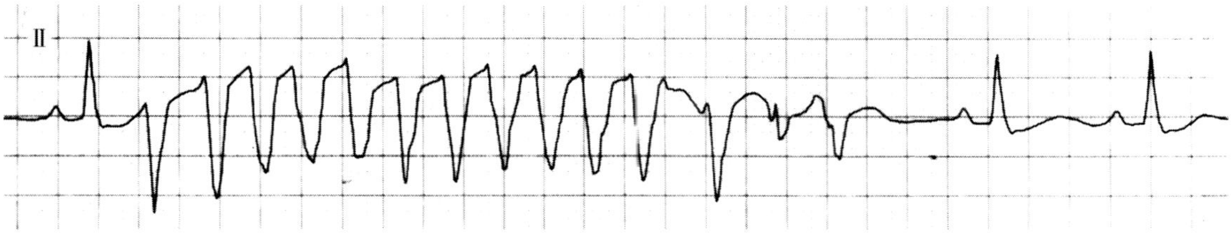

照片 20－16　室性阵发性心动过速

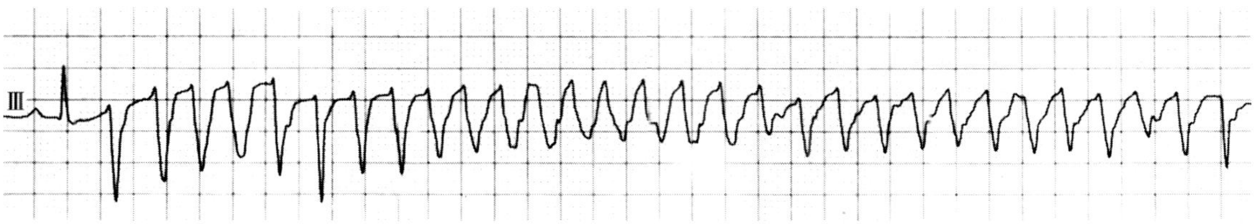

照片 20－17　尖端扭转型室性心动过速

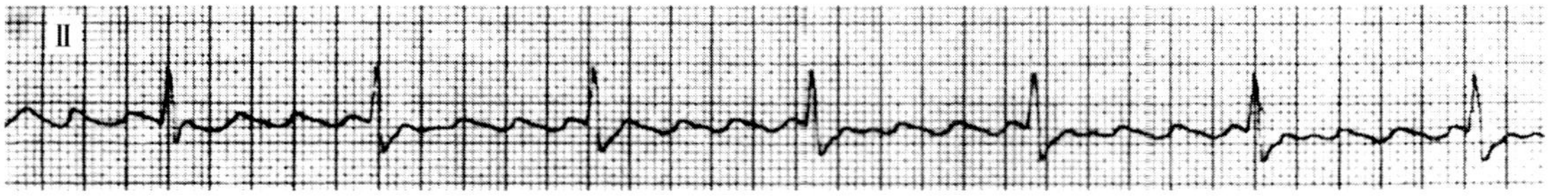

照片 20－18　心房扑动（4∶1）

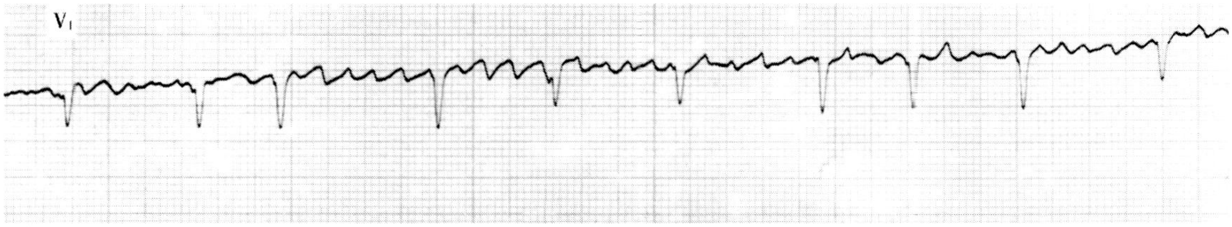

照片 20－19　心房颤动

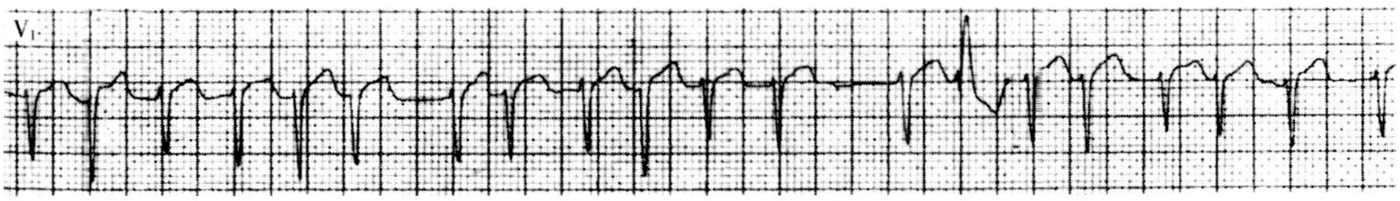

照片 20－20　心房颤动伴室内差异性传导

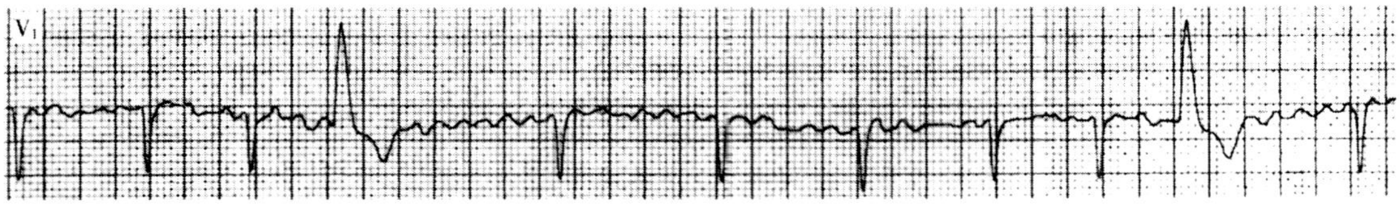

照片 20－21　心房颤动合并室性早搏

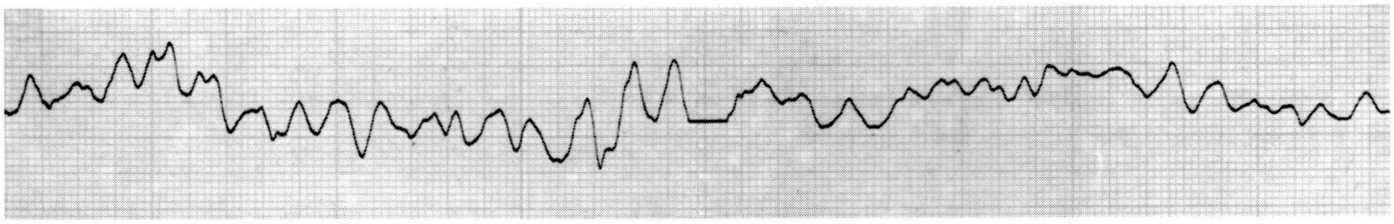

照片 20－22　心室颤动

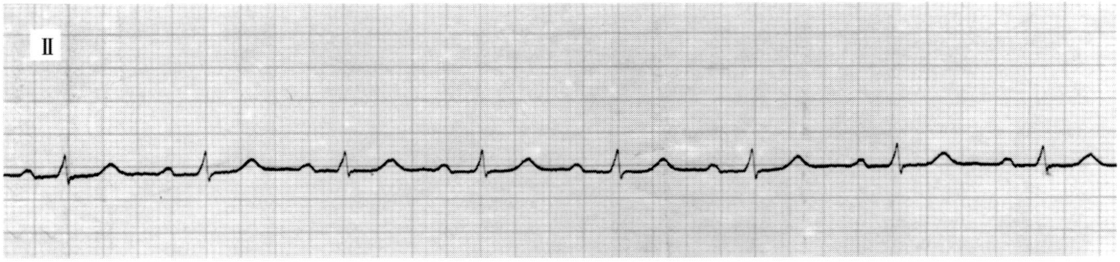

照片 20－23　Ⅰ度房室传导阻滞

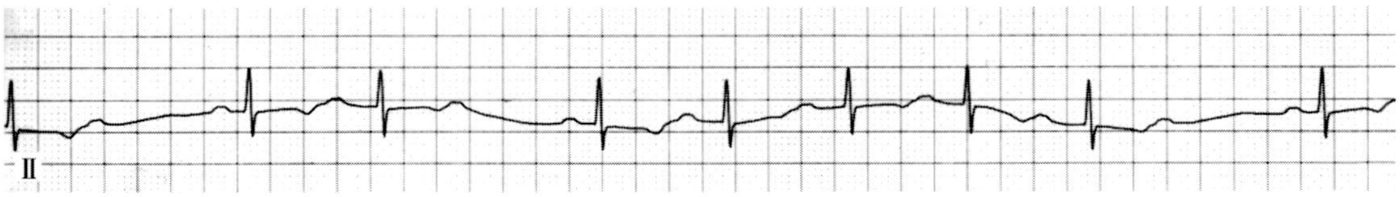

照片 20－24　Ⅱ度Ⅰ型房室传导阻滞（3∶2，6∶5）

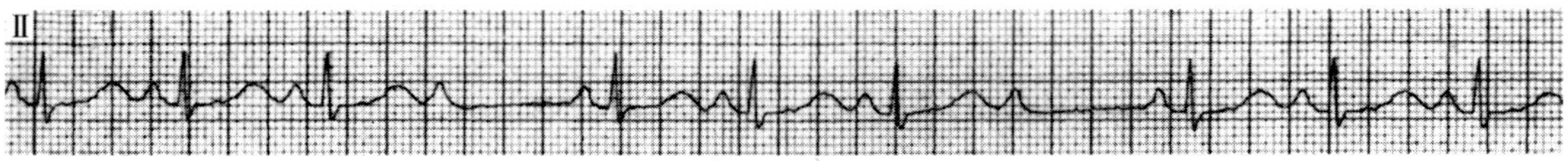

照片 20－25　Ⅱ度Ⅱ型房室传导阻滞（4∶3）

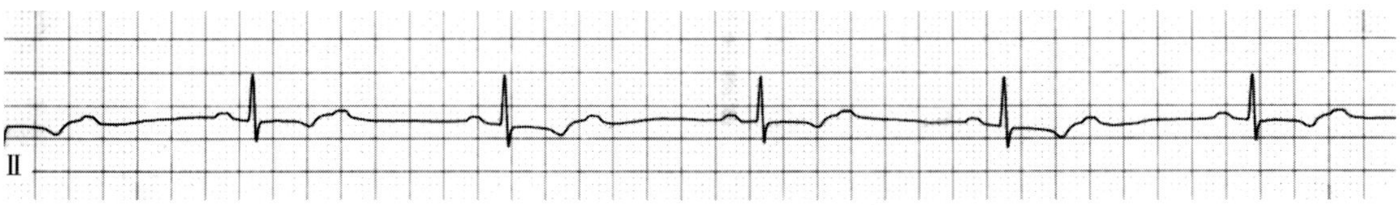

照片 20－26　Ⅱ度房室传导阻滞（2∶1）

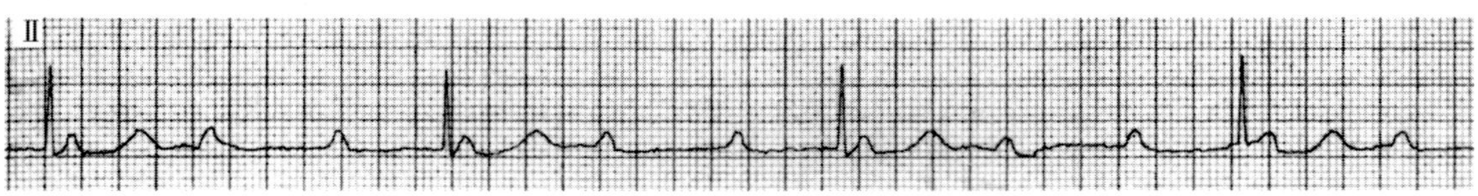

照片 20－27　高度房室传导阻滞（3∶1）

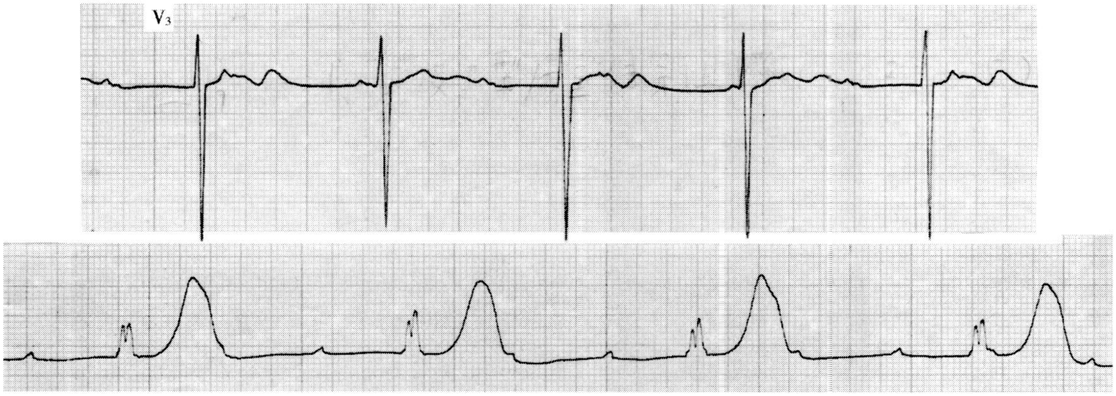

（上图：控制心室的起搏点位于束支分叉以上；下图：控制心室的起搏点位于束支分叉以下）

照片 20－28　Ⅲ度房室传导阻滞

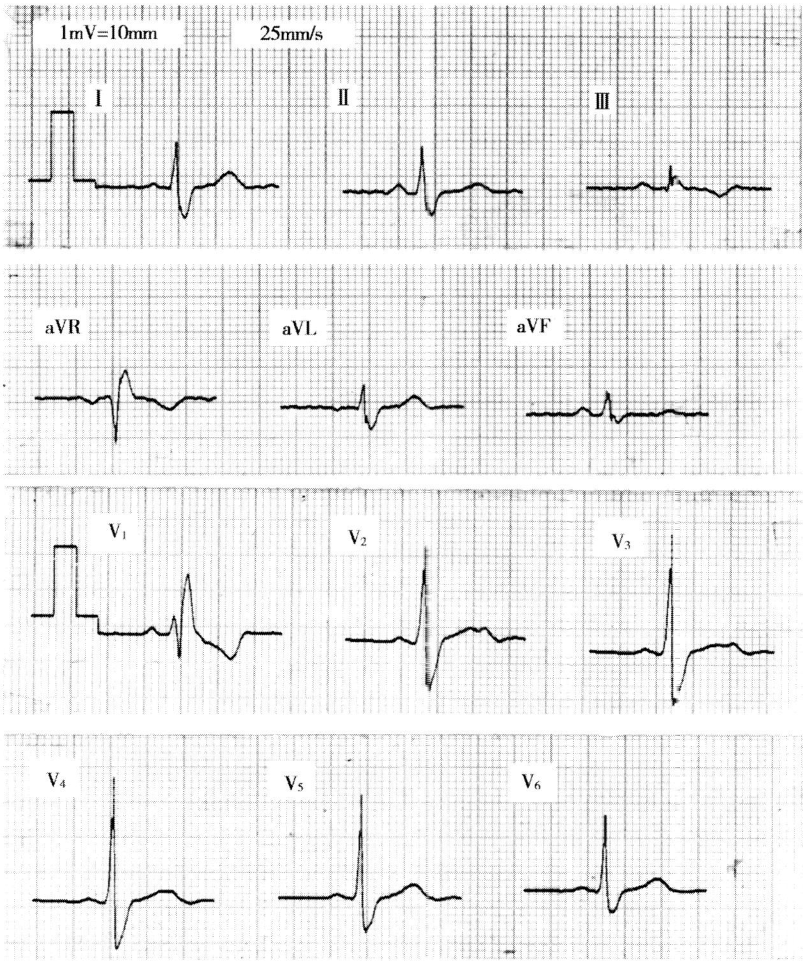

照片 20－29　完全性右束支传导阻滞

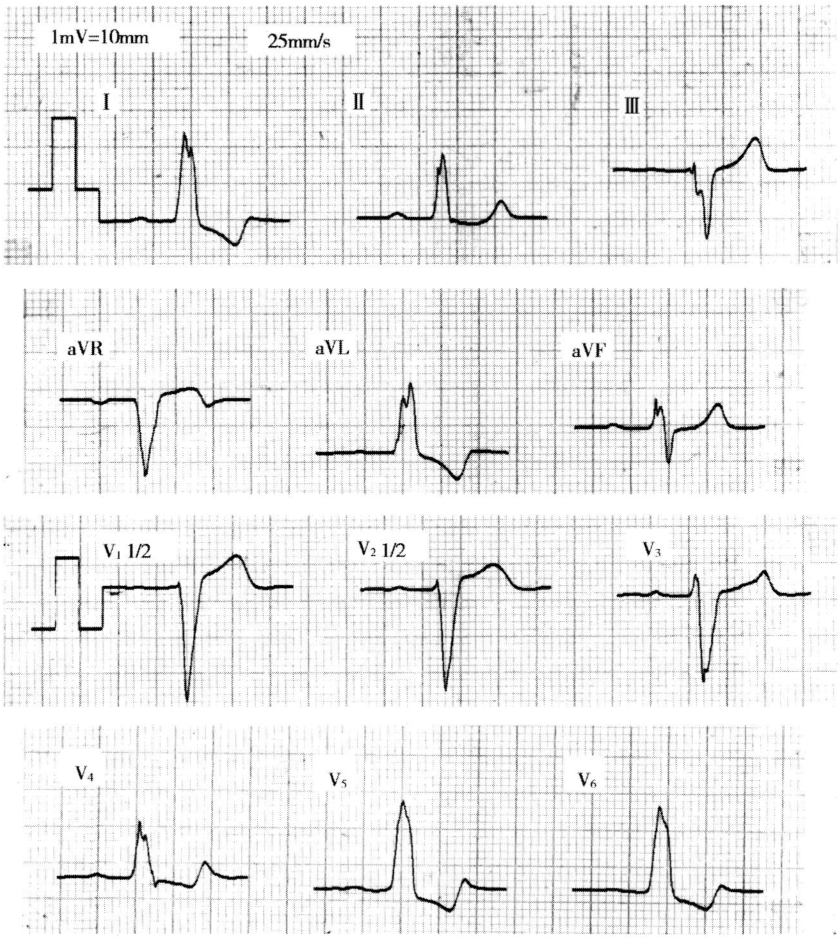

照片 20－30　完全性左束支传导阻滞

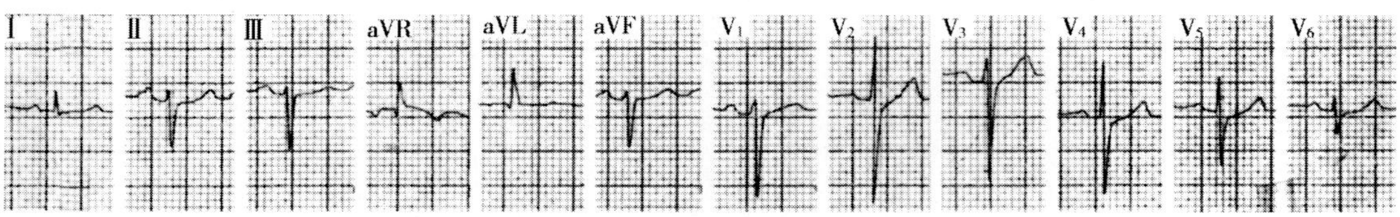

照片 20－31　左前分支传导阻滞

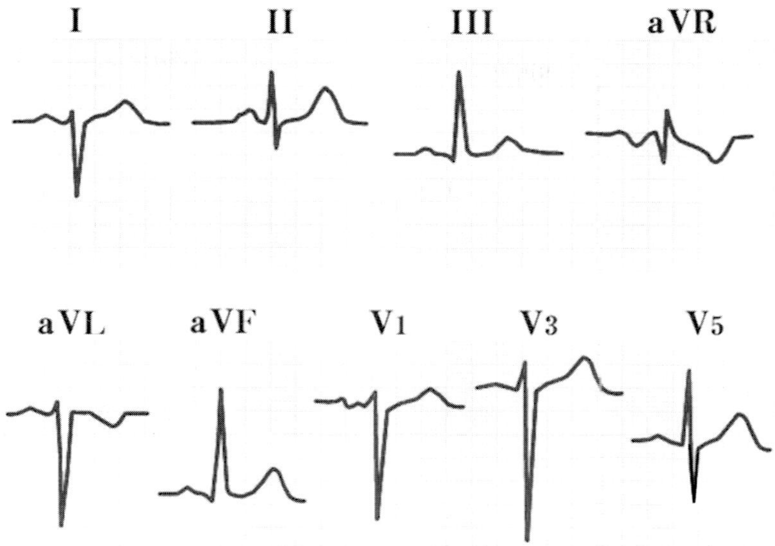

照片 20－32　左后分支传导阻滞

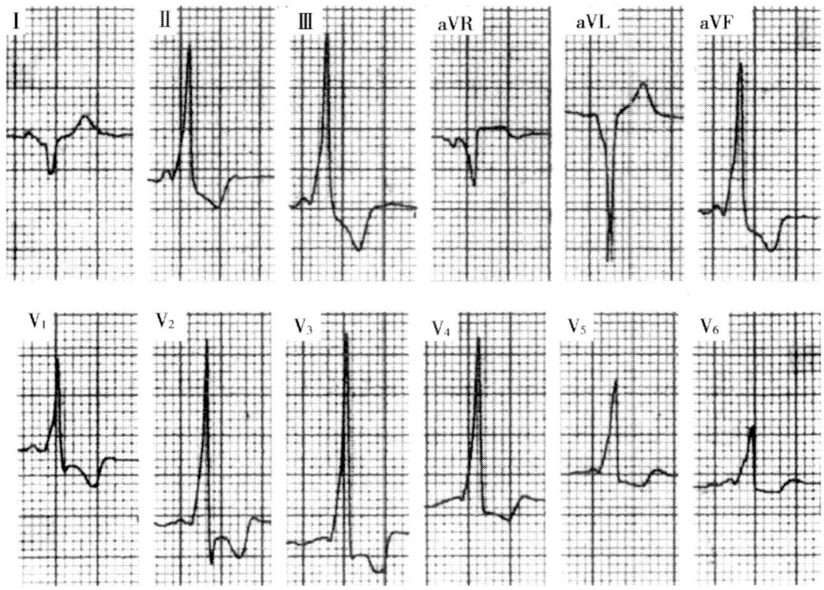

照片 20－33　预激综合征（A 型）

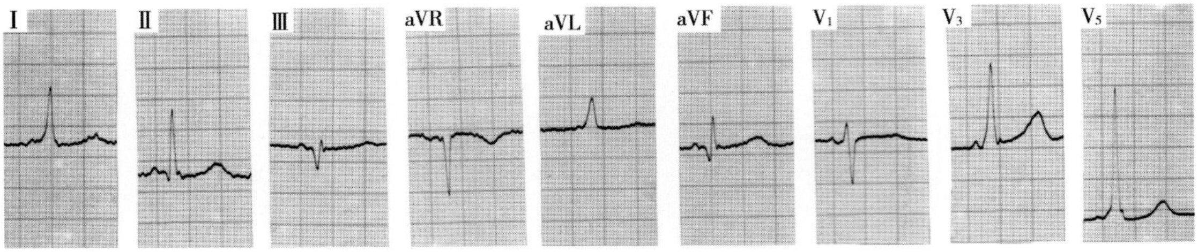

照片 20 - 34　预激综合征（B 型）

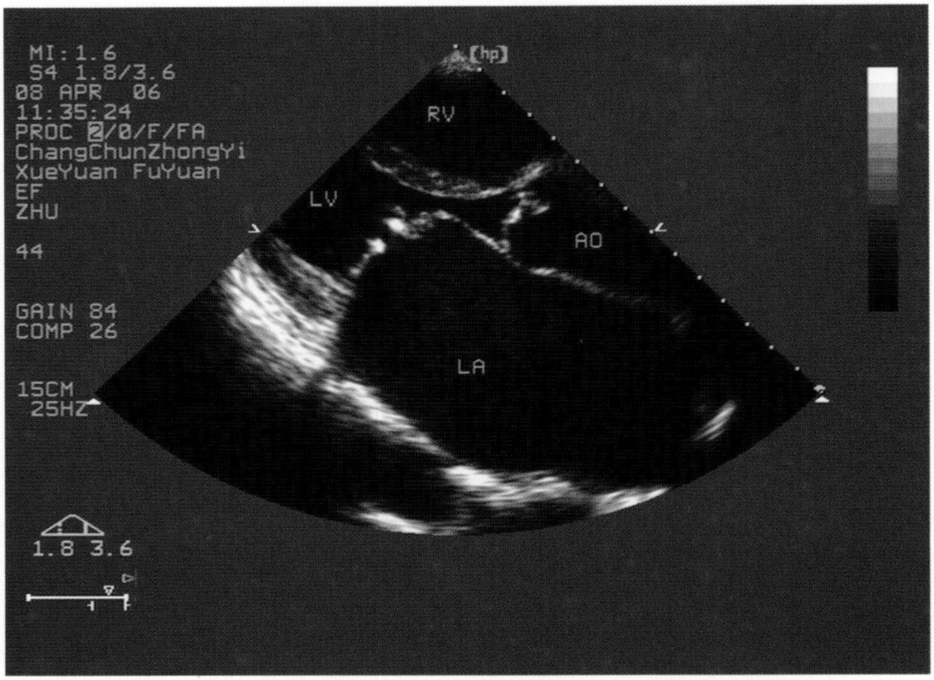

LA 为左心房，LV 为左心室，RV 为右心室，AO 为主动脉，二尖瓣前叶舒张期呈圆拱样（气球样）向左心室流出道突出，左心房明显增大

照片 23 - 1　二尖瓣狭窄（二维超声）

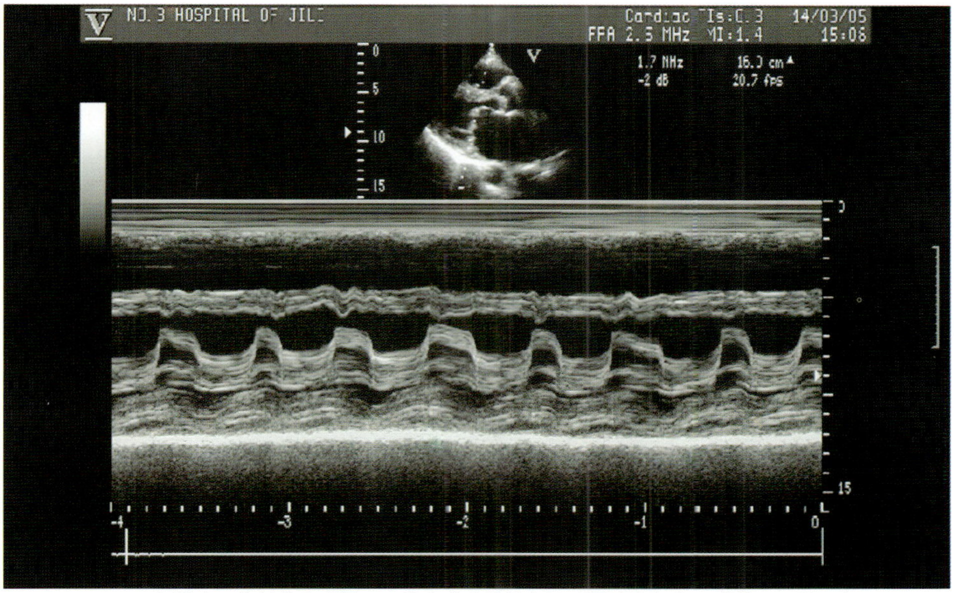

上图为二维超声心动图，可见左房明显增大。下图为M超声心动图，可见二尖辨曲线增粗，回声增强；二尖辨前叶曲线双峰消失，呈“城墙样”（平台样）改变

照片23－2　二尖瓣狭窄（M型超声）

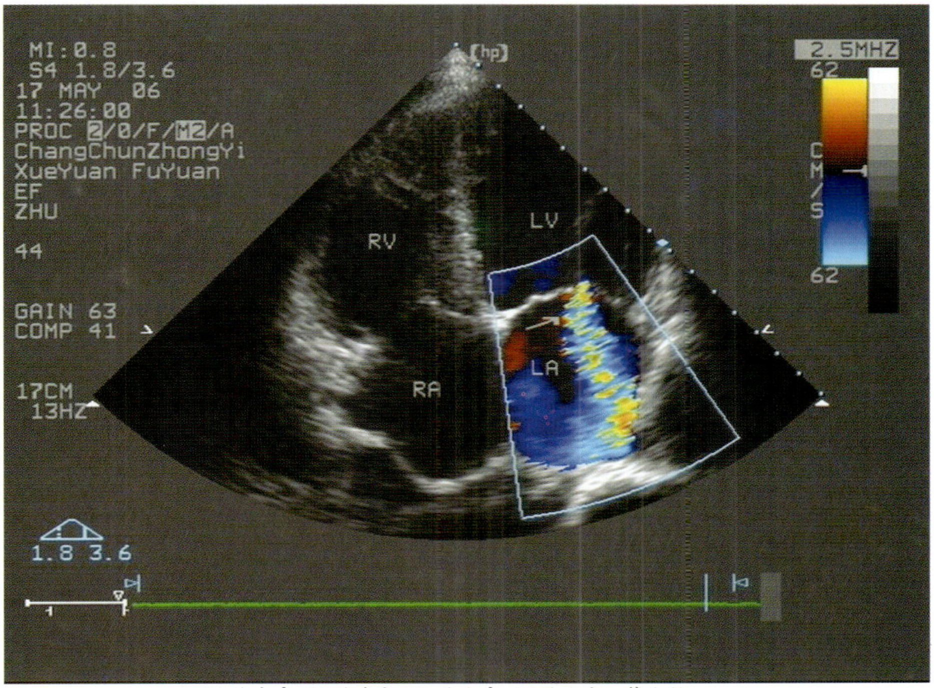

LA为左房，LV为左室，RA为右房，RV为右室，箭头所示为收缩期由二尖辨口直达左房的以蓝色为主的反流束

照片23－3　二尖瓣关闭不全（彩色多普勒血流显像）

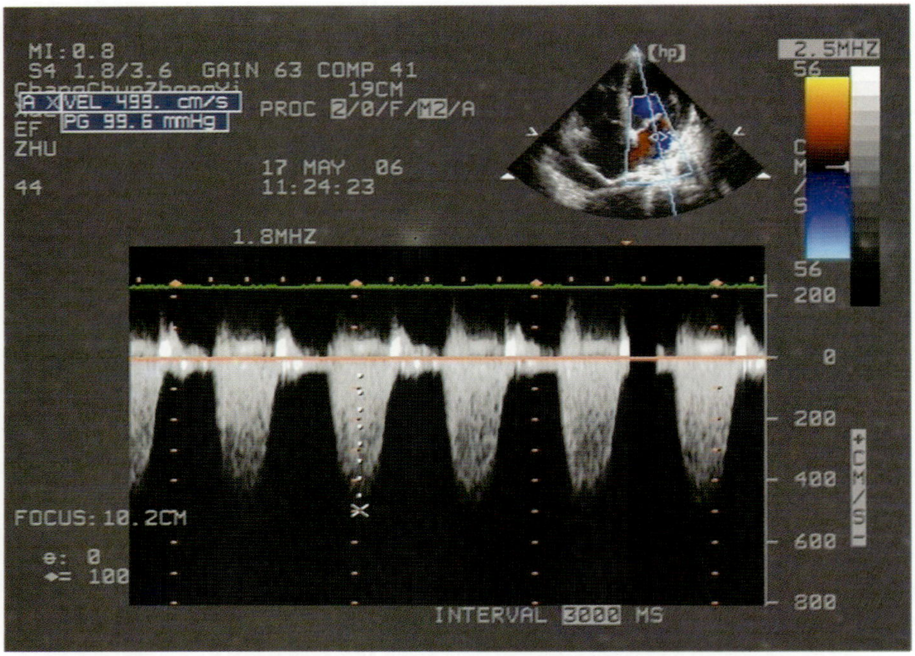

见收缩期负向频谱，频谱顶峰圆钝，幅度高且宽，加速肢及减速肢均陡直，内部充填（频窗消失）

照片 23－4　二尖瓣关闭不全连续多普勒频谱

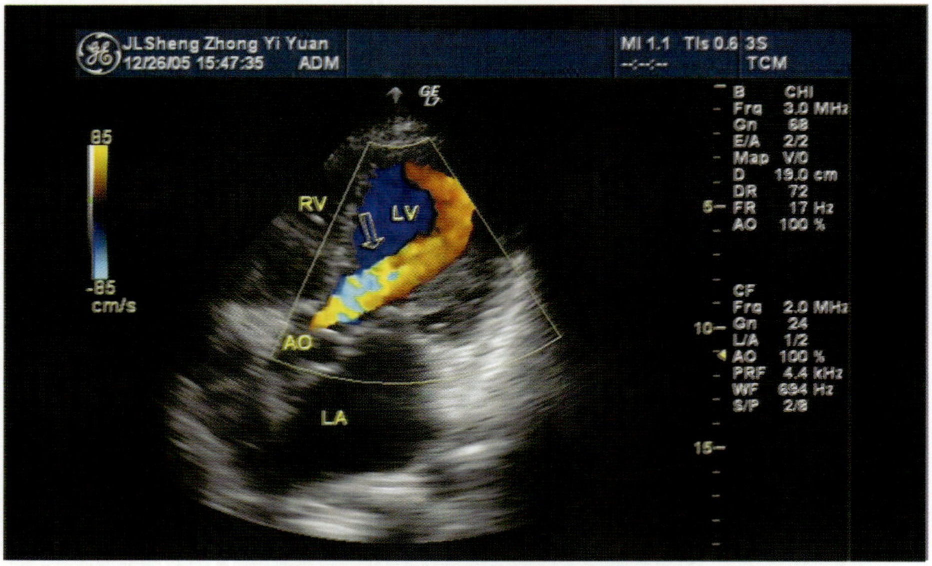

RV 为右室，LA 为左室，AO 为主动脉，LV 为右心室。
箭头所示源于主动脉瓣环的以红色为主的反流束

照片 23－5　主动脉关闭不全

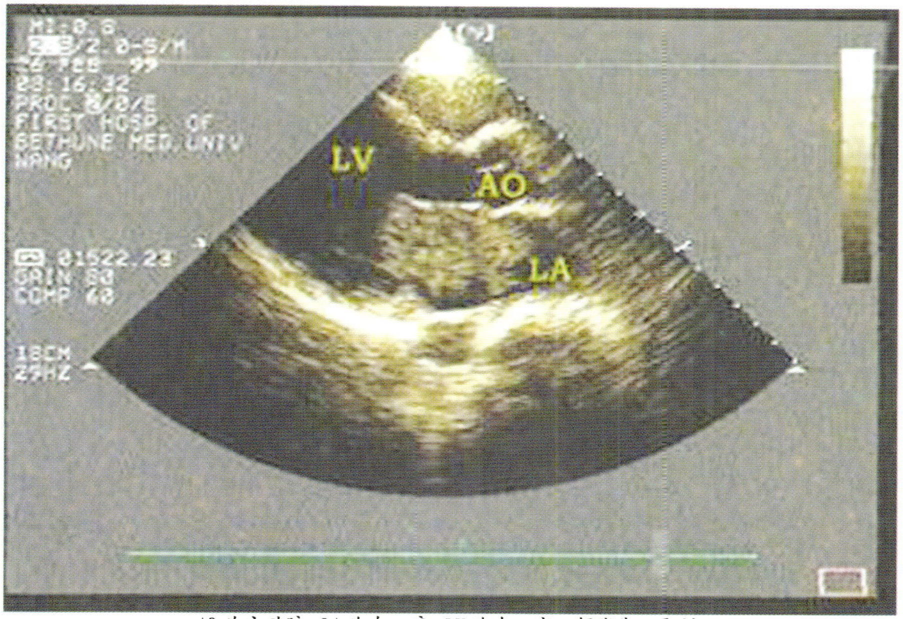

AO 为主动脉，LA 为左心房，LV 为左心室。舒张期二尖瓣开放，黏液瘤达二尖瓣瓣门，造成机械性二尖瓣门狭窄

照片 23－6 左房黏液瘤

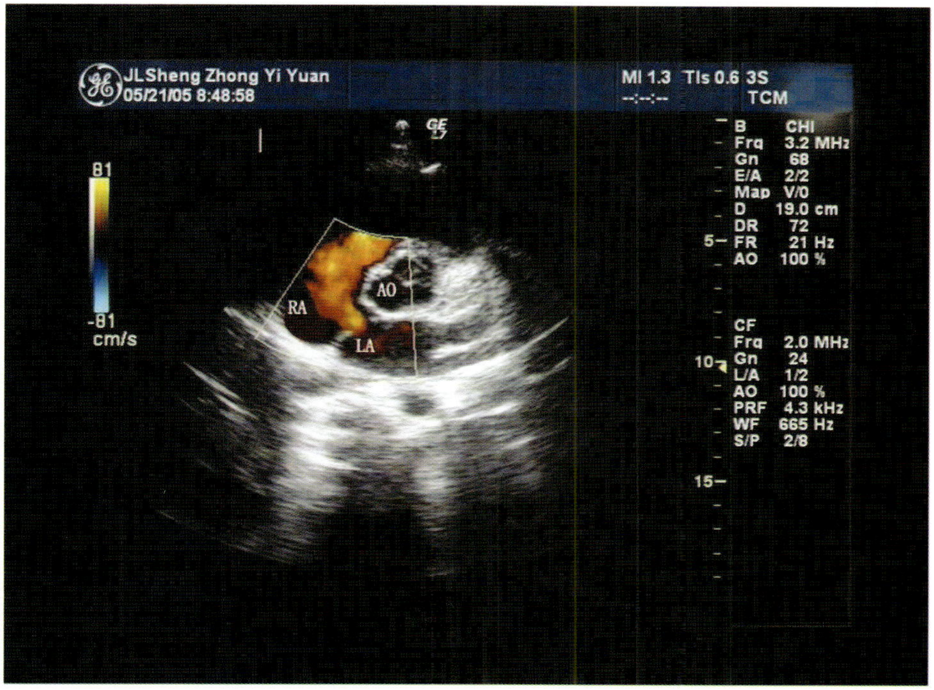

AO 为主动脉，LA 为左心房，RA 为右心房。缺损处见红色明亮的分流血流信号

照片 23－7 房间隔缺损（主动脉短轴切面）

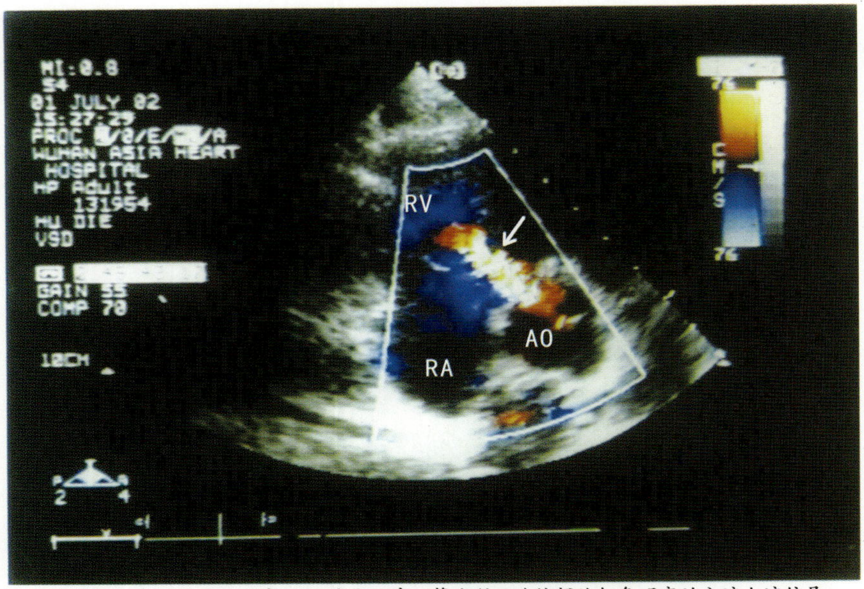

AO 为主动脉，RV 为右心室，RA 为右心房。箭头所示为缺损处红色明亮的分流血流信号

照片 23 - 8 室间隔缺损

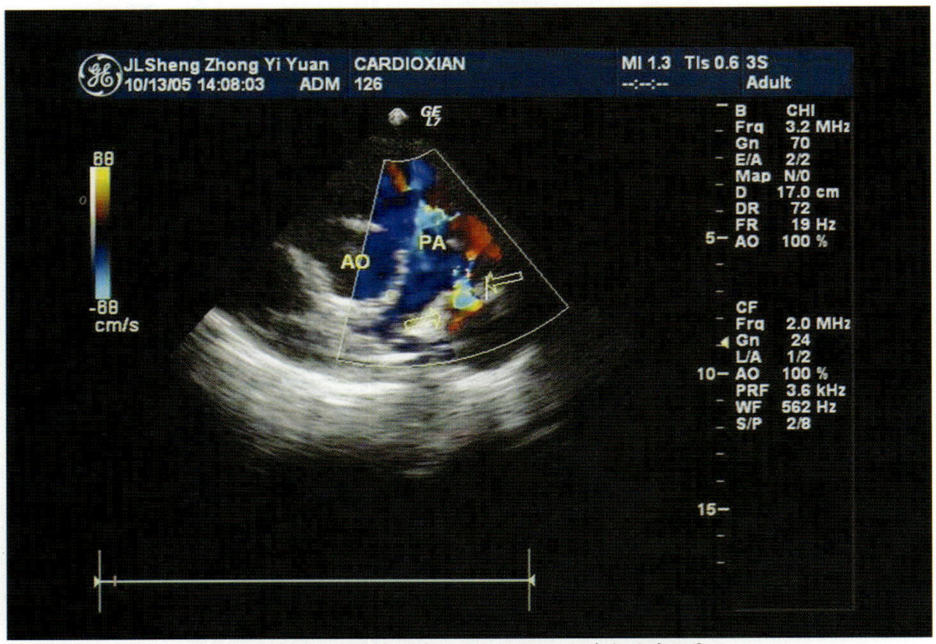

AO 为主动脉，PA 为主肺动脉。CDFI 显示：由胸主动脉经导管进入主肺动脉的以红为主的分流束沿主肺动脉外侧上行

照片 23 - 9 动脉导管未闭

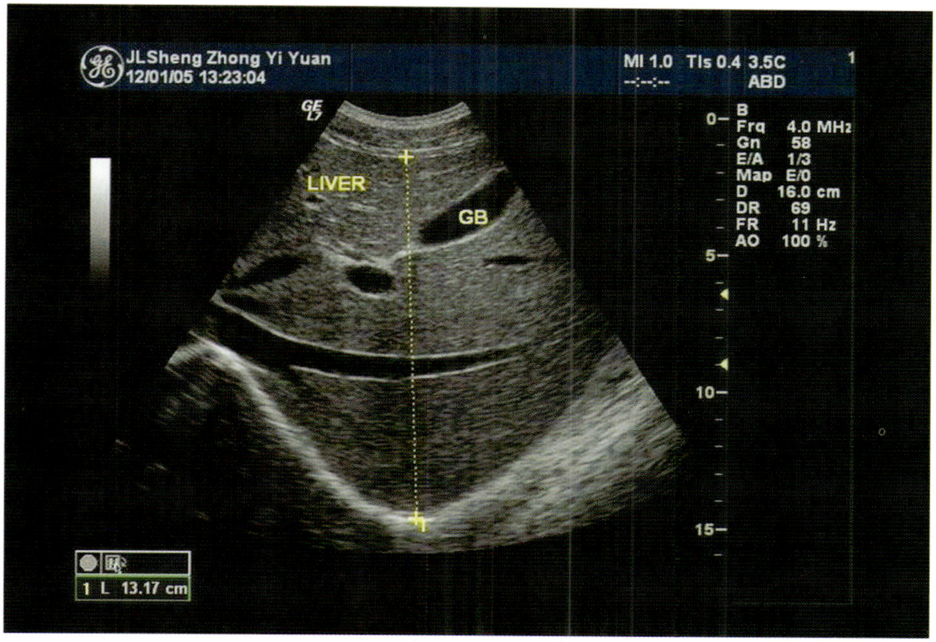

LIVER 为肝脏，GB 为胆囊

照片 23 - 10　正常肝脏的超声显像

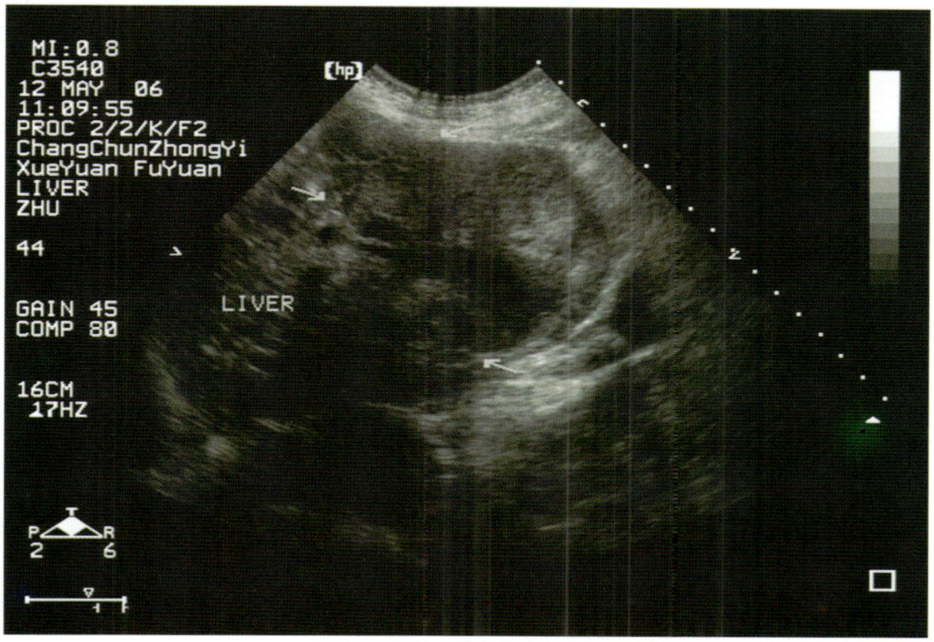

LIVER 为肝脏，箭头所示为肝癌

照片 23 - 11　原发性肝癌

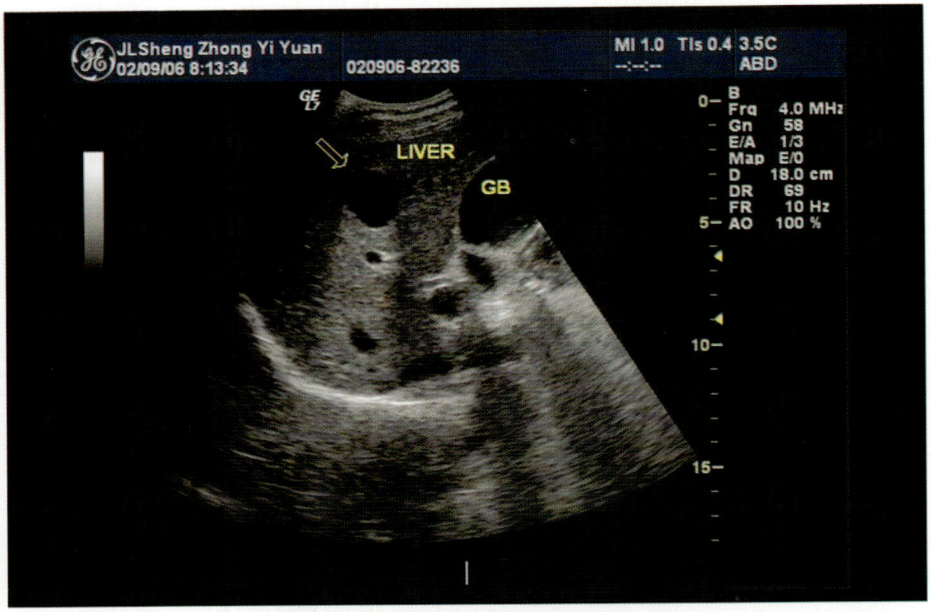

GB 为胆囊，LIVER 为肝脏。箭头所示为囊肿

照片 23－12　肝囊肿

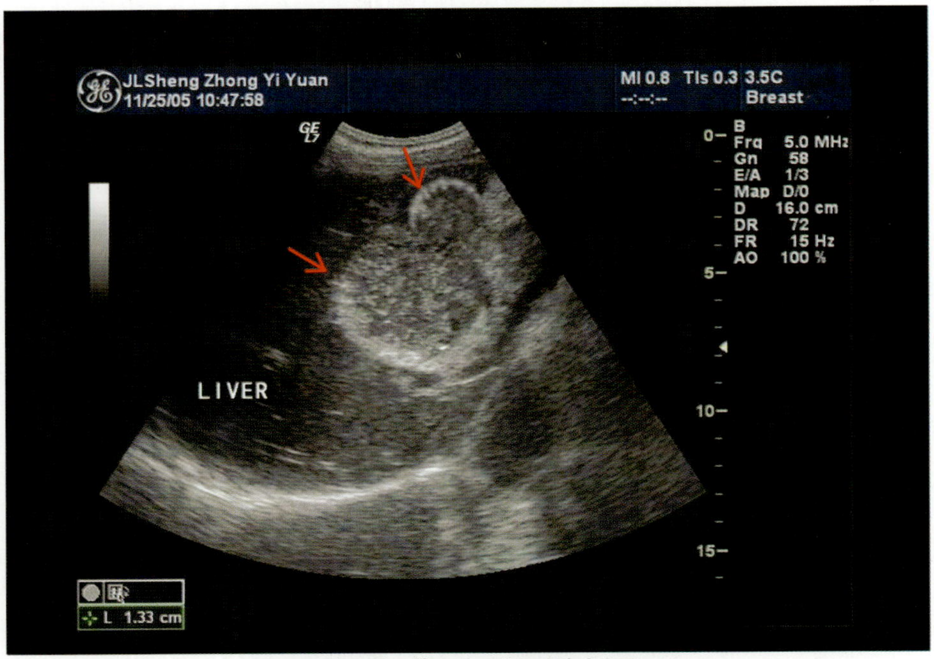

LIVER 为肝脏，箭头所示为肝脓肿病变区

照片 23－13　肝脓肿

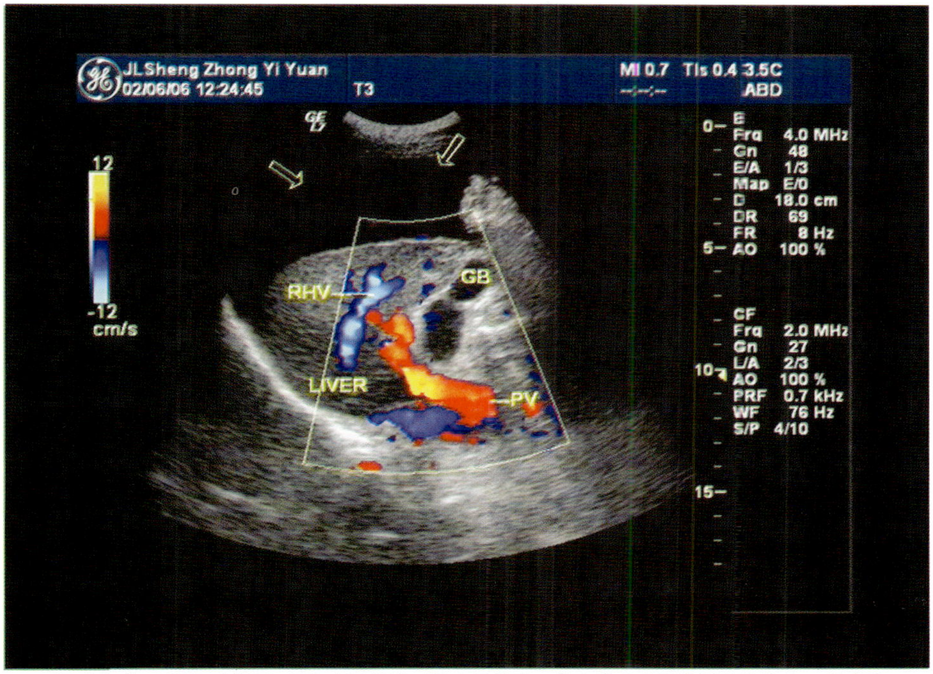

GB 为胆囊，LIVER 为肝脏，RHV 为肝静脉，PV 为门静脉。箭头所示为肝前间隙液性无回声暗区

照片 23－14　肝硬化

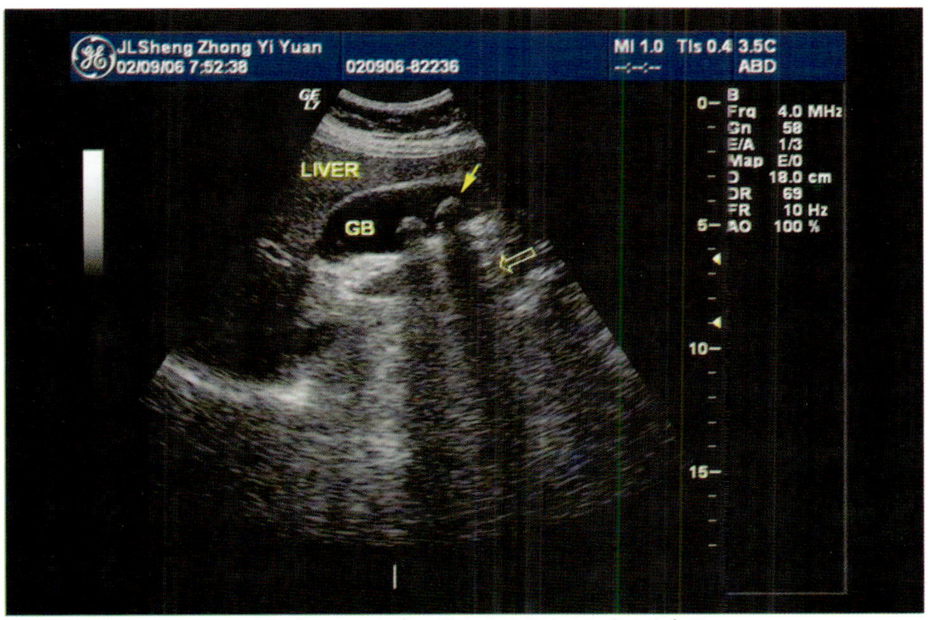

LIVER 为肝脏，GB 为胆囊。箭头所示为结石和其后的声影

照片 23－15　胆囊结石

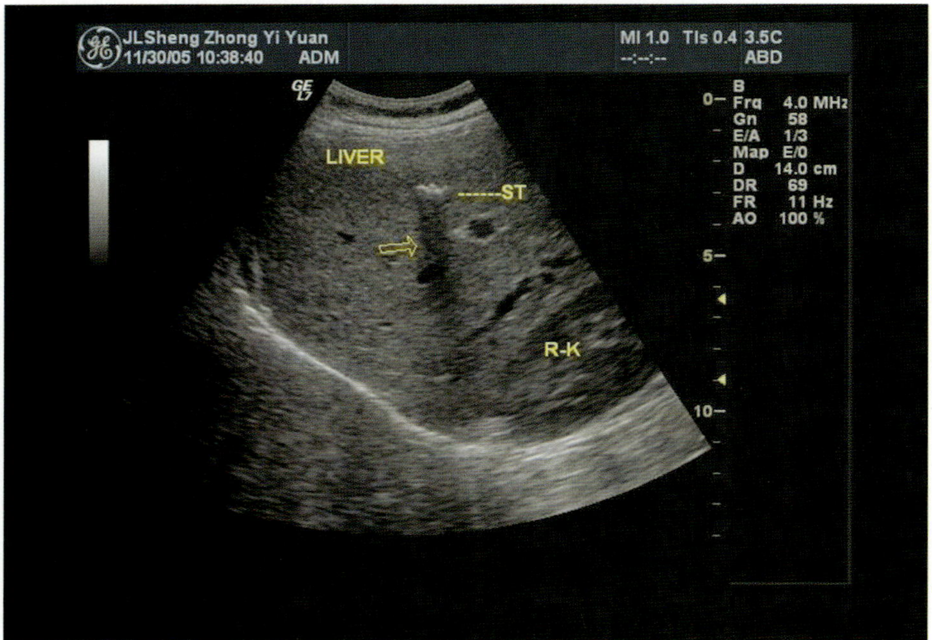

LIVER 为肝脏，R-K 为右肾，ST 为结石。箭头所示为声影

照片 23－16　肝内胆管结石

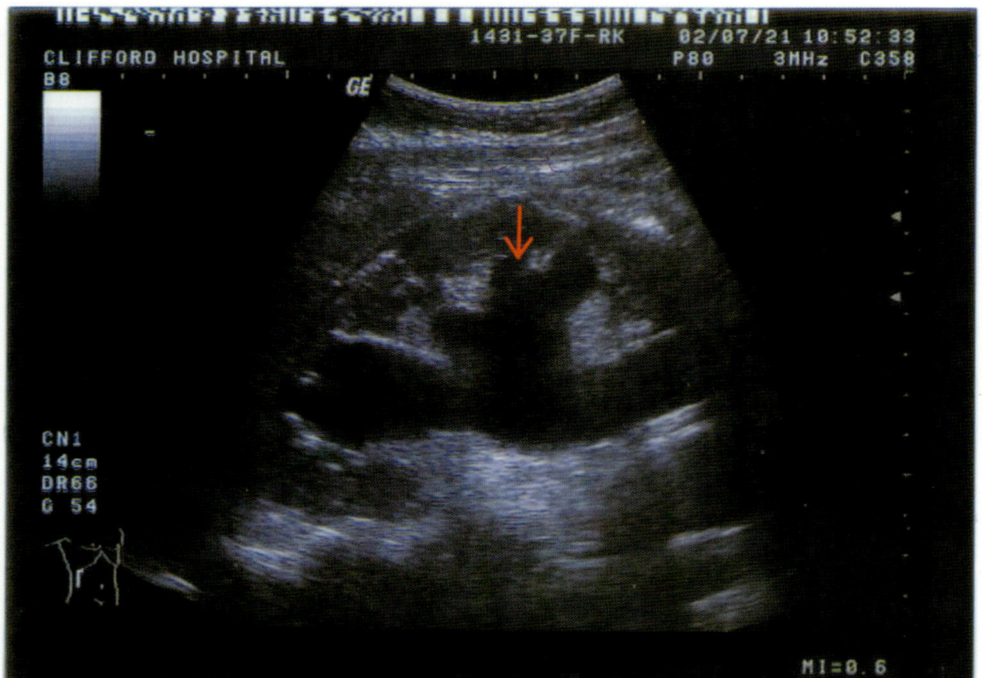

箭头所示为积水的液性无回声区

照片 23－17　右肾积水

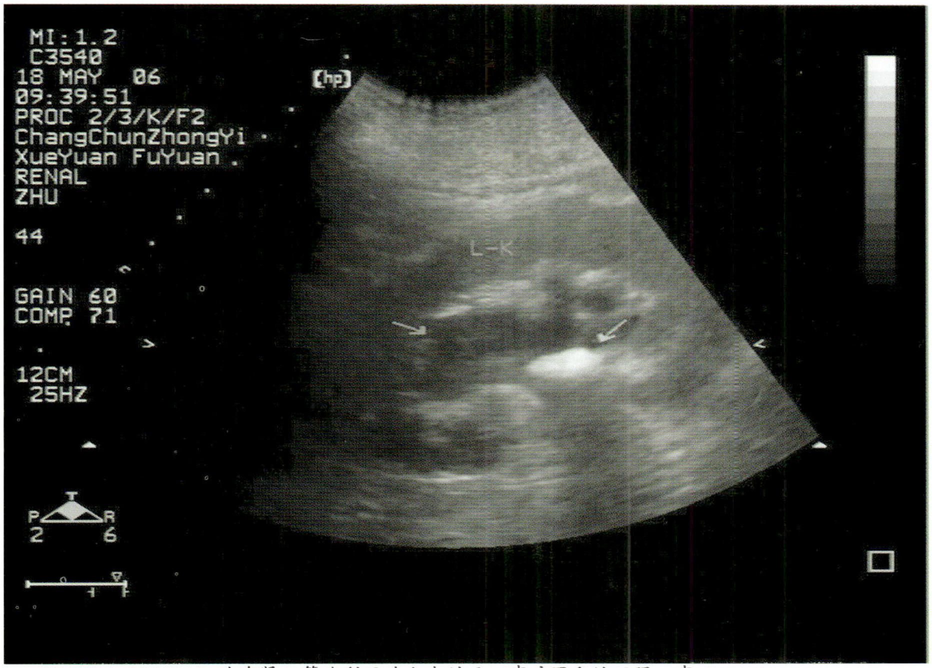

LK 为左肾，箭头所示为积水的无回声暗区和结石强回声

照片 23－18 肾结石、中等量积水

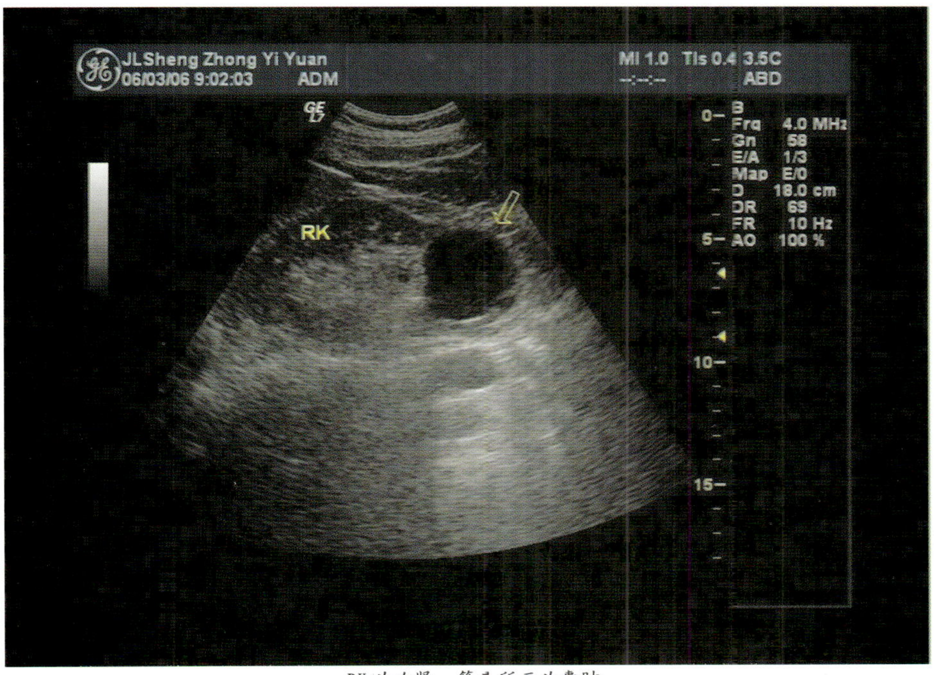

RK 为右肾，箭头所示为囊肿

照片 23－19 右肾囊肿

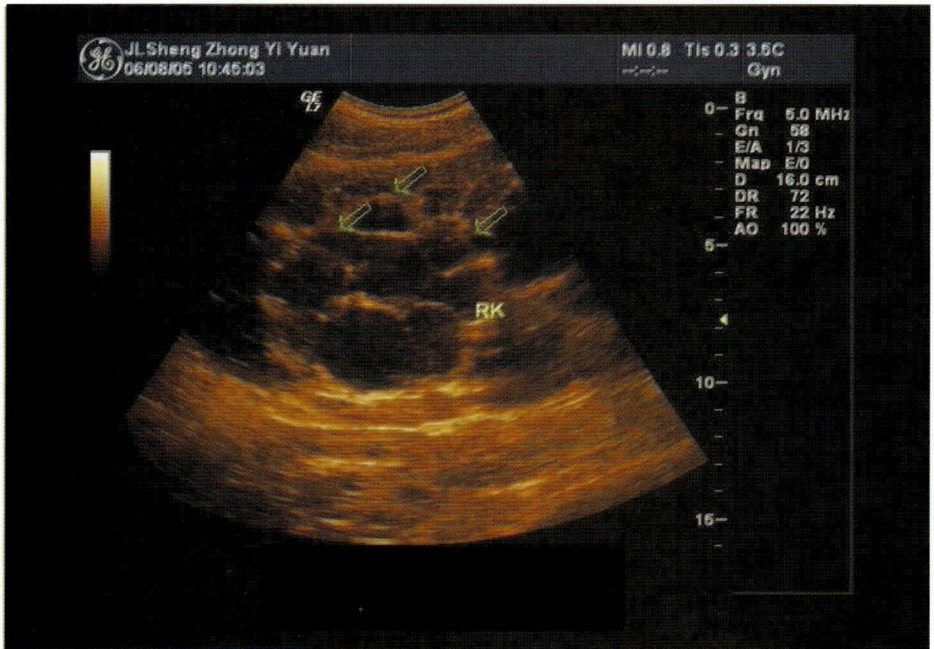

RK 为右肾，箭头所示为多囊肾相邻的囊性无回声区，侧动探头不相交通

照片 23－20　多囊肾

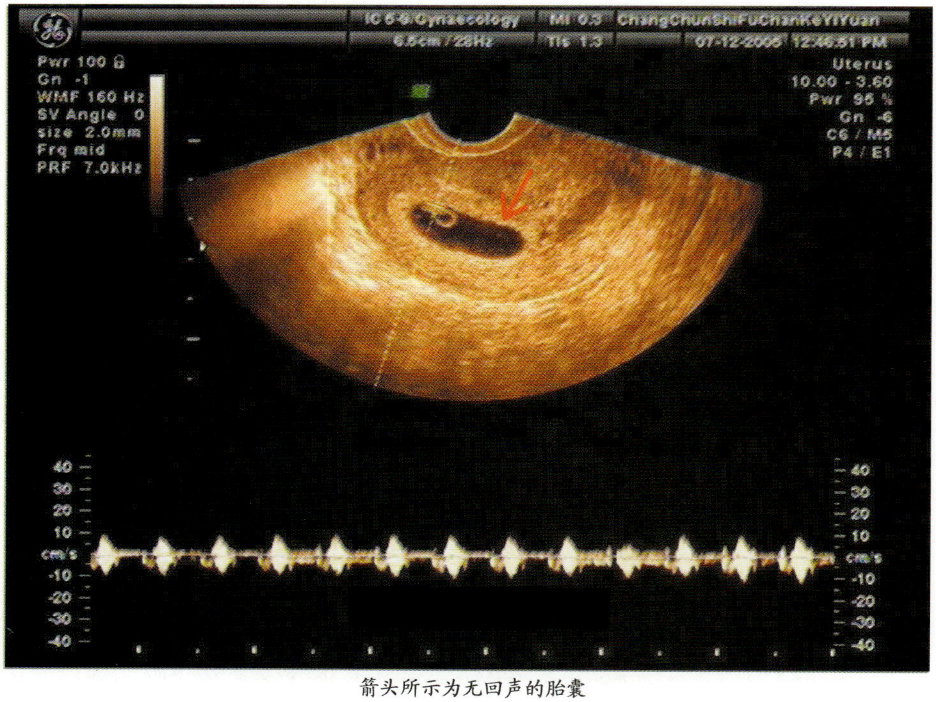

箭头所示为无回声的胎囊

照片 23－21　宫内早孕

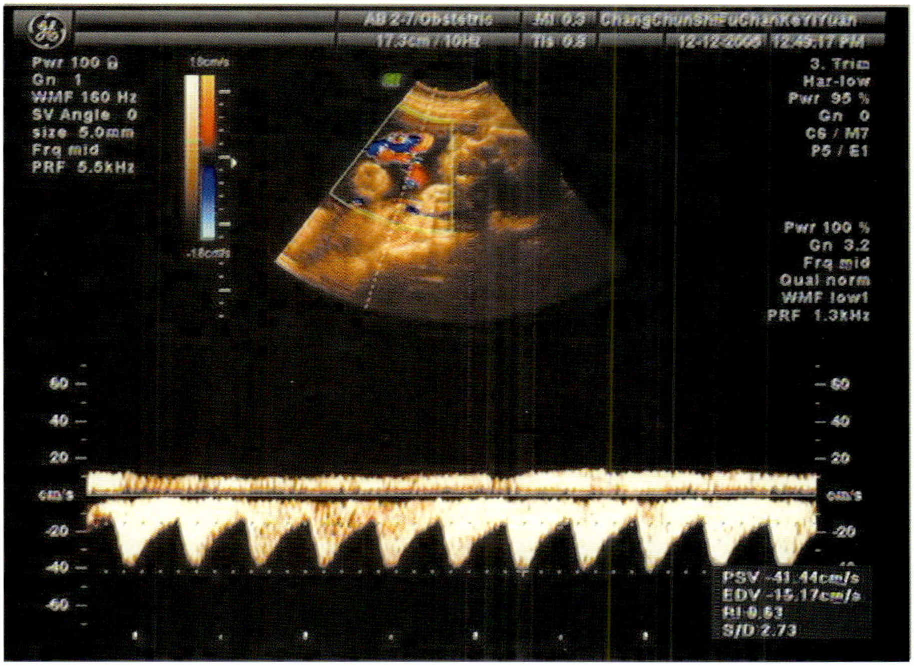

照片 23－22　胎儿脐动脉血流频谱信号

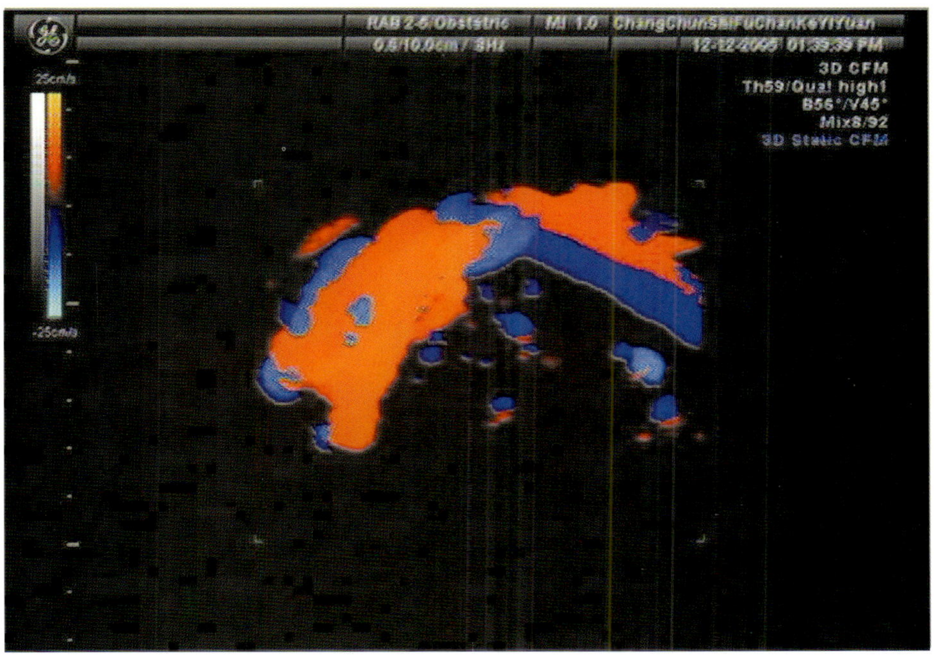

照片 23－23　胎儿脐带绕颈的脐血流图（三维彩超透明成像）

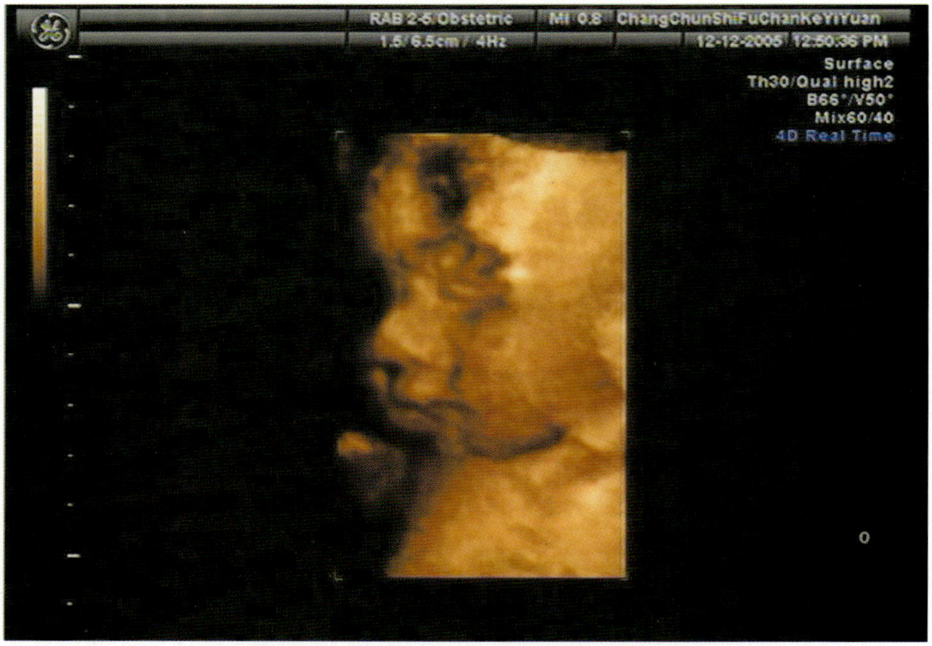

照片 23－24　胎儿面部（三维彩超表面成像）

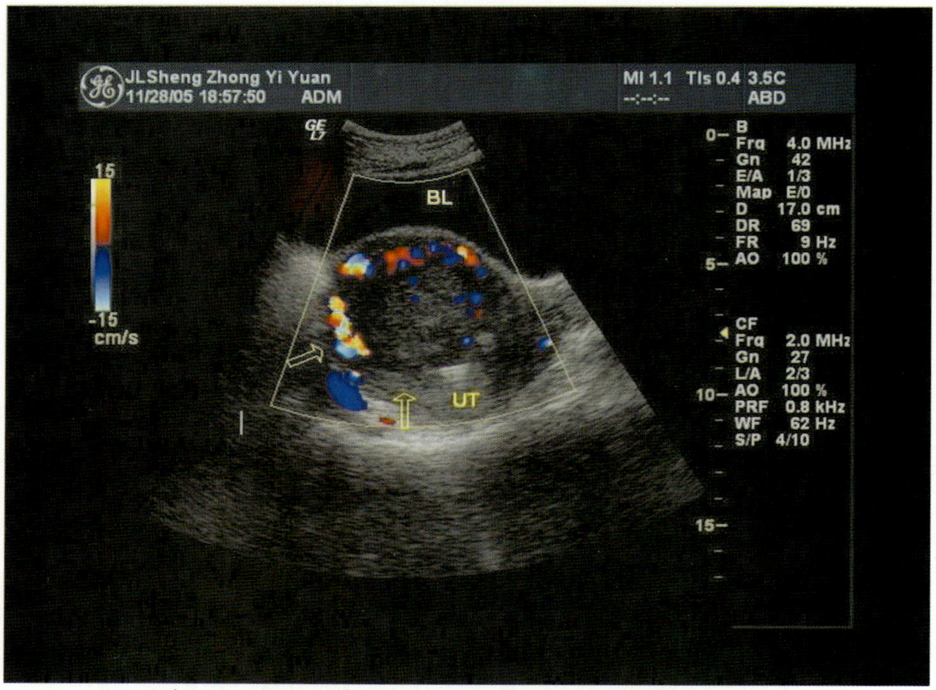

BL 为膀胱，UT 为子宫。箭头所示为子宫肌瘤。CDFI 显示肌瘤周边血流丰富

照片 23－25 子宫肌瘤

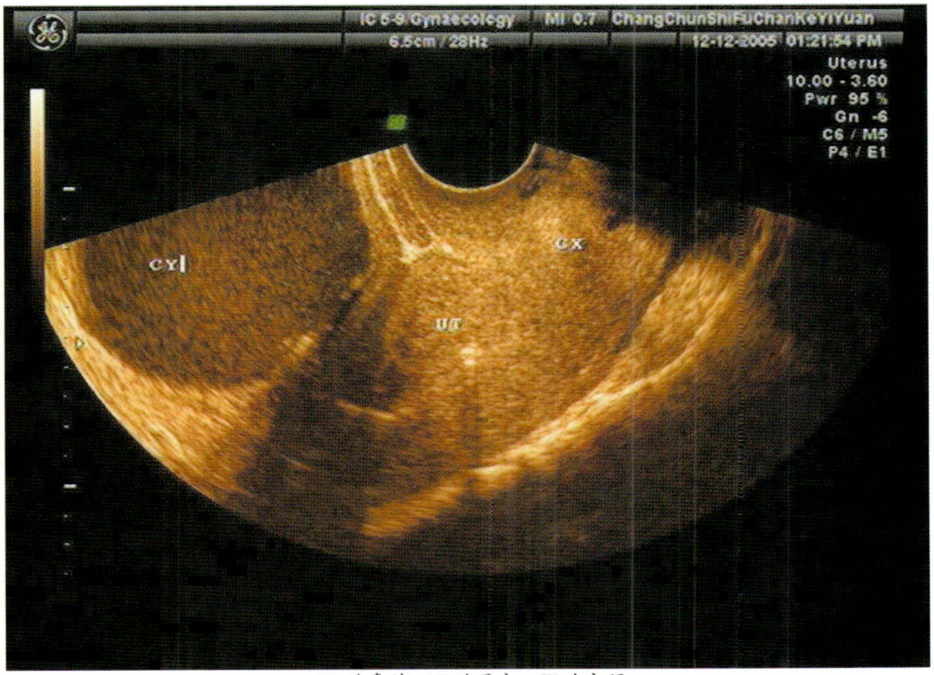

CY 为囊肿，UT 为子宫，CX 为宫颈

照片 23－26　卵巢囊肿（阴道内探头）

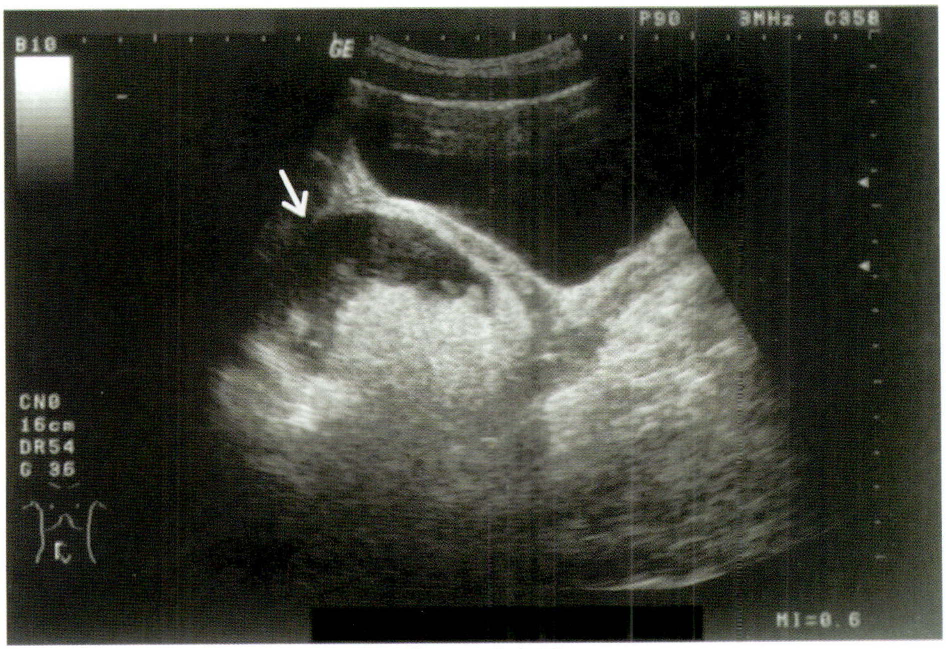

箭头所示为畸胎瘤

照片 23－27　右侧卵巢畸胎瘤

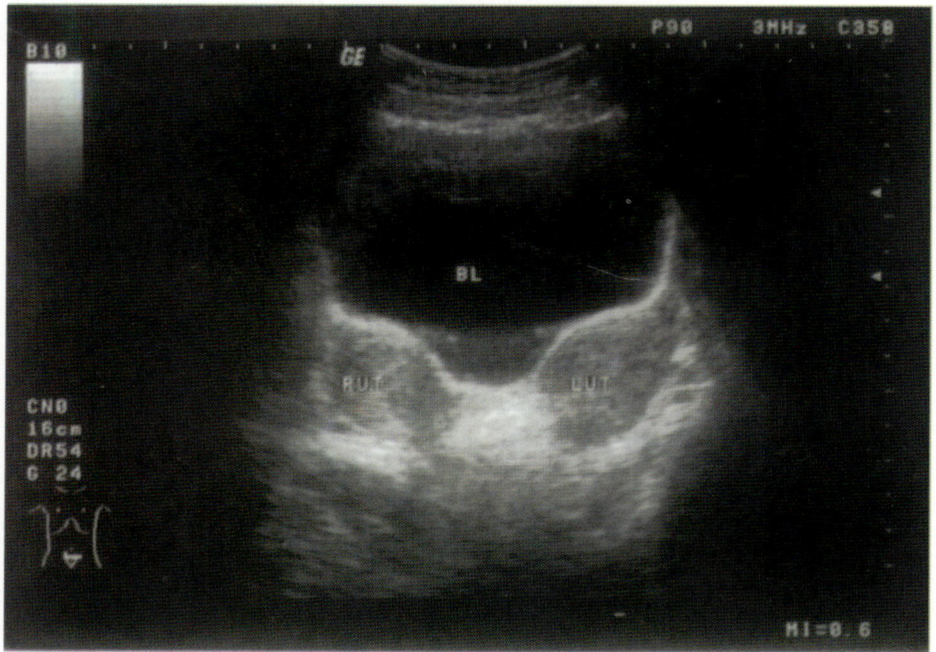

BL 为膀胱，RUT 为右子宫，LUT 为左子宫

照片 23－28　双子宫

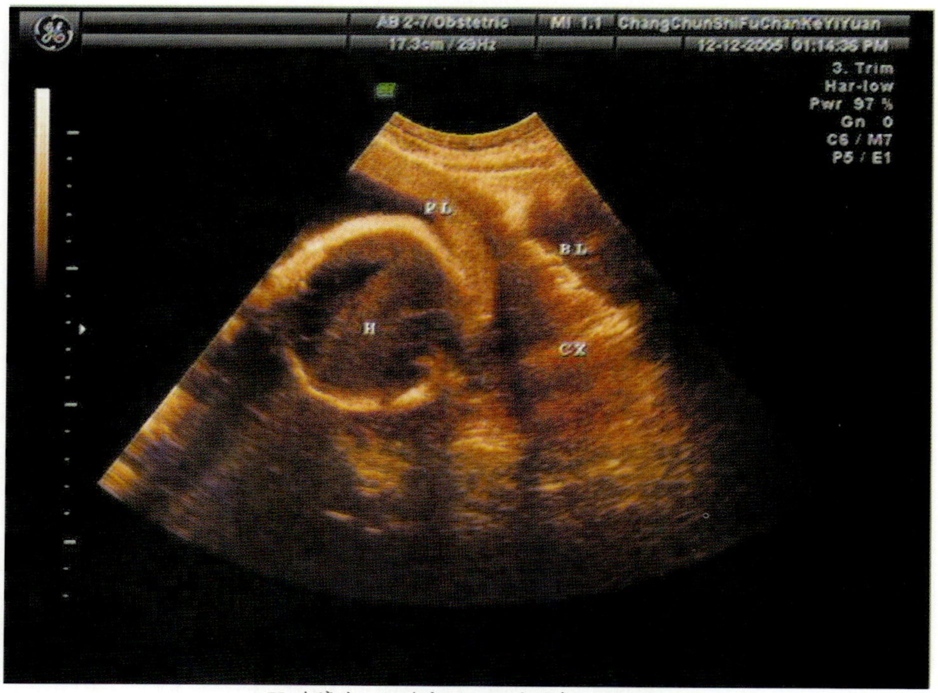

BL 为膀胱，CX 为宫颈，PL 为胎盘，H 为胎头

照片 23－29　前置胎盘

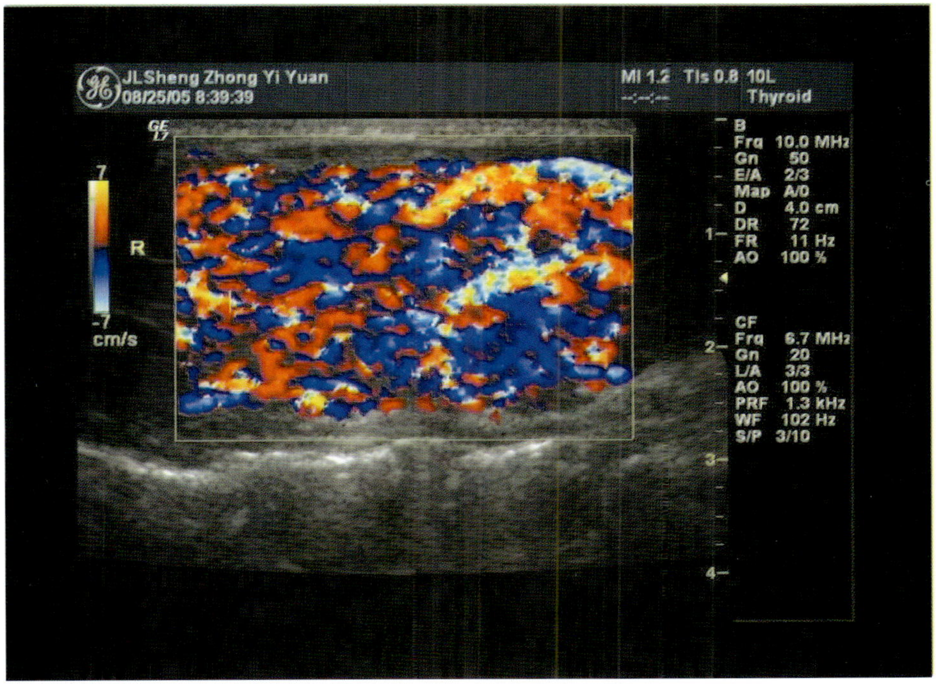

照片 23－30 甲状腺功能亢进症的“火海征”（CDFI 显示）

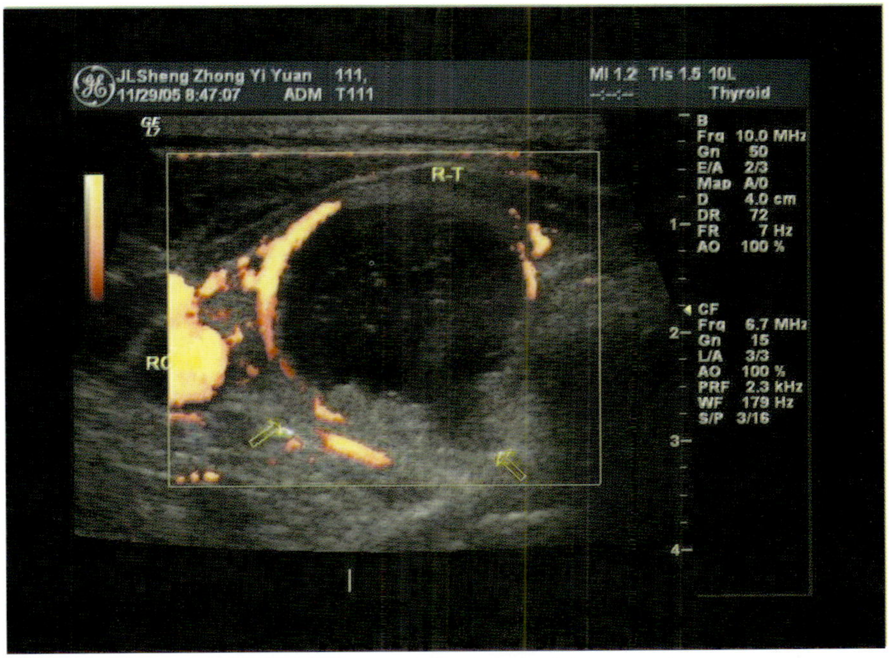

RCCA 为右侧颈总动脉，RT 为右侧甲状腺。箭头所示为右叶甲状腺囊腺瘤。CDFI 示囊腺瘤周边血流丰富，呈“彩环征”

照片 23－31 甲状腺囊腺瘤

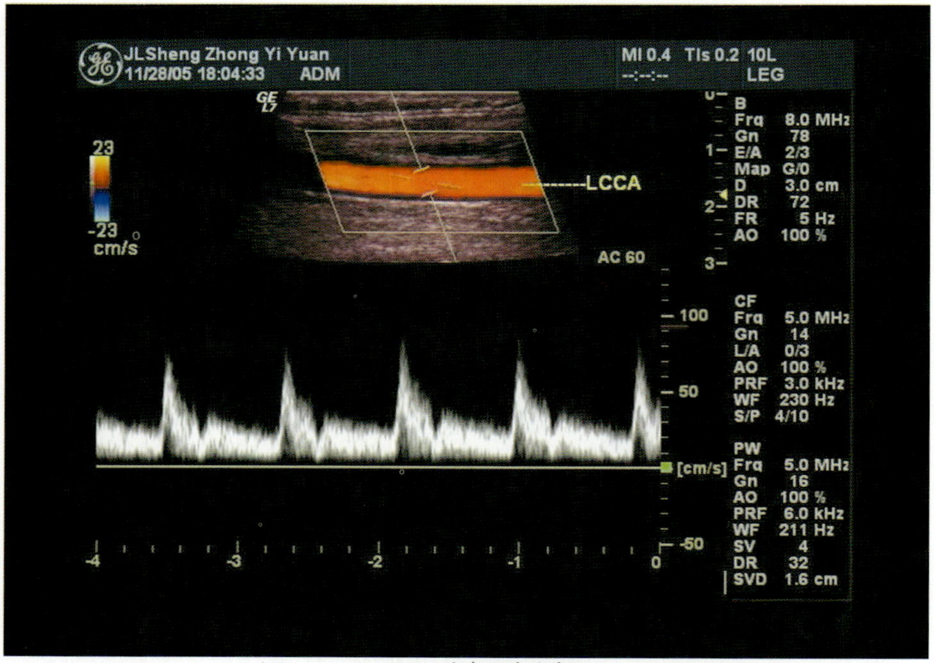

LCCA 为左颈总动脉

照片 23－32　正常颈总动脉的彩色多普勒血流图和多普勒血流频谱

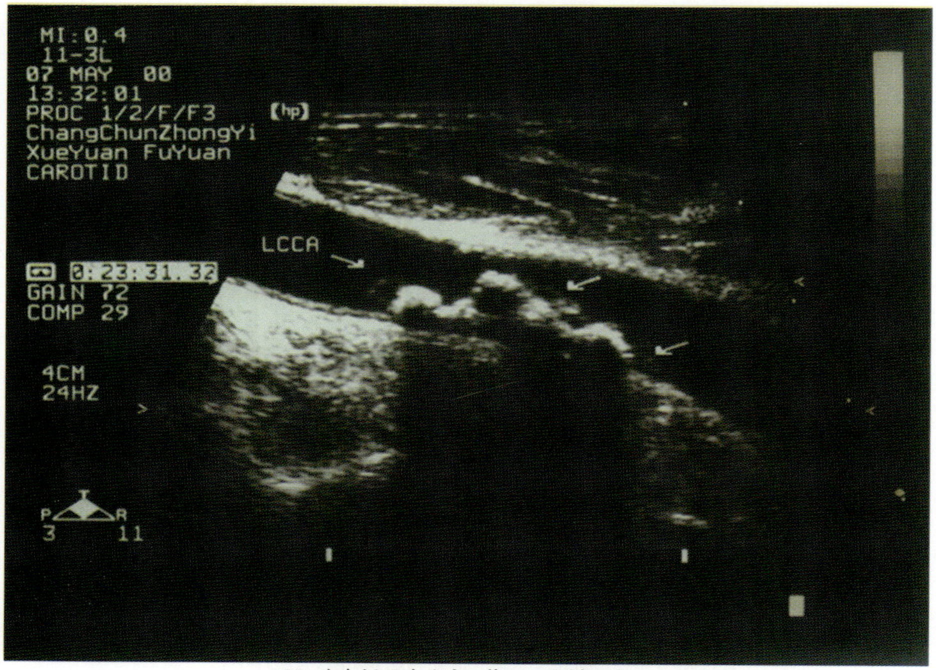

LCCA 为左侧颈总动脉。箭头示粥样斑块

照片 23－33　颈动脉粥样硬化伴斑块形成

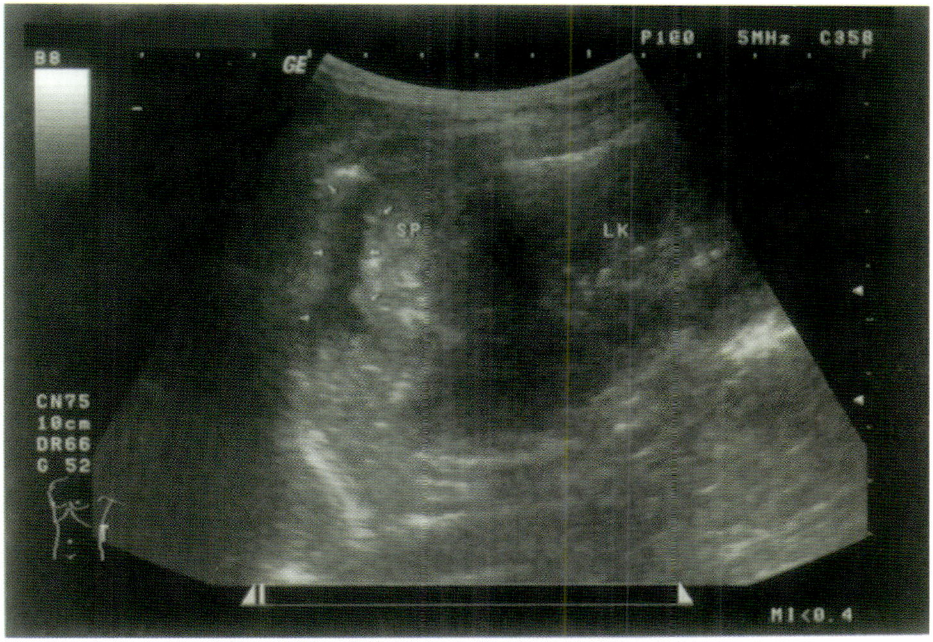

箭头所示脾脏破裂部位。LK 为左肾，SP 为脾脏

照片 23－34　脾脏破裂

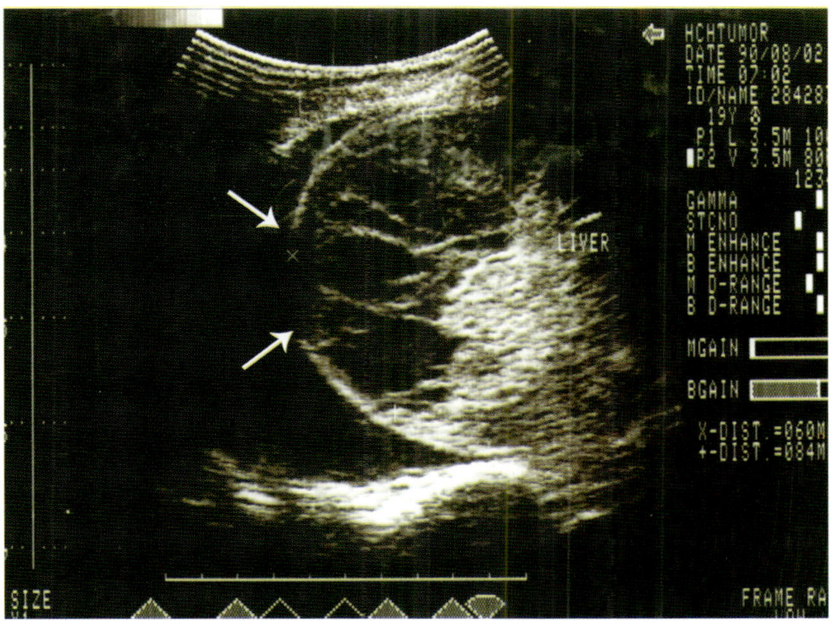

LIVER 为肝脏。箭头示肝被膜连续中断，此处的包膜外可见无回声暗区（肝周积血），肝实质内可见不规则的无回声（肝实质破裂出血所致）

照片 23－35　肝脏破裂

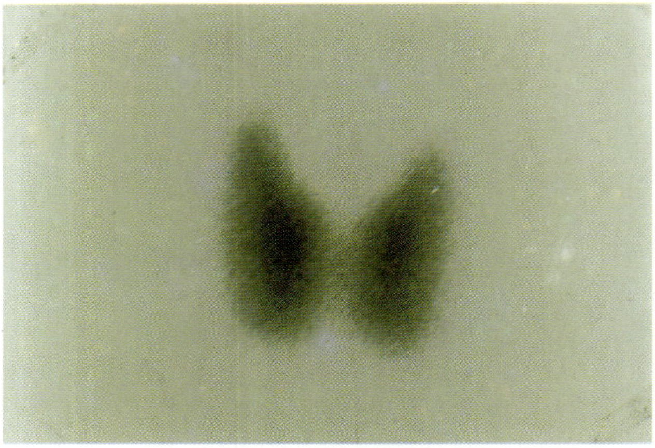

照片 25－1　正常甲状腺影像

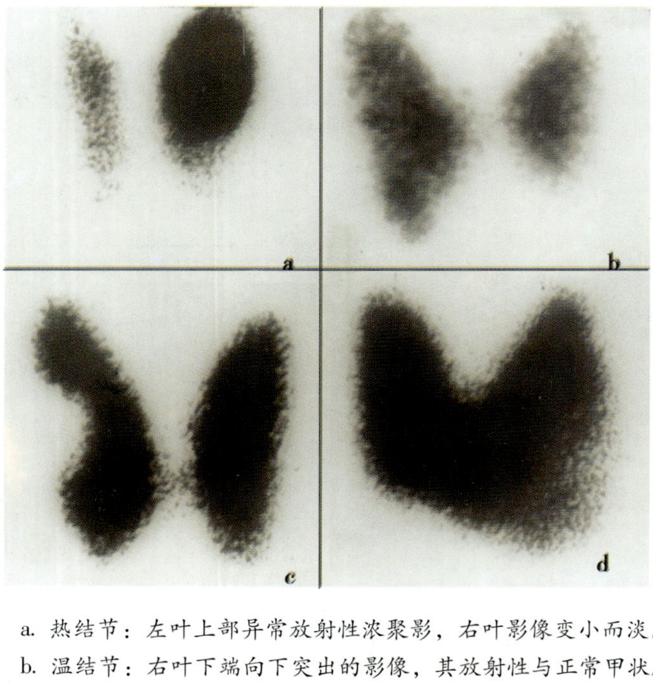

a. 热结节：左叶上部异常放射性浓聚影，右叶影像变小而淡。

b. 温结节：右叶下端向下突出的影像，其放射性与正常甲状腺相似。

c. 冷结节：右叶中外部放射性缺损。

d. 凉结节：左叶外下部放射性减淡。

照片 25－2　甲状腺结节的四种类型影像

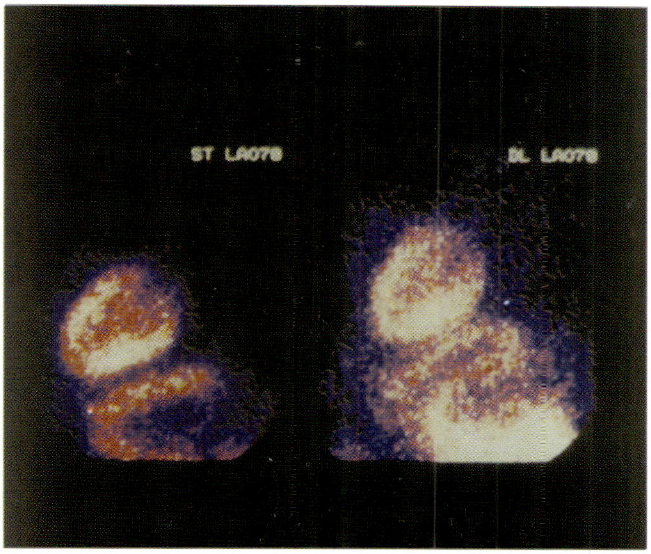

左图为负荷影像，心尖部放射性减低，前壁、下壁、后壁放射性分布正常。
右图为延迟影像，所见同上

照片 25－3　正常运动心肌平面影像

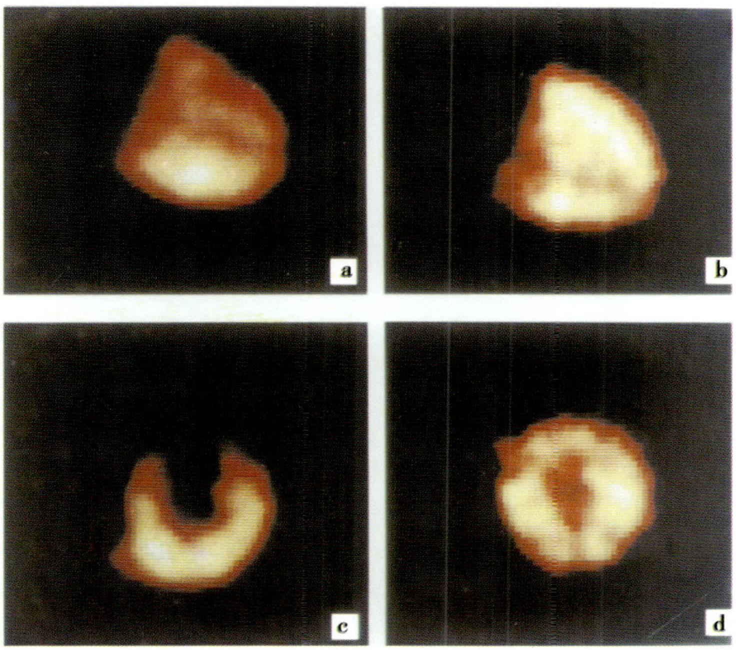

a 为前位负荷影像，前侧壁放射性明显减低；b 为延迟影像　前侧壁完全再分布；
c 为左前斜 45°负荷影像，基底部放射性缺损；d 为延迟影像，基底部完全再分布

照片 25－4　心肌缺血运动心肌平面影像

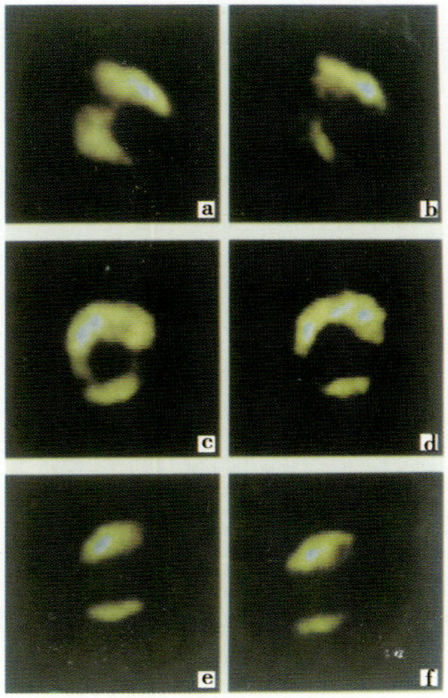

a 为前位负荷影像，前侧壁下部、心尖、下壁放射性缺损。 b 为延迟影像，无再分布。
c 为左前斜 45°负荷影像，前间壁、后侧壁局限性放射性减低和缺损。 d 为延迟影像，无再分布。
e 为左侧位负荷影像，前壁下部、心尖、下壁放射性缺损。 f 延迟影像，无再分布

照片 25－5　心肌梗死运动心肌平面影像

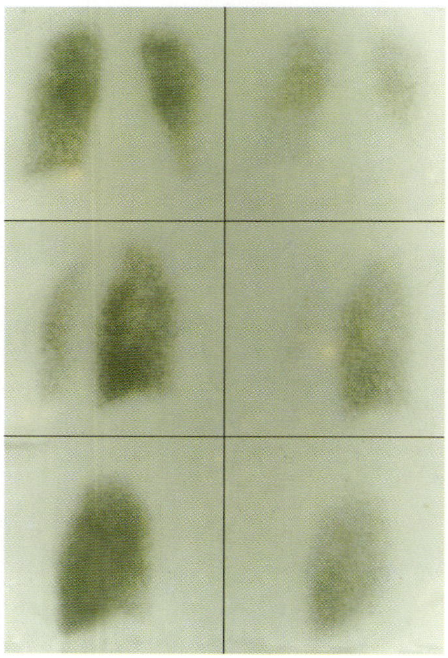

左列为肺灌注影像，右列为肺通气影像，上为前位，中为右前斜位，下为右侧位

照片 25－6　正常肺灌注影像

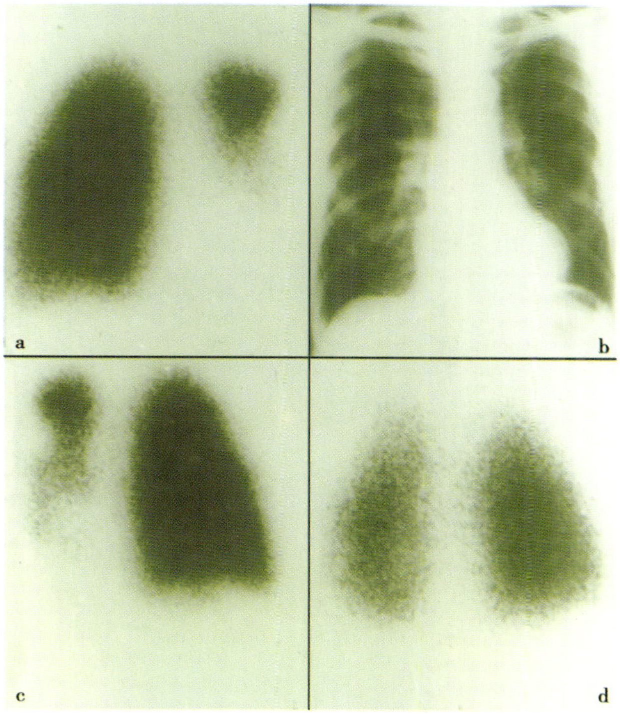

a（前位）、c（后位）肺灌注影像，左叶大片放射性缺损区。b（前位）、d（后位）X线胸片和肺通气影像，未见明显异常，表现为与灌注影像不匹配

照片 25-7　肺栓塞

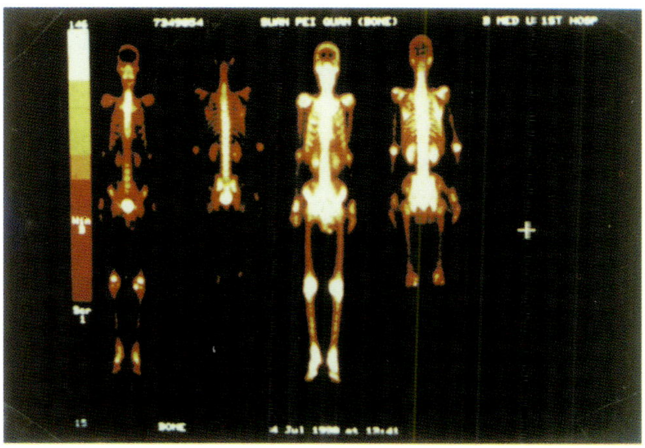

左起1前位，2后位，3、4同一人，不同照相条件

照片 25-8　正常全身骨影像

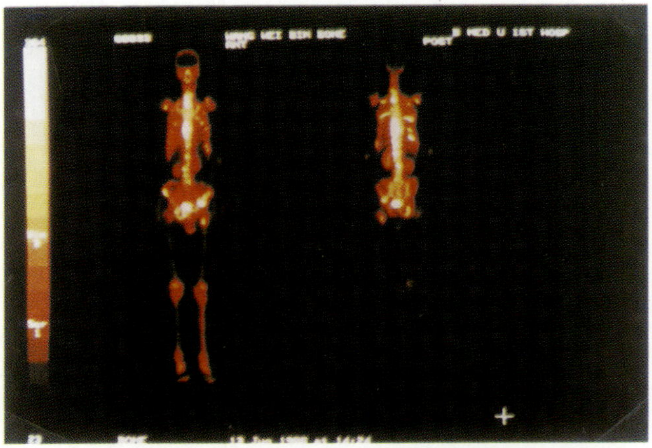

肋骨、肩胛骨、胸骨体、髂骨、坐骨、耻骨、腰椎和股骨多处放射性异常浓聚

照片 25－9　前列腺癌多发性骨转移